全国高级卫生专业技术资格考试指导

康复医学与治疗技术

主　编　周谋望　顾　新　岳寿伟　何成奇

副主编　王宁华　谢欲晓　黄晓琳　燕铁斌　王于领

人民卫生出版社

·北 京·

图书在版编目（CIP）数据

康复医学与治疗技术/周谋望等主编. —北京：
人民卫生出版社，2023.11
全国高级卫生专业技术资格考试指导
ISBN 978-7-117-34534-7

Ⅰ.①康… Ⅱ.①周… Ⅲ.①康复医学-资格考试-
自学参考资料 Ⅳ.①R49

中国国家版本馆 CIP 数据核字（2023）第 033975 号

人卫智网	www.ipmph.com	医学教育、学术、考试、健康，购书智慧智能综合服务平台
人卫官网	www.pmph.com	人卫官方资讯发布平台

全国高级卫生专业技术资格考试指导
康复医学与治疗技术
Quanguo Gaoji Weisheng Zhuanye Jishu Zige Kaoshi Zhidao
Kangfu Yixue yu Zhiliao Jishu

主　　编：周谋望　顾　新　岳寿伟　何成奇
出版发行：人民卫生出版社（中继线 010-59780011）
地　　址：北京市朝阳区潘家园南里 19 号
邮　　编：100021
E - mail：pmph @ pmph.com
购书热线：010-59787592　010-59787584　010-65264830
印　　刷：人卫印务（北京）有限公司
经　　销：新华书店
开　　本：889×1194　1/16　　印张：46.5
字　　数：1408 千字
版　　次：2023 年 11 月第 1 版
印　　次：2023 年 12 月第 1 次印刷
标准书号：ISBN 978-7-117-34534-7
定　　价：299.00 元
打击盗版举报电话：010 - 59787491　E - mail：WQ @ pmph.com
质量问题联系电话：010 - 59787234　E - mail：zhiliang @ pmph.com
数字融合服务电话：4001118166　E - mail：zengzhi @ pmph.com

编 者

(以姓氏笔画为序)

万　里	南京医科大学第一附属医院	李奎成	潍坊医学院康复医学院
万桂芳	中山大学附属第三医院	杨永红	四川大学华西医院
王　强	青岛大学附属医院	杨延砚	北京大学第三医院
王于领	中山大学附属第六医院	吴　毅	复旦大学附属华山医院
王宁华	北京大学第一医院	何成奇	四川大学华西医院
尹　勇	云南省第二人民医院	何星飞	无锡市惠山区康复医院
叶超群	空军特色医学中心	余　茜	四川省人民医院
冯晓东	河南中医药大学第一附属医院	谷　莉	北京大学第三医院
朱　宁	宁夏医科大学总医院	宋为群	首都医科大学宣武医院
朱　霞	空军军医大学	张　皓	中国康复研究中心
朱玉连	复旦大学附属华山医院	张长杰	中南大学湘雅二医院
刘　浩	潍坊医学院康复医学院	张巧俊	西安交通大学第二附属医院
刘　楠	北京大学第三医院	张志强	中国医科大学附属盛京医院
闫彦宁	河北省人民医院	张锦明	哈尔滨医科大学附属第一医院
祁　奇	上海市阳光康复中心	陆　晓	南京医科大学第一附属医院
许　涛	华中科技大学同济医学院附属同济医院	陈丽霞	中国医学科学院北京协和医院
许光旭	南京医科大学康复医学院	陈卓铭	暨南大学附属第一医院
杜　青	上海交通大学医学院附属新华医院	武继祥	陆军军医大学西南医院
李　奎	中山大学附属第三医院	林国徽	广州市残疾人康复中心
李　涛	北京大学第三医院	岳寿伟	山东大学齐鲁医院
李　磊	陆军军医大学西南医院	周谋望	北京大学第三医院
李红玲	河北医科大学第二医院	周惠嫦	佛山市第一人民医院
李建华	浙江大学医学院附属邵逸夫医院	胡　军	上海中医药大学康复医学院

胡昔权　中山大学附属第三医院
恽晓萍　中国康复研究中心
敖丽娟　昆明医科大学第二附属医院
袁　华　空军军医大学西京医院
贾子善　解放军总医院第一医学中心
顾　新　北京医院
倪朝民　中国科学技术大学附属第一医院
高晓平　安徽医科大学第一附属医院
郭铁成　华中科技大学同济医学院附属同济医院

黄　鹏　空军军医大学
黄晓琳　华中科技大学同济医学院附属同济医院
谢　青　上海交通大学医学院附属瑞金医院
谢欲晓　中日友好医院
窦祖林　中山大学附属第三医院
蔡素芳　福建中医药大学附属医院
潘　钰　北京清华长庚医院
燕铁斌　中山大学孙逸仙纪念医院

序 一

"国以才立，政以才治，业以才兴。"人才是最活跃的先进生产力，是支撑发展的第一资源和核心要素。党的十九大报告把人才工作作为保证党和国家事业发展的重要举措，强调"人才是实现民族振兴、赢得国际竞争主动的战略资源"。卫生健康人才是国家人才队伍的重要组成部分，是推进健康中国建设的重要保障。

我国每年有数十万卫生专业技术人员需要晋升副高级和正高级职称，这部分专业技术人员是我国卫生健康事业发展的中坚力量，肩负承上启下的重任。为进一步深化卫生专业技术职称改革工作，不断完善职称聘任制，根据国家有关文件规定，我国卫生行业工作人员的高级专业技术资格采取考试和评审结合的办法取得。高级卫生专业技术资格考试有助于促进不同地区的同专业、同职称的医务人员职称与实践能力的同质化和均衡化，有助于推动提高专业技术人员的能力和水平。

为满足卫生行业专业技术人员应试需要，同时也为加强科学、客观、公正的社会化卫生人才评价体系建设，国家卫生健康委人才交流服务中心《中国卫生人才》杂志社与人民卫生出版社共同组织国内权威专家，编写了"全国高级卫生专业技术资格考试指导用书"。本套书的内容包括了卫生行业高年资专业技术人员应掌握的知识，反映了各学科国内外现状及发展趋势，不仅能帮助巩固和提高主治医师及以上职称专业技术人员综合分析疑难案例、开展先进技术应用与临床实践的能力，还可作为职称考试的参考依据之一。

相信本套书的出版不仅能帮助广大考生做好考前复习工作，还将凭借其不断更新的权威知识成为高年资专业技术人员的案头工具书，指导并提高其临床综合服务能力，推进我国卫生健康事业蓬勃发展。

国家卫生健康委人才交流服务中心

序 二

　　健康是每个国民的立身之本,也是一个国家的立国之基。人民健康是民族昌盛和国家富强的重要标志。习近平总书记在 2016 年全国卫生与健康大会上指出,健康是促进人的全面发展的必然要求,要把人民健康放在优先发展的战略地位,努力全方位全周期保障人民健康。健康中国建设离不开一支高素质、专业化的医药卫生人才队伍。2016 年 10 月中共中央、国务院印发《"健康中国 2030" 规划纲要》,要求加强健康人力资源建设,推进健康中国建设,提高人民健康水平。

　　高层次卫生专业技术人才专业理论基础扎实、临床经验丰富,对医学发展和人类健康发挥了重要作用。根据《关于深化卫生事业单位人事制度改革的实施意见》《关于加强卫生专业技术职务评聘工作的通知》要求,高级专业技术资格采取考试与评审相结合的办法取得。国家卫生健康委人才交流服务中心组织开展高级卫生专业技术资格考试,全国每年考生有 25 万 ~30 万人。《医药卫生中长期人才发展规划(2011—2020 年)》中明确提出要改进卫生人才评价方式,对专业技术人员进行科学合理评价,使其更加符合高级卫生专业技术人才的工作特性和能力要求。

　　为探索建立适应行业特点的高级卫生人才评价模式,进一步推动高级卫生专业技术资格考试工作,帮助广大考生做好考前复习,国家卫生健康委人才交流服务中心《中国卫生人才》杂志社与人民卫生出版社共同组织行业权威专家编写出版了全国高级卫生专业技术资格考试指导及习题集丛书。丛书编委均为国内各学科的学术带头人、知名专家,以保证内容的权威性。考试指导的编写基于教材而又高于教材,保证本专业教材体系的连贯性、统一性和发展性;基于考试大纲而又高于考试大纲,内容既紧密结合临床工作实际,又体现专业的最新进展,保证内容的科学性和实用性;基于临床而又高于临床,凝聚了专家的临床思维和临床经验,有利于提升高级专业技术资格医师的临床诊疗水平和技能。

　　衷心希望本套丛书能够帮助我国广大医务工作者不断提升诊疗服务水平,增强人文素养,修炼过硬本领,进而推动我国高层次医学人才队伍建设,满足新时代、新形势下我国人民群众日益增长的健康服务需求,保障人民群众生命安全和健康权益,推进我国医药卫生事业改革与发展,为健康中国建设发挥更积极、更深远的作用。

中国工程院副院长　　　　　　　　　　　　　人民卫生出版社有限公司

中国医学科学院北京协和医学院院校长　　　　董事长、党委书记

国家呼吸医学中心主任

出 版 说 明

　　根据《关于深化卫生事业单位人事制度改革的实施意见》(人发〔2000〕31号)、《关于加强卫生专业技术职务评聘工作的通知》(人发〔2000〕114号),高级卫生专业技术资格采取考试和评审结合的办法取得,国家卫生健康委人才交流服务中心组织开展高级卫生专业技术资格考试。目前高级卫生专业技术资格考试开考专业共计114个,全国每年参加考试人数近30万,并有逐年增长的趋势。

　　为进一步指导高级卫生人才评价工作,满足对医学创新理念、高精技术总结的需求,国家卫生健康委人才交流服务中心《中国卫生人才》杂志社与人民卫生出版社共同组织全国的权威专家,编写出版了本套"全国高级卫生专业技术资格考试指导用书"。本套指导用书在介绍基本理论知识和常用诊疗技术的基础上更注重常见病防治新方法、疑难病例综合分析、国内外学科前沿进展,不仅能指导拟晋升高级职称的应试者进行考前复习,还可以帮助医务工作者提高临床综合服务能力。

　　全国高级卫生专业技术资格考试指导用书由各专业知名专家编写,确保了内容的权威性、先进性、实用性和系统性。内容密切结合临床,既满足考生备考的需求,又能指导广大医务工作者提高临床思维能力和处理疑难病症的能力,以高质量的医疗服务助力健康中国建设。

　　考生在使用本套指导用书时如有任何问题和建议,欢迎将反馈意见发送至邮箱 zcks@pmph.com。

主 编 简 介

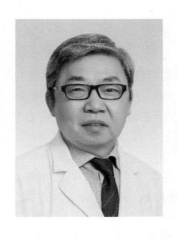

周谋望

主任医师,二级教授,博士研究生导师。北京大学第三医院康复科学科带头人,北京大学康复医学系主任。国家康复医学专业医疗质量控制中心主任,中华医学会物理医学与康复学分会第十二届委员会候任主任委员,中国医师协会康复医师分会会长,中国医疗保健国际交流促进会康复医学分会主任委员,北京医学会物理医学与康复学分会主任委员,《中华物理医学与康复杂志》副总编辑,《中国康复医学杂志》副主编。

从事康复医学临床、科研、教学工作 20 余年。主编、参编专著及教材 45 部,发表论文 148 篇。培养硕士研究生 20 名、博士研究生 21 名、博士后 2 名。主持国家自然科学基金项目 6 项,主持及参与国家科技重大专项课题各 1 项,主持北京市科学技术委员会重大项目 2 项。2012 年被中国科学技术协会授予"全国优秀科技工作者"荣誉称号。

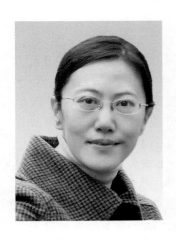

顾　新

二级主任医师。北京医院康复医学科主任。中华医学会物理医学与康复学分会第九届委员会主任委员,中国老年医学学会第一届理事会常务理事,中国老年医学学会康复医学分会会长,中国康复医学会第五届理事会常务理事,国家卫生健康标准委员会老年健康标准专业委员会第八届委员,《中华物理医学与康复杂志》副总编辑。

从事康复医学临床工作 30 余年,以骨骼关节肌肉系统疾病康复、老年康复、运动功能康复为重点研究方向。参编著作数十部,发表论文数十篇。主持省部级科研项目 3 项,参与"十五""十一五""十二五"国家科技支撑计划课题研究。

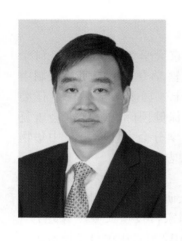

岳寿伟

主任医师、二级教授,博士研究生导师。山东大学齐鲁医院康复医学学科带头人、山东大学护理与康复学院副院长、山东省智能康复工程实验室主任。中华医学会物理医学与康复学分会第十一届委员会主任委员,中国康复医学会副会长,山东省康复医学会常务副会长,《中华物理医学与康复杂志》副总编辑,《中国康复医学杂志》副主编,国家自然科学基金委员会医学科学部专家评审组成员。

从事康复医学临床科研、教学工作 30 余年。主编规划教材 3 部,主编、主译专著 7 部,发表 SCI 收录论文 40 余篇,发表国内核心期刊论文近百篇。培养博士及硕士研究生 60 余名。主持国家自然科学基金项目 8 项、山东省重点研发计划(重大科技创新工程)项目 2 项。获山东省科学技术进步奖二等奖 2 项、三等奖 3 项。2012 年被中国科学技术协会授予"全国优秀科技工作者"荣誉称号。

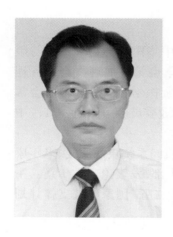

何成奇

主任医师、二级教授,博士研究生导师,博士后导师。先后担任四川大学华西医院康复医学中心主任、康复医学四川省重点实验室主任、四川大学-香港理工大学灾后重建与管理学院副院长。中国康复医学会副会长,中华医学会物理医学与康复学分会第十二届委员会主任委员,四川省医学会物理医学与康复专业委员会主任委员,《中华物理医学与康复杂志》副总编辑等。

从事康复医学临床、科研、教学工作 20 余年。主编著作 19 部、副主编 9 部,发表 SCI 收录论文 91 篇。培养硕士研究生 39 人、博士研究生 33 人、博士后 17 人。主持国家自然科学基金项目 6 项。获得专利 12 项。获得中国医师奖、宝钢优秀教师奖、中国康复医学会科学技术奖一等奖、华夏医学科技奖一等奖、教育部科技进步奖二等奖等奖项,以及全国优秀科技工作者等荣誉称号。

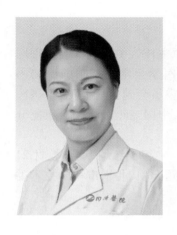

黄晓琳

主任医师、二级教授,博士研究生导师。华中科技大学同济医学院附属同济医院康复医学科主任、WHO 康复培训与研究合作中心主任。中国康复医学会副会长,中华医学会物理医学与康复学分会第十一届委员会顾问,中国医疗保健国际交流促进会康复医学分会副主任委员,《中华物理医学与康复杂志》总编辑,《中国康复》杂志主编。

从事康复医学临床、科研、教学工作 40 年。主编(译)康复专业专著和规划教材 30 余部,发表论文 100 余篇。主持国家自然科学基金项目 5 项、省部级基金项目 10 项、国际合作研究项目 3 项。获得国家专利 6 项。获中华医学科技奖三等奖 1 项、中国康复医学会教学成果奖一等奖 1 项。

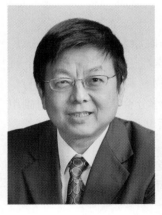

燕铁斌

教授,博士研究生导师。中山大学孙逸仙纪念医院康复医学科原主任、中山大学康复治疗学系副主任、广东省康复与养老工程技术研究中心主任。中国康复医学会副会长,国家卫生健康委能力建设和继续教育中心康复医学专家委员会副主任,国际神经康复联盟传统医学分会主席。

从事康复医学临床、科研、教学工作 40 余年。主编专著 30 余本,发表论文 200 余篇。主持国家自然科学基金项目 6 项,省部级基金项目 20 余项。获得专利 15 项。获国家卫生健康委脑卒中防治工程委员会突出贡献专家奖、宝钢优秀教师奖、全国优秀科技工作者等荣誉称号。获省科技进步奖 4 项,中国康复医学会科技进步奖一等奖 2 项、教学奖一等奖 1 项。

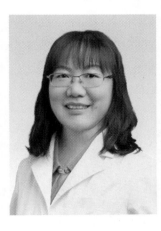

王宁华

主任医师,博士研究生导师。北京大学第一医院康复医学科主任。中华医学会物理医学与康复学分会第十一届委员会顾问、中国康复医学会电诊断专业委员会副会长、中国康复医学会远程康复专业委员会副会长、中国老年医学学会康复医学分会副会长、中国老年学会医学装备与适老辅具分会副会长、中国医疗保健国际交流促进会康复医学分会副会长、北京医学会物理医学与康复学分会主任委员等职务。

主编专著和教材 40 余部,发表论文 100 余篇。培养硕士、博士研究生 20 余名。获得专利 7 项。主持多项国家级、省部级科研项目及国际合作课题。

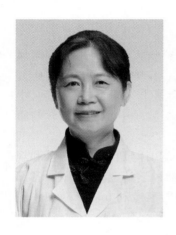

谢欲晓

主任医师、教授。中日友好医院康复医学科原主任。中华医学会物理医学与康复学分会委员及心肺学组组长、中国康复医学会常务理事兼副秘书长、远程康复专业委员会主任委员、运动康复专业委员会副主任委员,中国医疗保健国际交流促进会康复医学分会副主任委员,中国老年医学学会康复分会副会长等职务。

从事康复医学临床、科研、教学工作 30 余年。主编及参编专著、教材 21 部,发表论文 76 篇。主持国家科技重大项目分课题 5 项、北京市科学技术委员会重大项目分课题 3 项。

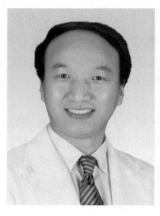

王于领

教授,博士研究生导师。中山大学附属第六医院康复医疗中心主任、广东省康复医学临床医学研究中心主任。中国康复医学会副秘书长及常务理事、康复医学教育专业委员会副主任委员,中国生物材料学会康复器械与生物材料分会主任委员,中华医学会物理医学与康复学分会康复治疗学组副组长,广东省康复医学会副会长,广东省医师协会运动医学医师分会常务委员等。

主编、主译专著 15 部。主持国家自然科学基金项目、教育部科研项目、国家重点研发项目分课题等 22 个。先后获得"岭南名医""羊城好医生""广东省实力中青年医生"等荣誉称号。

前　言

康复医学在国内外医学领域都是一门年轻的学科。2011 年世界卫生组织（WHO）在《世界残疾报告》中提到："残疾包括功能减弱或丧失，是人类的一种生存状态，几乎每个人在生命的某一阶段都有暂时或永久的损伤，而步入老龄的人将经历不断增加的功能障碍。"康复医学是研究功能障碍的科学，对应 WHO 有关残疾的新定义，康复医学是服务于每一个人的医学学科。现代康复医学是随着改革开放进入中国的。随着我国经济不断发展，人们对健康的需求不断提高。《"健康中国 2030"规划纲要》提出："要调整优化健康服务体系，强化早诊断、早治疗、早康复，坚持保基本、强基层、建机制，更好满足人民群众健康需求。"面对社会对康复医学日益增长的需求，康复医学人才不足的现象也越发突出。康复人才培养，尤其是高端人才的培养将会是本学科在长时间内亟待解决的问题。

本书的编写基于考试大纲又高于考试大纲，内容涵盖高年资医师和技师需要掌握的基础知识及临床技能，并融入了编委积累多年的临床经验，同时还包含基于循证医学依据的最新指南或专家共识。本书具有专业性、实用性、先进性，不仅是参加本专业高级职称考试人员备考的必备用书，还可以作为康复医学领域工作者日常翻阅的案头参考书。

本书编委汇集了全国知名的康复医师、物理治疗师、作业治疗师、言语治疗师等，他们在编写过程中全心全意、尽心尽责。在此，感谢全体编委的辛勤付出和所做出的贡献！因学科发展等原因，书稿中难免存在不妥之处，期待学界同仁及广大读者不吝赐教，以利再版时完善，请将反馈意见发送至邮箱 kfgaoji@163.com。

2023 年秋　于北京

目　录

第一篇　基　础　知　识

第二篇　主　要　疾　病

第三篇　康复治疗技术

第一章 总 论

　　康复医学(rehabilitation medicine)是研究功能障碍的预防、诊断、评定及治疗的医学学科。康复医学的目的是加速人体伤病后的恢复进程,消除和减轻患者的功能障碍,使其重获自主生活能力,改善生活质量,进而重返社会。

　　英文单词 rehabilitation 中,词干 habilit 为拉丁语,意为与人相称、被人期望。前缀 re 乃恢复、重新、再次之意。Rehabilitation 直译为复原,有恢复到正常人原来的功能状态之义。康复医学界对 rehabilitation 的中文翻译有所不同:中国(不含港澳台地区)翻译为"康复",中国香港地区翻译为"復康",中国台湾地区翻译为"復健"。1969 年 WHO 康复专家委员会对康复的定义如下:"康复是指综合和协同地运用医学、社会、教育和职业的手段,对残疾者进行治疗和训练,以将其功能恢复至最高可能的水平"。1981 年 WHO 康复专家委员会把康复重新定义为:"康复是应用所有措施,旨在减轻残疾和残障状况,并使他们有可能不受歧视地融入社会"。1993 年 WHO 提出:"康复是帮助病员或残疾人在其生理或解剖缺陷的限度内,在环境条件许可的范围内,根据其愿望和生活计划,促进他们在身体上、心理上、社会生活上、职业上、业余消遣上和教育上的潜能得到最充分发展的过程。"

　　康复医学是一门新兴的医学学科,康复医学与临床医学、预防医学、保健医学并称为"四大医学"。人类在与大自然和疾病做斗争的过程中,医学科学得到了不断发展和进步,在医学发展的过程中,首先发展壮大的是以治病为核心的临床医学;随着对疾病预防重视的提高和预防为主观念的提出,预防医学得到了突飞猛进的发展;为了保障人类的健康,保健医学也得到了发展;随着人们对健康理念的不断提高,以及医学模式由生物-医学模式转向生物-心理-社会医学模式,出现了现代医学完整医学(comprehensive medicine)的概念,包含临床医学、预防医学、康复医学及保健医学 4 个方面。所以康复医学是现代医学的基本内容之一,随着人们对健康理念的不断提高,康复医学的作用将越来越重要。

一、国际疾病分类与国际功能、残疾和健康分类

　　1. 国际疾病分类　对疾病的分类目前普遍采用 WHO 制定的国际统一的疾病分类方法——国际疾病分类(International Classification of Diseases,ICD),根据疾病的病因、病理、人体解剖部位和临床表现等特性,用编码的方法将疾病分门别类。

　　ICD 已有 120 年的发展历史,1891 年国际统计研究所组织了一个委员会对死亡原因进行分类工作。1893 年该委员会主席 Jacques Bertillon 提出了一个分类方法《国际死亡原因编目》,1900 年形成 ICD 第 1 版,以后每 10 年左右修订 1 次。1940 年由世界卫生组织承担第 6 次修订的工作,并首次引入疾病分类,但继续保持用病因分类框架。1994 年 WHO 在日内瓦完成第 10 次修订工作,这就是目前国际通用的 ICD-10。2010 年 WHO 发布了 ICD-10 更新版本。WHO 总干事谭德赛博士说:"ICD 是 WHO 真正引以为傲的产物,它使我们能够深入了解人们生病和死亡的缘由,并为避免遭受痛苦和挽救生命而采取行动。"

2007 年 WHO 启动了 ICD-11 修订,2012 年 5 月发布了 ICD-11β 版,2018 年 6 月 ICD-11 正式发布。ICD-11 的类目容量比 ICD-10 扩大了 100 倍,补充了解剖学、化学制品和药剂、诊断时间、功能评价等,增加了免疫系统疾患、睡眠觉醒转换障碍、性健康相关情况、传统医学病症、功能补充部分及扩展码等 6 个章节。ICD-11 细目由 ICD-10 的 14 400 条扩大为 55 000 条,细化了疾病分类,提高了精细程度及准确性。2018 年 12 月 14 日,我国国家卫生健康委员会正式发布国际疾病分类第 11 次修订本 ICD-11 中文版。

世界卫生组织早在 1948 年成立的宣言中就明确指出:"健康是指身体上、心理上和社会上的完美状态而不仅是没有疾病和衰弱的现象。"从 ICD 的历史演化,我们可以看出 ICD 是源于对死亡原因进行统一的登记,所以 ICD 开始就是对死亡原因进行的分类。随着人们对疾病认识水平的提高,1940 年 ICD 引入了基于疾病病因的分类框架;伴随着医疗模式的改变,ICD 在 2018 年才补充了功能评价的部分。所以至今为止 ICD 主要还是应用于临床诊断中。在 WHO 有关健康的国际分类中,将疾病和损伤主要分类到 ICD 中,为了进一步对健康状况相关的功能和残疾进行分类,WHO 在 2001 年提出了与健康状况有关的国际功能、残疾和健康分类(ICF)。

2. 国际功能、残疾和健康分类　1980 年 WHO 发布了《国际残损、残疾与残障分类》(*International Classification of Impairments, Disabilities and Handicaps*, ICIDH)。从结构、个体及社会三个层面反映功能损害及其程度。

病损(impairment)是指各种原因导致了身体结构和功能的异常,如先天性畸形、骨关节外伤、呼吸困难、失语等,为器官或系统水平的功能障碍。

失能(disability)是指在病损的基础上,个体日常独立生活和工作能力受限或丧失。并非所有的病损都会造成失能,心理因素也可能成为功能障碍的原因或者加重功能障碍。

残障(handicap)是指由于失能,患者参加社会活动的能力出现障碍,包括工作、学习、社交等障碍,个人不能在社会上独立生活,是社会水平的障碍。

ICIDH 经过了近 20 年的试用。WHO 用了 5 年在全球范围内广泛征求修改意见,于 2001 年 5 月 22 日第 54 届世界卫生大会签署通过了新的分类方法——《国际功能、残疾和健康分类》(*International Classification of Functioning, Disability and Health*, ICF)。

这个模型提出了一个全新的关于健康与残疾的概念,从身体结构、个体活动和社会参与能力 3 个方面研究人的功能和残疾。人的功能包括身体结构与功能(器官水平)、活动(个体水平)和参与(社会水平)3 个层次,与之相对应的残疾就包括功能受限、活动受限和参与受限 3 个层面。残疾是人体健康状况的一种存在形式,与人的生命相伴随。在这种模型中,还包括了与健康及残疾相关的背景因素,即环境因素和个人因素,两者相互影响、相互作用。因此,个体的功能和残疾状态是个人健康状况和环境因素相互作用的结果。

从以上世界卫生组织的国际分类中,可以看到 WHO 将疾病和损伤主要分类到 ICD 中,为了进一步对健康状况相关的功能和残疾进行分类,世界卫生组织颁布了 ICF。所以,ICD 和 ICF 是相互补充的,世界卫生组织鼓励同时使用这两种分类方法,将疾病诊断和功能障碍诊断两种信息结合起来,这样才能更准确地描述人类的健康状况。康复医学是研究功能障碍的医学学科,ICD 和 ICF 结合应用,将疾病诊断和功能障碍诊断结合起来更为重要。基于此,本书将在第五章详细讲述 ICF。

二、现代康复医学的发展历史

人类在与自然灾害和疾病的斗争中逐渐有了"康复"的理念。古罗马年代就有采用光、运动、水等方法进行治疗恢复的方法。古希腊开始应用原始假肢,还出现了简单的医疗体操。16 世纪开始出现了应用运动疗法促进骨折后肢体功能康复的描述。

中华民族是一个具有悠久历史的伟大民族,《黄帝内经》中提出了"天人合一""阴阳五行""辨证施治"的观点,并有了针灸、导引、按摩等方法用于治疗瘫痪、麻木、肌肉痉挛等各种病症的记载;《医经方》中有了使用针灸治疗髋关节、膝关节功能障碍的记载;《导引图》中记载了医疗体操、气功、武术等治疗方法。东汉末医学家华佗模仿 5 种动物的动作,创造了医疗体操五禽戏,其后发展有了太极拳、八段锦等中国传统运动方法,一直沿用至今,对疾病的防治及康复仍然有着积极的作用。

战争是人类历史的灾难,导致出现大量的伤病员,给人类带来了巨大的损伤。在给伤病员进行治疗的过程中,急救医学和康复医学得到了发展。一般认为第一次世界大战是现代康复医学的萌芽阶段,第二次世界大战是现代康复医学的确立阶段。美国医师 H. A. Rusk 教授在第二次世界大战后,对大量伤残退伍军人进行了积极的康复治疗,使他们能够重新开始工作。他提出了康复医学的基本原理和方法,使康复医学发展为一个独立的学科。除了对战争留下的伤病员进行功能障碍的治疗促进了康复医学的发展;许多疾病给人类造成了残疾,在这些疾病的治疗过程中也促进了康复医学的发展,最典型的是 20 世纪 20—30 年代对脊髓灰质炎的治疗中,发展了肌力测定法、肌力训练及支具疗法。

Frank H. Krusen 于 1941 年出版了《物理医学》一书,并在美国明尼苏达大学医学院创立了物理医学专业。1947 年美国将物理医学会改称为"物理医学与康复学会",并设立了康复医师专科医师制度。1950 年国际物理医学会成立,1972 年改名为"国际物理医学与康复联合会"(International Federation of Physical and Rehabilitation Medicine,IFPMR)。1969 年"国际康复医学会"(International Rehabilitation Medicine Association,IRMA)成立,世界卫生组织召开康复医学专家会议,发表了关于康复的专家报告。1999 年 11 月 14 日"国际物理医学与康复联合会"与"国际康复医学会"合并为"国际物理医学与康复医学学会"(The International Society of Physical and Rehabilitation Medicine,ISPRM)。现在 ISPRM 每年召开 1 次国际学术交流大会,与 WHO 合作制定有关康复服务、物理医学与康复医学教育培训的政策和原则,促进康复相关的国际交流及科研活动。

中华人民共和国成立后,苏联援助我国建立了以理疗、体疗和疗养为主体的康复相关体系。1954—1957 年间卫生部在北京、沈阳先后举办了理疗培训班和体疗培训班,我国还选派了一批学者到苏联攻读副博士学位;1955 年 9 月至 1956 年 5 月卫生部委托北京医学院主办了"医疗体育高级师资培训班",这些培训班中的许多人都成为我国康复医学的先驱和奠基人。20 世纪 80 年代初,我国引进现代康复医学的理念,康复医学在我国作为学科名称应用始于 1982 年。1982 年卫生部选择若干医疗机构试办康复中心,标志着我国现代康复医学事业的扬帆起航。1983 年 4 月卫生部批准成立"中国康复医学研究会"。1984 年 8 月中国康复医学研究会主编出版了国内第一部康复医学专著《康复医学》。1984 年 12 月我国第一次全国康复医学学术会议在石家庄举行。1985 年 6 月国家科学技术委员会批准创办《中国康复医学研究会杂志》,同年 11 月《中国康复医学研究会杂志》更名为《中国康复医学杂志》。1986 年 1 月"中国康复医学研究会"更名为"中国康复医学会"。1986 年 2 月中国康复医学会代表团出席国际康复医学会(IRMA)第五届学术大会。WHO 和我国卫生部于 1983 年在石家庄市联合举办了全国康复医学讲习班,正式拉开了康复医学作为独立学科发展的序幕。1984 年卫生部发文要求在全国医学高等院校临床医学专业中开设"康复医学"课程。为了推动中国现代康复医学的发展,WHO 在中国建立了两个康复合作中心:一个是 1987 年在中山医科大学建立的 WHO 康复合作中心;另一个是 1990 年在同济医科大学建立的 WHO 康复培训与研究合作中心。

由于我国的康复医学起步晚,需求大,供需不平衡,长期以来,康复医疗是我国医疗服务体系中的短板。2008 年 4 月,为从顶层设计上确立康复医学的重要地位,提高全社会对康复医学的重视程度,中国康复医学会协调有关专家,在国务院召开的医疗改革方案座谈会上,力陈发展康复医学在整个医疗卫生服务体系中的重要意义和作用,促成了"防、治、康"三结合的医疗改革指导方针。中共中央、国务院于 2009 年 3 月 17 日颁发《关于深化医药卫生体制改革的意见》(中发〔2009〕6 号),首次提出"防、治、康三结合"的指导原则。

1983 年我国康复治疗人才培养教育从短期培养转为正规学历教育。1989 年我国在职业院校建立了康复技术专业,2000 年教育部在《中等职业学校专业目录》中增加了康复技术专业。2004 年教育部印发普通高等学校高职高专教育指导性专业目录(试行),在医学技术类设置康复治疗技术及呼吸治疗技术。2015 年,除原来的呼吸治疗技术(代码 620409)外,康复治疗类单列并增加到 3 个专业,分别为康复治疗技术、言语听觉康复技术、中医康复技术。职业教育从 3 年制中专教育开始到 5 年制的大专及本科教育。

2006 年由卫生部第一次认定"康复医学专业医师培养基地"开始了我国的住院医师规范化培训。

2013年国家卫生和计划生育委员会等七部委出台《关于建立住院医师规范化培训制度的指导意见》,中国康复医师分会受命对原《康复医学科医师培训标准》和《康复医学科医师培训基地标准》进行修订和补充,次年正式颁布。从此拉开了国内康复医学专科医师3年制规范化培训的序幕。同时,在国家卫生健康委员会及教育部的共同努力下,专业学位研究生与住院医师规范化培养有效衔接,医师资格证、住院医师规范化培训合格证、专业硕士研究生学位证和毕业证"四证合一"。2016年6月,受国家卫生健康委员会委托,北京大学第三医院康复医学科牵头,联合全国31个省、市、自治区的康复医学专家成立了国家级康复医学专业医疗质量管理与控制中心。

三、康复医学的基本内容

康复医学的基本内容包括康复预防、康复评定及康复治疗。

（一）康复预防

1. 一级预防　是身体功能和结构层面的预防。指预防可能导致功能障碍的各种损伤、疾病、发育缺陷、精神创伤等发生的过程。

2. 二级预防　是活动层面的预防。指损伤、疾病、发育缺陷、精神创伤等发生之后,采取积极的措施防止发生合并症及功能障碍的过程。

3. 三级预防　是参与层面的预防。指当功能障碍或残疾已经发生后,采取各种积极的措施防止残疾影响个体参与和他人相关的社会活动,促使残疾者重返家庭和社会。

（二）康复评定

康复评定是康复医学的核心内容之一,对功能障碍的性质、部位、范围、严重程度、发展趋势、预后和转归进行评估,为康复治疗打下基础。康复评定至少应在治疗前、治疗中和治疗后各评定一次,可以说康复医疗是始于评定,止于评定。康复评定的内容根据功能评定的需要复杂而多样,而且还在不断发展和完善之中。由于康复医学的重要性、复杂性和多样性,本书将在第一篇第七章中对康复评定进行专门论述。本节只摘要介绍目前常用的康复评定,主要有以下几个方面。

1. 运动功能评定　如肌肉力量评定、关节活动度评定、步态分析、平衡功能评定、各关节功能评定量表等。

2. 日常生活活动能力及生活质量评定　日常生活活动能力(activities of daily living,ADL)评定包括基础性日常生活活动能力(basic activities of daily living,BADL)评定及工具性日常生活活动能力(instrumental activities of daily living,IADL)评定,常用的BADL评定法有巴塞尔指数(Barthel index)评定、功能独立性评定(functional independence measure,FIM),美国等地常用来作为康复治疗效果评定及康复收费的标准。常用的生活质量评定有生活质量指数(quality of life index,QOLI)及健康调查量表36(36-Item Short Form Health Survey,SF-36)等。

3. 心肺功能评定　常用的有心肺运动试验。

4. 言语功能与吞咽功能评定　常用的有失语症评定、构音障碍评定、吞咽障碍评定等。

5. 感觉功能与疼痛评定　感觉功能评定包括浅感觉检查、深感觉检查及复活感觉检查。疼痛评定常见的有VAS评分、NRS评分。

6. 认知功能评定及心理功能评定等。

（三）康复治疗

康复治疗是康复医学的治疗手段,即通过改善、代偿和替代来达到功能恢复或改善的目的。由于康复治疗在康复医学中极为重要,也是康复治疗人员包括物理治疗师(physiotherapist,PT)、作业治疗师(occupational therapist,OT)、言语治疗师(speech therapist,ST)等需要掌握的内容,本书将在第三篇对康复治疗进行专门论述。本节只摘要介绍目前常用的康复治疗技术,主要包括以下7项,其中最主要的是物理治疗、作业治疗和言语治疗。心理治疗、康复工程也有重要价值,在我国还有传统康复治疗技术。

1. 物理治疗　物理治疗(physical therapy)包括运动治疗和理疗,是康复治疗中最重要的、也是目前应用最多的治疗方法。主要包括主动运动、被动运动(有氧训练、肌力训练、关节活动训练等)和声、光、电、热、磁等物理因子治疗。从事物理治疗的工作人员称为物理治疗师(PT)。

2. 作业治疗 作业治疗(occupational therapy)也是康复治疗最重要的治疗方法之一。作业治疗根据患者生活和回归社会的需求提供相应的康复治疗,特别注重患者独立生活、生存能力以及工作能力的训练,是康复医学中发展活跃的领域。治疗训练主要包括日常生活功能(衣食住行和个人卫生)的基本技能,职业性劳动技能,以及文娱、园艺、各种娱乐和琴棋书画等内容。从事作业治疗的工作人员称为作业治疗师(OT)。

3. 言语治疗 言语治疗(speech therapy)是指对各种原因导致的言语障碍、构音障碍等进行治疗,以尽可能恢复听、说能力。从事语言治疗的工作人员称为言语治疗师(ST)。

4. 心理治疗 对心理、精神、情绪异常的患者,在康复治疗时都应介入心理治疗,作为康复治疗的一个方面。国外一些国家在康复团体中都有心理治疗师介入,这是国内需要改进与加强的方面。

5. 康复工程 康复工程主要是应用矫形器和辅助器具(主要包括假肢、矫形器和轮椅等),以弥补功能障碍者生活能力的不足。随着医工结合的发展,康复医学与现代科技、多学科的交叉合作,康复工程必将得到迅猛发展。

6. 中国传统康复治疗 中国传统医药宝库有数千年的历史,其中最常用于康复治疗的包括推拿按摩、针灸、拳、功、操等。中国传统康复治疗方法在功能恢复中具体有独特的疗效,中医"天、地、人"的观点也是最符合现代整体医学观念的理念,是我国康复医学赶超国际先进水平的重要切入点。

7. 文体治疗 文体治疗指借助文娱活动(如歌唱、舞蹈、绘画、书法等)及适宜的体育活动使患者愉悦心情、调节精神以及改善机体功能。

四、康复医学的特点与发展

(一) 康复医学的工作模式

在现代发达国家,疾病的治疗早已按照生物-心理-社会的全面医学模式进行。现代康复医学就是在生物-心理-社会的全面医学模式下发展壮大的,针对伤病导致的功能障碍进行研究及治疗,以最大限度恢复患者的功能障碍、使患者能自理生活、重返社会为目的。为了适应康复医学的这一目的,从而发展形成了康复医学现在的基本工作模式,即团队工作模式(team approach),其中包括学科内和学科间的团队工作模式。康复医学学科内团队的成员主要包括康复医师、物理治疗师、作业治疗师、言语治疗师、支具治疗师、心理治疗师、康复护师和社会工作者等。学科间团队除康复医学学科团队之外,还要加上与康复医学相关的临床学科团队,成员主要包括骨科、神经内科、神经外科、心内科、呼吸科、心胸外科、老年医学科、儿科和重症医学科等临床学科的医师及护师。随着康复医学同各临床学科越来越广泛的结合与早期临床康复工作的开展,学科间团队必将变得越来越多。

在康复医学学科内团队中,康复医师作为团队的领导,主要负责疾病及功能障碍的诊断、评定和制定相应的康复治疗原则及方案;康复治疗师会根据康复医师的意见进行更进一步的细致康复评定工作,落实、制定并执行细化的各项康复治疗;康复护士除如其他临床科室的护士一样执行医嘱之外,还要发挥康复专科的护理特色开展康复专科护理工作、协助康复治疗师开展康复治疗工作以及开展心理护理工作。随着我国社会及经济的发展,社会工作者也会如发达国家一样介入康复医学团队之中。

目前我国康复医学与临床医学结合的学科间团队还比较缺乏,康复医学与临床医学之间的结合还不够紧密,例如,我国骨科临床和相关手术技术的发展十分迅猛,甚至已经达到世界先进水平,而与之相对应的骨科术后康复,在多数地区甚至某些大城市的大型医院,均处于较低水平。面对这样的现状,大力发展康复事业,尽快广泛建立康复医学与临床医学相结合的学科间团队势在必行。

(二) 康复医学与临床医学的关系

现代医学已从生物医学模式转变为生物-心理-社会的全面医学模式。康复医学与预防医学、临床医学、保健医学并称为现代医学的四个方面。康复医学与临床医学有着密切的联系,但也有自己本身的特点。临床医学是针对原发伤病进行治疗,以治愈伤病为目的;而康复医学是针对伤病导致的功能障碍进行研究及治疗,以最大限度恢复患者的功能障碍、使患者能自理生活、重返社会为目的。康复医学与临床医学的区别详见表1-1-1。康复医学与临床医学两者只有密切结合,才能达到生物-心理-社会医学模式的要求,才能适应当代社会发展的需要。

表1-1-1 康复医学与临床医学的区别

项目	临床医学	康复医学	项目	临床医学	康复医学
处理重点	疾病	功能障碍		挽救生命	回归社会
治疗对象	各类患者	功能障碍者	治疗手段	药物	物理治疗
评估手段	疾病诊断	康复评定		手术	主动、被动训练
治疗目的	去除病因	提高功能	工作模式	专业化细分工	团队模式
	治疗疾病	改善生活质量			

康复医学与骨科的关系,不论从康复医学的发展历史,还是从康复医学与骨科的治疗对象来看,康复医学与骨科都有着较其他学科更为密切的联系。学者们普遍认为现代康复医学是从第二次世界大战以后发展壮大起来的,这与二战后伤病员的增多及骨科治疗的发展不无关系。骨科是研究四肢、脊柱疾病的学科,各类骨科伤病或多或少都会引起身体的功能障碍;而康复医学是研究功能障碍的预防、评定(诊断)及治疗的学科。在我国随着各家医院康复医学科的建立,骨科康复在许多医院得以开展。但是,由于我国骨科康复人才不足,再加上临床医师临床工作繁忙、手术患者多,一些临床医师对康复医学的认识尚不够等原因,骨科普遍存在重治疗、轻康复的现象。骨科康复尤其是骨科手术后的康复开展得尚不够广泛与深入,较骨科的发展相对滞后,使我国骨科的治疗效果受到较大影响,与广大人民群众的要求相去甚远。

（三）康复治疗基本原则

1. 以患者为中心原则 康复治疗以恢复患者的功能需求为中心,要以患者的功能需求、生活需求为康复治疗的目标。康复治疗不能只局限于身体局部,要将人体作为一个整体,从躯体、生理、心理、职业、教育等各方面进行考虑,做到局部与整体结合,进行生理与心理兼顾的全面治疗。

2. 个性化原则 每个人都是不同的个体。康复治疗要针对每个患者功能障碍的具体情况进行康复评定,并在此基础上制定个性化的康复治疗方案。

3. 安全性原则 康复医师、康复治疗师应充分认识疾病及功能障碍的复杂性,了解疾病的病理生理过程和各种不同组织损伤的修复及愈合过程,围手术期康复还应了解患者的手术过程。康复治疗方案、康复治疗量及强度都要根据以上过程而制定并视情况而变化,以保障康复治疗的安全性。康复治疗还要考虑患者的适应性,功能改善是一个由量变到质变的过程,康复治疗要做到循序渐进。

（四）康复医学的发展前景

2011年WHO在《世界残疾报告》中对残疾有了一个更新的定义:"残疾包括功能减弱或丧失,是人类的一种生存状态,几乎每个人在生命的某一阶段都有暂时或永久的损伤,而步入老龄的人将经历不断增加的功能障碍。"WHO这个新的定义极大地扩展了康复医学的服务范围及前景。康复医学是研究功能障碍的科学,从另一方面讲康复医学也就是研究残疾的科学。功能障碍是人类的一种生存状态,每个人在生命的长河中或迟或早、或轻或重都会经历这样那样的功能障碍,可以说康复医学就是针对每一个人的医学学科。人人享有康复就是康复医学发展的目标。

2008年四川汶川大地震唤起了我国党和政府对康复医学的空前关注。这之后国家层面发出了一系列促进康复医学发展的文件,包括《中共中央 国务院关于深化医药卫生体制改革的意见》,提出"防、治、康三结合"指导方针;《"十二五"时期康复医疗工作指导意见》;《综合医院康复医学科建设与管理指南》;《综合医院康复医学科基本标准(试行)》;《康复医院基本标准》等;此外,还有康复医疗服务项目纳入医保支付范畴、健康中国2030等。此外,还有部分病种临床路径提出康复介入要求、康复医师纳入专科医师准入试点专业、康复治疗师培训纳入国家医药卫生重大人才工程、综合医院康复医学科纳入国家临床重点专科建设目录、全国康复医疗服务体系建设试点工作启动等举措。2016年8月26日,中共中央政治局召开会议,由习近平总书记主持会议,审议通过了《"健康中国 2030"规划纲要》,提出"要调整优化健康服务体系,强化早诊断、早治疗、早康复,坚持保基本、强基层、建机制,更好满足人民群众健康需求"。《"健康中国 2030"规划纲要》赋予了我国康复医学大发展的历史性机遇,中国康复医学发展的春天要到来了。

(周谋望)

参 考 文 献

[1] 黄晓琳,燕铁斌. 康复医学. 5 版. 北京:人民卫生出版社,2013.

[2] 励建安,江钟立. 康复医学. 3 版. 北京:科学出版社,2016.

[3] 孙启良,周谋望. 中国康复医疗服务体系的发展历程. 中国康复医学杂志,2019(7):753-755.

[4] 燕铁斌,敖丽娟. 中国康复医学教育体系的构建与发展历程. 中国康复医学杂志,2019(8):881-884.

[5] 吴毅,岳寿伟,窦豆. 中国康复医学科学研究的发展历程. 中国康复医学杂志,2019(9):1009-1013.

[6] 励建安. 中国康复国际化进程. 中国康复医学杂志,2019(10):1137-1142.

[7] 周谋望. 我国运动创伤康复的历史与展望. 中国康复医学杂志,2019,34(8):885-887.

[8] CIFU D X. Braddom's physical medicine and rehabilitation. 5th. Philadelphia:Elsevier,2016.

第二章　康复医学临床决策

一、康复医学临床决策的重要性

在现代医学体系中,康复医学与临床医学为各自独立的两大体系,临床医学以疾病诊断和治疗为核心,康复医学以功能维持和改善为核心。但康复医学与临床医学不是割裂的关系,两者相互关联、部分重叠、任务互补,组成为提高社会健康水平、改善人们生活质量的统一整体。

康复医学经历了半个多世纪仍在不断发展之中,从学科起步时期最多见的骨关节肌肉系统、心肺系统和神经系统三大系统疾病的康复,到如今向全疾病谱的康复发展;从以往以疾病稳定期慢性期康复为主,到如今早期康复不仅已进入重症监护病房,还深入各专科急性期病房,并一直延展至终末期康复,向全病程谱的康复发展;从传统的以疾病后的功能障碍为唯一的对象,到如今已形成以功能的维护与提高、功能障碍的预防、功能障碍的改善,以及以功能为干预靶点进行慢性病和衰老管理、促进健康水平的维持等全方位全时间谱的康复。

康复医学的发展给康复医学临床工作带来了巨大的挑战,我们的服务对象不仅基础疾病多种多样、病程为各个时期,功能障碍也表现为种类繁多、范围程度各不相同。康复医学的临床决策就是要在复杂的问题面前、在现有的环境条件下,选择循证医学支持的方案,达到最佳的康复结局。

二、康复医学临床决策的理论框架

世界卫生组织(WHO)在2001年5月第54届世界卫生大会上通过了ICF,为康复在健康领域的地位和作用奠定了理论框架基础。在ICF的框架中(图1-2-1),所有方框都是可直接关联并呈双向箭头,表明人的健康状况、功能水平与背景因素相互影响,相互作用。

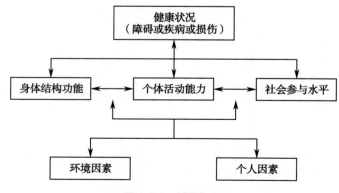

图 1-2-1　ICF 框架

人的健康状况的方框包括了疾病、外伤、衰老等问题,这些问题虽主要是临床医学的任务,但其对功能水平的影响巨大,也是康复医学专业人员必须首先关注的问题。在各种疾病的急性进展阶段,功能康复需让位于生命的救治。在疾病的平稳阶段,功能康复虽然可以成为主攻方向,但疾病的预防与控制仍至关重要,否则可能使所有针对功能康复的努力前功尽弃。

人的功能水平是康复医学的核心,ICF 将功能水平清晰地分为 3 个层级,即身体结构功能、个体活动能力和社会参与水平。回归社会是康复的终极目标,需要协调配合的多领域的全面康复。个体活动能力是人基本生存的必备能力,决定了一个人生活的独立性及对家庭与社会的依赖程度。康复医学临床工作是全面康复的一个重要组成部分,任务更多地聚焦于个体活动能力的提高,为回归社会打下良好的基础。各个身体结构功能是完成人的个体活动能力的基本要素,当其成为能力的限制因素时就应该是主要的干预靶点。

ICF 框架特别强调了背景因素,充分体现了现代医学从生物医学模式转变为生物-心理-社会医学模式。背景因素包括了环境因素和个人因素,对功能水平有重大影响,在康复临床决策中必须给予重视。

综上所述,康复医学临床决策以 ICF 为理论框架建立整体观,以人的活动能力为聚焦点形成主攻方向,在确定具体目标和方案时既要关注健康状况,也要关注背景因素。

三、康复医学临床决策的具体步骤

康复医学的工作模式是团队合作模式,这个团队以康复医师为主导者,以物理治疗师、作业治疗师、言语治疗师、心理治疗师、康复护士、社会工作者、康复工程技术人员等专业人员为主要成员。康复团队通过定期和不定期的会商制度,将各个亚专业的技术优势汇聚在一起,通过以下一系列步骤,完成对每一名服务对象的临床决策。

（一）了解服务对象健康状况

在康复医学临床工作中,首先必须对服务对象的主要诊断做尽可能详尽的了解。面对 1 例没有合并症和并发症的前交叉韧带重建术后需要康复的年轻患者,需要详细了解其创伤的信息和手术的细节。开始康复治疗的时间、创伤的机制、手术的方式都会直接影响康复的临床决策。面对 1 例脑出血后需要康复的老年患者,情况就会更加复杂。除了需要对主要疾病脑出血的病情严重程度、预后判定、当时治疗情况有详细了解,还要知晓患者的伴发疾病如高血压、冠状动脉粥样硬化性心脏病(简称冠心病)、慢性阻塞性肺疾病、高血脂、糖尿病、退行性骨关节病等基础疾病的病情病程、治疗方法和控制情况,更要分析多重疾病本身的相互影响和不同治疗方法的相互干扰。临床的情况有时简单有时复杂,永远不变的原则是将人作为一个整体考虑。康复的临床决策是以一个有问题的人为对象,而不是以单一病理情况为对象。多数情况下,最新发生的直接导致功能障碍的病理问题是更值得关注的焦点,但对服务对象整体情况的全面了解也是必不可少的。

（二）了解服务对象功能水平

ICF 框架中功能水平分为 3 个层级,但目前 ICF 的编码还暂时将个人活动能力和社会参与水平归在一起。能够了解服务对象的社会功能当然更全面,但在当前康复临床的实际工作中,以个人活动能力的提高为主要目标更为可行。通常首先需要通过日常生活活动能力的评定来判定服务对象的个体活动水平,然后进一步判定影响该能力水平的身体结构功能,包括躯体功能、认知功能、言语功能、心理功能等各个方面,会涉及各个亚专业。评定往往先从筛查开始,通过筛查快速判定有功能缺陷的系统和部位,再选择详细评定的方法。通过详细评定获取准确的数据用以诊断功能缺失的程度,按照功能障碍的重要性次序列出问题清单,分析哪些功能障碍近期有条件得到改善。以提高个人活动能力为目标将最关键问题列为优先项目。需要强调的是,虽然康复评定是康复医学的核心技术,但面对具体的服务对象,并不需要将所有掌握的或教科书所列举的每一种方法都实施。评定不是越多越好,需防范过度评定,只选择信度效度好的、能够帮助明确功能障碍诊断的评定方法。

（三）了解服务对象的背景因素

按照 ICF 框架,服务对象的背景因素指个人因素和环境因素。个人因素中需要了解服务对象的受教育水平、工作性质、特殊技能、个人好恶、平常活动水平、休闲方式、饮食习惯、婚姻史和婚姻状况、家庭角色、人际交往方式、既往心理问题、对健康和疾病的认知等。环境因素中需要了解服务对象的经济情况、医疗费用支付方式和支付比例、家庭成员的健康状况、家庭支持程度、家居条件、康复可及度、工作场所条件等。列出所有有利条件清单和不利条件清单，为进一步确定康复目标提供重要参考依据。

（四）确定康复长期和短期目标

确定康复目标不仅仅是康复团队的任务，如果服务对象和/或家属不理解不认可康复团队制定的目标，就无法配合康复训练，也无法达到康复目标。建立与服务对象的相互信任，与他们和家属有效地反复沟通，对制定有价值的康复目标及目标实现有很重要的意义。

1. **长期目标**　预期在康复干预结束时患者所能达到的个人活动能力和社会参与程度，是指日常生活活动能力的独立程度和回归社会的水平，可以有限定条件，如是否需要他人的监护、是否需要他人辅助及辅助程度、是否需要特定的辅助设备、是否需要对家居环境和工作环境进行改造等。长期目标是基于对服务对象的充分了解、基于康复人员的专业知识和技能、基于既往的临床经验、基于切实可行的具体条件、基于服务对象及家属的希望等多方面因素综合确定的。例如，康复团队通过上述步骤的全面评估和会商，为1例脑梗死老年患者确定的长期康复目标是日常生活活动完全独立，需要踝足矫形器（AFO）和手杖辅助。

2. **短期目标**　为了达到长期目标，需要根据患者的问题清单和有利/不利条件清单，根据对具体问题优先程度的判定，设立数个序贯性分阶段目标。每一个分阶段目标就是康复的短期目标，一般为2~4周可实现的目标。短期目标是以长期目标中的个体活动能力为中心，将个体活动项目按照难度等级排序，从低级别开始训练。短期目标同时要聚焦能够短期改善的、严重限制个体活动能力的身体功能短板进行强化训练。如前面举例中的脑梗死老年患者的第一个短期目标可为一人轻辅助下翻身起坐、心肺有氧运动能力的维持与提高、少量辅助下进食等。

（五）制订康复方案

团队确立短期目标后，各个康复亚专业组分别制订达到短期目标的具体实施方案，并通过团队会商，根据患者的精力和时间与团队的资源统筹合理调配。针对每一个训练目标都有许多种康复方法，现代康复医学要以循证医学的科学观点进行临床实践，整合循证等级高且切实可行的综合康复方案。每个亚专业根据团队分配的任务与训练时间制订细化的训练计划，包括具体的训练项目名称，每个项目的流程、场所、设备和辅助用具、人员安排，每次训练的计划强度、时间、频度、疗程等具体参数。

（六）实施康复干预并全程观察与评估

根据制订的康复方案具体实施，在实施过程中最重要的是保证患者的安全性和保证康复的有效性。为了患者康复训练的安全性，整个团队必须各尽其责，实时观察患者各方面的具体情况，有重大变化或安全隐患时与团队及时沟通，随时调整计划，必要时随时会商。在康复治疗过程中，训练与评估紧密结合不可分割，随时根据患者的完成情况微调训练计划。如果训练计划难度强度偏低，不能有效易化促进患者进步；反之，超出了患者能力范围则可能对其身心有负面影响。在康复实施中教育患者、指导患者理解训练内容的目的和必要性，激发其主动积极参与的自觉性，以具体明确的患者可感知的客观指标说明其功能的进步，树立患者康复的信心。只有康复团队与患者及家属通力配合，才能实现康复训练的安全、有效双达标。

（七）康复结局评估

以团队会商形式定期进行康复效果评估，集体讨论康复目标是否达到、康复方案是否需要调整、康复实施中是否有问题、如何解决等。多数情况下，康复结局评估不是简单的终点，而是开启新一个循环的起点。再从第一步起，一步一步地进行，形成一个在更高层级的环路，如此往复，最终达到所有既定的康复目标。团队制定的康复目标均已达到是康复终止的标准，但如果康复方案反复调整，患者功能恢复不能进一步好转进入平台期，也是强化期康复训练的终止指标。康复结局评估需要团队采用综合的评价方法，这些评价方法需要科学的论证，需要有良好的信度和效度，需要有很高的灵敏度和特异性，需要克服"天花板"和"地板"效应，同时这些方法都需要有临床的可行性。

四、康复医学临床思辨

康复医学是一个只有半个多世纪历史的相对年轻的专科,与对各种疾病病理机制的认识相比,对各种功能障碍机制的认识还相对不足。在过去的几十年中,大量科学研究结果的涌现使得专业人员对损伤和疾病造成的功能障碍的原因及恢复机制的理解不断更新。康复医学临床工作者需要保持学习能力,及时将最新的理念应用到康复医学临床实践之中。

康复医学是一门实践性很强的医学学科,康复医学的临床诊断与治疗水平在实践中得以不断提高。但是,与许多医学专科相比,康复医学的临床实践还缺乏规范化,需要一代又一代的康复人不断努力和完善。循证医学兴起于 20 世纪 90 年代,它的出现是为了避免医师在临床工作中过于限于个人的经验、惯性与喜好,为了让真正有效的诊断和治疗方法广为人知并广泛应用。按照循证医学创始人之一 David Sackett 教授的理念,"慎重、准确和明智地应用当前所能获得的最好的研究依据,同时结合医生的个人专业技能和多年临床经验,考虑患者的价值和愿望,将三者完美地结合制订出患者的治疗措施"。康复医学临床工作者需要不断地根据上述三者的具体情况调整康复诊断与治疗流程,这是一个科学与艺术、人文相结合的过程,是一个不断迎接挑战并不断完善的过程。

本节提出的康复医学临床诊断思辨流程和康复医学临床治疗思辨流程,只是一个举例、一个尝试,希望能够抛砖引玉,在康复医学临床工作者的共同努力下改进康复医学的规范性,提高康复医学的专业水平,更好地服务于患者和所有追求健康的人们。

（一）康复医学临床诊断思辨

康复医学服务对象广泛,在临床工作中会遇见各种各样的问题。传统的临床各专科的诊断思维是根据病史、症状、体征、实验室检查、影像学检查等可以收集到的信息,综合进行分析,通过诊断与鉴别诊断得出结论,并制订进一步治疗方案。这个诊断流程在康复医学临床诊断中仍可以沿用,但是单纯的结构病理诊断仅仅是全面康复评价的一部分,还不足以了解服务对象的全面情况,不能够充分指引康复目标的制定和实现康复的途径。

康复医学的临床诊断除了需要疾病诊断,还需要对功能进行诊断,需要全面了解服务对象的情况,需要以 ICF 为理论框架,充分地了解服务对象的健康状态、身体结构与功能、个体活动能力、社会参与水平、个人与环境背景因素诸方面的具体情况。功能诊断除了需要明确功能障碍的性质、范围、程度,还需要进一步对功能障碍的原因进行临床思辨。功能障碍的原因有时是显而易见的,有时则是隐匿不露的;有时是单一原因,有时是复合原因。例如,一个服务对象肌肉功能表现不良,其原因可能是神经或肌肉损伤的结构病理,也可能是肌肉初始长度的生物力学原因,还可能是主动肌、协同肌、稳定肌相互配合的神经控制运动"软件"原因,甚至可能是由于劳动法赔偿等因素造成的心理社会学原因。在康复医学临床诊断过程中,面对临床问题进行诊断思辨,对导致临床问题的机制进行思考与验证,就能够为康复干预指引方向并提高疗效。图 1-2-2 为康复医学临床诊断思辨导图,供参考。

（二）康复医学临床治疗思辨

在 ICF 理论框架下的康复医学临床治疗实践,总的原则是以维护健康为保障、以康复目标为导向、以具体活动为基础、以服务对象主动参与为基本模式的干预策略。经常遭遇的瓶颈是患者的身体功能障碍限制了活动能力的提高,需要先采取强化的康复治疗方法突破瓶颈,提高短板,实现个体活动训练的完成和提高。临床常碰到的身体功能障碍包括疼痛、肌力减退、关节活动范围受限、平衡功能差等。解决这些问题经验式的处理方法是选择康复专业人员最熟悉的教科书经典康复方案进行治疗,而理想的处理方法是先进行问题探因思辨,再在初步确立的病因假设基础上,选择有循证医学依据且证据等级高的康复方案进行治疗,并分阶段评估疗效,再随之调整方案。需要强调的是,康复治疗方案切不可一以贯之,功能评定必须贯穿始终,功能改善与否都需要调整方案。图 1-2-3 是一个以改善肌力为例的康复医学临床治疗思辨导图。导图的作用是帮助康复临床工作者形成一个螺旋式上升的康复治疗环路流程。针对不同的临床问题,建议在导图中列举出有一定证据等级的所有康复方案,再根据服务对象的具体背景环境和康复团队的专业技术特色与条件,首选其中的一项或数项康复方案,其

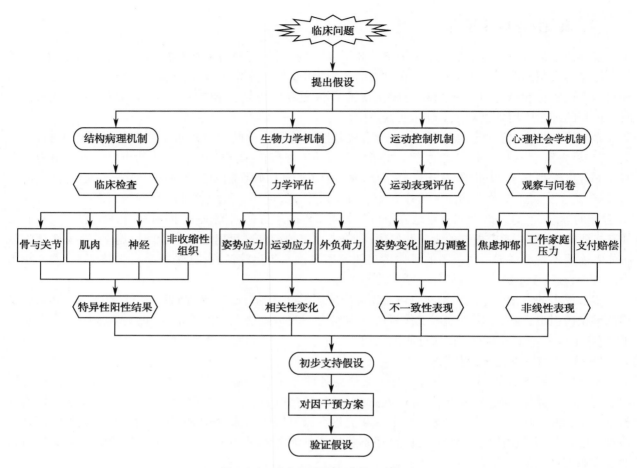

图 1-2-2 康复医学临床诊断思辨导图

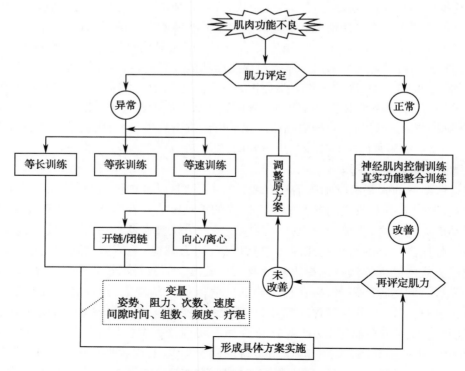

图 1-2-3 康复医学临床治疗思辨导图举例

他项目则作为调整方案的备选。康复方案设计为专业机构训练方法和家庭训练方法相结合,疗效会更佳。

（顾　新）

参 考 文 献

［1］南登昆,黄晓琳.实用康复医学.北京:人民卫生出版社,2009.

［2］FRONTERA W R. Delisa's Physical Medicine and Rehabilitation:Principles and Practice. 5th ed. Philadelphia:Wolters Kluwer/Lippincott Williams & Wilkins,2010.

［3］O'SULLIVAN S B,SCHMITZ T J. Improving functional outcomes in physical rehabilitation. Philadelphia:F. A. Davis Company,2010.

［4］HOOGENBOOM B J,BOIGHT M L,PRENTICE W E. Musculoskeletal interventions:Techniques for therapeutic exercise. 3rd ed. New York:McGraw-Hill Education,2014.

［5］CHILDS J D,CLELAND J A. Development and application of clinical prediction rules to improve decision making in physical therapist practice. Phys Ther,2006,86(1):122-131.

第三章 康复医学临床路径及释义

第一节 临 床 路 径

临床路径（clinical pathway, CP）是指医师、护士及其他专业人员针对某些病种或手术，以循证医学依据为基础，制订的有严格工作顺序和准确时间要求的程序化、标准化的诊疗计划。临床路径以提高医疗质量、控制医疗风险和提高医疗资源利用效率为目的，以期规范医疗服务行为、减少资源浪费、使患者获得适宜的医疗护理服务。临床路径由医务人员共同遵守和执行，并能够被大部分患者所接受，它强调以人为本、以患者为中心、以质量为核心，是目前许多发达国家普遍使用的医疗管理工具。中华人民共和国国家卫生健康委员会采纳的临床路径被定义为针对某一疾病建立的一套标准化治疗模式与诊疗程序，以循证医学证据和指南为指导来促进治疗和疾病管理的办法，最终起到规范医疗行为、减少变异、降低成本、提高质量的作用。

一、临床路径产生的背景

临床路径管理起源于西方发达国家，至今已有近 40 年的发展历史。20 世纪 80 年代后期，美国政府为了遏制医疗费用的不合理增长，提高卫生资源利用率，将医疗保险支付由传统的后付制改为按病种付费（diagnosis related groups, DRGs）。医院出于自身效益考虑，将临床路径应用于护理管理，作为缩短住院日的手段。1985 年美国新英格兰医疗中心（New England Medical Center）率先实施临床路径，并证实可以成功降低高涨的医疗费用。临床路径由此受到美国医学界的重视并不断发展，逐渐成为既能贯彻医院质量管理标准，又能节约资源的医疗标准化模式。美国、德国、法国、澳大利亚等发达国家已应用了常见病、多发病的临床路径，并取得了一些成功的经验。

国内的临床路径研究始于 20 世纪 90 年代中期，四川大学华西医院将膝关节镜术和人工关节置换术纳入了临床路径管理，随后北京、江苏、浙江和山东等地的部分医院相继引入了临床路径管理模式，并进行了很多有益的尝试和探索。2009 年，为贯彻落实《中共中央　国务院关于深化医药卫生体制改革的意见》（中发〔2009〕6 号），根据《国务院关于印发医药卫生体制改革近期重点实施方案（2009—2011 年）》（国发〔2009〕12 号）和《国务院办公厅关于印发医药卫生体制五项重点改革 2009 年工作安排的通知》（国办函〔2009〕75 号）有关要求，原卫生部印发了《关于开展临床路径管理试点工作的通知》（卫医政发〔2009〕116 号），决定在北京等 12 个省（直辖市）部分医院开展临床路径管理试点工作。原卫生部还印发了《临床路径管理指导原则（试行）》（卫医管发〔2009〕99 号），指导各医疗机构开展临床路径管理工作，对临床路径的组织管理、文本开发与制定、实施过程、评价与改进流程进行了规范，确保临床路径管理工作取得实效。2016 年 11 月，中共中央办公厅、国务院办公厅转发《国务院深化医药卫生体制改革领导小组关于进一步推广深化医药卫生体制改革经验的若干意见》，提出加强公立医院精细化管理，将推进临床路径管理作为一项重要的经验和任务予以强调。2017 年国家卫生和计划生育委员会印发《关于印发医疗机构临床路径管理指导原则的通知》（国卫医发〔2017〕49 号），提出了临床路径管理"四个结合"的要求，即临床路径管理与医疗质量控制和绩效考核相结合、与医疗服务费用调整相结合、与支付方式改革相结合、与医疗机构信息化建设相结合。截至目前，我国临床路径累计印发数量达到 1 212 个，涵盖 30 余个临床专业，基本实现临床常见、多发疾病全覆盖，基本满足临床诊疗需要。目前全国有 8 400 多家公立医院开展了临床路径管理工作，临床路径管理范围进一步扩大。

　　早期发布的高血压脑出血、脑梗死等临床路径，均将早期康复治疗纳入其中，以改善疾病临床治疗效果。而康复医学科病房的系统化康复治疗主要在疾病的稳定期和恢复期实施，治疗周期较长，涉及多个学科领域密切合作，因此国内开展康复临床路径的研究起步较晚。2016 年 12 月及 2017 年 6 月，国家卫生和计划生育委员会办公厅公布了包括颅脑损伤恢复期康复、脑梗死恢复期康复、人工髋关节置换术后康复、腰椎间盘突出症康复、跟腱断裂术后康复等在内的 20 个康复医学专业的临床路径。

二、实施临床路径管理的作用及意义

　　在医院管理实践中，提高医疗质量、降低医疗费用、防止过度医疗是世界各国都在着力解决的问题。研究与实践证实，临床路径管理是规范医疗行为、遏制成本增长与合理利用资源的有效途径，尤其在整合优化资源、节省成本、避免不必要检查与药物应用、建立较好医疗组合、提高患者满意度、减少人为疏失等诸多方面优势明显。临床路径应用循证医学证据，综合多学科、多专业主要临床干预措施所形成的"疾病医疗服务计划标准"，是医院管理深入到病种管理的体现，在规范医疗行为、增强治疗行为和时间计划性、提高医疗质量和控制不合理费用等方面起着重要作用。临床路径管理包含了循证医学和"以患者为中心"等现代医疗质量管理理念，也具有重要的卫生经济学意义。实践证明，实施临床路径管理，有利于医疗质量从粗放式管理，向专业化、精细化的全程质量管理的转变。作为公立医院改革试点工作的重要任务之一，实施临床路径对于促进医疗服务管理向科学化、规范化、专业化、精细化发展，落实国家基本药物制度、降低不合理医药费、和谐医患关系、保障医疗质量和医疗安全等都有着十分重要的意义。

　　临床路径对医疗、护理和患者都会产生有利的作用。对医务人员来说，临床路径便于通过有计划的标准医疗和护理，减轻医师、护士的工作量，减少失误的发生；可以明确医师、护士以及相关人员的责任；如果治疗或护理偏离标准易于发现，以便尽早处理；依据临床路径制订的各种措施，可以增强医务人员在日常医疗、护理工作过程中的协调性。对患者来说，通过临床路径可以知晓住院治疗计划，对自己的疾病治疗有相应的心理准备；有助于提高患者的自身管理意识，改善治疗效果；增加患者同医务人员的沟通，提高患者对医护人员的信任。对医院来说，实行临床路径管理便于医院对资料进行归纳整理，改进诊疗方法，提高医疗水平。

　　截至目前，我国临床路径管理工作对绝大多数医院而言，是一项有挑战性的工作，临床路径在我国已推行多年，但收效不甚理想。在我国推广临床路径仍有一定难度，主要是因为缺少系统的方法论指导和一些医护人员循证医学理念较弱。此外，我国实施临床路径的医院数量少，地域分布不平衡；进入临床路径的病种数量相对较少，病种较单一；临床路径实施的持续时间较短，各学科的临床路径实施情况也参差不齐。实施临床路径管理意义重大，但也艰巨而复杂。临床路径从 2009 年推行至今，虽然国家下发的临床路径专业数和病种数在逐年增加，但是在实际实施过程中，进入临床路径的病种数量相对较少，病种较单一。这是因为一方面临床路径文本自身存在修订不及时和篇幅限制的问题，另一方面医护人员在实施临床路径过程中缺乏系统的方法论指导。此外,临床路径的考核指标体系过多关注在入组率、变异率及完成率等指标,对临床路径的质量和病种数量等指标涉及较少。因此临床路径文本的修订工作亟待加强,要增强其先进性、实用性和可推广性;同时卫生行政部门应加强临床路径实施质量控制,优化考核指标体系;医院下一步应积极落实国家政策,结合自身特点和专业优势,合理增加实施临床路径的科室和病种数量。

三、临床路径制定的实施步骤

(一) 制定程序

临床路径的制定过程主要包括计划准备、临床路径制定、临床路径实施、临床路径评价改进 4 个阶段。

1. **计划准备阶段**　计划准备阶段包括宣传教育、健全组织、选择适宜病种 3 个方面。医院要完善临床路径管理运行体系,明确人员职责分工。科室临床路径小组进行信息收集、分析和确定病种或技术。

2. **临床路径制定阶段**　临床路径指导小组对资料收集、信息提取、基本项目框架、路径的内容等进行检查和论证,并提出修改意见,与实施小组成员达成共识后,对文本进一步完善,直至定稿。临床路径制定过程中所用的方法主要有专家制定法、循证法和数据分析法。临床路径的样式包括电子病历、表格病历、信息系统、医嘱系统或其他记录系统等。制定临床路径过程中需要确定相关的标准,如流程图、纳入标准、排除标准、临床监控指标与评估指标、变异分析等。最终临床路径形成医患两个版本,医师和患者各持相应的版本。两个版本内容基本相同,但各有侧重,详略程度、适用范围也有所不同。使用医患两个版本的临床路径也可以增进医患沟通,利于患者参与监督,保证临床路径措施的落实。

循证医学是制定/修订临床路径的关键。临床路径应当在循证医学方法指导下研究制定,基本思路是结合诊疗实践的需求,提出关键问题,寻找每个关键问题的证据并给予评价,并结合卫生经济学等因素进行证据的整合,最后通过专家委员会集体讨论,形成共识。

3. **临床路径实施阶段**　在准备实施前,要做好教育和培训工作;在实施初期,要对每一例患者把关,严格按临床路径执行和记录,采取专人监控和智能监控相结合的原则。在实施过程中要注意产生的变异,并及时查明变异原因,尤其要注意分析路径、医师和患者三者的原因。

4. **临床路径评价改进阶段**　为了了解临床路径的结果和不足,为以后的改进提供参考,需要对临床路径的各个方面进行评价。在评价时应重点考虑能客观反映该病种的工作效率、医疗质量、经济指标以及患者满意度等内容,对患者的住院时间、医疗转归、治疗效果、平均医疗费用、患者满意度等指标进行统计分析,运用统计学、运筹学等方法,对临床诊疗过程的效果进行综合评价。

(二) 我国临床路径制定的主要原则

1. 兼顾全国整体医疗水平。

2. 遵照最新诊疗指南、常规,符合医疗质量与安全管理各项要求(如平均住院日要求)。

3. 路径中涉及药品、器械均使用通用名(或化学名),不得出现商品名。

(三) 我国制定临床路径分类方法针对疾病进行制定

我国制定临床路径分类方法为针对疾病进行制定,包括针对疾病特定治疗方法进行制定,如肿瘤开放手术、腔镜微创手术、介入手术、放化疗等;针对诊断不明确需明确诊断的,如急症昏迷入院的,或占位性病变,需要完善相关检查明确诊断,但同时需要进行治疗。

四、临床路径应用展望

经过近 40 年的发展,临床路径在很多国家已经形成了成熟的管理制度、工作模式、质量评估和持续改进体系,并且能较好地规范诊疗行为,控制平均住院日和住院医疗费用,提高患者满意度,达到与医保付费制度相适应、相配套的效果,这些经验值得我国借鉴和学习。

我国的临床路径管理起步较晚,尚处于试点阶段,从实施效果来看,作用已经初步显现,但也存在很多问题,如与医保支付制度衔接不紧密、信息化系统不完善、存在地区间及医疗机构间的管理工作不平衡等,这些都阻碍了临床路径的有效实施。今后,通过进一步提高对临床路径的认识、加强病种的修订和完善、加强质量控制和效果评价、加快临床路径信息化、推进与医保支付制度改革衔接等工作,相信以上问题会逐步得到解决。目前,国家在大力推进 DRGs、单病种付费等支付方式的改革,随着这些改革的全面实施,临床路径规范诊疗行为、控制平均住院日和住院医疗费用等作用,将得到更好地发挥。我国需借鉴国外临床路径实施的经验,并不断总结自身经验,促进临床路径在我国的有效实施,不断提高临床路径管理水平。

第二节　康复医学专业临床路径

我国对于康复医学专业临床路径的探索起步较晚。康复医学专业临床路径主要在疾病的恢复期实施,具有治疗周期较长、手段多样的特点。病种选择多为康复医学专业的常见病、多发病,多为治疗方案相对明确、技术相对成熟、诊疗费用相对稳定、疾病诊疗过程中变异相对较少的疾病。实施康复医学专业临床路径,可以让医护人员采取最佳的方式开展康复诊疗,减少患者在住院期间因为治疗方法不同产生的康复治疗结果变异性。康复医学专业临床路径旨在规范康复专业技术人员的医疗行为,降低医疗成本,使患者了解自身疾病的康复手段、时限和结果,提高患者满意度。21 世纪初,四川、北京等地的医疗机构探索制定实施了骨关节疾病、脑卒中、脑血管意外等的康复临床路径,积累了一定的经验。

2016 年 12 月国家卫生和计划生育委员会办公厅印发的《国家卫生计生委办公厅关于实施有关病种临床路径的通知》中,首次公布了康复医学专业的临床路径,其中包括颅脑损伤恢复期康复、脑出血恢复期康复、脑梗死恢复期康复、人工髋关节置换术后康复、人工膝关节置换术后康复、手外伤康复、肢体骨折术后康复、腰椎间盘突出症康复、周围神经损伤康复、脊髓损伤恢复期康复、颈椎病康复共 11 个康复临床路径。2017 年 6 月又新发布 9 个康复临床路径,包括跟腱断裂术后康复、肱二头肌肌腱损伤和断裂康复、踝部韧带损伤康复、肩关节不稳康复、截肢后康复、腰椎关节突综合征康复、腰椎滑脱症康复、原发性脊柱侧凸(弯)康复、肘关节损伤康复临床路径。截至目前,我国共发布了 20 个病种的康复临床路径,这些临床路径实施以后,对于相关病种的医疗费用、住院周期、诊疗效果等起到了积极的作用。目前关于康复临床路径实施效果评价的文献较少,也期待医院和广大康复医务工作者能在临床工作中进一步推动康复临床路径的实施。

康复临床路径的组成包括:

1. **标准住院流程**　①适用对象:即疾病编码,兼具标准化意义,使全国各医疗机构能有统一标准,明确进入临床路径的范围;②诊断依据;③康复评定;④治疗方案的选择;⑤临床路径标准住院日;⑥进入路径标准;⑦住院后检查的项目;⑧出院标准;⑨变异及原因分析。变异指患者在进入临床路径接受诊疗服务的过程中,出现偏离临床路径程序或诊疗计划的情况。

2. **临床路径表单**　康复临床路径及释义示例请见本章附。

附

示例1:脑梗死恢复期康复临床路径(2016年版)

一、脑梗死恢复期康复临床路径标准住院流程

（一）适用对象

第一诊断为脑梗死(ICD-10:I63.900)。

（二）诊断依据

根据《临床诊疗指南:物理医学与康复分册》(中华医学会编著,人民卫生出版社出版)、《临床诊疗指南:神经病学分册》(中华医学会编著,人民卫生出版社出版)。

1. 临床表现

（1）意识障碍。

（2）运动功能障碍。

（3）感觉功能障碍。

（4）言语功能障碍。

（5）吞咽功能障碍。

（6）认知功能障碍。

（7）精神、情感、心理障碍。

（8）膀胱及直肠功能障碍。

（9）日常生活功能障碍。

（10）脑神经麻痹。

2. 影像学检查　CT、MRI发现的相应脑病病变。

（三）康复评定

根据《临床诊疗指南:物理医学与康复分册》(中华医学会编著,人民卫生出版社出版)、《康复医学》(第5版,人民卫生出版社出版)。

1. 一般情况　包括生命体征、睡眠和大小便等基本情况,注意评定患者的意识状态。了解患者总体治疗情况。

2. 康复专科评定　分别于入院后1~3天进行初期康复评定,入院后10~14天进行中期康复评定,出院前进行末期康复评定,评定具体内容如下:

（1）意识障碍的评定。

（2）运动功能的评定。

（3）感觉功能的评定。

（4）言语功能的评定。

（5）吞咽功能的评定。

（6）认知功能的评定。

（7）精神、情感、心理状态的评定。

（8）膀胱及直肠功能的评定。

（9）日常生活活动能力的评定。

（四）治疗方案的选择

根据《临床诊疗指南:物理医学与康复分册》(中华医学会编著,人民卫生出版社出版)、《康复医学》(第5版,人民卫生出版社出版)。

1. 临床常规治疗。

2. 康复治疗

(1) 体位摆放与处理。

(2) 意识障碍处理。

(3) 运动治疗。

(4) 作业治疗。

(5) 物理因子治疗。

(6) 认知功能训练。

(7) 言语治疗。

(8) 吞咽治疗。

(9) 矫形器具及其他辅助器具装配与训练。

(10) 心理行为治疗。

(11) 中医治疗。

(12) 痉挛处理。

3. 常见并发症的处理

(1) 感染的治疗。

(2) 深静脉血栓的治疗。

(3) 压疮的治疗。

(4) 异位骨化的治疗。

(5) 其他:如骨质疏松、关节挛缩等。

(五) 临床路径标准住院日为 21~28 天。

(六) 进入路径标准

1. 第一诊断必须符合 ICD-10:I63.900 脑梗死疾病编码。

2. 当患者同时具有其他疾病诊断,但在住院期间不需要特殊处理也不影响第一诊断的临床路径流程实施时,可以进入路径。

3. 患者生命体征稳定,神经科临床处理已结束,且存在需要康复治疗的功能障碍。

(七) 住院后检查的项目

1. 必需的检查项目

(1) 血常规、尿常规、粪便常规。

(2) 肝功能、肾功能、电解质、血糖、血脂、凝血功能、同型半胱氨酸检查。

(3) 感染性疾病筛查(乙型病毒性肝炎、丙型病毒性肝炎、梅毒、艾滋病等)。

(4) 心电图检查。

2. 根据具体情况可选择的检查项目

(1) 头颅 MRI,CTA、MRA 或 DSA。

(2) 心、肺功能检查。

(3) 超声检查:心脏、血管、腹部等。

(八) 出院标准

1. 已达到预期康复目标,功能已进入平台期。

2. 无严重并发症或并发症已得到有效控制。

(九) 变异及原因分析

1. 合并脑梗死后出血或其他严重疾病而影响第一诊断者需退出路径。

2. 辅助检查结果异常,需要其他相关专业处理,或因此导致住院时间延长和住院费用增加。

3. 住院期间病情加重,出现并发症,需要其他相关专业诊治,导致住院时间延长和住院费用增加。

4. 既往合并有其他系统疾病,脑梗死后可能导致既往疾病加重而需要治疗,导致住院时间延长和住院费用增加。

二、脑梗死恢复期康复临床路径表单

适用对象:第一诊断为脑梗死(ICD-10:I63.900)

患者姓名:＿＿＿＿＿＿＿　性别:＿＿＿＿　年龄:＿＿＿＿　门诊号:＿＿＿＿＿＿＿　住院号:＿＿＿＿＿＿

住院日期:＿＿＿＿＿年＿＿＿＿月＿＿＿＿日　出院日期:＿＿＿＿＿年＿＿＿＿月＿＿＿＿日　(标准住院日21~28天)

时间	住院第1天	住院第2天	住院第3天
主要诊疗工作	□ 询问病史及体格检查 □ 入院康复评定、预后评定 □ 完成病历书写 □ 初步确定诊断及治疗方案 □ 医患沟通,交待病情、治疗方案及注意事项	□ 上级医师查房:根据病情及检查结果调整治疗方案 □ 入院病情评定 □ 防治并发症	□ 上级医师查房:根据病情调整治疗方案 □ 初期康复评定 □ 形成个体化二级预防方案
重点医嘱	长期医嘱: □ 康复医学科护理常规 □ 二级护理 □ 基础疾病用药 □ 神经营养药物 □ 运动疗法 □ 吞咽治疗 □ 针灸治疗 □ 认知和言语治疗 □ 促醒治疗(昏迷患者) □ 物理因子治疗 临时医嘱: □ 日常生活能力评定 □ 酌情进行认知功能评定 □ 血常规、尿常规、肝功能、肾功能、血糖、血脂、血生化、心电图、凝血功能	长期医嘱: □ 康复医学科护理常规 □ 分级护理 □ 基础疾病用药 □ 神经营养药物 □ 运动疗法 □ 吞咽治疗 □ 针灸治疗 □ 认知和言语治疗 □ 促醒治疗(昏迷患者) □ 物理因子治疗 临时医嘱: □ 依据病情需要下达 □ 其他特殊医嘱	长期医嘱: □ 康复医学科护理常规 □ 分级护理 □ 基础疾病用药 □ 神经营养药物 □ 运动疗法 □ 吞咽治疗 □ 针灸治疗 □ 认知和言语治疗 □ 促醒治疗(昏迷患者) □ 物理因子治疗 临时医嘱: □ 依据病情需要下达 □ 其他特殊医嘱
主要护理工作	□ 入院宣教及护理评定 □ 正确执行医嘱 □ 正确体位摆放 □ 观察患者病情变化 □ 生活与心理护理	□ 健康宣教 □ 正确执行医嘱 □ 正确体位摆放 □ 观察患者病情变化 □ 生活与心理护理	□ 健康宣教 □ 正确执行医嘱 □ 正确体位摆放 □ 观察患者病情变化 □ 生活与心理护理
病情变异记录	□无　□有 原因: 1. 2.	□无　□有 原因: 1. 2.	□无　□有 原因: 1. 2.
护士签名			
医师签名			

时间	住院第 4~19 天	住院第 20~27 天 （出院前日）	住院第 21~28 天 （出院日）
主要诊疗工作	□ 根据病情调整治疗方案 □ 康复效果评定 □ 完成上级医师查房记录 □ 中期康复评定 □ 形成个体化二级预防方案	□ 通知患者及其家属明天出院 □ 末期康复评定 □ 向患者交待出院后注意事项 □ 如果患者不能出院，在"病程记录"中说明原因和继续治疗的方案	□ 再次向患者及家属介绍出院或转院注意事项 □ 患者办理出院手续
重点医嘱	**长期医嘱：** □ 康复医学科护理常规 □ 分级护理 □ 基础疾病用药 □ 神经营养药物 □ 运动疗法 □ 吞咽治疗 □ 针灸治疗 □ 认知和言语治疗 □ 促醒治疗（昏迷患者） □ 物理因子治疗 **临时医嘱：** □ 异常检查复查 □ 依据病情需要下达 □ 其他特殊医嘱	**长期医嘱：** □ 康复医学科护理常规 □ 分级护理 □ 基础疾病用药 □ 神经营养药物 □ 运动疗法 □ 吞咽治疗 □ 针灸治疗 □ 认知和言语治疗 □ 促醒治疗（昏迷患者） □ 物理因子治疗 **临时医嘱：** □ 明日出院 □ 末期康复评定 □ 出院前康复指导	**出院医嘱：** □ 通知出院 □ 依据病情给予出院带药及建议 □ 给予出院康复指导
主要护理工作	□ 正确体位摆放 □ 正确执行医嘱 □ 观察患者病情变化 □ 心理和生活护理	□ 正确体位摆放 □ 正确执行医嘱 □ 观察患者病情变化 □ 指导患者办理出院手续	□ 出院带药服用指导 □ 康复护理指导 □ 出院者告知复诊时间和地点
病情变异记录	□无　□有 原因： 1. 2.	□无　□有 原因： 1. 2.	□无　□有 原因： 1. 2.
护士签名			
医师签名			

示例 2：腰椎间盘突出症康复临床路径（2022 年版）释义

一、医疗质量控制指标

1. 指标一　诊断需结合病史、临床表现和影像学检查。
2. 指标二　根据康复评定结果选择适当的康复治疗方案。
3. 指标三　对非手术治疗无效的重度腰椎间盘突出症患者，考虑外科手术治疗。
4. 指标四　重视患者健康教育，避免症状反复发作。

二、腰椎间盘突出症编码

1. 原编码　疾病名称及编码：腰椎间盘突出（ICD-10：M51.202）。
2. 修改编码　疾病名称及编码：腰椎间盘突出伴脊髓病（ICD-10：M51.003）；腰椎间盘突出伴坐骨神

经痛(ICD-10:M51.101);腰椎间盘突出(ICD-10:M51.202)。

三、临床路径检索方法

M51.003/M51.101/M51.202。

四、国家医疗保障疾病诊断相关分组(CHS-DRG)

1. MDCI   肌肉、骨骼疾病及功能障碍。

2. IU2   颈腰背疾患。

五、腰椎间盘突出症康复临床路径标准住院流程

(一)适用对象

第一诊断为腰椎间盘突出症(ICD-10:M51.202)。

【释义】

1. 适用对象编码参见第一部分。

2. 本路径适用对象为临床诊断为腰椎间盘突出症的患者,如合并严重椎管狭窄、椎管占位等并发症,需进入其他相应路径。

(二)诊断依据

根据《临床诊疗指南:物理医学与康复分册》(中华医学会编著,人民卫生出版社出版),《康复医学》(第5版,人民卫生出版社出版)。

1. 临床表现

(1)腰背部及下肢疼痛。

(2)运动功能障碍。

(3)神经功能障碍。

(4)日常生活活动能力障碍。

2. 影像学检查   腰椎X线平片、CT扫描或MRI检查。

【释义】

1. 本路径的制定主要参考国内权威参考书籍和诊疗指南。

2. 病史和临床表现是诊断腰椎间盘突出症的初步依据,多数患者具有腰扭伤和/或腰痛病史,以后腰痛可缓解,而下肢痛明显,或两者同时存在。较多患者疼痛可反复发作,并伴随发作次数的增加而程度加重、持续时间延长,且发作间隔时间缩短。出现腰椎曲度异常、腰部活动受限、压痛与放射痛、运动和感觉异常及腱反射的改变。严重者影响患者的日常生活活动能力。X线检查可提示腰椎曲度、椎间隙变化。CT检查可见椎间盘突出及椎管狭窄情况,MRI可显示椎间盘髓核突出及压迫硬膜囊或神经根等情况,同时可鉴别椎管内占位等疾病。

(三)康复评定

分别于入院后1~3天进行初期康复评定,入院后7~8天进行中期康复评定,出院前进行末期康复评定。内容包括:

1. 临床一般情况评定。

2. 康复专科评定

(1)疼痛评定。

(2)腰椎及下肢活动范围评定。

(3)肌力评定。

(4)神经功能评定。

(5)日常生活活动能力评定。

【释义】

1. 临床一般情况评定   包括意识、生命体征、睡眠和大小便等基本情况。了解患者总体治疗情况。

2. 康复专科评定   疼痛评定可采用视觉模拟评分法、简化麦吉尔疼痛问卷等评定方法;评定患者的姿势、有无脊柱侧弯和骨盆不对称、腰椎和下肢各关节活动范围、腹肌、背肌及下肢肌力、肌张力、步态等

项目;评定感觉障碍的区域及腱反射异常;对各种日常生活活动能力进行评定。常用评定量表包括 Oswestry 功能障碍指数问卷表、Quebec 腰痛障碍评分量表、腰椎日本骨科协会评分等。特异性检查包括直腿抬高试验及加强试验、股神经牵拉试验等。

（四）治疗方案的选择

根据《临床诊疗指南:物理医学与康复分册》(中华医学会编著,人民卫生出版社出版)、《康复医学》(第 5 版,人民卫生出版社出版)。

1. 临床一般治疗。

2. 康复治疗

（1）物理因子治疗。

（2）腰椎牵引。

（3）手法治疗。

（4）运动治疗。

（5）矫形器等辅助器具装配。

（6）注射治疗。

（7）中医治疗。

（8）日常生活活动能力训练。

（9）健康教育。

【释义】

1. 本病确诊后即应开始综合性康复治疗,包括物理因子治疗、运动疗法、中医治疗等,目的在于缓解临床症状,提高患者日常生活活动能力,使其回归家庭与社会。

2. 临床一般治疗包括患者基础疾病的处理,体位摆放、卧床休息等。

3. 康复治疗包括物理因子治疗、腰椎牵引、手法、运动治疗、矫形器等辅助器具装配、注射治疗、中医治疗、日常生活活动能力训练、健康教育等。

4. 腰椎间盘突出症康复治疗方案

（1）卧床休息:急性发作期,应短时间卧床休息。绝对卧床最好不超过 3 天,不主张长期卧床。患者卧床休息一个阶段后,随着症状改善,应尽可能下床做简单的日常生活活动。

（2）腰围制动:佩戴腰围可以限制腰椎的运动,以保证损伤组织可以局部充分休息。腰围佩带时间一般不超过 1 个月,在佩带期间,做一定强度的腰腹部肌力训练。

（3）腰椎牵引:是治疗腰椎间盘突出症的有效方法。根据牵引力的大小和作用时间的长短,将牵引分为慢速牵引和快速牵引。

1）慢速牵引:即小重量持续牵引,包括自体牵引(重力牵引)、骨盆牵引、双下肢皮牵引等,特点是作用时间长,而施加的重量小,作用缓慢,其不良反应较少。

2）快速牵引:用于治疗轻中度的腰椎间盘突出症。常用的是三维多功能牵引,该牵引器由计算机控制,在治疗时可完成 3 个基本动作:水平牵引、腰椎屈曲或伸展、腰椎旋转。牵引时定牵引距离,不定牵引重量,牵引作用时间短,0.5~2 秒,多在牵引的同时加中医的正骨手法。

3）牵引后处理:牵引后为减轻牵引的疼痛加剧反应和促进病情的好转,可行骶裂孔注射小剂量地塞米松及营养神经药物,口服用非甾体类抗炎药、地巴唑和小剂量的地塞米松。腰腿痛重者静脉快速滴注甘露醇以减轻神经根水肿。于牵引后 3 天后可加推拿、理疗、针灸等治疗。

（4）物理因子治疗根据患者的症状、体征、病程等特点选用高频电疗、低中频电疗、直流电药物离子导入、光疗、蜡疗、磁疗等治疗。

1）高频电疗法:常用的有超短波、短波及微波等疗法。

2）直流电离子导入疗法:可用中药、维生素 B 类药物、碘离子等进行导入,作用极置于腰骶部疼痛部位,非作用极置于患侧肢体。

3）石蜡疗法:利用加热后的石蜡敷贴于患处,常用腰骶部盘蜡法。

4）中频电疗法：电极于腰骶部并置或腰骶部、患侧下肢斜对置，根据不同病情选择相应处方。

5）红外线疗法：红外线灯于腰骶部照射。

（5）药物治疗：常用的药物有非甾体类消炎镇痛药（NSAID）、神经营养药物（如谷维素、维生素 B_1、维生素 B_{12}）、肌肉松弛剂、血管扩张药物（如烟酸、地巴唑等）及各类中药等。

（6）经皮阻滞疗法：常用骶裂孔注射阻滞疗法，该疗法是将药液经骶裂孔注射至硬膜外腔，药液在椎管内上行至患部神经根处发挥治疗作用。所用药物包括维生素 B_1、维生素 B_{12}、利多卡因、地塞米松和生理盐水，30~50ml，3~5 天 1 次，一般注射 1~3 次。

（7）中医传统治疗

1）推拿治疗常用的治疗手法有：肌肉松弛类、牵伸类、被动整复类。应根据病情轻重、病变部位、病程、体质等选择适宜的手法，并确定其施用顺序、力量大小、动作缓急等。

2）针灸治疗：针灸常用穴为肾俞、环跳、承扶、殷门、委中、阳陵泉等。备用穴为腰夹脊、承山、昆仑、悬钟、阿是穴等，每天或隔天 1 次。以疏导经气、通经活络为治疗原则。

（8）运动疗法：腰椎间盘突出症患者应积极配合运动治疗，主要是核心肌群训练，以提高腰背肌肉力量，改变和纠正异常力线，增强韧带弹性，活动椎间关节，维持脊柱稳定性。

1）早期训练方法：包括五点支撑法、三点支撑法、飞燕式等。

2）恢复期训练方法：包括体前屈、后伸练习，体侧弯练习，弓步行走，后伸腿练习，蹬足练习，伸腰练习，悬腰练习等。

（9）手法治疗：手法治疗是国外物理治疗师治疗腰痛的常用方法。手法的主要作用为缓解疼痛，改善脊柱的活动度。各种手法治疗都各成体系，有独特的操作方法。以 Maitland 的脊柱关节松动术和 Mckenzie 脊柱力学治疗法最为常用。Maitland 松动术的主要手法有脊柱中央后前按压、脊柱中央后前按压并右侧屈、横向推压棘突、腰椎旋转、纵向运动、腰椎屈曲、直腿抬高和腰椎牵伸等。Mckenzie 在脊柱力学治诊断治疗中将脊柱疾患分为姿势综合征（posture syndrome）、功能不良综合征（dysfunction syndrome）和间盘移位综合征（derangement syndrome）。其相应的治疗原则是姿势综合征需矫正姿势、功能不良综合征出现力学变形时用屈曲或伸展原则。椎间盘后方移位时，若伸展使疼痛向心化或减轻，则用伸展原则；椎间盘前方移位时，若屈曲使疼痛向心化或减轻，作为用屈曲原则。神经根粘连用屈曲原则。

（10）手术治疗指征：对非手术治疗无效的重度腰椎间盘突出症患者，以及出现足下垂或明显马尾神经损伤表现（大小便功能障碍）的患者，考虑外科手术治疗。

（五）标准住院日为 10~14 天。

【释义】

怀疑腰椎间盘突出症的患者入院后，完善检查 1~2 天，检查后开始康复治疗，治疗 1 周以上，主要观察临床症状的缓解情况，总住院时间 10~14 天符合本路径要求。

（六）进入路径标准

1. 第一诊断必须符合 ICD-10：M51.202。

2. 如患有其他疾病，但住院期间不需要特殊处理，也不影响第一诊断的临床路径流程实施时，可以进入路径。

【释义】

1. 进入本路径的患者为第一诊断为腰椎间盘突出症。

2. 入院后常规检查发现有基础疾病，如高血压、冠状动脉粥样硬化性心脏病、糖尿病、肝功能不全、肾功能不全等，经系统评估后对腰椎间盘突出症诊断治疗无特殊影响者，可进入路径。但可能增加医疗费用，延长住院时间。

（七）住院后检查的项目

1. 必需的检查项目

（1）血常规、尿常规、粪便常规。

（2）肝功能、肾功能、电解质、血糖检查。

（3）感染性疾病筛查（乙型病毒性肝炎、丙型病毒性肝炎、艾滋病、梅毒等）。

（4）腰椎正侧位 X 片。

（5）胸片、心电图。

2. 根据患者病情及具体情况可选择的检查项目

（1）腰椎动力位片、左右斜位片。

（2）腰椎 MRI 或 CT。

（3）肌电图检查。

3. 有相关疾病者必要时请相关科室会诊。

【释义】

1. 血常规、尿常规、粪便常规是最基本的三大常规检查，进入路径的患者均需完成。肝功能、肾功能、电解质、血糖、凝血功能、心电图、X 线胸片、感染性疾病筛查可评估有无基础疾病，是否影响住院时间、费用及其治疗预后；无禁忌证患者均应行腰椎 X 线检查。

2. X 线作为常规检查，一般拍摄腰椎正侧位片，若怀疑脊椎不稳可以加照屈/伸动力位片和双斜位片。CT 能更好的显示脊柱骨性结构的细节，还能观察椎间小关节和黄韧带的情况。MRI 能清楚地显示出人体解剖结构的图像，对于腰椎间盘突出症的诊断有极大帮助，并可鉴别是否存在椎管内其他占位性病变。肌电图有助于腰椎间盘突出的诊断，并可以推断神经受损的节段。

（八）出院标准

1. 症状、体征明显缓解或消失。

2. 功能恢复进入平台期。

【释义】

患者出院前应完成必须检查项目，且经过康复治疗后，观察临床症状是否减轻或消失。

（九）变异及原因分析

1. 腰椎间盘突出症病情严重，康复治疗无效，需转入其他专科治疗。

2. 辅助检查结果异常，需要复查，导致住院时间延长和住院费用增加。

3. 住院期间病情加重，出现并发症，需要进一步诊治，导致住院时间延长和住院费用增加。

4. 既往合并有其他系统疾病，腰椎间盘突出症可能导致既往疾病加重而需要治疗，导致住院时间延长和住院费用增加。

【释义】

1. 按标准治疗方案如患者腰痛缓解不明显，发现其他严重基础疾病，需治疗或继续其他基础疾病的治疗，则中止本路径；腰痛持续不能缓解，腰椎间盘突出严重，治疗疗程长、治疗费用高者，需退出本路径。

2. 认可的变异原因主要是指患者入选路径后，在检查及治疗过程中发现患者合并存在事前未预知的、对本路径治疗可能产生影响的情况，需要中止执行路径或延长治疗时间、增加治疗费用。医师需在表单中明确说明。

3. 因患者方面的主观原因导致执行路径出现变异，需医师在表单中予以说明。

六、腰椎间盘突出症康复护理规范

1. 急性期卧床休息，指导轴线翻身，避免腰椎过度扭曲，指导腰围佩戴。

2. 对于严重的影响大小便功能的腰椎间盘突出症患者，指导大小便训练。

3. 评估患者的心理状态，及时对焦虑、恐慌等不良情绪进行干预疏导，鼓励积极配合治疗，增强治疗信心。

4. 按照医嘱，合理地指导患者进行用药，告知家属督促患者按时按量用药，并且对不良反应发生情况和对应措施进行说明。

七、腰椎间盘突出症康复营养治疗规范

1. 戒除烟酒。

2. 均衡饮食，丰富营养，多食用富含钙质、维生素类食物。

3. 积极控制体重,减少腰椎负荷。

八、腰椎间盘突出症康复健康宣教

1. 保持正确的姿势   不要长时间维持同一姿势,避免久坐,若需久坐时应以靠垫支撑下背,并使用高背座椅。常弯腰劳动者,应定时挺腰、挺胸活动,使用宽腰带。治疗后患者在一定时期内佩戴腰围,同时加强腰背肌训练。平躺时脊椎所受的压力最小。卧床休息时应选用木板床,使腰部自然伸直,可于膝下垫一个枕头。

2. 日常生活中注意保护背部   如需弯腰取物,应采用屈髋、屈膝下蹲方式。弯腰提重物是腰部最吃力的动作,腰背不适时应尽量避免。避免急速前弯及旋转、身体过度向后仰等可能会伤害背部的动作。转身时,不要只扭转上半身,应尽量整个身体旋转。适当的运动可以改善及预防腰痛的症状,例如游泳、举哑铃、步行、慢跑等运动。注意腰背部保暖。

九、腰椎间盘突出症康复临床路径推荐表单

(一)医师表单

适用对象:第一诊断为腰椎间盘突出症(ICD-10:M51.202)

患者姓名:＿＿＿＿＿＿ 性别:＿＿＿ 年龄:＿＿＿ 门诊号:＿＿＿＿＿＿＿ 住院号:＿＿＿＿＿＿＿

住院日期:＿＿＿＿年＿＿＿月＿＿＿日   出院日期:＿＿＿＿年＿＿＿月＿＿＿日   (标准住院日 10~14 天)

时间	住院第 1 天	住院第 2 天	住院第 3 天
主要诊疗工作	□ 询问病史及体格检查 □ 完成病历书写 □ 开化验单及相关检查单 □ 上级医师查房与初期康复评定	□ 上级医师查房 □ 继续进行相关检查 □ 根据化验和相关检查结果,排除康复治疗禁忌证 □ 口服非甾体抗炎药 □ 必要时请相关科室会诊	□ 根据病史、体检、平片、CT/MRI等,确定治疗方案 □ 根据患者情况,行物理因子治疗 □ 完成上级医师查房记录等病历书写 □ 签署康复治疗知情同意书、自费项目协议书等 □ 向患者及家属交待病情及康复治疗方案
重点医嘱	**长期医嘱:** □ 康复医学科护理常规 □ 二级护理 □ 饮食 □ 患者既往基础用药 □ 卧床休息 **临时医嘱:** □ 血常规、尿常规、粪便常规 □ 肝功能、肾功能、电解质、血糖 □ 心电图 □ 腰椎平片、CT/MRI □ 胸片、肺功能、超声心动图(根据患者情况选择)	**长期医嘱:** □ 康复医学科护理常规 □ 二级护理 □ 饮食 □ 患者既往基础用药 □ 非甾体抗炎药 □ 物理因子治疗 □ 卧床休息 **临时医嘱:** □ 请相关科室会诊	**长期医嘱:** □ 康复医学科护理常规 □ 二级护理 □ 饮食 □ 患者既往基础用药 □ 非甾体抗炎药 □ 物理因子治疗 □ 卧床休息 **临时医嘱:** □ 根据患者病情,选择腰椎快速牵引/慢速牵引 □ 局部注射治疗(根据患者情况选择)
病情变异记录	□无 □有 原因: 1. 2.	□无 □有 原因: 1. 2.	□无 □有 原因: 1. 2.
医师签名			

时间	住院第 4~8 天	住院第 9~13 天 （出院前日）	住院第 10~14 天 （出院日）
主要诊疗工作	□ 上级医师查房与中期康复评定 □ 完成病程 □ 注意疼痛及神经功能变化 □ 向患者及家属交代病情及注意事项	□ 上级医师查房，末期康复评定明确是否出院 □ 完成出院记录、病案首页、出院证明书等 □ 指导出院后康复训练方法，向患者交代出院后的注意事项，如：日常生活中注意保护腰椎，避免引发腰痛复发的因素，返院复诊的时间、地点，发生紧急情况时的处理等 □ 如果患者不能出院，在"病程记录"中说明原因和继续治疗的方案	□ 再次向患者及家属介绍出院后注意事项，出院后治疗及家庭保健 □ 患者办理出院手续，出院
重点医嘱	长期医嘱： □ 康复医学科护理常规 □ 二级护理 □ 既往基础用药 □ 物理因子治疗 □ 手法治疗 □ 运动疗法 □ 针灸治疗 □ 非甾体抗炎药 □ 激素 □ 神经营养药物 □ 脱水（根据情况） 临时医嘱： □ 其他特殊医嘱	长期医嘱： □ 康复医学科护理常规 □ 二级护理 □ 基础疾病用药 □ 依据病情下达 出院医嘱： □ 出院带药：神经营养药物、消炎止痛药 □ 明日出院 □ 2 周后门诊复查 □ 如有不适，随时来诊	出院医嘱： □ 通知出院 □ 依据病情给予出院带药及出院康复指导 □ 出院带药
病情变异记录	□无　□有 原因： 1. 2.	□无　□有 原因： 1. 2.	□无　□有 原因： 1. 2.
医师签名			

（二）护士表单

适用对象：第一诊断为腰椎间盘突出症（ICD-10：M51.202）

患者姓名：_____ 性别：_____ 年龄：_____ 门诊号：_____ 住院号：_____

住院日期：_____年_____月_____日　出院日期：_____年_____月_____日　（标准住院日 10~14 天）

时间	住院第 1 天	住院第 2 天	住院第 3 天
健康宣教	□ 入院宣教 □ 介绍主管医师、护士 □ 介绍环境、设施 □ 介绍住院注意事项 □ 介绍探视和陪伴制度 □ 介绍贵重物品制度	□ 药物宣教 □ 康复治疗前宣教 □ 协助静脉采血 □ 告知患者配合检查及康复治疗 □ 宣教牵引前准备及治疗后注意事项 □ 主管护士与患者沟通，消除患者紧张情绪	□ 告知患者配合康复治疗 □ 指导患者活动注意事项
护理处置	□ 核对患者，佩戴腕带 □ 建立入院护理病历 □ 协助患者留取各种标本 □ 测量体重	□ 协助医师完成治疗前的相关化验 □ 牵引治疗前准备	□ 协助医师为需要的患者完成牵引治疗/局部注射治疗 □ 指导患者适当卧床休息
基础护理	□ 二级护理 □ 晨晚间护理 □ 患者安全管理	□ 二级护理 □ 晨晚间护理 □ 患者安全管理	□ 二级护理 □ 晨晚间护理 □ 患者安全管理
专科护理	□ 护理查体 □ 病情观察 □ 需要时，填写跌倒及压疮防范表 □ 需要时，请家属陪伴 □ 腰椎间盘突出症护理知识宣教 □ 心理护理	□ 病情观察 □ 疼痛的观察 □ 遵医嘱完成相关检查 □ 心理护理	□ 病情观察 □ 疼痛的观察 □ 腰椎间盘突出症护理知识宣教 □ 心理护理
重点医嘱	□ 详见医嘱执行单	□ 详见医嘱执行单	□ 详见医嘱执行单
病情变异记录	□无　□有 原因： 1. 2.	□无　□有 原因： 1. 2.	□无　□有 原因： 1. 2.
护士签名			

时间	住院第 4~8 天	住院第 9~13 天 （出院前日）	住院第 10~14 天 （出院日）
健康宣教	□ 告知患者配合康复治疗	□ 指导出院后康复训练方法，向患者交代出院后的注意事项，如：日常生活中注意保护腰椎，避免引发腰痛复发的因素，返院复诊的时间、地点，发生紧急情况时的处理等	□ 再次向患者及家属介绍出院后注意事项，出院后治疗及家庭保健 □ 指导患者办理出院手续，出院
护理处置	□ 指导患者遵医嘱完成康复治疗 □ 指导患者适当卧床休息	□ 协助医师为需要的患者完成牵引治疗/局部注射治疗 □ 指导患者适当卧床休息	□ 协助医师为需要的患者完成牵引治疗/局部注射治疗 □ 指导患者适当卧床休息
基础护理	□ 二级护理 □ 晨晚间护理 □ 患者安全管理	□ 二级护理 □ 晨晚间护理 □ 患者安全管理	□ 二级护理 □ 晨晚间护理 □ 患者安全管理
专科护理	□ 病情观察 □ 疼痛的观察 □ 遵医嘱完成相关检查 □ 心理护理	□ 病情观察 □ 疼痛的观察 □ 遵医嘱完成相关检查 □ 心理护理	□ 病情观察 □ 疼痛的观察 □ 心理护理
病情变异记录	□无　□有 原因： 1. 2.	□无　□有 原因： 1. 2.	□无　□有 原因： 1. 2.
护士签名			

（三）患者表单

适用对象：第一诊断为腰椎间盘突出症（ICD-10：M51.202）

患者姓名：＿＿＿＿＿＿＿＿＿　性别：＿＿＿＿年龄：＿＿＿＿门诊号：＿＿＿＿＿＿＿＿＿住院号：＿＿＿＿＿＿＿

住院日期：＿＿＿＿＿年＿＿＿月＿＿＿日　出院日期：＿＿＿＿＿＿年＿＿＿月＿＿＿日　（标准住院日10～14天）

时间	住院第1天	住院第2天	住院第3天
医患配合	□ 配合询问病史、收集资料,请务必详细告知既往史、用药史、过敏史 □ 配合进行体格检查 □ 有任何不适请告知医师 □ 医师与您及家属介绍病情及康复治疗前签字	□ 配合完善相关检查、化验,如采血、留尿、心电图、X线胸片 □ 医师与您及家属介绍病情及康复治疗前签字	□ 配合完善相关检查、化验 □ 配合医师完成必要的牵引治疗、注射治疗等
护患配合	□ 配合测量体温、脉搏、呼吸3次、血压、体重1次 □ 配合完成入院护理评估（简单询问病史、过敏史、用药史） □ 接受入院宣教（环境介绍、病室规定、订餐制度、贵重物品保管等） □ 配合执行探视和陪伴制度 □ 有任何不适请告知护士	□ 配合接受生命体征的测量 □ 接受牵引前宣教 □ 接受饮食宣教 □ 接受药物宣教	□ 配合接受生命体征的测量 □ 配合缓解疼痛 □ 接受牵引治疗宣教 □ 接受饮食宣教 □ 接受药物宣教 □ 有任何不适请告知护士
治疗师与患者配合	□ 物理治疗师向您介绍接受物理因子治疗的时间、场地 □ 针灸治疗师向您介绍接受针灸治疗的时间、场地 □ PT向您介绍接受运动疗法的时间、场地	□ 接受物理治疗 □ 接受针灸治疗 □ 接受运动疗法、核心肌群训练指导	□ 接受物理治疗 □ 接受针灸治疗 □ 接受运动疗法、核心肌群训练指导
饮食	□ 遵医嘱饮食	□ 遵医嘱饮食	□ 遵医嘱饮食
排泄	□ 正常排尿便	□ 正常排尿便	□ 正常排尿便
活动	□ 适当卧床休息	□ 适当卧床休息	□ 适当卧床休息 □ 适度核心肌群功能锻炼

时间	住院第4～8天	住院第9～13天 （出院前日）	住院第10～14天 （出院日）
医患配合	□ 配合体格检查及康复评定 □ 配合医师完成必要的药物治疗、注射治疗等 □ 有任何不适请告知医师	□ 配合体格检查及康复评定 □ 接受出院前指导 □ 知道复查程序 □ 配合医师完成必要的药物治疗、注射治疗等	□ 接受出院前指导 □ 知道复查程序 □ 获取出院诊断书
护患配合	□ 配合接受生命体征的测量 □ 接受牵引前宣教 □ 接受饮食宣教 □ 接受药物宣教	□ 配合接受生命体征的测量 □ 接受牵引前宣教 □ 接受饮食宣教 □ 接受药物宣教	□ 接受出院宣教 □ 办理出院手续 □ 获取出院带药 □ 知道服药方法、作用、注意事项 □ 知道复印病历程序
治疗师与患者配合	□ 接受物理治疗 □ 接受针灸治疗 □ 接受运动疗法、核心肌群训练指导	□ 接受物理治疗 □ 接受针灸治疗 □ 接受运动疗法、核心肌群训练指导	□ 接受物理治疗 □ 接受针灸治疗 □ 接受运动疗法、核心肌群训练指导
饮食	□ 遵医嘱饮食	□ 遵医嘱饮食	□ 遵医嘱饮食
排泄	□ 正常排尿便	□ 正常排尿便	□ 正常排尿便
活动	□ 适当卧床休息 □ 适度核心肌群功能锻炼	□ 适度核心肌群功能锻炼	□ 适度核心肌群功能锻炼

（四）原表单（2016 年版）

适用对象：第一诊断为腰椎间盘突出症（ICD-10：M51. 202）

患者姓名：＿＿＿＿＿＿＿性别：＿＿＿＿年龄：＿＿＿＿门诊号：＿＿＿＿＿＿＿＿住院号：＿＿＿＿＿＿＿

住院日期：＿＿＿＿＿年＿＿＿月＿＿＿日　　出院日期：＿＿＿＿＿年＿＿＿月＿＿＿日　（标准住院日 10~14 天）

时间	住院第 1 天	住院第 2 天	住院第 3 天
主要诊疗工作	□ 询问病史及体格检查 □ 完成病历书写 □ 开化验单及相关检查单 □ 上级医师查房与初期康复评定	□ 上级医师查房 □ 继续进行相关检查 □ 根据化验和相关检查结果，排除康复治疗禁忌证 □ 口服非甾体抗炎药 □ 必要时请相关科室会诊	□ 根据病史、体检、平片、CT/MRI 等，确定治疗方案 □ 根据患者情况，行物理因子治疗 □ 完成上级医师查房记录等病历书写 □ 签署康复治疗知情同意书、自费项目协议书等 □ 向患者及家属交待病情及康复治疗方案
重点医嘱	长期医嘱： □ 康复医学科护理常规 □ 二级护理 □ 饮食 □ 患者既往基础用药 □ 卧床休息 临时医嘱： □ 血常规、尿常规、粪便常规 □ 肝功能、肾功能、电解质、血糖 □ 心电图 □ 腰椎平片、CT/MRI □ 胸片、肺功能、超声心动图（根据患者情况选择）	长期医嘱： □ 康复医学科护理常规 □ 二级护理 □ 饮食 □ 患者既往基础用药 □ 非甾体抗炎药 □ 物理因子治疗 □ 卧床休息 临时医嘱： □ 请相关科室会诊	长期医嘱： □ 康复医学科护理常规 □ 二级护理 □ 饮食 □ 患者既往基础用药 □ 非甾体抗炎药 □ 物理因子治疗 □ 卧床休息 临时医嘱： □ 根据患者病情，选择腰椎快速牵引/慢速牵引 □ 局部注射治疗（根据患者情况选择）
主要护理工作	□ 入院宣教及入院护理评定 □ 心理和生活护理	□ 宣教 □ 观察患者病情变化 □ 心理和生活护理	□ 宣教、牵引前准备 □ 观察治疗后反应
病情变异记录	□无　□有 原因： 1. 2.	□无　□有 原因： 1. 2.	□无　□有 原因： 1. 2.
护士签名			
医师签名			

时间	住院第4~8天	住院第9~13天 （出院前日）	住院第10~14天 （出院日）
主要诊疗工作	□ 上级医师查房与中期康复评定 □ 完成病程 □ 注意疼痛及神经功能变化 □ 向患者及家属交代病情及注意事项	□ 上级医师查房，末期康复评定明确是否出院 □ 完成出院记录、病案首页、出院证明书等 □ 指导出院后康复训练方法，向患者交代出院后的注意事项，如：日常生活中注意保护腰椎，避免引发腰痛复发的因素，返院复诊的时间、地点，发生紧急情况时的处理等 □ 如果患者不能出院，在"病程记录"中说明原因和继续治疗的方案	□ 再次向患者及家属介绍出院后注意事项，出院后治疗及家庭保健 □ 患者办理出院手续，出院
重点医嘱	长期医嘱： □ 康复医学科护理常规 □ 二级护理 □ 既往基础用药 □ 物理因子治疗 □ 手法治疗 □ 运动疗法 □ 针灸治疗 □ 非甾体抗炎药 □ 激素 □ 神经营养药物 □ 脱水（根据情况） 临时医嘱： □ 其他特殊医嘱	长期医嘱： □ 康复医学科护理常规 □ 二级护理 □ 基础疾病用药 □ 依据病情下达 出院医嘱： □ 出院带药：神经营养药物、消炎止痛药 □ 明日出院 □ 2周后门诊复查 □ 如有不适，随时来诊	出院医嘱： □ 通知出院 □ 依据病情给予出院带药及出院康复指导 □ 出院带药
主要护理工作	□ 正确执行医嘱 □ 随时观察患者病情变化 □ 心理与生活护理	□ 指导患者办理出院手续 □ 出院康复指导	□ 出院带药服用指导 □ 康复护理指导 □ 告知复诊时间和地点
病情变异记录	□无　□有 原因： 1. 2.	□无　□有 原因： 1. 2.	□无　□有 原因： 1. 2.
护士签名			
医师签名			

（岳寿伟）

参 考 文 献

［1］岳寿伟.腰椎间盘突出症康复临床路径释义.中国研究型医院,2018,5(6):69-73.

［2］朱峰,李大川,张文宝,等.我国临床路径管理工作回顾与展望.中华医院管理杂志,2018(4):284-287.

［3］岳寿伟.临床路径释义:康复医学科分册.北京:中国协和医科大学出版社,2022.

［4］ASMIRAJANTI M,SYUHAIMIE HAMID A Y,HARIYATI T S. Clinical care pathway strengthens interprofessional collaboration and quality of health service:a literature review. Enfermería Clínica,2018,28:240-244.

第四章　循证医学与康复医学指南

第一节　循证医学

一、基本概念

（一）循证医学的概念

循证医学（evidence-based medicine，EBM），即遵循证据的医学，是国际临床领域在 20 世纪 90 年代后迅速发展起来的一种新的医学模式。循证医学是指医学人员针对个体患者，在充分收集病史、体检及必要的实验室和影像检查基础上，结合自身的专业理论知识与临床技能，围绕患者的主要临床问题（如病因、诊断、治疗、预后以及康复等），检索、查找、评价当前最新最佳的研究证据，进一步结合患者的实际意愿与临床医疗环境，形成科学、适用的诊治决策，并在患者的配合下付诸实施，最后分析与评价其效果。

接受过正规医学教育的临床医师都具备现代生物学、人体解剖学、生理学、病理学、免疫学、临床医学等基本理论知识，对患者的诊治也是从临床实际出发，根据患者的临床特征，再结合自己掌握的理论知识和临床经验，作出相应的诊治决策。

我国最早于 1996 年在国家卫生部的领导与支持下，在原华西医科大学附属第一医院（现四川大学华西医院）正式成立了中国循证医学中心（即中国 Cochrane 中心），相继开展了循证医学国际协作研究与普训工作，陆续创刊了两种全国性的循证医学杂志，并率先在医学院校开设循证医学课程，编辑出版了循证医学专著。人们对循证医学投以极大的关注，随着时代的前进步伐，循证医学将日臻完善，并为临床决策的科学性和临床医学的现代化作出更大贡献。

（二）临床流行病学的概念

临床流行病学是实践循证医学的方法学基础。临床流行病学的蓬勃发展直接推动了各临床学科的科学水平提高，尤其是在加强国际卫生研究能力、对重大国际卫生问题的合作研究、促进发展中国家人民的健康水平、卫生资源的合理利用以及为世界卫生组织和各国政府的卫生决策等方面，均作出了非凡的贡献或发挥了重要影响。临床流行病学的发展促进了临床研究成果的产生，而新的研究成果或称为最佳证据应适时地应用于临床实践，方可产生科学与实用价值，从而促进临床医学水平和质量的提高。在 20 世纪 90 年代，以临床流行病学作为方法学支撑，催生了循证医学。

（三）与临床医学的关系

临床流行病学和循证医学均是以临床医学为主体的多学科交叉协作。临床流行病学和循证医学的学科主体都是临床医学，都旨在解决临床科研与临床实践问题。临床医师面对的诊治对象是个体，过去由于缺乏群体观念，临床研究常常变成了个体案例的累加与总结分析，这些经验性的临床研究往往包含大量的偏倚、混杂和机遇因素，所得出的研究结果或结论往往偏离客观真实性。现在，临床医学的研究以临床为基础,强调群体观念和定量化观点,同时借鉴和采用了大量流行病学、医学统计学、卫生经济学及其他基础医学的原理和方法,创新和发展了新型、科学和实用的临床研究方法。应用这些原理和方法,既有利于创新临床研究,又有助于临床实践,促进临床研究成果转化,服务于临床诊治实践。

二、循证医学实践的基础与要求

循证医学实践的基础由四大要素组成:医师、患者、最佳证据与医疗环境。医师是循证医学实践的主体;患者是循证医学实践服务的对象和载体;最佳证据乃为实践循证医学的"武器",也是解决患者临床问题的必要手段;循证医学实践都要在具体的医疗环境下推行。这四大要素既是实践循证医学的基础,四者缺一不可,又是一个科学诊治临床患者的复杂的系统工程。参与循证医学实践可分为两种形式:要么作为循证医学最佳证据的提供者,要么作为最佳证据的应用者。角色不同,要求也不一样。

三、循证医学实践的方法学基础

根据国外循证医学的培训与临床实践经验,循证医学实践方法可归纳为"五部曲",其中每个步骤都具有丰富的内涵和科学的方法,它们之间是相互联系的一个完整系统,在任何环节如果存在缺陷或不足,都会影响循证医学实践的质量。

（一）循证问题的构建及方法

1. **临床问题的类型**　在临床实践中面对同一患者,不同层次与阅历的循证医学实践者发现和提出的临床问题也会各有差异,这些问题可大致分为 3 种类型。

（1）一般性临床问题:包括涉及患者的一般知识性问题,如患者的性别、年龄等。

（2）特殊的临床问题:主要包括患者存在的特殊问题、与干预有关的问题、干预措施的选择问题和干预的最后结局等。

（3）患者所关心的问题:应结合患者的价值观、意愿和具体情况提出问题。

2. **提出临床问题的形式和方法**　在临床实践中,患者与医师均会在病因、诊断、治疗、预后、预防等各个方面提出许多有待解决的临床问题。①病因方面的问题包括怎样识别疾病的原因及危险因素、发病机制是什么。初学者在诊断方面提出的问题常是基于某个体征、症状或某项实验室和辅助检查,即提出有关诊断试验的敏感度、特异度和似然比等问题;而对于有多年临床工作经验的医师提出的问题常是某项检查对于鉴别诊断方面的意义。②在治疗方面的问题主要围绕治疗措施的有效性、安全性、临床经济学评价等。③预后方面的问题包括如何估计临床病程和预测可能发生的并发症与最后结局,针对不同的结局测定指标可以提出不同的预后问题。

3. **构建临床循证问题的模式**　在构建具体的临床问题时,可采用国际上常用的 PICO 格式。P 指特定的患病人群（population/participants）;I 指干预（intervention/exposure）;C 指对照组或另一种可用于比较的干预措施（comparator/control）;O 指结局（outcome）。每个临床问题均应由 PICO 四部分构成。

（二）循证检索

1. **循证检索的基本步骤和基础知识**　不论是循证临床实践还是为了制作循证证据,循证检索的基本步骤都是相似的。循证检索步骤主要是明确临床问题（或研究目的）、选择合适的数据库及相应的检索平台、确定检索词、编制检索策略、初步检索、检索结果评价和调整检索策略、输出最终检索结果、获取全文,以及创建文献跟踪服务等。其中选择数据库、确定检索词和编制检索策略又是循证检索的核心环节。

2. **循证临床实践的检索**　循证临床实践是指运用循证医学的方法,检索、评价和使用现有循证医学证据来解决具体临床问题。循证临床实践的检索最重要的是提高查准率,以便在短时间内检索到最佳证据。循证临床实践的检索过程包括确定临床问题类型和构建临床问题、选择合适的数据库和检索平台、确定检索词、编制检索策略和调整检索策略。

3. **循证检索数据库**　根据临床问题的类型及检索目的,结合各资料库的特点,选择最相关的数据进行检索。常用的中文数据库包括中国知网（China National Knowledge Infrastructure,CNKI）、维普网和万方数据知识服务平台等;常用外文数据库包括 Medline、EMBASE、the Cochrane Library、ISI Science Citation Index 等数据库。在康复医学上常用的数据有 Cumulative Index to Nursing and Allied Health Literature(CINAHL)、Physiotherapy Evidence Database(PEDro)等。康复工作者应善于使用 PEDro 数据库,即物理治疗证据数据库。PEDro 是一个免费的数据库,包含超过 45 000 篇关于物理治疗的随机对照试验文章、系统性文献回顾和临床实践指南。针对每一篇随机对照试验文章、系统性文献回顾和临床实用指南,PEDro 都提供出处细节、摘要及文献全文。所有试验都经由 PEDro 独立质量评估,目的是让使用者快速查询有效的随机对照试验,以获取足够的相关信息进行临床实践。PEDro 是由悉尼大学公共卫生学院(The University of Sydney School of Public Health)的肌骨健康研究所(Institute for Musculoskeletal Health)监制、澳大利亚神经科学研究中心(Neuroscience Research Australia,NeuRA)主办的。

（三）证据评价

1. 证据评价的基本要素 证据评价的基本要素是"三性"评价,即证据的内部真实性、临床重要性和适用性评价。证据只有经过严格评价,表明其是否具有真实性、临床重要性和适用性,才能应用于循证临床实践,并对疾病的诊治产生积极的作用和影响。内部真实性(internal validity)是指就该证据本身而言,其研究设计是否科学严谨、研究方法是否合适、统计分析是否正确、结论是否可靠等;证据的临床重要性(clinical importance)是指其是否具有临床应用价值;证据的适用性(applicability)即外部真实性(external validity),是指研究结果在目标人群以及日常临床实践中能够重复再现的程度,或者研究过程及其预后与临床实践日常模式间的相似程度。

2. 证据评价的具体内容 以原始研究证据为例,证据评价应从证据产生的各个主要环节入手,阐述证据评价的具体内容和注意事项,包括研究目的、研究设计、研究对象、观察或测量、结果分析、质量控制、结果表达、卫生经济学、研究结论等。

3. 证据评价的基本步骤 实施证据评价的基本步骤包括确定评价目的、初筛研究证据、明确研究证据的类型和合理选择评价工具。证据评价涉及方法学质量和报告质量评价。方法学质量是指证据生产过程中遵循科学标准,有效控制偏倚和混杂,使结果达到真实可靠的程度;报告质量是指文献报告内容的全面性和完整性,以及与相应报告规范的符合程度。

（四）应用最佳证据,指导临床决策

经过严格评价方可获得真实可靠并有重要临床应用价值的最佳证据,将其用于指导临床决策,从而服务于临床实践。反之,对于经过严格评价为无效甚至有害的治疗措施则予以否定。

（五）经验总结与后效评价

目前进行后效评价的常用方法是自我评价和效果评价。自我评价就是对自我设计及行动的评价,应该从学生时代开始,并贯穿于医师的整个职业生涯。自我评价包括评价"提出问题"的能力、评价"寻找最佳外部证据"的能力、评价"严格评估证据质量"的能力和评价"整合外部证据与患者价值观"的能力。经过这四个步骤的自我评价之后,临床医师对于自身的能力和不足就有了充分的认识,循证实践能力也将进一步增强。与此同时,还要进行效果评价,即评价一项有效的干预措施有没有被用于符合诊疗条件的患者,临床实践质量是否得到了提高,有多少临床实践确实可以做到有据可循。

四、系统综述与 meta 分析

（一）系统综述与 meta 分析的概念

系统综述(systematic review)是针对某一具体临床问题(如疾病的病因、诊断、治疗、预后等),系统、全面地收集现有已发表和未发表的临床研究文献,进而采用临床流行病学严格评价的原则和方法,对筛选出符合质量标准的原始结果进行定性或定量合成,从而得出可靠的综合结论。

meta 分析(meta analysis)广义上包括提出问题、检索相关研究文献、制定文献纳入和排除标准、描述基本信息、定量综合分析等一系列过程;狭义上则专指系统综述的定量综合分析。meta 分析实质上是汇总多个具有相同目的的不同研究结果并分析其合并效应量的一系列过程,即一种对多个独立研究的结果进行统计分析的方法。

事实上,由于纳入研究的质量、设计类型、资料类型以及方法学等限制,只有部分系统综述可以进行完整的定量分析。而一个系统综述可以对单个结局指标进行一个 meta 分析,也可同时对多个结局指标实施多个 meta 分析。

（二）系统综述的应用

系统综述被认为是医疗卫生决策中质量最高的证据之一,对于临床医师、公共卫生政策决策者以及科学研究人员都具有非常重要的作用与意义。目前系统综述和 meta 分析主要应用于临床医疗、科研工作、学科发展、医学教育和卫生证据决策等方面。随着循证医学的兴起,强调任何医疗决策的制定都应遵循和应用科学研究成果,即应将个人的临床专业知识与现有的最佳临床研究结果结合起来进行综合考虑,为每个患者作出最佳的诊治决策。

五、循证医学的地位与作用

（一）循证医学在临床实践中的地位

实践循证医学的目的是加强临床医师的临床训练,提高他们的专业能力,使其紧跟先进水平。弄清有关疾病的病因或危险因素的证据,有利于指导健康者预防发病的一级预防;对于已发病而无并发症的患者,有利于做好预防并发症的二级预防;对于有并发症的患者,有利于指导三级预防以达到降低病死率或病残率的目的。循证医学的特点,是要针对严重危害人类健康的或预后较差的疾病,掌握与综合应用诊断性试验的证据,力争作出早期正确的诊断,为有效的治疗决策提供可靠的诊断依据。实践循证医学可帮助临床医师为患者选择最真实可靠、具有临床价值和实用性的诊疗方案;此外,还能指导临床合理用药,以避免药物的不良反应。

（二）循证医学在康复医学中的应用

循证医学实践可促进医疗决策科学化,避免乱防乱治、浪费资源,因而可提高临床医疗水平,促进康复医学的协调发展;促进康复医学教学培训水平的提高,培养高素质人才,紧跟科学发展水平;发掘康复医学难题,促进开展临床与预防医学及临床流行病学的科学研究;提供可靠的科学信息,有利于卫生政策决策的科学化;有利于患者本身的信息检索,监督医疗,保障自身权益。

第二节   临床实践指南

一、基本概念

在临床实践中,基于循证问题进行证据检索,首选的证据当属临床实践指南。临床实践指南(clinical practice guideline,CPG)一般是以随机对照试验(randomized controlled trial,RCT)和系统综述为依据,经专家讨论后由专业机构或学会制定,具有权威性,对临床医学实践具有重要的指导意义。临床实践指南不同于原始研究证据、系统评价和 meta 分析。原始研究证据、系统评价或 meta 分析是客观地展示临床研究的结果,并对研究结果进行分析解释,为临床决策提供参考依据。临床实践指南则是针对具体临床问题,分析评价最新研究证据后提出的具体推荐意见,用以指导临床医师的医疗行为。临床实践指南是弥合最新研究证据和临床实践之间差距的桥梁。它能够帮助医师更合理地制定临床决策,并有助于减轻患者的医疗负担。

二、指南与其他类型证据的关系

临床实践指南可以帮助临床医师提高医疗保健质量、改善患者的临床结局,甚至可将对治疗指南的依从性直接作为临床结局的预测指标。以循证医学为基础的 CPG 对临床实践具有重要的意义。第一,可以提高医疗质量,给予患者最佳的、合理的治疗;第二,可以减少不同医疗机构和不同医师间医疗实践模式的差异;第三,可以减少患者的医疗费用;第四,可作为医疗质量检查的依据;第五,可作为医疗保险的凭证;第六,有助于医务人员的终身继续教育。一份好的临床实践指南应具有真实性、可靠性、临床适用性和明确的目标性,是多学科协作的结晶,彰显了当前的最佳临床证据。

循证医学倡导在临床实践中,尽可能使用当前可得到的最佳证据,并结合医师的临床经验和患者的意愿进行诊疗方案的选择。作为循证医学证据资源的一部分,指南与原始研究证据和系统综述的区别在于:指南为临床医师提供具体的推荐意见,以指导医疗行为,是连接证据和临床实践的桥梁,更加贴近临床实践的需要。加拿大麦克马斯特大学(McMaster University)临床流行病学 Haynes 教授提出了支持循证卫生决策的循证医学证据结构"6S"模型。这一模型充分体现了临床实践指南在临床医学证据体系中的地位及其重要的临床指导意义。"6S"模型将原始研究(studies)作为最基层,原始研究的精要(synopses of studies)作为次基层,其后依次是综述(syntheses)、摘要(synopses)、循证教科书中相关的摘要(synopses of syntheses)、综述或研究的总结(summaries),相对于单个摘要、综述或原始研究甚至它们的总和来说,都更具优势。

三、临床实践指南的制定流程与方法

(一)临床实践指南的制定流程

1. 建立临床实践指南开发小组　由临床专家、临床科研人员、基础研究者、统计学家、临床流行病学家、经济学家、医学决策专家等(15~20人)组成开发小组,共同商议并协作完成一篇临床实践指南。其中组成小组的人员需要具备四项核心技能,即临床专业技能、卫生保健实践经验、专业知识和严格的评估技能。

2. 进行文献检索　临床实践指南制定小组确定需要解决的问题后,由专业的文献检索专家进行系统的文献检索,在 the Cochrane Library、Medline、EMBASE、重要的专业学会或协会、指南出版机构的网站以及试验注册资料库和其他相关数据库反复进行检索。首先检索已有的临床实践指南及系统评价,其次检索随机对照试验,最后根据提出的问题和获得证据的数量再检索其他类型的临床试验。进行文献收集的过程中需注意查全、查准。

3. 进行证据评价　临床实践指南制定小组明确规定文献的纳入标准和排除标准,并严格采用循证医学的评价标准对相关文献进行科学评价。广泛收集文献不能遗漏,之后按照临床流行病学方法进行评价,对证据进行分类、分级。具体如下:

(1)对证据质量的评价要点:①不同的研究提供的证据是否一致、研究对象的基线特征是否一致、研究内容是否一致;②研究结果是否与实际临床运用时的结果一致;③证据是否直接针对临床实践指南的目标人群;④研究的样本量大小是否符合统计学要求。

(2)对证据的解释:①权衡利弊,并说明患者的结局指标是否最大限度地改善;②是否与现有的医疗实践有较大的差距;③是否会导致大规模的资源重新分配,卫生系统是否支持改进的措施。

根据证据的质量对证据进行分级。每一篇文献至少应由2名临床实践指南制定小组成员进行评价,如果存在分歧,则应交于第三方进行仲裁。

为了建立评价证据和推荐意见分级的国际标准体系,2004年,评估、制定与评价推荐意见的等级(Grading of Recommendations Assessment,Development and Evaluation,GRADE)工作组制定了 GRADE 证据质量和推荐分级。GRADE 评级系统突破了以往单从研究设计角度考虑证据质量的局限性,它依据未来的研究结果是否改变临床医师对目前疗效评价的信心和改变可能性的大小将证据质量分为高、中、低、极低4个等级(表1-4-1),将推荐意见分为强、弱2个级别。当明确证实干预措施利大于弊或者弊大于利时,应评为强推荐;当不确定利弊关系或无论质量高低的证据均显示利弊相当时,则视为弱推荐。基于临床 RCT 的证据在 GRADE 证据质量分级系统中被评为高质量。但是,并非所有 RCT 的质量都一致,下述5种情况将降低其证据质量,即研究的局限性、研究结果不一致、间接证据、结果不精确、报告有偏倚。GRADE 涵盖所有医学专业和临床护理领域的各种临床推荐意见,简单明了,易于掌握。Cochrane 协作网、WHO 等多个国际组织已经对其提供支持并广泛使用该评级系统。

分级的标准参考 GRADE 分级和牛津证据分级。

表 1-4-1 证据质量、推荐强度及定义（GRADE 分级）

证据水平	具体描述	推荐级别	具体描述
高	未来研究几乎不可能改变现有疗效评价结果的可信度	支持使用某项干预措施的强推荐	明确显示干预措施利大于弊
中	未来研究可能对现有疗效评估有重要影响，可能改变评价结果的可信度	支持使用某项干预措施的弱推荐	利弊不确定或无论质量高低的证据均显示利弊相当
低	未来研究很有可能对现有疗效评估有重要影响，改变评价结果可信度的可能性较大	反对使用某项干预措施的弱推荐	利弊不确定或无论质量高低的证据均显示利弊相当
极低	任何疗效的评估都很不确定	反对使用某项干预措施的强推荐	明确显示干预措施弊大于利

在 GRADE 系统出现之前，应用较多的是 2001 年 5 月牛津循证医学中心制定的证据水平评价标准。其根据研究设计论证因果关系的强度不同，将证据水平分为 5 级。根据证据质量、一致性、临床意义、普遍性等将推荐意见分为 A（优秀）、B（良好）、C（满意）和 D（差）4 级。其中，A 级推荐意见应来自 1 级水平的证据，即所有研究结论一致、临床意义大，如果证据研究的样本人群与目标人群吻合，该推荐意见可直接应用于临床实践；而 B、C 级推荐意见则在上述各方面存在一定问题，其适用性受到不同限制；D 级推荐意见有待进一步评价，使用时要非常谨慎。表 1-4-2 仅列出治疗性研究证据的质量和推荐级别。

表 1-4-2 牛津循证医学中心临床证据水平分级和推荐级别（2001 年）

推荐分级	证据类别	病因、治疗、预防证据
A	1a	RCTs，系统评价
	1b	单项 RCT，95% 可信区间较窄
	1c	全或无（传统治疗全部无效）
B	2a	队列研究的系统综述
	2b	单项队列研究及质量差的 RCT
	2c	结局研究
	3a	病例对照研究的系统综述
	3b	单项病例对照研究
C	4	病例分析或质量差的病例对照研究
D	5	没有分析评价的专家意见

4. 制定临床实践指南初稿 根据对证据的客观评价结果提出推荐意见，制定出临床实践指南初稿。经过严格的证据评价后达成共识，并参照证据水平和推荐意见强度对照表对推荐意见的强度进行标注。有充分证据时，根据证据提出推荐意见；没有证据或证据很弱时，根据讨论达成的共识性意见提出推荐意见。

5. 征求专家意见和同行评价 临床实践指南初稿中有不少的诊断问题缺乏文献，此时专家意见尤为重要。应当召开会议，向临床实践指南小组提出疑问及对临床实践指南初稿作出评价。临床实践指南制定小组根据建议进一步对临床实践指南进行修订。然后送同行专家进行专业性评价。

6. 考虑实施过程政策问题和临床实际问题 政策问题和临床实际问题主要包括政府政策、医保政策、伦理问题、患者和社会反应、成本效益、各种医疗机构条件、患者依从性等。

7. 指南草稿送全国有关专家及机构征求意见 工作小组集体讨论定稿，报请学会批准。

8. 正式文件印成各种版本 印制内容包括全文、摘要、通俗本。

9. 定期修改 临床实践指南发布 2 年后再进行评估。根据该领域进展现状决定是否对现有临床实践指南进行更新。

10. 其他因素

（1）患者参与：临床实践指南的制定需要患者参与，应从临床医师/技师、护理人员、患者等多个视角制定临床实践指南。

（2）文件存档：制定临床实践指南的原始提议、制定临床实践指南的理由和临床实践指南涉及的范围。确定临床实践指南的关键问题，检索策略、数据库和文献检索的时间范围，文献评价的纳入和排除标准，对支持建议的文献所用的方法学清单，回答所有关键问题的证据总结表，谨慎判断的表格，列表说明临床实践指南制定小组对整体证据的质量和相关建议分级的结论，总结性大会和同行评议的评论及回复记录。

（3）时间因素：制定临床实践指南会耗费大量的金钱和时间，因此项目必须遵循方法学的专家管理，并在规定的时间内完成。

（二）临床实践指南的制定方法

1. 专家共识指南制定法

（1）非正式的共识性方法（informal consensus development）：这种方法制定的指南多建立在专家意见的基础上，只包括推荐意见，但缺乏证据基础及制定指南的背景及方法介绍。所以，虽然这种方法简单、快速、经济，但是这种方法可靠性不能保证，容易受到各种因素的影响。

（2）正式的共识性方法（formal consensus development）：就某一疗法给专家组提供相关研究证据的综述文章及可能的适应证清单，之后专家组成员各自对每一个可能的适应证打分评价其适用性。量表共计 9 分，1 分为完全不适用，9 分为特别适用，5 分为可选择应用。开会讨论小组集体打分和个人不一致的地方，重复打分评价。这种方法虽然仍以专家的主观意见为主，并考虑了研究证据，但并未将推荐意见与相关证据的质量明确联系。

2. 循证指南制定法（evidence-based guideline development） 循证临床指南制定的过程与专家共识指南制定法有很大不同，它包括组成指南开发小组，提出相关临床问题，系统检索文献和使用正确的方法对证据进行严格评价，并结合其实践经验再根据证据的级别和强度提出推荐意见。另外，该方法内容还包括系统评估、推广普及、修订更新等指南发布后的工作。由于制定循证临床实践指南的方法学是基于证据的方法学，其结论或推荐意见须有可靠的证据支持。将推荐意见与相关的证据质量明确地联系在一起是循证临床指南的明显特征。

其中，苏格兰学院间指南网络（Scottish Intercollegiate Guidelines Network，SIGN）推荐的循证指南制定的方法最具有代表性，步骤分为指南开发组织、确定指南题目、组成专题指南开发小组、系统文献评价、草拟推荐建议、咨询及同行评议、发表与发行、不同地域应用、审计及评价。这是一个循环发展的过程，最终目标就是改善临床结局和提高患者的健康水平。

3. 临床指南制定的原则 美国医学科学院发布了制定指南应遵循的 6 大原则：①指南应基于当前可得证据的系统评价；②指南制定小组应由多学科专家组成，小组成员应纳入与指南有关的团体或机构代表；③指南应恰当考虑不同的亚组患者，以及患者的意愿和价值观；④指南制定过程应清晰透明，最大程度减少偏倚与利益冲突；⑤指南应详述干预措施和健康结局之间的关系，以及对证据质量和推荐强度进行分级；⑥当有新的研究证据出现时，应及时对指南进行更新。

相对于临床实践指南来说，临床路径内容更简洁、易读，适用于多学科多部门具体操作。临床路径是针对特定疾病的诊疗流程，注重治疗过程中各专科间的协同性、治疗的结果和时间性。采用临床路径后，可以避免传统路径使同一疾病在不同地区、不同医院、不同的治疗组或者不同医师个人间出现不同的治疗方案，避免了其随意性，提高了费用、预后等的可评估性。

临床路径管理是指针对一个病种，制定出医院内医务人员必须遵循的诊疗模式，使患者从入院到出院依照该模式接受检查、手术、治疗、护理等医疗服务。事实上，临床路径管理就是对某种疾病或某种治疗手段进行的标准化管理，详尽描述了在每一个具体的时间段内进行的医疗活动，可以看作是一个被预先设定好的"患者治疗计划"。临床路径可以"强制性"地要求医师规范诊疗流程。

四、临床实践指南的循证评价

（一）临床实践指南的评价要素

我国中文期刊发表的指南数量增长迅速，范围已经不仅仅局限于临床医学，还扩展到了药学、中医等系统，甚至非医学领域。然而在同一领域，不同国家或不同学术组织针对同一问题可能制定出不同的指南。这些指南质量可能参差不齐，甚至部分推荐意见大相径庭。推荐意见是否可信，给临床决策者带来很大的困扰。因此，对临床指南进行评价，从中选择适用于临床的质量最佳的指南意义重大。

1. 真实性评价　高质量的指南必须遵循循证医学的原则和方法，强调 CPG 应建立在当前最佳证据尤其是过去一年以内的证据的基础上，经过透明、科学的方法制定出来。证据真实、过程真实，进而才能保证结果真实。

2. 重要性评价　实践指南的重要性评价首先要回答是否解决了临床需要解决的问题，其次评价指南实践意义的重要性。实践中主要采用一些客观的指标来进行重要性评价。治疗性指南主要采用相对危险度降低率、绝对危险度降低率和防止一例某种事件的发生需要治疗的病例数等判断某种指南的净效应和临床价值；诊断性指南则采用灵敏度、特异度、阳性预测值和阴性预测值、似然比及受试者操作特征曲线（简称 ROC 曲线）等指标判断某种诊断指南的价值。

实践中，临床医师可能面对很多复杂的问题，而指南针对性极强，不能解决所有问题。这就强调了指南解决问题的针对性。

3. 适用性评价　临床实践指南的应用，必须结合实际情况，如地域差异、文化差异、医疗环境的差异和政策法规的差异等。这些影响因素众多，对指南的执行影响非常大，如不同地区疾病谱会有很大差异，而各地的医疗保险覆盖也不尽相同。因此，指南必须具备较强的适用性，也就是将疾病负担、价值取向、花费和障碍的高度结合，才能适用于各种不同的复杂情况。

因此，一部指南能否真正地适用于临床体现其价值，与各种因素的影响有很大关系。只有结合当地的实际情况，参照实践指南的指导，才能制定出最合适的个性化决策。

（二）临床实践指南的评价工具

对临床实践指南的评价，工具不同，其结果可能不同。目前欧洲 AGREE 量表和美国的 COGS 评价标准是两个得到公认的最好的指南评价标准工具。

1. 美国 COGS 评价标准　2002 年美国指南标准化会议（conference on guidelines standardization, COGS）确定了概述、重点、目标等 18 条评价指南的标准（表 1-4-3）。

表 1-4-3　临床试验质量管理规范报告的 COGS 清单

条目	描述
1. 概述	提供结构性摘要包括发布日期、指南情况（原版、修订、更新）印刷和电子版
2. 重点	描述指南涉及的主要疾病和干预措施，指出可替代的预防、诊断和干预措施
3. 目标	指南希望达到的目标和达到这一目标的理由
4. 使用者/背景	描述指南的使用者和指南应用的背景
5. 目标人群	适合指南推荐的患者人群并列出排除标准
6. 制定者	区别指南制定机构与指南制定个人的潜在利益冲突
7. 资金来源或赞助人	确定资金来源或赞助人在指南制定和发布中的作用，说明潜在的利益冲突
8. 收集证据的方法	描述文献的检索方法，包括日期、数据库和检索标准
9. 建议分级标准	描述证据质量的分级标准和推荐强度的分级系统。推荐强度与推荐的重要性相关，并基于证据的质量和预期获益或损害的大小
10. 综合证据的方法	描述证据如何被综合为推荐意见，如证据表格、meta 分析、决策分析等

续表

条目	描 述
11. 发布前评审	描述指南发布前是如何进行评审的
12. 更新计划	陈述是否有指南更新计划,并标注本指南的有效期
13. 定义	描述不常用的术语,并严格纠正易被指南误解之处
14. 建议和基本原则	准确陈述指南的作用和执行指南的特殊情况,通过描述证据与推荐之间的联系来判断每一项推荐,根据第 9 条来显示证据的质量和推荐的强度
15. 潜在利弊	应用指南预期的获益和潜在的风险
16. 患者意愿	当指南涉及个人选择或价值时应考虑患者的意愿
17. 法则	必要时提供图表说明
18. 执行指南需要考虑事项	描述指南推荐应用时的障碍,对任何辅助文件给予参考文献以便于应用

2. 欧洲 AGREE 量表 指南研究与评价工具(Appraisal of Guidelines Research and Evaluation, AGREE)是由 13 个国家的研究者制定的一种指南研究和评价的评估工具,在国际上具有较高的权威性,是目前国际指南质量评价的基础工具。

(1)通过 6 个部分对 CPG 进行评分:每个部分针对指南质量评价的一个特定问题,每个条目都设计了用户指南,提供额外的信息帮助使用者更好地理解这些条目(表 1-4-4)。

表 1-4-4　AGREE 评价工具的具体条目

分类	条目
Ⅰ指南的范围和目的(设计指南的总目的、具体的临床问题和使用的患者)	1. 明确说明指南的撰写目的 2. 明确阐述了指南所涵盖的临床问题 3. 明确阐述了指南所要应用的目标人群,应提供年龄范围、性别、临床类型和共病
Ⅱ参与人员	4. 指南制定小组的成员包括所有相关方面的专家 5. 指南考虑了目标患者的观点和选择 6. 指南的适用者已经明确规定 7. 指南发行前在适用者中已经试行
Ⅲ指南开发的严格性(涉及收集和综合证据的过程、制定和新推荐建议的步骤方法)	8. 采用严格系统的方法检索证据,应提供检索证据的详细策略,包括使用的检索词、信息来源和文献涵盖的时间 9. 证据的纳入和排除标准有清楚的描述 10. 详细描述了形成推荐建议的方法 11. 形成推荐建议时充分考虑了干预措施的获益、风险和副作用 12. 推荐建议和支持证据之间有明确的联系 13. 指南发表前接受了制定小组以外专家的同行评议 14. 提供了更新指南的程序
Ⅳ指南的清晰性和可读性	15. 推荐建议明确不含糊 16. 针对不同临床状况提供了不同的治疗选择 17. 关键的推荐建议可以很容易找到 18. 提供了指南方便应用的工具(如概要、教育工具、针对患者的宣传单等)
Ⅴ指南的适用性(指南应用时可能涉及的单位、操作和费用问题)	19. 讨论了应用该指南的过程中可能遇到的困难 20. 讨论了应用该指南的过程中可能的费用 21. 提供监督和审查指南执行情况的评估指标
Ⅵ指南编撰的独立性(推荐建议的独立性和对指南制定小组中各成员利益冲突的说明)	22. 指南的编辑工作独立于赞助单位 23. 指南制定小组成员的利益冲突在指南中有所说明

（2）AGREE 量表的使用说明：①审查者人数。建议每个指南 2~4 个审查者。②确定评分等级。每个条目按 4 分划等级，完全符合条目要求的打 4 分，完全不符合的打 1 分，介于两者之间的根据测评人员的判断给 2 分或 3 分。③计算各部分得分。每个部分得分等于该部分中每一个条目分数的总和，再计算该部分的标化百分比。每一部分得分的标化百分比 =〔（每一部分的实际得分-可能的最低得分）/（可能的最高得分-可能的最低得分）〕×100%。④得分说明。根据 6 个部分的标化百分比综合判断该指南是否值得推荐应用。

推荐等级分为 3 个等级：①强烈推荐。单个领域的百分比>50%，占 6 个领域的比例≥2/3。②推荐。单个领域的百分比>50%，占 6 个领域的比例为≥1/2，<2/3。③不推荐。单个领域的百分比<50%。

六个领域的得分是独立的，不能合并为一个总的质量得分。虽然各个领域得分可能用来比较不同的指南，并用以确定是否使用或推荐该指南，但不能对得分设立一个阈值去评价一个指南的好坏。

AGREE 量表也缺乏具体标准来评价指南的临床内容，该量表只是提供指南开发过程的方法学评估，而不涉及推荐意见合理性的审查，因此还需要专家评议和临床试用来补充评估。

五、应用临床实践指南的原则和方法

（一）临床实践指南的使用原则

1. 个体化原则　临床实践是为临床医师处理临床问题制定的参考性文件，不能强制实行、照搬照抄。由于制定临床实践指南时采用的证据是基于绝大多数人群的临床试验，推荐是针对典型患者或多数情况所提供的、带有普遍性的指导原则，不可能包括或解决每一个体患者所有复杂、特殊的临床问题。因此，在应用指南时，应充分考虑社会人口学特征与地域发病情况。面对个体患者，临床医师应该在指南的指导下根据具体病情，个体化地选择治疗方案，并根据临床技能和经验迅速判断患者的状况和建立诊断的能力，以及判断患者对干预措施可能获得的效益和风险正确使用指南，作出恰当的临床决策。

2. 适用性原则　如果患者的情况与指南的目标人群相似，可以考虑应用指南推荐的干预措施。还要根据本地区或医院目前的医疗条件，评估该干预措施的可行性和成本-效益比，以及患者的经济状况和对医疗费用的承受能力等。

3. 患者价值取向原则　患者及其亲属的价值取向在临床决策中也起一定作用。指南的推荐强度越强，患者选择该项干预措施的可能性也就越大，采取该项干预措施后预期获得的效益-风险比就越大。而对于那些推荐强度较弱的干预措施，不同的患者可能选择截然相反的干预措施，预期的效益-风险比则变得不确定。如一位下肢深静脉血栓的患者已经口服华法林 1 年，如果继续服用华法林可减低再发下肢深静脉血栓的风险，但患者的出血风险会相应增加，需要定期监测出、凝血时间等凝血指标，因而该患者可能放弃口服华法林。

4. 时效性原则　随着医学技术的不断发展，大量的基础和临床研究证据不断问世。以前认为有效的治疗手段可能会被新的证据证明无效，而过去认为无效甚至禁忌的治疗手段可能会被新的证据再次证明有效。这种情况在目前临床实践中屡见不鲜，所以一部临床指南会具有明显的时效性，在应用时一定要确认指南制定的时间。

5. 后效评价原则　后效评价是指在患者接受根据临床实践指南制定的治疗方案后，对患者病情的变化进行的临床随访。后效评价在整个循证临床实践中具有重要作用，也可以为指南的修订和更新提供临床资料。

（二）应用临床实践指南的基本步骤

1. 认识指南的作用　对于推荐建议要注意其推荐等级与证据强度，了解其意义，以便判断推荐研究的可靠程度。

2. 需要了解指南的制定方法　一部真正的循证临床实践指南较非循证临床实践指南具有更强的可靠性。

3. 注意推荐等级和证据强度　建议表述清楚、不存在争议、采用循证医学方法制定的指南与建议表述不清、存在争议或基于专家意见的指南相比较,前者的临床应用情况明显优于后者。

4. **消除指南实施中的障碍** 指南在实施过程中总会面临来自社会、医疗机构和医师自设的诸多障碍。常见的障碍包括:①社会因素,如某些新的治疗方法产生的费用,医保不予支付;②医师因素,盲目自信、缺乏评价证据的能力或繁忙的临床工作使其没有时间评价和实施指南;③患者因素,患者拒绝接受某些治疗;④环境因素,来源于医药公司的误导、上级医师不同意应用指南提供的证据而习惯性给予常规治疗等。可采用成立指南实施小组、开展循证医学教育、计算机辅助决策、多专业专家合作等有效措施来消除这些障碍。

(三)注意事项

1. **在众多指南中选择高质量指南** 指南制定、发表和评价工具(AGREE Ⅱ)是目前较公认的评价指南质量的方法,包括 6 个领域 23 个条目。AGREE Ⅱ 对每个条目进行 1~7 分的评分,最后进行综合评分,分值越高,质量越好。AGREE Ⅱ 需要 2~4 人对每项进行独立评分,使用比较麻烦,所以适用于细致、研究性的评价。在临床实践中,临床医师可以对照下列几条对指南的真实性和实用性进行快速评价,而不需要进行复杂的评分:①真实性,主要包括该指南是否包括近 12 个月以来最新、最全面的文献证据,并采用科学的方法如系统综述等对这些证据进行分析、评价和分级;②每一条推荐意见均有推荐分级、文献出处;③实用性,主要指是否包含了全部可能应用的人群(如儿童、孕妇等特殊人群),是否包含了生命质量、成本费用等各种患者关心的结局指标等。总体而言,循证指南的质量高于专家共识。

2. **指南与个体化治疗并不矛盾** 指南并非法规,而是推荐建议,医师根据个人经验、患者具体情况等可以不采用。指南往往不适用于复杂的、有多种合并症的患者,这时临床医师应该以患者为中心,进行个体化决策,甚至可以超越指南,以期达到最佳疗效。例如,对于慢性贫血、肾性贫血的患者,促红细胞生成素治疗是指南强推荐的意见,但是因为该药有增加栓塞的风险,如果该患者以前有血栓形成史,属于容易发生栓塞的高危人群,则要慎重选择,即使应用也需要减量,不能完全按照指南提供的参考剂量。

3. **指南应用的基本原则** 如果患者的病情符合指南推荐的应用条件,应该尽量采用指南的建议,特别是强推荐的意见,证据等级为 A 级的指南意见更要优先考虑和应用,没有特殊的理由不应该拒绝应用。

4. **综合考虑指南不同的推荐意见** 当多个指南的推荐意见不同时,要结合国情、患者意愿、医疗条件等综合考虑。临床医师处理患者时要结合临床实际、患者个体情况和医疗环境等因素进行综合判断和临床决策,不能一味依赖指南,也不能置之不理。当有多个指南推荐意见不同时,要科学合理决策。

5. **应用国外指南的注意事项** 国外许多指南制定严谨、质量可靠,深受广大医师的喜爱,但在应用时要注意国内的适用性。由于不同国家或地区间文化、经济的差异,即使是基于相同的证据也可能会导致推荐意见的差异,这意味着在一定环境下产生的指南可能并不适合于另一环境,需要结合国情改编后应用。国际上正规的指南改编方法有指南改编协作组提出的利用现有指南改编、制定高质量指南的一整套方法。

6. **指南不会阻碍创新** 临床医师不应该以个体化治疗、需要创新等为借口,抗拒学习和应用指南。临床医师的学习有几个过程:首先是学习基本原理,机械地应用和模仿,在初级阶段很难因地制宜地运用指南;然后是在实践中加深对知识的理解,了解应用环境和应用条件,比较熟练和灵活地运用各种知识,包括指南;最后才能达到依据常识、证据、想象、指南等,快速、直觉地做出专家型的推理和判断的阶段,只有这个阶段才可能出现保障患者安全条件下的创新。所以临床医师只有在学习指南、熟悉指南后,才能在复杂的条件下做出快速、正确的判断。在达到专家级水平后,才可能有创新。总之,应用指南并不会遏制创新。

7. **从指南中寻找新的课题方向** 临床医师在应用指南的过程中可以从指南中寻找新的课题方向,例如美国免疫性血小板减少症指南中大多数的推荐等级为 1b、2b、1c、2c,很少有 1a 和 2a 推荐等级,说明证据来源的原始研究多数为观察性研究,很少有 RCT 研究。因此,从指南中我们可以寻找到新的课题方向,如果只有 C 级证据,就是一个值得做的课题。这也是临床医师从证据使用者到证据提供者的转变过程。

第三节　康复医学指南

康复医学指南是循证医学在康复医学实践中的具体应用,是基于康复医学相关的各类系统评价的证据,平衡了不同干预措施的利弊,在此基础上形成的能为患者提供最佳康复干预措施的推荐意见。高质量的临床指南的制定和推广是指导康复医师、规范医疗行为、改善卫生保健质量、控制医疗费用行之有效的方法。近年来国内外发表的以"康复指南"为标题的文章和资料日益增多,但指南本身的制定受到诸多因素影响,全面了解国内外康复医学指南的现状有助于指导康复领域的临床实践,亦可为后续规范制定康复临床实践指南提供参考。

一、国内外康复医学指南现状

(一)国内康复医学指南的现状

在 CNKI、维普网等中文数据库查阅 1979 年 1 月至 2019 年 11 月国内发表的康复医学相关的指南,总计可检索到 13 篇文献,涉及的内容包括康复诊疗规范、地震外伤类疾病康复、脑瘫康复、骨骼肌肉系统疾病康复、神经系统疾病康复、内科系统疾病康复、前庭康复、烧伤以及加速外科康复等。其中,1 篇是由原国家卫生部牵头制定,其余 12 篇则是由各级专业学会牵头制定;最早的指南制定于 2005 年,最近的一篇指南制定于 2019 年。以上指南多数并非真正意义上的临床实践指南,仅仅只是临床经验的总结和分享,也未提及任何基于 GRADE 的证据质量和推荐强度的分级标准或牛津循证医学中心分级(The Oxford Centre for Evidence-Based Medicine,OCEBM)的证据分级及推荐强度标准的信息。

有学者采用 AGREE Ⅱ工具对中国康复临床实践指南进行质量评价,分别从以下 6 个领域评价分析国内康复医学指南的现状:范围和目的、参与人员、制定的严谨性、表达的明晰性、应用性和编辑独立性。结果表明国内康复指南在编辑独立性方面得分最低,绝大多数未对编辑独立性条目进行描述;大部分国内指南在正文中并未报告其是否存在利益冲突,考虑可能与药厂和医疗器械厂家经费资助指南制定有关;所有指南都未明确提及条目"指南应用时的促进和阻碍因素",提示大多数指南开发的机构或学术组织忽略了指南的实施和应用,最终导致这些指南并不能很好地服务于临床,这也背离了指南制定的根本意义所在。随着时间的推进,每个领域的相关研究均不断更新和积累,因此临床证据也随之得以补充和完善。为了保障时效性,研究显示每 3 年就需对指南进行 1 次修订,每 5 年则需对指南进行更新。而在目前国内制定的康复医学相关指南中,仅部分提及了更新时间,所有均未提及指南的更新步骤。

鉴于国内康复医学指南的现状,中华医学会物理医学与康复学分会推出了国内首部规范化的康复医学指南——《物理医学与康复学指南与共识》,并于 2019 年 7 月由人民卫生出版社出版。该指南由岳寿伟教授和何成奇教授共同主编,是多学科团队协作的结晶。康复医疗、康复治疗、康复护理、骨科、神经内科、神经外科、泌尿外科、重症医学科、呼吸内科、心脏内科、流行病学及运动医学等相关学科的共 400 余位专家教授参与编写。该书共纳入了 4 个指南,15 个专家共识,涵盖了骨科、神经、重症和盆底等常见康复疾病、功能障碍或治疗技术,主要采用国际使用最为广泛的 GRADE 以及牛津循证医学中心的证据分级及推荐强度标准,更明确地为临床工作者提供了规范系统的康复临床思路以及科学的临床决策指导,是目前国内符合中国国情的规范化、较高质量的康复医学指南的代表。

综上所述,我国康复医学相关指南和专家共识已经开始起步,但总体数量较少,且在报告格式上常欠规范、缺少细节的描述,导致总体质量较低。因此,希望未来的指南和专家共识在制定时能严格按照制定原则及报告规范,编写更多高水平的、符合我国国情的临床实践指南和专家共识。

(二)国外康复医学指南的现状

迄今为止,国外发表的康复医学指南总计高达 400 篇,囊括了心肺康复、神经系统康复、肌肉骨骼疾病的康复、外科康复、内科康复以及肿瘤康复等各大方面,大部分指南均呈现了证据等级及推荐等级的信息。欧美国家制定的康复医学指南的平均参考文献约为 400 篇/部,质量相较于国内指南整体偏高。在所有康复领域的指南中,报道较多的是心脏康复和神经康复,且最近的 10 年内对应领域的指南平均 2~3

年由各专业协会更新一次。

心脏康复方面,有学者对近10年内发表的心脏康复指南进行了系统评价,同样采用 AGREE Ⅱ 对指南进行方法学评价。结果显示所有指南均严格满足规范性报告;6篇指南中4篇指南符合世界卫生组织的要求(AGREE Ⅱ 各项总分≥45);3篇属于多专业、全面、符合国际准则的高质量心脏康复指南,它们分别由国际心血管预防康复理事会、英国国家临床规范研究所和苏格兰校际指南协会牵头制定。总体来说,过去10年内发表的心脏康复临床实践指南能一定程度上提高临床工作者的科学决策能力,是帮助康复医师做出临床决策的指导性文件。

神经康复方面,有研究者对脑卒中和其他获得性脑损伤康复的临床实践指南进行了全面的系统评价。符合纳入标准的20篇指南中,方法学质量在 AGREE Ⅱ 的"范围和目的"及"表达的明晰性"两个领域的得分最高,体现了脑卒中和其他获得性脑损伤康复指南具有内容全面、目的明确、指导性强的特点;各临床实践指南范围一致,表明脑血管意外和获得性脑损伤各自对应的康复方案变化不大;此外,3篇指南属于高质量临床实践指南,在 AGREE Ⅱ 的6个领域的得分均超过75%,分别由澳大利亚卒中基金会、新西兰卒中基金会和新西兰指南组以及苏格兰校际指南协会牵头制定。

综上所述,国外发表的康复医学临床实践指南数量较多、内容全面、方法学质量总体偏高,对康复的临床实践具有较强的指导意义。

二、康复指南的指导性作用

(一)基于临床指南推动前庭康复

美国物理治疗协会2016年发表了《外周前庭功能减退患者前庭康复临床实践指南》,这是前庭康复治疗领域的第一个临床实践指南。随后我国将前庭康复应用于外周前庭疾病的治疗中,并于2017年发表了梅尼埃病和良性阵发性位置性眩晕诊断与治疗指南,且以此为导向加强了前庭疾病康复的规范化诊治。临床工作中,指南中用以改善前庭眼反射增益的凝视稳定练习、用以改善身体运动敏感性的习服练习、用以提高视觉运动敏感性的视动练习,以及单独的扫视和平滑追踪练习等有监督的、针对性的前庭康复运动计划已广泛应用于临床的眩晕疾病治疗中,且获得良好的康复效果。

(二)基于临床指南规范脑卒中康复治疗

2016年6月美国心脏协会及美国卒中协会发布了首次针对成人脑卒中康复治疗的指南,联合2016年中国脑梗死急性期康复专家共识共同推动完善了国内脑卒中康复的规范化治疗。目前,参照指南提倡的早期康复,国内临床医师、康复医师和脑卒中患者已全面开展了早期脑卒中康复方案,进一步规范了脑卒中三级康复网络。指南中关于并发症防治的康复方案已应用于临床,用于预防压疮、关节挛缩、深静脉血栓、肺部感染和泌尿系统感染等。关于康复评定和治疗方面,指南较为详尽地给出推荐意见,也为国内的康复治疗提供了良好的参考依据。基于指南构建的脑卒中吞咽功能早期评估与分级管理方案能够改善患者的吞咽功能、保障患者安全摄食,并且能够降低患者肺炎的发生率,对缩短患者住院时间,节约医疗成本具有重要意义。此外,参照指南推荐构建的脑梗死患者院内健康教育决策方案,为进一步建立脑梗死患者健康教育信息平台提供了理论框架。

(三)基于临床指南优化慢性心脏衰竭的康复管理

2018年英国国家卫生与临床优化研究所发布了成年人慢性心力衰竭诊断与管理指南,该指南是在2010版的基础上对心力衰竭治疗的指导方针进行了集中更新。指南明确了除药物治疗和介入治疗以外,长期康复同样可以提高患者的运动耐量、改善心功能、降低再发心力衰竭的概率。近年来,心脏康复逐渐受到重视,临床上也根据指南推荐的运动处方为心力衰竭患者提供了个性化的、基于运动的符合患者实际情况的心脏康复计划。这对以延长心力衰竭患者寿命和改善其生活质量具有重大的积极作用。

(四)基于社区康复指南构建残疾人社区体育活动的理论架构与方法体系

由世界卫生组织、联合国教科文组织、国际劳工组织和国际残疾发展联盟共同出版的《社区康复指南》提出,现代的社区康复由五大领域,25个模块构成。五大领域是指健康(健康促进、疾病预防、医疗保健、康复、辅助器具)、教育(幼年教育、基础教育、中高等教育、非正规教育、终身教育)、谋生(技能发展、自我营生、有薪就业、金融服务、社会保护）、社会（他人帮助、人际关系、文化艺术、娱乐休闲和体育运动、司法）和赋能（倡导与沟通、社区动员、政治参与、自助小组、残疾人组织）。依据该指南的指导性建议，我国构建了残疾人社区体育的理论和政策架构，促进落实了国家《"健康中国2030"规划纲要》和"全民健身计划"，发展残疾人社区体育，加强了社区体育的指导与支持服务，促进了残疾人社区体育与社区康复的融合，以实现社区包容性发展。

指南应用于临床指导临床实践的报道层出不穷。然而，在此之前制定规范的高质量的康复指南是首要前提，各领域的医护人员应实时关注各自专业领域的指南更新进展，从而指导其临床决策和规范临床诊治工作，以提高康复的医疗水平。

（何成奇）

参　考　文　献

[1] 崔立军,鲍勇,陈昕,等.中国康复临床实践指南的质量评价.中国循证医学杂志,2019,19(6):723-728.

[2] 中国中医药信息学会抗衰老分会.物理技术辅助脑卒中康复的临床指南.国际生物医学工程杂志,2019,42(2):100-108.

[3] 中华中医药学会骨伤科分会膝痹病(膝骨关节炎)临床诊疗指南制定工作组.中医骨伤科临床诊疗指南·膝痹病(膝骨关节炎).康复学报,2019,29(3):1-7.

[4] 中华医学会外科学分会,中华医学会麻醉学分会.加速康复外科中国专家共识暨路径管理指南(2018).中华麻醉学杂志,2018,38(1):8-13.

[5] 中华医学会神经病学分会,中华医学会神经病学分会神经康复学组,中华医学会神经病学分会脑血管病学组.中国脑卒中早期康复治疗指南.中华神经科杂志,2017,50(6):405-412.

[6] 中国康复医学会儿童康复专业委员会,中国残疾人康复协会小儿脑性瘫痪康复专业委员会,《中国脑性瘫痪康复指南》编委会.中国脑性瘫痪康复指南(2015).中国实用乡村医生杂志,2015,22(22):12-19.

[7] 刘博,刘波.基于临床指南推动前庭康复医学健康发展.中国耳鼻咽喉头颈外科,2019,26(1):1-4.

[8] 李安巧,李欣,邱卓英,等.基于世界卫生组织《社区康复指南》构建残疾人社区体育活动的理论架构与方法体系.中国康复理论与实践,2018,24(8):980-986.

[9] 唐金陵,PAUL GLASZIOU.循证医学基础.2版.北京:北京大学医学出版社,2016.

[10] 康德英.循证医学.3版.北京:人民卫生出版社,2015.

[11] 王小钦.正确理解和应用临床实践指南.中华内科杂志,2016,55(12):913-916.

[12] 岳寿伟,何成奇.物理医学与康复学指南与共识.北京:人民卫生出版社,2019.

[13] MEHRA V M,GAALEMA D E,PAKOSH M,et al. Systematic review of cardiac rehabilitation guidelines:quality and scope. Eur J Prev Cardiol,2020,27(9):912-928. DOI:10. 1177/2047487319878958.

[14] JOLLIFFE L,LANNIN N A,CADILHAC D A,et al. Systematic review of clinical practice guidelines to identify recommendations for rehabilitation after stroke and other acquired brain injuries. BMJ Open,2018,8(2):e018791.

[15] WINSTEIN C J,STEIN J,ARENA R,et al. Guidelines for Adult Stroke Rehabilitation and Recovery:A Guideline for Healthcare Professionals From the American Heart Association/American Stroke Association. Stroke,2016,47(6):e98-e169.

第五章 国际功能、残疾和健康分类

第一节 概 述

《国际功能、残疾和健康分类》(*International Classification of Functioning, Disability and Health*, ICF)是世界卫生组织为提供统一的标准语言与架构来描述健康状况以及与健康相关状态目的,经过系统性临床试验和国际专家讨论,于 2001 年正式发表的国际功能(functioning)、健康(health)和身心功能障碍(disability)标准化分类系统。

一、ICF 的由来与背景

ICF 隶属于 WHO 针对人类疾病诊断、功能评定与干预发布的一系列核心卫生信息标准——国际分类标准(WHO-FIC)里的一种,用于描述个人健康、功能状态、社会环境及个人因素对健康和残疾状况的影响。

疾病、障碍及损伤等健康状况,在 WHO-FIC 中主要使用 ICD 进行分类。ICD 分类属于病因学分类框架,主要是用于对疾病与许多征兆、症状、异常、不适、社会环境与外伤等所做的分类,而与健康状况有关的功能和残疾则由 ICF 进行分类。因此 ICF 与 ICD 是互为补充的关系,ICD 提供了对疾病、障碍或健康状况的诊断,ICF 则在此基础上对其功能进行信息补充,从而丰富对健康状况的理解。

现有的 ICF 是根据 1980 年 WHO 发布的《国际残损、残疾及残障分类》(ICIDH)修订而来的,主要内容是关于疾病的结局分类,从 3 个层次上反映身体、个体及社会的功能损害程度,是对 ICD 的重要补充;1993 年,ICIDH 进行了修订并加上前言重印;1999 年,WHO 制定完成《病损、活动和参与分类系统》(*International Classification of Impairment, Activity and Participation*),为了使其与 ICIDH 保持连续性,将其简称为 ICIDH-2;2001 年 WHO 正式公布 ICF,同年 5 月 22 日,WHO 全体成员国(共 191 个国家)在第 54 届世界卫生大会上共同签署,正式生效。2002 年开始了 ICF 的推动,2006 年 ICF 在全球进行推广。

二、ICF 的目的

ICF 的特殊目标:①为理解与研究健康及健康相关状况、结果和其决定因素提供科学基础;②为描述健康和健康相关状况而建立一种共用语言,便于卫生保健工作者、研究人员、政策制定者与公众同样也包括残疾者之间的交流;③便于对不同国家、不同卫生健康领域、不同服务及不同时间的数据进行对比;④为卫生信息系统提供一种系统的编码程序。

因此,ICF 可以作为工具应用于统计学数据的收集与记录;作为研究工具用于评估测量结果、生活质量或环境因素;作为临床工具用于对需求的评定、治疗方法的选择、结果的评价等;作为社会政策参考用于社会保障计划、保险和政策的制定与实施;作为教育工具用于课程设计和提高社会意识及采取社会行动。

三、ICF 的属性

首先,ICF 所能覆盖的范围涉及人类健康的所有方面和某些与健康相关的身心健康状况,并用术语"健康领域"和"健康相关领域"来描述。其次,ICF 为人类功能及其受限程度提供了描述的方法,也为组织这些信息提供框架,将这些信息以一种有意义的、相互关联的且易于理解的方式组合。ICF 主要由两部分组成,第一部分描述个人情况,描述功能与失能;第二部分主要描述背景因素。由此可看出,某人的功能与失能情况是由健康状况(疾病、障碍、损伤、创伤等)与背景因素之间动态交互作用的结果。目前,ICF 以两种形式出版,一版是全文版,提供四级水平的详尽分类;另一版为一个二级水平的简略版,将在本章中进行详细介绍。

四、ICF 的组成

ICF 从两个部分进行信息分类,每一部分有两种成分或称为构成要素。第一部分是功能与失能(functioning and disability),包括:①身体功能和结构;②活动和参与。第二部分是背景因素(contextual factors),包括:①环境因素;②个人因素。ICF 的概况见表 1-5-1。

表 1-5-1　ICF 概况

类目	部分一:功能与失能		部分二:背景因素	
构成要素(components)	身体功能和结构	活动和参与(activities and participation)	环境因素(environmental factors)	个人因素(personal factors)
专业领域(domains)	身体功能(body function)、身体结构(body structure)	生活层面(工作、行动)	身体功能和结构上的外在影响	在身体功能和结构上的内在影响
构成概念(constructs)	身体功能的改变(生理的)身体结构的改变(解剖的)	在标准环境中执行工作的能力在目前环境中工作的表现	自然、社会及外界态度特征的便利或阻碍的冲击	个人属性的冲击
正面(positive aspects)	健全的功能和结构	活动/参与	便利(facilitators)	不适用
	功能(functioning)			
负面(negative aspects)	损伤	活动局限、参与限制	阻碍(barriers/hindrances)	不适用
	障碍(disability)			

第二节　ICF 的结构与内容

一、分类原则

1. 将身体功能和结构、活动和参与以及环境因素 3 种成分彼此相互独立地进行分类。
2. 在每种成分内,类目是按照干-枝-叶的方式等级排列,下一级类目就拥有上一级类目的属性。
3. 类目之间是相互排斥的,同一级水平上没有 2 个类目拥有完全相同的属性。认识 ICF 的分类系统,需从其结构开始,图 1-5-1 对 ICF 的结构进行示意。

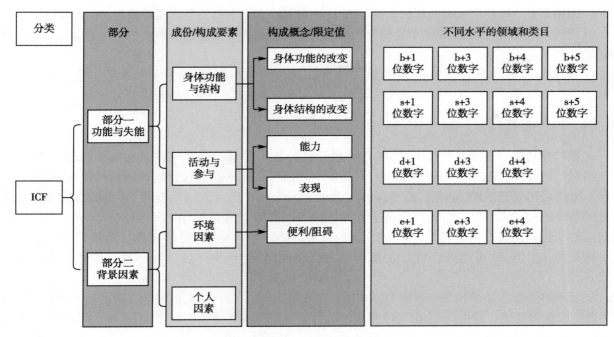

图 1-5-1 ICF 的结构概括

二、ICF 的结构

分类(classification)是 ICF 的整体结构和范畴,这是最高术语;部分(part)是分类中的两个主要亚类部分,第一个部分为功能与失能,第二个部分为背景因素;成分/构成要素(components)是两个主要部分下属的两个成分,第一部分的构成要素包括身体功能和结构、活动和参与两个成分,第二部分的构成要素包括环境因素和个人因素两个成分。

构成概念(constructs)是通过限定值及其相关的编码来定义的,因此,在第一部分就有 4 个构成概念:身体功能的改变、身体结构的改变、能力及表现;第二部分只有 1 个构成概念:环境因素中的便利因素或障碍因素。

领域(domain)是生理功能、解剖结构、行动、任务或生活范围有关的实际和有意义的结合。

类目(category)是在一种成分领域中的分类和子分类,即分类的单位。

水平(level)构成了类目的细节(即领域和类目的细微单位)指示的等级性序列。第一级水平包含第二级水平的所有项目,其他以此类推。

三、ICF 成分的具体含义

1. **身体功能(b)** 身体各系统的生理功能,包括心理功能。
2. **身体结构(s)** 描述身体的解剖部位,如器官、肢体及其组成成分。
3. **损伤** 身体结构或生理功能出现的问题,如显著的变异或缺失。
4. **活动和参与(d)** 活动指的是个体执行工作和活动的能力;参与是指在日常生活中的参与程度。
5. **活动受限** 个体在进行活动时可能遇到的困难。
6. **参与局限** 个体投入到生活中可能经历的问题。
7. **背景因素** 构成个体生活全部背景的因素,特别是针对在 ICF 分类的健康状态的背景因素,有两类背景因素:环境因素和个人因素,其中环境因素(e)指的是组成人们居住和进行他们的生活的自然、社会和态度的环境;而个人因素指的是个人生活的特殊背景。
8. **便利/有利因素** 个人环境中的各种因素,这些因素通过其存在或不存在的方式可以改善功能或降低失能程度。

9. **障碍因素**   障碍因素与便利因素相反,是个人环境中限制功能的发挥和导致失能的各种因素。

10. **能力**   显示个人在既定时刻在活动和参与分类的领域中可能达到最高水平的功能状态。通过限定值来表示。

11. **表现**   描述个体在现实环境中做了什么以及参与到生活情景中一些方面。通过限定值来表示。

四、ICF 的类目

1. **结构和功能**   在 ICF 分类中,功能和结构各自另分 8 大章。结构与功能是两个平行的成分,各自互相对应的使用,例如眼及其相关结构,对应的视功能。结构的损伤包括解剖结构的缺失、畸形或者变异。损伤可以是暂时的,也可以是永久的或者渐进发展的。随着时间的变化,相应的编码和限定值要有周期性的变化,例如脑梗死患者,随着病程的进展或者康复的介入,相应的损伤程度和功能水平会有相应的变化。损伤应该是相对于正常人群的差异,需要有资格进行身体和精神功能判断的人来定义。在某些情况下,结构的损伤可以互相关联,例如肺结构的损伤可以导致心脏的结构继发性发生损伤。

2. **活动和参与**   活动和参与表示个体在他所在现实环境做了什么,它的限定值用活动表现限定值和能力限定值进行描述。其中,能力限定值指个体执行某项任务或者行动的能力,表示为个体在既定时刻、既定领域能表现出来的最高水平,或者功能的最大值。能力限定值反映了个体对环境的最大调节能力,需要用环境因素来说明这种统一环境的特征。活动表现限定值说明个体在现实环境中做了什么,可以理解为"实际经历",同样与所在环境因素的特征相匹配,包含自然、社会、态度等方面内容。

3. **背景因素**   背景因素包括环境因素和个人因素,其中个人因素因社会文化差异未进行编码。环境因素包括用品和技术、自然环境、支持和互相联系、态度、服务体制和政策 5 个部分。ICF 强调环境要从个体的角度进行编码,这样才能将个体的具体情况同环境联系起来。例如,盲道相对于轮椅使用者可能是阻碍,而对于盲人则是有利的环境因素。

五、ICF 要素之间的交互作用

ICF 要素之间的交互作用见图 1-2-1,阐述了不同成分之间的关系,以及所有成分对健康的影响。从图中可以看出,功能和残疾分类是一个不断演变的过程,而不是一成不变的。图中健康状态和背景因素是互相交互和联系的。搜集与健康状态相关联的元素(类目),并观察这些元素的变化及互相之间的关系。例如,人类免疫缺陷病毒(HIV)感染者可能不存在功能问题,但由于环境(社会歧视)导致参与能力下降。通过发现健康状态与背景因素的关系,可以产生互相的联系。

第三节   ICF 的编码

编码系统(coding system)是指 ICF 编码由一个字母前缀和其后的数字编码组成,1 位数字代表第一级或又称章分类;3 位数字代表第二级分类;4 位数字代表第三级分类;5 位数字代表第四级分类。

身体功能有 8 章,身体结构有 8 章,活动与参与有 9 章,环境因素有 5 章,两个部分都是按照身体的系统进行分类编码。环境因素是背景因素中的第一构成要素,按照与个体直接接触的环境和一般环境分别进行了编码。而第二个构成要素是个人因素,因为社会文化背景差异,没有进行编码。在所有的分类中,章代表了一级水平,每一章又进一步依次分为二级、三级和四级水平类目。

一、组织结构的各部分

(一)身体功能包括 8 章(括号内表示二级水平类目数量)

1. 精神功能

1)整体精神功能(9)

2）特殊精神功能（15）

2. 感官功能与疼痛

1）视及相关功能（4）

2）听和前庭功能（4）

3）辅助感觉功能（6）

4）疼痛（4）

3. 发声与言语功能（6）

4. 心血管、血液、免疫与呼吸系统功能

1）心血管系统的功能（4）

2）血液和免疫系统功能（4）

3）呼吸系统功能（3）

4）心血管和呼吸系统的其他功能和感觉（6）

5. 消化代谢与内分泌系统功能

1）与消化系统有关的功能（7）

2）与代谢和内分泌系统有关的功能（8）

6. 泌尿与生殖系统功能

1）泌尿功能（4）

2）生殖和生育功能（6）

7. 神经肌肉骨骼与动作有关功能

1）关节和骨骼的功能（4）

2）肌肉功能（4）

3）运动功能（8）

8. 皮肤与有关构造功能

1）皮肤功能（5）

2）毛发和指甲的功能（5）

（二）身体结构包括8章

1. 神经系统的构造（7）

2. 眼耳及有关的构造（8）

3. 涉及发声及言语的构造（6）

4. 心血管、免疫与呼吸系统的构造（5）

5. 消化代谢与内分泌系统有关的构造（10）

6. 泌尿与生殖有关的构造（5）

7. 动作有关的构造（9）

8. 皮肤有关的构造（6）

（三）活动和参与包括9章

1. 学习与应用知识

1）有目的的感觉体验（4）

2）基本学习（12）

3）应用知识（11）

2. 一般任务与需求（7）

3. 沟通交流

1）交流-接收（5）

2）交流-生成（7）

3）交流和使用交流设备与技术（6）

4. 活动

1）改变和维持身体姿势（4）

2）搬运、移动和操纵物体（6）

3）步行和移动（5）

4）利用交通工具到处移动（6）

5. 自我照顾（10）

6. 居家生活

1）获得必需品（6）

2）照管居室物品和帮助别人（5）

7. 人际交往与人际关系

1）一般的人际交往（3）

2）特殊人际关系（8）

8. 主要生活领域

1）教育（8）

2）工作和就业（5）

3）经济生活（7）

9. 小区、社交与公民生活（7）

（四）环境因素包括5章

1. 产品与科技（14）

2. 自然环境与环境中人为改造（13）

3. 支持与关系（13）

4. 态度（14）

5. 服务、制度与政策（20）

字母编码组成类目的开头，b代表身体功能；s代表身体结构；d代表活动和参与；e代表环境。其中首字母d指在活动和参与中的领域，根据使用者的判断可以使用a或者p指明活动和参与。

紧接着这些字母的是一系列数字，这些数字代表不同的问题，其中包括一级水平（1位数字）、二级水平（2位数字）、三级水平（1位数字）、四级水平（1位数字），最多在字母后面可以出现5位数字。根据使用者的需要，可以应用任何级别的编码数字。任何个体在每一水平上可以有不止一种编码。它们之间可以是相互独立的或者是批次相关联的。举例：

b2:感觉功能和疼痛（一级水平类目，章）

b280:痛觉（二级水平类目）

b2801:身体单一部位疼痛（三级水平类目）

b28016:关节疼痛（四级水平类目）

这种等级式的分类方式，在描述功能时，如果对目标进行宽泛的描述，例如用于调查和健康结果评估时，可以选择一级水平或二级水平的类目描述；如果对目标进行详细描述，则可以选择三级、四级水平的类目进行描述。等级式量表可以根据需要选择特定水平的类目。

二、类目的定义和包含事项

1. 定义　指对被类目指定的概念具有的基本属性（即性质、成分及其关系）的陈述。一个定义告诉我们术语表示的是何种事物或现象，以及在实际操作中如何与其他事物或现象进行区别。

2. 包涵事项　①包括:在许多类目后列举了包括术语。它们提供了类目内容的指南，但并不意味着是详尽无遗漏的。在二级类目水平，包括项目涉及其中的所有三级水平类目。②不包括:在那些拥有与另一个术语类似含义、应用时可能发生困难的地方提供了不包括术语。③其他特指:在每个三级或四级水平项目以及在每章的结尾设立了"其他特指"的类目。④未特指:在每个三级或四级水平项目以及在每章的结尾是"未特指"类目,它允许对适合在本组但又没有充足信息使其分入更特定类目的功能进行编码,这种编码与紧靠其上的二级或三级项目有同样的意义,没有任何附加信息(对于节而言,"其他特指"和"未特指"类目被结合为一个项目)。

三、ICF 编码规则——限定值

限定值(qualifiers)是用于表示健康水平的程度(或问题的严重性),只有类目加上限定值才具有对健康的描述意义。限定值表示为点号后的一位或者多位。在 ICF 描述中至少要求一位限定值。没有限定值的编码没有意义。

所有成分使用相同的通用量度进行定量化评定。有问题就意味着不同结构下存在着损伤、受限、局限或障碍,通过上述通用的尺度来衡量这些问题的大小,所产生的量化结果对应这些问题的严重程度按照下列的表 1-5-2、表 1-5-3 标准进行阐述。

表 1-5-2　ICF 限定值通用量度——身体功能、身体结构以及活动和参与的一级限定值

限定值	问题描述	损伤百分比
×××.0	没有问题	0~4%
×××.1	轻度问题	5%~24%
×××.2	中度问题	25%~49%
×××.3	重度问题	50%~94%
×××.4	完全问题	95%~100%
×××.8	未特指	意指没有足够信息可具体说明困难的程度
×××.9	不适用	意指该情况并不适用于特定编码

表 1-5-3　ICF 限定值通用量度——环境因素限定值

限定值(编码后为点号表示阻碍因素)	限定值(编码后为加号表示有利因素)
×××.0 无阻碍因素	×××+0 无有利因素
×××.1 轻度阻碍因素	×××+1 轻度有利因素
×××.2 中度阻碍因素	×××+2 中度有利因素
×××.3 重度阻碍因素	×××+3 充分有利因素
×××.4 完全阻碍因素	×××+4 完全有利因素
×××.8 未特指因素	×××+8 未特指因素
×××.9 不适用	×××+9 不适用

(一)身体功能限定值的编码规则

功能一级限定值表示在这些成分中问题的大小(严重程度),编码规则举例如下:

身体功能(b)　　　b2100.2 视力功能　　　中度损伤

(二)身体结构限定值的编码规则

身体结构的编码使用三级限定值进行编码(表 1-5-4),一级限定值描述损伤的范围和程度;二级限定值描述损伤的性质;三级限定值反应损伤的部位。

表 1-5-4　身体结构限定值编码规则

一级限定值 （损伤的范围和程度）	二级限定值 （损伤的性质）	三级限定值 （损伤的部位）
1. 没有损伤	0. 结构没有改变	1. 不止一个区域
2. 轻度损伤	1. 完全缺失	2. 右侧
3. 中度损伤	2. 部分缺失	3. 左侧
4. 重度损伤	3. 附加部分	4. 双侧
5. 完全损伤	4. 异常维度	5. 前端
6. 未特指	5. 不连贯性	6. 后端
7. 不适用	6. 位置变异	7. 近端
	7. 身体结构定量改变,包括积液	8. 远端
	8. 未特指	9. 未特指
	9. 不适用	10. 不适用

身体结构限定值的编码规则举例如下：

身体结构（s）　　　s2203. <u>221</u> 视网膜

（三）活动和参与限定值的编码规则

活动和参与分别用两种限定值进行编码：活动表现限定值,它位于点号后第一位；而参与能力限定值位于点号后第二位。从活动与参与列表的类目确定的编码和两个限定值形成缺省的信息矩阵。

活动表现限定值（p）用于描述个体实际做了什么,这是在环境背景下产生的表现,所以受到环境因素的影响。能力限定值（a）用于表现个体完成任务的能力,这种能力在受到标准化环境（也可以认为是实际所处环境）和调整后环境可以表现出不同水平的高低。除此之外,活动表现还受辅助装置和人力帮助的影响。

活动和参与限定值的编码规则举例如下：

活动与参与（d）　　　d166. <u>232</u> 阅读

（四）环境因素限定值的编码规则

环境因素需从对人的情况进行说明的角度进行编码。限定值显示一个因素是有利因素或障碍因素。使用一级限定值,通过正和负度量法用于显示某种环境因素发挥障碍作用或促进作用的程度。见上通用度量表内表示法。

环境因素限定值的编码规则举例如下：

环境因素（e）　　　e1251. <u>1</u> 沟通用辅助产品与科技　　　轻度阻碍因素

第四节　ICF 的临床应用

一、临床应用 ICF 的特性

1. **整体性**　强调个体的整体性,对功能障碍不限于疾病或身体功能及构造损伤层面,突显了整体功能中活动和参与的地位。

2. **关联性**　不局限于个体,还要考虑环境因素及个人因素对功能的积极或消极影响。所以评估的内容应当涉及所有关联因素。

3. **互动性**　不局限于个体去适应环境的单向行为,更强调双向或多向的交互影响。所以评估的过程至少应有障碍者及其家属的参与。

4. **可变性**　身体功能与构造有障碍的人,其活动与社会参与能力和表现,在现行环境处境之下可以无障碍或最少的障碍,强调个体和环境相互影响的可变性。强调"障碍"的产生,是来自人与环境的互动,所以对障碍评估要注意及时重复,对评估反映的变化要及时和恰当地调整。

5. **普同性** 不再把障碍者作为某一特殊人群,而是处于障碍情境者,障碍者不再是"他们",而是"你/我/他"。从原来被动应付障碍者的需求和困境,改善个人的状况来适应这个强势的主流社会,改变为主动设想每个人都可能有的障碍情形,为此应调动一切资源,让障碍最快消减,最少限制人们对幸福境界的追求。

二、临床应用 ICF 的意义

1. **建立不同学科间交流的共同语言** ICF 包含逻辑严密的分类概念术语系统,对于描述功能、残疾和健康具有重要意义。ICF 在形成过程中,广泛运用术语学、本体论、心理学、医学、社会学、伦理学等多学科领域分类方法,对术语进行标准化。ICF 已经成为国际通用的术语标准体系(图 1-5-2)。

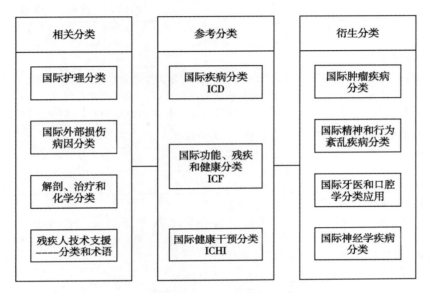

图 1-5-2 ICF 术语标准体系分类

2. **统一的卫生信息系统编码体系** ICF 为临床工作、卫生研究、残疾保障等提供多维度的分析方法。ICF 的术语、分类和编码标准,已广泛应用于临床诊疗、卫生预防、残疾统计和社会服务等相关领域。

3. **卫生体系的通用工具** ICF 可以在各级医疗管理机构、临床科室、社区卫生机构层面推广使用。包括 ICF 通用组合和专病核心分类组合在内的工具已得到世界多国、多中心的临床研究验证,支持其在医疗卫生体系中应用的可行性。ICF 适用于卫生体系的全链条,即政策制定、公共预防、临床诊疗、康复管理、残疾保障等各个环节。

4. **不同国家的卫生系统数据分析工具** 由于使用标准的语言,即便是不同语言、不同信仰、不同地域和不同发展程度之间的卫生工作者都可以利用 ICF 开展研究。根据 ICF 能够比较不同健康状况、环境、情境、国家人群的功能和健康状况。

5. **促进残疾人社会参与项目的发展** 在 ICF 发布之前,人们对残疾的认识有多种不同的理解。ICF 发布以后,中性的语言和标准的框架已成为各国健康和残疾相关的立法及政策发展的核心标准。

三、ICF 的应用实例

(一)通用性的 ICF 组合

通用性的 ICF 组合包括 3 个:通用组合、功能障碍组合和环境因素的最小组合。

1. **通用组合** 包含 b130 精力和驱力功能、b152 情绪功能、b280 痛觉、d230 进行日常事务、d450 步行、d455 到处移动和 d850 有报酬的就业。治疗前后分值改变能有效反映患者的功能改善情况,并能预测功能变化与住院时间的关系,适用于中国康复医疗的卫生管理和质量控制。如表 1-5-5 所示。

表 1-5-5　ICF 通用组合示例

患者信息

身体功能

身体各系统的生理功能(包括心理功能)	没有损伤	轻度损伤	中度损伤	重度损伤	完全损伤	未特指	不适用
损伤程度(限定值)	0	1	2	3	4	8	9
b130　G 精力和驱力功能							
驱使个体以持久的方式为满足特殊需要和总目标而不懈追求的生理和心理机制的一般心智功能 精力程度、动机、食欲、渴望(包括可能导致滥用物质的渴望)以及冲动控制的功能 意识功能(b110);气质功能(b126);睡眠功能(b134);心理运动功能(b148);情绪功能(b152)							
信息来源:□病史　□问卷调查　□临床检查　□医技检查							
问题描述:							
b152　G 情绪功能							
心理活动中感觉和情感要素相关的特殊心智功能 情感的适度性、情感的调节和范围;感情;悲伤、幸福、热爱、恐惧、愤怒、仇恨、紧张、焦虑、快乐、悲哀;情绪不稳;情感平淡 气质和人格功能(b126);精力和驱力功能(b130)							
信息来源:□病史　□问卷调查　□临床检查　□医技检查							
问题描述:							
b280　G 痛觉							
预示身体某处受到潜在或实际损害而感到不舒服的感觉 全身性或局部性疼痛、皮肤疼痛、刺痛、灼痛、钝痛、疼痛,如肌痛、痛觉缺失和痛觉过敏的损伤							
信息来源:□病史　□问卷调查　□临床检查　□医技检查							
问题描述:							

活动和参与

个体执行一项任务或行动,以及投入生活环境中 困难程度:P=表现,C=能力	没有困难	轻度困难	中度困难	重度困难	完全困难	未特指	不适用
受限程度(限定值)	0	1	2	3	4	8	9
d230　G 进行日常事务	P						
	C						
为了对日复一日的日常事务做出计划、安排并完成而进行的简单或复杂及协调性的活动,如为整日的各种活动安排时间并做出计划 安排和完成日常事务;控制自身活动水平 从事多项任务							
信息来源:□病史　□问卷调查　□临床检查　□医技检查							
问题描述:							

d450	G 步行	P								
		C								
	靠脚在地面一步步走动,总是一只脚在地面,如漫步、踱步、向前、后或两侧行走 短距离或长距离步行;不同地面步行;绕障碍步行 移动自身(d420);到处移动(d455)									
	信息来源:□病史　□问卷调查　□临床检查　□医技检查									
	问题描述:									
d455	G 到处移动	P								
		C								
	通过步行以外的方式从一地向另一地移动全身,如攀岩或穿过街道、蹦、奔跑、跳跃、绕障碍跑 爬行、攀登、奔跑、慢跑、跳跃和游泳 移动自身(d420);步行(d450)									
	信息来源:□病史　□问卷调查　□临床检查　□医技检查									
	问题描述:									
d850	G 有报酬的就业	P								
		C								
	作为全职或兼职、受雇于人或自谋职业的雇员,为获得报酬而在职业、行业、专业或其他就业形式中参与的各项工作 自谋职业、兼职或全职就业									
	信息来源:□病史　□问卷调查　□临床检查　□医技检查									
	问题描述:									

2. **功能障碍组合**　该组合由 30 个类目组成,即在 ICF 通用组合 7 个类目的基础上,增加了 15 个与功能障碍相关的类目和 8 个与持续康复护理相关的类目(b134 睡眠功能、b455 运动耐受功能、b620 排尿功能、b640 性功能、b710 关节活动功能、b730 肌肉力量功能、d240 控制应激和其他心理需求、d410 改变身体的基本姿势、d415 保持一种身体姿势、d420 移动自身、d465 利用设备到处移动、d470 利用交通工具、d510 盥洗自身、d520 护理身体各部、d530 如厕、d540 穿着、d550 吃、d570 照顾个人健康、d640 做家务、d660 帮助别人、d710 基本人际交往、d770 亲密关系、d920 娱乐和休闲)。这些类目是从实际康复临床问题中总结归纳而来,可以评估特定疾病的功能障碍程度,同时结合患者在急性期、稳定期、恢复期和回归社区过程中的不同需求。上述迎合临床应用的递增补充式方法又被称为 ICF 的"7+n"应用模式。

3. **环境因素的最小组合**　由 12 个类目组成,包括 e110 个人消费用的用品或物质;e115 个人日常生活用的用品和技术;e120 个人室内外移动和运输用的用品和技术;e135 就业用的用品和技术;e150 公共建筑物用的设计、建设及建筑用品和技术;e155 私人建筑物用的设计、建设及建筑用品和技术;e225 气候;e310 直系亲属家庭;e320 朋友;e355 卫生专业人员;e450 卫生专业人员的态度;e580 卫生的服务、体制和政策。

（二）针对专病的 ICF 分类组合

除了前述的通用性组合,目前已经正式发布的 ICF 核心分类组合见表 5-4-2。针对不同的专病开发 ICF 核心分类组合,均应向 WHO-ICF 研究机构提出申请,并遵从特定的规则,如表 1-5-6 所示。

四、ICF 的临床实践

在临床实践的过程中,ICF 具有如下几种记录形式。

1. **ICF 评估表（ICF assessment sheet）**　ICF 评估表通过健康专业人员的他评和患者自评,对所有组成部分进行评估,从而全面了解患者的状态。

表 1-5-6　针对专病的 ICF 分类组合

系统	核心分类组合	系统	核心分类组合
肌肉骨骼系统疾病 （9）	肌肉骨骼系统疾病急性期 肌肉骨骼系统疾病亚急性期 强直性脊柱炎 慢性广泛性疼痛 腰痛 骨关节炎 骨质疏松症 风湿性关节炎 急性炎症性关节炎	神经系统疾病 （13）	孤独症（成人/儿童及青少年） 注意缺陷多动障碍（成人/儿童及青少年） 脑瘫（成人/儿童及青少年） 多发性硬化 脊髓损伤亚急性期 脊髓损伤慢性期 脑外伤 神经系统疾病急性期 神经系统疾病亚急性期 脑卒中 抑郁 双相情感障碍 精神分裂症
心肺疾病 （4）	心肺系统疾病急性期 心肺系统疾病亚急性期 缺血性心脏病 慢性阻塞性肺疾病	其他 （6）	睡眠障碍 手部疾病 职业康复 眩晕 听力损失 老年医学
代谢疾病 （3）	糖尿病 肥胖 炎症性肠病		
肿瘤疾病 （2）	乳腺癌 头颈肿瘤		

2. ICF 类目档案（ICF categorical profile）　ICF 类目档案是对个人在评估时的功能状态的直观描述，显示了所选 ICF 类别的定性值（被认为与患者个体的病情相关）。它有助于识别与目标相关的受损及障碍因素，可以作为康复团队制订干预计划的主要信息来源。

3. ICF 干预表（ICF intervention table）　ICF 干预表可促进多学科团队对干预措施、团队角色和资源的协调。它以 ICF 类目的形式提供了所有干预目标、干预方法，以及分配给每个干预目标的相应康复专业人员的全面概述。它还能显示干预目标的最初 ICF 限定值、目标值（即干预后预期达到的 ICF 限定值）以及最终值（即第二次评估的 ICF 限定值）。

4. ICF 评估显示（ICF evaluation display）　ICF 评估显示是基于 ICF 类目档案，结合与特定目标（整体目标、服务计划目标和/或周期目标）相关的那些类目。ICF 评估显示体现了干预前后的变化，并将差异结果做出了视觉优化。值得注意的是，有的情况下结果并非由干预本身造成的，评估显示仅表示发生了变化。

第五节　ICF 在残疾人事业中的应用

第 67 届世界卫生大会通过决议批准了《WHO 2014—2021 年全球残疾问题行动计划：增进所有残疾人的健康》。该计划是以世界卫生组织和世界银行的《世界残疾报告》为基础制定的，符合《残疾人权利公约》的规定，旨在改善全球 10 亿残疾人的权益。

在 ICF 的基础上 WHO 开发了残疾评定量表（WHO-DAS 2.0），该表包括完整版和简明版。WHO-DAS.02 作为功能和残疾测量的通用量表，采取检查者评定、受检者自评和代理人评定的复合评估方式，可以用于评定个体的残疾与康复状态、评定个体的需求、制订健康和社会保障计划，以及反映个体在身体功能、活动、参与和环境因素等多维度的改善情况。

为了落实上述决议，我国开展了一系列关于 ICF 框架和编码系统用于监测残疾和康复政策的实施情况的研究。邱卓英（2018）等对联合国、世界卫生组织、国际劳工组织、联合国儿童基金会（UNICEF）、欧盟等组织有关残疾的定义和测量工具，运用 ICF 分类工具和编码方法，对内容进行了分析（表 1-5-7）。

表 1-5-7　国际组织有关残疾的定义和测量工具

国际组织	残疾定义	残疾人定义	ICF 成分	测量工具	项目	内容	评估方式
CRPD（残疾人权利公约）	残疾是一个演变中的概念,残疾是伤残者和阻碍他们在与其他人平等的基础上充分和切实地参加社会的各种态度和环境障碍相互作用而产生的结果	残疾人包括肢体、精神、智力或感官有长期损伤的人,这些损伤与各种障碍相互作用,可能阻碍残疾人在与他人平等的基础上充分和切实地参与社会	身体结构和功能 活动和参与 环境因素	WG（简明版）	6 项	视觉、听觉、行走、认知、自理和交流	自评/自我报告 观察评估 结构化访谈
WHO	残疾是一个复杂的、动态的、多层面的和有争议的概念,残疾是由于有障碍的人与他们在与其他人平等地参与社会之间的基础上充分有效地参与社会与环境障碍相同的态度和环境障碍相互作用造成的	—	身体结构和功能 活动和参与 环境因素	WHO DAS 2.0	36 项	认知,活动性,自我照护,与他人相处,与生活相关的各项活动,社会参与	检查者评定 受检者自评 代理人评定
				MDS（简明版）	40 项	环境因素,功能,能力和健康状况,个人协助和辅助产品	结构化访谈
UNICEF（联合国儿童基金会）	同 CRPD	同 CRPD	同 CRPD	WG-C	24 项	视觉、听觉、移动性、交流/理解、学习、关系和游戏、情绪、行为,注意力和应对变化	自评 代理人评定
ILO（国际劳工组织）	同 CRPD	残疾人指因经正式承认身体或精神损伤在适当职业的获得、保持和提升方面前景大受影响的个人	身体结构和功能 活动和参与 环境因素	—	—	—	—
UNESCAP（联合国亚洲及太平洋经济社会委员会）	同 CRPD	同 CRPD	同 CRPD	WHO DAS 2.0	同前	同前	同前
欧盟	同 CRPD	同 CRPD	同 CRPD	—	—	—	—

ICF 框架还可指导残疾与康复政策的发展和实施。WHO 于 2017 年提出"2030 年可持续发展目标（The 2030 Sustainable Development Goals，SDGs）"，要求加强对发展中国家的支持，以便增加高质量、及时、可获得的数据。

（谢欲晓）

参 考 文 献

［1］ 世界卫生组织.国际功能、残疾和健康分类(国际中文增补版).邱卓英译.日内瓦:世界卫生组织出版社,2015.

［2］ 李安巧,邱卓英,吴弦光,等.康复 2030:国际康复发展状况与行动呼吁.中国康复理论与实践,2017,23(4):379-381.

［3］ 邱卓英,李安巧,黄珂,等.基于 ICF 和联合国《残疾人权利公约》对国际组织有关残疾定义及其测量的内容研究.中国康复理论与实践,2018,24(10):1117-1121.

［4］ 刘巧艳,邱卓英,黄珂,等.基于 ICF 构建当代残疾数据架构、内容与标准.中国康复理论与实践,2018,24(10):1122-1126.

［5］ SELB M,ESCORPIZO R,KOSTANJSEK N,et al. A guide on how to develop an International Classification of Functioning,Disability and Health Core Set. European Journal of Physical and Rehabilitation Medicine,2015,51(1):105-117.

第六章　常见并发症和功能障碍

第一节　疼　痛

1986年国际疼痛学会将疼痛(pain)定义为"一种与实际的或潜在的损害有关的不愉快的情绪体验"。这一定义概括了主观和客观的感受,即疼痛是由于多因素如躯体、行为、心理、认知等造成的。慢性疼痛常伴有精神、心理的改变。

目前尚缺乏疼痛的流行病学数据和资料,欧洲15国对46 392人进行了调查,慢性疼痛发生率占19%,其中66%为中度疼痛,34%为严重疼痛。美国的调查表明慢性疼痛的患病率为40%。慢性疼痛的发病率随年龄的增长而升高,60~70岁达发病率的高峰。

一、分类

国际疼痛学会将疼痛的类型分为神经性疼痛、中枢性疼痛和外周性疼痛。

1. 神经性疼痛　神经性疼痛是由神经系统任何部位原发损伤或功能异常诱发或导致的疼痛。根据疼痛持续时间将疼痛分为急性疼痛和慢性疼痛。急性疼痛是短暂的,通常随着诱因(伤害或不良事件)的解除而消失,一般持续3个月。它表现的是机体对有害事件(如创伤、手术、急性疾病等)的一种预警反应。慢性疼痛通常是指持续超过3个月的疼痛,但也可以表现为多种形式,如在急性损伤治愈后疼痛仍持续超过1个月;在一段事件内反复发作;或与经久不愈的损伤相关。

在临床过程中,患者对于疼痛的情感适应、认知行为适应和生理适应之间的相互作用是非常显著的。因此对于大多数患者来说,慢性疼痛也是一种疾病。急、慢性疼痛的传导途径不同。急性疼痛的传入途径是感觉神经细胞的有髓鞘的Aδ纤维,传导来自皮肤的急性外伤引起的可以明确定位的第一类疼痛,如锐痛与刀割样。而无髓鞘的细胞中传导速度慢的C纤维传导第二类疼痛,如烧灼样痛。第一级神经元在脊髓后角与第二级神经元构成突触。根据闸门控制学说,振动和本体感觉等由感觉神经粗纤维传入脊髓后角可以关闭疼痛细纤维传入的闸门,从而抑制疼痛。伤害性刺激可引起周围和中枢性敏感(sensitization)状态,即生理、生化、神经递质的改变与调控,并可继续经脊髓丘脑束和脊髓网状束上传到内侧与外侧丘脑核和脑干,再投射到感觉皮质,形成定位的痛觉。最后通过复杂的神经网络,形成疼痛印象和疼痛记忆。

2. 中枢性疼痛　中枢性疼痛是指"与中枢神经系统损伤相关的疼痛"。中枢性疼痛综合征属于在评定和治疗方面都是最困难和最顽固的疼痛综合征。最常见的中枢性疼痛综合征是中枢性脑卒中疼痛和脊髓损伤后疼痛。中枢性脑卒中疼痛也被命名为"丘脑性"疼痛,部分原因是早期的研究认为丘脑是疼痛的来源。在中枢性脑卒中后疼痛的发展过程中,除丘脑可能发挥作用外,大脑皮质加工现在也已被证实是比较重要的。缺血性或出血性梗死后脊髓-丘脑-皮质通路可能受损。丘脑区域最常受累的是腹后下核和腹内侧核。正常的伤害性感受通路的丘脑及皮质加工过程发生改变,可以导致神经敏化和去抑制效应,从而导致痛觉通路在低于正常阈值时被激活。脊髓损伤性疼痛的发生机制之一被认为是伤害感受器的高兴奋性。伤害感受器的高兴奋性可以导致自发性疼痛和诱发性疼痛。当两种类型的疼痛都存在时,脊髓通路和脊髓上通路都可能受到累及。由于脊髓背侧和背外侧损伤会导致疼痛抑制信号下行至脊髓的过程发生异常,所以这类患者最常发生自发性疼痛。

3. **外周性疼痛**　外周性疼痛是指由外周神经系统原发损伤或功能异常诱发或导致的疼痛。导致外周性疼痛的病因是中毒、代谢性因素、创伤后因素、辐射因素、感染因素或自身免疫因素等。最常见的病因是糖尿病导致感觉运动多发神经病变。外周性疼痛的病理、生理机制是由于中毒、缺血或压迫造成的周围神经损伤,触发了神经内的炎症反应。邻近组织的修复过程和炎症反应造成伤害性刺激的初级传入感受器的高兴奋性,这一过程称为外周敏化。之后,中枢性神经元对这些伤害性感受器产生应答,从而使自身的兴奋性得到了功能性的提高,这一过程称为中枢敏化。

二、康复评定

(一)评定目的

疼痛是一种主观感觉,由多因素造成或影响,如躯体的、精神的、环境的、认知的和行为的等。所以有必要从多方面对疼痛进行评定,包括疼痛的部位、疼痛的程度、疼痛的性质、治疗疼痛的反应(缓解或加重)、精神痛苦、患者对疼痛的感受程度等。

(二)评定方法

1. 目测类比测痛法

(1)方法:目测类比测痛法(visual analogue scale, VAS)用来测定疼痛的幅度或强度。它是由一条100mm的直线组成的。此直线可以是横直线也可以是竖直线,线左端(或上端)表示"无痛",线右端(或下端)表示"无法忍受的痛"。患者将自己感受的疼痛强度以"I"标记在这条直线上,线左端(或上端)至"I"之间的距离(mm)为该患者的疼痛强度。每次测定前,让患者在没有画过的直线上再做标记,以避免患者因比较前后标记而主观产生的误差。

(2)应用:目测类比测痛法简单、快速、精确、易操作,在临床上广泛应用评价治疗的效果。目测类比测痛法经过许多学者证实信度很高,同时它还具有较高的效度。目测类比测痛法不仅用来测定疼痛的强弱程度,还可以测定疼痛的缓解程度,以及其他方面如情感、功能水平的程度等。目测类比测痛法的缺点是不能做患者之间的比较,只能对患者治疗前后进行评价,且对那些理解能力差的人士会有困难。

2. 数字疼痛评分法

(1)方法:数字疼痛评分法(numerical pain rating scale, NPRS)是用数字计量评测疼痛的幅度或强度。数字范围为0~10,0代表"无痛",10代表"最痛",患者选择其中一个数字来代表他自觉感受的疼痛程度。

(2)应用:数字疼痛评分法因效度较高,临床上常用于评测背痛、类风湿关节炎及癌痛等。

3. 口述分级评分法

(1)方法:口述分级评分法(verbal rating scale, VRS)是由简单的形容疼痛的字词组成1~4级或5级的评测强度,如:①无痛;②轻微疼痛;③中等度疼痛;④剧烈的疼痛。最轻程度疼痛的描述常为0分,每增加1级即增加1分。

(2)应用:此类方法简单,适用于临床简单的定量评测疼痛强度以及观察疗效的指标,但由于缺乏精确性、灵敏度,不适于科学研究。

4. 多因素疼痛调查评分法

(1)方法:疼痛由感觉、情绪和评价等因素构成,为将这3种因素分开并使其数量化,临床上使用了一些定量调查方法,常用的是McGill问卷调查(McGill questionnaire)。此问卷调查表有78个描述疼痛性质的形容词,分为20组,每组2~6个词。1~10组是躯体方面(somatic)的字词,即对身体疼痛的感受;

11~15 组是精神心理方面（affective）的字词，即是主观的感受；16 组是评价方面（evaluative）的字词，即对痛的程度的评价；17~20 组是多方面的（miscellaneous）的字词，即对多方面因素进行的评定。从这个调查表中可以得到：①疼痛评定指数（pain rating index，PRI）评分。它的评分原则是每一组的第一个字词表示"1"，第二个字词表示"2"，依此类推，最后将选择 20 组中的 20 个字词的评分相加即为疼痛评定指数。②现时疼痛强度（present pain intensity，PPI）。

（2）应用：多因素疼痛调查评分法可以比较全面地评定疼痛性质、程度及影响因素。由于相对其他疼痛评定方法评定时间较长，故多应用于科研。

5. 痛阈的测定　痛阈的测定为主观的疼痛强度评测方法，即通过外界的伤害性刺激，如压力、温度或电刺激等，测定患者感受刺激的反应程度。常用的痛阈测定包括：

（1）机械伤害感受阈（mechanical nociception threshold，MNT）：参考国家标准制作的机械伤害感受阈测量仪作为测评患者对外来伤害性刺激反应能力的客观标准。该仪器为一带有弹簧和刻度的尖端较锐的压力棒。使用时将尖端抵于患者皮肤并缓缓加压，令患者在感到疼痛时立即报告，同时记录此时的压力数值，此压力数值为机械伤害感受阈值。

（2）温度痛阈（temperature to pain threshold）：评测温度痛阈（热痛阈、冷痛阈）的方法主要包括 2 种：①限定法（method of limit）。指当外界的温度刺激不断地增加或不断地减少时，患者刚刚感觉到热痛或冷痛时的温度值，作为热痛阈或冷痛阈。②选择法（forced-choice method）。是让患者在 2 次不同时间对 2 个不同外界温度刺激中，选择一个他能感觉到的温度刺激。限定法被认为是简便、快速的测定方法。

（3）电刺激痛阈（electric stimulation to pain threshold）：各种类型的电流均可作为引起疼痛的刺激，目前常用的电刺激测痛阈的仪器多采用恒流型低频脉冲电刺激，波型采用方波。因为方波电流的上升和下降速率极高，刺激强度（波幅）瞬时间内便可达最大值或下降为零，而且方波的波型规则便于测量和计算。测量时，应用波宽为 5ms，频率为 100Hz，调制频率为 120ms 的脉冲电流，缓慢加大电流输出，从弱到强，至患者刚感觉疼痛时，记录此时的电流强度，作为电刺激痛阈。

三、康复治疗

（一）物理治疗

1. 电刺激镇痛疗法

（1）经皮神经电刺激疗法（transcutaneous electrical nerve stimulation，TENS）：TENS 指应用一定频率、一定波宽的低频脉冲电流作用于体表，刺激感觉神经达到镇痛的治疗方法。治疗时将 2 个电极对置或并置于痛点、穴位、运动点、神经走行部位或神经节段。根据治疗需要选择电流频率、波宽和治疗时间。一般每次 20、30、60 分钟，每日 1~3 次，可较长时期连续治疗。适应证包括术后伤口痛、神经痛、扭挫伤、肌痛、关节痛、头痛、截肢后残端痛、幻痛、分娩宫缩痛、癌痛等。禁忌证包括置有心脏起搏器者；颈动脉窦部位、孕妇下腹部与腰部；认知障碍者不得自己使用此疗法。

（2）经皮脊髓电刺激疗法（transcutaneous spinal electro-stimulation，TSE）：近年发展的一种新方法，将电极安放在相应脊髓的外部进行刺激，使用高频率、短时间电流刺激，使上行神经传导路径达到饱和，难以感觉疼痛。用 TSE 短时间刺激可以产生较长时间的止痛效应。

（3）脊髓刺激疗法（spinal cord stimulation，SCS）：用导管针经皮或椎板切除术时在相应脊髓节段的硬膜外间隙安置电极，导线引出体外。硬膜外弱电流可以兴奋后索粗神经纤维，抑制痛觉传入而达到止痛效果。脊髓刺激疗法对血管性疼痛尤其有效。

（4）深部脑刺激（deep brain stimulation，DBS）：通过神经外科手术，将电极置入脑部，电刺激垂体，可以治疗一些顽固性疼痛。

（5）其他电疗：如间动电疗、干扰电疗、感应电疗、音频电疗、正弦调制及脉冲调制中频电疗等，都有较好的止痛效果。超短波、微波电疗及药物离子导入也有不同程度的止痛作用。

2. 热疗和冷疗

（1）热疗：可以提高痛阈，也可使肌梭兴奋性下降，导致肌肉放松，从而减少肌肉痉挛；热可产生血管扩张、增加血液循环、降低患部充血、促进炎症吸收;皮肤温度感受器受到刺激,可以抑制疼痛反射,如电热垫、电光浴、热水袋、热水浸泡、热水浴、热敷、或蜡浴等;深部透热、超声可作用于机体深部组织,如关节-韧带和骨骼、肌肉、关节和软组织病变所致的疼痛,热疗可以产生很好的治疗反应;对于退行性关节病变或椎间盘病变所致腰痛、痛性关节炎和肌筋膜炎等骨骼肌肉疾患,热疗都有效;胃肠道和泌尿道平滑肌痉挛,行深部热疗非常有效。

(2)冷疗:可以降低肌张力,减慢肌肉内神经传导速度,从而减轻原发骨关节病变所致的肌肉痉挛。损伤(不严重的)初期(48 小时内)使用冷疗能减轻疼痛,预防和减少出血与肿胀;手术后,尤其是骨科手术后应用冷疗有助于止痛。头痛、牙痛、轻度烫伤、早期肱骨外上髁炎都可以应用冷疗。也可通过外科手术进行直接神经冷冻阻滞,或痛性骨结构进行冷冻止痛。有一些严重疼痛病症,热疗和冷疗可交替使用,比单用一种治疗效果更好。有一些病症可能只对一种疗法有特殊的治疗反应,如类风湿关节炎对冷疗效果很好,而用热疗却会使病情加重;相反,大多数其他的疼痛僵硬性关节炎用热疗可以使症状改善,但用冷疗却会使症状加重。

3. **运动治疗(kinesiotherapy)**   运动治疗指采用主动和被动运动,通过改善、代偿和替代的途径,旨在改善运动组织(肌肉、骨骼、关节、韧带等)的血液循环和代谢,促进神经肌肉功能,提高肌力、耐力、心肺功能和平衡功能,减轻异常压力或施加必要的治疗压力,纠正躯体畸形和功能障碍。患者有主动活动的能力时,更要提倡主动活动。运动疗法主要通过神经反射、神经体液因素和生物力学作用等途径,对人体全身和局部产生影响和作用。特别是运动对骨关节和肌肉的影响、骨代谢的影响、免疫功能的影响及心理精神的影响有助于减缓疼痛。

4. **手法治疗**   手法治疗是指康复治疗人员应用手法使关节的骨端能在关节囊和韧带等软组织的弹性所限范围内发生移动的操作技术,包括推动、牵拉和旋转等。这种被动活动具有一定的节律性,且患者可以对其进行控制或因疼痛产生抵抗。应用时常选择关节的生理运动和附属运动。关节的生理运动(physiological movement)是指关节在生理范围内完成的运动,可主动或被动完成,在关节松动技术中属于被动运动;关节的附属运动(accessory movement)是指关节在自身及其周围组织允许的范围内完成的运动,是维持关节正常活动不可缺少的一种运动,一般不能主动完成,需他人或本人对侧肢体帮助才能完成。松动术的主要作用是通过生物力学与神经反射作用而达到止痛效果,包括促进关节液的流动、改善关节软骨和软骨盘无血管区的营养;缓解疼痛,防止关节退变;可以抑制脊髓和脑干致痛物质的释放,提高痛阈。用于治疗疼痛的松动术常使用轻手法。

(二)认知行为疗法

50%～70% 慢性疼痛患者均伴有认知行为和精神心理的改变,从而进一步加重疼痛,不进行干预易形成恶性循环。认知行为疗法(cognitive behaviour therapy,CBT)是针对慢性疼痛患者的综合性、多方面的治疗。其目的是鼓励和教育患者积极参与,从而帮助患者学习自我控制和处理问题的能力,改善与疼痛相关的认知结构、过程及功能状态。采取的方法可包括忽略想象、疼痛想象转移、注意力训练等。放松训练是应用较多、效果较好的治疗方法。放松的方法可增加患者的活动,减少疼痛的压力,如缓慢深呼吸法、膈肌呼吸法、深部肌肉放松法等。

(三)姿势矫正和支具的应用

保持身体的正常对位、对线可以减缓疼痛。除让患者自身矫正、注意姿势外,可以采用支具,如腕部支具、脊柱支具等,帮助稳定和支持关节,减少肢体的压力和应力。但要注意合理使用支具和佩戴支具的时间。

(四)针灸、推拿和按摩

1. **针灸治疗**   针灸可减轻或缓解疼痛。针灸可以激活神经元的活动,从而释放出 5-羟色胺、内源性阿片样物质、乙酰胆碱等神经递质,加强了镇痛作用。

2. **推拿和按摩**   对关节或肌肉进行推拿、按摩治疗,有助于放松肌肉、改善异常收缩、纠正关节的紊乱、减轻活动时的疼痛。

（五）药物治疗

药物治疗是疼痛治疗中较为基本、常用的方法，目的是使疼痛尽快缓解，有利于患者尽早恢复或获得功能性活动。常选用的药物包括镇痛药、镇静药、抗痉挛药、抗抑郁药、糖皮质激素、血管活性药和中草药等。镇痛药是主要作用于中枢神经系统、选择性抑制痛觉的药物，一般分为 3 类：麻醉性镇痛药、非类固醇抗炎药和其他抗炎药。麻醉性镇痛药常用于治疗顽固性疼痛，特别是用于治疗癌痛。非类固醇抗炎药有中等程度的镇痛作用，是一类具有解热、镇痛、抗炎、抗风湿作用的药物，对慢性疼痛有较好的镇痛效果。慢性疼痛患者常伴有焦虑、烦躁、抑郁、失眠、食欲缺乏等症状，需联合使用辅助药物治疗，如三环类抗抑郁药、苯二氮䓬类抗焦虑药和镇静催眠药等。激素具有抗炎、免疫抑制及抗毒素等作用，可全身给药或局部注射，常用于急性疼痛，特别是用于神经阻滞可以加强治疗效果。药物的使用要充分注意疼痛的特点，特别是要明确疼痛的病因、性质、程度、部位及患者对疼痛药物的反应。

（六）神经阻滞疗法

直接在末梢的神经干、神经丛、脑脊神经根、交感神经节等神经组织内或附近注入药物或给予物理刺激而阻断神经功能传导，称为神经阻滞。神经阻滞疗法的机制是通过阻断痛觉的神经传导通路、阻断疼痛的恶性循环、改善血液循环、抗炎等达到镇痛目的。神经阻滞疗法短期镇痛效果可靠、治疗范围及时效可选择性强。疗效与操作技术关系密切，因此要求操作技术相对较高。注射的部位应根据不同病症的性质而定，有周围神经、中枢神经和自主神经，最常用的是周围神经。

1. 经皮用药（transdermal medication）　用稀释局部麻醉药在疼痛部位周围的真皮和皮下组织浸润，用以治疗带状疱疹后神经痛，对亚急性期效果更佳。常用的局部麻醉药有普鲁卡因、利多卡因、丙胺卡因和丁哌卡因等。

2. 触发点注射（trigger point injections）　许多肌筋膜痛都有"触发点"。触发点位于肌腹中，位置一般比较表浅，甚至只在真皮层，很少位于深部组织。触发点有好发部位，但任何肌肉内都可以形成痛点而引起疼痛和肌肉痉挛。触发点一般并不固定，也不完全等同于运动点和针灸穴位。可采用局部麻醉药如 0.25% 丁哌卡因 1~5ml 注射，注射后可以进行肌肉的主动、被动牵伸。如果疼痛严重或持续时间很长，可以在注射前先给予 15 分钟的热疗或手法按摩。

3. 腱鞘内注射　将药物注入腱鞘内，有消炎、松解粘连、缓解疼痛的作用，常用于手指屈肌腱鞘炎和腱鞘囊肿等病症。

4. 关节内注射　将药物注入关节内，治疗关节炎所致疼痛或增加膝关节滑液的分泌，从而减少关节运动时的疼痛。

5. 椎管内硬膜外给药　将药物持续或间断注入椎管内膜外腔中，可以消肿、减轻炎症反应、解除对神经根的压迫，使疼痛缓解，常用于腰椎间盘突出症、椎管狭窄症等所致的下肢疼痛。

6. 神经根封闭　神经根局部注射药物以缓解由神经根受压或由炎症产生的疼痛。要注意交感神经节封闭治疗可引起直立性低血压。

7. 神经破坏因子（neurolytic agent）注射　主要有酚和乙醇。50%~100% 的乙醇可以破坏轴索和鞘膜，产生长期止痛效果；也可用于肋间神经封闭，或腹腔神经丛封闭、三叉神经痛。

（七）健康教育

健康教育是针对患者疼痛的诱发因素及注意事项等进行宣传教育，利用口头宣教、宣传册、视频等，将专业知识改编成简单易懂、图文并茂、生活化的语言，可以帮助患者有效地预防疼痛及其并发症的再次发生。

（八）外科手术

临床中可用手术破坏神经通路达到止痛效果，还可进行外科冷冻神经、手术置入刺激器等治疗慢性疼痛。手术的理想要求是只切断痛觉纤维，而不损伤其他感觉纤维或运动纤维；手术对周围正常组织无侵袭；术后无疼痛复发。然而，到目前为止，尚无一种除痛手术能同时满足上述 3 条要求。手术除痛方法仍需慎重选择。

（王宁华）

第二节　痉　挛

一、概述

痉挛（spasticity）是脑和脊髓损伤患者最常见的运动障碍，主要是由于上运动神经元损伤后导致肌张力增高。有鉴于此，学术界将痉挛列入上运动神经元综合征（upper motor neuron syndrome，UMNS）的范畴。

以前临床上所指的痉挛是指检查者活动患者的肢体或牵拉肢体所诱发出来的肌张力增高的一种感受，其特征为肌张力随肌肉牵张反射的速度增加而增高，伴随着由于牵张反射过度兴奋导致的腱反射亢进。其中"肌张力随肌肉牵张反射的速度增加而增高"是指检查者快速牵拉痉挛肌肉所感受到的阻力要大于缓慢牵拉痉挛肌肉所感受到的阻力。

2005年，Pandyan等将痉挛的定义扩展为"痉挛是一种由于上运动神经元损伤所致的感觉、运动控制障碍，表现为间歇性或连续性的肌肉不随意激活"。此痉挛定义的拓展正在为学术界所接受，痉挛的影响也逐渐从单纯的肌张力增高上升到"感觉、运动控制障碍"，关注点从器官水平向功能结局转化。

（一）上运动神经元与下运动神经元及其功能

与上运动神经元综合征相对立的是下运动神经元综合征（lower motor neuron syndrome），其特征为活动患者的肢体所感受到的肌张力降低，伴有腱反射的减弱。

1. **解剖部位**　上运动神经元主要位于大脑皮质运动区的锥体细胞，其轴突组成下行锥体束（其中下行至脊髓的纤维称为皮质脊髓束），终止于脊髓的前角细胞；下运动神经元是指脊髓前角细胞和脑干神经运动核及其发出的神经轴突，是运动冲动到达骨骼肌的唯一途径。由此可见，上运动神经元完全位于颅骨和椎管内（称为中枢神经），而下运动神经元一部分位于颅骨和椎管内（中枢神经），一部分位于颅骨和椎管外（称为外周神经）。

2. **功能区别**　上、下运动神经元损伤除解剖部位不同之外，临床上主要从肌张力、腱反射、病理征、肌肉萎缩等几个方面来判断。对于痉挛患者来说，由于是脑或脊髓损伤，属于上运动神经元损伤，因此具备了肌张力增高、腱反射亢进、病理征阳性、一般没有肌肉萎缩的临床特征；不过，对于时间比较长的痉挛患者，由于肌肉长时间缺乏主动运动及营养不良，也会出现失用性肌萎缩，这种肌肉萎缩不属于痉挛的直接表现，属于痉挛引起的继发改变。而对于下运动神经元损伤患者来说，主要表现为肌张力降低、腱反射减弱或消失、病理征阴性、常有肌肉萎缩，不会出现痉挛。

（二）痉挛发生的机制

由于脑和脊髓解剖结构和生理功能的复杂性，导致至今临床上对痉挛发生的确切机制未能完全明了。目前认为，痉挛的发生可能与维持肌张力的反射环路，特别是传入信息或/和中枢兴奋-抑制平衡协调方面出现障碍有关。

1. **传入信息增强**　当外周肌肉牵张反射过度，如体位异常、疼痛刺激、过度牵拉等，使得兴奋性中间神经元对肌肉牵拉的传入更为敏感或者兴奋阈降低（低于正常的刺激），或者增益增大（阈值不变，反射力增大），从而强化外周靶肌肉向中枢传入的兴奋信息，诱发出运动神经元突触兴奋性的增强。

2. **运动神经元的兴奋性增强**　包括兴奋性的输入增加、节段性输入增加、中间神经元的兴奋性增加，以及下行通路（前庭脊髓侧路）的兴奋性增加等。

3. **传出的抑制性信息减弱**　从中枢传出的抑制性突触输入降低，如Renshaw细胞募集受到抑制，Ⅰa抑制性中间神经元兴奋性降低或Ⅰb传入纤维减少等，导致兴奋-抑制平衡失调。

4. **脊髓上兴奋性改变**　包括前庭脊髓外侧束、网状脊髓束、节段性反射功能改变，下行通路（如网状脊髓束）对接受皮肤和肌肉传入的中间神经元的抑制作用减弱或丧失。

二、痉挛对功能的影响

（一）理念的转变

1. 痉挛的阳性与阴性表现对功能的影响 痉挛的阳性表现(positive)和阴性表现(negative)是近年来痉挛治疗中的一个关注点。

（1）阳性表现：是指痉挛直接表现出来的兴奋性症状和体征，如肌张力增高、腱反射亢进、出现病理征等。长期以来，阳性表现是医师所关注及处理的焦点，体现的是结构与病理变化的器官水平。

（2）阴性表现：是指痉挛的抑制性表现，体现的是痉挛对个体产生的不利影响，常是患者及其家属关注的焦点。例如，对于肢体痉挛患者，医师看到的是患者因痉挛诱发的异常模式或共同运动，而患者及其家属看到的则是痉挛对个体造成的功能障碍，如不能行走或异常行走模式（下肢），不能主动打开手、不能发挥手功能（上肢）等。

2. 痉挛并非完全对个体有害 不论是脑损伤或脊髓损伤，痉挛的出现提示个体已经从损伤造成的"休克"中"苏醒"过来，进入了自我修复或恢复时期。因此，从恢复的时间窗来看，痉挛（肌张力增高）出现得早，患者肢体的功能预后要优于痉挛出现晚（肌张力低下）的预后。但是，由于痉挛是"感觉、运动控制障碍"，因此痉挛的程度对患者功能的影响比较大。痉挛越重，说明患者的"感觉、运动控制障碍"的程度越重，对功能的影响越大。

过去，痉挛的康复一直针对阳性表现，采取降低或抑制肌张力的治疗策略；目前，正在转向改善或提高痉挛的阴性表现，以便更好地满足患者及其家属对肢体功能的需求。

（二）基于ICF的理念

根据ICF的理论框架模式来分析痉挛对个体的影响，是痉挛治疗的新视角。依据ICF框架来分析，痉挛对患者肢体的影响相当于ICF框架中所指的身体功能与结构(body functions and structures)，痉挛对患者日常生活功能的影响相当于ICF所指的活动(activity)，而痉挛对患者回归家庭和社会活动的影响相当于ICF所指的参与(participation)。

1. 对局部功能的影响 比较客观、全面反映脑损伤后肢体痉挛及其对肢体功能影响的评定是Brunnstrum运动功能恢复分期。该量表将脑损伤后瘫痪肢体的功能恢复分为6期，第Ⅰ期和第Ⅵ期没有痉挛，第Ⅱ期轻度痉挛，第Ⅲ期中到重度痉挛，第Ⅵ和第Ⅴ期轻度痉挛。

2. 对日常生活活动的影响 痉挛对个体的直接影响主要是肢体的局部功能，但也会影响个体的日常生活活动能力，通过评定这些功能可以间接反映痉挛状态，特别是用于评定痉挛的治疗效果。通常采用Barthel指数(Barthel index, BI)或改良Barthel指数(modified Barthel index, MBI)评定。

（1）BI与MBI的相同点：由于MBI是对BI的修订，因此二者的评定内容、总分及对结果的判断相同。评定内容均包括进食、洗澡、穿衣、大便控制、小便控制、用厕、床椅转移、平地行走、上下楼梯等10项内容。总分均为100分，得分越高，表明独立性越好，依赖性越小。评分在60分及以上者有轻度功能障碍，能独立完成部分日常活动，需要一定的帮助；41~59分有中度功能障碍，需要极大的帮助才能完成日常生活活动；40分及以下有重度功能障碍，多数日常生活活动不能完成或完全依赖。

（2）BI与MBI的不同点：二者的区别在于BI的评定分级比较简单，大部分为2~3个等级，相邻等级之间的分值差距比较大，不能很好地反映治疗前后的变化（敏感性偏低）；而MBI将BI的每一项评定等级细分为5个等级，每一个项目内部5个等级的分数不同，使得MBI比较容易体现出治疗前后的变化，具有更好的敏感性。MBI的中文版和BI一样，具有良好的信度和效度，使用方便，且具有较高的敏感度。

有关对日常生活活动能力的评定量表及标准见本书第七章第十二节。

3. 对社会参与的影响 目前还没有一个专门的量表用于评定痉挛对患者社会参与或生存质量的影响。临床上常用的SF-36是目前世界上公认的具有较高信度和效度的普适性生存质量评价量表，临床上也常用来评定痉挛状态后患者生存质量的变化。SF-36含有36个条目组，内容包括躯体功能、躯体角色、躯体疼痛、总的健康状况、活力、社会功能、情绪角色和心理卫生8个领域。评定一次需5~10分钟。

有关对生存质量的评定量表及标准见本书第七章第十三节。

三、痉挛的评定

评定痉挛最主要的是了解被检测肌群是否存在痉挛;如果存在痉挛则需要了解痉挛的程度及其对肢体功能的影响。同时,评定结果也可以为治疗提供客观依据,因此对痉挛的重复评定结果可以用来分析治疗效果。

目前临床上对痉挛的评定仍以观察法和量表法为主,此外,越来越多的科室开始借助于康复实验室的痉挛评定,如肌电图检测和生物力学技术等。

（一）临床观察

对于痉挛比较明显的患者,通过观察休息时的异常姿势和活动时的异常动作模式,可以判断患者有没有痉挛,这是一种比较直观的评定痉挛的方法。即使是在今日科技比较发达的条件下,临床观察仍然是一种十分常用的评定痉挛状态的方法。但临床观察只能定性判断有没有痉挛,不能对痉挛的程度做出判断。不同体位下患者的痉挛表现不同。

1. **卧位姿势**　痉挛患者在卧位时,由于原始反射中非对称性紧张性颈反射的作用,患者表现为当头部转向非痉挛侧（健侧）的肢体时,会加重痉挛侧（患侧）肢体的肌张力,表现出上肢屈曲痉挛加重、下肢伸肌痉挛加重。

2. **站立位姿势**　痉挛患者站立时,由于原始反射中对称性紧张性颈反射的作用,患者表现为当颈屈曲/伸展时,双上肢产生与颈同样的运动,即低头时上肢屈曲张力增高、下肢伸肌张力增高;抬头时则相反。

（二）量表评定

评定痉挛的量表很多,由于儿童与成年人在身体发育上的差异,因此其痉挛的评定也不完全相同。本节主要介绍成年人痉挛的常用量表。

利用量表评定肢体痉挛是临床常用的评定痉挛的方法。量表评定使痉挛的评定由定性转为定量。评定时患者尽量放松患侧肢体,评定者活动患者的肢体,如果评定者在活动患侧肢体的过程中出现或感觉到了抵抗,说明患者肢体的肌张力增高或有痉挛的存在。临床上最常用的成人肢体痉挛评定量表包括以下几种。

1. Ashworth 痉挛量表（Ashworth Spasticity Scale，ASS）与改良 Ashworth 量表（Modified Ashworth Scale，MAS）　这 2 个量表是临床上最常用的评定痉挛的量表,均具有良好的效度和信度。二者的区别在于 MAS 在等级 1 与等级 2 之间增加了一个等级 1⁺,其他则完全相同。国外有学者认为,ASS 和 MAS 只评定了肌张力（被动活动肢体时所受到的阻力）,而忽略了与痉挛关系密切的腱反射和阵挛,因此不能完全涵盖痉挛的概念,且研究发现 ASS 和 MAS 评定上肢痉挛的信度优于下肢。对下肢痉挛,可以采用综合痉挛量表,据研究具有良好的效度和信度。

2. 综合痉挛量表（Composite Spasticity Scale，CSS）　此量表主要应用于脑损伤患者踝关节痉挛的评定。评定内容包括跟腱反射、小腿三头肌的肌张力和踝阵挛。CSS 与 ASS 和 MAS 最大的区别在于 CSS 比 ASS 和 MAS 更全面地反映了痉挛的概念（腱反射、肌张力、阵挛）,而 ASS 和 MAS 只是反映了肌张力的变化。综合痉挛量表评定方法及评分标准如下。

（1）跟腱反射:患者仰卧位,髋外展,膝屈曲;检查者使患者踝关节稍背伸,保持胫后肌群一定的张力,用叩诊锤叩击跟腱。评分为 0 分为无反射;1 分为反射减弱;2 分为反射正常;3 分为反射活跃;4 分为反射亢进。

（2）踝跖屈肌群肌张力:患者仰卧位,下肢伸直,放松;检查者被动全范围背伸踝关节,感觉所受到的阻力。评分为 0 分为无阻力（软瘫）;2 分为阻力降低（低张力）;4 分为正常阻力;6 分为阻力轻到中度增加,尚可完成踝关节全范围的被动活动;8 分为阻力重度（明显）增加,不能或很难完成踝关节全范围的被动活动。

（3）踝阵挛:患者仰卧位,下肢放松,膝关节稍屈曲;检查者手托患者足底快速被动背伸踝关节,观察踝关节有无节律性的屈伸动作。评分为 1 分为无阵挛;2 分为阵挛 1~2 次;3 分为阵挛 2 次以上;4 分为阵挛持续,超过30秒。

结果判断:总分16分,其中7分及以下无痉挛;8~9分轻度痉挛;10~12分中度痉挛;13~16分重度痉挛。

3. 痉挛频率量表(Spasm Frequency Scale) 由患者自己记录每小时发生的痉挛次数。评分为0分为没有痉挛;1分为刺激时引起轻度痉挛;2分为每小时出现1次痉挛;3分为每小时出现1次以上痉挛;4分为每小时出现10次以上痉挛。

4. 髋内收肌群肌张力评定(Adductor Tone Rating) 评分为0分为肌张力不增加;1分为肌张力增加,在一个人的帮助下髋关节很容易外展到45°;2分为在一个人的帮助下髋关节中度用力可以外展到45°;3分为需要两个人帮助髋关节才能外展到45°。

（三）痉挛的实验室评定

痉挛的实验室评定主要是通过神经电生理检查和生物力学检测来判断所检测的肌群是否处于痉挛状态。

1. 神经电生理评定方法 痉挛属于上运动神经元损伤。上运动神经元损伤后脊髓失去上位中枢的控制而导致节段内运动神经元和中间神经元的活性改变,并导致相应的电生理改变。临床上常用肌电图通过检查F波、H反射、T反射(腱反射)等神经电生理指标来反映脊髓节段内α运动神经元、γ运动神经元、Renshaw细胞及其他中间神经元的活性,来评价痉挛。

（1）α运动神经元的兴奋性:评定α运动神经元功能首选F波检查法,痉挛时F波参数会发生改变,表现为痉挛侧F波、H波潜伏期缩短、波幅增强、H波波幅最大值(Hmax)/M波波幅最大值(Mmax)明显增加且时限延长,牵张反射阈值明显降低。一般用波宽0.5ms的方波超强刺激正中神经、尺神经、腓神经和胫神经的远端,用表面双电极分别在拇短展肌、小指展肌、足趾伸肌和足短屈肌记录F波振幅(所有振幅均取峰值-峰值)、潜伏期、M波振幅,计算Hmax/Mmax。

（2）γ运动神经元的兴奋性:评价其活性可采用跟腱反射和H反射最大波幅比值(Tamp/Hamp)来测定。脑损伤后痉挛状态时痉挛侧Tamp/Hamp值增加,即γ运动神经元活性增强。

2. 表面肌电图评定方法 表面肌电图(surface electromyography,sEMG)是一种非侵入式检测方法。通过放置在皮肤上的电极,收集并记录神经肌肉兴奋收缩过程中肌肉表面的电变化,从而反映神经肌肉的控制情况。表面肌电信号检测具有非损伤性、实时性、多靶点测量等优点,可客观评价特定肌肉在各种运动状态(包括静态、动态和功能活动状态)下的神经肌肉活动情况。

表面肌电图用于痉挛的评定主要是评定痉挛肌群及其拮抗肌在活动中的肌肉收缩情况,通常将主动肌与拮抗肌的收缩程度作为痉挛的定量观察指标,即观察协同收缩率(co-contraction ratio,CCR)或协同收缩指数(co-contraction index,CCI)。协同收缩率反映的是拮抗肌在主动肌的收缩过程中所占比例的多少,协同收缩率的增加是脑损伤患者普遍存在的现象,而sEMG是反映协同收缩率较理想的方法。

3. 步态分析(gait analysis) 利用表面电极及步态分析仪,收集和记录下肢肌肉的生物力学和肌电图的数据,分析痉挛对肌肉控制和步态的影响,决定痉挛的治疗方案。

有关痉挛评定的具体方法参考第七章第三节肌张力评定。

四、处理原则及目的

1. 处理原则 ①对脑和脊髓病损患者密切关注是否出现痉挛;②对出现痉挛的患者,及时评估痉挛,判断痉挛是否需要处理;③根据痉挛的性质、部位、程度确定如何处理以及采取什么样的干预方式;④处理过程中根据痉挛的变化随时调整干预手段。

2. 干预目的 如前所述,并非所有痉挛都会对个体产生不良影响,需要综合分析。

（1）无须干预,密切观察:对于刚刚出现或比较轻微的痉挛(Ashworth痉挛量表评定为1级或1⁺级),如果不影响肢体功能的,可以不用处理。对于脊髓损伤患者,肢体远端的痉挛(如上肢肘和手腕部关节、下肢膝关节)具有稳定肢体的作用,在处理时需要分析利弊,审慎考虑;有时候痉挛缓解了,但患者肢体的稳定性反而受到了影响。

（2）减少痉挛对功能的不利影响：如果痉挛影响功能，则需要尽快干预。干预的目的是尽可能缓解痉挛，改善局部功能、肢体的活动能力或减轻功能受限程度。

（3）预防及减少畸形的发生：对于难以控制的痉挛，干预的目的是改善患者的整体姿势，预防畸形的发生或减缓其程度。

（4）方便护理和照护：对肢体严重痉挛的患者，同样需要积极的干预，虽然患者功能难以改善，但其目的是方便护理，减轻照顾者的体能消耗。

3. **处理策略**　痉挛的表现差异很大，因此，痉挛的处理必须是在综合评估的基础上，制订个性化的、综合治疗方案，包括预防伤害性刺激、早期的预防痉挛发生和发展的体位、积极的运动治疗和其他物理因子治疗、适当的药物及神经阻滞，以及在必要时给予合适的手术（非手术治疗无效）等。

五、药物治疗

口服和静脉用药由于不是针对具体痉挛肌群的靶向给药而缺乏针对性，因此，一般不作为痉挛的首选处理手段。静脉注射剂量不容易控制，鞘内注射需要通过手术将注射泵埋入体内，临床均比较少用。临床处理痉挛比较常用的药物治疗以口服药物为主。近年来，局部注射肉毒毒素缓解痉挛的方法，因其针对痉挛的肌群局部给药，一次使用药效可以维持 3~6 个月甚至更长时间，越来越受到临床的关注。

（一）口服缓解痉挛药物

缓解痉挛药物治疗最常用的方式是口服药物，常用药物有以下几种。

1. **巴氯芬（Baclofen）**　是 γ-氨基丁酸（GABA）的衍生物，对 GABA 受体有亲和力，是脊髓内突触传递强有力的阻滞剂，在突触前与受体结合而抑制兴奋性谷氨酸、门冬氨酸的释放，从而抑制单突触与多突触反射在脊髓的传递而起到解痉作用。口服后在胃肠道迅速吸收，半衰期 3~4 小时（脑卒中患者为 2.78~6.6 小时）。

（1）临床应用：脊髓损伤、多发性硬化、脑卒中、脑外伤后肢体痉挛和脑性痉挛状态等。研究发现，该药对缓解脊髓痉挛的效果优于缓解脑损伤患者的痉挛效果。成人剂量 5mg/次，3 次/d；3 天调整一次剂量，每 3 天增加 5mg，直至起作用，并保持此剂量。老年人剂量宜从 2.5mg/次开始。总剂量不应超过 80mg/d。

（2）常见副作用：镇静作用（嗜睡）、头晕与乏力，并可影响注意力和记忆力，少数患者可发生精神错乱；在肌无力影响功能时，应考虑停药；此外，副作用还包括低血压、癫痫发作等。在出现全身张力低下、呼吸抑制时应迅速由胃肠道排除药物，并维持良好呼吸，可由静脉注射毒扁豆碱有助于症状恢复。

2. **乙哌立松（Eperisone）**　属于中枢性骨骼肌松弛剂，主要对 α 系、γ 系有抑制作用，并能抑制脊髓、脑干等中枢内多突触反射及单突触反射，抑制 γ 运动神经元的自发冲动，抑制肌梭传入冲动。

（1）临床应用：对中枢性肌痉挛早期用药效果较好。用于脑卒中、颅脑外伤、脊髓损伤后的肢体痉挛状态。治疗剂量 50mg/次，3 次/d，起效后维持，需要停药时缓慢递减。

（2）常见副作用：肝功能损害。

3. **丹曲林（Dantrolene）**　是目前作用于骨骼肌而非脊髓的抗痉挛药。因作用于外周，与中枢性缓解机制的药物合并使用可以适用于各种痉挛。其主要作用部位是骨骼肌的肌质网，通过抑制肌质网释放钙离子而减弱肌肉收缩。

（1）临床应用：用于缓解痉挛症状，特别是出现阵挛的患者。起始剂量 25mg，1 次/d，以后每周逐渐增加，最高至 50mg，3 次/d。

（2）常见副作用：肌无力、嗜睡、肝损害等。

4. **替扎尼定（Tizanidine）**　咪唑衍生物是相对选择性肾上腺素受体激动剂，有脊髓和脊髓上的降低张力和抑制疼痛的作用。该药临床疗效类似巴氯芬和地西泮，但比巴氯芬较少产生无力症状，比地西泮较少产生镇静作用，耐受性更好。

5. **其他口服药**　如地西泮、复方氯唑沙宗、吩噻嗪类（氯丙嗪等）等中枢神经抑制剂，也可以降低过高的肌张力，但因其副作用大于治疗作用，目前比较少用于肢体痉挛的治疗。

（二）肉毒毒素痉挛肌群的局部注射治疗

1. 缓解痉挛的原理　肉毒毒素（botulinum toxin）是肉毒梭菌生长繁殖过程中产生的外毒素，是神经毒素、血凝素和/或非血凝素蛋白的复合体。其中，神经毒素发挥治疗作用（相当于弹药），血凝素等负责维持毒素的形态和空间结构（相当于载体），使毒素保持稳定的毒力。肉毒毒素以其抗原的不同分为 A、B、C、D、E、F 和 G 7 个型。肉毒毒素作用于运动神经末梢神经肌肉接头处、乙酰胆碱囊泡膜的小突触泡蛋白或突触前膜的相关蛋白和融合蛋白，使这些膜联系/跨膜蛋白裂解，从而阻断神经递质的传递和抑制乙酰胆碱的释放，导致肌肉松弛麻痹。

2. 临床应用　目前国内临床用于缓解痉挛的肉毒毒素是 A 型肉毒毒素，它是从 A 型肉毒梭菌的培养液中提取出来的。

（1）适应证：临床上治疗痉挛常用于脑卒中、脑外伤、脑瘫后的肢体痉挛、痉挛性斜颈、书写痉挛等；也可用于其他原因引起的肌张力障碍的治疗，如睑肌痉挛、面肌痉挛、斜视、梅热综合征（Meige syndrome）、构音障碍、咬肌痉挛和抽动症等。本节专指上运动神经元损伤后的痉挛治疗。

（2）靶肌肉的选择：靶肌肉是指肉毒毒素注射并发挥作用的靶器官，一般根据肢体的异常运动模式、收缩肌和拮抗肌的张力及其平衡对关节畸形的影响、对功能的影响等综合因素确定。

（3）注射方法：肉毒毒素注射一般采用肌肉（肢体）或皮下（面部）注射。按照说明书，根据患者体重和靶肌所需要的剂量，并参考痉挛的严重程度及个体状况计算合适的剂量。常用生理盐水稀释，皮肤常规消毒后直接向靶肌注射。注射点主要在肌肉的运动点。除了面部注射不需要定位，肢体或深层靶肌通常在电刺激、肌电图、超声引导下完成定位。由于这几种定位方法具有目标明确、操作方便、针对性强的优点，因此很受临床医师的欢迎。

（4）疗效持续时间：通常在注射肉毒毒素后 2～3 天见效，有些患者可在数小时内即见效，而另一些则要 1 周后才见效。疗效一般持续 12 周或更长时间。因此肉毒毒素注射后如果需要再次注射，一般需要间隔至少 3 个月。

（5）副作用：肉毒毒素的副作用可在少数患者中出现，出现部位和症状与治疗病种和注射部位有关。主要表现为注射局部的肌肉无力，常见的有眼睑下垂、睑裂闭合不全，面部的面肌肌力减弱、口角歪斜，肢体无力等。副反应均为短暂的、轻微的，2～8 周自然消失。副反应的出现还与注射技术及用量有关。偶有过敏反应的报道。

（三）鞘内注射

对常规口服药物反应不良或不能耐受的患者，或其他物理因子治疗如电刺激等不起作用的难治性痉挛，以及严重痉挛伴剧烈疼痛的患者可考虑鞘内注射。鞘内注射常用巴氯芬。

鞘内注射所需剂量仅为口服用药的 1%。主要副作用是药物过量可导致患者呼吸抑制。对脊髓损伤后的严重痉挛，近年来也有使用巴氯芬泵，有控制地向鞘内注射药物。这种方法可逆、无破坏性、可随时调整，非常适合既要控制痉挛，又要保留残留的运动或感觉功能的不完全性瘫痪的患者。但因需要通过手术的方法植入巴氯芬泵，限制了临床的推广使用。

六、非药物治疗

（一）运动治疗

1. 减少加重痉挛的不当处理和刺激　这是避免痉挛出现或加重的基础治疗。

（1）抗痉挛体位：脑外伤、脑卒中、脊髓损伤等患者从急性期开始即应采取对抗痉挛的体位（又称良姿体位）。急性期保持抗痉挛的良好体位可以预防痉挛的产生，如果痉挛已经产生，良好的抗痉挛体位具有缓解痉挛的作用。例如，对于严重脑外伤患者，去皮质强直者采取俯卧位，去脑强直者宜取半坐卧位，可以使异常增高的肌力得到抑制。同时，避免各种可以加重痉挛的体位或长时间处于异常模式的体位。

（2）抑制异常反射：使用控制关键点等神经发育技术抑制异常反射性模式，通过日常活动训练（如坐、站、行走），使患者获得再适应和再学习的机会。鼓励非卧床患者参加功能活动如散步等，均可以作为有效的抗痉挛治疗。

（3）消除加重痉挛的危险因素：压疮、便秘或泌尿道感染等各种原因引起的疼痛（如合并骨折、嵌甲、关节疼痛），都可使痉挛加重。

（4）负重体位：早期进行斜板站立和负重练习，可以预防痉挛的发生；对已经出现痉挛的肢体给予负重训练，如站立或站斜床，可以较好地抑制下肢（髋、膝、踝关节）的痉挛。

2. **活动肢体**　在不同体位下主动或借助于设备被动活动肢体，可以有效缓解痉挛。关节活动应缓慢、稳定而达全范围。

（1）踏车运动：借助于各种类型的踏车，在抗痉挛体位上活动痉挛的肢体，可以有效地抑制痉挛。例如，上肢的外展、外旋位可以缓解脑损伤患者的上肢屈曲痉挛模式；通过卧位的下肢踏车或坐位下的四肢联动，缓慢持续性活动痉挛的肢体，可以达到缓解痉挛的目的。同时，让痉挛的患者坐在治疗球上（也称 Bobath 球）活动，可以降低躯干肌肉的痉挛；痉挛的肢体放在治疗球上缓慢摆动，可以缓解肢体的痉挛。

（2）牵伸：保持软组织的伸展性和适当的训练，控制不必要的肌肉活动和避免不适当用力，痉挛的发展将会得到有效的控制。例如，每日持续数小时的静力牵伸，可使亢进的反射降低。站立对髋关节屈肌、膝关节屈肌和踝关节屈肌是另一形式的静态牵伸，可降低牵张反射的兴奋性。

（3）手法治疗：对痉挛肢体的关节实施手法牵拉，可以缓解肌肉的痉挛，改善关节的活动范围。手法牵拉时的力量应缓慢增加，当感觉到肌肉等软组织的抵抗时，在此位置上持续至少 15 秒，然后放松，反复进行。

3. **神经发育疗法**　可以选取其中的抗痉挛或抑制异常肌张力的方法。如 Bothath 技术中的关键点和原始反射；Brunnstrom 技术中的紧张性颈反射和紧张性迷路反射等；Rood 技术中的缓慢牵拉、肢体负重等；PNF 技术中的上肢伸展模式、下肢屈曲模式等均有较好的抗痉挛作用。

（二）物理因子治疗

许多物理因子治疗均可使肌张力得到不同程度的暂时降低，从而缓解痉挛。

1. **冷疗法**　如冰敷、冰水浸泡，将屈曲痉挛的手放在冰水中浸泡 5~10 秒后取出，反复多次后手指即可比较容易地被动松开，缓解手的屈曲痉挛；用冰敷小腿三头肌，可以缓解足的跖屈痉挛。

2. **电刺激疗法**　各种类型的直流电刺激，特别是痉挛肌群和其拮抗肌群的交替电刺激、肌电生物反馈刺激、脊髓通电等，对降低痉挛肌群的肌张力均有较好的疗效。

3. **温热疗法**　包括具有各种传导热（砂、泥、盐）、辐射热（红外线）以及内生热（微波、超短波）等的物理因子。此外，患者在具有一定水温的游泳池或哈伯德（Hubbard）浴池中接受治疗和被动活动关节，也能缓解痉挛。

（三）夹板与矫形器

如果肢体痉挛已经产生，可以通过各类夹板和矫形器来减轻痉挛。

1. **充气夹板**　将痉挛的肢体固定在良姿位，借助于充气夹板所产生的压力，持续性牵拉痉挛的肢体，达到治疗目的。

2. **矫形器**　利用低温热塑板材制作各种类型的矫形器或支具，如踝足矫形器可以控制踝关节的痉挛；功能位支具可以使前臂、腕、手关节保持在功能位；下肢外展楔形垫、坐位分腿垫可以控制下肢的伸肌痉挛模式。

七、手术处理

手术处理痉挛不是首选的方法，只有在各种非手术治疗方法均不能有效地控制痉挛时，才可以考虑手术治疗。通过手术破坏神经通路的某些部分，达到缓解痉挛的目的。常用手术方式为神经切断、高选择性脊神经后根切断、肌腱切断或延长等。

（燕铁斌）

第三节　压　疮

压疮是全球卫生保健机构面临的共同难题，严重威胁着患者的生命健康。欧洲压疮咨询小组（European Pressure Ulcer Advisory Panel，EPUAP）和美国国家压力性损伤咨询小组（National Pressure Ulcer Advisory Panel,NPUAP)在 2009 版《压疮预防和治疗临床实践指南》中将压疮定义为皮肤和/或潜在皮下组织的局限性损伤,通常位于骨隆突处,由压力(包括压力联合剪切力)所致。此定义一直沿用至 2014 版指南,2016 年美国国家压力性损伤咨询小组将压疮改为压力性损伤。许多影响因素如其他医疗器械有关的损伤等也与压疮发生有关,可表现为局部组织受损但表皮完整或开放性溃疡并可能伴有疼痛。

当局部皮肤存在受压,会导致该处血管闭塞、组织缺氧、皮肤发白。如果压力持续存在,则造成组织缺血、代谢废物聚集、细胞间隙蛋白积聚增加。此外,发生组织缺血后,由于通透性增加,会引起毛细血管漏液。以上 2 种因素导致组织水肿,灌注情况恶化,最终形成压疮。如果压力得到缓解,受压的皮肤及组织再充血、缺氧改善、灌注情况好转则压疮问题解决。

一、压疮分级系统

1. **1 期压疮** 指压不变白的红斑。局部组织表皮完整,出现非苍白性红斑,肤色深色区域可能见不到指压变白现象。局部呈现的红斑或感觉、温度或硬度变化的存在可能会先于视觉变化,颜色变化不包括紫色或褐红色变色,还可能会有疼痛、发硬、柔软、发凉或发热现象。

2. **2 期压疮** 部分真皮层的缺失。部分真皮层缺失,伤口床是有活力的;基底层呈粉红色或红色,潮湿;可能会有完整或破裂的血清性水疱;但不会暴露脂肪层和更深的组织,不存在肉芽组织、腐肉或焦痂。不良的环境、骨盆表面皮肤和足跟皮肤受剪切力的影响通常会导致损伤,该期应与潮湿相关的所致皮肤损伤如失禁性皮炎、擦伤性皮炎或创伤性伤口进行区分。

3. **3 期压疮** 全皮层缺损。全层皮肤缺损,溃疡内可呈现脂肪以及出现肉芽组织和外包(创面边缘会有卷边);可能呈现腐肉和/或焦痂;损坏组织深部因解剖位置而异,潜行和窦道可能存在,但肌肉、肌腱、筋膜韧带、骨骼和/或软骨并未外露。如果腐肉或坏死组织掩盖了组织缺损的程度,即为不可分期的压力性损伤。

4. **4 期压疮** 全层皮肤和组织的缺失。全层皮肤和组织的缺失,并带有骨骼、肌腱或肌肉等的暴露;在创面基底某些区域可见腐肉和焦痂覆盖;通常会有窦道和潜行。此期压疮可扩展至肌肉和/或支撑结构(如筋膜、肌腱或关节囊)引发骨髓炎。

5. **5 期不可分期压疮** 深度未知。全层组织缺失,创面基底部覆盖腐肉(呈黄色、棕褐色、灰色、绿色或棕色)和/或焦痂(呈棕褐色、棕色或黑色),必须去除后才有可能呈现 4 期或 3 期压疮;但对于缺血性肢体或脚后跟存在的稳定焦痂(即干燥、附着、完整,无红斑或波动感)时不建议去除。

6. **6 期深部组织压疮** 持续的非苍白性深红色、栗色或紫色变色。完整或非完整的皮肤局部区域出现持续的非苍白性深红色、栗色或紫色变色,或表皮分离后出现深色伤口或形成充血的水疱,是由压力和/或剪切力所致皮下软组织受损导致的。此部位与邻近组织相比,先出现痛感、发硬、糜烂、松软、发热或发凉等变化。在骨隆突处强烈的压力或持续的压力和剪切力会致使该压疮的出现。伤口可能会迅速发展,呈现真正的组织损伤,经过处理后或可能无组织损伤。如果出现坏死组织、皮下组织、肉芽组织、筋膜、肌肉或其他深层结构,表明全层组织损伤(不明确分期、3 期或 4 期压力性损伤)。

二、风险评估

压疮发生的危险因素包括压力、剪切力和摩擦力;潮湿环境;局部皮温升高;营养不良;运动障碍;体位受限;手术持续时间;高龄;吸烟;使用医疗器具;合并心脑血管疾病等。脊髓损伤造成患者损伤平面以下运动、感觉和自主神经功能障碍,并因肢体瘫痪使局部皮肤长时间受压或受摩擦力和剪切力的作用、局部血液循环出现血液阻滞状态、皮肤感觉减退等多种因素,导致脊髓损伤患者成为压力性损伤的高危人群。2013 版《中国压疮护理指导意见》将脊髓损伤患者列为压疮高危人群,临床护理人员应加强压疮的预防与管理。2014 年国际压力性损伤指南(第 2 版)将脊髓损伤患者作为压疮预防的特殊群体提供了推荐意见。

1. **压疮的风险预警与管理流程**
(1) 风险预警:快速准确识别压力性损伤的高危人群有助于提高医务人员对该类人群的预防与治疗

的重视程度,尽早开展有针对性的干预措施,减少相关并发症及医疗费用等。国内外学者一致认为,对患者进行全面科学的压疮风险评估是降低压疮发生率的关键。压疮风险评估是预防压疮的第一步。压疮风险评估量表可以帮助护士进行患者压疮风险的筛查与判断。常用的压疮风险评估工具有 40 多种,其中使用较广泛的是 Braden 压疮评估量表(表 1-6-1)。Braden 量表是美国 Barbara J. Braden 和 Nancy Bergstrom 等人在大量文献的基础上以压疮发生因素为架构拟定的,主要适用人群为老年人及内外科成年患者。Braden 量表对 6 个风险因素进行评估,包括感觉、潮湿、活动、移动、营养、摩擦力、剪切力。评分≤9 分为极高危,10~12 分为高危,13~14 分为中度高危,15~18 分为低度高危,得分越高,说明发生压疮的风险越低。Braden 量表中对每个分值有具体的文字描述,保证了量表有较高的内部信度。

表 1-6-1　Braden 压疮评估量表

科室＿＿＿＿＿＿　床号＿＿＿＿＿　姓名＿＿＿＿＿　性别＿＿＿＿　年龄＿＿＿＿　住院号＿＿＿＿＿＿

评估标准			分值	评估日期(日/月)				
感知能力	完全受限	对疼痛刺激无反应	1					
	非常受限	对疼痛刺激有反应,但不能用语言表达,只能用呻吟、烦躁不安表示	2					
	轻度受限	对指令性语言有反应,但不能总是用语言表达不适,或部分肢体感受疼痛能力或不适能力受损	3					
	未受限	对指令性语言有反应,无感觉受损	4					
潮湿度	持续潮湿	每次移动或翻动患者时总是看到皮肤被分泌物、尿液渍湿	1					
	非常潮湿	床单由于频繁受潮至少每班更换 1 次	2					
	偶尔潮湿	皮肤偶尔潮湿,床单约每日更换 1 次	3					
	很少潮湿	皮肤通常是干的,床单按常规时间更换	4					
活动能力	卧床不起	被限制在床上	1					
	能坐轮椅	不能步行活动,必须借助椅子或轮椅活动	2					
	扶助行走	白天偶尔步行,但距离非常短	3					
	活动自如	能自主活动,经常步行	4					
移动能力	完全受限	患者在他人帮助下方能改变体位	1					
	重度受限	偶尔能轻微改变身体或四肢的位置,但不能独立改变体位	2					
	轻度受限	只是轻微改变身体或四肢位置,可经常移动且独立进行	3					
	不受限	可独立进行随意体位的改变	4					
营养摄取能力	非常差	从未吃过完整一餐,或禁食和/或进无渣流质饮食	1					
	可能不足	每餐很少吃完,偶尔加餐或少量流质饮食或管饲饮食	2					
	充足	每餐大部分能吃完,但会经常加餐;不能经口进食患者能通过鼻饲或静脉营养补充大部分营养需求	3					
	良好	三餐基本正常	4					
摩擦力和剪切力	有问题	需要协助才能移动患者,移动患者时皮肤与床单表面没有完全托起,患者坐床上或椅子上经常会向下滑动	1					
	有潜在问题	很费力地移动患者,大部分时间能保持良好的体位,偶尔有向下滑动	2					
	无明显问题	在床上或椅子里能够独立移动,并保持良好的体位	3					
总得分								

（2）管理流程:压疮高风险人群经过评估后要纳入规范的管理流程,目的是指引临床护士规范开展工作和管理层面进行全面数据监控和质控。压疮高风险患者依据风险级别进行预防和动态评估,对于已经发生的压疮患者要进行上报和专业小组追踪,形成完整的闭环管理,为患者提供科学的治疗方法,促进压疮的愈合(图1-6-1)。

2. 压疮的高危因素　脊髓损伤患者需要长期依赖轮椅或辅助器具,皮肤评估的部位应注意患者常见的接触点,如骶骨、尾骨、臀部、足跟、坐骨、股骨转子、肘部和佩戴支具部位等;同时应注意评估医疗器械与皮肤接触的相关部位,如梯度压力袜、护颈圈、固定支架、失禁控制设备、连续加压装置、夹板、支架、尿管等。

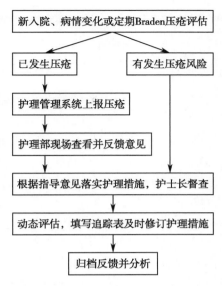

图1-6-1　压疮评估、上报、监控流程

脊髓损伤患者感觉功能减弱或移动能力受损无法主动改变体位,可能导致局部长时间受压而形成压疮。因此,合理安置压疮高危患者体位,并协助患者定时改变体位是预防压疮的必要措施。协助患者进行体位变换和移动患者时,应抬起患者身体,尽量减少摩擦力和剪切力,避免拖、拉、拽等动作。指导患者坐轮椅时应采用正确的自我减压方法,交替使用压力负荷较小的坐姿,如前倾位、左或右斜倚位、后倾位等体位,应每15~30分钟减压15~30秒,每1小时需累计减压60秒。患者坐在没有减压装置椅子上的时间,每次最长不超过2小时;若患者骶尾部或坐骨已经发生压疮时,应限制每天坐位少于3次,每次少于1小时。

脊髓损伤患者因神经源性膀胱和神经源性肠道问题,会阴部和骶尾部因大小便失禁的问题,皮肤容易处于持续潮湿的环境当中,同时由于局部血液循环出现血液阻滞状态及皮肤感觉减弱等原因,导致极易发生压疮。评估脊髓损伤患者皮肤时应注意以下问题:指压不退色红斑、局部过热、水肿、硬结(硬度)、疼痛、表皮干燥、浸润、皮肤含水量等;保持皮肤适度湿润可以保护皮肤,有利于预防压疮;保持皮肤清洁有利于预防压疮;对失禁患者及时清洁皮肤及使用皮肤保护剂预防患者皮肤浸渍,可减少皮肤潮湿感、皮肤发红,预防压疮的发生。

3. 压疮的记录与反馈

（1）描述方法三部曲:即伤口床(表1-6-2)、伤口边缘和伤口周围皮肤(表1-6-3)。

一般伤口描述:长(身体纵轴)×宽(身体横轴)×深(伤口深度)。

窦道(潜行):时钟描述法(如3点至12点有一长约4cm潜行窦道)。

表1-6-2　伤口床的描述方法

特征	描述方法
组织类型	坏死组织(%)、腐肉组织(%)、肉芽组织(%)、上皮化组织(%)
渗出液程度	干燥、低度、中度、高度
渗出液性质	稀薄、浓、混浊、化脓
渗出液颜色	粉红/红色、黄色、棕色、绿色

表1-6-3　伤口边缘和伤口周围皮肤的描述方法

特征	描述方法
伤口边缘	浸渍、脱水、卷边、纤维化、瘢痕、窦道(几点钟方向、深度)
伤口周围皮肤	浸渍、表皮脱落、皮肤干燥、胼胝、湿疹、红肿、色素沉着、蜂窝织炎、其他

（2）评估时间：保持持续的伤口评估，评估应 1 次/d；或在伤口变化时随时评估；在每次更换伤口敷料时密切观察并记录。

（3）压疮评估内容：发生部位、伤口大小、潜行、分期、部位、渗出液的颜色、量及性状、感染情况、疼痛、敷料情况、换药次数等。

（4）全身评估内容：慢性系统性疾病、全身营养状况、服用激素或免疫抑制剂、组织血流灌注情况、神经系统损害、凝血机制障碍、年龄等。

（5）其他：①伤口温度。伤口周边皮肤温度高提示可能已发生感染，伤口周边皮肤温度低可能提示局部组织循环障碍。②伤口感染。当伤口有感染征象时，进行细菌培养有助于确定病因，并制订准确的、敏感性强的抗感染治疗方案。③描述与记录要点。准确详细，成员之间描述要一致，尽量使用专业术语，结合创面实际情况和数据描述，记录完整清晰。

4. 压疮愈合评估（表 1-6-4）

（1）评估范围：分别观察和测量压疮的创面、渗出和伤口床组织类型等，并进行评分，3 个项目相加所得到的总分用于评估患者压疮愈合过程中是否好转或恶化。当存在多处压疮时，可在每个项目评分栏内标注①②③……表示每处压疮，并标明分值，但每名评估者均应明确①②③……所指部位，以防影响评估准确性。

（2）评估频次：院外带入压疮患者入院时、住院患者发生压疮初次评估时要进行首次 PUSH 评分；压疮患者住院期间每周进行评估至少 1 次；压疮痊愈时或住院期间压疮未愈者于出院时进行反馈。

（3）压疮面积（长×宽）：头至脚为纵轴，表示伤口的长度；与纵轴垂直为横轴，表示宽度，计算长×宽以估计伤口的面积（单位 cm^2）。

（4）渗液量：在揭出敷料未进行创面清洗或擦拭之前评估渗液量。

（5）创面组织类型：①4 分坏死组织。黑色、棕色、棕黑色组织牢固附着在伤口床或伤口边缘，与伤口周围皮肤附着牢固或者松软。②3 分腐肉。黄色或白色组织以条索状或者浓厚结块黏附在伤口床，也可能是黏液蛋白。③2 分肉芽组织。粉色或牛肉色组织，有光泽，湿润得像颗粒状表面。④1 分上皮组织。浅表性溃疡，有新鲜的粉色或有光泽组织生长在伤口边缘，或如数个小岛分散在溃疡表面。⑤0 分闭合或新生组织。伤口完全被上皮组织或重新生长的皮肤覆盖。

表 1-6-4　压疮愈合评估表——PUSH 测评表

姓名：_____　　性别：_____　　年龄：_____

诊断：_____　　　　　　住院号：_____

项目	评分及依据						日期/得分						
							1.2						
压疮面积（长×宽）/cm²	0	1 <0.3	2 0.3~0.6	3 0.7~1.0	4 1.1~2.0	5 2.1~3	①2						
		6 3.1~4.0	7 4.1~8.0	8 8.1~12.0	9 12.1~24	10 >24	②4						
渗液量	0 无	1 少量	2 中量	3 大量			①1 ②2						
创面组织类型	0 闭合	1 上皮组织	2 肉芽组织	3 腐肉	4 坏死组织		①2 ②3						
总分							①5 ②9						
评估者													

三、预防与治疗

1. 皮肤防护　脊髓损伤后患者出现损伤平面以下的运动、感觉、括约肌功能障碍,导致皮肤无保护性反应、皮肤血管神经功能紊乱、营养失调、皮肤潮湿,增加了压疮发生的危险因素,所以脊髓损伤患者容易出现压疮。对于脊髓损伤患者压疮的预防比治疗更有意义和重要。保持皮肤完整性是预防压疮的重要环节。流行病学研究发现,皮肤状态的改变(包括皮肤干燥和压疮存在)被一致认为是新发压疮的危险因素。通过使用压疮风险评估工具对患者进行全面的评估并进行综合分析,找到危险部位和危险因素,针对性地制订个体化的预防性皮肤护理措施。

(1) 营养支持:脊髓损伤后,机体应激反应分解代谢增加,这一改变虽有利于机体对创伤的耐受,但导致负氮平衡使机体内物质的高度消耗,蛋白质丢失过多。而营养不良既是导致压疮发生的内因之一,又可影响压疮的愈合,所以对于存在压疮风险或已发生压疮的患者,建议采用营养风险筛查(nutritional risk screening, NRS 2002)等筛查工具评估营养不良风险。由医师、护士、营养师共同为患者制订营养干预计划,对患者及其照顾者进行饮食指导,鼓励患者摄入充足的热量、蛋白质、水分、富含维生素与矿物质的平衡膳食。若通过调整饮食仍无法纠正营养不良情况,应遵医嘱为患者提供肠内、肠外营养支持。当压疮愈合不良且经筛查有营养不良风险时,应进行跨学科营养团队干预,进行全面营养评估。

(2) 潮湿的防护:潮湿可由大小便失禁、出汗等引起,导致皮肤浸渍、松软,易为剪切力和摩擦力所伤。大便失禁时由于有更多的细菌及毒素,比尿失禁更危险,这种污染物浸渍可诱发感染致使压疮情况更趋恶化。因此,护理上应注意及时处理大小便失禁,制订并实施个体化的失禁管理计划,尽量保持局部皮肤干燥。清洗时使用 pH 平衡的皮肤清洗剂,不可按摩或用力擦洗有压疮风险的皮肤,清洗后需用干毛巾轻柔擦干,保持皮肤清洁干燥。使用隔离产品使皮肤避免暴露在过度潮湿的环境及考虑使用润肤剂使干燥皮肤保持湿润,以降低压疮的风险。大便失禁患者可训练反射性排便,在患者每天早餐后,护理人员戴上手套定时给患者进行扩肛,以刺激肛门括约肌,反射性引起肠蠕动。同时让患者训练自己排便习惯,逐步恢复肛门括约肌的控制力。也可采用 OB 内置式卫生棉塞入肛门 7~9cm,根据患者大便情况进行更换。如果尿失禁是潮湿的来源,传统外引流方式为使用保鲜膜袋、尿套、尿垫、尿裤等,缺点是易脱落、导致阴茎水肿等。所以应对脊髓损伤患者膀胱功能进行评估,尽早进行膀胱功能训练和间歇导尿以减少失禁的发生。除功能训练外,还应采取包括心理、行为、饮食管理等在内的综合性干预措施。

2. 体位摆放与减压　压力是造成压疮的最主要因素,只要施加足够压力并维持足够长的时间,任何部位都可发生溃疡,所以解除压迫是防治压疮的主要原则。选取合适的支撑面和间歇性解除压力是恢复受压部位的血液供应、预防压疮的关键和有效措施,同时也是避免压疮患者局部恶化的措施。

(1) 体位摆放:除非有禁忌证,否则应对所有有压疮风险或有压疮的患者定时进行体位变换,以缩短患者身体脆弱部位的受压时间和减轻受压程度,有助于保证患者的舒适、卫生和维护尊严,有利于功能恢复。除病情或治疗需要外,避免患者长时间处于床头抬高超过 30° 的体位,侧卧位时应保持背部与水平床面成 30°~40° 夹角,以减小剪切力;侧卧翻身时应留有足够的翻转空间。呈俯卧体位时,患者出现面部压疮的风险会升高,应使用压力再分布垫来垫起面部和身体的各个受压点,并在每次翻身时对俯卧位时可能有压疮风险的其他身体区域进行评估。避免患者足跟与床面直接接触,使用足跟托起装置沿小腿分散整个腿部的重量或使用泡沫垫沿小腿全长将足跟抬起,以完全解除足跟部压力,但不可将压力作用在跟腱,患者膝关节应呈轻度(5°~10°)屈曲,膝关节过伸有可能会诱发患者发生深静脉血栓。避免患者有指压不变白红斑的骨隆突处受压,指压不变白红斑是压疮损伤的早期表现。若摆放体位时直接让已有指压不变白红斑处成为着力点,压力和/或剪切力将进一步阻塞该处皮肤血供,因而使损伤进一步恶化,并导致更为严重的压疮形成。避免让患者的皮肤受压力和剪切力的作用,避免将患者直接置于医疗器械上,不要让患者坐在便盆上过久。

当患者采取坐姿时,坐骨承受着巨大压力。脊髓损伤患者瘫痪的下肢则压力持续存在而不能解除,原因是下肢小幅不自主活动(这种活动使血流流向组织)不复存在。为患者选择一种可以接受的坐姿,尽可能减轻作用于皮肤和软组织的剪切力和压力；调整座位倾斜度，以防止患者从轮椅或椅子上向前滑脱；调整踏板和扶手，以维持合适的姿势，使压力得到再分布；调整踏板高度，通过将大腿放置在略低于水平位的位置，使骨盆前倾，确保双足得到合适的支撑。

（2）体位变换：在帮助患者翻身时，动作要轻柔，尽量避免拖、拉、拽、推等动作，以防擦伤皮肤，并应尽量避免独立搬运重症患者。患者坐位时需 0.5~1 小时减压一次，每次减压至少 30 秒；卧位时 1~2 小时翻身一次，出现皮肤发红时需 1 小时翻身一次。对经常坐轮椅的患者，为了防止坐骨结节发生压疮，应要求患者采用气坐垫，且每 30 分钟指导患者进行臀部减压一次，减压时间持续 1 分钟。

体位变换的频率，不仅要考虑到正在使用中的压力和支撑面，还要根据患者的组织耐受度、活动及移动能力、总体医疗状况、全部治疗目标、皮肤状况和舒适度等来确定。国际压疮指南建议：依据患者的个体状况制订个体的翻身方案。并且应使用翻身记录表记录每次翻身的时间、卧位情况及皮肤情况，这样也有利于及时发现问题，及时解决。

（3）减压用具的应用：减压用具主要包括防压疮脂肪垫、防压疮气垫床、体位垫等。

1）防压疮脂肪垫的应用：脂肪垫的材质是 AKTON 黏弹性聚合脂，其密度与人体软组织等效，类似于给人体额外增加一层起保护作用的脂肪组织。脂肪垫能够充分均散压力，具有较好的横向延展性，充分顺应骨突部位的移动，有效缓解剪切力和摩擦力。脂肪垫使用时直接放置在医院和居家普通护理床垫上，可长时间使用，能够有效地预防压疮以及促进已患压疮的愈合。

2）防压疮气垫床的应用：使用防压疮气垫床可以通过规律循环、交替充放气的方式，不断改变患者受压部位的受压点，缩短局部受压的时间；同时可增加身体与床面的接触点和接触面积，以分解身体自身重力对骨突出部位产生的压力。

3）各种体位垫的应用：受压严重的局部可使用减压垫、软枕、海绵或者自制减压球等，能起到使局部压力得到缓冲减小的作用。不建议应用圆形气垫圈做压疮减压用具，因为充气的气圈可压迫阻断皮肤的静脉回流，使原本骨骼突出部（点）受压，变为气垫圈内接触面受压，导致局部血液循环受阻，造成静脉充血与水肿，使气垫圈压迫范围内皮肤呈淤血状态；同时妨碍汗液蒸发而刺激皮肤，更不利于皮肤血液循环，特别是水肿和肥胖者不宜使用。

4）预防性敷料的应用：在经常受摩擦力与剪切力的骨隆突处可以使用聚氨酯泡沫敷料预防压疮，选择预防性敷料时要考虑：①控制微环境的能力；②贴敷及移除的容易程度；③定期评估皮肤的状况；④适合解剖部位的贴敷；⑤合适的尺寸。需要强调的是使用预防性敷料时，必须继续使用其他压疮预防措施。每次更换敷料时或至少每天评估皮肤有无压疮形成迹象，并证实目前的预防性敷料应用策略是合适的。若敷料出现破损、错位、松动或潮湿，应立即更换，去除黏胶类敷料时，可使用黏胶去除剂或沿顺毛发、平行 0° 方向移除敷料，以免导致皮肤损伤。

3. 压疮的治疗   常用的压疮治疗方法如下。

（1）创面基础处理：压疮创面处理的第一步是通过清除表面残留物和敷料残留物，使创面充分暴露，以便能够更好地观察、评估与治疗。清除残留物的方法常规推荐使用生理盐水冲洗，且要保证使用足够压力的冲洗液清洗创面，但要避免损伤组织或将细菌冲入伤口内。如患者伤口存在易感染因素，考虑使用消毒技术处理。对于压疮创面或边缘的失活组织，在伤口充分灌注的前提下可将无活力或坏死的组织进行清创，直至伤口再无失活组织且有肉芽组织覆盖，如有需要可留取标本进行检验分析处理。常用的清创方法有外科清创术清创、保守锐性清创、自溶清创、酶促清创、生物清创等。根据患者创面的情况可以联合使用多种清创方法，或为患者选择最佳的清创方法。若创面无须紧急临床引流或去除失活组织，则推荐使用机械、自溶、酶促和/或生物方法清创；对于创面有广泛坏死且持续进展的蜂窝组织炎并有捻发音、波动感时，和/或继发于压疮相关感染的败血症时，则推荐进行外科和/或锐性清创，选用的器械必须无菌。在对难治性压疮创面清创前须充分评估患者有无供血障碍、免疫缺陷、全身感染及出、凝血情况等，注意把控清创的禁忌证，保证患者的生命安全。对于伴有潜行、窦道形成和/或不宜用外科手术之外其他方法予以清除组织坏死的第 3、第 4 期压疮患者，要根据具体情况对诊疗目标进行评估和清创处理。对于下肢压疮清创前，还须全面评估血管情况，以判断动脉状态和/或供血是否充足以供伤口愈合。在每次更换敷料时,应对有牢固、坚硬、干燥焦痂的压疮进行充分评估,确保创面无感染。

(2) 感染创面的处理:在压疮创面面积大或深度深、肉芽组织不新鲜、异味重、创面2周无愈合迹象;压疮周围皮温高、引流量增多、坏死组织增多,引流物性状不佳;或患者合并糖尿病、全身营养状况不良等疾病时需高度怀疑为感染创面。临床中患者表现为炎症的症状体征、压疮迁延不愈、创面出现脓性分泌物且渗液增多。对于感染创面需要留取组织进行活检判定生物膜存在与否,并根据细菌培养结果首先使用敏感抗生素进行抗感染治疗,改善患者营养状态并控制患者血糖在正常较低水平以促进伤口修复。此外,创面需使用合适的局部消毒灭菌剂进行持续清创,对于重度污染或感染性压疮,可以考虑使用磺胺嘧啶银彻底清创,敷料也需考虑抗菌敷料并且增加更换敷料的频次。

(3) 敷料的选择:伤口敷料治疗压疮的方法繁多,目的旨在减轻造成损伤发展的条件,能够达到支撑表面、重新定位和营养支持的作用,同时保护伤口免受污染及创造无菌的伤口环境,达到促进伤口愈合及组织愈合。伤口湿性愈合数据表明水状胶体或泡沫敷料在减少伤口大小方面,以及更换敷料时疼痛不适感方面明显优于纱布敷料;若组织接触面湿润,则纱布敷料可以使用在外层以降低医疗费用。临床中针对浅表、渗出少的压疮使用水凝胶敷料,处理没有明显深度和轮廓的压疮时也可以使用水凝胶敷料。泡沫敷料可以提供一个密闭温润的环境,有利于新鲜肉芽组织生长爬皮;透明膜敷料旨在降低受压骨突处或脆弱皮肤的压力,不可用于中、重度渗出性压疮的治疗;对于怀疑或已确定的感染伤口可以使用银离子敷料,能够有效处理临床感染及减少细菌定植,促进压疮愈合;藻酸盐敷料治疗中、重度的渗出性压疮;针对感染性压疮应联合使用敷料。

(4) 物理因子疗法:普通类型的物理因子疗法来自光谱电磁的能量(如电刺激、磁场、脉冲式射频能量及光疗)、声能(高频或低频超声波)和机械能(真空能量、动能和环境能量,环境能量主要是高压氧治疗和局部氧疗)。对于采用物理因子疗法前必须充分评估患者伤口创面情况,确认创面充分清洁,防止物理因子在促进炎性吸收的同时也促进创面对水分的吸收而不利于伤口愈合。

1) 光疗:紫外线小剂量时可促进组织再生、改善局部血运,一般用于压疮早期或清洁新鲜的伤口;而较大剂量时可使创面分泌物和坏死组织脱落,同时具有灭菌及降低细菌负荷的作用。红外线、激光目前治疗压疮的证据不充分,不建议作为常规治疗。

2) 电刺激:电刺激可以促进蛋白合成、促进局部血管增生、使毛细血管密度增高、改善局部供血供氧,从而加快组织修复,促进慢性创面伤口愈合。

3) 声能:超声波能刺激巨噬细胞释放生长因子和趋化因子,可促进损伤部位新生结缔组织的生长。超声还能促进慢性缺血肌肉内毛细血管的生成、加快局部循环恢复、促进创面修复,可作为感染压疮的辅助治疗。

4) 负压治疗:负压治疗用于深度3期、4期压疮的早期治疗,但必须要保证清创充分、无坏死或恶性伤口,未经处理的凝血疾病、骨髓炎、局部或全身临床感染患者的伤口不建议使用。

5) 局部氧疗:压力性损伤局部氧疗的原理是提高局部毛细血管的氧含量、改善血液循环、减轻炎症、加强有氧代谢、促进受损细胞的恢复,此外氧气还可使创面保持干燥,促进结痂,有利于愈合。

(5) 减压:具体方法参考"体位摆放与减压"部分。

(6) 生物敷料应用:生物敷料包括皮肤替代物、异种移植、同种异体移植及胶原敷料等。目前没有证据支持或反对应用生物敷料治疗压疮,所以临床不推荐使用。

(7) 生长因子治疗:伤口创面较清洁,但肉芽组织生长过慢可局部考虑使用碱性成纤维细胞生长因子(bFGF)、重组人表皮生长因子外用溶液等,以促进伤口愈合。

(8) 外科手术治疗:对长期保守治疗不愈、创面肉芽老化、周围瘢痕组织形成,或合并骨关节感染、深部窦道形成,而全身情况良好者应考虑手术治疗,但应严格把握手术指征,改善患者全身营养状况并做好术前准备。常规手术方法有直接闭合、皮肤移植等。

(9) 药物治疗:常用药物包括血小板源性生长因子(PDGF)、胰岛素、阿托伐他汀、多聚脱氧核糖核苷酸(PDRN)、西地那非、蒙脱石散等。

(10) 营养治疗:营养支持包括维生素C补充、蛋白质补充、口服激素等。

4. 压疮患者进行康复治疗时应注意的事项

（1）避免压力、摩擦力、剪切力对皮肤的伤害（包括关节运动肌肉收缩对皮肤的牵扯）。

（2）进行物理因子治疗前应评估患者伤口创面情况,确认创面充分清洁。

四、健康教育

对于患者而言,压疮的防治是长期的,甚至将伴随终身。因此,对患者及家属做好健康教育,让他们认识到压疮的危害以及预防压疮的重要性显得尤为重要。可在住院期间教育患者及家属,使其了解压疮防治的重要性,学习压疮防治的基本方法,出院后注意避免压力、摩擦力、剪切力对皮肤的伤害,避免潮湿对皮肤的刺激,保证全身营养,坚持运动训练,以防止压疮的复发。

及时对患者及家属进行宣教,取得患者及家属对压疮预防措施的了解和配合,是预防压疮成功的重要因素。在患者入院和病情发生变化时,及时通过使用压疮风险评估工具对患者进行全面的评估并进行综合分析,同时与患者及家属进行有效沟通,鼓励其积极配合治疗,帮助患者树立信心,及时关注患者和家属的情绪、心态变化,消除其负面情绪。根据评估情况,给予患者及家属健康指导,向他们讲解压疮的发生、发展及预防和护理知识,使患者及家属掌握预防压疮的知识和技能,积极有效地参与或独立地采取预防压疮的措施。

因脊髓损伤患者瘫痪部位会出现感觉障碍,感觉信号传递不到大脑,受伤平面以下的皮肤痛觉、触觉、温度感觉会减弱或消失,患者在使用热水袋、热垫、电褥子等热装置时,若直接放在其皮肤表面或压疮上,会提高该部位的代谢速度,引起皮肤出汗,降低该处组织对压力的耐受程度,不仅容易造成烫伤且压疮创面难以愈合。因此,对患者及家属宣教如何避免烫伤的发生、烫伤后的紧急处理应作为健康教育的重点内容之一。

五、前沿与进展

压疮为长期卧床者常见的并发症之一,可导致患者疾病恢复延期、严重感染甚至死亡。压疮作为一类迁延难愈的皮肤破损类疾病,预防远比治疗更为重要。近年来,国内外在压疮的防治方面提出了许多新概念、新方法。2016 年 4 月 13 日 NPUAP 宣布将术语"压力性溃疡"改为"压力性损伤",并对其分期进行更新;2019 年欧洲压疮咨询小组、美国国家压力性损伤咨询小组和泛太平洋压力性损伤联合会发布了《压疮/压力性损伤的预防和治疗:临床实践指南》,为临床的压疮管理提供了帮助。应用干细胞疗法治疗难治性创面的研究也已经开展,期待这一技术能为难治性压疮提供新的治疗手段。

（黄晓琳）

第四节   关 节 挛 缩

关节挛缩(joint contracture)是一种以主动或被动状态下关节活动范围(range of motion, ROM;又称关节活动度)减少为典型特征的临床常见功能障碍。导致关节挛缩最常见的原因是关节制动,此外,关节创伤、关节炎或中枢神经系统损伤也会导致关节挛缩。关节挛缩会影响患者的运动功能、日常生活活动以及护理。

一、分类

1. 关节源性挛缩   关节源性挛缩是指由关节本身结构(如关节软骨、滑膜或关节囊等)的病变引起的挛缩,首发因素通常为急性损伤、退行性病变、炎症或感染等,可进展为屈曲畸形或伸展畸形。

2. 肌源性挛缩   肌源性挛缩是指由肌肉组织内在的病变或外在的影响因素引起的挛缩。内在因素包括肌肉的炎症、退变或创伤引起的肌肉结构改变;外在因素又称继发性因素,包括脑卒中、脊髓损伤、制动等。Volkmann 挛缩又称缺血性肌挛缩,是四肢骨折及其他严重外伤患者的晚期并发症(骨筋膜室综合征)的严重后果。由于这些患者上、下肢的血液供应不足或包扎过紧超过一定时限,肢体肌群缺血而坏死,最终导致纤维化,形成瘢痕组织,肌肉逐渐挛缩而形成特有畸形。提高对骨筋膜室综合征的认识并予以正确处理是预防缺血性肌挛缩发生的关键。缺血性肌挛缩一旦发生则难以治疗,会导致患者肢体功能严重损害,致残率高。

3. **软组织源性挛缩**　软组织源性挛缩是指关节周围软组织、皮肤及皮下组织、肌腱及韧带等病变引起的挛缩,常见原因包括皮肤烧伤、瘢痕形成、瘢痕挛缩、韧带挛缩等。迪皮特朗(Dupuytren)挛缩是一种常见的软组织源性挛缩,病变主要侵犯掌腱膜,表现为手指关节的屈曲挛缩,最常见的关节是掌指关节(MCP)和近端指间关节(PIP),表现为掌腱膜上有纤维化结节。随着疾病的进展,结节的大小会增加,有时会持续数年并形成病理纤维性带。

二、原因

1. **制动**　长时间的制动是导致关节挛缩的首要原因。受伤后不适当的外固定、超时间的外固定可能会使得静脉和淋巴回流受阻和细胞分子生物学水平的变化,关节周围肌肉延展性降低以及关节周围软组织粘连,都可能会引起关节挛缩的发生。研究表明,监护病房(ICU)患者住院 2 周后有 34% 会出现明显的关节挛缩,23% 患者在出院时会出现永久性关节挛缩,且每名发病者平均有 2.6 个关节会发生挛缩。

2. **外伤**　关节周围受到外伤后引起关节面骨折、关节面不平整、关节囊损伤及关节周围组织损伤;创伤后血肿纤维化与瘢痕粘连、关节囊及附近组织的粘连与挛缩,肌腱上下滑移幅度缩小,导致关节活动范围减少等都有可能引起关节挛缩的发生。

3. **神经系统疾病**　研究表明,挛缩是多种神经系统疾病导致的并发症之一。如脑卒中、脊髓损伤、脑外伤及脑瘫等疾病,患者发病后关节缺乏活动、肌肉和肌腱短缩、关节周围软组织纤维化、肌肉痉挛等导致关节挛缩。

4. **遗传学因素**　某些关节挛缩属于先天性疾病,具有高度临床异质性和遗传异质性。例如,某些远端关节挛缩症,可能是致病基因突变影响蛋白的修饰和组装等,导致异常蛋白大量产生,进而影响肌肉的正常功能。BMP 信号通路出现异常也可导致关节挛缩症。

5. **其他**　除了以上几种原因之外,关节挛缩的发生还可能与患者年龄、存在的基础疾病以及日常生活中的不良坐卧位姿势等习惯有关。

三、发病机制

1. **失用性肌萎缩发病机制**　失用性肌萎缩所导致的挛缩的病理机制包括泛素-蛋白酶体依赖性途径、半胱天冬酶系统途径和基质金属蛋白酶途径 3 种蛋白水解途径。

(1) 泛素-蛋白酶体依赖性途径:多聚泛素化包括泛素激活酶(E1)、泛素结合酶(E2)和泛素蛋白连接酶(E3)的顺序作用在失用性骨骼肌萎缩中起关键作用。研究表明,泛素蛋白连接酶包括肌肉萎缩性 F-box 蛋白(MAFbx 或 Atrogin-1)和肌肉环指-1 蛋白(MuRF-1)等,在各种病理和生理条件下均参与骨骼肌萎缩的调节。而胰岛素样生长因子 1(IGF-1)、磷脂酰肌醇 3 激酶(PI3K)和蛋白激酶 B(Akt)是激活 MAFbx 和 MuRF-1 的主要信号途径。当发生肌肉萎缩时,PI3K 和 Akt 途径被抑制,去磷酸化的 FoxO 返回细胞核,从而促进 MAFbx、MuRF-1 和某些促凋亡基因的转录。MuRF-1 的一条关键途径,即核因子 κB 激酶抑制剂(IKKb/NF-κB),它可以调节许多细胞基因的表达,并且是失用性肌萎缩过程中的重要信号转录因子。而在临床上,蛋白酶体抑制剂 MG132 通过抑制 MAFbx 和 MuRF-1 的表达,并进一步抑制 NF-κB 途径,促进了因制动引起的失用性肌萎缩的恢复。

(2) 半胱天冬酶系统途径:半胱天冬酶系统途径在诱导肌细胞凋亡中起重要作用。胱天蛋白酶(caspase)是一类半胱氨酸蛋白水解酶,具有半胱氨酸激活位点和底物裂解位点。Caspase 家族的一个重要的共同点就是特异性地断开目的蛋白天冬氨酸残基后的肽链。Caspase 是细胞凋亡的核心成分,在程序性细胞死亡中起到重要作用。研究表明,caspase-3 通过凋亡和炎性途径在诱导肌肉失用性萎缩中起关键作用。这种高水平的半胱天冬酶系统介导的细胞凋亡可能是失用性肌萎缩和恶化的重要原因之一。

（3）基质金属蛋白酶途径：基质金属蛋白酶（MMP）是细胞外锌依赖性内肽酶，根据其不同的结构域和底物，可分为明胶酶、基质降解剂、基质溶素、弗林蛋白酶激活的 MMP 和其他分泌的 MMP 等。MMP 途径在关节制动后再移动期间发生的肌肉萎缩过程中起一定作用。在制动引起的关节挛缩中，MMP-2 是主要因素。

2. **细胞因子** 成肌纤维细胞在瘢痕挛缩中起关键作用。已经证明，成肌纤维细胞以及炎性细胞、成纤维细胞、内皮细胞、上皮细胞分泌转化生长因子 β1（TGF-β1）和其他细胞因子，可以通过正调节环促进持续的成纤维细胞活化。在伤口修复阶段，收缩可以闭合原始伤口并减少面积。但是，伤口愈合后继续收缩，就会形成瘢痕挛缩。碱性成纤维细胞生长因子（bFGF/FGF2）、表皮生长因子（EGF）、干扰素-γ（IFN-γ）、白介素 10（IL-10）、前列腺素 E_2（PGE_2）、eIF6 和 TGF-β3 可以抑制 α 平滑肌肌动蛋白（α-SMA）表达和细胞外基质（ECM）合成。bFGF 通过拮抗 TGF-β1 抑制成肌纤维细胞功能和 α-SMA 表达。EGF 可以通过减弱 TGF-β1 的自体释放来负调控 TGF-β1 在诱导成肌纤维细胞收缩中的作用。IFN-γ 和 IL-1β 诱导成肌纤维细胞凋亡并拮抗 TGF-β1 的调控和产生。此外，TGF-β3 在 3-D 修复模型中对成肌纤维细胞具有抑制作用。

3. **骨骼肌纤维化** 骨骼肌组织纤维化也是导致关节挛缩期间肌肉组织发生的另一种病理变化。骨骼肌的延展性取决于胶原蛋白的含量和纤维蛋白的排列。当胶原在上皮等结缔组织中过度表达和积累时，会导致骨骼肌缺氧，从而引起关节挛缩。在骨骼肌纤维化的生化过程中，α-SMA、白介素蛋白和 mRNA 表达水平固定组中的 1β（IL-1β）、转化生长因子 β1 mRNA、Ⅰ型胶原和Ⅲ型胶原显著增高。在固定的早期阶段，巨噬细胞上调 IL-1β 和 TGF-β1 可能促进成纤维细胞分化，并造成肌肉挛缩。此外，缺氧诱导因子 1α（HIF-1α）的蛋白表达和 mRNA 水平也明显升高。

4. **Dupuytren 挛缩的发病机制** 人体中的胶原蛋白有两种形式，即原纤维和非原纤维。最常见的类型是原纤维，包括在皮肤、肌腱、血管和骨骼中发现的Ⅰ型胶原蛋白。在软骨中主要是Ⅱ型胶原蛋白。Ⅲ型胶原蛋白被认为是网状纤维的主要成分，而网状纤维是由成纤维细胞合成的。通常在手的组织中主要是Ⅰ型胶原蛋白。但是，在 Dupuytren 挛缩中，Ⅰ型胶原蛋白会被Ⅲ型胶原蛋白取代。在遗传学中，Wnt 信号通路调节成纤维细胞的增殖。在 Dupuytren 挛缩中，该途径变得过度刺激，导致纤维化侵入真皮，从而发生挛缩。而由于慢性缺血和对手可能的重复性微损伤所致的炎症反应，会产生超氧化物自由基和过氧化氢，从而破坏血管周围的结缔组织。为了修复结缔组织，成纤维细胞会入侵该部位，而成纤维细胞被刺激后，导致了Ⅲ型胶原蛋白的增加。

四、治疗方法

1. 运动治疗

（1）被动牵伸（passive stretching）：是预防制动患者发生关节挛缩的常用治疗方法，也是发生关节挛缩后首选的非手术治疗方法。Willians 等研究发现 30 分钟的被动牵伸可以有效预防肌小节丢失和肌肉萎缩，从而维持关节活动范围。此外，Morris 等研究发现，对住在 ICU 的急性呼吸衰竭患者早期进行被动牵伸活动可以加速其离床时间和缩短 ICU 住院时间。还有研究发现，接受低频次被动牵伸的患者比接受高频次被动牵伸的患者更容易观察到肌肉挛缩，被动牵伸与痉挛的严重程度显著相关。但是与上述结论相反的是，Katalinic 等对 Cochrane 数据库中 35 项研究进行分析发现，被动牵伸对维持关节活动性没有临床相关作用。

（2）持续被动活动（continuous passive motion，CPM）：许多研究探讨了 CPM 作为辅助物理治疗措施在挛缩管理中的应用。Griffiths 等发现 CPM 可以减少蛋白丢失和肌纤维萎缩，但是进一步研究发现 CPM 虽然可以保护肌纤维的结构，但是无法阻止肌肉萎缩。Chaudhry 和 Bhandari 发表了一篇 Cochrane 综述表明，CPM 在全膝置换术（TKA）后预防膝关节挛缩方面的作用缺乏有力证据，不建议把 CPM 作为 TKA 后的常规物理治疗方法。

2. 石膏矫正法（serial casting） 是指利用石膏固定的方法持续矫正挛缩或畸形的关节，通常用于

预防和治疗关节挛缩、管理足跟溃疡以及脑外伤后过度屈曲畸形的患者,可以和肉毒毒素注射联合使用。石膏矫正法还可以成功预防严重脑外伤患者出现马蹄内翻足畸形。Singer 等对 16 例脑外伤后出现马蹄内翻足畸形的患者进行石膏矫正治疗,其中有 10 例患者取得了令人满意的疗效。Pohl 等研究发现石膏矫正法可以在短期内改善痉挛性脑瘫患者的关节活动范围。

3. 矫形器

(1) 静力型或固定角度矫形器:静态矫形器是应用应力松弛原理,早期可将肢体维持在保护位,可以保持韧带及关节囊长度,同时也有利于创面愈合。如颈矫形器,可以预防颈部植皮后的瘢痕挛缩;膝踝足矫形器可以防止膝踝关节挛缩。

(2) 动力型矫形器:动力型矫形器内置有弹簧或橡皮带等动力装置,产生作用于关节的扭矩,并可调节力矩的大小。其应用人体软组织蠕变原理,通过维持组织末端的弹性极限,使组织放松而被逐渐牵拉。动力型矫形器可以使关节周围的肌腱、韧带、关节囊被动拉长并重新排列,在牵伸组织的同时,辅助功能训练,保持关节 ROM,防止挛缩发生。如借助弹性材料制作的动态张口训练器,在牵伸口轮匝肌的同时,辅助口周肌群的张合训练,预防口部畸形。

4. 物理因子治疗 可以采用神经肌肉电刺激、超声波、光疗、高频电疗、热疗、体外冲击波疗法等物理因子治疗方法,增强关节周围组织的弹性,改善局部血液循环,减轻关节挛缩。

(1) 神经肌肉电刺激:对急性重症患者使用神经肌肉电刺激可以有效预防肌肉萎缩和防止关节挛缩。但是,单独使用神经肌肉电刺激对于患者的康复进程是不利的。Williams 等对兔子的比目鱼肌进行研究发现,与单纯制动相比,在肌肉短缩位进行神经肌肉电刺激可以加速肌小节的丢失。Pandyan 等研究发现神经肌肉电刺激对关节活动范围的改善只是暂时性的,2 周后随访发现关节活动范围恢复到基线水平。

(2) 超声波:超声波可以使肌肉松弛、肌张力降低;而较大剂量的超声波可使结缔组织的软化、消散、伸展性增加。同时,超声波还能提高皮肤血管的通透性,使皮肤轻微充血,增强皮肤汗腺分泌,促进皮肤排泄功能,增强真皮再生能力,加速氧化还原过程,提高皮肤保护性屏障,软化瘢痕,松解粘连。

(3) 光疗:长波红外线穿透皮肤组织深度为 0.05～1mm,短波红外线穿入组织较深,为 1～10mm。红外线疗法可以改善血液循环、促进组织修复、软化瘢痕、松解粘连、缓解痉挛以及产生镇痛作用。激光治疗是治疗烧伤瘢痕的有效方法,Willows 等研究发现激光治疗在改善烧伤瘢痕的外观、色素沉着、血管形成、瘢痕组织的柔韧性和厚度方面疗效显著。根据瘢痕组织的特点可以选择不同类型的激光和光源,例如治疗由于增生性瘢痕所导致的挛缩时可以选用剥脱性点阵激光。

(4) 高频电疗法:高频电流具有温热效应和非热效应。其中超短波、微波的温热效应具有改善局部血液循环、镇痛(直接和间接的对因作用)、消散炎症(无菌、有菌炎症均可)以及降低肌张力(包括骨骼肌、平滑肌、纤维结缔组织)的功效。

(5) 热疗:热疗包括蜡疗及热敷等。热刺激作用于皮肤,可使皮肤血管扩张、增加血液循环、增加胶原纤维的弹性、改善皮肤延展性,从而达到软化瘢痕、松解粘连、减轻关节挛缩的作用。同时,热刺激能缓解病理性的肌肉痉挛,主要通过作用于肌梭,使其减少发放冲动的频率;温热还能通过对疼痛的抑制来缓解疼痛引起的肌紧张和肌痉挛。

(6) 体外冲击波疗法(extracorporeal shock wave therapy,ESWT):可以有效治疗烧伤后瘢痕增生,主要作用机制是降低 TGF-β1、α-SMA 和 I 型胶原蛋白的表达;调节分泌和合成一氧化氮(NO),增加创面局部血流;增加细胞膜通透性,破坏受损组织,诱导新的组织形成。此外,ESWT 还可以缓解疼痛和降低痉挛,从而进一步改善关节活动范围,预防和治疗关节挛缩。

5. 药物治疗 肉毒毒素注射通过抑制突触前乙酰胆碱的释放,从而造成肌肉暂时性瘫痪,可以有效降低肌肉痉挛、预防和改善关节挛缩。肉毒毒素注射治疗可以和石膏矫正法联合使用。富马酸酮替芬可以有效减轻关节囊纤维化,减慢关节固定过程中关节挛缩的进展。中药蒸熏处理可以软化瘢痕、松解粘连,促进血液循环;非甾体抗炎药可以常规处理疼痛、炎症反应。

6. Dupuytren 挛缩的治疗 目前尚无可永久性治愈 Dupuytren 挛缩的方法,根据患者的治疗目标可通过外科手术缓解症状;可以采用早期干预措施,例如拉伸和按摩以预防挛缩;也可通过非侵入性针头腱膜切开术,将针头插入腱膜中,并切断纤维以缓解挛缩;还可以使用另一种非侵入性方法,即胶原酶注射,向病变组织中注射胶原酶,利用胶原酶来分解胶原,同时医师施加压力使手指收缩以促进组织的破裂。

7. Volkmann 挛缩的治疗   对中、重型患者尽早采取神经、肌肉松解减压术可最大限度地预防肌肉失神经支配引起的萎缩,有利于改善血液循环、减轻组织压力、终止病变的继续发展。若单纯软组织松解术不能使腕指或踝关节伸展至功能位,可二期行肌腱延长术和肌腱移位术。临床上可以通过临床分型判断下肢缺血性肌挛缩病变的程度和发展趋势,进而作为选择合适的治疗方案、手术时机及判断预后的理论依据。

8. 手术治疗   股四头肌成形术是一种有效的针对关节挛缩的手术治疗方法,但由于创口较大,容易发生术后出血、血肿机化以及炎性反应等并发症。随着微创手术的发展,目前关节镜下手术治疗已成为关节挛缩的一种很重要的治疗方式。关节镜下松解术具有创伤小、瘢痕小、患者痛苦较轻等优点,但也有一定的局限性,例如当患者同时存在关节外肌肉、肌腱挛缩时,单独进行关节内松解效果不佳,而在行关节松解术的同时介入手法治疗,效果会十分明显。因此我们建议根据患者病情的严重程度,将手术治疗与手法治疗相结合,达到最佳疗效。常见治疗关节挛缩的手术方式见表1-6-5。

表 1-6-5   挛缩的病因学及手术治疗方式

关节	病因学	手术方式	结局	并发症
肩关节	手术后(n=33)、骨折非手术治疗(n=6)、特发性(n=11)	关节镜下关节囊松解术	关节活动范围显著改善	4例患者持续性出现关节僵硬,需要进行开放性关节囊松解术;1例患者需要行肩胛下肌 Z 型整形术
肘关节	创伤后	关节镜下关节囊松解术	屈曲挛缩从38°改善至3°旋后挛缩从45°改善至84°所有患者疼痛减轻	1例患者出现永久性骨间后神经瘫痪;1例患者出现复发性肘关节僵硬,3 周后行全麻下手法松解,僵硬改善
	创伤后	开放性关节囊松解术	屈曲挛缩降低至术后平均水平(19°,改善61%)	3例患者出现暂时性神经瘫痪,不久后自愈
膝关节	创伤后屈曲或伸直受限	关节镜下关节松解术	常规关节纤维化患者屈曲改善38°,伸直改善11°髌下挛缩综合征患者屈曲改善31°,伸直改善14°	4例患者有持续性僵硬需要进行开放性手术松解
踝关节	特发性或其他未累及肌肉或肌腱的疾病(n=43),神经肌肉或其他疾病(n=52)	跟腱横向切开延长术	背屈改善27°AOFAS 评分从42 分提高至67 分患者满意度:7.2/10	2例脑瘫患者畸形复发,需要二次手术延长
		跟腱三段半切延长术	18例患者(25 例踝关节)参与研究,踝关节背屈矫正范围在15°~55°之间	2年时,2例患者复发(8%),没有出现跟腱断裂
	脑瘫及痉挛性踝关节马蹄内翻畸形	跟腱开放性 Z 形延长术	Z 形延长术与三段半切延长术没有显著差异	三段半切延长术后有43%需要长期使用护具保护,Z 形延长术后有53%需要长期使用护具保护,两者之间的差异无统计学意义

(许光旭)

第五节 膀胱和直肠控制障碍

一、概述

随着医学发展,人们对健康的需求逐渐从关注疾病本身或疾病所导致的功能障碍层面,提高至关注功能障碍导致的日常生活能力和生活质量下降等方面。膀胱和直肠功能障碍既往多指支配和控制膀胱和直肠的中枢和/或周围神经损伤引起的神经源性膀胱和直肠功能障碍,导致膀胱尿路和直肠不能维持其正常的储尿、控便和排尿、排便功能。近年来,盆底支持结构缺损、损伤及功能障碍所致的盆腔器官位置或功能异常等盆底功能障碍性疾病如产后尿失禁、老年性大便失禁等也得到越来越多的关注。

神经源性膀胱(neurogenic bladder)是一类由于神经系统病变导致膀胱和/或尿道功能障碍(即储尿和/或排尿功能障碍),进而产生一系列下尿路症状及并发症的疾病总称。神经源性直肠(neurogenic bowel)指支配肠道的中枢或周围神经结构受损或功能紊乱导致的排便功能障碍,若由大脑、脊髓和周围神经等疾病病变所致则表现为大便失禁或排空困难。

膀胱和直肠功能障碍的评估不仅包括病史采集、症状问卷、生活质量问卷、体格检查、手法检查等常规检查,还包括尿流动力学检查、阴道测压、肛管直肠测压、盆底超声检查、盆底动态磁共振检查、盆底肌表面肌电图检查、盆底诱发电位、排便造影、尿路造影检查、尿垫试验、结肠传输试验等检查。膀胱和直肠功能障碍的治疗手段也在常规的药物治疗、骶神经调控、手术治疗的基础上,增加了很多康复治疗的手段。除康复医学专业常见的声、光、电、热、磁等理疗治疗手段外,还包括有盆底肌 Kegel 训练、家庭功能康复器、腹部核心肌群训练、人工手法按摩、关节紊乱复位、姿势矫正训练、牵伸训练、控制训练、呼吸模式训练、有氧训练、肌内效贴等康复专业训练手段和传统医学的针灸、熏蒸等手段。

二、解剖和功能

(一)盆底肌肉和神经

1. 盆底的肌肉 盆底肌肉主要由骨盆肌和盆膈组成。骨盆肌为附着于盆壁内面的肌肉,分为闭孔内肌和梨状肌。盆膈由肛提肌、尾骨肌及盆膈上、下筋膜组成,具有承托盆腔脏器,协助排尿、排便、分娩、性生活等的功能。

2. 盆底的神经分布 骶丛分支主要有臀上神经、臀下神经、阴部神经、股后皮神经及坐骨神经等。骶交感干节后纤维部分参与组成盆丛。盆丛再发出直肠丛、膀胱丛、前列腺丛、子宫阴道丛,各自支配相应的脏器。

3. 盆底功能障碍的相关学说

(1)三腔室理论(three compartments system):女性盆底结构从垂直方向可分为前盆腔、中盆腔、后盆腔,称为三腔室理论。

(2)三水平理论(three levels of vaginal support):DeLancey 提出,女性盆底结构从水平方向可分为 3 个水平。第一水平为顶端支持,由骶韧带、子宫主韧带复合体支持子宫、阴道上 1/3;第二水平为水平支持,由耻骨宫颈筋膜水平支持膀胱、阴道上 2/3 和直肠;第三水平为远端支持,耻骨宫颈筋膜体和直肠阴道筋膜支持尿道远端。他同时提出了"吊床假说",即盆底肌就像吊床一样承托盆底内脏器官,保持盆腔器官在正常的水平位置。

(3)盆底整体理论(the integral theory):盆底功能障碍的发生是由于各种原因导致支持盆腔器官之结缔组织韧带损伤所引起的解剖结构改变,盆底有关肌肉和器官作为一个整体参与尿道闭合机制。

(二)膀胱肌肉与神经

1. 膀胱和尿道的神经支配 膀胱储尿和排尿是在自主神经(交感和副交感神经)和躯体神经以及中枢控制下相互协调完成的。膀胱逼尿肌与尿道内外括约肌的活动受到 3 种外周神经的支配。

（1）骶旁副交感神经：副交感神经节前纤维起源于脊髓的骶髓 2~4 节神经根，在坐骨棘水平进入骶前筋膜，最后融入盆丛形成盆神经，盆神经形成膀胱丛，与丛内紧靠膀胱壁的器官旁神经节或壁内神经节交换神经元，发出的节后纤维支配逼尿肌，当膀胱逼尿肌的 M 受体兴奋时，逼尿肌收缩。由于部分副交感神经节细胞位于膀胱壁内，故盆神经损伤主要引起膀胱神经支配的分散而非失神经支配（自主性膀胱）。作用于尿道的副交感神经还能使排尿期间尿道肌肉松弛，有研究认为尿道肌肉的松弛不是乙酰胆碱介导的作用，可能与一氧化氮的介导存在相关。因此，副交感神经作用为使逼尿肌收缩、内括约肌松弛、促进排尿。此外，盆神经含有来自膀胱牵张感受器的传入纤维。

（2）胸腰交感神经：由胸 11 到腰 2 脊髓节段产生的交感神经节纤维传递到交感神经节，节前纤维经腹下神经到达腹下神经节，交换神经元后发出节后纤维，通过腹下神经丛到达骶前筋膜，后加入盆神经，形成盆腔神经丛，发出膀胱分支支配平滑肌，其末梢分泌去甲肾上腺素。α肾上腺素受体主要集中在膀胱基底部和近端尿道，兴奋时可使膀胱颈平滑肌与尿道内口括约肌收缩而抑制排尿，β肾上腺素受体主要集中在膀胱体，兴奋时可使逼尿肌松弛而抑制排尿。此外，腹下神经含有来自膀胱过度膨胀和疼痛的传入纤维。

（3）躯体神经（阴部神经）：躯体神经第 3 和第 4 骶节段的前角细胞的阴部神经束传出，支配外侧的尿道括约肌、肛门括约肌和部分会阴肌。阴部神经兴奋可使尿道和肛门外括约肌收缩并维持其紧张性，这个作用受意识控制，是高级中枢抑制排尿的主要传出途径。此外，阴部神经含有传导尿道感觉和肌肉本体感觉的传入纤维。

2. 膀胱和尿道的结构解剖　膀胱和尿道的排尿控制主要由膀胱平滑肌（逼尿肌）、膀胱颈肌、后尿道平滑肌、盆腔与尿道周围横纹肌组成。膀胱壁的肌层（逼尿肌）很厚，可分为内纵、中环、外纵 3 层，但各层之间界限不明显，在膀胱颈处增厚形成尿道内括约肌。尿道内括约肌包括功能性内括约肌和解剖学外括约肌。

3. 正常排尿步骤　膀胱充盈至 100ml 时有充盈感，在 300~400ml 时，膀胱内压升高，压力超过 15cmH$_2$O，膀胱壁的压力感受器受刺激，经盆神经内的膀胱感觉纤维将传入脊髓的排尿中枢，并经薄束传至脑干的排尿中枢及额叶大脑皮质的排尿意识控制中枢。如条件允许，大脑皮质及脑干排尿中枢指挥脊髓排尿中枢引起盆神经传出纤维兴奋及腹下神经的抑制，从而反射性引起逼尿肌收缩和膀胱括约肌松弛，开始排尿。腹肌、膈肌同时参与膀胱排空。

（三）肠道肌肉与神经

1. 肠道的神经支配　肠道的运动、分泌、血流调节由胃肠道的神经系统支配。该系统可分为内在神经系统即肠源神经系统和外在神经系统即自主神经系统。临床上，根据骶髓反射是否存在而将排便障碍分为 2 种类型：上运动神经元病变导致的肠道功能障碍（upper motor neuron bowel dysfunction，UMNBD）和下运动神经元病变导致的肠道功能障碍（lower motor neuron bowel dysfunction，LMNBD）。

2. 肠道的结构解剖　直肠在第 3 骶椎水平续于乙状结肠，在穿过盆膈处移行为肛管，肛管的下端开口于肛门。直肠全长约 11cm，肛管长度约为 4cm。直肠在矢状面上分别有骶曲和会阴曲 2 个弯曲。在冠状面上，中直肠横壁在壶腹上部距离肛门 11cm，可作为直肠镜检的定位标志。肛管上部黏膜有 8~10 条纵壁，称为肛柱。肛柱下端有半月状态的皱襞相连，称为肛瓣。肛柱和肛瓣之间的间隙称为肛窦。所有肛瓣互相连接形成锯齿状的环形线，称为齿状线。齿状线下方表面平滑的环状带称为肛梳。肛梳下方有一浅沟，称为白线或 Hilton 氏线，是肛门内括约肌和外括约肌皮下部的分界。直肠和肛管的肌层为平滑肌，其中环形肌在肛管下端增厚形成肛门内括约肌。

3. 正常排便步骤　刺激直肠引起的冲动，沿盆神经中的副交感神经、腹下神经中的交感神经传至腰骶部脊髓的排便中枢（初级中枢），然后向上传至大脑皮质的高级中枢。如条件允许，大脑皮质排便中枢指挥骶髓的初级排便中枢引起盆神经传出纤维兴奋，引起降结肠、乙状结肠和直肠收缩，肛门内括约肌舒张。与此同时，阴部神经传出纤维兴奋，引起肛门外括约肌的舒张，使粪便得以排出。腹肌、膈肌同时参与排便。

三、病因和临床表现

1. **病因** 盆底功能障碍的发病机制较为复杂,发病因素涉及年龄、妊娠、分娩、衰老、肥胖、高腹压、低雌激素、手术或外伤损伤等。神经源性膀胱和神经源性直肠的病因主要与各种因素所致的中枢神经系统或周围神经系统病损相关。中枢神经系统损伤常见疾病如脑血管意外、外伤性脑损伤、正常压力脑积水、大脑麻痹、帕金森病、脑肿瘤或小脑性共济失调综合征、脊髓损伤、视盘变性疾病、脊柱裂、多发性硬化症、痴呆等。周围神经系统损伤常见疾病为马尾综合征、周围神经病变、急性炎症性脱髓鞘性多发性神经病(又称吉兰-巴雷综合征)、糖尿病、酗酒、药物不良反应以及医源性因素(如子宫、直肠或前列腺手术后引起盆腔神经损伤)等。感染性和风湿免疫疾病有获得性免疫缺陷综合征、带状疱疹、脊髓灰质炎、梅毒及结核病、系统性红斑狼疮及家族性淀粉样变性等。

神经源性膀胱和神经源性直肠的病因大多较为明确,可继发于其他疾病所致的神经损伤,也可原发于支配膀胱和直肠的神经损伤。盆底功能障碍的病因尚未完全明确。腹压与骨盆倾斜学说认为盆腔内脏器官大多隐藏在骶骨凹陷内或卧于肛提肌板上以避免盆腔器官直接受腹压作用而导致盆底组织受力。腰骶弯曲和骨盆倾斜度下降导致腹压直接作用于盆底肌肉而引起盆底器官功能障碍。盆底横纹肌群与神经牵拉损伤学说认为支配盆底横纹肌的来自骶髓 2~4 节的神经行程短且较为细小,反复腹压增高时神经被动伸长直至损伤,引起盆底肌肉的失神经支配和肌纤维萎缩,导致盆底器官功能障碍或位置异常。胶原代谢异常学说认为盆底的结缔组织如筋膜和韧带富含胶原纤维,炎症、年龄增大、雌激素分泌较少等因素导致胶原纤维合成下降,盆底结缔组织松弛,产生盆底功能障碍。神经系统调节异常与精神心理学说认为大脑边缘系统功能异常可对盆底组织微小的伤害性刺激产生持续的过度敏感的反映,引起盆底肌肉的持续收缩,肌肉持续收缩导致肌肉痉挛并进一步增加组织痛觉强度和敏感性,由此建立了边缘系统与盆底传入神经的逐级强化神经环路,引起盆底疼痛等功能障碍持续反复发作。而由于疼痛与焦虑抑郁等精神心理活动常具备共同的神经解剖通路和神经生理分子机制,故盆底疼痛患者常伴有明显的焦虑抑郁情绪。

2. **临床表现** 膀胱功能障碍患者可表现为尿急、尿频、夜尿、尿失禁、遗尿、排尿困难、膀胱排空不全、尿潴留及尿痛等。

直肠功能障碍患者可表现为便秘、大便失禁、排便困难、排便次数和性状异常等。同时可伴有会阴部感觉异常或丧失、肢体瘫痪、性功能障碍等症状。

四、临床分类

(一)神经源性膀胱分类

早期,神经源性膀胱的分类主要有根据病变的解剖位置提出的 Bors-Coman 分类法和更加细化的 SALE 分类法。后来发展为以膀胱功能变化为基础的更加适用于临床的分类方法。美国 Mayo 诊所将神经源性膀胱分为尿潴留、尿失禁、尿潴留与尿失禁混合 3 类,并结合尿流动力学特点进一步细分为三大类六亚型。欧洲泌尿外科学会按照神经源性膀胱患者逼尿肌与括约肌的功能状态将其分为了以下 4 类:逼尿肌-括约肌过度活跃、逼尿肌-括约肌活动不足、逼尿肌过度活跃伴括约肌活动不足、逼尿肌活动不足伴括约肌过度活跃。国际尿控协会将神经源性膀胱分为储尿期和排尿期两部分并结合尿动力学检查进行分类。在储尿期根据膀胱功能中逼尿肌活动性、膀胱感觉、膀胱容量、顺应性四方面和尿道功能的正常与否两方面细分;而在排尿期则根据膀胱功能中逼尿肌收缩性和尿道功能的正常或梗阻细分。但以上分类方法都没有反映上尿路状态。

目前,临床常用的以膀胱功能分类的方法主要有根据膀胱测压结合临床提出的 Lapides 分类(表 1-6-6)、根据尿流动力学方法结合临床提出的 Krane-Siroky 分类(表 1-6-7)和以尿流动力学为基础的功能分类法 Wein 分类(表 1-6-8)。

表 1-6-6   神经源性膀胱 Lapides 分类

特征	感觉麻痹性膀胱	运动麻痹性膀胱	自主性膀胱	反射性膀胱	无抑制性膀胱
病变部位	感觉路径 后根,后索	运动路径 前角,前根	脊髓圆锥马尾 盆神经	骶节段以上脊髓横贯 颈胸腰髓	高级中枢 皮质运动区 内囊 散在病变
感觉	丧失	正常	丧失	模糊不定	正常
容量	显著增大 膀胱张力减低	显著增大	大小不一 膀胱张力存在	大小不定 膀胱张力高低不定	减少 膀胱张力增高
残余尿量	400~1 000ml	150~600ml	100~400ml	40~1 000ml	0ml
早期表现	不能完全排空	不能排空伴胀感	不能排尿,膀胱膨胀	不能排尿,容量大,残余尿多	尿急,尿频,尿失禁
晚期表现	充溢性尿失禁,滴尿	充溢性尿失禁,滴尿	排尿困难,滴尿	突然排尿,容量和残余尿不定	尿急,尿频,尿失禁

表 1-6-7   神经源性膀胱 Krane-Siroky 分类

项目	分类	项目	分类
逼尿肌反射亢进型	伴括约肌协调正常 外括约肌协同失调 内括约肌协同失调	逼尿肌无反射型	伴括约肌协调正常 外括约肌痉挛或失弛缓 内括约肌痉挛或失弛缓 外括约肌去神经

表 1-6-8   神经源性膀胱 Wein 分类

项目		分类
失禁	A(由膀胱引起)	无抑制性收缩 容量减少 顺应性低 正常(因认知、运动等原因引起)
	B(由流出道引起)	膀胱颈压下降 外括约肌压下降
潴留	A(由膀胱引起)	逼尿肌反射消失 容量大/顺应性高 正常(因认知、运动等原因引起)
	B(由流出道引起)	高排出压伴低尿流率 内括约肌协调不良 外括约肌协调不良 括约肌过度活跃(括约肌或假性括约肌协调不良)
潴留和失禁		由膀胱引起,无抑制性收缩合并逼尿肌活动下降

国内廖利民教授提出的全尿路功能障碍分类方法在既往 ICS 分类方法的基础之上,提出的一种包含上尿路功能状态的神经源性膀胱患者的新分类方法(表 1-6-9)。此分类方法可为评估、描述、记录上尿路及下尿路的病理生理变化、制订治疗方案提供更全面、科学及客观的基础。

表 1-6-9　廖氏神经源性膀胱患者全尿路功能障碍分类方法

项目		分类	
上尿路功能	膀胱输尿管反流	无	
		有:单、双侧(程度分级包括Ⅰ、Ⅱ、Ⅲ、Ⅳ、Ⅴ)	
	肾盂输尿管积水扩张	无	
		有:单、双侧(程度分度包括1、2、3、4)	
	膀胱壁段输尿管梗阻	无	
		梗阻	
	肾功能	正常	
		代偿期	
		失代偿期(包括氮质血症、尿毒症)	
下尿路功能	储尿期	膀胱功能	逼尿肌活动性正常
			逼尿肌过度活动
		膀胱感觉	正常
			增加或过敏
			减退或感觉低下
			缺失
		膀胱容量	正常
			增大
			减小
		顺应性	正常
			增高
			降低
		尿道功能	正常
			功能不全(包括膀胱颈、外括约肌)
	排尿期	膀胱功能	逼尿肌收缩性正常
			逼尿肌收缩力低下
			逼尿肌无收缩
		尿道功能	正常
			梗阻：过度活动,又称功能性梗阻(包括逼尿肌-尿道外括约肌协同失调、逼尿肌-膀胱颈协同失调、括约肌过度活动、括约肌松弛障碍)
			梗阻：机械梗阻

(二)神经源性直肠的分类

1. **反射性大肠**　反射性大肠即上运动神经源性直肠,骶髓第 2~4 节段相应的周围神经完整,骶反射中枢以上脊髓的运动神经元及感觉通路受损,排便反射存在,当直肠充盈刺激直肠黏膜时可诱发反射自动排便,但缺乏排便的感觉冲动,肛门括约肌的静息张力正常或增加,直肠肛门协调性运动受损,结肠通过时间延长,从而常导致患者腹胀和便秘。常见于四肢瘫痪、多发性硬化、血管性疾病及脊髓空洞症患者。反射性大肠由于存在排便反射,故用局部刺激(用手指刺激/甘油栓剂等)能排出大便,每次大便通常在半小时内完成,应在量和粪质软硬度上适中,每次大便的间隔时间基本固定。

2. 弛缓性大肠　骶髓第 2~4 节段及以下的脊髓损伤以及马尾损伤,破坏了排便反射弧,无排便反射。该型肠道功能障碍是由支配肛门括约肌的下运动神经元或外周神经病变引起,肛门括约肌静息张力降低,结肠转运时间显著延长,从而表现出排便困难。直肠肛门协调运动受损,当腹压增加时会出现漏粪现象。多见于圆锥或马尾神经病变、多发性神经病、盆腔手术等。弛缓性大肠由于不存在排便反射,内外括约肌功能均丧失,故用局部刺激不能排出大便,两次排便间隔不固定且期间可存在大便失禁。

3. 无抑制性直肠　由大脑上运动神经元损伤引起,如脑卒中、多发性硬化、脑肿瘤及外伤等。此时,尽管排便感觉冲动从骶反射中心传至大脑,但是大脑无法理解并抑制排便冲动,即产生无意识的排便行为。

（三）盆底功能障碍疾病分类

盆底功能障碍性疾病中,膀胱功能障碍的分类主要有各种类型尿失禁、神经源性膀胱、膀胱过度活跃症、膀胱疼痛综合征等。直肠功能障碍的分类主要有直肠脱垂、直肠前突、便秘、肛门失禁、盆底失弛缓综合征、慢性盆底痛综合征、神经源性直肠等分类。

五、临床评估

（一）病史采集

膀胱和直肠功能障碍患者需要特别关注患者病史的准确采集和问诊的技巧。膀胱和直肠功能障碍的患者需要询问患者发病情况和疾病发展情况,膀胱功能障碍患者需要重点关注尿频、尿急、尿次数、尿量、颜色;是否间断、滴尿、潴留;是否混浊、异味;是否使用辅助用具等。直肠功能障碍患者需要重点关注大便次数、性状、颜色、大便量、便秘情况、排便模式和耗费时间、是否使用辅助用具、有无使用直肠刺激、有无计划外排便、有无使用诱发排便食物和影响肠道功能的药物等。此外,还需要评估患者精神、神志、认知、言语能力;评估患者家族史和个人史,例如是否患有糖尿病、肾病、泌尿系和肠道感染、神经性疾病、外伤、性功能障碍,是否使用影响膀胱和直肠功能的相关药物等。

（二）查体

1. 一般体格检查　主要检查患者精神状态、意识、认知、步态、生命体征等,同时关注患者肢体活动功能、感觉功能和日常生活活动能力。还要检查患者的腰腹部皮肤、肌肉组织和关节活动情况,明确有无腹直肌分离、骨盆倾斜等情况。男性和女性患者需观察外阴生殖器形态、肛门外括约肌形态、是否存在异味等;应常规进行肛门直肠指诊,女性患者还需进行阴道检查。此外,女性患者还可进行尿路棉签试验、诱发试验、膀胱颈抬举试验等。

2. 感觉和运动检查

（1）感觉检查:感觉检查包括位置觉、振动觉、精细触觉等深感觉检查和痛觉、温度觉、粗触觉等浅感觉检查,此外,还包括复合感觉检查(皮肤定位觉、两点辨别觉、实体觉、体表图形觉等)。感觉检查一般自感觉缺失部位向正常部位、自肢体远端向近端检查,注意左右两侧、远端和近端对比。感觉平面是指身体两侧具有正常感觉功能的最低脊髓节段,感觉检查的必查部分是检查身体两侧各自的 28 个皮节的关键点。会阴部/鞍区感觉检查范围从肛门皮肤黏膜交界处至两侧坐骨结节之间,包括肛门黏膜皮肤交界处的感觉,通过肛门指诊检查直肠深感觉。

（2）运动检查:运动系统评价包括观察肌容积、肌张力、肌力、不自主运动、共济运动、姿势和步态等,检查过程中注意双侧对比。运动平面的概念指身体两侧具有正常运动功能的最低脊髓节段。膀胱和直肠功能障碍患者需要进行肢体活动度和肌肉力量检查以明确是否存在运动功能的丧失或缺损。肛门运动功能检查是通过肛门指诊发现肛门括约肌张力及有无自主收缩,也可进行球海绵体反射检查。对于膀胱和直肠功能障碍患者,需重点进行骶神经的运动功能评估,包括膝关节、踝关节和足趾的主动屈伸运动肌抗阻运动。盆底肌力检查可采用 Laycock 的改良牛津评分法(MOS)。该方法为 6 级制,0 级=无收缩;1 级=收缩感;2 级=微弱,盆底肌肉部分围绕手指;3 级=中等程度,盆底肌肉完全包绕手指;4 级=良好,盆底肌肉完全包绕手指并稍拉近阴道内;5 级=强,盆底肌肉完全包绕手指并稍拉进阴道内。会阴收缩力计可将盆底肌肉收缩程度进行量化,进行盆底肌静态张力、盆底肌动态张力、盆底肌收缩力和肌纤维反射的评估。

（3）反射检查:反射检查包括膝腱反射、跟腱反射、跖反射、腹壁反射、提睾肌反射、肛门反射、球海绵体肌/阴蒂肛门反射和各种病理反射(Hoffmann 征和 Babinski 征)等。自主神经功能反射检查包括竖毛反射、皮肤划痕试验、眼心反射等。球海绵体反射指挤压阴茎头部,同时手指在肛门内测试肛门括约肌是否收缩,阳性结果表示骶反射弧完整。

（三）实验室检查

1. **尿常规和便常规** 尿常规可了解尿比重、尿中红细胞、白细胞、蛋白水平,以及是否存在泌尿系感染,同时进行细菌真菌培养和药敏试验可明确感染具体情况,并根据药物敏感试验结果选择敏感药物。大便常规检查可了解消化道有无细菌、红细胞、白细胞、隐血及检查有无寄生虫卵等。

2. **肾功能检查** 肾功能检查中血肌酐、尿素氮指标可观察上尿路功能损害的风险和程度。

（四）量表

膀胱和直肠功能障碍的评估量表主要分为症状评估和生活质量评估两类。

针对膀胱功能障碍常见的量表有老年尿失禁自我效能量表、国际尿失禁咨询委员会尿失禁问卷表简表(ICI-Q-LF)、尿失禁生活质量问卷(I-QOL)、尿失禁影响问卷简版(IIQ-7);针对脏器脱垂的量表常见的有盆腔器官脱垂定量(POP-Q)评分量表;也有专门针对神经源性膀胱的量表如神经源性膀胱症状量表(neurogenic bladder symptom Score,NBSS)。

针对直肠功能障碍常见的量表有罗马Ⅲ便秘评估量表(Rome Ⅲ diagnostic criteria for functional constipation)、便秘患者症状自评量表(PAC-SYM)、便秘患者生活质量量表(PAC-QOL)、便秘评估量表(constipation assessment scale,CAS)、便秘评分系统(constipation scoring system,CSS/cleveland clinic score,CCS)、Knowles-Eccersley-Scott 症状评分(Knowles-Eccersley-Scott-symptom,KESS)、便秘患者症状自评问卷(patient assessment of constipation symptom,PAC-SYM)、出口梗阻综合征评分(obstructed defaecation syndrome score,ODS score)、肠道功能指数(bowel function index,BFI)、便秘患者生活质量自评问卷(patient assessment of constipation quality of life questionnaire,PAC-QOL)、便秘相关生活质量评分(constipation related quality of life,CRQOL)、便秘相关残疾量表(constipation related disability scale,CRDS)。

此外,还有性功能减退调查表(DFI)、女性性满意度测量表(SSS-W)、King 健康问卷(King's health questionnaire,KHQ)、生活满意度量表(satisfaction with life scale,SWLS)、SF-36 以及 SF-12 量表、汉密尔顿焦虑量表(Hamilton anxiety scale,HAMA)、汉密尔顿抑郁量表(Hamilton depression scale,HAMD)等。

（五）评估试验

1. **排尿日记** 排尿日记记录患者每次排尿时间、排尿次数及排尿量等相关数据,可了解患者日尿量、功能性排尿量,一般至少连续记录 3 天。针对膀胱过度活跃症或逼尿肌括约肌协同失调者,建议增加液体摄入量、尿失禁发生的次数、尿垫用量等,以及其他信息如急迫性尿意感的程度和尿失禁的程度等相关数据的记录,以得到更为可靠的结果。临床医师对下尿路患者功能情况进行评估、分析时,排尿日记所提供的数据被列为必须评估的项目。

2. **尿垫试验** 国际尿控学会推荐 1 小时尿垫试验测试方案。患者在测试前先排空大小便并垫上预先称重的干燥尿垫,在试验初期 15 分钟患者喝完 500ml 白开水,并卧床休息;以后的 30 分钟,患者进行行走和上下台阶活动;最后 15 分钟,患者进行坐立 10 次、用力咳 10 次、跑步 1 分钟、拾起地面 5 个小物体、用自来水洗手 1 分钟等动作。所有测试结束后,将放置的尿垫称重,并根据尿垫增重情况进行尿失禁严重程度分级。一般轻度漏尿者尿垫增重 2～10g,中度漏尿者尿垫增重 10～50g,重度漏尿者尿垫增重大于 50g。

（六）特殊检查

1. **影像学检查**

（1）排便造影检查:通过 X 线或磁共振成像(MRI)进行排粪造影检查可获得各型便秘的影像学表现

认识,以明确病变的类型、范围和分期。X 线排粪造影检查前患者进行的肠道准备为,患者取侧坐位,检查时将导管插入肛门并注入硫酸钡悬液 300ml 填充乙状结肠、直肠和肛管,在患者配合下摄取静坐相、提肛相、力排充盈相和力排黏膜相 X 线片。磁共振成像排粪造影检查前患者进行的肠道准备为,患者取仰卧位,先进行盆腔常规 MR 检查,后经肛门注入含钆喷替酸葡甲胺 2ml 的玉米糊约 300ml,使用快速扰相梯度回波序列对患者静息、提肛、力排时的盆底结构进行正中矢状位成像,将所得图像使用卢氏标准进行测量,获得的指标有肛直角、耻尾线肛上距、乙耻距和小耻距、骶前间距。该检查对于盆底痉挛综合征、直肠突出、直肠内套叠或脱垂、会阴下降、内脏下垂和肠疝、骶直分离存在较好的诊断效果。

（2）盆底超声评估:盆底超声检查可观察盆底骨骼肌肉和器官的位置及运动情况下的组织活动情况,可用于妊娠分娩、尿失禁、泌尿系感染、排尿困难、便秘、大便失禁、盆底脏器脱垂和盆底协调功能异常的患者。盆底超声检查主要观察指标为前盆腔的膀胱颈位置和活动度、尿道开口漏斗形、膀胱壁厚度和逼尿肌厚度、膀胱膨出、尿道及周围病变、中盆腔和后盆腔的子宫阴道直肠脱垂和膨出、会阴体过度活动、肠疝和肠套叠、肛提肌和肛门括约肌损伤以及吊带等植入物观察。随着超声技术在盆底疾病中的应用,男性盆底超声观察也越来越多。

（3）结肠传输功能测定:结肠功能传输试验是受试者吞服不透 X 线的标志物,通过定期摄 X 线片,观察标志物从胃到小肠、大肠并从肛门排出的情况,用于结肠慢传输型便秘和出口梗阻型便秘等类型的鉴别。

（4）X 线检查:脊柱 X 线正位和侧位全长片可以观察患者脊柱的前凸、后凸及侧弯情况,以及脊柱和骨盆之间的倾斜角度。骨盆 X 线可观察骶髂关节紊乱、骶髂关节炎、耻骨联合分离、耻骨联合骨软骨炎、尾骨损伤等情况。

（5）盆底肌磁共振检查:盆底肌磁共振检查分为静态和动态 MR 检查。静态 MR 检查可从冠状面、矢状面和横断面观察尿道、肠壁黏膜的分层、直肠子宫凹及其他盆腔器官、筋膜和韧带等情况。动态 MR 检查可观察患者在 Valsalva 动作和 Kegel 动作情况下盆底肌肉和盆底器官活动之间的关系。

（6）其他影像学检查:其他影像学检查还包括盆底 CT、磁共振尿路成像（magnetic resonance urography,MRU）以及核素检查、肾脏膀胱和尿道造影。

2. **动力学检查**

（1）尿流动力学检查:尿流动力学检查是运用流体力学、电生理学、神经生理学的原理,对泌尿道输送和排出功能进行动态观察,测定单位时间内排出的尿量,反映下尿路储尿/排尿的综合性功能,适用于各种排尿功能障碍患者。影像尿动力学是将充盈期膀胱测压、压力-流率测定等常规尿动力学检查与 X 线或 B 型超声等影像学检查相结合的方式,是目前诊断逼尿肌-尿道外括约肌协同失调（DESD）、逼尿肌-膀胱颈协同失调（DBND）,判断膀胱输尿管反流（VUR）和漏尿点压力等神经源性膀胱患者尿路病理生理改变最准确的方法。

尿流动力学检查可分为上尿路动力学和下尿路动力学检查两方面。上尿路动力学检查包括经皮肾穿刺灌注测压术、利尿性大剂量静脉肾盂造影同步动态放射学检查术、经肾或输尿管造瘘管测压术及经膀胱镜输尿管插管测压术等。下尿路动力学检查目前研究较为成熟,主要观察指标有自由尿流率、最大尿流率、平均尿流率、尿流时间、尿量和残余尿量的评估、膀胱压力容积测定、尿道压力分布测定、漏尿点压力测定、外括约肌电流图测定等。

膀胱压力容积测定（cystometry）是通过测定膀胱内压力与容积间的关系,反映膀胱功能的一种检查手段,可用于评估患者储尿期膀胱的容积、感觉功能、顺应性及稳定性等指标。该检查通过测定膀胱内压与容积间的关系反映膀胱功能,形成膀胱压力-容积曲线,从而了解膀胱容量及顺应性、膀胱稳定性、感觉和运动神经支配情况等。

尿道压力分布测定（urethral pressure profile,UPP）是通过压力传导装置沿尿道连续测定并记录压力,可计入最大尿道闭合压、储尿期和排尿期尿道压力变化等指标以了解尿道功能。

（2）肛门直肠测压（anorectal manometry,ARM）:是将压力测定装置置入直肠内,通过装置感受器的压力变化来量化评估肛门内外括约肌、盆底、直肠的功能及其之间的协调情况的一种客观简便的检测手段,对于功能性排便障碍、大便失禁和先天性巨结肠等疾病存在较好的诊断价值。测量前,先进行直肠指检感受盆底肌肉组织收缩时的运动功能及协调性,后将压力导管插入肛门 15cm 深处并记录肛门括约肌静息压力,嘱患者咳嗽、用力缩肛和用力排便并记录压力变化情况;向压力导管内注入气体,记录直肠抑制反射情况和初始便意感觉阈值。肛门直肠测压可结合肌电检查进行分析,同时记录肛门直肠压力和肛门外括约肌肌电信号,进行直肠内压力变化和肌肉收缩之间的关系研究。此外,还可用静息球囊逼出试验观察患者是否存在不协调排便情况。将球囊置入患者直肠并注入 50~60ml 温水并嘱患者用力排便,观察患者球囊排出肛门的时间以及腹压增加的程度。

3. 肌电和压力检测

(1) 盆底肌的肌电检查:①盆底表面肌电检查。盆底肌表面肌电检查技术是利用肌电探头采集盆底肌肉活动时的电信号,经过分析得出指标反映局部肌肉收缩功能的检查手段。目前相关分析指标主要采用肌肉募集程度相关的时域指标和肌肉耐疲劳性相关的频域指标,同时观察肌肉收缩过程中肌电平稳程度的变异系数也较为常用。盆底肌表面肌电检查主要采用目前国际通用的 Glazer 评估方案,可进行盆底肌肉静息状态、快速收缩状态和持续收缩状态等情况下的肌肉收缩功能评估。近来,多通道阵列式表面肌电评估的应用越加广泛,已应用于膀胱过度活跃等疾病的治疗前后疗效的评估。②盆底针极肌电检查。肛门外括约肌肌电图是用表面电极或针式电极经会阴部记录尿道外括约肌肌电活动,从而检测尿道外括约肌功能。正常排尿周期中,膀胱充盈时尿道外括约肌呈现持续性肌电活动,排尿时肌电活动突然停止,排尿完毕肌电活动重新恢复。逼尿肌收缩时,括约肌肌电活动同步增强,称为逼尿肌-括约肌协同失调;膀胱在充盈过程中,括约肌肌电活动突然停止,患者出现不自主漏尿。此外,还可进行骶反射(球海绵体反射和肛门括约肌反射)、阴部神经体感诱发电位检测和阴部神经传导速度检测、盆底运动诱发电位检测等进行盆底肌肉和神经功能评估。

(2) 阴道触觉成像:阴道触觉成像是将机械应力转换成图像的方式应用于盆底肌肉的触诊检查,可以动态观察盆底组织的弹性特征,描绘阴道内压力数据。在检查过程中,测试者将压力阵列探头伸入阴道内,调整探头高度并通过旋转,记录阴道壁在 Valsalva 动作、主动肌肉收缩、被动肌肉放松和被动肌肉收缩过程中的压力数据。

六、临床治疗

(一) 神经源性膀胱的临床治疗

神经源性膀胱的临床治疗上,应保持或改进上尿路情况,控制或消除尿路感染,同时保持膀胱顺应性、控尿能力和排空能力。

1. 药物治疗 通过作用于膀胱和尿道的神经递质和受体,改变神经功能活动状态,进而改变膀胱尿道功能。①M 受体拮抗剂可抑制膀胱逼尿肌反射性收缩,减轻逼尿肌过度活跃,M 受体拮抗剂主要包括托特罗定、索利那新、丙哌维林和磷酸二酯酶 5 抑制剂如西地那非、黄酮哌酯等。②M 受体激动剂和胆碱酯酶抑制剂可改善逼尿肌无力状态,代表药物为氯贝胆碱和溴吡斯的明,禁忌证为妊娠、消化性溃疡、哮喘、甲状腺功能亢进症、冠心病、下尿路或胃肠道机械性梗阻。③α-肾上腺素受体兴奋可收缩尿道平滑肌,导致尿道内口关闭并增加膀胱出口阻力,代表药物如米多君和硫酸麻黄碱。④α-肾上腺素受体拮抗剂可降低膀胱出口阻力,代表药物如坦索罗辛、特拉唑嗪等,禁忌证为心肺疾患、低血压,避免与镇静、地西泮类药物同时应用。⑤β-肾上腺素受体兴奋可放松膀胱逼尿肌,受体激动剂可治疗非神经源性膀胱过度活跃症。⑥巴氯芬能缓解尿道外括约肌痉挛,副作用为无力和镇静。

2. 外科治疗 手术可分为治疗储尿功能障碍的手术、治疗排尿功能障碍的手术、同时治疗储尿和排尿功能障碍的手术、尿流改道术 4 种类型。

扩大膀胱容量术式有 A 型肉毒毒素膀胱壁注射、肠道膀胱扩大术;增加尿道控尿能力术式有尿道吊带术、人工括约肌植入术;增加膀胱收缩力的术式有骶神经前根刺激术、逼尿肌成形术;降低尿道阻力的术式有 A 型肉毒毒素尿道括约肌注射、尿道外括约肌切断术、膀胱颈切开术;治疗储尿和排尿功能障碍的术式有骶神经后根切断+骶神经前根刺激术、骶神经调控术、尿液改道术。

（二）神经源性直肠的临床治疗

1. 药物治疗　骶髓以上损伤排便反射存在患者,可采用开塞露塞肛配合手法按摩辅助排便反射诱发而促进排便。骶髓及以下损伤患者由于排便反射消失,故存在间隔时间不固定的排便以及计划外排便,药物治疗效果欠佳。针对肠道麻痹患者,可进行 M 受体激动剂和胆碱酯酶抑制剂如氯贝胆碱和溴吡斯的明治疗,可有效促进胃肠道排空。

二丁酸辛基磺酸钠可抑制 Na-K-ATP 酶和刺激嘌呤环化酶,使水在肠中积聚,达到软化大便的作用。乳果糖在肠内被细菌分解为乙酸、乳酸和其他有机酸,使大便酸化,还可减少肠道对氨的吸收,同时未被吸收的双糖使渗透压升高使水保留,因此乳果糖被认为是安全有效的泻药。此外,酚酞片也是安全、经济、易得的缓泻药。

2. 手术治疗　手术可分为治疗排便功能障碍的手术和治疗便失禁的手术。针对肛门括约肌紧张患者可进行耻骨直肠肌或肛门外括约肌的 A 型肉毒毒素注射治疗,但该治疗并发失禁概率较高,且远期效果不令人满意。针对肛门括约肌痉挛的患者,可行耻骨直肠肌全束部分切除术、闭孔内肌移植术、改良肛直肠环闭孔内肌缝合术等。针对肛门括约肌松弛导致大便失禁的患者,可行括约肌成形术、填充剂注射治疗、射频治疗、骶神经调节治疗、人工括约肌替代治疗以及结肠造口术等。

（三）泌尿相关盆底疾病的临床治疗

1. 下尿路感染

（1）定义:下尿路感染（lower urinary tract infection）是膀胱和尿道上皮对细菌侵入的炎症性反应,常伴有菌尿或脓尿。菌尿可分为有症状性菌尿和无症状性菌尿。

（2）流行病学:下尿路感染最常见的是细菌感染,每年超过 700 万人因下尿路感染而就诊。65 岁以上 10%~25% 社区居民和 25%~40% 家庭护理患者被发现存在无症状性菌尿。

（3）病因和机制:下尿路感染是尿路病原体和宿主相互作用的结果。细菌毒力增强超过宿主的抵抗力,是下尿路感染的必要条件。大多数下尿路感染是由源于肠道菌群的兼性厌氧菌造成的。细菌黏附到阴道和尿路上皮细胞是下尿路感染起始阶段的一个必需步骤。

（4）诊断:下尿路感染以局部症状为主,出现排尿时尿频、尿急、尿痛、尿道灼热感、下腹部不适和血尿等症状。下尿路感染可分为膀胱炎、尿道炎、前列腺炎等。根据辅助检查如尿常规和培养、泌尿系 B 超和膀胱尿道镜检查可确诊。

（5）药物治疗:下尿路感染药物治疗主要为根据药敏试验结果选择抗生素应用。可采用喹诺酮类、头孢菌素类、青霉素类、氨基糖苷类、呋喃妥因等类型抗生素。非妊娠女性急性下尿路感染推荐 3 日疗法短程抗生素治疗。妊娠女性采用 3~5 天抗生素治疗,但避免在妊娠第 1 个月和妊娠晚期用药。非妊娠女性无症状性菌尿无须治疗。复发性单纯性下尿路感染需采用敏感抗生素并选择最大允许剂量连续治疗 6 周。男性急性单纯下尿路感染可采用敏感抗生素最小剂量连续治疗 7 天。

2. 女性压力性尿失禁

（1）定义:尿失禁的定义是尿液的不自主流出。压力性尿失禁是在咳嗽等腹压增加时尿液的不自主漏出。急迫性尿失禁是伴随尿急或紧随尿急之后出现尿液不自主流出。混合性尿失禁是既有压力性尿失禁也有急迫性尿失禁。

（2）流行病学:中国成年女性尿失禁患病率为 30.9%,压力性尿失禁、急迫性尿失禁和混合性尿失禁的患病率分别为 18.9%、2.6% 和 9.4%。女性尿失禁较为明确的危险因素有生育、年龄、肥胖、盆腔器官脱垂、遗传等,可能相关的危险因素有高强度运动、盆腔手术史以及长期便秘、慢性咳嗽、焦虑抑郁等因素。

（3）病因和机制:压力性尿失禁与尿道括约肌系统和尿道括约肌外尿道支持系统的解剖学、病理学、病理生理学、生物电学、生物力学、分子生物学以及遗传学密切相关。主要相关机制有尿道支撑结构缺陷、尿道黏膜封闭功能减退、尿道固有括约肌功能缺陷、神经支配系统障碍等。

（4）诊断：压力性尿失禁的诊断主要依据主观症状和客观检查。病史采集关注压力性尿失禁相关症状、泌尿系症状、既往手术等病史以及生活质量。体格检查关注尿道阴道形态功能、压力诱发试验等相关特殊检查。结合实验室检查、尿动力检查和排尿日记等评估可确诊。

（5）治疗：①压力性尿失禁治疗可采用非永久性植入装置如子宫托、尿道插入装置、阴道重锤训练等。②药物治疗上，度洛西汀可阻断去甲肾上腺素和5-羟色胺再提取，提高尿道括约肌收缩力。雌激素可使尿道黏膜、黏膜下血管丛和结缔组织增厚，增强尿道闭合压。α-肾上腺素受体激动剂如米多君可收缩尿道平滑肌，增加尿道阻力。③手术治疗包括阴道前壁修补术、耻骨后膀胱颈悬吊术、耻骨上膀胱颈吊带术、无张力尿道中段悬吊术、人工括约肌植入术和局部尿道注射疗法。

3. 膀胱过度活动症

（1）定义：膀胱过度活动症（overactive bladder，OAB）是一种以突然出现排尿不适，伴有或不伴有漏尿出现为特征的综合征，伴有尿频、夜尿，可伴急迫性尿失禁但无感染等病理改变。

（2）流行病学：美国男性OAB发生率为7%~27%，女性为9%~43%，我国OAB发生率为6%。

（3）病因和机制：OAB发病机制可能为中枢神经、外周神经和传入神经异常，也可能为逼尿肌平滑肌细胞的自发性收缩和肌细胞间冲动传递增强。炎症、膀胱出口梗阻、高龄、精神疾病均可影响OAB发生。

（4）诊断：OAB的临床表现为强烈的不易控制的尿急和尿频，可有尿少、膀胱收缩或痉挛感、下腹部和会阴区不适感等。膀胱过度活动症评分和尿动力学检查可明确。

（5）治疗：①药物治疗主要有M受体拮抗剂如索利那新、托特罗定和β-肾上腺素受体激动剂如米拉贝隆。②手术治疗可有膀胱灌注辣椒素和神经感觉传入阻滞剂、逼尿肌注射A型肉毒毒素、骶神经电刺激调控、胫后神经刺激术、膀胱扩大术和尿流改道术等。

4. 其他泌尿相关盆底疾病
其他常见的泌尿相关盆底疾病包括膀胱疼痛综合征、间质性膀胱炎、膀胱膨出、男性前列腺炎、前列腺增生、前列腺术后尿失禁、女性排尿困难、遗尿症、泌尿生殖道瘘、女性会阴部疼痛、男性和女性性功能障碍等，可根据患者相应的临床表现进行药物和手术治疗。

（四）肛肠相关盆底疾病的临床治疗

1. 盆底失弛缓综合征

（1）定义：盆底失弛缓综合征（achalasia syndrome of pelvic floor）是指盆底肌由于神经支配或反射异常导致排便时盆底肌肉矛盾收缩或松弛不全而引起排便障碍的一组综合征。可分为盆底痉挛综合征（spastic pelvic floor syndrome，SPFS）和耻骨直肠肌综合征（puborectal muscle syndrome，PRS）。

（2）病因和机制：盆底肌肉的痉挛和反常收缩原因包括耻骨直肠肌周围感染、先天性肌肉痉挛或肥厚、顽固性排便困难或腹泻、医源性损伤、心理因素和神经源性肌源性损伤等。

（3）诊断：盆底痉挛的诊断依靠病史和相关检查。排便时间长、排便的反常反射时间长且发病时间长是诊断耻骨直肠肌综合征的关键指标。肛管功能长度延长与疾病症状呈正相关。肛门测压检查中肛管静息压、最大收缩压升高。盆底肌电图可见肌源性损害表现，球囊逼出试验阳性以及结肠传输减慢、排便造影提示肛直角增加不明显。

（4）治疗：可选择A型肉毒毒素对耻骨直肠肌注射治疗、局部麻醉下扩肛治疗、阴部神经阻滞治疗等。此外，可选择耻骨直肠肌全束部分切除、闭孔内肌移植术、改良肛直肠环闭孔内肌缝合术等。

2. 肛门失禁

（1）定义：肛门失禁（anal incontinence）是指患者不能随意控制排气、排便，导致粪便不自主从肛门溢出。

（2）病因和机制：支配肛门括约肌的运动神经损伤、反射下降、肌张力下降和肌力下降等原因都会导致肛门失禁。

（3）诊断：进行肛门反射检查和感觉检查、肛门括约肌张力检查和肌力检查等，直肠镜检查观察肛管形态，排粪造影检查可见造影剂随意漏出，超声检查可明确括约肌是否完整以及损伤范围和程度。肛门直肠压力检测可见肛管直肠内压力降低、直肠肛管抑制反射消失、直肠感觉阈值消失。

（4）治疗：可采用轻泻药排空直肠、避免进食容易腹泻的食物。灌肠有助于肛门失禁伴便秘患者的治疗。手术治疗可进行解剖缺陷的修补、括约肌成形术、填充剂注射、射频治疗、骶神经调节治疗、人工括约肌替代治疗和结肠造口术等。

3. 慢性盆底痛综合征

（1）定义：慢性盆底痛综合征（chronic pelvic floor pain syndrome）指至少持续 6 个月、发生在腹部脐下的可导致功能丧失或需要进行治疗的疼痛。

（2）病因和机制：其发病机制异常复杂，可与感染、解剖异常、精神心理障碍、氧化应激、内分泌、神经系统、免疫等因素相关。

（3）诊断：手法触诊明确会阴、盆底、腹部肌肉痉挛或有触痛点，直肠触诊明确前列腺触痛。此外，还可进行尿培养、前列腺检验、尿动力学检查、影像学检查等明确发病原因。

（4）治疗：主要以对症治疗和消除疼痛为主，只有当其他方法无效时才能考虑外科手术。手术方式可有经尿道膀胱颈切开术、经尿道前列腺切除术、前列腺癌根治术等。近年来随着技术的发展，骶神经电刺激、阴部神经电刺激、脊髓电刺激、经皮胫神经电刺激、经会阴电刺激等技术也已应用于临床。

4. 其他肛肠相关盆底疾病　其他常见的肛肠相关盆底疾病包括直肠脱垂、直肠前突、直肠阴道瘘、结直肠术后盆底功能障碍等疾病，可根据患者相应的临床表现进行药物和手术治疗。

七、康复治疗

（一）神经源性膀胱和神经源性直肠的康复

1. 治疗原则　神经源性膀胱的康复治疗主要是为了维持膀胱的正常压力、预防和处理反流、控制或消除尿路感染，使膀胱具有适当的储尿能力、顺应性和排空能力。神经源性直肠的康复治疗主要是为了降低患者便秘或大便失禁的发生率，降低对药物的依赖性，帮助患者建立胃结肠反射、直结肠反射、直肠肛门反射，使大部分患者在厕所、便器上可以利用重力和自然排便机制独立完成排便，在社会活动时间内能控制排便。

2. 神经源性膀胱的康复　神经源性膀胱根据类型不同需进行分类治疗，总体上可分为潴留型障碍和失禁型障碍。潴留型障碍的神经源性膀胱的康复治疗主要以增加膀胱内压、促进膀胱收缩和减低膀胱出口部阻力为主。失禁型障碍的神经源性膀胱康复治疗主要以抑制膀胱收缩、减少压力刺激感觉传入与增加膀胱容量和增加膀胱出口阻力为主。

潴留型障碍的神经源性膀胱可通过 Valsalva 屏气法、Crede 手压法、促进或引发反射性逼尿肌收缩的手法、电刺激和针灸等治疗手段增加膀胱内压、促进膀胱收缩，同时可通过解除前列腺增生、尿道狭窄、减轻尿道括约肌痉挛、间歇或持续导尿等方式减小膀胱出口部阻力。失禁型障碍的神经源性膀胱可通过药物治疗、神经阻滞治疗和行为治疗抑制膀胱收缩，减少压力刺激感觉传入并增加膀胱容量，同时还可采用药物治疗、Kegel 盆底肌肉训练、电刺激和磁刺激等治疗增大膀胱出口阻力，并采用外部集尿器减少失禁所产生的困扰。

3. 神经源性直肠的康复　大肠功能训练前需进行充分的准备工作和病史问询。了解患者损伤前排便习惯及规律、饮食结构、营养需求、液体摄入、每日活动情况、损伤情况等。早期肠麻痹恢复后，应尽早鼓励患者进行排便训练、建立排便规律、诱发建立排便反射、避免长时间使用缓泻药。患者饮食上应以高纤维素、高容积、高营养的食物为主。

神经源性直肠根据类型不同需进行分类治疗，总体上可分为反射性大肠和弛缓性障碍。反射性大肠排便基础是利用排便反射进行训练。将手指轻柔地插入直肠做环形运动，顺时针刺激肠壁 30~60 秒，刺激直肠排空。如果患者能坐直到 90°，应让患者坐在便池或坐便椅上，借助重力帮助排便。同时记录排便时间、大便性状和失禁情况。弛缓性大肠因排便反射消失而较难处理。患者经常发生大便失禁，且排便无规律，常出现计划外排便，故发现直肠内有大便即应转移患者到坐便池上，让大便排出。排便应选择肛门直肠角较大的蹲位或坐位，借助重力作用和腹压增加排出大便。

手指直肠刺激可缓解神经肌肉痉挛,诱发直肠肛门反射,促进结肠尤其是降结肠的蠕动。顺时针腹部按摩可增强感觉反馈和直肠蠕动,促进肠道排空。

（二）常见盆底功能障碍的康复手段

1. 间歇性导尿　间歇性导尿是指在无菌或清洁的条件下,定时将导尿管经尿道插入膀胱内,使膀胱能够有规律地排空尿液的方法。根据操作时是否采用无菌操作,分为间歇性无菌导尿和间歇性清洁导尿2种。

1947年,Cuttmann提出了对脊髓损伤患者采用间歇性无菌导尿技术,使膀胱周期性扩张与排空,以接近生理状态,大大减少了感染的概率。1971年,Lapides提出了间歇性清洁导尿技术,即利用导尿管每4~6小时导尿1次以规律性地排空膀胱,有助于膀胱功能的恢复,防止膀胱过度充盈,可避免感染的发生。

间歇性导尿开始的时机一般在脊髓损伤后1~2周或其他原因所致排尿困难时。导尿前应取得患者的理解和配合。导尿时患者取仰卧位或侧卧位。操作者插入导尿管时能感知尿道括约肌部位的阻力,当导尿管前端到达括约肌处时要稍作停顿,再继续插入。导尿完毕,拔管要慢,到达膀胱颈部时要稍作停顿,同时让患者摒气增加腹压或用手轻压膀胱区,使全部尿液引出,达到真正的膀胱排空。

每日导尿量以生理性膀胱容量为宜,控制在300~500ml。对进行间歇性导尿治疗的患者,每日的液体摄入量需严格控制在2 000ml以内。在每次导尿前,可配合各种辅助方法对患者进行膀胱训练,诱导反射性排尿。每天根据导尿量进行导尿次数调整。成人残余尿少于80~100ml时,可停止导尿。导尿期间需定期进行尿常规、尿培养检查,若出现尿路感染征象应及时给予抗生素。目前观点认为应尽量避免膀胱冲洗。对于肥胖、内收肌痉挛和不能依从的患者需要使用留置导尿。

2. 电刺激　膀胱和直肠功能障碍的电刺激治疗主要是指神经肌肉电刺激,可分为低频电刺激、中频电刺激和高频电刺激,可通过刺激引起肌肉收缩、提高肌肉功能、治疗神经肌肉疾患。

经皮神经电刺激是一种低频电刺激,通过刺激盆腔组织及其支配的神经,兴奋效应器官和逼尿肌等组织,进行储尿和排尿调节。该方法在神经源性膀胱治疗上取得显著效果。干扰电是低频调制的中频电流,可产生振动感,通过刺激兴奋粗纤维而刺激膀胱压力感受器、促进局部组织血液循环,可应用于逼尿肌过度兴奋。超短波属于高频电刺激,应用于深层组织治疗,可兴奋内脏末梢神经和自主神经,双向调节自主神经兴奋性,已应用于糖尿病性神经源性膀胱治疗的研究。

盆底疾病电刺激种类可分为逼尿肌直接电刺激、盆神经电刺激、功能性电刺激和骶神经电刺激。逼尿肌直接电刺激可引起膀胱收缩,从而促进排尿。盆神经电刺激通过直肠电刺激激活盆神经,引起逼尿肌收缩而促进排尿。功能性电刺激以低中频电流刺激盆底肌肉,引起尿道关闭。骶神经电刺激通过体表或植入性电极刺激骶神经兴奋或抑制通路,从而调节膀胱、尿道和盆底肌收缩功能。

3. 生物反馈治疗　生物反馈是利用生理信号采集并将信号信息反馈给检查者和受试者,让受试者直观了解自身生理功能并做出有针对性的控制,通过视听信号来指导受试者进行训练和自我训练的一种治疗手段。借助生物反馈仪器,受试者可自我放松过度紧张的肌肉和精神,了解自身生理信号特征并形成某种操作条件反射。

生物反馈在盆底疾病中的应用主要是训练大脑控制盆底肌感知理解,重建外部条件反射,形成内部反馈通路。训练时,治疗人员需要用通俗的语言阐述生物反馈动作技巧,并不断提醒患者主动配合训练。盆底肌肉的生物反馈训练主要按照Glazer盆底肌表面肌电评估方案设计,在训练中不断强化刺激,使患者保持注意力高度集中、进行肌感体会、技能转换和情绪控制。

盆底生物反馈治疗适用于产后女性常规盆底肌训练、轻中度子宫脱垂和阴道膨出、各种类型大小便失禁、阴道和肛门肌肉痉挛等。禁忌证为装有心脏起搏器者、重度子宫和盆腔脏器脱垂者、经期和妊娠期女性、痔疮活动期和肛裂患者、盆腔急性炎症、恶性肿瘤和精神行为不配合者等。

尿失禁患者进行生物反馈治疗可加强盆底肌肉有意识的有效的收缩、加强膀胱颈的骨盆底支撑。便秘患者应用生物反馈治疗可进行肛门括约肌矛盾性收缩的调整和过度紧张的肛门括约肌的放松。大便失禁患者进行生物反馈训练可有效提升患者的直肠感觉阈值。电刺激生物反馈训练可通过直接刺激阴部神经、盆腔神经诱发肌肉收缩和盆底反射，从而改善器官脱垂患者的盆底肌肉和软组织支撑。

4. 磁刺激　磁刺激治疗是通过磁线圈产生持续的脉冲电磁场形成电流，刺激和兴奋盆底神经并引起肌肉收缩，从而增强盆底肌力量并改善盆底症状。

有研究认为磁刺激治疗可改善女性压力性尿失禁、急迫性尿失禁的症状和生活质量，且 50Hz 和 10~20Hz 磁刺激频率是治疗压力性尿失禁和急迫性尿失禁的最佳剂量。但 meta 分析认为磁刺激治疗和安慰剂治疗组之间并未发现明显差异，且磁刺激在治疗慢性盆腔痛、逼尿肌过度活动、膀胱过度活跃症等疾病中得出了阴性的结果。但磁刺激对于夜间遗尿症和勃起功能障碍有效。因此，目前为止尚没有令人信服的证据支持磁刺激对相关盆底疾病的有效性。目前研究结果的争议性也许与刺激参数和患者人群的异质性有明显相关。

5. 激光治疗　激光通过其具有的生物学效应发挥治疗作用。激光具有热效应、光化效应、压力效应、电磁场效应和刺激效应。用于治疗盆底疾病的激光主要有 CO_2 激光和 Er:YAG 激光。激光作用于人体靶器官，产生的热能可以增强胶原蛋白组织的活动，刺激新生胶原蛋白的产生，可用来治疗盆底支持组织松弛所致的盆底功能障碍性疾病。激光可应用于盆腔器官脱垂、尿失禁、膀胱过度活跃症等治疗，但禁忌用于妊娠、急性尿路或生殖道感染、盆腔恶性肿瘤、异常阴道子宫出血等疾病。

6. 手法治疗　手法治疗包括西方手法治疗和传统医学的手法治疗。西方手法治疗包括关节松动术、整骨疗法、软组织牵伸术、肌肉能量技术、神经肌肉本体感觉促进技术、神经松动术、内脏松弛术及肌筋膜徒手治疗技术。传统医学手法主要包括推揉、摩擦、拿按、振动和摇动等。手法治疗可以改善盆底肌肉、筋膜、韧带的血液循环和淋巴回流，改善神经肌肉的功能、增强盆底肌力和耐力、抑制肌肉异常张力、牵张短缩的肌肉肌腱和软组织、恢复筋膜韧带的弹性和张力、控制疼痛。手法治疗适用于常见盆底功能障碍性疾病，但禁忌用于脊柱骨盆骨折者、关节结核、肿瘤或严重骨质疏松者、皮肤损伤者、妊娠女性等。

7. 针灸治疗技术　针灸治疗通过中医理论进行机体和器官的功能调节。关于针灸治疗盆底功能障碍性疾病的治疗方法中，以电针和局部取穴常见。取穴部位多以腰骶部、任脉穴和八髎穴多见。骶后孔有骶神经后支通过，骶前孔有骶神经前支通过，此处进行电针治疗可刺激骶丛神经，从而兴奋阴部神经和盆腔的肌肉、器官。西医中关于骶四针和腹四针的研究即是对采用电针刺激阴部神经达到改善盆底功能障碍的治疗效果进行研究的。

8. 肉毒毒素注射治疗　肉毒毒素属于神经毒素，可阻断神经肌肉接头的传递，从而导致肌肉松弛麻痹。1989 年美国食品药品监督管理局（FDA）批准肉毒毒素作为临床治疗用药，此后肉毒毒素的临床应用快速发展，适应证越来越多，临床应用于肌肉功能亢进、自主神经系统、感觉神经系统和疼痛、腺体和内分泌调节等。

（1）良性前列腺增生：良性前列腺增生可使尿道受压、尿道阻力增而出现排尿困难。肉毒毒素注射治疗良性前列腺增生的作用机制为作用于前列腺自主神经并影响其神经调控和营养功能，抑制平滑肌收缩和感觉神经，阻断前列腺内相关神经递质的释放，导致腺体缩小、腺上皮细胞发生凋亡、平滑肌收缩力下降。注射采用超声引导，左右侧前列腺移行区各 3 个注射点。

（2）肛裂：肛裂是肛管皮肤纵行全层裂开后形成的溃疡。肛裂患者肛门内括约肌长期处于痉挛状态导致裂口局部缺血且不易愈合。肉毒毒素进行括约肌注射可阻断神经肌肉接头、缓解肌肉痉挛、降低肛管压力同时改善局部血液循环，从而促进创面愈合。注射时，患者采取膝胸位，可在超声引导下定位肛门内括约肌，定位 3 点、6 点、9 点位置进针在肛门内括约肌处注射肉毒毒素。注射后，部分患者可出现短暂性肛门失禁。

（3）膀胱过度活跃症：肉毒毒素治疗适用于非手术治疗无效但膀胱壁未纤维化的膀胱过度活跃症患者。操作时，在膀胱镜辅助下进行膀胱壁肉毒毒素注射，注射点位一般为 20 个，注射过程中需要避开输尿管口和膀胱颈口，注射深度为黏膜下或黏膜下肌层。

（4）神经源性膀胱：针对逼尿肌亢进的神经源性膀胱患者，在药物治疗等非手术治疗无效情况下，可考虑行膀胱壁肉毒毒素注射治疗，具体注射方法同上述膀胱过度活跃症注射方法。

针对膀胱括约肌痉挛和逼尿肌-括约肌协同失调的神经源性膀胱患者，在药物治疗等非手术治疗无效情况下，可考虑行膀胱壁肉毒毒素注射治疗。而且，根据下尿路阻力增高的部位可进行尿道内括约肌注射和尿道外括约肌注射。操作时，在膀胱镜辅助下进行膀胱颈肉毒毒素注射，注射点位一般为10个，注射深度为黏膜下或黏膜下肌层。对于部分患者，经仔细评估后可进行尿道括约肌和膀胱颈联合注射。

（5）间质性膀胱炎：间质性膀胱炎是与膀胱充盈相关的盆底区域疼痛，常伴随尿频等其他症状，而又排除感染和其他病理因素。其发病机制与上皮渗漏、肥大细胞激活、神经源性炎症有关。

肉毒毒素的注射可暂时性抑制乙酰胆碱及其他神经递质的释放，导致骨骼肌麻痹，同时存在镇痛的作用。间质性膀胱炎的注射方法同膀胱过度活跃症。

（6）直肠和阴道肌肉痉挛：耻骨直肠肌痉挛是耻骨直肠肌痉挛性肥大，可引起盆底出口梗阻性排便障碍。排便时，耻骨直肠肌反射性的松弛消失，反而随着腹压的增加，耻骨直肠肌矛盾性收缩加重。耻骨直肠肌的肉毒毒素注射可缓解肌肉痉挛、改善排便时直肠肌肉的协调性。注射时，可在超声引导下定位注射点位及深度，同时结合电刺激引导确认耻骨直肠肌的收缩，分别在膝胸位3点、9点位置注射肉毒毒素。

阴道痉挛可引起外阴疼痛，肉毒毒素注射的机制是缓解局部的肌肉痉挛和阻断疼痛神经递质的传导。注射时，取截石位，在肌电引导下进行左右侧耻骨直肠肌、耻骨尾骨肌注射和/或球海绵体肌注射。

9. 盆底功能障碍性疾病辅具　盆底疾病的患者可采用辅具进行功能的代偿。如女性盆腔脏器脱垂患者可采用子宫托进行物理回纳和支持；采用阴道康复器如阴道哑铃可进行盆底肌肉的渐进抗阻的训练，从而增强盆底肌肉的肌力。

（李建华）

第六节　感知和认知障碍

一、概述

认知（cognition）是指人们认识与知晓（理解）事物过程的总称，包括感知、识别、记忆、概念形成、思维、推理及表象过程。认知是人们了解外界事物的活动，即知识的获得、组织和应用过程，是体现功能和行为的智力过程，是人类适应周围环境的才智。认知功能属于大脑皮质的高级活动范畴。认知涉及学习、记忆、语言、思维、精神、情感等一系列随意、心理和社会行为。认知障碍（cognitive disorder）指与上述学习记忆以及思维判断有关的大脑高级智能加工过程出现异常，从而引起学习障碍、记忆障碍，同时伴有失语、失用、失认等改变的病理过程。

感知是指大脑将各种感觉信息综合为有含义的认识的能力，形成的是人脑对直接作用于感官的客观事物各部分或各属性的整体反映即知觉（perception）。知觉以感觉为基础，但不是感觉的简单相加，而是对各种感觉刺激分析与综合的结果，是大脑皮质的高级活动。感知障碍（perceptual disorder）是指在感觉输入系统完整的情况下，大脑皮质特定区域对感觉刺激的认识和整合障碍，临床上常表现为各种类型的失认症与失用症等。失认症包括视觉失认症、听觉失认症、触觉失认症和躯体失认症等，还常伴有各种忽略症和体像障碍。失用症包括运动性失用、意念运动性失用、意念性失用、结构性失用等。感知障碍属于认知障碍的范畴。

二、病因分类

按照病因，认知障碍可分为以下几类。

1. 退行性认知障碍　如阿尔茨海默病（AD）、帕金森病痴呆（PDD）、路易体痴呆（DLB）和额颞叶痴呆等脑部退行性疾病所致。

2. 血管性认知障碍　由脑血管病危险因素(如高血压、高脂血症、糖尿病等)、显性(如脑梗死、脑出血等)或非显性脑血管病(如脑白质疏松、慢性脑缺血)等引起。

3. 外伤性认知障碍

(1) 中-重型颅脑损伤:如广泛脑挫裂伤、弥漫性轴索损伤、慢性硬膜下血肿、脑内出血、继发性脑积水等。

(2) 慢性创伤性脑病(chronic traumatic encephalopathy,CTE):与反复轻型脑外伤相关的神经变性疾病,常见于退伍士兵、橄榄球运动员、拳击选手等。

4. 其他认知障碍　与甲状腺功能减退、维生素缺乏、肝豆状核变性、感染(脑炎、HIV、梅毒等)、肿瘤、中毒(如一氧化碳中毒)等因素有关。

三、病理生理机制

认知障碍的病理生理机制较为复杂,目前尚未完全阐明。不同类型的认知障碍,机制亦不相同。阿尔茨海默病可能与 β 淀粉样蛋白(amyloid β-protein,Aβ)的聚集与异常沉积、tau 蛋白过度磷酸化、炎症反应、乙酰胆碱等神经递质及其受体异常以及肠道菌群紊乱等有关。

血管性认知障碍主要与直接组织损伤相关,如宏观梗死、微梗死、微出血和白质损伤等。一项前瞻性筛选研究表明,包括大面积梗死、腔隙性梗死、微梗死、髓鞘丢失、小动脉硬化、软脑膜脑淀粉样血管病(CAA)和血管周围间隙扩大在内的 7 种病理学改变可预测认知功能障碍。

单侧忽略即单侧空间忽略(unilateral spatial neglect,USN)是脑损伤尤其是脑卒中后立即出现的、较常见的感知障碍之一。它是对脑损伤病灶对侧身体缺乏认识或对侧空间有意义的刺激缺乏反应的一组神经心理学症状,该症状的出现不能归因于感觉、运动障碍。单侧忽略的发生与脑部病变部位密切相关,大多由右侧半球损伤引起。目前研究普遍认为右侧顶下小叶是引起左侧忽略的重要部位,右侧额叶、丘脑、基底节也可引起左侧忽略。可能与单侧忽略发病有关的神经机制假说有注意控制的偏侧化模型、注意控制的半球间抑制不平衡模型等。

四、临床表现

认知障碍的临床表现主要包括 3 部分。

1. 认知功能损害　包括注意、记忆、思维、知觉和语言等领域的损害。

(1) 注意障碍表现在注意的警觉程度、广度、持久度、选择性、转移性和分配性等方面。①警觉程度下降的患者对刺激的反应能力及兴奋性下降,注意迟钝及缓慢,注意范围明显缩小,主动注意减弱;②注意维持障碍表现为注意力涣散、缺乏持久性、随境转移、易受干扰,不能完成阅读及听课等任务;③选择性注意障碍表现为患者不能有目的地注意符合当前需要的特定刺激并剔除无关刺激,易受自身或外部环境影响而不能集中注意,如不能在嘈杂的环境中与他人谈话;④注意转移障碍时患者不能根据需要及时从当前的注意对象中脱离并及时转向新的对象,因此不能跟踪事件发展;⑤注意分配障碍患者通常不能同时利用所有有用的信息,即不能在同一时间做两件事,如一边做饭一边听广播。

(2) 记忆减退是认知障碍患者的早期表现,也可见于正常老年人,表现为对日期、年代、专有名词、术语等的回忆发生困难。脑退行性疾病特别是 AD 患者常表现为进行性记忆损害,记忆损害中常首先表现为近期记忆障碍。

(3) 思维障碍的患者表现为抽象和概括能力下降,解决问题能力下降,思维片面具体,不能举一反三,不能计划、组织和实施复杂的作业或工作等。

(4) 执行功能障碍的患者不能在需要时开始动作,表现为行为被动、丧失主动性或主观努力、表情淡漠、对周围事物漠不关心且毫无兴趣、反应迟钝;不能抑制不恰当的反应行为,常表现为过度反应、冲动;行为转换困难,不断重复同一动作;缺乏计划能力与远见,行为不能与目标一致等。

（5）知觉障碍主要有：①躯体构图障碍，如单侧忽略、左右分辨障碍、躯体失认、手指失认等；②空间关系障碍，如图形背景分辨困难、空间定位障碍、结构性失用、穿衣失用等；③失认症，如视觉失认（物体失认、面容失认、同时失认、颜色失认）、听觉失认、触觉失认等；④失用症，如意念性失用、意念运动性失用等类型。

2. 日常生活活动能力下降　轻度认知障碍患者基本日常生活能力正常，可表现出复杂日常生活能力的损害。中重度认知障碍患者基本日常生活能力亦衰退，不能完全自理，甚至日常生活能力完全丧失。

3. 精神行为症状

（1）精神症状：幻觉、妄想、错认等。

（2）行为症状：易激惹、激越/攻击行为、异常的运动行为等。

（3）情感症状：抑郁、焦虑、淡漠、欣快等。

五、康复评定

认知障碍的康复评定包括临床评定、认知功能评定、精神行为症状评定和日常生活活动能力评定4个方面。

（一）临床评定

1. 病史采集　通过询问患者及其亲属或照料者等，获得详细的病史信息。

2. 体格检查　包括神经系统查体和一般查体。神经系统局灶体征可提示血管性认知障碍或其他脑部疾病导致的认知障碍；锥体外系表现可提示帕金森病、多系统萎缩等变性性疾病导致的认知障碍等。中毒、代谢、系统性疾病导致的认知障碍常伴有阳性体征，如贫血、舌炎（需考虑维生素 B_{12} 缺乏），怕冷、体温低、心率慢等低代谢症状，甲状腺增大提示甲状腺功能减退，营养不良，肝硬化结合长期酗酒提示慢性酒精中毒。

3. 实验室检查　通过对血液/尿液、脑脊液进行检测，可发现与认知障碍相关的危险因素。基因检测在有家族史的认知障碍患者中具有重要意义。

4. 影像学检查　头颅 CT、MRI 等神经影像学检查是辅助诊断各种类型认知障碍的重要手段。

5. 电生理检查　脑电图、诱发电位和事件相关电位等电生理检查对鉴别不同类型的认知障碍有一定帮助。

6. 其他检测　病理组织活检可提供特殊的组织学诊断，是认知障碍病因诊断的金标准。

（二）认知功能评定

认知功能的评定量表包括筛查量表、成套量表和专项量表。

1. 筛查量表　常用的认知障碍筛查量表有简易精神状态检查量表、蒙特利尔认知评估量表、神经行为认知状态检查、画钟测验等。

（1）简易精神状态检查量表（mini-mental status examination，MMSE）（表 1-6-10）：该量表于 1975 年编制，评定内容涵盖定向力、即刻记忆、注意力及计算力、延迟记忆、语言及视空间等。评定结果与文化水平密切相关，耗时约 10 分钟。满分 30 分，文盲≤17 分、小学程度≤20 分、中学（包括中专）程度≤22 分、大学（包括大专）程度≤23 分为有认知障碍。MMSE 的优点是造作简便、耗时少、对重度认知障碍敏感；缺点是受教育程度影响大，易出现"天花板效应"。

（2）蒙特利尔认知评估量表（Montreal cognitive assessment，MoCA）（表 1-6-11）：该量表于 2004 年由 Nasreddine 教授编制，可用于认知障碍快速筛查，耗时约 15 分钟。满分 30 分，若教育年限≤12 年则加 1 分，总分<26 分提示存在认知障碍。与 MMSE 相比，MoCA 更加强调对执行功能与注意力的评估。MoCA 的优点是涉及的认知域更广、操作性更强，对轻度认知障碍的特异性和敏感性较高。对于某些轻度认知障碍的患者，其 MMSE 评分正常，应用 MoCA 评估后可能会发现存在认知障碍。MoCA 的缺点是受教育程度影响大，对文化程度较低受试者易出现假阳性。

表 1-6-10 简易精神状态检查量表（MMSE）

姓名：_____ 性别：_____ 年龄：_____ 文化程度：_____
电话：_____ 评定时间：_____ 既往病史：_____

项 目			记录	得分	
Ⅰ 定向力（10 分）	哪一年			1	0
	什么季节			1	0
	几月			1	0
	几号			1	0
	星期几			1	0
	省市			1	0
	区县			1	0
	街道或乡			1	0
	第几层楼			1	0
	什么地方			1	0
Ⅱ 记忆力（3 分）	皮球			1	0
	国旗			1	0
	树木			1	0
Ⅲ 注意力和计算力（5 分）	100−7			1	0
	−7			1	0
	−7			1	0
	−7			1	0
	−7			1	0
Ⅳ 回忆能力（3 分）	皮球			1	0
	国旗			1	0
	树木			1	0
Ⅴ 语言能力（9 分）	命名能力	手表		1	0
		铅笔		1	0
	复述能力	大家齐心协力拉紧绳		1	0
	阅读能力	请闭上您的眼睛		1	0
	三步命令	右手拿纸		1	0
		两手对折		1	0
		放在大腿上		1	0
	书写能力			1	0
	结构能力				
总分					/30

表 1-6-11　蒙特利尔认知评估量表(MoCA)

项目			得分
视空间与执行功能	戊 结束 ⑤　　甲 ①　　乙　　② 开始 丁　　④　　③ 丙 [　]	复制立方体 [　]	画钟表(11点过10分)(3分) [　]　[　]　[　] 轮廓　指针　数字	___/5

| 命名 | [　] | [　] | [　] | ___/3 |

记忆	读出下列词语,然后由患者重复2次,5min后回忆	次数	面孔	天鹅绒	教堂	菊花	红色	不计分
		第1次						
		第2次						

注意	读出下列数字,请患者重复(每秒1个)		顺背[　]　21854	___/2
			倒背[　]　742	
	读出下列数字,每当数字出现1时,患者敲一下桌面,错误数大于或等于2不给分	52139411806215194511141905112[　]		___/1
	100连续减7	[　]93　[　]86　[　]79　[　]72　[　]65		___/3

语言	重复:"我只知道今天李明是帮过忙的人"。[　]"狗在房间的时候,猫总是躲在沙发下面"。[　]	___/2
	流畅性:在1min内尽可能多地说出动物的名字。[　](N≥11个名称)	___/1

抽象	词语相似性:如香蕉—橘子=水果　　火车—自行车[　]　　手表—尺子[　]	___/2

延迟回忆	回忆时不能提醒	面孔	天鹅绒	教堂	菊花	红色	仅根据非提示记忆得分	___/5
	分类提示							
	多选提示							

定向力	日期[　]　月份[　]　年代[　]　星期几[　]　地点[　]　城市[　]	___/6

| 总分 | | ___/30 |

注:得分≥26为正常总分。

(3)神经行为认知状态检查(neurobehavioral cognitive status examination,NCSE):该量表是由北加利福尼亚神经行为联合组于1983年制定,后经1988年、1995年2次修订。NCSE是一种标准化的测试工具,最初被设计用来在床边评估认知功能。这一测试评估的认知功能包括3个一般领域(意识水平、注意力、定向力)与5个主要的能力领域(语言能力、结构组织能力、记忆能力、计算能力、推理能力)。使用NCSE进行每个认知领域的测试时可分2个步骤。首先是作为筛选的甄别,其次是作为定量的等级测试。一旦甄别试合格,该项检查可不需再进行下去,从而可节省时间;反之,若甄别试不合格,则可根据患者的应对情况按规则进行评分从而定量。该量表覆盖的认知领域较为广泛,使用方便、省时,可操作性强,而且测试结果以图表展示,更加形象、直观,对诊断与治疗均有较大的参考价值。

（4）画钟测验（Clock Drawing test,CDT）：CDT 包含理解计划、视觉记忆、图形重建、执行功能等多种认知领域的检测,受环境和文化背景影响小,广泛用于认知功能评价。画钟测验有多种评分方法,其中 4 分法较为常用。

2. **成套量表**　常用的认知障碍评估成套量表有 H. R 神经心理学成套测验、洛文斯顿作业疗法认知评定量表、伯明翰认知功能评估量表、韦氏成人智力量表等。

（1）H. R 神经心理学成套测验（Halstead-Reitan battery,HRB）：H. R 神经心理学成套测验由霍尔斯特德（Halstead）首先编制,后由其学生里坦（Reitan）补充、完善而成,故称霍尔斯特德-里坦成套测验。中国龚耀先教授主持修订,形成了中国的常规模式。H. R 神经心理学成套测验分为成人式（15 岁以上）和儿童式（9~14 岁）。Reitan 在成人和儿童版的基础上,将部分测验进行修改,制成幼儿版 H. R 成套神经心理测验（5~8 岁）。成人式 H. R 神经心理测验由 10 个分测验组成:侧性优势检查、失语甄别测验、握力测验、范畴测验、手指敲击测验、语声知觉测验、连线测验、触觉操作测验、音乐节律测验、感知觉障碍测验等。H. R 神经心理学成套测验是鉴别脑-行为障碍患者的一种较为可靠的心理测验工具,测验结果有助于诊断脑病变情况并进行定位诊断,更重要的是能够分析脑与行为的关系。这套测验也有一定的局限性,如测验时间长、结果分析处理复杂,对上肢功能障碍的患者也不太适用。

（2）洛文斯顿作业疗法认知评定量表（Loewenstein occupational therapy cognitive assessment,LOTCA）：LOTCA 是由以色列希伯来大学和洛文斯顿康复中心的专家们提出的,最初用于脑损伤患者认知功能的评定,以后逐渐扩展应用到对具有认知障碍的脑部疾病患者的认知功能评定。LOTCA 包括定向、视知觉、空间知觉、动作运用、视运动组织、思维造作、注意力及专注力等。LOTCA 不仅可反映认知功能、指导治疗,还可预测脑损伤的进程及预后。LOTCA 的不足之处是对于失语症（特别是感觉性失语）、听力较差、视力较差、注意力不集中的患者评估较困难。

（3）伯明翰认知功能评估量表（Birmingham cognitive screen test,BCoS）：BCoS 是由英国伯明翰大学 Glyn Humphreys 教授团队设计的一种全面评估脑卒中和其他脑损伤患者认知功能的工具。全套的 BCoS 测评工具包括施测者手册和受试者手册各一本、CD 一张（用于听觉注意测试的音频文件）,还有若干测评时需要的工具（包括火柴盒、手电筒、秒表、电池、螺丝刀等）。BCoS 可详细、系统评估患者认知功能的各方面,也可单独评估某一认知领域,对失语症合并认知障碍患者较敏感。BCoS 的不足之处是耗时较长,不易取得受试者配合。

（4）韦氏成人智力量表（Wechsler adult intelligence scale,WAIS）：WAIS 是由美国医学心理学家 David Wechsler 于 1949 年主持编制的,是目前应用最广泛的智力测验量表。WAIS 包括 11 个分测验,其中言语部分包括知识、领悟、算术、相似性、数字广度、词汇等 6 个分测验;操作部分包括数字符号、图画填充、木块图、图片排列、物体拼凑等 5 个分测验。WAIS 适用于 16 岁以上的被试者,可较好地反映一个人智力的全貌和测量各种智力因素。WAIS 的不足之处是测验的起点偏难、不利于评估低智力者、分测验有的项目过多有的项目过少、难以调整项目难度等。

3. **专项量表**

（1）记忆力评定:MMSE 和 MoCA 量表中均包含瞬时和延迟回忆记忆测验,可用于记忆功能的初步筛查。①Rivermead 行为记忆测试（Rivermead behavior memory test,RBMT）由英国 Rivermead 康复中心于 1985 年编制,主要评定受试者记住某项功能性记忆活动或完成某项需要记忆的功能性技能的能力。RBMT 具有简短、易懂、易使用、易解释、受试者易于完成的特点,已在多个国家广泛应用。②韦氏记忆量表（Wechsler memory scale,WMS）由美国心理学家 D. Wechsler（1945,甲式）和 C. P. Stone（1946,乙式）编制,至今已多次修订。WMS的评定内容包括个人经历、时间和空间的定向、数字顺序关系、视觉再认、图片回忆、联想学习、触摸记忆、顺背和倒背数字、逻辑记忆、图形重置、视觉再现、空间叠加等。WMS主要测试瞬时记忆、短时记忆和长时记忆,有助于鉴别器质性和功能性记忆障碍。

（2）注意力评定:日常专注力测验(test of everyday attention,TEA)将日常生活动作作为测验项目,用于评估选择性及警觉性的专注系统。①划消测验如字母划消测验、数字划消测验、图形划消测验等常用于评估患者的注意力,可较好地排除职业、文化程度等因素的影响。②注意网络测验(attention network test,ANT)可用来评估注意网络的警觉、定向和执行3个功能,结果以反应时表示,操作简便易行,受教育程度影响较小。③此外还有一些测验可用于注意水平的特定评估,如反应时测验评估反应速度、数字广度测验评估注意广度、持续性操作测验评估持续注意、Stroop色词测验评估选择注意、数字-符号模式测验评估交替注意、同步听觉系列加法测验评估分配注意。

（3）定向力评定:目前尚无定向力专用评估量表,可应用MMSE、MoCA、LOTCA等常用认知障碍评定量表中的定向检查项目进行评估。

（4）执行功能评定:执行功能(executive function)指人独立完成有目的、自我控制的行为所必需的一组技能,包括计划、判断、决策、不适当反应(行为)的抑制、启动与控制有目的的行为、反应转移、动作行为的序列分析、问题解决等心智操作。研究表明,MoCA中的执行功能部分可用于执行功能障碍筛查。威斯康星卡片分类测验(Wisconsin card sorting test,WCST)、连线测验(Trail making test,TMT)、Stroop色词测验(The Stroop Color-Word test,SCWT)、执行功能障碍综合征行为评定(behavioral assessment of dysexecutive syndrome,BADS)等常用于评估执行功能。WCST是一种较为客观的神经心理学检测手段,主要用于评估受试者的抽象思维能力,可反映注意、抽象概括、工作记忆、定式转移、抑制控制等执行功能的多个成分。

（5）逻辑思维评定:目前尚无针对逻辑思维能力的特异性评估工具,可采用包含逻辑思维成分的成套测验进行评估,常用的有瑞文推理测验(Raven's progressive matrices,RPM)、LOTCA、WCST、加利福尼亚卡片分类测验(California card sorting test,CCST)等。

（6）感知障碍评定

1）单侧忽略:标准化的纸笔测验包括等分线段、划消测验。与等分线段相比,铃铛划消和字母划消测验检查单侧空间忽略更敏感。临摹与绘图(如花、房子、表盘、人体等)、读写测验也是单侧忽略评定中的常用方法。传统的纸笔测验与单侧忽略在日常生活中的表现之间有可能存在一定分离,即患者在日常生活中表现出单侧忽略的症状,但纸笔测验则可能未见异常。因此,检查应包括标准化纸笔测验和日常生活能力相关的行为评定。

2）凯瑟琳波哥量表(Catherine Bergego scale,CBS):CBS也是一个标准化检查量表,用来直接观察患者在10种真实情况下的功能状态,如梳洗、穿衣或操纵轮椅等,可以在确定单侧忽略损伤程度的同时,从行为学角度进一步了解单侧忽略对患者日常生活的影响及影响程度。CBS同时包含10个相同问题的平行问卷,旨在了解患者是否意识到存在单侧忽略相关的日常生活活动困难。

3）行为忽略测验(Behavioral inattention test,BIT):BIT由临床神经心理学家Wilson及职业治疗师Cockburn于1987年制定,检查内容包括一般检查和行为检查两部分。通过一般检查可判定有无忽略,通过行为检查可明确日常生活中的忽略问题。BIT是一种标准化的评价方法,信度、效度均较好。

4）结构性失用症:评定方法包括复制图画、平面及立体几何图形、复制三维模型等,如MMSE中的两个相互交叉重叠的五边形、MoCA中的复制正方体和绘制表盘。LOTCA中包含木块设计、复制图形、画图、钉盘设计等内容,也可用于结构性失用症的评定。

（三）精神行为症状评定

认知障碍患者可表现为精神行为异常,可应用汉密顿抑郁量表(HAMD)、汉密尔顿焦虑量表(HAMA)、神经精神问卷(NPI)(表1-6-12)进行评估。

表 1-6-12　神经精神症状问卷(NPI)

知情者与受试者的关系:1□配偶　2□子女　3□其他

指导语:(请知情者完成)患者得病后是否有以下行为改变,如果有,请按照严重程度进行分级。评估周期为本访视近 4 周内。

评测项目	评分标准
1) 频率(1~4 分)	1 分=偶尔,少于每周 1 次;2 分=经常,大约每周 1 次;3 分=频繁,每周几次但少于每天 1 次;4 分=十分频繁,每天 1 次或更多或者持续
2) 严重程度(1~3 分)	1 分=轻度,可以觉察但不明显;2 分=中度,明显但不十分突出;3 分=重度,非常突出的变化
3) 该项症状引起照料者的苦恼程度(0~5 分)	0 分=不苦恼;1 分=极轻度的苦恼,照料者无须采取措施应对;2 分=轻度苦恼,照料者很容易应对;3 分=中度苦恼,照料者难以自行应对;4 分=重度苦恼,照料者难以应对;5 分=极度苦恼,照料者无法应对

项目	有/无	频率	严重程度	使照料者苦恼程度
1. 妄想(错误的观念如:认为别人偷他/她的东西? 怀疑有人害他? 怀疑配偶不忠? 怀疑要遗弃他?)	(　)无(　)有			
2. 幻觉(视幻觉或听幻觉? 看到或听到不存在的东西或声音? 和实际不存在的人说话?)	(　)无(　)有			
3. 激越/攻击性(拒绝别人的帮助? 难以驾驭? 固执? 向别人大喊大叫? 打骂别人?)	(　)无(　)有			
4. 心境恶劣(说或表现出伤心或情绪低落? 哭泣?)	(　)无(　)有			
5. 焦虑(与照料者分开后不安? 精神紧张的表现如呼吸急促、叹气、不能放松或感觉紧张? 对将来的事情担心?)	(　)无(　)有			
6. 欣快(过于高兴、感觉过于良好? 对别人并不觉得有趣的事情感到幽默并开怀大笑? 与情景场合不符的欢乐?)	(　)无(　)有			
7. 情感淡漠(对以前感兴趣的活动失去兴趣? 对别人的活动和计划漠不关心? 自发活动比以前少?)	(　)无(　)有			
8. 脱抑制(行为突兀,如与陌生人讲话,自来熟? 说话不顾及别人的感受? 说一些粗话或谈论性? 而以前他/她不会说这些)	(　)无(　)有			
9. 易激惹/情绪不稳(不耐烦或疯狂的举动? 对延误无法忍受? 对计划中的活动不能耐心等待? 突然暴怒?)	(　)无(　)有			
10. 异常运动行为(反复进行无意义的活动,如围着房屋转圈、摆弄纽扣、用绳子包扎捆绑等? 无目的的活动,多动?)	0(　)无(　)1 有			
11. 睡眠/夜间行为(晚上把别人弄醒? 早晨很早起床? 白天频繁打盹?)	0(　)无(　)1 有			
12. 食欲和/或进食障碍	0(　)无(　)1 有			

(四) 日常生活活动能力评定

日常生活活动能力包括基础性日常生活活动能力(BADL)和工具性日常生活活动能力(IADL)。BADL 指独立生活所需的最基本功能,如穿衣、吃饭、个人卫生等;IADL 指复杂的日常或社会活动能力,如理财、购物、出访、做家务等。日常生活活动量表(activity of daily living,ADL)(表 1-6-13)、改良 Barthel 指数评定量表(modified Barthel index,MBI)和功能活动问卷(functional activities questionnaire,FAQ)等是常用的日常生活活动能力评估量表。ADL 和 MBI 主要评估 BADL,FAQ 主要评估 IADL。轻度认知障碍患

表 1-6-13　日常生活活动量表(ADL)

指导语:现在我想问些有关您平常每天需要做的事情,我想知道,您可以自己做这些事情还是需要人家帮助,或者您根本没办法做这些事?

评分:(1)自己可以做;(2)有些困难;(3)需要帮助;(4)根本没法做

圈上最适合的情况

项目	评分
1. 自己搭公共车辆	(1)(2)(3)(4)
2. 到家附近的地方去(步行范围)	(1)(2)(3)(4)
3. 自己做饭(包括生火)	(1)(2)(3)(4)
4. 做家务	(1)(2)(3)(4)
5. 吃药	(1)(2)(3)(4)
6. 吃饭	(1)(2)(3)(4)
7. 穿衣服、脱衣服	(1)(2)(3)(4)
8. 梳头、刷牙等	(1)(2)(3)(4)
9. 洗自己的衣服	(1)(2)(3)(4)
10. 在平坦的室内走	(1)(2)(3)(4)
11. 上下楼梯	(1)(2)(3)(4)
12. 上下床,坐下或站起	(1)(2)(3)(4)
13. 提水煮饭、洗澡	(1)(2)(3)(4)
14. 洗澡(水已放好)	(1)(2)(3)(4)
15. 剪脚趾甲	(1)(2)(3)(4)
16. 逛街、购物	(1)(2)(3)(4)
17. 定时去厕所	(1)(2)(3)(4)
18. 打电话	(1)(2)(3)(4)
19. 处理自己钱财	(1)(2)(3)(4)
20. 独自在家	(1)(2)(3)(4)
得分	

注:评定结果总分≤26 分为完全正常,>26 分提示有不同程度的功能下降。

者应侧重于 IADL 评估,重度认知障碍患者应侧重于 BADL 评估。

（五）生活质量评定

生活质量主要是指个体生理、心理、社会功能等方面的状态,它是衡量认知障碍患者愈后重返社会的一项重要指标,也是临床治疗策略制定与调整的影响因素之一。常用的生活质量评定量表有生活质量指数评定表(QLI)、健康调查量表 36(SF-36)等(详见第一篇第七章第十三节生活质量评定)。

六、药物与康复治疗

（一）药物治疗

1. 胆碱酯酶抑制剂　纳入 30 项随机双盲安慰剂对照研究的系统综述显示,多奈哌齐可显著改善阿尔茨海默病患者的认知功能,同时可显著改善患者的日常生活能力。Domino 研究表明,在中或重度阿尔茨海默病患者中,继续使用多奈哌齐治疗 12 个月可获得超过最小临床重大差异的认知获益及显著的功能获益。而且,对中重度阿尔茨海默病患者多奈哌齐的撤药会使其入住养护机构的时间提前,尤其是第一年内。同时,考虑到认知、日常生活活动能力和健康相关的生活质量,继续使用多奈哌齐 52 周比停用具有更好的成本效益。

2. 兴奋性氨基酸受体拮抗剂　meta 分析显示,美金刚可显著改善阿尔茨海默病患者的认知功能、痴呆的行为精神症状(BPSD)、日常生活活动能力和整体功能。另一项 meta 分析显示,美金刚可显著改善血管性痴呆患者及小血管性痴呆患者的认知功能。

3. 其他药物　尼莫地平、尼麦角林、胞磷胆碱、银杏叶、丁苯酞等药物对认知障碍可能有一定的改善作用,但疗效尚需进一步证实。初步研究显示,中国自主研发的创新药甘露特钠胶囊(九期一)可改善阿尔茨海默病患者的认知功能。

(二) 认知训练

研究证实,认知训练可改善患者的认知功能,进而改善其运动功能及日常生活活动能力。认知训练应遵循以下原则:训练计划的制订应以评定结果为基础,以保证训练计划具有针对性;训练应早期开始,训练内容的设计应具有连续性,要循序渐进,要由易到难、由简单到复杂、由局部到整体、由单一项目到相关项目;训练方法必须具有专业性,切忌将小学教材或游戏与专业训练混为一谈;基本技能的强化训练与能力的提高训练相结合,强化训练与代偿训练相结合。

认知训练策略包括恢复性策略和代偿性策略。PQRST 法即预习(preview)—提问(question)—阅读(reading)—陈述(state)—测验(test),是恢复性治疗策略的一种,效果优于单纯死记硬背的方法。以记忆训练为例,其代偿性治疗策略有调整环境(将常用物品如钥匙、钱包放在病房床头柜显眼处)、使用外部辅助器(如记忆笔记本)等。

目前,电脑辅助认知训练(computer-assisted cognitive rehabilitation,CACR)已成为一个主要的工作模式,应将一对一、面对面训练与电脑辅助训练相结合。电脑辅助训练模式采用专门设计的认知康复训练软件,具有针对性、科学性;训练难度可自动分等级,循序渐进,具有挑战性;训练指令准确,时间精确,训练标准化;训练题材丰富,针对性及趣味性强,选择性高;评估与训练结果反馈及时,有利于患者积极主动参与。电脑辅助训练模式不仅可充分利用多媒体的优势,而且可有效节约人力资源,患者也更乐意接受,训练效果较好。

随着互联网的发展,远程认知训练正越来越多地应用到认知障碍康复中。远程认知训练具有以下优势:可在熟悉的家庭环境中进行训练,容易使用;家庭成员可协同参与训练;根据实证医学理论设计,训练方法可靠;治疗师可即时回馈,较为人性化;评估、训练、记录均由电脑标准化完成。

认知功能各领域的训练这里不再赘述,详见第三篇第十八章第五节认知训练。

(三) 运动训练

运动训练是常用的康复手段,多项 meta 分析及系统综述结果显示运动训练可以改善脑卒中患者的认知障碍。纳入 14 项随机对照研究的 meta 分析结果显示,运动训练可以改善脑卒中患者的认知功能,并推荐运动训练作为治疗脑卒中患者认知障碍的手段。一项纳入了 9 项较高质量的临床研究、针对运动训练在脑卒中后认知障碍中作用的系统综述,多数临床研究支持运动训练对于脑卒中患者,尤其是慢性期患者的整体认知功能具有积极的作用,但运动训练的效果受到训练开始时间、训练持续时间及训练强度影响。

研究表明,运动训练能够改善老年人的认知功能,降低 AD 的发生率。运动训练不仅能够改善认知障碍患者的整体认知能力,还对与认知障碍发生有关系的危险因素、对患者的心肺耐力及平衡与运动能力也有改善作用。一项 6 个月的步行有氧运动训练研究结果显示,有氧运动可提高 AD 患者的 MMSE 评分和 Barthel 指数评分,但对患者的血压、血糖无明显影响。Yu F 等的研究显示,6 个月的脚踏车有氧运动训练可改善 AD 患者的精神症状并减轻照顾者的压力。

(四) 无创性脑刺激

近年来,随着神经调控技术的发展,无创性脑刺激在认知神经科学、神经生理学、精神病学等领域的应用越来越受到关注。与手术及深部脑刺激相比,无创性脑刺激具有无痛、无创、操作简便、安全可靠等优点。常用的无创性脑刺激技术包括经颅磁刺激、经颅直流电刺激和经颅超声刺激(transcranial ultrasound stimulation,TUS)。TMS 和 tDCS 作为无创性脑刺激最常用的两种技术,在神经性疾病治疗中显示出了有潜力的应用价值。

经颅磁刺激(transcranial magnetic stimulation,TMS)是通过磁电感应原理将脉冲磁场无衰减地透过头皮和颅骨,在大脑皮质产生感应电流,从而改变脑内代谢和神经电活动。Park 等将脑卒中后至少 6 个月的认知障碍患者随机分成 rTMS 组(10Hz,刺激左侧前额叶皮质)和电脑辅助认知障碍康复(CACR)组,2 组均接受每周 3 次、共 4 周的干预,干预前后分别采用 MMSE 和 LOTCA 评估患者的认知功能,结果显示 2 组的认知功能较干预前均显著提高,但 LOTCA 评估显示 CACR 较 rTMS 的治疗效果更显著。Wobrock 等发现,10Hz 的高频 rTMS 持续作用 5 天,可明显改善脑卒中后执行功能障碍(post-stroke executive impairment,PSEI)患者包括解决问题能力、语言流畅表达等在内的部分执行功能,而对注意缺陷、躯体构图障碍等没有明显改善作用。

Rutherford 等以 10 例 AD 早期患者为研究对象,采用 MoCA、阿尔茨海默评定量表认知分量表评分(Alzheimer's disease assessment scale-cognitive subscale,ADAS-Cog)评价治疗效果,结果显示,rTMS 组患者的认知功能较对照组改善,其中 MoCA 评分的变化具有统计学意义。Maria 等的研究表明,对早期 AD 患者前额叶背外侧区域(dorsolateral prefrontal cortex,DLPFC)施加 20Hz 高频 rTMS,可改善患者的记忆力。

经颅直流电刺激(transcranial direct current stimulation,tDCS)是一种通过 2 片或更多电极片对大脑施加连续、微弱电流,从而调节大脑皮质兴奋性的无创型脑刺激技术。Yun 等将 PSCI 患者随机分为 3 组,分别进行左前额叶的 atDCS(阳极 tDCS)刺激、右前额叶的 atDCS 刺激以及假刺激,治疗 3 周后 3 组患者认知情况均有改善,但组间差异无统计学意义,其中左前额叶组的语言学习测试相较于其余 2 组改善显著。Shaker 等将 tDCS 与认知训练相结合,结果发现与假刺激组相比,tDCS 结合认知康复训练较仅进行认知训练能更好地改善脑卒中患者的认知功能。Salazar 等学者进行了 tDCS 改善脑卒中后单侧忽略的 meta 分析,纳入了至 2016 年 12 月的 4 项研究,其中包括 2 项随机对照研究、2 项交叉设计研究,分析结果显示 tDCS 对 PSCI 患者的单侧忽略有改善效果。

一项双盲交叉研究发现,痴呆患者(AD 或额颞叶痴呆)在图片命名训练期间同时应用顶下叶阳极 tDCS(2mA,30 分钟,10 次)刺激,效果更佳且更持久,仅应用 tDCS 也有较小的改善作用。一项 meta 分析显示,AD 患者在执行认知任务期间同时施加 tDCS 刺激,认知功能改善更显著。Khedr 等对 34 例 AD 患者行左侧 DLPFC 随机双盲假刺激对照试验(2mA,25 分钟,持续 2 周共 10 次),结果显示,阳极 tDCS 能够改善认知功能,其后续效应可长达 2 个月。

虽然 TMS 与 tDCS 目前已在临床应用于各类认知障碍患者,但现有文献有限,疗效尚待更多高质量、大样本、多中心临床研究证实,有关其疗效的机制仍需进一步深入研究。

（五）中国传统疗法

研究表明,针灸及太极拳、八段锦等中国传统疗法可能对认知功能具有一定的改善作用。两项系统评价与 meta 分析结果均表明,针灸治疗可显著改善 PSCI 患者的认知功能。王丽娜等将 76 例 PSCI 患者随机分为 2 组,对照组给予常规功能训练,治疗组在对照组基础上给予温针灸,4 周后治疗组 MoCA 与 ADL 评分均高于对照组,表明温针灸可改善患者的认知功能。Mortimer 等纳入 30 例老年轻度认知障碍患者,进行每周 3 次、每次 20 分钟、共 5 个月的太极拳训练,结果发现,太极拳可改善 MCI 患者的记忆力。

（六）其他

高压氧(hyperbaric oxygen,HBO)治疗,在认知障碍治疗中也有应用。在一项研究中,对 18 岁及以上(平均年龄 60 岁)的卒中患者数据进行回顾性分析,这些患者在 HBO 治疗前 3~180 个月(平均 30~35 个月)患有缺血性或出血性卒中,HBO 方案为每天 1 次、每次 90 分钟、每周 5 天、2ATA 下 100% 氧气,评估基于语言或非语言、即时或延迟记忆与单光子发射计算机断层扫描测量的大脑代谢状态变化,结果显示 HBO 治疗后,所有记忆测量指标均有显著改善,临床改善与脑代谢改善密切相关,主要表现在颞区。该文献调研显示,即使在急性事件发生数年后,HBO 仍有可能改善卒中后患者的记忆障碍。高压氧用于认知障碍的治疗尚需进一步研究。

（胡昔权）

第七节　吞咽障碍

一、概述

吞咽(swallowing)是指从外部摄取的食物和水分通过口腔、咽和食管进入胃的过程。它不仅是维持生命活动必不可少的基本生物学功能,还与人们的生活质量密切相关。

吞咽障碍(dysphagia)是指口腔、咽、喉、食管等吞咽器官发生病变时,所致食物不能经口腔到胃的过程。这是一般所指的狭义吞咽障碍,是症状描述而不是一个疾病诊断。近年来由于新的医学模式的应用,使得吞咽方面的问题从单纯的吞咽过程扩展到精神心理认知等原因引起的行为问题。因此我们在看待吞咽问题的时候也应从广义的摄食-吞咽的观点来理解。它包括摄食障碍和吞咽障碍2个方面。

1. 摄食障碍　摄食障碍指由于精神心理认知等方面的问题引起的行为和行动异常导致的吞咽和进食问题,如厌食症。

2. 吞咽障碍　吞咽障碍指解剖和生理学异常引起的吞咽困难,在口腔期、咽期和食管期均可发生。

二、分类

(一) 按有无解剖结构异常分类

1. 功能性吞咽障碍(functional dysphagia)　此类障碍解剖结构没有异常,属于口咽、食管运动异常引起的障碍。除老年人是由于吞咽器官组织结构萎缩、神经反射和运动反射功能降低、功能失调等生理性因素引发的以外,其余多由中枢神经系统及周围神经系统障碍、肌肉病变等病理因素所致。具体包括:①肌肉病变,如重症肌无力、多发性肌炎、硬皮病、颈部肌张力障碍等;②神经系统疾病,如脑卒中、痴呆、帕金森病、多发性硬化症、吉兰-巴雷综合征、肌萎缩侧索硬化症运动神经元病等;③胃食管动力性病变,如胃食管反流病、食管-贲门失弛缓症、弥漫性食管痉挛、环咽肌失弛缓症等;④心理因素,如癔病。

当吞咽障碍是由于神经性疾病所致时,称为神经性吞咽障碍。目前临床上最常见、研究最多的是脑卒中后吞咽障碍。

2. 结构性吞咽障碍(constructional dysphagia)　此类障碍是口、咽、喉、食管等解剖结构异常引起的吞咽障碍。常见有吞咽通道及邻近器官的炎症、损伤或肿瘤、头颈部的肿瘤、外伤手术或放射治疗等。

(二) 按发生的部位分类

1. 口咽吞咽障碍　口咽吞咽障碍患者不能进行正常咀嚼及完成吞咽动作,口、咽、喉是存在问题的部位。

2. 食管吞咽障碍　食管吞咽障碍可能的发生部位多在近端和远端食管,分别称为"高位"和"低位"吞咽障碍。

三、临床表现

吞咽障碍患者临床上常见的症状:①流涎、饮水呛咳,多在吞咽时或吞咽后呛咳明显;②口内食物咽下困难或需多次小口吞咽,进食时发生哽噎;③进食感觉异常,包括咽部有异物感,吞咽时有烧灼痛、堵塞感,进食后喉部有梗阻感;④口、鼻反流,进食后呕吐,食物由鼻孔反出;⑤发声湿润低沉;⑥原因不明的肺炎,且反复发生;⑦隐性误吸等。

吞咽可以分为口腔前准备期、口腔期、咽腔期、食管期,各期都有其特定的生理功能,假如某一期因为疾病受到损害,将会表现出特定的症状与体征,详见评估内容。

四、康复评定

我国学者们于2013年首次发表《中国吞咽障碍康复评估与治疗专家共识(2013年版)》,并于2017年对其进行修订,文中对于吞咽障碍的筛查、评定与治疗达成了许多共识。评定建议由问题筛查开始,并作为工作常规流程,初步判断是否存在吞咽障碍,如果有问题则做进一步的临床和/或仪器检查。吞咽障碍评定流程详见图1-6-2。

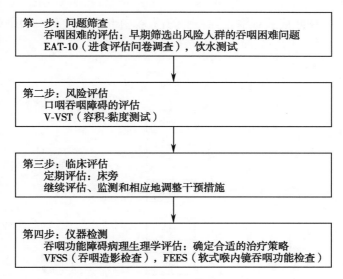

图1-6-2　吞咽障碍评定流程

（一）问题筛查

根据2017年版《中国吞咽障碍康复评估与治疗专家共识》,问题筛查主要侧重有无吞咽障碍,而评定更重要的是检查评定吞咽功能安全性和有效性方面存在的风险及其程度,两者既互相联系又有质的区别。特别强调的是筛查并非用于量化吞咽障碍的风险程度或指导吞咽障碍的管理,筛查不能取代临床功能评定和仪器检查;对于疑似有吞咽问题的患者或老年人,应进行吞咽障碍的筛查,筛查一般由护士完成,其他专业人员也可参与;全面了解患者病史,对于选择进一步的评定和正确的治疗决策,具有事半功倍的效果。临床常用的筛查方法如下。

1. **饮水试验（modified water swallow test，MWST）**　此评定方法由日本人洼田俊夫在1982年设计后提出,主要通过饮水来筛查患者有无吞咽障碍及其程度。先让患者单次喝下2~3茶匙水,如无问题,再让患者像平常一样喝下30ml水,然后观察和记录饮水时间、有无呛咳、饮水状况等。饮水状况的观察包括是否有啜饮、含饮、水从嘴唇流出、边饮边呛、小心翼翼地喝等表现,还包括饮后声音变化、患者反应、听诊情况等。吞咽障碍的程度按5级分级进行评价记录。饮水试验不但可以观察到患者饮水的情况,而且可以作为能否进行吞咽造影检查的筛选标准。此方法只是一个筛查方法,呛咳是一个重要指标,但对隐性误吸患者易出现假阴性,没有咳嗽反射患者不适用此筛查。

2. **进食评估问卷调查（eating assessment tool，EAT-10）**　EAT-10有10项受吞咽障碍影响的问题。每项分4个等级,0分为无障碍,4分为严重障碍,一般在3分以上视为吞咽功能异常。EAT-10有助于识别误吸的征兆和隐性误吸,识别异常吞咽的体征。EAT-10与饮水试验合用,可提高筛查试验的敏感性和特异性。

3. **染料测试（dye test）**　对于气管切开患者,可以利用蓝色染料亚甲蓝(一种无毒的蓝色食物色素)测试,可以筛检患者有无误吸。

（二）风险评估

在确认患者有吞咽障碍问题后,应进行吞咽障碍的风险评估,目前国际上通用的评估方法是容积-黏度吞咽测试（volume-viscosity swallowing test, V-VST）。容积-黏度吞咽测试作为一种摄食风险的评估方法,由西班牙学者Pere Clave于20世纪90年代设计,即采用适合患者进食的液体容积和稠度,从吞咽摄食角度来评估患者吞咽的有效性和安全性。安全性即指患者摄食期间避免食物进入呼吸道导致喉部渗漏和误吸风险的能力;有效性指患者摄取所需热量、营养和水分时,使其从口全部进入胃的能力。国外测试时选择的容积分为少量(5ml)、中量(10ml)、多量(20ml);稠度分为低稠度(水样)、中稠度(浓糊状)、高稠度(布丁状)。国内根据饮食文化和进食习惯的不同,将容积改为少量(3ml)、中量(5ml)、多量(10ml),稠度不变,称为中国改良版 V-VST(volume-viscosity swallowing test-Chinese version, V-VST-CV)。按照不同组合,完整测试共需 9 口进食,期间注意观察患者吞咽的情况,并根据安全性和有效性的指标判断进食有无风险,具体流程见图 1-6-3。

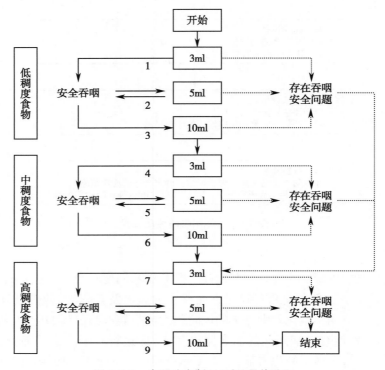

图 1-6-3　中国改良版 V-VST 具体流程

1. **安全性方面的临床特征**　可提示患者可能存在误吸,导致呼吸系统并发症、肺炎的相关风险,基于安全性指征,以下指标可判断是否有必要增加稠度继续检测或暂停测试。

(1) 咳嗽:患者进食吞咽时相关的咳嗽提示部分食团已经进入呼吸道,可能发生了误吸。

(2) 音质变化:患者吞咽后声音变得湿润或沙哑均提示可能发生了渗漏或误吸。

(3) 血氧饱和度水平下降:基础血氧饱和度下降大于 3%,提示发生了误吸。

2. **有效性方面的临床特征**　可提示患者未摄取足够热量、营养和水分,可能导致营养不良和脱水等相关风险,但因其不会使患者的健康受到威胁,故没有调整稠度的必要。基于有效性方面的特征需进行以下相关记录。

(1) 唇部闭合:唇部闭合不完全导致部分食团漏出。

(2) 口腔咽部残留:提示舌的运送能力受损,或咽部食团清除能力受限,导致吞咽效率低。

(3) 分次吞咽:患者无法通过单次吞咽动作吞下食团,降低摄取有效性。

3. **适应证**　注意力良好、合作性好、没有呼吸问题或身体不适、在体格检查中有喉上抬的患者比较适合做进食评估;有保护气道的能力、有足够的体力和耐力完成进食评估的患者适合;气管切开的患者在进行此项评估时应准备吸痰设备,治疗师应接受过吸痰的培训以确保需要时能够提供支持。

4. **禁忌证**　患者若有呼吸道问题、精神状况下降和不合作的情形,不建议进行此项评估。

5. **优势**　V-VST 测试简单、安全,所需准备材料较少;灵敏度 94%,特异度 88%;可以在医院或护理中心的患者床旁或门诊情况下使用;基于患者疾病进展情况,可以重复多次检测;可帮助决定是否需要接受更详尽的仪器检查(VFSS、FEES 等)。

（三）临床吞咽评定

临床吞咽评定主要包括全面的病史评定、口颜面功能与喉部功能评定等,在临床评定中,难能可贵的是仔细排查,通过蛛丝马迹找到问题所在。

1. 病史评定

（1）搜集患者基本信息以及临床诊断相关的信息,包括患者的病史、摄食和吞咽障碍的既往史,患者及护理者对于喂食、吞咽障碍的理解和认知度等。

（2）描述患者的摄食、吞咽能力,包括病情的严重程度和损伤的水平。

（3）评定患者的认知功能、沟通能力。

（4）判断患者的依从性。

（5）评定患者的营养状况和口腔卫生情况。

（6）评定患者呼吸功能,包括气道通畅性、呼吸方式、插管与否、是否使用呼吸机等,以及吞咽与呼吸的协调性。

（7）评定患者精神状态,包括患者的清醒程度和意识水平、确认患者意识水平的变化、确认患者是否可在清醒状态下进食等。临床常用格拉斯哥昏迷量表（Glasgow Coma Scale,GCS）来评价意识状态。

（8）判断进一步行诊断相关研究的必要性。

2. 口颜面功能与喉部功能评定

（1）口颜面功能评定:包括唇、下颌、软腭、舌等与吞咽有关的解剖结构的检查,包括组织结构的完整性、对称性、感觉敏感度、运动功能等以及咀嚼肌的力量。

（2）吞咽相关反射功能:包括吞咽反射、咽反射、咳嗽反射等检查。

（3）喉功能评定:喉的评定包括音质和音量的变化、发音控制和范围、主动的咳嗽和喉部的清理、喉上抬能力等方面。言语与吞咽的解剖神经肌肉系统是相关的,两者之间的问题应仔细鉴别。检查中必须注意到任何声音质量与大小的改变,因为此症状可反映出喉的开合和保护气管的能力,而嘶哑音质常提示声带关闭不全。言语缓慢、费力、鼻漏气、气息音等是吞咽肌及产生言语的肌肉肌力减弱的依据。

（四）仪器检查

1. 吞咽造影检查（videofluroscopic swallowing study,VFSS）　早在1975年美国西北大学Logemann教授改良钡剂胃肠透视用于吞咽障碍评定,称为吞咽造影检查,一直以来这项检查是吞咽障碍临床最常用的仪器检查方法,被视为吞咽障碍评定的金标准。

（1）定性检查:VFSS通过透视观察患者在吞咽不同体积和黏稠度的钡剂时,唇、舌、腭、咽、喉的结构及其运动情况,食团各期运动时程,环咽肌的开放,吞咽后口腔、会厌谷、梨状窝的食物残留、误吸量及清除误吸物的能力以及吸入与吞咽的关系,评定口咽时序性、肌肉活动的协调性,从而确定吞咽的有效性与安全性。VFSS的信度和效度均较高,且对设备要求不高,简单易行,能确定吞咽障碍存在与否及其严重程度,尤其对隐匿性误吸的诊断具有确诊意义。VFSS可为确定患者能否经口进食、食物的稠度选择、评定治疗效果等提供可靠依据。VFSS虽然可实时观测吞咽问题发生的部位及症状,但不能对诸如残留、误吸、咽缩无力等症状进行量化分析;不能定量分析口咽部组织结构的空间变化及食团运送的时间变量,如舌骨位移、喉位移、会厌翻转角度;不能分析上食管括约肌开放幅度;亦不能定量分析食团通过咽腔时间、咽收缩持续时间、上食管括约肌开放持续时间等。

（2）定量分析:使用动态造影分析技术进一步地测量与计算吞咽造影生成的视频及图像可提供咽部吞咽过程和生物力学相关的详细信息,可用于确定食团通过时吞咽器官运动之间的关系。操作方法为,首先使用数字胃肠X线机或数码相机以30fps以上的速度录下吞咽过程,然后在图像处理软件中逐帧回放,截取感兴趣的画面测量关键参数。可测量的数据包括:①食团在口腔、咽、食管通过时间;②侧位下咽区静息及最大收缩时的面积;③舌骨静息时的位置及吞咽时的向前向上最大位移、会厌翻转角度;④环咽肌（UES）开放时的前后径长度;⑤在语言应用方面还包括患者发特定的音如"啊""衣"等时,舌及下颌活动范围测定;发声时喉部一些相关参数测量如声襞闭合的程度与范围,声带的长度与厚度等。

2. 软式喉内镜吞咽功能检查（flexible endoscopic examination of swallowing,FEES）　FEES在

1988 年由美国 Langmore 等学者最早提出并应用。FEES 是指通过软管喉镜,在监视器直视下观察患者基本自然状态下平静呼吸、用力呼吸、咳嗽、说话和食物吞咽过程中鼻、咽部、喉部各结构如会厌、杓状软骨和声带等功能状况;了解进食时染色食团残留的位置及量,判断是否存在渗漏、误侵或误吸;可在一段时间内多次重复评定各种吞咽策略的效果,包括头的转向、屏气等方式。FEES 附带的视频系统可以将内镜所见内容录制,方便反复观看、详细分析。

(1) FEES 的应用:根据评价目的不同,FEES 检查中观察的重点也不同。FEES 检查主要包括:①咽的解剖结构,在镜头到达鼻咽部时,通过发声和咽下唾液,并根据软腭和咽后壁的收缩来对鼻腔闭锁功能进行评价;②咽喉部结构的运动,通过嘱患者发“啊”“衣”音,检查杓状会厌襞、声带的运动功能;③分泌物积聚情况,通过观察会厌谷、梨状隐窝处的分泌物潴留,来评定咽部收缩功能和感觉功能;④通过进食食物直接评定吞咽功能,通过患者咀嚼、运送食物的全过程,评定舌根对食物的推挤作用、喉上抬能力和咀嚼的效率、误吸程度等;⑤评定代偿吞咽方法的疗效,在内镜下嘱患者空吞咽与交互吞咽,残留较多者可让患者做左、右转头吞咽,一侧咽腔麻痹者将头转向麻痹侧吞咽,通过残留食物的去除情况来评价疗效;⑥评定反流情况,通过将内镜固定在检查部位一段时间以观察数次吞咽后的反流情况。

(2) FEES 的评价:FEES 是检查吞咽时气道保护性吞咽反射和食团运输功能的一种重要方法,对吞咽障碍的诊断和治疗具有指导意义。FEES 较 VFSS 能更好地反映咽喉部解剖结构及分泌物积聚情况,适用于脑神经病变、手术后或外伤及解剖结构异常等所造成的吞咽功能障碍,也适用于误吸等各种吞咽障碍患者。但是 FEES 并不能直接观察食团运送的全过程,仅能通过食团吞咽后在咽部分布的间接信息来判断吞咽的效果,不能直接观察环咽肌开放的情况。因此,FEES 对吞咽器官之间的协调性不能作出直观评价。此外,当吞咽的量达到最大或食物盖住喉镜镜头时,内镜将不能成像。FEES 检查的另一优点是无X 线辐射,因此可反复进行检查,且每次检测时间在患者耐受的情况下可长于 VFSS。FEES 设备携带方便,可床边检查,使用率高。此外 FEES 能反映杓会厌襞的感觉功能或功能不全,同时反映口咽对食团的感觉程度。

3. 咽腔测压技术（manometry）　测压技术主要用于咽、食管压力测定。在吞咽障碍评定中,可用以评定咽和食管运动、压力和协调性与量化静态和动态的变化,比较准确地反映其功能状态。口咽部测压检查是目前唯一能定量分析咽和食管力量的检查手段。

(1) 适应证:咽部测压技术可以动态连续地直接反映整个吞咽过程中的咽腔压力的变化。可用于:①正常咽部生理的评价;②吞咽造影检查未能发现的异常;③咽部及 UES 压力的定量确认;④UES 的松弛不全检测;⑤对咽部及 UES 协调性紊乱潜在可能的食管功能的评定。

(2) 影响因素:目前不同研究者对咽部测压设备及操作流程不完全一致,咽部测压的部位也尚未统一。导管的直径与形状、传感器在导管中的位置、单向灌注孔与环周感应器、测压部位与咽部结构的关系、检查时患者的体位与头部的位置以及吞咽食团的种类与数量等均会影响测压结果;由于咽部长度通常小于 10cm,故应用测压点间距较近的导管较为合适;一些实验室也应用一些记录点间距不规则的导管。因而,所得的数据必须与相应导管的类型、直径与形状得到的正常值相比较。

4. 其他仪器检查方法　其他方法包括超声检查、磁共振检查、CT 检查、放射性核素扫描检查等。

(1) 超声检查:可通过超声探头与皮肤接触,从而获得吞咽过程中动态实时的软组织影像。超声检查不要求使用任何特殊的食团或造影剂,能在床边进行检查,并能为患者提供生物反馈治疗。与其他检查相比,超声检查对发现舌的异常运动有明显的优越性,特别是对口底肌肉和舌骨位移测量具有较高的可靠性。

(2) CT 检查:CT 具有良好的分辨率,可以清晰地观察到双侧会厌、梨状隐窝、口咽腔、喉腔和食管的结构与病变情况,对器质性病变具有良好的诊断价值。

五、治疗

一旦确诊吞咽障碍,医师与语言治疗师应制订出适合患者个人需求的治疗与管理方案。吞咽障碍的治疗包括对受损功能特定的有针对性的干预治疗、对已丧失的功能实施代偿、新技巧的学习(尤其是婴幼儿)或综合性方法等。以脑卒中后吞咽障碍为例,治疗流程见图 1-6-4。

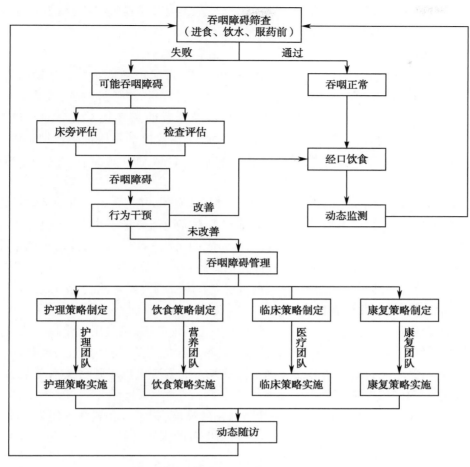

图 1-6-4　吞咽障碍治疗流程

（一）肠内营养

营养是吞咽障碍患者首选的干预方式,当患者不能正常且安全地经口摄取足够的营养物质时,首先应该考虑应用什么途径让患者摄取足够的营养。营养途径通常有肠外营养(parenteral nutrition,PN)和肠内营养(enteral nutrition,EN)2 种方式。肠外营养即经静脉输注氨基酸、脂肪和糖类等 3 大类营养物质以及维生素和矿物质,又称全肠外营养(total parenteral nutrition,TPN)。肠内营养(EN)是指通过口服或管给予营养液,用于补充机体所需要的全部或部分营养。当前,选择营养支持的口号是:"当肠道有功能,且能安全应用时,就应用它。"

肠内营养与肠外营养相比具有以下优点:①肠内营养可改善和维持肠道黏膜细胞结构与功能的完整性,维持肠道机械屏障、化学屏障、生物屏障、免疫屏障的功能,防止细菌易位的发生;②营养物质经门静脉系统吸收输送至肝脏,使代谢更加符合生理要求,有利于蛋白质的合成和代谢调节;③刺激消化液和胃肠道激素的分泌,促进胆囊收缩和胃肠蠕动,减少肝、胆并发症的发生;④在同样热量和氮水平的治疗下,应用肠内营养的患者体质量的增长和氮潴留均优于应用肠外营养的患者;⑤促进肠蠕动的恢复;⑥技术操作与监测简单,并发症少,费用低。因此只要胃肠道解剖与功能允许,并能安全使用,肠内营养是我们首先选择的营养方式。肠内营养最常见的并发症是腹泻、恶心、呕吐,而在吞咽障碍患者中,许多患者存在误吸的风险,因此反流所造成的误吸及经口进食过程中的误吸无疑成为吞咽障碍治疗过程中不容忽视的问题。面对这些胃肠道不耐受的现象,应进一步考虑是应该改变管饲营养的途径(幽门后喂养),还是应该使用药物治疗。同时,还应该思考临床护理是否规范。

综上所述,营养是吞咽障碍患者需要首先解决的问题,肠内营养是首选。医师、治疗师应该根据患者的功能状况选择经口进食、经鼻胃管喂食、经口胃管喂食、胃造瘘术喂养（经皮内镜下胃造瘘术）、空肠造口术等途径。

（二）口腔感觉运动治疗

口腔感觉运动训练技术主要用于口腔内的感觉和口周、舌肌肉功能治疗，帮助改善口腔器官的感觉及口周、舌运动功能。其灵感来源于躯体感觉运动控制技术，即把口腔类比为肢体，利用触觉和本体感觉刺激技术，遵循运动机能发育原理，促进口腔器官的感知正常化，抑制口腔异常模式，逐步建立正常的口部运动模式。目前开展的口腔感觉运动技术包括舌压抗阻反馈训练、舌肌主被动训练、K 点刺激、振动训练、气脉冲感觉刺激训练等口腔综合运动及感觉训练方法，临床实践效果满意。

1. 舌压抗阻反馈训练　舌的主要功能是将食物搅拌形成食团，并把食团由舌前部输送到咽部。脑干病变、脑外伤、鼻咽癌放疗后、舌癌术后等疾病常导致患者舌部肌肉力量不足，无法把食物送至咽部。使用舌压抗阻反馈训练仪，嘱患者舌用力上抬，在舌与硬腭之间挤压一个小水囊，并通过视觉反馈观察治疗仪上数字压力显示的变化，通过此训练患者可较快速地提高舌肌力量。此外，通过临床实践发现，舌压抗阻反馈治疗也可以改善患者的吞咽动作协调性，重新建立吞咽反射神经通路，在治疗吞咽动作不协调、吞咽反射延迟和吞咽启动困难方面也有良好的疗效。

2. 舌肌主被动康复训练　临床上应用吸舌器的吸头吸紧舌前部，轻轻用力牵拉舌头；把吸舌器放于上下磨牙间，嘱患者做咀嚼或咬紧动作；用上下唇部夹紧吸舌器的头部，使之抗阻力或嘱舌肌后缩主动抗阻训练等，对舌肌进行被动牵拉或舌肌后缩主动抗阻训练。此方法可以增强舌头活动范围，强化舌肌力量和灵活性，增强舌对食团的控制能力。

3. K 点刺激　"K 点"也叫 K-point，位于磨牙后三角的高度，腭舌弓和翼突下颌帆的中央位置，日本学者小岛千枝子发现轻轻用力按压刺激此部位可以诱发患者的张颌反射和吞咽反射。因此，此方法主要应用于上运动神经元损伤致张口困难的吞咽障碍患者。

4. 改良振动棒振动训练　应用电动牙刷改良的振动棒做口腔的浅感觉及深感觉的振动刺激，可以促进口腔感觉的改善或恢复。这种改良的振动棒振动训练可适合于各类口腔感觉障碍患者，通过临床实践发现它的安全性更强，配合度高的患者还可以使用做自我训练。

5. 简易气脉冲感觉刺激　把简易气囊与导气管相接，导气管末端置于患者前咽弓、舌根部和咽喉壁，快速按压气囊 3~4 次，将气脉冲送至这些部位，引出吞咽动作或嘱患者做吞咽动作。此方法适用于吞咽反射消失或吞咽启动延迟的吞咽功能障碍患者，不同年龄段的患者均可应用简易气脉冲刺激。此法具有加快吞咽启动，强化口咽腔吞咽功能的作用。与电刺激相比安全性更高。

（三）神经调控治疗技术

神经调控治疗技术可分为中枢调控和外周神经肌肉刺激治疗技术 2 大类。中枢调控治疗技术可通过改变目标脑区的兴奋性诱导脑可塑性的变化。目前常用的无创经颅刺激技术包括：重复经颅磁刺激和经颅直流电刺激等。低频电刺激是最早运用于吞咽治疗的外周神经肌肉刺激技术。

1. 重复经颅磁刺激（repetitive transcranial magnetic stimulation，rTMS）　rTMS 利用时变的脉冲磁场使作用部位产生感应电流，作用于中枢神经系统（主要是大脑），改变皮质神经细胞的膜电位，影响脑内代谢和神经电活动，从而引起一系列生理生化反应。rTMS 对脑区兴奋性的调节主要取决于频率的不同。低频（≤1Hz）的 rTMS 对中枢有抑制作用，高频（≥5Hz）的 rTMS 对中枢有兴奋作用。快速短阵脉冲刺激（theta burst stimulation，TBS）作为一种特殊的重复经颅磁刺激，分为持续短阵快速脉冲刺激（continuous theta burst stimulation，cTBS）和间歇短阵快速脉冲刺激（intermittent theta burst stimulation，iTBS），分别产生与低频和高频 rTMS 类似的生物学效应，因刺激时间更短、所需刺激强度较低，安全性更高。cTBS 可以抑制大脑半球舌骨上肌群运动皮质区的兴奋性，而 iTBS 则可以提高相应皮质区的兴奋性，持续时间长达半小时以上。

2. 经颅直流电刺激（transcranial direct current stimulation，tDCS）　tDCS 不但能使细胞膜极化而改变皮质脊髓束的兴奋性，而且能改变神经网络的兴奋性，并产生较长时间的后效应。研究表明，阳极 tDCS 能提高吞咽皮质兴奋性，阴极能抑制吞咽皮质兴奋性。采用的刺激强度一般认为在 2mA 左右，刺激持续 10~20 分钟。

3. 外周神经肌肉低频电刺激　用于吞咽障碍治疗的外周电刺激主要生物学效应包括：①电流作用使神经肌肉接头或运动终板处的神经去极化，当动作电位传导至肌纤维时，通过兴奋收缩偶联产生肌肉收缩，从而增加肌肉内的收缩蛋白含量以及肌纤维的氧化能力，改善肌肉的运动功能；②电刺激比正常肌肉收缩更能强化Ⅱ型肌纤维（快肌纤维）的募集，增强肌肉的爆发力；③大脑皮质功能重组。以咽腔内电刺激为例，通过增加神经组织的兴奋性或通过激活相关感觉通路促进大脑的可塑性。

4. 咽腔内电刺激　咽腔内电刺激是一种相对较新的治疗方法，即采用管腔内的电极直接刺激咽喉部吞咽相关的黏膜和肌肉，可以通过感觉和运动调节大脑的可塑性，改善吞咽功能。国外研究表明采用 5Hz，75% 的最大耐受强度的咽腔内电刺激，每次刺激时间 10 分钟，每天 1 次，连续 3 天，通过功能性磁共振观察发现，这种电刺激有助于吞咽肌投射的皮质发生重组，这个过程可维持 30~60 分钟。更重要的是对脑卒中患者而言，咽腔内电刺激还激活了没有损害半球的皮质和延髓的活性，且与影像学 VFSS 显示的吞咽功能证据一致，即缩短吞咽反应和咽转运时间，减少误吸。

不同模式的中枢神经调控技术与外周神经肌肉低频电刺激或者吞咽任务相结合进行双向干预可能是未来神经调控技术改善吞咽功能的新思路。

（四）导管球囊扩张术

采用机械牵拉的方法，使得环咽肌张力、收缩性和/或弹性正常化，促进上食管括约肌生理性开放，解决环咽肌功能障碍导致的吞咽困难，称为扩张技术。

1. 导管球囊扩张术的治疗作用　针对环咽肌功能障碍（cricopharyngeus dysfunction，CPD）的导管球囊扩张术是一项创新性的治疗方法，包括一次性导管球囊扩张术和分级多次导管球囊扩张术，临床上多采用后者。根据导管进入的途径可分为经鼻导管球囊扩张及经口导管球囊扩张；在扩张过程中，根据患者参与的程度可分为主动导管球囊扩张及被动导管球囊扩张；根据球囊扩张术应用人群又可分为成人导管球囊扩张及儿童（幼儿）导管球囊扩张。无论哪种导管球囊扩张方式，一般由 2 名治疗师合作完成此项治疗操作。一人为主要操作者，另一人为助手协助。导管球囊扩张术通过导管球囊对环咽肌的循序渐进式的机械牵拉，不断地重复刺激 UES 内膜，反射性地恢复脑干和大脑的神经调控，增强咽缩肌力，降低环咽肌张力。通过主动吞咽指令，不断强化皮质及皮质下吞咽中枢，改善吞咽的时序性、协调性，达到吞咽时有足够的喉部上抬以及前移运动，有助于牵拉 UES 入口，促进环咽肌协同开放，最终恢复吞咽进食功能。

2. 应用范畴　脑干脑卒中、各种脑干损伤、炎症、放射性脑病等所致环咽肌失弛缓症等疾病是治疗首选；先天性狭窄、术后吻合口狭窄、化学灼伤性狭窄、肿瘤放疗后单纯瘢痕性狭窄、消化性狭窄、贲门失弛缓症等疾病均可应用。

（五）环咽肌肉毒毒素注射

针对环咽肌失弛缓引起的吞咽障碍，肉毒毒素注射也不失为一种有效方法。但是因其定位引导方法和注射剂量及用法等问题限制了目前临床的应用，这些问题也将是以后研究的方向。首先，环咽肌位于食管入口，前方为气管，且与颈动脉、迷走神经等毗邻，体表定位困难，直接经皮注射风险极大。目前文献报道采用的引导注射方法主要有肌电图引导、内镜下引导、CT 引导等，因需特殊设备临床应用时有一定的限制。

（窦祖林）

第八节　言 语 障 碍

一、概述

（一）分类

社会中人与人的交往离不开语言交流,其中人与人语言信息的传递构成了语言链。语言链中任何一个环节障碍都会引起语言交流障碍。从语言链的角度看,口语言语交流障碍有 3 大类障碍:听觉功能障碍、语言中枢处理障碍、言语表达障碍。具体如图 1-6-5。

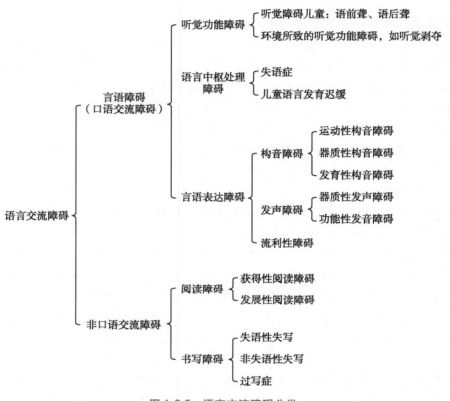

图 1-6-5　语言交流障碍分类

（二）听觉功能障碍

听觉功能障碍(hearing dysfunction)是指听觉系统中的传音、感音以及对声音进行综合分析的各级神经中枢发生器质性或功能性异常而导致听力出现不同程度的减退或者丧失。完整听力反馈系统的缺乏将会严重影响语言的学习和认知能力的提高。

针对这类患者,应尽早进行听力检查与评定,分析病因,寻求医学治疗或积极寻求听力补偿,或者用其他交流方式替代,以改善其交流功能。

（三）语言中枢处理障碍

典型的语言中枢处理障碍包括失语症和儿童语言发育迟缓。

1. 失语症(aphasia)　失语症是由于大脑语言及相关区域受到损伤而造成原语言交流功能受损或者丧失的一种综合征,包括对语言的理解、表达等的丧失。患者并非因感觉缺损(听觉或视觉下降或丧失)或口咽部肌肉瘫痪、共济失调或不自主运动等原因,导致对交流符号的运用和认识发生障碍。失语症患者只是对词语的声音和意义的记忆丧失,而对所有其他体验和知识的记忆完整。失语症的病因包括脑卒中、外伤、肿瘤、脑部神经退行性病变等所致的脑损伤等,其中脑卒中是引发失语症的主要原因。有报道显示 50%～70% 的脑卒中幸存患者遗留有瘫痪、失语等严重残疾,其中 21%～38% 患者患有失语症。

失语症影响多个方面,包括患者的语言能力、情绪和生活质量,并给社会及家庭带来沉重的负担。不管是何种交流形式(口语、书面语或手势语),失语症均表现为听理解、自发谈话、复述、命名、阅读、书写等 6 个基本方面的一个或多个功能障碍,外部表现为口语表达或口语理解障碍。

(1)口语表达障碍:可能包括以下语言症状。①形成语言信息困难;②错语和/或杂乱语;③说话费力;④找词困难或命名障碍;⑤刻板语言;⑥持续言语;⑦复述困难;⑧语法障碍;⑨言语的持续现象;⑩模仿语言;⑪表达不流畅。

(2)口语理解障碍:包括听理解障碍和听执行障碍。听理解障碍包括:①接收障碍;②感知障碍;③词义障碍;④句法障碍;⑤特殊范畴障碍。

大脑的优势半球额下回后部重点支配语言表达的中枢定义为布罗卡(Broca)区,该区域受损的失语症为 Broca 失语;大脑的优势半球颞下回后部重点支配语言听理解中枢定义为韦尼克(Wernicke)区,该区域受损的失语症为 Wernicke 失语。后来,Lichteim 研究 Wernicke 的观点后提出了一种“房屋模式”来描述语言障碍的分类和机制,分皮质下和皮质性语言中枢处理;1979 年 Benson 在《失语、失读和失写》中依据失语症的语言交流中各功能关系,参考临床特点及病灶(解剖)部位进行分类,分类如下。

1)外侧裂周失语综合征(around the lateral fissure aphasia syndrome):其核心表现均有复述障碍。其中表达能力障碍明显,为非流利性失语,但理解能力相对保留者为 Broca 失语(Broca aphasia,BA);表达能力相对保留,为流利性失语,理解障碍明显者为 Wernicke 失语(Wernicke aphasia,WA);表达和理解能力相对保留患者为传导性失语(conduction aphasia,CA)。

2)分水岭区失语综合征:亦称为经皮质失语症(transcortical aphasia),其核心表现均有复述能力相对保留,但是复述表现为机械性复述,能复述但是不能很好地通达语义。这些患者中表达障碍明显,理解能力相对保留者为经皮质运动性失语(transcortical motor aphasia,TMA);表达障碍不明显,理解障碍明显者为经皮质感觉性失语(transcortical sensory aphasia,TSA);表达和理解均明显障碍者为经皮质混合性失语(mixed transcortical aphasia,MTA)。

3)命名性失语(anomic aphasia,AA):以命名障碍为核心表现的失语症患者。

4)完全性失语(global aphasia,GA):以表达、理解、复述、命名均严重损害的失语症患者。

5)皮质下失语(subcortical aphasia):损害部位以皮质下为主,患者表现为表达的语音低沉,非流利性失语表现,其中分为丘脑性失语(thalamic aphasia,TA)和基底核性失语(basal ganglion aphasia,BaA)。

6)纯词聋(pure word deafness):明显对语义的声音加工障碍,对非语言声音的加工没有障碍的一类特殊的失语症。

7)纯词哑(pure word dumbness):明显对语言中语音的表达加工障碍,对非语言声音的表达没有障碍的一类特殊的失语症。

8)失读症(alexia):以不能阅读文字为特征的失语症。

9)失写症(agraphia):以不能书写文字为特征的失语症。

此外对口语表达的语速及表达的困难程度进行分级,将失语症分为 3 类失语:流利性失语、非流利性失语和中间型失语。流利性失语症的代表为 Wernicke 失语,或统称的感觉性失语;非流利性失语症的代表为 Broca 失语,或统称的运动性失语。

在过去的 30 年里,随着功能影像技术、神经电生理技术的完善与发展,对失语症特征的分类已经从语言交流任务的描述,转换到对语言加工的影像定位及电生理功能传递的测量。目前,国际上对失语症语言功能的诊断已经不再是模糊分类(如感觉性失语、运动性失语等),而是精准功能模块化。

2. 儿童语言发育迟缓(language retardation)　语言发育迟缓是指在发育过程中的儿童语言发育没达到与其年龄相应的水平,这些儿童的多数表现为语言方面的总体或部分功能的落后,如语言的理解、表达以及交流行为等。语言发育迟缓分为继发性与原发性。

其中确定继发性语言发育迟缓儿童的发病原因很重要。常见的原因:①听觉障碍;②儿童孤独症(又称自闭症);③智力发育迟缓(精神发育迟缓);④受语言学习限定的特异性障碍(发育性运动性失语,发育性感觉性失语);⑤癫痫;⑥脑瘫;⑦构音器官的异常(如腭裂);⑧脱离或缺乏良好语言环境。

语言发育迟缓的表现主要归纳为:①语言的输入障碍,可以表现为字、词、语句的听语理解困难以及认知障碍;②自发表达晚;③语言发育慢,或相对停滞甚至倒退;④语言技能较低,如词汇和语法应用困难;⑤词汇量少,句子简单;⑥回答问题反应差,遵循指令困难。

(四) 言语表达障碍

言语表达障碍指从大脑产生口语语义表达,组成语音,到实现完整口语表达的全过程出现的障碍,其中在外部表现为语言交流的障碍,包括语音障碍(构音不全)、发声障碍、流利性障碍。此外,继发出现的言语表达障碍有失语症、发育性言语障碍、言语失用、认知导致的言语障碍、精神行为导致的言语障碍、听力导致的言语障碍、交流态度导致的言语障碍。这里主要介绍语音障碍中常见的构音障碍、发声障碍和流利性障碍。

1. 构音障碍(dysarthria)   构音障碍是指由于构音器官先天性或后天性的结构异常,神经、肌肉功能障碍所致的发音障碍,以及不存在任何结构、神经、肌肉、听力障碍所致的言语障碍。构音障碍可为运动性构音障碍、器质性构音障碍和发育性构音障碍。

(1) 运动性构音障碍(motor dysarthria):运动性构音障碍分为神经源性构音障碍和肌源性构音障碍。脑卒中患者的大脑皮质下、内囊、放射冠、脑干、小脑等受累时,均可出现运动性构音障碍。有研究显示Wernicke 脑病导致构音障碍患者的元音与正常人之间可能存在差异。构音障碍的表现可能是脑局部缺血首发的临床表现。

(2) 器质性构音障碍(organic dysarthria):器质性构音障碍是由于构音器官的形态异常导致功能异常而出现的构音障碍。

(3) 发育性构音障碍(developmental dysarthria):发育性构音障碍是指构音器官在解剖结构上无器质性病变、无运动及形态异常,听力和智力发育正常,语言发育在 4 岁以上,却仍然出现构音错误并呈固化状态的情况。患儿语音清晰度(PI)明显低于正常人,且心理健康受到一定影响。常规的语音训练主要是针对音位的训练,但是强化在不同音位发音中口部肌肉的训练有益于改善发育性构音障碍患儿语音清晰度。

2. 发声障碍(dysphonia)   发声障碍又叫嗓音障碍,主要分器质性和功能性。主要表现为不同程度的声音嘶哑和异常的共鸣方式,音调、响度和音质异常。发声不同于发音,发音是指声门以上的声道以及调音器官构成语声的过程。

3. 流利性障碍(fluency disorder)   流利性障碍又称"口吃",与交流者自身的情绪行为、交流时外部环境、交流双方的地位等都有关。

二、康复评定

语言功能评定主要是通过交流、观察、使用量表或计算机辅助软件来评定,判断语言交流障碍性质、类型、程度、可能原因、是否需要言语治疗以及采取哪种有效的治疗方案;治疗前后进行评定可了解治疗效果以及预测语言交流障碍预后程度。

其中交流观察、量表检测及计算机辅助评定因其使用简便、效率高、费用低等优点,主要用于日常的临床工作;而神经影像学检查、神经电生理检查、放射性核素检查等因其操作烦琐、耗时长、费用高,因此用于疑难语言交流障碍的脑功能损伤定位及定性评定。

神经影像学检查包括头颅 CT、磁共振成像等,对语言功能的神经影像学检测主要利用功能性磁共振成像(functional magnetic resonance imaging,fMRI)。如 Bold-MRI、弥散张量成像(DTI)、磁共振波谱(MRS)等对语言认知功能定位意义重大。

神经电生理检查主要包括事件相关电位(ERP)及脑磁图(MEG)。ERP可以反映人脑处理语言文字等高级功能活动,通过P300、N400、P600等ERP成分来反映语言认知加工过程;而MEG最突出的特点是可以实时地记录脑电生理变化,反映语言等任务刺激下的即时反应及确定反应部位。

放射性核素检查主要有单光子发射计算机断层脑显像(SPECT)和正电子发射断层扫描(PET)。SPECT可获得语言任务刺激下局部脑血流量变化和脑代谢变化图,对失语症及脑生理功能的研究有价值。PET是近年应用于临床的一种无创性探索人脑生化代谢过程的技术,能判断失语症患者语言功能模块的功能状况,检测效果优于SPECT,但费用较高。

计算机语音识别技术、计算机智能运算、人机交互技术、数据库处理、多媒体技术、图像识别技术、互联网技术等对语言交流康复的发展意义重大。其优势在于:①初步筛选出语音信号,结合语言其他能力区分语言获得前后的听觉障碍;②直接分析出各种语音参数的差异,推测构音障碍的轻重;③通过语言和认知能力的题目设计,协助失语和智能障碍的区分;④进行听力、言语、语言、认知能力分级,有利于各类型残存能力评定及分类。

(一)听觉障碍评定

1. 听力学检查　听力检查是对受试者的听力情况做出量化的评定。常见的听觉功能检查方法主要分为主观测听和客观测听。

2. 听觉功能评定　电测听可评定主观听力情况。听觉诱发脑干反应可估算客观听阈及诊断听觉系统病变,是目前临床应用最广、实用价值最大的电生理检测技术。

3. 听觉障碍儿童的语言评定　对于听觉障碍儿童的言语评定主要从发音、构音和语言发育3个方面进行检测。

(二)失语症评定

失语症评定的目的是通过系统全面地评定发现患者是否存在失语及其程度、鉴别各类失语、评定患者残存的交流能力,并针对评定结果制订相应语言康复计划和预后判断。目前临床的评定方法主要有量表评定和影像学检查。

1. 失语症的筛查评定

(1) Halstead-Wepman失语症筛选测验。

(2) 标记测验(Token Test)。

(3) 汉语失语症检查法简短语言检查表。

(4) 语言障碍诊治仪ZM2.1(基于计算机系统的评定)。

(5) 言语加工认知模型障碍评定(基于计算机系统的评定)。

(6) 失语症严重程度评定(BDAE严重程度评定)。

其中筛查必须了解失语症患者的自发语表达、听理解、口语复述和命名能力。

2. 失语症的系统评定

(1) 汉语失语症检查法:由北京大学第一医院高素荣等参考BDAE和WAB编制的汉语失语成套测验(aphasia battery of Chinese,ABC),包括语言能力与非语言能力检查,内容以汉语常用词、句为主,适量选用使用频率较少的词、句,但无罕见字、句及难句。适用于不同年龄、性别、职业的成年人,也适于不同文化水平成年人检测,是目前临床使用最广泛的汉语失语症评定量表之一。

(2) 汉语标准失语症检查:即中国康复研究中心失语症检查(Chinese rehabilitation research center aphasia examination,CRRCAE),此法参照日本的标准失语症检查(SLTA)编译,包括听、复述、说、出声读、阅读理解、抄写、描写、听写和计算9大方面的评定。

(3) 汉语失语症心理语言评价:通过使用认知神经心理学方法发展起来的语言认知加工模型,可提示语言加工过程中哪个模块受损。心理语言加工模型的核心有语音输入词典、语音输出词典、字形输入词典和字形输出词典,以及一个语义认知系统。通过一些检测条目表征单词的具体意义(语义)、读音和拼写(词形),以及句法信息(词是如何连接起来形成句子)。脑损伤患者可以选择性地破坏一些模块,而其他模块不受影响。一旦确定哪些模块功能正常,哪些模块功能受损,治疗师就可以制订语言治疗计划,对受损的加工模块进行恰当地再储存、重组或补偿。

(4) 汉语失语症的计算机辅助评定:计算机辅助汉语失语症评定软件能体现语言交流反应测试结果,根据设定不同难易程度的检测题目对失语症进行筛查甄别。目前,我国临床使用的计算机辅助汉语失语症评定软件包括语言障碍诊治仪(简称语言障碍 ZM2.1)、失语症计算机评测系统、语言认知训练评定系统 OTSoft 等。语言障碍诊治仪诊断设计是基于语言链中每一个环节检测及计算机智能运算的基础之上,通过优选各种失语症检查方法的敏感指标,结合汉语和计算机应用的特点自行设计,可实现自动分析音量、语速等语音参数,并设计了针对汉语语言障碍的 12 项利手检测。其包含听检查、视检查、语音检查、口语表达 4 个部分共 65 题。

此外,汉语失语症心理语言评定与治疗系统以心理模块方式实现失语症评定及康复计算机化,它包括可以进行检测的 15 个语言加工模块,共 53 个分测验。根据假设对相应模块选择性进行评价,通过评价验证假设,使得语言评价更加精准,治疗针对性更强。

3. **单一语言能力评定** 常见的此类评定量表是波士顿命名测试(Boston naming test,BNT),该评定系统包括 60 个线条绘制的图形和 1 份记录表。根据日常应用的熟悉程度对图形进行分级,从高频出现的熟悉物品(床、树、铅笔等)到低频出现的物品(搁架、调色板和算盘)。如果受试者能正确命名开始的 8 个物品,就跳至第 30 个物品继续命名。若受试者不能命名,检测者应给出标准刺激提示(如通过"用于写字的东西"来提示铅笔)和语音提示(如该词的第一个音节)。目前还有只包含 15 个物品的简短 BNT 测试版本。此外单一语言能力评定还有口语表达评定、听理解评定、复述评定等。

4. **日常生活交流能力评定** 交流能力评定注重了解患者是否能正常沟通;评价得分表示患者能否完成任务,帮助判断语言障碍对患者生活的影响,并证实治疗的效果。

(1) 美国言语听力学会交流技能的功能性评价(American Speech and Hearing Association Functional Assessment of Communication Skills):分为数量和质量量表,评定包括日常生活活动的 4 个方面:社会交往(如打电话交流信息)、基本需求的交流(如紧急事件的反应)、读写和数字概念(如理解简单标志)和日常生活计划(如旅游)。该评价具有较好的信度和效度。

(2) 日常生活交往活动检查(Communicative Activities in Daily Living):可评价患者在日常环境中,如到诊所看病或去商店买东西时,采取任何可能的方式传递信息的能力。测验内容包括 68 个项目,对每个项目的反应分为正确、恰当和错误。该检查对评价康复后的交往能力在实际中的应用有价值。

5. **失语症影像学及脑电检查**

(1) 功能性磁共振成像(fMRI):可用于观察失语症患者大脑语言功能区及其周围损伤情况,帮助评定患者语言障碍程度及功能预后。

(2) 正电子发射断层显像/正电子发射体层摄影(PET):目前 PET 可用于脑功能的研究,可帮助判断失语症患者语言功能区的功能激活状况以及康复疗效。

(3) 脑磁图(MEG):通过 MEG 可对某些语言交流障碍的恢复过程进行跟踪研究,了解其代偿途径,帮助制订更佳语言康复训练方案。

(4) 事件相关电位(ERP):事件相关电位是指利用听或视语言等人为事件刺激,检测与该事件相关的电位变化,反映人脑处理语言文字等高级功能活动。目前失语症患者的 ERP 研究显示,N400 波幅可能与理解障碍的程度相关。ERP 可用于失语症患者的词义提取、语义匹配等心理检测,还可用于判断双语或多语失语症患者的优势语,辅助确定具体的康复计划。此外目前已见 P600 的研究报道,即在 600ms 潜伏期附近的一个正相事件相关电位波,该电位变化可能提示大脑对语义的深加工。

6. **脑神经功能成像及神经电生理技术在失语症康复中的应用价值**

(1) 揭示获得性语言障碍的神经机制:能够揭示语言功能障碍所在,以及揭示远隔区功能障碍及语言中枢间的功能联结异常。

（2）揭示获得性语言障碍恢复机制：目前获得性语言障碍的可塑性研究刚刚起步，对于右半球对应脑区或左半球病灶周围区的可塑变化在语言恢复中哪个更关键，存在一定分歧。这些分歧可能与恢复阶段及损伤部位不同有关，在语言恢复中的作用也不能一概而论。

（3）对获得性语言障碍恢复的预测：根据脑激活模式来预测结局要优于常规检测的结果，其优势在于对病理灶定位及激活功能分析。如患者出现较早的左半球语言损伤区周围组织的激活，可能预示着语言功能恢复较好；持续存在的右半球代偿激活相对预示着恢复不佳；损伤急性期左半球整体代谢率的高低和语言恢复成正相关；左侧及右侧颞顶区的功能活动高低均和语言恢复呈正相关。

（4）帮助选择更加合理的治疗策略和方法：脑功能成像可以帮助了解正常语言功能的神经机制，掌握特定患者语言交流链的损伤节点、明确不同时期和不同部位大脑重塑的利弊和康复趋势，对采取不同治疗策略、制订针对性治疗方案、选取最佳的刺激材料有直接的指导意义。

（5）预防语言障碍发生或降低损害程度：对脑肿瘤、脑出血、脑血管畸形、癫痫等患者进行术前语言区定位，尽量保留或避免损伤脑功能模块。在急性期进行语言区功能活动评定以便尽早采取针对性措施并发现语言区低灌注现象，通过提高血压、改善循环、适当进行针对性的语言刺激等方式防止语言区长期低灌注而出现二期损伤。

（三）构音障碍评定

构音障碍的评定主要包括对呼吸、共鸣、构音器官与运动功能以及社会心理评定，评定指标主要包括语音清晰度、口腔轮替运动速率以及鼻流量等。构音障碍的评定包括主观评定、半定量评定和客观评定。

1. 主观评定　主观评定主要由有经验的语言治疗师通过听及观察来判断患者是否存在构音障碍及评定其严重程度，通过言语主观知觉评定和言语清晰度评定来进行分级。具体方法包括描记法、音标法、可理解度分析法等。

2. 半定量评定　半定量评定是指语言治疗师根据标准化量表对个体的构音进行筛查和评定，特点是既存在语言治疗师的主观性，又有标准化量表对评定结果的客观保障。

国外常见的筛查量表有语音进程评定表、弗拉哈缇学前儿童言语语言筛查表、最小构音能力测试等。正式评定量表有亚利桑那构音能力量表、费希尔-洛奇曼构音能力测试等。国内广泛应用的标准化检测方法是中国康复研究中心构音障碍检测法、改良 Frenchay 构音障碍检测法及计算机辅助构音障碍检测法。

（1）中国康复研究中心构音障碍检测法：此检测法优势是对语音的判断较全面，可检查出患者是否存在运动性构音障碍及其程度，适用于器质性构音障碍和功能性构音障碍患者。但该评价标准以汉语普通话为主，且等级量化不明显，不便于临床康复疗效的分析和比较。

（2）改良 Frenchay 构音障碍检测法：此检测法优势是对构音器官功能性评定为主，用于判断构音障碍严重程度效果较佳。其特点是着重于运动性构音障碍、评分量化功能受损程度、检测方面分级较细且评分方便。但该评价方法无错音评价，对错误构音点的指导性和临床错误语音诊治针对性不强。

（3）计算机辅助检测法：通过计算机的人工神经网络系统，制定标准的语音频谱曲线图，受试者的语音通过语音识别系统与标准样本比较，从而能对语音进行分析，更具有客观性和稳定性。目前国内具代表性的计算机辅助检测仪有语言障碍诊治仪 ZM2.1、构音评定与训练系统 ZM6.1。该检查法的优势在于检测指标更客观、评定更量化、过程更严谨、操作更方便。其中，语言障碍诊治仪的诊断筛选是基于宏观功能模拟的智能运算，诊断过程是建立在心理语言学的基础上。通过分析语言链各环节障碍对每一个体语言输入和输出的信号质和量的影响，提取每一位患者的语言障碍特征（包括各功能亚项成绩分布，声调、语速等语音参数）分阶段、分层次集合归类，不断细分各模糊集合，模糊运算出可能的诊断类型，并与预设的理想模型模糊匹配，智能输出诊断符合率并排序，显示被试者各项语言能力。构音评定与训练系统采用主客观相结合的构音功能评定，包含了构音器官评定、运动评定、发音评定和交谈评定，能定量分析出下颌距、舌距、舌域距、口腔轮替运动速率、浊音起始时间、音征长度、走势、送气时间比率、清浊音比率、语音类型和构音清晰度等语音学参数及相关的舌位图、声位图等。

3. **客观评定**　客观评定指采用精密仪器设备对构音器官和功能进行评定,能更精确地揭示构音器官的生理和病理状态。其中声学评定能够定量、客观、准确地根据构音障碍的临床表现、严重程度及特征进行评定,有助于确定康复训练方案、评定预后及监控疗效。

使用多维度嗓音程序(MD-VP)进行定量声学分析,能对嗓音进行迅速而标准的评价。国内有将此技术用于正常人群及喉科疾病患者嗓音研究,以及腭裂、帕金森病、脑瘫患者语音特征的研究,尚未见运用多维度嗓音程序对脑血管病及脑外伤所致构音障碍进行声学分析研究的报道。

国际上有用多维度嗓音程序、射线照相(造影)设备、语图仪、语音频谱分析仪、空气动力学检测设备、纤维频闪喉内镜、鼻流量检测仪等大量仪器设备用于构音障碍的研究,但多为印欧语系的研究,对汉语构音障碍的参考价值不大。而国内将嗓音分析的检测仪器用于构音障碍的研究较少。

（四）发声障碍评定

针对发声障碍的矫治,需先进行发声功能评定,以此判断发声障碍的类型及其严重程度,继而制订相应的矫治方案。

1. **音调的评定**　主观评定音调的方法有2种。一种是"嗯哼"法,具体步骤为:①双腿站立,左脚向后退一步时深吸一口气,同时手掌感觉腹部隆起。②然后重心前移,左脚向前走第一步时发"嗯哼"的音,同时手掌感觉腹部回缩。当右脚向前走第二步时,再发"嗯哼"的音。两次发声在一口气内完成,发声延续到呼气末,同时手掌感觉腹部回缩。重复数次。③第三步以同样的方式,进行多步"嗯哼"练习。退一步吸气后,向前走步。每走一步都发一个"嗯哼",所有发声均在一口气内完成。另一种方法是音乐辅助法。

音调的客观评定主要包括通过言语测量仪进行音调定量测量,此外还可通过喉发声检查、喉空气动力学检查、言语测量仪等,记录患者的发声情况,并实时对声波和声波的基频特征进行分析。

2. **响度的评定**　主观评定将响度分为耳语声、轻声、交谈声、大声、喊叫声5个不同等级。客观评定响度是检测者利用实时言语测量仪记录患者发声,并实时对声波和声波的强度特征进行分析。

3. **音质测量**　主观评定主要应用GRBAS嗓音评定系统和鼻流量计检查。客观评定指声学测量使用嗓音疾病评定仪测量。

此外,临床常用的发声障碍检查还包括声带视诊、声带振动检查、喉头肌电图检查等。

（陈卓铭）

参 考 文 献

［1］徐洪莲,赵书锋,郝建玲,等.56例慢性伤口的标准化评估及管理.中国护理管理,2018,18(1):18-21.

［2］孙佳倩,曹晨昱,朱春芳,等.压力性损伤治疗的研究进展.国际护理学杂志,2019,38(19):3261-3264.

［3］李建华,王于领.盆底功能障碍性疾病诊治与康复:康复分册.杭州:浙江大学出版社,2019.

［4］吕坚伟,张正望,文伟.盆底功能障碍性疾病诊治与康复:泌尿分册.杭州:浙江大学出版社,2019.

［5］王达,徐栋,庄兢,等.盆底功能障碍性疾病诊治与康复:肛肠分册.杭州:浙江大学出版社,2019.

［6］岳寿伟,何成奇.中华医学会物理医学与康复学指南与共识.北京:人民卫生出版社,2019.

［7］胡昔权,张丽颖.老年痴呆居家康复指导.北京:电子工业出版社,2020.

［8］中国吞咽障碍康复评估与治疗专家共识组.中国吞咽障碍评估与治疗专家共识(2017年版).中华物理医学与康复杂志,2018,40(1):1-10.

［9］万桂芳,张耀文,史静,等.改良容积粘度测试在吞咽障碍评估中的灵敏性及特异性研究.中华物理医学与康复杂志,2019,41(12):900-904.

［10］温红梅,曾佩珊,唐志明,等.肉毒毒素注射治疗神经源性环咽肌功能障碍的前瞻性临床研究.中国康复医学杂志,2020,35(3):260-264,271.

［11］THIBAUT A,WANNEZ S,DELTOMBE T,et al. Physical therapy in patients with disorders of consciousness:impact on spasticity and muscle contracture. NeuroRehabilitation,2018,42(2):199-205.

［12］WANG F,ZHANG Q B,ZHOU Y,et al. The mechanisms and treatments of muscular pathological changes in immobilizationinduced joint contracture:a literature review. Chin J Traumatol,2019,22(2):93-98.

[13] LAROSA F,CLERICI M,RATTO D,et al. The gut-brain axis in Alzheimer's disease and omega-3. A critical overview of clinical trials. Nutrients,2018,10(9):1267.

[14] SU M.,ZHENG G,CHEN Y,et al. Clinical applications of IDDSI framework for texture recommendation for dysphagia patients. Journal of texture studies,2018,49(1):2-10.

[15] MOU Z W,CHEN Z M,YANG J,et al. Acoustic properties of vowel production in Mandarin-speaking patients with post-stroke dysarthria. Scientific Reports,2018,8(1):14188. DOI:10. 1038/s41598-018-32429-8.

[16] LAM F M,HUANG M Z,LIAO L R,et al. Physical exercise improves strength,balance,mobility,and endurance in people with cognitive impairment and dementia:a systematic review. J Physiother,2018,64(1):4-15.

[17] SHAKER H A,SAWAN S A E,FAHMY E M,et al. Effect of transcranial direct current stimulation on cognitive function in stroke patients. The Egyptian Journal of Neurology,Psychiatry and Neurosurgery,2018,54(1):32.

第七章 康复评定

第一节 概　　述

康复评定(rehabilitation evaluation)是收集评定对象的病史和相关资料,提出假设,实施检查和测量,对结果进行比较、综合、分析、解释,最后形成结论和障碍诊断的过程。康复评定的对象包括所有需要接受康复治疗的功能或能力障碍者。通过康复评定,发现和确定障碍的部位、范围或种类、性质、特征、程度,以及障碍发生的原因、预后,为预防和制订明确的康复目标和康复治疗计划提供依据。广义的康复评定还包括康复目标的设定和制订治疗计划。

一、康复评定与循证医学

循证医学(evidence based medicine,EBM)主张在临床医疗实践中,最大限度地利用科学的证据指导临床实践,制定患者的诊治决策,以减少医疗实践中的不确定性。循证医学的内涵主要体现在其思维理念的更新和对患者及疾病更深层的认识上。它倡导医疗决策的科学化,强调以证据为基础的医学应当将医疗活动置于理性、可靠、完备、严谨的学术基础之上。

康复评定是进行高质量的康复医学研究、积累最佳研究证据的必不可少的重要手段;在康复临床决策过程中,康复评定的结果是否提供了真实、可靠的依据决定着诊断与治疗的正确与否;临床治疗过程中,观察某种康复治疗技术的优劣及疗效也必须通过康复评定来判定。临床康复评定技术的迅速发展提高了障碍的诊治及预防水平。由此可见,康复医学评定是实践循证医学理念的根本和最佳途径与手段。

二、康复评定的目的

康复评定贯穿于康复治疗的全过程。因此在康复治疗的过程中,不同时期针对不同障碍的评定的重点与目的可有所不同。总体而言,可归纳为以下几点。

1. 发现和确定障碍的层面、种类和程度　通过评定,评定者得以准确地掌握患者现存障碍发生在哪个层面、障碍的种类以及障碍的严重程度等信息,为评定康复疗效建立基线。

(1) 通过功能障碍的评定,确定患者在人体测量学方面的特征、关节功能、肌肉功能、运动功能控制、姿势与平衡、步态、反射与感觉、认知语言等方面的变化。

(2) 通过对活动障碍进行评定,可确定患者在实际生活中的各种能力(自理能力、工作和学习能力、休闲活动能力)在哪些方面受限以及受限的程度。

(3) 通过对各种环境障碍(家庭环境、社区环境、工作环境、社会环境)进行评定,从中找出影响康复的外界环境因素。

2. **寻找和确定障碍发生的原因**　康复评定可以准确地判断组织、器官或系统损伤与症状、功能障碍之间的因果关系。功能障碍与活动受限之间的关系是康复评定的核心工作。通过仔细地寻找和分析阻碍功能恢复、回归家庭生活与社会的内在和外在因素，方能制订合理的康复目标以及有效的康复治疗计划。

3. **指导制订康复治疗计划**　正确的康复治疗计划和方案来源于正确的康复评定。不同患者的障碍表现各异，因此需要在分析评定结果的基础上，制订相应的康复治疗计划，如选择用药、手术、运动疗法、理疗、作业疗法、语言疗法、心理治疗、文体治疗以及康复工程疗法（如假肢或矫形器的设计和制作）等。

4. **判定康复疗效**　经过一个阶段或疗程治疗后进行再次评定，通过与上一次评定的结果和正常值比较可以判断疗效优劣、治疗方法是否正确、下一阶段中是否需要修改治疗计划等。而康复疗效的综合判定是以康复治疗前后功能性活动（日常生活活动、工作、休闲活动）的独立状况或程度的变化作为标准进行判断的。

5. **判断预后**　由于损伤部位、范围或程度不同，同一种疾病的康复进程和结局可以不同。通过对障碍进行全面评定，治疗人员可以对患者的康复进行预测判断，为制订更加切实可行的康复目标和治疗计划提供依据，也使患者及其家属对未来有一个心理准备，做到既不悲观，也不盲目乐观，使其更积极地参与和配合治疗。

6. **预防障碍的发生和发展**　通过定期的康复评定，针对患者功能障碍及时采取干预措施，可以最大限度地减少或阻止患者功能障碍的进展。此外，通过早筛查、早发现和早干预，可阻止功能障碍或残疾的发生和进展。

7. **康复质量控制与监测**　康复评定是监控康复医疗质量最直接的手段。用最短的时间、最低的成本达到最佳的疗效，是评估或衡量康复医疗机构医疗质量与效率的一个重要手段。因此，通过康复治疗前后评定结果的差值与治疗天数之比，可对康复医疗质量进行判定。

8. **为残疾等级的划分提出依据**　通过对患者治疗后临床症状稳定时的器官损伤、功能障碍、日常生活、工作、学习和社会交往能力的丧失程度及其对医疗和护理依赖的程度进行评定，将伤残者的残疾程度划分等级。

三、康复评定的类型

康复评定分为定性评定、半定量和定量评定。它们在方法、对象、适用情况及结果上各具特征。

1. **定性评定**　康复评定中常用的描述性定性评定的资料主要通过观察和调查访谈获得。获取方法包括肉眼观察和问卷调查。通过观察和调查，可以大致判断患者是否存在障碍及存在何种障碍。在临床康复医学工作中，定性评定方法常作为一种筛查手段对患者进行初查，并找出问题，如对患者进行发育反射的评定（脊髓水平反射、脑干水平反射、皮质水平反射等）、异常步态的目测分析法等。定性评定的优点是在很短的时间内就可以对患者的情况作出大致的判断，不需要昂贵的仪器设备，检查也不受场地限制。作为一种筛查手段，定性分析为进一步详查局限了范围，提高了评定的针对性。由于描述性定性分析具有一定的主观性，因此不同的检查者所得印象可能不尽相同，使结论的客观性和准确性受到影响，而基于定量分析基础上的定性评定结果则更加科学、准确。

2. **半定量评定**　半定量评定是将定性分析评定中所描述的内容分等级进行量化，即将等级赋予分值的方法。半定量分析所产生的结果要比定性评定更加明确、突出，但分值并不能精确地反映实际情况或结果。

康复评定中所采用的半定量评定方法是将障碍的水平分为若干级别、阶段或将等级赋予分值进行评定。临床上通常采用标准化的量表评定法，如徒手肌力检查法采用0~5级的六级分级法、伯格（Berg）平衡量表评定等。半定量评定能够发现问题所在，并能够根据评定标准大致判断障碍的程度，因此是临床康复中最常用的评定方法。

3. **定量评定**　定量分析的对象是"量"的资料,这些资料常通过专业设备测得并以数量化的方式说明其分析结果。例如,采用步态分析系统对患者的步行速度、骨盆及下肢诸关节活动范围、行走中关节力矩的变化等进行检查分析,以判定异常步态的障碍点、障碍程度、可能的原因等。定量分析的目的在于更精确地定性,通过定量分析可以使人们对研究对象的认识进一步精确化,以便更加科学地揭示规律、把握本质、理清关系、预测事物的发展趋势。定量评定的最突出优点是将障碍的程度量化,因而所得结论客观、准确,便于进行治疗前后的比较。定量评定是监测和提高康复医疗质量、判断康复疗效的最主要的科学手段。

四、康复评定的3个层面

康复评定工作基于 WHO《国际功能、残疾和健康分类》(ICF)。ICF 运用生物-心理-社会模式,从身体结构与功能、个体的活动能力以及社会参与的角度描述个体的健康状况,为不同学科提供一种统一的、标准的国际语言和框架来描述健康状况和与健康相关状况。ICF 分类概念的建立,为临床康复医学工作模式提供了工作的理论框架与指南。结构与功能、活动能力及社会参与3个障碍层面的评定是实现全面康复的前提与基础工作。不同康复技术专业人员应根据患者的具体情况,分别从不同层面对其进行全面的评定。

五、康复评定的原则与注意事项

在康复评定的实施过程中,实施者必须掌握一定的原则和注意事项才可能确保康复评定操作正确,结果准确、客观。选择评定方法及评定工具的原则如下。

1. **选择信度、效度高的评定工具**　在满足评定目的的前提下,选择信度、效度高的方法。
2. **量表与专用设备评定相结合**　在简易量表评定的基础上,有条件的科室应均采用专业评定设备分析不同患者个体之间的障碍差异,以求准确地判断障碍的程度和障碍发生的原因,进而为制订精准的康复治疗方案提供可靠依据。
3. **根据障碍的诊断选择具有专科特点的评定内容**　应根据不同疾病选择科学、合理的评定内容。
4. **选择与国际接轨的通用方法**　在选择评定方法时,应首选国际通用、标准化的方法以便于国际学术交流。

康复评定是了解患者各种障碍、障碍程度、制订康复治疗计划以及判定疗效的必要工作。没有精准评定,精准康复如同空话。在不同患者的康复过程中,均应遵循 ICF 理论框架,在不同阶段从结构与功能、活动能力以及参与能力等方面对患者实施全面评定,为制订针对性康复治疗计划与判断疗效提供客观依据。

(恽晓萍)

第二节　肌力评定

肌力(muscle strength)是指肌肉收缩所产生的力量,正常的肌力是随意运动即维持姿势、启动或控制关节运动、完成特定动作的必要保证。

肌力减弱或丧失常见于原发性肌病、神经疾病等神经系统和肌肉骨骼系统疾病与创伤,如与老年人密切相关的肌肉减少症,或长期制动使肌肉失神经支配导致的肌肉失用等。因此,肌力评定是康复医学重要的基本检查项目。通过检查,确定肌力减弱部位与程度,判断主动肌和拮抗肌肌力是否失衡,评估肌力减弱对日常生活活动及工作的影响,确定脊髓损伤以及神经肌肉等疾病的运动损伤水平定位,从而为制订精准治疗计划包括是否需要使用辅助具、矫形器或设备,判定各种康复方案疗效以及残疾鉴定等提供依据。

一、解剖与生理

进行肌力检查,需要理解和掌握与肌力检查相关的最基本的解剖与生理知识,包括骨骼肌分类、肌肉的起止、作用和神经支配以及肌肉收缩的分类等。

(一)骨骼肌的分类

骨骼肌按肌的形状分为长肌、短肌、扁肌、轮匝肌;按作用分为伸肌、屈肌、收肌、展肌、旋前肌和旋后肌等;按照肌在运动中的协调作用分类,根据其在一个动作中所发挥的作用分别为原动肌、拮抗肌、固定肌和协同肌等。

1. **原动肌** 原动肌指发起和完成一个动作的主动作肌,如股四头肌是伸膝的原动肌。

2. **拮抗肌** 与原动肌功能相反的肌。例如膝关节伸展时,股二头肌使膝关节屈曲,是股四头肌的拮抗肌。

3. **固定肌** 固定肌是固定原动肌起点的肌,旨在使原动肌工作更为有效,例如止于肩胛骨的肌收缩固定该骨,有利于三角肌作用于肩关节。

4. **协同肌** 配合原动肌而随原动肌一起收缩并产生相同功能的肌;或随原动肌收缩,但限制原动肌产生不必要运动的肌。如肱二头肌使前臂旋后时,常伴有肱三头肌收缩以消除肱二头肌产生的屈肘运动。

当负荷非常小的关节运动时,仅原动肌产生收缩;如果负荷稍增加,固定肌收缩,固定近端关节;随着负荷增加协同肌参与援助;当负荷过大时,拮抗肌也被调动起来固定关节。

(二)肌肉的起止

肌肉收缩时牵引它所附着的骨而产生关节的运动。通常接近身体正中线的或接近肢体上端的附着处的肌为起点或固定点,另一端的附着处为止点或动点。人体动作时,一般是起点固定不动,牵拉止点附着的骨向起点方向运动。也可因目的、动作不同,起点和止点产生互换。

(三)肌肉的神经支配

脊髓每一节段的前角发出躯体运动纤维,经相应的前根和脊神经,支配躯体相应部位的骨骼肌。$C_{1\sim4}$支配颈肌及膈肌;$C_5 \sim T_1$支配上肢肌;$T_2 \sim L_1$支配躯干肌;$L_2 \sim S_2$支配下肢肌;$S_{3\sim5}$及尾节支配会阴肌。每块肌肉多由相邻几个脊髓节段共同支配。因此,每一块肌肉都有其相应的支配神经及脊髓节段。本节仅列举了那些被检动作中具有明确作用的肌肉,这些肌肉可以部分或全部替代要被检的肌肉。

上、下肢肌群的起止、作用和神经支配见表 1-7-1、表 1-7-2。

表 1-7-1 上肢各肌群的起止点、作用和神经支配

肌名			起点	止点	作用	神经支配
背上肢肌	第一层	斜方肌	枕外隆凸、上项线、项韧带、第 7 颈椎和全部胸椎棘突及其棘上韧带	锁骨的外侧 1/3、肩峰及肩胛冈	上部提肩、下部降肩,二者均能使肩胛骨下角旋外;两侧同时收缩使肩胛骨向中线靠拢;肩胛骨固定时,一侧收缩颈屈向同侧,同时收缩使头后仰	副神经和 $C_{3\sim4}$ 前支
		背阔肌	下 6 个胸椎及全部腰椎棘突、骶正中嵴及髂嵴后部	肱骨结节间沟底	使肱骨内收,旋内和后伸;上肢上举固定时,可引体向上	胸背神经($C_{6\sim8}$)
	第二层	肩胛提肌	上 4 个颈椎横突	肩胛骨上角	上提肩胛骨,肩胛骨固定时,使颈屈向同侧	肩胛背神经($C_{4\sim5}$)
		菱形肌	第 6~7 颈椎和第 1~4 胸椎棘突	肩胛骨内侧缘	使肩胛骨向脊柱靠拢并稍上提	

续表

肌名		起点	止点	作用	神经支配
胸上肢肌	胸大肌	锁骨内侧 2/3、胸骨前面、第 2~6 肋软骨、腹外斜肌腱膜	肱骨大结节嵴	使肱骨内收和旋内、上肢上举固定时,可上提躯干、助吸气	胸外侧神经($C_{5~7}$)和胸内侧神经(C_8~T_1)
	胸小肌	第 3~5 肋骨	肩胛骨喙突	拉肩胛向前下方;起止易位时,可以提肋助吸气	胸内侧神经(C_8~T_1)
	锁骨下肌	第 1 肋骨	锁骨下面	拉锁骨向下及向内侧	锁骨下肌神经($C_{5~6}$)
	前锯肌	上 8 或 9 个肋骨外面	肩胛骨内侧缘(主要在下角)	拉肩胛骨向前紧贴胸廓;下部纤维使下角旋外;肩胛骨固定时,可以提肋助深吸气	胸长神经($C_{5~7}$)
上肢带肌	三角肌	锁骨外侧 1/3,肩峰和肩胛冈	肱骨三角肌粗隆	使肩关节外展;前部屈和内旋肩关节,后部伸和外旋肩关节	腋神经($C_{5~6}$)
	冈上肌	冈上窝	肱骨大结节上部	使肩关节外展	肩胛上神经($C_{5~6}$)
	冈下肌	冈下窝	肱骨大结节中部	使肩关节旋外	
	小圆肌	肩胛骨外侧缘上 2/3 的背侧面	肱骨大结节后下部	使肩关节旋外和内收	腋神经分支($C_{5~6}$)
	大圆肌	肩胛骨下角的背面	肱骨小结节嵴	使关节内收及旋内	肩胛下神经($C_{5~7}$)
	肩胛下肌	肩胛下窝	肱骨小结节		
臂肌	前群	肱二头肌	长头:肩胛骨盂上结节 短头:肩胛骨喙突	桡骨粗隆后份	屈肘关节;也可屈肩关节;前臂旋前时有旋后作用	肌皮神经($C_{5~7}$)
		喙肱肌	肩胛骨喙突;肌间隔	肱骨中部内侧	协助屈和内收肩关节	
		肱肌	肱骨下半的前面	尺骨粗隆	屈肘关节	
	后群	肱三头肌	长头:肩胛骨盂下结节 外侧头:桡神经沟外上方的骨面 内侧头:桡神经沟以下的骨面,肌间隔	尺骨鹰嘴	强有力的伸肘肌;长头可使肩关节后伸和内收	桡神经分支($C_{6~8}$)
		肘肌	肱骨外上髁后面	尺骨鹰嘴外侧面及尺骨上部后面	稳定肘关节,助伸肘	桡神经分支(C_7~T_1)
前臂肌前群	第一层	肱桡肌	肱骨外上髁上方	桡骨茎突	屈肘关节	桡神经分支(C_5~T_1)
		旋前圆肌	肱骨内上髁屈肌总腱;前臂深筋膜	桡骨外侧面中部	屈肘关节和使前臂旋前	正中神经分支(C_5~T_1)
		桡侧腕屈肌		第 2 掌骨底掌面	屈肘、屈腕,使桡腕关节外展	
		掌长肌		掌腱膜	屈腕、紧张掌腱膜	
		尺侧腕屈肌	尺骨后缘	豌豆骨	屈腕和使桡腕关节内收	尺神经分支(C_8~T_1)
	第二层	指浅层肌	肱骨内上髁,尺骨和桡骨前面	以 4 条腱止于第 2~5 指中节指骨体两侧	屈第 2~5 指的近节指间关节;屈掌指关节;屈腕和屈肘	正中神经分支(C_5~T_1)
	第三层	拇长屈肌	桡骨上端的前面和骨间膜	拇指远节指骨底掌面	屈拇指指间关节和掌指关节	
		指深屈肌	尺骨上端的前面和骨间膜	以 4 条腱止于第 2~5 指远节指骨底掌面	屈第 2~5 指远端指间关节;屈近端指间关节、掌指关节和屈腕关节	正中神经(桡侧半)尺神经(尺侧半)
	第四层	旋前方肌	尺骨下端的掌面	桡骨下端的掌面	前臂旋前	正中神经分支(C_5~T_1)

续表

	肌名	起点	止点	作用	神经支配
前臂肌后群 浅层	桡侧腕长伸肌	肱骨外上髁伸肌总腱	第2掌骨底背面	伸腕、外展腕	桡神经分支(C_5~T_1)
	桡侧腕短伸肌		第3掌骨底背面	伸腕、外展腕	
	指伸肌		以4条腱至第2~5指背面形成指背腱膜,分3束止于中节和远节指骨底背面	伸指、伸腕,协助伸肘	
	小指伸肌		小指指背腱膜	伸小指	
	尺侧腕伸肌	尺骨后缘	第5掌骨底背面	伸腕、内收腕	
前臂肌后群 深层	旋后肌	肱骨外上髁和尺骨外侧缘的上部桡、尺骨后面和骨间膜	桡骨前面的上部	前臂旋后	桡神经分支(C_5~T_1)
	拇长展肌		第1掌骨底	外展拇指掌骨	
	拇短伸肌		拇指近节指骨底背面	伸拇指,协助伸腕、伸掌指关节	
	拇长伸肌		拇指末节指骨底背面	伸拇指	
	示指伸肌		示指指背腱膜	伸示指,助伸腕、伸掌指关节	
手肌 外侧群	拇短展肌	屈肌支持带及其外侧附着点	拇指近节指骨底	外展拇指	正中神经返支(C_8~T_1)
	拇短屈肌	屈肌支持带、大多角骨		屈拇指	
	拇对掌肌		第1掌骨桡侧半前面全长	对掌	
	拇收肌	横头:第3掌骨前面 斜头:屈肌支持带桡侧	拇指近节指骨底	内收拇指、屈拇指近节指骨	尺神经深支(C_5~T_1)
手肌 内侧群	小指展肌	屈肌支持带及其内侧附着点	小指近节指骨底;第5掌骨尺侧缘	外展小指	
	小指短屈肌			屈小指	
	小指对掌肌			对掌	
手肌 掌中群	蚓状肌	指深屈肌腱	第2~5指指背腱膜桡侧	屈掌指关节,伸指间关节	正中神经分支至第1~2蚓状肌;尺神经分支至第3~4蚓状肌
	骨间掌侧肌(4块)	第1、2掌骨尺侧面;第4、5掌骨桡侧面	细腱行经第1~2指尺侧和第4~5指桡侧,止于同指近节指骨底和指背腱膜	使第2、4、5指向中指靠拢;并协助屈掌指关节,伸指间关节	尺神经深支(C_8~T_1)
	骨间背侧肌(4块)	掌骨骨间隙的相对骨面	细腱行经第2、3指的桡侧和第3、4指的尺侧,止于同指近节指骨底和指背腱膜	使第2~4指离开中指中线,屈掌指关节,伸指间关节	

表 1-7-2　下肢各肌群的起止点、作用和神经支配

肌名			起点	止点	作用	神经支配
髋肌	前群	髂腰肌	腰大肌	腰椎体侧面及横突	股骨小转子	使髋关节前屈和旋外;下肢固定时,可使群干前屈	腰丛神经($L_{2~4}$)
			髂肌	髂窝及髂前下棘的内侧			
		阔筋膜张肌		髂前上棘	胫骨外侧髁	紧张阔筋膜和屈髋关节	臀上神经($L_4 \sim S_1$)
	后群	臀大肌		髂骨翼外面、骶骨和尾骨后面、骶结节韧带	股骨臀肌粗隆,大部分借髂胫束至胫骨内侧髁	伸髋关节并外旋	臀下神经(L_5,$S_{1~2}$)
		阔筋膜张肌		髂前上棘及其至髂结节的一部分髂嵴	髂胫束至胫骨内侧髁	屈大腿、伸小腿	臀上神经,L_4,L_5
		臀中肌		介于臀上线与臀后线之间的骨面	股骨大转子	外展髋关节、屈内旋(前半部)或后伸外旋(后半部)	臀上神经($L_4 \sim S_1$)
		臀小肌		介于臀上线与臀下线之间的骨面	股骨大转子前缘	外展髋关节,微内旋	
		梨状肌		骶骨前面、骶前孔外侧	股骨大转子尖	外旋髋关节,并助展与伸	至闭孔内肌神经($L_5 \sim S_2$ 腹侧支)
		闭孔内肌		闭孔膜及其周围骨部;上孖肌起于坐骨棘;下孖肌起于坐骨结节	股骨转子窝	外旋髋关节	至闭孔内肌神经($L_5 \sim S_2$);上孖肌由至闭孔内肌神经支配;下孖肌由至股方肌神经支配
		股方肌		坐骨结节	转子间嵴	外旋髋关节	股方肌神经($L_4 \sim S_1$)
	下群	闭孔外肌		闭孔膜外面及其周围骨部	股骨转子窝	外旋髋关节,微内收	闭孔神经后股($L_{2~4}$)
股肌	前群	缝匠肌		髂前上棘	胫骨体上端内侧面和小腿筋膜	屈髋关节,屈膝关节并微内旋	股神经($L_{2~4}$)
		股四头肌	股直肌	髂前下棘及髋臼上缘	通过髌骨和髌韧带止于胫骨粗隆	屈髋关节(股直肌)、伸膝关节	
			股中间肌	股骨体前上 2/3 处			
			股外肌	股骨嵴外侧唇和大转子下部			
			股内肌	股骨嵴内侧唇			
	内侧群	耻骨肌		耻骨梳及其附近	股骨耻骨肌线	屈、内收并微外旋髋关节	股神经和闭孔神经($L_{2~4}$)
		长收肌		耻骨支前面和耻骨结节下方	胫骨粗隆内侧唇 1/3	内收和外旋髋关节	
		股薄肌		耻骨支联合部和耻骨下支	股骨粗线内下方	内收微屈髋关节,屈膝关节微内旋	闭孔神经($L_{2~4}$)
		短收肌		耻骨支联合部	股骨粗线内侧唇上 1/3	内收外旋微屈髋关节	
		大收肌		闭孔前下缘,坐骨结节	股骨粗线内侧唇上 2/3 及收肌结节	内收和外旋髋关节,伸髋关节	闭孔神经、股神经($L_4 \sim S_3$)

续表

肌名			起点	止点	作用	神经支配
股肌	后群	股二头肌	长头:坐骨结节 短头:股骨粗线外侧唇	腓骨头	伸髋关节,屈膝关节微外旋	长头:股神经(L₄~S₃) 短头:腓总神经(L₄~S₂)
		半腱肌	坐骨结节	胫骨粗隆内下方	伸髋关节,屈膝关节微内旋	坐骨神经(胫)(L₄~S₃)
		半膜肌		胫骨内侧髁		
小腿肌	前群	胫骨前肌	胫骨上半部外侧面、小腿骨间膜及小腿筋膜	内侧楔骨内侧面及足第1跖骨底	足背屈、内翻	腓深神经(L₄~S₂)
		趾长伸肌	胫骨上端外侧面、腓骨体前面2/3处骨间膜、小腿筋膜	第2~5趾的趾背腱膜支腱止于第5跖骨底背面	足背屈、伸趾	
		拇长伸肌	小腿骨间膜和腓骨前面中部	拇趾末节趾骨底	伸拇趾、足背屈、内翻	
		第3腓骨肌	腓骨下1/3前面、骨间膜	第5跖骨底背面	足背屈、外翻	
	外侧群	腓骨长肌	腓骨头、腓骨外侧面上2/3、肌间隔小腿筋膜	内侧楔骨外侧及第1跖骨底	足跖屈、外翻	腓浅神经(L₅~S₂)
		腓骨短肌	腓骨外侧面下1/3及肌间隔	第5跖骨粗隆		
	后群	腓肠肌	内侧头:股骨内侧髁 外侧头:股骨外侧髁	跟骨	屈踝关节和膝关节	胫神经(L₅~S₂)
		比目鱼肌	腓骨头及胫骨比目鱼肌线	以跟腱止于跟结节	足跖屈	
		跖肌	腘平面外下部及关节囊	经跟腱到跟骨后面	辅助腓肠肌	
		腘肌	股骨外侧髁	胫骨比目鱼肌线	屈膝关节、内旋小腿	
		趾长屈肌	胫骨后面中1/3	第2~5趾末节趾骨底	屈末节趾骨、足跖屈和内翻	
		拇长屈肌	腓骨后面下2/3及骨间膜	拇趾末节趾骨底	足跖屈、屈拇趾	
		胫骨后肌	胫骨及腓骨后面及骨间膜	除距骨以外的跗骨第2~4跖骨,骰骨	足跖屈、内翻	
足肌	足背肌群	拇短伸肌	骨窦前方、跟骨上面与外侧面	拇趾近节趾骨底	伸拇趾	腓深神经(L₄~S₂)
		趾短伸肌	跟骨	第2~4趾近节趾骨底	伸第2~4趾	
	足底内侧群	拇展肌	跟骨结节内侧突	拇趾近节趾骨底内侧	外展微屈拇趾	足底内侧神经(S₂₋₃)

续表

	肌名	起点	止点	作用	神经支配
足肌	足底内侧群	跛短屈肌	外侧楔骨、骰骨跖面	跛趾近节趾骨底两侧	屈跛趾	足底内侧神经（$S_{2\sim3}$）
		跛收肌	斜头：第2~4跖骨底　横头：第3~5跖趾韧带跖侧	跛趾近节趾骨底	屈和内收跛趾	
	足底外侧群	小趾展肌	跟骨跖面及跖腱膜	第5跖骨粗隆、小趾近节趾骨底	屈小趾并外展	足底外侧神经（$S_{2\sim3}$）
		小趾短屈肌		第5跖骨底	屈小趾近节趾骨	
	足底中间群	蚓状肌	趾长屈肌腱	第2~5趾的趾背腱膜	屈跖趾关节、伸趾关节	第1蚓状肌：足底内侧神经　其他3个肌：足底外侧神经
		趾短屈肌	跟骨结节	第2~5趾的中节趾骨底	屈第2~5趾	足底内侧神经
		足底方肌	跟骨结节	趾长屈肌腱	助屈趾	
		骨间足底肌	第3~5跖骨内侧半	第3~5趾近节趾骨底和趾背腱膜	内收第3~5趾	
		骨间背侧肌	跖骨的相对面	第2~4趾近节趾骨底和趾背腱膜	外展第2~4趾	足底外侧神经（$S_{2\sim3}$）

（四）肌收缩类型

1. 等长收缩（isometric contraction） 肌肉收缩时,肌张力明显增加,但肌长度基本无变化,不产生关节运动,从而有助于固定体位。等长收缩是由于使肌肉拉长的外力与肌肉本身所产生的最大张力即内力相等所致。

2. 等张收缩（isotonic contraction） 肌肉收缩过程中,肌张力基本不变,但肌长度缩短,引起关节运动。根据肌肉起止部位的活动方向,可分为向心收缩和离心收缩2类。

（1）向心收缩（concentric contraction）:肌肉收缩时,肌肉起止点彼此靠近,肌长度缩短,故又称为短缩性肌收缩。向心收缩是作用于关节并使关节产生运动的主动肌的收缩。

（2）离心收缩（eccentric contraction）:肌肉收缩时,肌肉起止点两端彼此远离,使肌长度增加。离心收缩是对抗关节运动的拮抗肌所产生的收缩,作用与关节运动方向相反,用于稳定关节、控制肢体动作或肢体坠落的速度。

二、肌力评定方法

肌力评定方法包括动作观察、徒手肌力检查和测力计检查。除吉兰-巴雷综合征和不完全性脊髓损伤等疾病外,临床上很少对全身肌肉进行检查。检查者通过对患者进行某些特定动作如行走时的步态、踮脚行走或足跟行走、坐姿和从座位上站起,以及穿脱衣服等动作的观察可获得一些有用的线索,从而排除不需要检查的部位。

徒手肌力评定（manual muscle test,MMT）是通过被检查者自身重力和检查者用手施加阻力来观察关节的主动运动水平而对单个肌肉或肌群的力量与功能给予评估的方法;测力计（dynamometry）检查是使用简单至复杂的力的测量工具（如手持式测力计、握力计、等速测力设备等）对肌力强度进行测量的方法。

（一）徒手肌力评定

1. 检查方法与评级标准　徒手肌力评定（MMT）由 Robert Lovett 于 1912 年创立至今,仍是一种国际公认标准、操作简单和实用、在临床工作中应用最广泛的评定方法。徒手肌力评定通过触摸肌肉有无收缩、肢体能否抗自身重力引起关节运动以及抗阻力大小,将肌力分为零（0 级）、微弱（1 级）、差（2 级）、尚可（3 级）、良好（4 级）、正常（5 级）6 个级别。由 Daniels 和 Worthingham 主编的《徒手肌力检查技术》于2013 年发行最新版（第 9 版）。其中,在 0、1、2、3、4、5 级分法基础上增加了 2^+ 和 2^-,提高了重力因素在判断肌力中的重要性（表 1-7-3）。

表 1-7-3　徒手肌力分级法评定标准（2013）

分级	名称	评级标准
0	零（zero,O）	未触及肌肉的收缩
1	微弱（trace,T）	可触及肌肉的收缩,但不能引起关节活动
2^-		解除重力的影响,能完成部分关节活动范围运动
2	差（poor,P）	解除重力的影响,能完成全关节活动范围运动
2^+		能抗重力完成部分关节活动范围运动
3	尚可（fair,F）	抗重力完成全关节活动范围运动,但不能抗阻力
4	良好（good,G）	抗重力及轻度阻力,完成全关节活动范围运动
5	正常（normal,N）	抗重力及最大阻力,完成全关节活动范围运动

2. 上肢、下肢肌肉（或肌群）的评定　肌肉解剖知识如肌肉的起止点、肌纤维的走向、肌肉的作用、引起关节运动的方向和角度、当肌肉力量减弱或消失时可能出现的代偿运动;正确的检查体位、检查者固定和施加阻力的部位等是获得 MMT 测试正确检查结果的基础,检查者必须掌握。

上肢主要肌肉（或肌群）检查见表 1-7-4;下肢主要肌肉（肌群）检查见表 1-7-5。

表 1-7-4　上肢主要肌肉（或肌群）的徒手肌力评定

肌肉	检查方法与评定		
	1 级	2 级	3、4、5 级
肱二头肌 肱肌 肱桡肌	坐位,肩外展,上肢放滑板上,试图肘屈曲时可触及相应肌肉收缩	位置同左,肘关节可主动屈曲	坐位,上肢下垂,前臂旋后（测肱二头肌）或旋前（测肱肌）或中立位（测肱桡肌）,肘屈,阻力加于前臂远端
肱三头肌 肘肌	坐位,肩外展,上肢放滑板上,试图肘伸展时可触及肱三头肌收缩	位置同左,肘关节可主动伸展	俯卧,肩外展,肘屈,前臂在床缘外下垂,肘伸展,阻力加于前臂远端
旋后肌	俯卧,肩外展,前臂在床缘外下垂,试图前臂旋后时,可于前臂上端桡侧触及肌肉收缩	体位同左,前臂可主动旋后	坐位,肘屈 90°,前臂旋后位,做旋前动作,握住腕部施加反方向阻力
旋前圆肌 旋前方肌	俯卧,肩外展,前臂在床缘外下垂,试图前臂旋前时可在肘下、腕上触及肌肉收缩	体位同左,前臂可主动旋前	坐位,肘屈 90°,前臂旋后,做旋前动作,握住腕部施加反方向阻力

续表

肌肉	检查方法与评定		
	1级	2级	3、4、5级
尺侧腕屈肌	向同侧侧卧,试图做腕掌侧屈及尺侧偏时,可触及其肌腱活动	体位同左,腕可掌屈及尺侧偏	体位同左,肘屈,腕向掌侧屈并向尺侧偏,阻力加于小鱼际
桡侧腕屈肌	坐位,屈肘伸腕放于滑板上,试图腕关节屈曲及桡侧偏时,可触及其肌腱活动	体位同左,腕可掌屈及桡侧偏	体位同左,去掉滑板,腕向掌侧屈并向桡侧偏,阻力加于大鱼际
尺侧腕伸肌	坐位,屈肘,上肢放于滑板上,试图腕关节背伸及尺侧偏时,可触及其肌腱活动	体位同左,腕可背伸及尺侧偏	体位同左,去掉滑板,腕背伸并向尺侧偏,阻力加于掌背尺侧
桡侧腕长、短伸肌	坐位,屈肘,上肢放于滑板上,试图腕背伸及桡侧偏时,可触及其肌腱活动	体位同左,前臂旋后45°,腕可背伸及桡侧偏	体位同左,去掉滑板,前臂旋前45°腕背伸并向桡侧偏,阻力加于掌背桡侧

表 1-7-5　下肢主要肌肉(或肌群)的徒手肌力评定

肌肉	检查方法与评定		
	1级	2级	3、4、5级
髂腰肌	仰卧、试图屈髋时,于腹股沟上缘可触及肌活动	向同侧侧卧,托住对侧下肢,可主动屈髋	仰卧,小腿悬于床缘外,屈髋,阻力加于大腿远端前面
臀大肌	俯卧,试图伸髋时,于臀部及坐骨结节下方可触及肌活动	向同侧侧卧,托住对侧下肢,可主动伸髋	俯卧,屈膝(测臀大肌)或伸膝(测腘绳肌),伸髋10°~15°,阻力加于大腿远端后面
腘绳肌	俯卧,试图屈膝时,可于腘窝两侧触及肌腱活动	向同侧侧卧,托住对侧下肢,可主动屈膝	俯卧,膝从伸直位屈曲,阻力加于小腿下端后侧
股四头肌	仰卧,试图伸膝时,可触及髌韧带活动	向同侧侧卧,托住对侧下肢,可主动伸膝	仰卧,小腿在床缘外下垂,伸膝,阻力加于小腿下端前侧
腓肠肌 比目鱼肌	侧卧,试图踝跖屈时,可触及跟腱活动	同左,踝可主动跖屈	俯卧,膝伸直(测腓肠肌)或膝屈曲(测比目鱼肌),踝跖屈,阻力加于足跟
胫前肌	仰卧,试图踝背屈,足内翻时,可触及其肌腱活动	侧卧,可主动踝背屈、足内翻	坐位,小腿下垂,踝背屈并足内翻,阻力加于足背内缘,向外下方推
胫后肌	仰卧,试图足内翻及跖屈时,于内踝后方可触及肌腱活动	同左,可主动踝跖屈、足内翻	向同侧侧卧,足在床缘外,足内翻并踝跖屈,阻力加于足内缘,向外上方推

　　许多因素能够影响患者的检查结果。这些因素包括年龄、性别、疼痛、疲劳、主动性不足、恐惧及不同疾病的性质等。

　　下运动神经元疾病所造成的运动损伤取决于病变的部位。周围神经病导致受累神经支配肌无力;脊髓灰质炎所致的肌无力常累及多个肌群。当下运动神经元疾病出现肌萎缩时,了解肌肉表面的形态有助于临床医师和治疗师进行判断。

　　对于上运动神经元疾病导致肌肉痉挛的患者,徒手肌力检查较为困难。被检肌肉的运动可因其拮抗肌痉挛受到抵抗,或因肌腱挛缩造成 ROM 受限而使检查受到影响,检查结果难以判断。

　　（二）等速运动肌力测试技术

　　1. 等速运动肌力测试技术　　等速运动(isokinetic exercise)是指利用专门设备预先设定角速度并保持恒定,对抗可变阻力而产生的肌肉收缩形式。等速肌力测试能够对肌肉功能进行精确量化,能够有效地评价肌肉功能,具有较好的信度、效度。

等速肌力测试技术评定肌肉功能具有徒手肌力检查所不具备的优势。例如，由于阻力大小随肌肉收缩力的大小而变化，因而测试过程具有高安全性；全关节活动范围过程中可精确定量测定每一点最大肌力；选择不同的运动速度，可全面提供肌肉多种功能的信息与定量指标如肌力、耐力、爆发力等；测试范围广泛，除手足小关节周围肌外，四肢大关节周围肌及腰背肌的肌力均可测试等。

2. 适应证与禁忌证

（1）适应证：被测髋、膝、踝、肩、肘、腕、躯干肌的肌力>3级时，可对抗阻力进行测试；若被测肌群的肌力≤3级时，可在去除重力条件下即采用等速持续被动运动程序测定肌力。

（2）禁忌证：绝对禁忌证包括被测肢体骨折、关节不稳、局部严重的骨质疏松、骨关节恶性肿瘤、术后早期、关节活动范围严重受限、软组织瘢痕挛缩、急性关节肿胀、急性拉伤或扭伤及严重疼痛等。相对禁忌证包括被测关节局部疼痛、关节活动范围受限、滑膜炎或渗出及亚急性或慢性扭伤。

3. 测试方案　等速肌力测试方案包括肌肉收缩测试方式、测试速度和测试次数的选择。肌肉收缩方式包括等速向心肌力测试、等速离心肌力测试、等长肌力测试等。测试角速度包括慢速[30(°)/s或60(°)/s]、中速[60(°)/s~180(°)/s]和快速[(180(°)/s、240(°)/s或更快)]。慢速用于肌力的测试；中速和快速者测试结果反映肌肉耐力。当运动速度设置为0(°)/s时为等长肌力测试。测试次数取决于测试目的。例如，测试肌力时（慢速或中速），通常重复5次即可；测试肌耐力时（快速），由于要用最后5次的肌力与最初5次的肌力（做功量或力矩）之比作为耐力指标，因此需要至少重复20~25次。

4. 观察指标

（1）力矩曲线：等速运动力矩曲线反映的是某一组肌群在全关节运动范围内收缩所产生力量的变化。正常被试者的力矩曲线平滑、随关节活动范围起伏。当存在关节、韧带、肌肉或软组织损伤时，力矩曲线可发生相应的形态变化，如在运动中发生疼痛，可使力矩曲线出现切迹、波动、低平、不对称等。

（2）参数：①峰力矩。代表全关节运动范围内一肌群收缩过程中瞬间所达到的最大力量，为力矩曲线的最高点。单位为牛顿米（N·m）。②特定角度的力矩。指在关节运动范围内任意一个角度所对应的力矩值。③峰力矩角度。指峰力矩所对应的角度，反映肌肉收缩产生最大力量时的最佳角度。④总功。总功指某一肌群数次重复运动做功之和。单位为焦耳（J）。⑤平均功率。为一肌群数次收缩做功之和除以总做功的时间，反映该肌群在单位时间内做功的效率。单位为瓦特（W）。⑥力矩加速能。指肌肉收缩最初1/8s的做功量，单位为焦耳（J）。力矩加速能的大小反映肌肉收缩的爆发力。⑦耐力比。为快速测试中重复运动25~30次，后5次和最初5次运动的做功量或力矩之比。该指标反映肌肉耐力或疲劳性。⑧伸屈肌比值。指等速肌力慢速测试中主动肌和拮抗肌峰力矩值之比。互为拮抗的肌群中，在其中一组肌群力量正常的前提下，反映双方力量的平衡或失衡情况，对判断关节的稳定性具有一定意义。⑨关节活动范围。等速肌力测试中，除记录力矩曲线外，全程记录关节运动的范围、起止角度，以判断是否存在关节活动受限，亦有助于比较双侧同名肌做功量差异的原因。

综上所述，运用等速运动测试技术，通过对肌力、肌耐力、爆发力等多个肌肉功能指标进行测定，可对肌肉功能进行评定。由于等速运动测试系统可提供等速向心收缩、离心收缩、持续被动运动、闭链运动等多种形式下的肌力测试，因此，可从多角度、全面地评定肌肉功能。此外，膝关节屈/伸力比值直接反映拮抗肌之间肌力平衡的情况，故是判定膝关节稳定性的一个重要指标，该值偏高或偏低均提示关节的稳定性下降。在膝关节康复过程中，应重视屈/伸比值的重建。再者，等速运动肌力测试可对运动系统伤病导致的功能障碍进行辅助诊断。当肌肉关节病变时，病变所致的异常功能障碍情况可在力矩曲线上得到反映，可表现为曲线水平降低、切迹、顿挫不平滑、不对称、双峰样改变等。曲线异常提示在特定关节角度下的肌群力量不足、痛点、关节受限的定位信息和损伤程度。在膝关节损伤中，等速肌力测试常用于膝关节骨性关节炎、半月板损伤、膝关节肌肉萎缩、前交叉韧带损伤、滑膜皱襞综合征、髌骨软骨形成、髌骨半脱位等导致的功能障碍诊断。结合关节运动角度数据对力矩曲线进行分析，有助于判读和理解不同伤病的特征，有助于临床诊断。

三、测力计

根据用途不同测力计可分为手持测力计、握力计、背拉力计等。手持测力计是一个小面轻巧、便于携带的仪器。将测力计的压力传感装置置于被测肢体远端并施加压力,要求被检查者在特定位置上抵抗测力计的压力并使关节尽量保持不动。测力计通过测量施加在肌肉上的机械压力来反映肌肉的最大抗阻能力,可从显示板上读出的精确数字。手持测力计检查肌力与徒手肌力检查法互为补充,用于精确测量4级和5级肌力,多用于四肢肌力的检查。握力计用于手指肌力或握力的检查。背拉力计通过完成提拉动作测定背部肌力。

(恽晓萍)

第三节　肌张力评定

肌张力是指静息状态下的肌肉紧张度,即总是保持着微小的"张力",使肌肉一直处于"警觉"状态,以保持人体随时准备做出响应。正常肌张力是人体维持各种体位、姿势,能使肌肉快速做出反应以及正常运动的基础。肌张力过低或过高均可影响运动功能与日常生活活动能力。

一、肌张力的产生机制

1. **牵张反射**　牵张反射(stretch reflex)指骨骼肌受到外力牵拉时引起受牵拉的肌肉收缩的反射活动,包括肌紧张和腱反射2种类型。"γ-祥"是牵张反射的反射弧,包括传入、中枢和传出部分。

(1) γ-祥的传入部分:γ-祥的感觉传入部分包括感受器和传入神经纤维。感受器为对肌纤维长度变化敏感的牵张感受器,包括肌梭和腱梭。肌梭分布在骨骼肌梭内肌组织内,传入神经纤维包括Ⅰa类和Ⅱ类2种类型的纤维。肌梭在受到肌肉牵张刺激时产生兴奋性神经冲动传入脊髓。腱梭又称高尔基腱器(Golgi tendon organ),分布在肌腹和肌腱的结合处,传入神经为Ⅰb类纤维,骨骼肌收缩或该肌肉被动牵拉时腱梭被拉长的牵张刺激产生冲动传入脊髓。

(2) 反射中枢:传入神经冲动经脊髓后角至脊髓前角运动神经元。前角运动神经元包括α运动神经元和γ运动神经元。α运动神经元为兴奋性神经元,γ运动神经元传出冲动增加增强肌梭的敏感性。来自肌梭的传入纤维将冲动传至位于脊髓的中间神经元,抑制拮抗肌收缩。腱梭的兴奋冲动经后根传至脊髓后角,经过抑制性中间神经元对α运动神经元起抑制作用,使肌力和肌张力均下降。

(3) γ-祥的传出部分:肌梭γ-祥的α运动神经元发出的纤维支配梭外肌,使梭外肌收缩,产生肌力,对外做功;γ运动神经元发出的Aγ纤维支配梭内肌使之收缩,该收缩活动仅使肌张力增高,不会导致整个肌肉的缩短,因而对外不做功。腱梭γ-祥传出部分也是α运动神经元发出的纤维,并通过脊髓抑制性中间神经元对其控制,致使牵张反射被抑制。

综上所述,γ-运动神经元兴奋时,使梭内肌纤维收缩变短,肌梭中央部分性增加,肌梭感受牵张刺激,传入冲动增加,兴奋沿传入神经轴突(Ⅰa/Ⅱ)到达脊髓,使位于脊髓前角的α运动神经元兴奋,引起被牵拉肌肉的梭外肌微小收缩以维持肌紧张。α-运动神经元也接受来自腱梭的刺激,即腱梭在梭外肌收缩时受到牵张刺激而兴奋,传入冲动经后根Ⅰb纤维传入脊髓,通过脊髓中间神经元抑制α运动神经元的兴奋性,从而使肌力和肌张力都下降以防止肌肉超负荷牵拉。当脊髓损伤发生时不能传递足够的抑制信号,α运动神经元则过度兴奋,导致痉挛出现。

2. **肌张力的中枢调节**　脊髓水平的牵张反射受高位中枢调控。反射活动发生时,感觉冲动传入脊髓,除在同一水平与传出部分发生联系并发出传出冲动外,还有上行冲动传导到更高级中枢,通过高级别的调控与整合,再发出下行冲动来调整反射的传出冲动,进而使反射活动更具有适应性。高位中枢对肌张力的调节既有易化作用,使肌紧张加强;也有抑制作用,使肌紧张减弱。具有抑制肌紧张及运动的脑区(称为抑制区)包括位于延髓网状结构腹内侧部分、大脑皮质运动区、纹状体、小脑前叶蚓部、延髓网状结构抑制区等;易化肌紧张的脑区包括脑干网状结构的背外侧部分、脑桥的被盖、中脑的中央灰质及被盖、下丘脑和丘脑的内侧部分、前庭核、小脑前叶两侧部等。在肌紧张的调节中,易化作用与抑制作用的平衡性调控使肌张力得以正常。换言之,一旦这种平衡被破坏,则可能导致肌张力异常。

二、分类与特征

（一）正常肌张力的分类与特征

根据身体功能的需求状态，正常肌张力特征可从静止、保持姿势和运动过程中体现。

1. 静止性肌张力　静止性肌张力指骨骼肌处于不活动状态下具有的紧张度。正常时肌肉外观饱满并具有特定的形态；触摸肌肉具有中等硬度和一定的弹性。

2. 姿势性肌张力　姿势性肌张力是指人体在维持任何一种姿势（如坐、站、卧位）时骨骼肌稳定的收缩所产生的张力或紧张度。例如，站立时虽然不能观察到肌肉的收缩，但身体的屈伸肌群却在不断地调整肌肉的紧张度以保持站立位的平衡。主动肌与拮抗肌可有效地同时收缩使关节固定，当被动抬举肢体过程中突然松手时，肢体具有保持肢位即原有姿势不变的能力。

3. 运动性肌张力　运动性肌张力是指人体骨骼肌完成某一特定动作过程中所具有的紧张度。在随意运动中，根据动作要求肢体可完成抗自身重力及外周阻力的各种动作，可选择性自由组合完成肌群间的协同动作；在变换各种姿势的过程中，具有随意使肢体由固定到运动和在运动过程中变为固定姿势的能力。被动牵伸肢体时可感受到肌肉具有一定的弹性和轻度的抵抗（阻力），也无过多的沉重感。

（二）异常肌张力分类与特征

肌张力的水平可因神经系统损害而表现出异常。肌张力异常包括肌张力过高、肌张力低下和肌张力障碍。

1. 肌张力过高（hypertonia）　肌张力过高指肌肉过度活跃，肌张力高于正常静息水平。肌张力过高包括痉挛和强直2种状态。

（1）痉挛（spasticity）：痉挛是以速度依赖的紧张性牵张反射过度增强伴腱反射亢进为特征的运动障碍，由皮质、皮质下、脑干或脊髓结构损伤导致牵张反射弧的脊髓上易化与抑制失衡所致，多见于上运动神经元病变（锥体束病变），是上运动神经元综合征（upper motor neuron syndrome，UMN）的主要阳性体征之一。痉挛常见于脊髓损伤、脊髓病、脑卒中、脑外伤、脑瘫、多发性硬化、肌萎缩侧索硬化等疾病，也是上述疾病患者导致残疾的重要因素。当痉挛迁延、病程较长时，软组织继发病理改变使痉挛变得复杂化。

（2）强直（rigidity）：强直是不依赖运动速度的全关节运动范围内主动肌和拮抗肌张力同时增加，表现出关节被动活动阻力双向均匀增加，为过度的脊髓上冲动作用于α运动神经元导致。强直可表现为齿轮样强直（cogwheel rigidity）和铅管样强直（lead-pipe rigidity）。前者的特征是在强直的基础上合并震颤，被动屈伸肢体时检查者可感受到在均匀阻力的同时有断续的停顿，如同齿轮转动；后者则表现为在关节活动范围内主动肌和拮抗肌同等增强并持续以致被动屈伸肢体时如同弯曲铅管。强直常见于锥体外系病变，帕金森病是最常见的病因。强直和痉挛在某一肌群可同时存在。

2. 肌张力低下（hypotonia）　肌张力低下指肌张力低于正常静息水平，表现为肌肉弛缓、对关节进行被动运动时感觉阻力消失，被动关节活动范围扩大，肢体不能保持其肢位，同时伴有腱反射减弱或消失。肌张力低下可为小脑或锥体束的上运动神经元损害或下运动神经元病变所致。前者见于颅脑外伤、脑卒中偏瘫弛缓期、脑瘫等神经系统疾病；后者见于脊髓损伤早期即脊髓震荡期。此外，肌张力低下也见于甲状腺功能减退、唐氏综合征、原发性肌病等疾病。

3. 肌张力障碍（dystonia）　肌张力障碍是一类以肌张力损害、间歇性持续收缩和扭曲、无目的地不自主运动为特征的运动过度障碍。其表现为肌张力时高时低变化无常，主动肌与拮抗肌协调异常，肌肉收缩快慢不一，且重复、模式化扭曲如张力障碍性姿势（dystonia posturing）。

肌张力障碍可由中枢神经系统缺陷或病变所致（如脑瘫手足徐动型），也可由遗传因素（如原发性、特发性肌张力障碍）引起，亦见于神经退行性疾病（如肝豆状核变性）或代谢性疾病（如氨基酸或脂质代谢障碍）。根据受累部位，肌张力低下可以表现为局部或全身性。局部性肌张力低下见于眼睑痉挛、面肌痉挛、痉挛性斜颈等局部肌张力障碍疾病；全身性肌张力低下见于扭转痉挛及手足徐动症等。

三、肌张力评定方法

评定肌张力状况，要从临床病史、视诊、反射检查、被动运动与主动运动检查等方面详尽地了解肌张力异常的情况。此外,还应评定肌张力异常对日常生活活动能力、行走等功能性活动能力的影响。以下从定性、半定量、定量评定进行分述。

（一）定性评定

1. **肌肉形态**   肌肉张力降低时,肌肉外观平坦,失去原来肌肉特有的外形。肌张力增高时,肌肉隆起外形较正常状态更为突出,甚至肌腱的形态凸显。

2. **肌肉硬度**   在放松、静止的情况下检查肌肉的硬度。肌张力降低时表现为肌肉松弛柔软,不能保持正常时的弹力,肌腹移动程度增大。肌张力增高时,肌肉硬度增高。

3. **腱反射**   腱反射检查包括肱二头肌腱、肱桡肌腱、肱三头肌腱、髌骨、腘绳肌腱和跟腱等。腱反射检查时,检查者用叩诊锤轻叩被检查肌腱反射情况。评分标准为 0~4 级,其中 0 级为无反应;1^+ 级为反射减退;2^+ 为正常反射;3^+ 为痉挛性张力过强、反射逾常;4^+ 级为阵挛。

4. **关节被动运动**   被动运动评定旨在发现肌肉对牵张刺激的反应,以确定是否存在肌张力低下或过高、肌张力过高是否为速度依赖以及有无阵挛等。肌张力降低或消失时,关节被动运动时的抵抗感小于正常水平或消失,检查者可感到柔软和沉重感,关节活动范围超过正常范围。肌张力过高时,被动拉伸所感到的抵抗高于正常阻力。痉挛时,肢体被动运动时出现明显抵抗感,做快速屈伸或旋前旋后运动时阻力增强,关节活动范围随痉挛加重而受限。肌张力过高的抵抗感因病变不同而异。因锥体束损害导致痉挛性"折刀样肌张力增高"表现为在全关节活动范围内肌张力呈不均匀增高;因锥体外系损害导致"强直性齿轮样肌张力增高"或"强直性铅管样肌张力增高"表现为全关节活动范围内主动肌和拮抗肌肌张力均等增高,阻力双向均匀增加。当需要区分痉挛所致的强直和挛缩时,可对主动肌和拮抗肌进行表面肌电图检查以鉴别之。

5. **主动运动**   肌张力下降时,肢体抗重力的能力减弱或消失,主动肌与拮抗肌的同时收缩较弱或不能完成同时收缩,表现为检查者在肢体运动中途放手时患肢仅有短暂的抗肢体重力的能力或患肢迅速落下,肢体无法保持原有的肢位;患者容易疲劳,重度肌张力低下者无法完成功能性动作。脑卒中后偏瘫处于弛缓阶段时,牵张反射消失、被动运动时的抵抗亦消失,肢体处于关节过度伸展而易于移位,同时伴有肢体力弱、麻痹或瘫痪。从表面上观察似乎是肌力低下,但其实质是因肌张力低下而导致的姿势控制能力的丧失。

痉挛导致异常姿势或运动模式也因病变不同而异。脑卒中后偏瘫肢体的肌张力增高程度在各肌群分布不一致,大多数脑卒中后偏瘫患者上肢以屈肌张力增高,下肢以伸肌张力增高为主并表现为特有的异常姿势模式。上肢痉挛模式表现为上肢肩关节内收内旋、肘关节屈曲、前臂旋前、腕关节掌屈尺偏、拇指内收、四指屈曲等;下肢痉挛模式为髋关节内收、内旋,膝关节伸展,踝关节跖屈、内翻等。主动运动过程中,痉挛偏瘫侧肢体表现出固定、刻板的异常协同运动模式即分离运动消失,也称联带运动（表 1-7-6、表 1-7-7）。患者进入痉挛阶段,运动就被这种病理性的运动模式所束缚。例如,肩关节运动时同时出现屈肘;向前迈步时膝关节过伸展而被迫呈"划圈步态",严重影响其正常的姿势与运动功能。

表 1-7-6   偏瘫上肢病理性联带运动特点

部位	屈肌联带运动	伸肌联带运动
肩胛带	上抬、后撤	前突
肩关节	屈曲、外展、外旋	伸展、内收、内旋
肘关节	屈曲	伸展
前臂	旋后	旋前
腕关节	掌屈、尺偏	背屈
手指	屈曲	伸展

表 1-7-7   偏瘫下肢病理性联带运动特点

部位	屈肌联带运动	伸肌联带运动
髋关节	屈曲、外展、外旋	伸展、内收、内旋
膝关节	屈曲	伸展
踝关节	背屈、外翻	跖屈、内翻
足趾	伸展	屈曲

痉挛型脑性瘫痪患者表现为全身肌张力失衡导致上肢屈肌张力增高,下肢伸肌张力增高,头、颈、躯干的姿势异常。由于髋关节内收肌痉挛,一侧或两侧下肢内收、内旋,行走时迈步相下肢向前内侧迈出,

双膝内侧常相互摩擦碰撞;腓肠肌痉挛导致踝关节跖屈,足尖着地,故呈典型的"剪刀步"或交叉步,交叉严重时步行困难。强直型脑瘫患者的肌张力高呈铅管状或齿轮状。

6. 功能性活动能力 无论肌张力低下还是亢进,对日常生活都会产生影响。肌张力低下导致肌肉对骨骼的支撑作用减弱,而每一骨骼肌都有可能出现肌张力低下。因此任何肌肉参与的活动都有可能受到损害。例如,脑卒中后,痉挛可能对健康相关的生活质量、运动控制恢复、肌肉结构和日常活动都可能产生负面影响。由于肌肉紧张度缺乏,肌张力低下的婴儿经常会为获得一种姿势和动作而挣扎,即需要付出更多的努力来移动肢体。因此,对于肌张力低下的儿童来说,涉及说话、面部表情、翻滚、爬行、坐、站、步行以及手指的精细动作的肌群肌张力低下时,功能会受到影响而发展迟滞。此外,肌张力低下者容易疲劳、耐力低下,喜欢久坐的运动。

痉挛对于日常生活活动既有干扰性影响,在特定情况下也有一定积极作用。无论积极还是消极作用,均有必要做评定,包括床上活动、转移、行走和上肢相关活动如进食、穿脱衣、洗漱修饰等生活自理能力的损害及其程度等。

(二)量表评定

1. 改良 Ashworth 量表(Modified Ashworth Scale,MAS) MAS 是目前使用最广泛和公认的痉挛临床量表。该量表将痉挛程度分为 0~4 级,共 6 个等级,分级标准请参见第六章第二节痉挛。MAS 可用于检查上肢(如肩关节内收肌、外展肌,肘关节屈肌、前臂旋前肌、腕关节屈肌、手指屈肌、拇指外展肌)和下肢肌群(如膝关节屈肌、伸肌,踝关节跖屈肌、背屈肌、趾屈肌)。

尽管 MAS 是痉挛的主要临床测量指标,在临床中的普及度很广,但使用者仍需要了解 MAS 量表的局限性。

局限之一,在痉挛检查过程中,MAS 不能鉴别被动运动过程中抵抗的来源。大量研究表明,对肌肉被动拉伸抵抗力增加的病因既有神经性成分,也有非神经性成分。主要的神经性成分为牵张反射亢进。过度活跃的反射激活肌肉运动单位的活动,并因此而产生与被动拉长相反的作用力即抵抗力。肌肉过度抵抗的非神经性成分为软组织的继发性改变(如肌腱顺应性的改变和肌纤维的病理生理改变),是肌肉适应神经调节异常的结果。因此,在被动牵伸过程中,过度抵抗是病理性神经肌肉过度激活和软组织生物力学变化的结果,它不仅取决于亢进的牵张反射活动,也与肌肉和软组织僵硬度增加密切相关。这些神经性和非神经性成分的分布和水平因人而异,并随病程而变化。由于 Ashworth 量表不能区分痉挛与软组织僵硬造成的被动抵抗增加,评定结果有可能高估痉挛的程度。区分神经和非神经成分在被动运动抵抗中的贡献对于理解其发生机制,对于预防、研发和制订精准的干预措施和治疗方法具有重要意义。

2. 改良 Tardieu 量表(Modified Tardieu Scale,MTS) 研究表明,缓慢的被动拉伸运动不会激活肌群活动和诱发牵张反射。即使存在痉挛,仍然可以通过非常缓慢地移动肢体避免引起牵张反射而进行有效评定。因此,缓慢拉伸的全过程可准确地反映被动关节活动范围。若 ROM 受限则反映肌肉挛缩导致的强直及强直程度。

1954 年 Tardieu 提出在不同速度下根据肌肉拉伸所产生的关节角变化测定痉挛的原则;1969 年由 Held JP 等根据该原则制订出 Tardieu 量表(TS);1999 年经 Boyd RN 等修订为改良 Tardieu 量表(MTS)。改良的 Tardieu 量表是针对患有神经系统疾病(如脑卒中、脑外伤、脊髓损伤、脑瘫)患者的肌肉痉挛的临床指标。使用改良 Tardieu 量表时,通过评估在给定速度(V1、V2、V3,表 1-7-8)下肌肉对拉伸的反应来量化痉挛,即通过缓慢被动活动关节(最大限度地减少诱发牵张反射)评估痉挛(被动运动阻力)的非反射成分;采用快速被动拉伸被测肢体诱发牵张反射。评定指标包括:①在拉伸过程中评定肌肉的反应质量并予以分级(即肌肉反应特征,0~5 级分法);②关节活动范围,即肌肉反应角度 R1 和 R2(表 1-7-8)。R2 代表 V1 被动拉伸时的全关节活动范围;R1 代表 V3 被动牵伸时出现"卡住"或阵挛的角度(肌肉反应的"卡点",也称肌肉捕捉角,反映牵张反射的阈值);R2-R1 为最慢和最快速度牵伸角度之差,该差值反映痉挛的程度或挛缩,差值越大则痉挛越严重。研究显示该量表具有较好的信效度。上肢检查时取坐位,下肢取仰卧位。改良 Tardieu 量表操作方法标准化,需 2 位检查者配合完成。

表 1-7-8　改良 Tardieu 量表(MTS)

评定项目	指标	指标描述
伸展速度(某一块肌肉的	V1	用最慢的速度伸展(速度<在重力作用下肢体自然落下的速度)
伸展速度)	V2	在重力作用下肢体自然落下的速度
	V3	用最快的速度伸展(速度>在重力作用下肢体自然落下的速度)
肌肉反应特征	0级	在整个被动运动过程中无阻力感
	1级	在整个被动运动过程中感到轻度阻力,但无确定的位置
	2级	在被动运动过程中的某一确定位置上突然感到阻力,然后阻力减小
	3级	在 ROM 中的某一位置,给予肌肉持续性压力<10s,肌肉出现疲劳性痉挛
	4级	在 ROM 中的某一位置,给予肌肉持续性压力>10s,肌肉出现疲劳性痉挛
	5级	关节被动运动困难
肌肉反应角度	R1	V3 速度下出现肌肉反应"卡点"或阵挛的角度,是机械阻力和动态痉挛之和
	R2	V1 速度下的全被动活动角度,仅代表被牵伸肌肉的机械阻力
	R2-R1	动态肌张力成分(痉挛的动态成分)

　　改良 Tardieu 量表比改良 Ashworth 量表能更有效地识别痉挛的存在。其主要优势在于它包括了以不同速度评定肌肉被拉伸的状况,从而区分出被动运动阻力的神经性(中枢性)因素和非神经性(外周性)因素的贡献,以判断痉挛和挛缩(软组织僵硬)的存在与否及水平。尽管改良 Tardieu 量表的操作时间稍长,但这一区分优势仍使其成为评定痉挛最为有效的临床工具,可在明确患者障碍点的基础上,为其精准制订干预措施。

　　3. 临床痉挛指数　加拿大学者 Levin 和 Hui-Chan 于 20 世纪 80 年代发表了临床痉挛指数(clinical spasticity index,CSI)。其评定内容包括跟腱反射、小腿三头肌的肌张力及踝阵挛。主要用于脑损伤和脊髓损伤后的下肢痉挛。CSI 的评定内容包括 3 个方面:腱反射、肌张力及阵挛,评分标准如表 1-7-9。

表 1-7-9　临床痉挛指数(CSI)

	0分	1分	2分	3分	4分	6分	8分
腱反射	无	减弱	正常	活跃	亢进		
肌张力	无(软瘫)		↓		正常	轻~中度↑	重度↑
阵挛		无	1~2 次	>2 次	>30s		

注:↓为肌张力低下;↑为肌张力增高。
总分 0~9 分提示轻度痉挛;10~12 分提示中度痉挛;13~16 分提示重度痉挛。

　　此外,Brunnstrom 运动功能恢复阶段、Fugl-Meyer 运动功能评定量表可对痉挛导致的异常运动模式进行评定,从而间接评定肌张力状况。Barthel 指数等日常生活活动能力评定可判断肌张力异常对 ADL 造成的影响。

　　(三)专业仪器评定

　　生物医学工程与康复医学相结合,研发专用仪器定量评定肌张力是近十多年发展起来的新趋势和新技术。不同的定量测定仪器旨在定量评定痉挛、强直和关节活动范围,或区分痉挛的不同成分,从而更准确地呈现复杂的病理状况。

　　1. 肌张力测量仪　肌张力测定是一种定量评定新技术,用于四肢肌张力的评定,旨在客观定量测量痉挛肌的生物力学特性。它通过量化软组织对垂直压缩力的位移响应来客观评定痉挛。肌肉强直度增加则组织顺应性降低,组织位移就越小。因此,位移减少提示肌肉的生物力学特性异常,张力增高,更多反映的是痉挛的非神经性因素对肌张力增高的贡献。该技术具有无创、易操作、评定结果直观、痉挛程度可量化等优势,并具有良好的信度和效度。该技术已用于运动损伤、神经系统损害、肌肉退行性病变、矫形外科伤病所致肌肉特性的变化的评定和各种疗法的疗效判断,是临床工作中实用的评定技术。

2. **手动痉挛评定仪(manual spasticity evaluator,MSE)**　MSE 用于踝关节跖屈肌肌张力评定。MSE 由带有扭矩传感器的踏板、位置传感器、用于移动踏板的手柄、腿部支撑和有数据采集卡的笔记本电脑构成。该手动痉挛评定仪采用低速运动测量踝关节 ROM 和强直度;较高速度下测量关节阻力和 Tardieu 肌肉捕捉(反应)角。因此,该仪器可以区分和定量测定踝关节跖屈肌被动牵伸的阻力的神经反射成分和生物力学成分,从而定量评定痉挛与挛缩及其水平或所占比例。该方法已用于脑卒中患者。

3. **表面肌电图(surface electromyography,sEMG)**　痉挛的识别和评定基本上是在限制体位的条件下进行检查的。然而,痉挛常常是在与日常生活活动密切相关的随意运动中变得更加明显。因此,痉挛的评定在临床检查的基础上,还需要进一步观察痉挛在功能性运动过程中的表现,以补充对痉挛认识不足的缺陷。

表面肌电图是通过将检测电极置于肌肉组织上方的皮肤表面获得肌电信号,这种无创性优势使得表面肌电图检查可以在人体随意运动中如行走、上肢功能性活动等进行,并可从中直观地观察到患者在功能性活动中肌肉活动的真实状态。通过表面肌电图技术采集主动肌(如股四头肌)与拮抗肌(如腘绳肌)同时收缩的数据,可反映随意运动过程中动态肌张力的变化特点及规律;可清晰地观察到患者在行走过程中痉挛肌与拮抗肌同时收缩的程度和变化,准确把握个体的痉挛程度和特点,并为制订个性化康复治疗计划提供精准的依据。

4. **H 反射**　H 反射是测量痉挛程度的无创、客观的神经生理检查方法。H 反射参数包括潜伏期、Hmax/Mmax 比值,用于检查牵张反射通路中 α 运动神经元的兴奋性。Hmax/Mmax 比表示运动神经元兴奋性水平。在痉挛患者中,H 反射潜伏期缩短,Hmax/Mmax 比值增加。H 反射已用于肘屈肌、腕屈肌、膝屈肌痉挛的检查。

痉挛的神经生理检查方法如 H 反射、F 反射等请参见第六章第二节痉挛,此处不再赘述。

(恽晓萍)

第四节　关节活动度评定

关节活动受限多继发于骨与关节疾病或创伤后关节周围软组织挛缩或粘连、神经性肌肉挛缩、疼痛或关节长时间制动等病理情况。因此,测量关节活动度就成为判断关节运动功能损害的重要指标。测量关节活动范围旨在确定是否存在关节活动受限及其受限程度;寻找关节活动受限的原因;了解关节活动受限是否影响日常生活活动能力;为建立康复目标和制订精准治疗计划提供客观依据以及判定手术、药物、各种康复治疗及训练的疗效及预后。

一、关节的解剖与生理

1. **关节的形式**　骨连结是骨与骨联系的纽带,可以分为直接连结和间接连结 2 类。直接连结指骨与骨借致密结缔组织,软骨或骨组织紧密连结。因骨与骨之间无关节腔,故直接连结的关节基本上不活动或活动甚微。根据连结两骨的组织不同又可分为纤维连结、软骨结合和骨性结合 3 种。间接连结又称滑膜关节或关节,骨与骨之间活动度大,结构复杂。

2. **关节的结构**　关节面、关节囊和关节腔构成关节。关节面光滑并有一层关节软骨覆盖。关节面的形状与关节的运动性质和范围有关。关节软骨的作用是减轻摩擦、吸收震荡和使关节面更为相互符合。关节囊由致密结缔组织形成,附于关节面周围的骨膜,将构成关节的各骨包裹连接。关节囊分为内、外 2 层,外层为纤维层,内层为滑膜层。前者厚而坚韧,通常在关节面附近与骨膜附着,在某些部位增厚成为韧带以增强关节的稳固性;后者薄而滑润,分泌滑液以减轻关节的摩擦,利于灵活运动,营养关节软骨。关节腔是关节囊的滑膜层和关节软骨共同围成的腔隙,腔内含有少量滑液。

某些关节为适应特殊功能的需要会分出一些特殊结构如关节的支持韧带、关节盘、关节唇和滑液囊及滑液鞘等,起辅助作用。关节的支持韧带包括关节囊韧带和副韧带。关节盘是位于关节内 2 个关节软骨之间的纤维软骨板如膝关节内的纤维软骨半月板。关节盘可使两关节面更相符合,起到缓冲震荡作用。关节唇如髋臼唇是附着在关节窝周边的纤维骨环,有加深关节窝、增大关节面的作用。滑液囊及滑液鞘是滑膜层连同纤维层褶皱成襞,向外反转,内含的滑液与关节腔相交通,呈鞘状或囊状,位于肌腱的下方,当关节活动时或关节腔的形状、容积发生改变时可起调节作用。

二、关节的运动

关节的生理学运动包括滑动、角运动、旋转、环转等,分别用屈曲、伸展、外展、内收、外旋、内旋等用语来表示。

1. **滑动运动** 滑动运动是一种最简单的运动,相对关节面的形态基本一致,因此活动量微小。

2. **角运动** 相邻的两骨远离或靠近引起关节角度的变化,包括屈伸和收展。屈伸运动指关节沿额状轴运动,相邻的两骨互相接近角度变小时为屈曲,角度增大时为伸展。内收和外展运动是关节沿矢状轴运动,引起骨向正中线移动为内收,相反方向为外展。

3. **旋转运动** 旋转运动指骨环绕垂直轴的运动。骨的前面向内侧旋转为旋内,反方向旋转为旋外。

4. **环转运动** 环转运动指骨的上端在原位转动,下端做圆周运动。凡具有进行额状轴和矢状轴两轴活动的关节都能做环转运动。

三、评定方法

1. **适应证** 关节水肿、疼痛、肌肉痉挛、短缩、关节囊及周围组织的炎症及粘连、皮肤瘢痕等影响了关节的运动功能,均需要进行 ROM 测量。就康复医学角度而言,适应证包括所有可能因 ROM 异常而限制日常生活活动如抓握、进食、穿脱衣、洗漱、转移、行走等基本日常生活活动(ADL)的骨科疾病与创伤患者。

2. **禁忌证** 包括关节脱位或骨折未愈合,刚刚经历肌腱、韧带、肌肉手术后或骨化性肌炎等临床情况。有明显的骨质疏松或骨的脆性增加时,禁忌被动关节活动范围(passive range of motion,PROM)测量。关节或关节周围急性炎症或感染、关节半脱位、关节血肿、怀疑骨性关节僵硬;软组织损伤如肌腱、肌肉或韧带损伤等情况,ROM 检查操作需特别小心。

3. **测量工具** 虽然电子测角仪、基于摄像的测量技术以及智能手机测斜仪或虚拟测角仪等先进技术相继问世,但临床上仍最常采用量角器测量,并视为金标准。量角器为关节角度测量尺,由一个固定臂及一个普通长度尺(称为移动臂)组成,由铆钉固定两臂的交点为量角器的轴心即中心。随着关节远端肢体的移动,移动臂以量角器轴心为轴进行转动,在量角器刻度盘上读出关节活动度。量角器臂的长度从 7.5~40cm 不等。检查者根据所测关节选择适合的量角器,如测量手或是趾关节活动度时选用臂长为 7.5cm 的量角器。

4. **测量方法** 关节尺置于被测关节的外侧。关节测量尺与身体的接触要适度,不得影响关节的运动。测量时,量角器的轴心对准关节的运动轴中心;固定臂与构成关节的近端骨的长轴平行,移动臂与构成关节的远端骨的长轴平行;测量不同关节时,应按规定体位进行操作,防止被试者出现错误的运动姿势和代偿运动。对活动受限的关节,要测定被动运动和主动运动的活动范围并记录,以便分析受限的原因。对测定时所观察到的内容要记录在备注中,如关节变形、水肿、疼痛、痉挛、挛缩及测定时患者的反应等。

5. **各关节活动度测量** 本节主要介绍美国骨科学会关节运动委员会(Committee of Joint Motion, American Association of Orthopedic Surgeon)推荐的测量方法及参考值范围。上肢、下肢、脊柱关节活动度测量的具体方法见表 1-7-10、表 1-7-11、表 1-7-12。

(1) 上肢关节活动度测量(表 1-7-10)

表 1-7-10 上肢主要关节活动度测量方法（180°方式）

关节	运动	受检者体位	量角器放置方法			正常活动范围
			轴心	固定臂	移动臂	
肩	屈、伸	坐或立位，臂置于体侧，肘伸直	肩峰	与腹中线平行	与肱骨纵轴平行	屈：0°~180° 伸：0°~50°
	外展、内收	坐或立位，臂置于体侧，肘伸直	肩峰	与身体中线（脊柱）平行	与肱骨纵轴平行	外展：0°~180° 内收：0°~45°
	内、外旋	仰卧，肩外展90°，肘屈90°	鹰嘴	与腋中线平行	与前臂纵轴平行	外旋：0°~90° 内旋：0°~70°
肘	屈、伸	仰卧或坐或立位，臂取解剖位	肱骨外上髁	与肱骨纵轴平行	与桡骨纵轴平行	屈：0°~150° 伸：0°
桡尺	旋前、旋后	坐位，上臂置于体侧，肘屈90°	尺骨茎突	与地面垂直	腕关节背面（测旋前）或掌面（测旋后）	各0°~90°
腕	屈、伸	坐或立位，前臂完全旋前	尺骨茎突	与前臂纵轴平行	与第2掌骨纵轴平行	掌屈：0°~90° 背伸：0°~70°
	尺、桡侧偏移（尺、桡侧外展）	坐位，屈肘，前臂旋前，腕中立位	腕背侧中点	前臂背侧中线	第3掌骨纵轴线	桡偏：0°~25° 尺偏：0°~55°

（2）下肢关节活动度测量（表1-7-11）

表 1-7-11 下肢主要关节活动度的测量方法（180°方式）

关节	运动	受检者体位	量角器放置方法			正常活动范围
			轴心	固定臂	移动臂	
髋	屈	仰卧或侧卧，对侧下肢伸直	股骨大转子	与身体纵轴平行	与股骨纵轴平行	0°~125°
	伸	侧卧，被测下肢在上仰卧	股骨大转子	与身体纵轴平行	与股骨纵轴平行	0°~15°
	内收、外展	仰卧	髂前上棘	左右髂前上棘连线的垂直线	与肱骨纵轴平行	外展：0°~45° 内收：0°~30°
	内旋、外旋	仰卧，两小腿于床缘外下垂	髌骨中心	通过髌骨中心的垂线	与胫骨纵轴平行	各0°~45°
膝	屈、伸	俯卧或仰卧或坐在椅子边缘	股骨外上髁	与股骨纵轴平行	与胫骨纵轴平行	0°~150°
踝	背屈、跖屈	仰卧，膝关节屈曲，踝处于站立位	腓骨纵轴线与足外缘交叉处	与腓骨纵轴平行	与第5跖骨纵轴平行	背屈：0°~20° 跖屈：0°~45°

（3）脊柱（躯干）活动度测量（表1-7-12）

6. ROM 终末感的检查方法 正常关节在被动运动至运动终末端时由于受到其周围各种组织如肌肉、脂肪、筋膜、皮肤、韧带或关节囊的牵伸，软组织附着或骨与骨直接碰触等产生不同性质的抵抗而终止。ROM 运动终末感（end feel）指被动活动的关节达到其范围末端因解剖结构而停止时检查者手中的一种抵抗感，即手感。正常的终末感是在全关节活动范围即无关节受限的情况下，因正常解剖结构而终止关节活动时的手感。不同的关节有其特定解剖结构而表现出不同特质的抵抗感（表1-7-13）；关节及周围结构病变导致 ROM 下降或增加时可出现异常终末感。表1-7-14 总结了6种不同终末感及其产生原因。借助运动终末感检查与分析，可对何种结构异常导致关节运动受限做出判断。

表 1-7-12　脊柱活动度测量方法

关节	运动	受检者体位	量角器放置方法			正常活动范围
			轴心	固定臂	移动臂	
颈部	前屈	坐位,在侧方测量	外耳道中点	与地面垂直	与鼻子底部延长线一致	0°~45°
	后伸	同上	同上	同上	同上	0°~45°
	左、右旋	坐位,于头顶测量	头顶中心点	与两侧肩峰连线平行	头顶与鼻尖连线	各0°~60°
	左、右侧屈	坐位,于后方测量	第7颈椎棘突	沿胸椎棘突与地面垂直	头顶中心与第7颈椎棘突连线	各0°~45°
胸腰部	前屈	站立位	第5腰椎棘突	通过第5腰椎棘突的垂线	第7颈椎与第5腰椎棘突连线的平行线	0°~80°
	后伸	同上	同上	同上	同上	0°~25°
	左、右旋	坐位,臀部固定	头顶部中点	双侧髂嵴上缘连线的平行线	双侧肩峰连线的平行线	0°~45°
	左、右侧屈	站立位,于后方测量	第5腰椎棘突	两侧髂嵴连线中点的垂线	第7颈椎与第5腰椎棘突的连线	各0°~35°

表 1-7-13　正常(生理性)PMOR 终末感

性质	手感	原因	举例
骨抵抗	ROM 终止突然发生,坚硬感	骨与骨的接触	肘关节被动伸展时尺骨鹰嘴与肱骨鹰嘴窝的接触
软组织抵抗	ROM 终止时感受到组织的柔软压缩、被挤压感	ROM 末端体表相接触(即软组织间的接触)	膝关节被动屈曲时大腿与小腿后部肌群的接触
	MOM 终止时感受到一定的紧致感或弹性感	肌肉被拉伸	膝关节伸展时踝关节被动背屈时的腓肠肌紧张
结缔组织抵抗	运动终止时坚硬但有少许弹性感,类似拽一块皮子的感觉	关节囊被牵拉	被动伸展手指掌指关节时关节囊前部的紧张、被动肩关节外旋
	同上	韧带被牵伸	被动前臂旋后时掌侧桡尺韧带、骨间膜、斜索的紧张;颈椎侧屈

表 1-7-14　病理性 PROM 终末感

性质	手感	原因
骨抵抗	突然 PROM 终止时 2 个粗糙关节面接触并互为移动时的骨摩擦感	骨软化症、退行性关节疾病、骨性关节炎、关节脱位、关节内游离体、骨化性肌炎、骨折
软组织抵抗	踩踏沼泽地的感觉	软组织肿胀、滑膜炎
结缔组织抵抗	坚硬且有少许弹性感	肌紧张增加,肌肉、关节囊、韧带短缩
弹性抵抗	反跳感	关节内紊乱如半月板撕裂
虚性抵抗	患者因疼痛在 PROM 终末之前即要求停止,故无 PROM 终末抵抗感	急性滑囊炎、关节炎症、关节外脓肿,肿瘤、骨折
痉挛抵抗	PROM 突然终止且有坚硬感,不伴有疼痛	提示中枢神经系统损伤引起的肌张力过高

由于主动关节活动范围(active range of motion,AROM)通过关节周围肌收缩而产生,故测量特定关节AROM实则是检查该关节周围肌的肌力情况。AROM<PROM,说明带动该关节运动的主动肌肌力明显不足而非肌肉力量以外病变所致。PROM<正常ROM范围时提示关节活动受限可能由皮肤、关节或肌肉等组织的器质性病变所致。运动受限的原因可以是关节疾病(如类风湿关节炎)或关节损伤(如骨折)引起的水肿、疼痛、痉挛、皮肤紧张或瘢痕形成(如烧伤),也可以因制动引起肌肉和肌腱短缩,或脂肪组织过多等。因此,在确定存在PROM受限后,还应该进一步检查和分析关节活动受限是由于疾病本身的影响,还是继发于关节制动、失用所致;同时进一步判断ROM受限是关节囊型(即关节囊组织纤维化)受限还是非关节囊型受限(关节外损伤或关节内碎片所致)以及检查判断异常运动终末感的性质,为制订清晰而准确的康复治疗计划提供证据。

(恽晓萍)

第五节　感觉功能评定

感觉是客观刺激作用于感觉器官所产生的人脑对事物个别属性的反映。感觉是人体最简单的认识形式,可反映身体各部分的运动和状态,在人类的生活实践中具有重要的意义。

一、感觉分类

感觉分为躯体感觉(亦称一般感觉)、特殊感觉(包括嗅觉、视觉、听觉、味觉、前庭觉和平衡觉)和内脏感觉(为自主神经所传达,如恶心、内脏绞痛等)。躯体感觉是康复评定中最重要的部分。根据感受器对于刺激的反应或感受器所在的部位不同,躯体感觉又分为浅感觉、深感觉和复合感觉(皮质感觉)。

1. 浅感觉　浅感觉包括皮肤及黏膜的触觉、痛觉、温度觉和压觉。浅感觉的感受器大多表浅,位于皮肤内。

2. 深感觉　深感觉是测试深部组织的感觉,包括关节觉、振动觉、深部触觉,又称本体感觉;是由于体内的肌肉收缩,刺激了在肌、腱、关节和骨膜等处的神经末梢,即本体感受器(肌梭、腱梭等)而最后产生的感觉。

3. 复合感觉　复合感觉又称皮质感觉,是大脑综合分析判断的结果,包括皮肤定位觉、两点辨别觉、体表图形觉、实体辨别觉等。

二、感觉障碍分类

1. 刺激性症状　感觉径路受到刺激或兴奋性增高所致。

(1)感觉过敏:指感觉敏感度增高,即感觉阈值降低,轻微的刺激即可出现强反应。常见于浅感觉障碍,以痛觉过敏多见。

(2)感觉倒错:指对刺激产生错误的感觉。如对触觉刺激误认为是痛觉刺激,临床上较少见,多数为浅感觉障碍。

(3)感觉过度:感受性降低,感觉刺激阈增高,刺激需达到较强程度,但并不立即产生反应,潜伏5~30s后可产生反应,对刺激的反应感知是多点的、扩散的,刺激停止后仍然可以有刺激存在的感觉。一般仅针对浅感觉障碍,如灼性神经痛、带状疱疹疼痛、丘脑病变等。

(4)感觉异常:指在没有外界刺激情况下出现异常的自发性感觉,感觉形式多样,通常与神经分布方向有关。

(5)感觉错位:指当刺激一侧肢体时,对侧相对称部位也感到刺激,常见于右侧壳核及颈髓前外侧索损害。

(6)疼痛:疼痛是对实际和潜在的组织损伤刺激所引起的情绪反应,是种不愉快的情绪体验。临床上可以分为局部疼痛、放射痛、烧灼性神经痛、反应性神经痛、扩散性疼痛、牵涉性疼痛、幻肢痛等。

2. 抑制性症状　感觉径路受到破坏或功能被抑制时出现感觉缺失或感觉减退。在同一部位,各种感觉均缺失,称为完全性感觉缺失;在同一部位内,只有某种感觉障碍而其他感觉保存,称为分离性感觉障碍。

（1）感觉缺失:是在意识清楚的情况下,患者对刺激不能感知。

（2）感觉减退:是指患者的感觉敏感度降低,即对刺激的感受力低下但程度上比感觉缺失轻,由神经的兴奋阈值升高而感觉反应减弱所致。

三、感觉的解剖及生理学基础

感受器是指分布在人和动物体的体表或组织内部的专门感受机体内、外环境变化所形成的刺激的结构和装置。生理学上根据感受器所接受的刺激性质,将感受器分为机械感受器、温度感受器、伤害性感受器、电磁感受器、化学感受器等。

感觉传导通路指冲动自躯干、四肢感受器,经周围神经、脊髓、脑干、间脑传导至大脑皮质的神经通路,由三级神经元组成。

感觉传导通路包括本体感觉传导通路,痛觉、温度觉和触觉传导通路,视觉传导通路,听觉传导通路,平衡觉传导通路,嗅觉传导通路等。本体感觉也称深感觉,为来自肌、腱、关节等深部的位置觉、运动觉和振动觉。

躯干和四肢的本体感觉通路有2条:①意识性本体感觉通路是传至大脑皮质,引起意识性感觉;②非意识性本体感觉通路是传至小脑,不产生意识性感觉,而是反射性调节躯干和四肢的肌张力和协调运动,以维持身体的姿势和平衡。

四、感觉障碍的分型及特点

1. 周围神经型感觉障碍　周围神经型感觉障碍除了受损神经区域感觉障碍外,该神经相应区域常伴有麻木、疼痛、肌力减退、肌肉萎缩、肌张力低下等,以及感觉障碍区腱反射减弱或消失。

（1）末梢型:主要表现为双侧对称性的四肢末端手套样及袜套样感觉障碍;受损区域内各种感觉均有障碍,常表现为近端轻远端重,上肢轻下肢重。

（2）神经干型:某一周围神经干受损时,支配区皮肤的各种感觉呈条、块状障碍;感觉障碍的程度可不一致,在中心部可为感觉消失,而周边部可为感觉减退。

（3）后根型:感觉障碍呈节段性带状分布,在受损的后根支配区域内各种感觉减退或消失,常伴发神经根痛和神经根的牵拉痛;由于皮肤的感觉支配呈节段性重叠,一个神经根的损害多无明显的感觉减退。

2. 脊髓型感觉障碍

（1）脊髓横贯性损害:指脊髓完全性横贯性损害,除病变节段水平以下各种感觉障碍外,还伴有膀胱括约肌功能障碍和截瘫。

（2）脊髓半切综合征:病变侧深感觉障碍和锥体束损害,对侧痛、温觉障碍;触觉纤维在两侧传导,故触觉无障碍。

（3）后角型:表现为病灶同侧的节段性痛觉和温度觉障碍,触觉大致正常,深感觉正常,即所谓的浅感觉分离。

3. 脑干型感觉障碍

（1）分离性感觉障碍:延髓旁正中部病变损伤内侧丘系,产生病变对侧肢体的深感觉障碍和感觉性共济失调,而痛觉、温度觉未受累。

（2）交叉性感觉障碍:延髓外侧病变时,发生病变对侧肢体的痛觉、温度觉障碍,病变同侧的面部感觉障碍。

（3）偏身感觉障碍:脑桥、中脑病变时,病灶对侧偏身和面部感觉障碍,同时伴有病变同侧脑神经运动障碍。

4. 丘脑型感觉障碍

（1）偏身感觉障碍:丘脑腹后外侧核和腹后内侧核病变,导致对侧偏身所有感觉障碍,以肢体重于躯干、上肢重于下肢、肢体远端重于近端、深感觉受累重于浅感觉为特征。

（2）丘脑痛：出现病灶对侧偏身自发的、难以忍受的剧痛，以定位不准、性质难以形容为特征。疼痛阈值提高，较强的疼痛刺激才可引出痛觉。

（3）感觉过敏或倒错（详见本节"感觉障碍分类"）。

（4）非感觉症状：丘脑病变累及其邻近结构而发生非感觉其他症状，如侵及外侧膝状体或视放射时，可产生对侧同向偏盲；累及内囊后肢时，可出现对侧不完全性偏瘫。

5. **内囊型感觉障碍** 丘脑皮质束通过内囊后肢后 1/3，损伤时出现对侧偏身感觉障碍。特点为肢体重于躯干，肢体远端重于近端，深感觉受累重于痛、温觉。常合并运动、视纤维的受累，表现为"三偏"，即偏瘫、偏身感觉障碍和偏盲。

6. **皮质型感觉障碍** 皮质型感觉障碍以精细、复杂的感觉损害严重，而痛温觉、触觉等浅感觉障碍较轻或保持不变为特征。大脑皮质特有的复合感觉发生障碍明显，如深感觉、定位觉、两点辨别觉和实体觉等。但皮质型感觉障碍需要在浅感觉保持完整的基础上才能检测。

五、感觉功能评定的适应证和禁忌证

1. **适应证**

（1）中枢神经系统病变：如脑血管病变、脊髓损伤或病变等。

（2）周围神经病变：如臂丛神经麻痹、坐骨神经损害等。

（3）外伤：如切割伤、撕裂伤、烧伤等。

（4）缺血或营养代谢障碍：糖尿病、雷诺现象（雷诺病）、多发性神经炎等。

2. **禁忌证** 意识丧失者、严重认知功能障碍不能配合检查者。

六、感觉功能评定的设备

通常包括以下物件：大头钉若干个（一端尖、一端钝）、2 支测试管及试管架、一些棉花、纸巾或软刷；4~5 件常见物，如钥匙、钱币、铅笔、汤勺等；感觉丧失测量器、纸夹和尺子，一套形状、大小、重量相同的物件，几块不同质地的布，音叉（256Hz）、耳机或耳塞。

七、感觉功能评定内容

1. 感觉障碍的类型。
2. 感觉障碍所累及的部位。
3. 感觉障碍的范围。
4. 感觉障碍的程度。

八、感觉功能评定方法

（一）浅感觉检查

1. **触觉** 令患者闭目，检查者用棉签或软毛笔轻触患者的皮肤。测试时注意两侧对称部位的比较，刺激的动作要轻，刺激不应过频。检查四肢时，刺激的走向应与长轴平行，检查胸腹部的方向应与肋骨平行。检查顺序为面部、颈部、上肢、躯干、下肢。患者回答有无一种轻痒的感觉。触觉障碍见于后索病损。

2. **痛觉** 令患者闭目，分别用大头针的尖端和钝端以同等的力量随机轻刺患者的皮肤。要求患者立即说出具体的感受（疼痛、疼痛减退/消失、感觉过敏）及部位。对痛觉减退的患者检查要从正常部位逐步移行，而对痛觉过敏的患者要从正常部位向障碍部位逐渐移行。测试时注意两侧对称部位的比较。有障碍时，要记录障碍的类型、部位和范围。局部疼痛为炎性病变影响该部末梢神经之故；烧灼性疼痛见于交感神经不完全损伤。

3. **温度觉** 用盛有热水（40~45℃）及冷水（1~5℃）的试管，在闭目的情况下冷热交替接触患者的皮肤。选用的试管直径要小，管底面积与皮肤接触面不要过大，接触时间以 2~3s 为宜。检查时应注意两侧对称部位的比较。患者回答"冷"或"热"。温度觉障碍见于脊髓丘脑侧束损伤。

4. **压觉**　检查者用拇指或指尖用力压在患者皮肤表面。压力大小应足以使皮肤下陷以刺激深感受器。要求患者回答是否感到压力。

（二）深感觉（本体感觉）检查

1. **关节觉**　关节觉是指对关节所处的角度和运动方向的感觉,其中包括关节对被动运动的运动觉和位置觉,一般两者结合起来检查。

（1）位置觉:令患者闭目,检查者将其肢体移动并停止在某种位置上。患者说出肢体所处的位置,或另一侧肢体模仿出相同的位置。

（2）运动觉:令患者闭目,检查者在一个较小的范围里被动活动患者的肢体,让患者说出肢体运动的方向。如检查者用示指或拇指轻持患者的手指或足趾两侧做轻微（约5°）的被动伸或屈的动作。如感觉不清楚可加大活动幅度或再试较大的关节。患者回答肢体活动的方向（"向上"或"向下"）,或用对侧肢体进行模仿。患者在检查者加大关节的被动活动范围后才可辨别肢体位置的变化时,提示存在本体感觉障碍。

2. **振动觉**　检查者用振动128~256Hz的音叉柄端置于患者的骨隆起处。检查时常选择的骨隆起部位有胸骨、锁骨、肩峰、鹰嘴、尺桡骨茎突、腕关节、棘突、髂前上棘、股骨粗隆、腓骨小头及内、外踝等。询问患者有无振动感,并注意振动感持续的时间和两侧对比。正常人有共鸣性振动感。

关节觉障碍、振动觉障碍均见于脊髓后索损害;本体感觉障碍主要表现为协调障碍,即运动失调;由本体感觉障碍引起的运动失调以脊髓结核、多发性神经炎多见。

（三）复合感觉检查

由于复合感觉是大脑皮质（顶叶）对各种感觉刺激整合的结果,因此必须在深、浅感觉均正常时,复合感觉检查才有意义。

1. **皮肤定位觉**　令患者闭目,用手轻触患者的皮肤。让患者用手指出被触及的部位,正常误差手部<3.5mm,躯干部<1cm。

2. **两点辨别觉**　触觉正常而两点辨别觉障碍见于额叶疾患。令患者闭目,采用触觉测量器沿所检查区域长轴刺激两点皮肤,两点的压力要一致。若患者有两点感觉,再缩小两点的距离,直到患者感觉为一点时停止,测出此时两点间的距离。患者回答感觉到"1点"或"2点"。

3. **图形觉**　图形觉障碍见于脑皮质病变。令患者闭目,用铅笔或火柴棒在其皮肤上写数字或画图形（如圆形、方形、三角形等）。让患者说出所画内容。

4. **实体觉**　实体觉功能障碍提示丘脑水平以上的病变。实体觉检查是测试手对实物的大小、形状、性质的识别能力。检查时令患者闭目,将日常生活中熟悉的物品放置于患者手中（如火柴盒、小刀、铅笔、橡皮、手表等）。检查时应先测患侧,让患者抚摸后说出该物的名称、大小及形状等。

5. **重量觉**　检查分辨重量的能力。检查者将形状、大小相同,但重量逐渐增加的物品逐一放在患者手上;或双手同时分别放置不同重量的上述检查物品。要求患者将手中重量与前一重量比较或双手进行比较后说出谁比谁轻或重。

6. **材质识辨觉**　检查区别不同材质的能力。将棉花、羊毛、丝绸等一一放在患者手中,让其触摸。回答材料的名称（如羊毛）或质地（粗糙、光滑）。

7. **双侧同时刺激**　检查同时患者感受身体两侧、肢体或身体远、近端的触觉刺激的能力。检查者同时触压:①患者身体两侧相同部位;②身体两侧远、近端;③身体同侧远、近端。要求患者说出感受到几个刺激。"消失现象（extinction phenomena）"指患者仅能感受到近端刺激,而不能感受到远端的刺激。

（四）定量感觉测定

定量感觉测定（quantitative sensory testing,QST）是一种对感觉进行定量判断的心理物理学技术。现已出现可以定量测定痛觉、温度觉、压力觉、振动觉的电子仪器。早期这些仪器主要应用于动物实验研究,用作疼痛治疗的疗效评价。现逐渐出现用于临床研究及评价的仪器,如振动感觉阈值测定仪、动态足底触觉测量仪,用于糖尿病足患者深浅感觉的定量检查。

九、感觉功能评定注意事项

1. 向患者介绍检查的目的、方法和要求,取得患者的合作,注意调整患者的注意力。

2. 为患者选取合适的检查体位,使检查部位保持放松,以提高检查的准确性。

3. 检查先健侧后患侧,检查用以判断患者理解力的同时,应建立患者自身的"正常"标准,用于与患侧进行比较。

4. 检查时患者应闭眼,或用东西遮盖双眼,在两个测试之间再让患者睁眼,告诉其新的指令。

5. 根据感觉神经和它们支配及分布的皮区去检查并记录。

6. 采取左右、前后、远近端对比的原则,必要时多次重复检查。

7. 先检查整个部位,找到感觉障碍的部位,再仔细找出障碍部位的范围。

8. 检查中避免任何暗示性问话,以获得准确的临床资料。

9. 检查时,确认患者意识清楚,如果意识欠佳又必须检查时,只能粗略观察患者对刺激的反应;患者如不能口头表达时,可让其用另一侧进行模仿。

(张志强)

第六节　平衡功能评定

平衡是指人体所处的一种姿势或稳定状态以及不论处在何种位置,当运动或受到外力作用时,能自动地调整并维持所需姿势的过程。平衡功能是指当人体重心垂线偏离了稳定的支撑面时,能立即通过自主的或反射性的活动,使重心垂线返回到稳定的支撑面内的能力。

一、机制与分类

1. **人体平衡维持机制**　平衡功能的维持是一种复杂的运动技巧。一般参与人体平衡的3个重要环节为感觉输入、中枢整合和运动控制。感觉输入系统包括前庭觉系统、视觉调节系统、躯体本体感觉系统;中枢整合系统包括大脑平衡反射调节系统和小脑共济协调系统;运动控制即肌群力量的控制,主要通过踝调节机制、髋调节机制、跨步调节机制3种姿势性协同运动模式来实现。

2. **平衡分类**　平衡一般可以分为静态平衡和动态平衡,静态平衡是动态平衡的基础,没有静态平衡的稳定,就没有动态平衡的发展。

(1)静态平衡:指人体在没有外力作用下维持某种固定姿势的能力。静态平衡主要是依赖于肌肉的等长收缩和关节两侧肌肉的协同收缩来实现的。

(2)动态平衡:指人体在外力作用下或克服重力作用时,需要不断调整自己的姿势来维持新平衡的能力,主要依赖于肌肉的等张收缩来实现。动态平衡包括自动动态平衡和他动动态平衡,前者是指人体在进行各种自主运动时能够重新获得稳定状态的能力;后者指人体对外界干扰(如别人推、拉等)产生反应时恢复稳定状态的能力。

二、平衡评定的目的

1. 了解患者有无平衡功能障碍。
2. 确定平衡功能障碍的严重程度。
3. 明确引起平衡功能障碍的原因。
4. 为制订平衡功能训练方案提供依据。
5. 预测发生跌倒的危险性。

三、常用平衡功能分级

根据平衡活动的完成情况,将平衡功能分为四级。

1. **1级**　能正确地完成活动。
2. **2级**　能完成活动,仅需要最小的帮助来维持平衡。
3. **3级**　能完成活动,但需要较大的帮助来维持平衡。
4. **4级**　不能完成活动。

四、平衡评定方法

平衡功能评定方法包括观察法、量表法、平衡仪测试法。

1. **观察法**　观察患者在静止状态下及动态状态下能否保持平衡,包括坐、站立、行走、跑跳等。具体包括:

(1) 平衡反应评价:平衡反应是人体维持特定的姿势和运动的基本条件,是人体为恢复被破坏的平衡作出的保护性反应。检查在不同体位下进行,包括卧位、跪位、坐位及站立位。检查者破坏患者原有姿势的稳定性,观察其反应。正常人的反应为调整姿势,使头部向上直立和保持水平视线以恢复正位姿势,获得新的平衡。破坏过大则会引起保护性跨步或上肢伸展反应。

(2) 静态平衡功能评价:静态平衡功能检测可以在坐位或站立位进行,包括双腿站、单腿站、足跟对足尖站立、睁眼及闭眼站立等。结果的判定包括站立平衡维持的时间长短和身体重心发生摆动或偏移的程度。随着测力台技术的发展,目前可以采用重心记录仪等设备为静态平衡检测提供更为客观的依据。

(3) 动态平衡功能评价:动态平衡功能的评价包括稳定极限和重心主动转移能力的测定。稳定极限测定可以在坐位或站立位进行,要求被检测者有控制地将身体尽可能地向各个方向(前、后、左、右)倾斜。结果判断包括测量各个方向的倾斜角度数,或测量最大倾斜时身体重心位置的最大移动距离。重心主动转移能力测定是通过观察患者的一些功能活动,如站起、坐下、转身、行走、起止步等,观察患者在动态运动中的平衡反应。

2. **量表法**　量表法属于主观评定,常用的信度及效度较好的量表有 Fugl-Meyer 平衡量表、Berg 平衡量表、脑卒中患者姿势控制量表、Brunel 平衡量表、Mini-平衡评价系统测试等,除此外还有 MAS 平衡测试和 Semans 平衡功能分级、Tinetti 平衡与步态量表、五次站立实验(FTSST)、功能性前伸试验等临床常用平衡功能评价量表。

(1) Berg 平衡量表(Berg Balance Scale,BBS):Berg 平衡量表正式发表于 1989 年,由加拿大的 Berg 等人设计,是一个标准化的评定方法,已广泛应用于临床。该评定法将平衡功能检测分为 14 项,每项分 0、1、2、3、4 五级,每项最高分 4 分、最低分 0 分,总分最高分 56 分、最低分 0 分。由于 BBS 的地板效应,主要适用于疾病的亚急性期和慢性期平衡功能评价。BBS 对于预测脑卒中患者住院时间、出院去向、发病后 90 天的功能障碍程度有一定指导意义。具体检测量表见表 1-7-15。

表 1-7-15　Berg 平衡量表评定标准

测试	评分标准
1. 从坐位到站立位 指令:请站起来,请不要使用你的手支撑	4 分:不用手支撑而独立站起,而且独立、稳定 3 分:能够用手支撑而独立站起 2 分:几次尝试后自己用手支撑站起 1 分:需用他人最小的帮助站起或保持稳定 0 分:需他人大量帮助下才能站起或保持稳定
2. 持续无支持站立 指令:请使用你的手支撑而站立 2min	4 分:能安全地站立 2min 3 分:能持续在监督下站立 2min 2 分:能持续无支持站立 30s 1 分:需要若干尝试才能无支持站立 30s 0 分:无帮助时不能站立 30s

测试	评分标准
3. 无支持坐位 指令:请双臂相抱保持坐位 2min	4 分:能够安全地保持坐位 2min 3 分:在监视下能够保持坐位 2min 2 分:能坐 30s 1 分:能坐 10s 0 分:没有靠背支持不能坐 10s
4. 从站立到坐 指令:请坐下	4 分:最小量用手帮助安全地坐下 3 分:借助于双手能够控制身体的下降 2 分:用小腿的后部顶住椅子来控制身体的下降 1 分:独立地坐,但不能控制身体的下降 0 分:需要他人帮助坐下
5. 转移 指令:请从床转移到椅子上	4 分:稍用手扶就能够安全地转移 3 分:绝对需要用手扶才能安全地转移 2 分:需要口头提示或监视才能转移 1 分:需要 1 个人的帮助 0 分:为了安全,需要 2 个人的帮助或监视
6. 闭眼睛无支持站立 指令:请闭上你的眼睛站立 10s	4 分:能够安全地站 10s 3 分:监视下能够安全地站 10s 2 分:能站 3s 1 分:闭眼不能达 3s,但站立稳定 0 分:为了不摔倒而需要 2 个人的帮助
7. 无支持双脚并齐站立 指令:把你的双脚并在一起站立	4 分:能够独立地将双脚并拢并安全站立 1min 3 分:能够独立地将双脚并拢并在监视下站立 1min 2 分:能够独立地将双脚并拢,但不能保持 30s 1 分:需要别人帮助将双脚并拢,但能双脚并拢站 15s 0 分:需要别人帮助将双脚并拢,双脚并拢站立不能保持 15s
8. 当站着的时候,伸直上肢向前触物 指令:举起上臂 90°,再伸展你的手指尽可能伸向前	4 分:能够向前伸出>25cm 3 分:能够安全地向前伸出>12cm 2 分:能够安全地向前伸出>5cm 1 分:上肢可以向前伸出,但需要监视 0 分:在向前伸展时失去平衡或需要外部支持
9. 站立姿势下从地板上取物 指令:拾起被放置在你的脚前面的拖鞋	4 分:能够轻易地且安全地将鞋捡起 3 分:能够将鞋捡起,但需要监视 2 分:伸手向下能达到离鞋 2~5cm 处且独立地保持平衡,但不能将鞋捡起 1 分:试着做伸手向下捡鞋动作时需要监视,但仍不能将鞋捡起 0 分:不能试着做伸手向下捡鞋的动作,或需要帮助免于失去平衡摔倒
10. 当站着的时候,转身向后看 指令:转身向后看	4 分:从左右侧向后看,体重转移良好 3 分:仅从一侧向后看,另一侧体重转移较差 2 分:仅能转向侧面,但身体的平衡可以维持 1 分:转身时需要监视 0 分:需要帮助以防失去平衡或摔倒
11. 身体原地旋转 360° 指令:身体在原地正反两方向旋转 360°	4 分:在≤4s 时间内安全地转身 360° 3 分:在≤4s 时间内仅能从一个方向安全地转身 360° 2 分:能够安全地转身 360°,但动作缓慢 1 分:需要密切监视或口头提示 0 分:转身时需要帮助

测试	评分标准
12. 无支持站立,交替把脚放在凳子上 指令:交替把脚部放在凳子上,每个足部接触凳子 4 次	4 分:能够安全且独立地站,在 20s 的时间内完成 8 次 3 分:能够独立地站,完成 8 次的时间>20s 2 分:无需辅助具在监视下能够完成 4 次 1 分:需要少量帮助能够完成>2 次 0 分:需要帮助以防止摔倒或完全不能做
13. 持续一脚在前站立 指令:持续一脚在前站立	4 分:能独立将双脚一前一后地排列(无间距)并保持 30s 3 分:能独立将一只脚放在另一只脚前方(有间距)并保持 30s 2 分:能够独立地迈一小步并保持 30s 1 分:向前迈步需要帮助,但能够保持 15s 0 分:迈步或站立时失去平衡
14. 单腿站立 指令:单腿站立	4 分:能够独立抬腿并保持时间>10s 3 分:能够独立抬腿并保持时间 5～10s 2 分:能够独立抬腿并保持时间≥3s 1 分:试图抬腿,不能保持 3s,但可维持独立站立 0 分:不能抬腿或需要帮助以防摔倒

（2）Fugl-Meyer 平衡量表（Balance subscale of the Fugl-Meyer Assessment，FMA-B）：Fugl-Meyer 平衡量表是 Fugl-Meyer 评定量表的组成部分,主要适用于偏瘫患者的平衡功能评定。该评定方法对患者进行 7 个项目的检测,每个项目进行 0、1、2 三个级别的记分,总分最高分 14 分,最低分 0 分。评分越低说明平衡功能障碍越严重。具体评定项目及评分标准见表 1-7-16。

（3）脑卒中患者姿势控制量表（Postural Assessment Scale for Stroke，PASS）：PASS 是由 Benaim 在 Fugl-meyer 评定量表中平衡项目的基础上加以改编而成,是专门用于评估脑卒中患者姿势和平衡功能的量表。评定内容包括卧、坐、站 3 种动作类型情况,评定方法简单、易用,并具有良好的信度、效度和反应性。根据相关文献报道,应用 PASS 在脑卒中患者发病后 3 个月进行平衡功能评定,结果存在明显的天花板效应,因此该方法更适用于脑卒中发病后 3 个月内、平衡功能较差尤其是不具备站立能力的患者。

（4）Brunel 平衡量表（Brunel Balance Assessment，BBA）：BBA 是由布鲁内尔大学针对脑卒中患者平衡功能于 2003 年设计的量表,具有敏感性、简便性和灵活性三大优点;且评估简单快速,完成评估只需要 3～5min;按由易到难的梯度分布,体位改变少,患者容易配合。国内外研究发现,BBA 具有良好的信度和效度。

（5）Mini-平衡评价系统测试（Mini-Balance Evaluation Systems Test，Mini-BESTest）：Mini-BESTest 由 Franco 和 Horak 博士于 2010 年研制而成,弥补了以往平衡量表动态平衡方面测试不足的情况,

表 1-7-16　Fugl-Meyer 平衡量表

内容	评分标准
1. 支持坐位	0 分:不能保持平衡 1 分:能保持平衡,但不超过 5min 2 分:能保持平衡,超过 5min
2. 健侧展翅反应	0 分:被推动时,无肩外展及伸肘 1 分:健侧有不完全反应 2 分:健侧有正常反应
3. 患侧展翅反应	0 分:被推动时,患肢无外展及伸肘 1 分:患侧有不完全反应 2 分:患侧有正常反应
4. 支持站立	0 分:不能站立 1 分:完全在他人帮助下站立 2 分:1 人帮助站立 1min
5. 无支持站立	0 分:不能站立 1 分:站立<1min 或身体摇摆 2 分:站立平衡>1min
6. 健侧站立	0 分:不能维持平衡 1～2s 1 分:维持平衡 4～9s 2 分:维持平衡>9s
7. 患侧站立	0 分:不能维持平衡 1～2s 1 分:维持平衡 4～9s 2 分:维持平衡>9s

例如加入了斜面站立、边走边执行认知任务等测试,更加能够反映患者日常生活中的平衡能力。有研究显示其具有良好的信度及效度。与 BBS 相比,Mini-BESTest 在预定姿势调整维度中增加了踝背屈动作指令,可以考察平衡调节的踝调节策略;在姿势反应维度,涉及跨步调节策略;在方位觉维度,不仅排除了视觉干扰,还适当增加了对本体感觉的干扰;在步态稳定维度,增加了变速走、行走转头转身、跨越障碍和干扰 3 米步行试验,分别从易到难模拟了人们在日常生活中行走时的状态,避免了 BBS 在脑卒中患者应用过程中的天花板效应。

3. 平衡仪测试法　平衡仪测试法是近年来发展起来的定量评定平衡功能的方法,采用高精压力传感器和电子计算机技术,通过系统控制和分离各种感觉信息的输入,来评价躯体感觉、视觉、前庭觉系统对平衡及姿势控制的作用和影响。

静、动态姿态平衡仪通过计算机软件对患者的平衡功能进行检查,它为客观评价和量化平衡问题提供了可能,因为它将平衡系统作为一个整体来评价,只要患者可以保持站立和自由活动就能检查。它能够按照重要顺序分类显示控制姿势的各种感觉信息传入(视觉、前庭觉、本体感觉等),也可以区分是哪个系统出现问题而导致平衡障碍。它能够产生可再现的运动转换,以研究患者对干扰的姿势反应。软件进行了特别设计,可以用来进行平衡障碍患者的康复训练,客观并量化评价前庭康复患者的治疗结果。

(1) 仪器及其工作原理:在 19 世纪中叶 Romberg 首先提出了行为试验方法来评定平衡功能障碍,即观察和比较患者在睁眼和闭眼的情况下站立时身体自发摆动的情况,这是一种定性检查法。19 世纪 70 年代以来,随着力台技术的发展,人们将力台技术与 Romberg 的平衡行为试验方法相结合,通过连续测定和记录身体作用于力台表面的垂直力位置来确定身体摆动的轨迹,初步实现了身体自发摆动状况的定量分析。但是,由于垂直力测量仅仅记录了力的运动轨迹与范围,而无法测定身高、体重等因素对身体平衡的影响,致使这种技术的应用受到了限制。19 世纪 90 年代初,随着电子计算机技术的发展,一种人体动态计算机模型得到应用。这种人体动态计算机模型可以根据已知的身高和体重,由垂直力运动的测定计算出人体重心(center of gravity,COG)的摆动角度,从而准确地反映平衡功能状况。

平衡功能检测所采用的力台技术是通过连续测定和记录身体作用于力台表面的垂直力位置,来确定身体摆动的轨迹,使身体自发摆动状况得以进行定量分析。当被检查者双脚按照规定的位置站在力台上时,力台通过压电或晶体传感器将来自身体的压力信号,即人体重心移动信号转换成电信号,经计算机处理获得与重心摆动有关的多项指标。

(2) 静态平衡功能:重心移动或摆动测定是目前评定人体在静立状态下姿势的稳定性,即静态平衡功能的主要方法。它可以客观、定量地记录身体重心摆动的程度和性质,提供准确的平衡功能评定。

1) 评定内容:静态平衡功能评定的方法包括双腿站立(双足分开、双足并拢)、单腿站立、足尖对足跟站立(双脚一前一后)、睁眼及闭眼站立等。通过下肢各种站立方式,检查站立支持面大小和形状的变化对平衡的影响。闭眼检查的目的是减少或驱除视觉系统对平衡的影响,从而使被试者更多地依靠本体感觉和前庭觉,即在去除视觉因素的情况下,检查本体感觉系统和前庭觉系统的功能状况。静态平衡功能评定也可以在坐位进行。

2) 记录参数及动态分析:静态平衡功能评定参数包括重心移动(摆动)类型,重心移动路线或轨迹及长度,重心摆动的范围,根据偏移距离显示重心的位置等以及衍生参数如 Romberg 率、平衡指数等。这些参数可以客观地反映被试者的平衡功能状况。

(3) 动态平衡功能:人体在保持静态平衡的基础上具有在动态条件下仍能够维持平衡和姿势稳定性的能力,才可能参与实际生活中的各种活动。动态平衡功能所反映的是人体的随意运动控制能力。

1) 评定内容:动态平衡功能的评定包括身体向各方向主动转移的能力和在支持面不稳定时身体通过调节重新获得平衡控制的能力的检查。

2) 记录参数及结果分析:①稳定极限。身体的主动转移能力通过测定稳定极限获得。可在站立位和坐位进行,要求被检查者有控制地将身体尽可能向所规定的目标方向(如前、后、左、右)倾斜。当重心超出支持面范围时可诱发出保护性上肢伸展反应。观察指标包括身体倾斜的方向,身体到达规定目标的时间、速度、路线长度(即支持面到身体最大倾斜时重心位置的距离)或倾斜角度等。②调整反应。支持面不稳定时,由于关节和肌梭感受器不能感受正常的踝关节运动反应,因而身体晃动加大。平衡功能检测专用仪器可以通过改变支持面的运动速度和运动方向来改变支持面的稳定性。为保持身体平衡不摔倒,要求被试者能够主动地进行调节以重获身体的平衡。被试者在应对支持面的变化进行调整反应时,测试仪记录到其重心摆动轨迹及长度、身体重心摆动范围等指标。

（张志强）

第七节　协调功能评定

协调(coordination)是指在准确完成一个动作的过程中多组肌群共同参与并相互配合、相互和谐的性质。协调是完成精准运动和技能动作的必要条件,也是姿势控制和日常生活活动所必须具有的基本条件。协调功能是指产生平滑、准确、有控制的运动的能力,它要求有适当的速度、距离、方向、节奏和肌力。

人体的任何一个动作的完成,都必须有一定的肌群参加,并在小脑、前庭神经、视神经、深感觉、锥体外系等的共同参与下,动作才能协调和平衡,称为协调运动。当上述结构发生病变时,协调动作就会出现障碍,称为共济失调(ataxia)。协调性运动障碍是由中枢神经系统不同部位(小脑、基底节、脊髓后索)的损伤所致。前庭迷路系统、本体感觉与视觉的异常也可造成协调运动障碍。协调性运动障碍还包括不随意运动以及由于肌肉的痉挛、肌肉肌腱的挛缩造成的运动异常。

一、协调功能障碍的表现

1. **感觉性共济失调**　感觉性共济失调在睁眼时减轻,闭目时加剧,伴有位置觉、振动觉减低或消失。因深感觉障碍下肢重而多见,故站立不稳和步态不稳为主要表现。患者夜间行路困难,洗脸时躯体容易向脸盆方向倾倒(洗脸盆征阳性);行走时双目注视地面举足过高,步距宽大,踏地过重,状如跨阈,故称跨阈步态;闭目难立征阳性,指鼻试验、跟膝胫试验不正确。

2. **小脑性共济失调**　小脑及其传入、传出纤维病变都可引起共济失调,特点是既有躯干的平衡障碍而致站立不稳,也有肢体的共济失调而辨距不良、轮替运动障碍、协调不能、运动起始及终止延迟或连续性障碍等。小脑性共济失调不受睁眼、闭目或照明度影响,不伴感觉障碍;但有眼球震颤、构音障碍、讷吃和特殊小脑步态,即行走时两足分开,步距大小不一,步态蹒跚不稳易倾倒;指鼻试验时共济失调极为明显,可见上肢呈弧形摆动与意向性震颤,并有肌张力低下或消失、关节运动过度、轮替动作困难、肌肉反跳现象等。

3. **前庭性共济失调**　因前庭觉系统损害引起,以平衡障碍为主。特征为静止与运动时均出现平衡障碍。与小脑性共济失调有相同点,如站立时两足基底宽、身体不稳、向侧方或后方倾倒、步行时偏斜等。但一般都有明显眩晕、眼震和前庭功能试验异常等可资鉴别。

4. **遗传性共济失调**　遗传性共济失调为中枢神经系统慢性疾病,病因不明,大多有家族史,常为染色体隐性或显性遗传,偶为伴性遗传。病理变化以脊髓、小脑、脑干变性为主,周围神经、视神经、大脑和小脑等也可受累。临床以共济失调、辨距不良为主要表现。

二、协调评定的目的

1. 明确有无协调功能障碍。
2. 帮助了解协调功能障碍的程度、类型及引发原因。
3. 为康复计划的制订与实施提供依据。
4. 对康复治疗效果进行评估。

三、协调功能分级

1. **1 级**　正常完成。
2. **2 级**　轻度残损,能完成活动,但较正常速度及技巧稍有差异。

3. **3 级**　中度残损,能完成活动,但动作慢、笨拙、不稳非常明显。

4. **4 级**　重度残损,仅能启动活动,但不能完成。

5. **5 级**　不能活动。

四、协调功能障碍评定内容

1. 运动是否直接、精确、容易反向。

2. 完成动作的时间是否正常。

3. 增加速度是否影响运动质量。

4. 进行活动时有无与身体无关的运动。

5. 不看时是否影响活动质量。

6. 是否有身体的近侧、远侧或一侧更多地参与活动。

7. 患者是否很快感到疲劳。

检测包括大肌群参与的粗大运动的活动和利用小肌群的精细运动的活动,着重评定 5 个方面的能力:①交替和交互运动:检测 2 组相反肌群的相对运动的能力。②协调运动:由肌群的共同运动来获得运动的控制。③精细运动:评定测量和判断随意运动的距离和速度的能力。④固定或维持肢体:检测维持单个肢体或肢体某部分的能力。⑤维持平衡和姿势:评定保持平衡和身体直立姿势的能力。

五、协调评定方法

协调试验包括平衡性试验和非平衡性试验,前者是评估身体在直立位时的姿势和平衡,以及静、动的成分,后者是评估身体不在直立位时静止和运动的成分。

1. **平衡性协调试验**　试验包括以下内容:①让患者在一个正常、舒适的姿势下站立;②两足并拢站(窄的支撑面);③一足在另一足前面站立(即一足的足趾抵触另一足的足跟);④单足站立;⑤上臂的位置在以上各种姿势下变换(如上臂于体侧、举过头、置于腰部等);⑥突然地打破平衡(在保护患者的情况下);⑦站立位,躯干在前屈和还原到零位之间变换;⑧站立位,躯干两侧侧屈;⑨患者行走,将一侧足跟直接置于对侧足趾前;⑩沿地板上所画的直线行走或行走时将足置于地板上的标记上;⑪侧向走和退步走;⑫原地踏步;⑬变换步行活动的速度(增加速度将夸大协调缺陷);⑭步行时突然停下和突然起步;⑮沿圆圈和变换方向步行;⑯用足趾和足跟步行;⑰正常站立姿势,先观察睁眼下平衡,然后闭眼。闭眼下平衡丧失,表明本体感觉缺乏。

2. **非平衡性协调试验**　所有测验应分别在睁眼和闭眼时测试。异常的反应包括在体位来评定不同运动切面的动作。

(1) 指鼻试验:嘱患者先将手臂伸直、外展、外旋,以示指尖触自己的鼻尖,然后以不同的方向、速度、睁眼、闭眼重复进行,并两侧比较。小脑半球病变时可看到同侧指鼻不准,接近鼻尖时动作变慢,或出现动作性震颤(意向性震颤),且常见超过目标(辨距不良)。感觉性共济失调时睁眼做无困难,闭眼时则发生障碍。

(2) 指指试验:嘱患者伸直示指,屈肘,然后伸直前臂以示指触碰对面检查者的示指。分别在睁眼和闭眼时进行试验。若总是偏向一侧,则提示该侧小脑或迷路有病损。

(3) 跟-膝-胫试验:患者仰卧,上抬一侧下肢用足跟碰对侧膝盖,再沿胫骨前缘向下移动。小脑损害时抬腿触膝易出现辨距不良和意向性震颤,下移时常摇晃不稳。感觉性共济失调时,患者足跟于闭目时难寻到膝盖。

(4) 轮替动作:评定交互动作。嘱患者以前臂向前伸平并快速反复地做旋前旋后动作;或以一侧手快速连续拍打对侧手背;或足跟着地以前脚掌敲击地面等。小脑性共济失调患者的这些动作笨拙,节律慢而不匀,称轮替动作不能。

(5) 龙贝格(Romberg)征:又称闭目难立征。嘱患者双足并拢站立,两手向前平伸,闭目。如出现身体摇晃或倾斜则为阳性。仅闭目不稳提示两下肢有感觉障碍(感觉性共济失调),闭目睁目皆不稳提示小脑蚓部病变(小脑性共济失调)。蚓部病变易向后倾,一侧小脑半球病变或一侧前庭损害则向病侧倾倒。

(6)站立后仰试验:协同运动障碍的检查方法。患者站立位,嘱其身体向后仰。正常人可以膝关节屈曲,身体维持后仰位,小脑疾患时膝不能屈曲而身体向后方倾倒。

(7)观察日常生活动作:观察患者吃饭、穿衣、系纽扣、取物、书写、站立姿势以及步态等活动是否协调、自如准确;观察有无动作性震颤、言语顿挫等;观察有无不自主运动,如舞蹈样运动、手足徐动、震颤(静止性、动作性)、抽搐等。

3. 共济失调评价量表

(1)国际合作共济失调量表(International Cooperative Ataxia Rating Scale,ICARS):1997 年由共济失调神经药理学委员会专家共同制订完成并正式发表于《神经科学杂志》(*Journal of Neuroscience*)。ICARS 为一套百分制半定量评分量表,由 4 个部分组成,分别评估姿势(22 分)和步态(12 分)、肢体运动功能(52 分)、语言障碍(8 分)及眼球运动障碍(6 分)。评分越高,患者失调程度越重。国内外相关文献证实 IC-ARS 具有高度的评价者间可靠性和内部一致性。ICARS 项目设置科学、齐全,适用于包括脊髓小脑性共济失调、小脑性共济失调以及 Friedreich 共济失调等多种类型的共济失调疾病,评估效力已被研究结果所证实,整套量表的检测时间不超过 30min。

(2)共济失调等级评价量表(Scale for Assessment and Rating of Ataxia,SARA):2006 年由 Klockgether 研究组联合欧洲的多个研究组共同制订,该量表包含步态评估(8 分)、姿势评估(6 分)、坐姿评估(4 分)、语言评估(6 分)、手指追踪试验(4 分)、指鼻试验(4 分)、快速轮替试验(4 分)及跟-膝-胫试验(4 分)等,共 8 个项目。研究表明,SARA 具有较高的评价者间可信度、重测信度和内部一致性。与 ICARS 相比,SARA 语言更加简练,评估项目减少,执行起来更简单和迅速,可操作性强,适用于小脑性共济失调患者的日常检查及随访。

(张志强)

第八节　步态分析

一、概念

(一)定义

步行(walking)是指以身体直立移动为基本形式的运动方式。步态(gait)是人类步行的行为特征,是人体结构和功能、神经运动系统、行为及心理活动在行走时的外在表现,影响因素包括运动生理、心理、认知、社会、职业、年龄、性别、教育、环境和疾病等。

步态分析(gait analysis)是研究步行规律的检查方法,旨在利用力学原理和已经掌握的人体解剖学、生理学知识对人体步行状态进行分析,可以揭示造成个体步态异常的关键环节及影响因素。步态分析的基础是自然步态,在自然步行的基础上,可以附加其他步行方式,包括跗足、足跟行走等方式,以暴露较轻的问题。

(二)步态的神经生理学机制

步态的神经生理是一个复杂的过程,大脑皮质和皮质下结构均参与这个过程。Hughlings Jackson 认为步态控制是分等级的,脊髓前角细胞和视觉、前庭觉、本体感觉系统为低级控制系统,可以产生维持平衡和进行运动所需要的肌力和感觉。锥体束、小脑及基底节区为中间控制系统,作用为调控力量来站立、运动及维持平衡。大脑皮质及基底节等高级控制系统则整合感觉传入来选择和组织适当的运动方案,完成有目的的动作。动物实验研究证实,脊髓的中枢模式发生器(central pattern generator,CPG)在步行控制中发挥着重要作用,它能够引起刻板的运动模式,并且能表现出特定的适应功能,而高位中枢的下传通路和外周感觉反馈使步行模式随着环境变化有一定的适应性改变。大脑、基底节、小脑和脑干通过下行至脊髓的传导系统来执行动作、预测姿势调整,来自基底节和小脑的信号通过上下行传导投射来调节大脑皮质和脑干神经元的兴奋性。这些均有助于步态的计划、启动、管理以及运动节律和肌张力的调控。

（三）步行周期

完整的步行周期（gait cycle）是指从一侧足跟落地到该足跟再次落地的时间过程,根据下肢在步行时的空间位置分为"两相、八期"。"两相"是指支撑相（stance phase）和摆动相（swing phase）。"八期"是指支撑相的首次触地（heel strike）、承重反应（loading response）、支撑相中期（mid stance）、支撑相末期（termi-nal stance）、摆动相前期（pre swing）和摆动相的摆动相早期（initial swing）、摆动相中期（mid swing）、摆动相末期（terminal swing）。也可根据步行周期的百分比来记录步行时发生的事件。支撑相是指从一侧足跟着地至该侧足趾离地,占步行周期的 60%;摆动相是指从该足趾离地到足跟重新着地,占步行周期的 40%。支撑相与摆动相的时间比例与步行速度有关,随着步行速度的加快,摆动相时间相应延长而支撑相时间缩短。

1. **首次触地**　首次触地是步行周期和支撑相的起始点,指足跟或足底的其他部位第一次接触地面的瞬间。

2. **承重反应**　承重反应位于步行周期的 0~10%,指身体重心继续前移,由足跟触地到整个足底着地的瞬间,即首次着地至支撑腿膝关节达到最大屈曲角度的时期。

3. **支撑相中期**　支撑相中期位于步行周期的 10%~40%,指从对侧下肢离地到躯干位于支撑腿正上方的时期。

4. **支撑相末期**　支撑相末期位于步行周期的 40%~50%,指支撑相中期过后,支撑腿足跟离地、对侧足跟尚未着地的时期。

5. **摆动相前期**　摆动相前期位于步行周期的 50%~60%,指支撑腿足尖离地、对侧足跟着地的瞬间,标志着支撑相结束和摆动相开始。

6. **摆动相早期**　摆动相早期亦称足趾离地期（toe off）,位于步行周期的 60%~70%,指从支撑腿离地到该腿膝关节达到最大屈曲角度的时期。

7. **摆动相中期**　摆动相中期位于步行周期的 70%~85%,指下肢向前摆动的过程中,从膝关节最大屈曲摆动到小腿与地面垂直的时期。

8. **摆动相末期**　摆动相末期位于步行周期的 85%~100%,指小腿从与地面垂直向前继续摆动到该侧足跟再次着地的时期。

二、步行参数

（一）步行中的时空参数

1. **时间参数**

（1）步行周期时间（stride duration）:指从一侧足跟落地到该足跟再次落地的平均时间。

（2）支撑相时间（stance duration）:指从一侧足跟着地至该侧足趾离地的时间。

（3）摆动相时间（swing duration）:指同一步行周期中,从一侧足趾离地到足跟重新着地的时间。

（4）支撑相占比:指支撑相占整个步行周期时间的百分比,正常为 60% 左右。

（5）摆动相占比:指摆动相占整个步行周期时间的百分比,正常为 40% 左右。

（6）双腿支撑相占比:双腿支撑相指一个步行周期中双足与地面接触的时间,也就是从同侧足跟着地到对侧足尖离地这一段时间加上从对侧足跟着地到同侧足的足尖离地这一段时间得到的和占总步行周期的比例。正常为 20% 左右。分别出现在步行周期的 0~10% 和 50%~60%。当步行变为跑步时,双腿支撑相消失。

（7）单腿支撑相占比:单腿支撑相指一个步行周期中单足与地面接触的时间,也就是从对侧足尖离地到对侧足跟着地这一段时间,即对侧足的摆动期占整个步行周期时间的百分比,正常为 80% 左右。分别出现在步行周期的 10%~50% 和 60%~100%。

（8）步频（cadence）:指每分钟行走的平均步数（步/min）,正常人平均自然步频为 95~125 步/min。

2. **空间参数**

（1）步长（step length）:指左右足跟或足尖先后着地时两点间的纵向直线距离。正常人为 50~80cm。

（2）步幅/跨步长（stride length）：指同一侧足跟前后连续 2 次着地点间的纵向直线距离。正常人为100～160cm。

（3）步宽（stride width）：指两足跟中心点或重力点之间的水平距离。正常人为（8±3.5）cm。

（4）足偏角（toe out angle）：指贯穿一侧足底的中心线与前进方向所成的夹角。正常人为 5°～7°。

（5）步行速度（walking velocity）：指单位时间内行走的距离。正常人平均自然步速约为 1.2m/s。步速与跨步长和步频相关，跨步长增加、步频加快、步行速度亦加快。

（二）步行中的运动学参数

三维步态分析中的运动学参数多采用肢体节段性运动测定法测得，关节标记物一般放置于待观察关节或重力中心。

1. 角度　髋关节角度以股骨的长轴线与垂直于地面的参考线之间的角度为夹角；膝关节角度参考线为股骨长轴的延长线，角度为参考线与胫骨长轴线之间所成的角；踝关节角度参考线为过踝关节与地面平行的水平线，角度为参考线与足长轴之间所成的角度。正常步行周期中骨盆及下肢各关节角度变化见表 1-7-17。

表 1-7-17　正常步行周期中骨盆及下肢各关节角度变化

步行周期	关节运动角度			
	骨盆	髋关节	膝关节	踝关节
首次触地	旋前 5°	屈曲 30°	0°	跖屈 0°～5°
承重反应	旋前 5°	屈曲 30°	屈曲 0°～15°	跖屈 5°～15°
支撑相中期	中立位	屈曲 0°～30°	屈曲 15°～5°	跖屈 15°～背屈 10°
支撑相末期	旋后 5°	伸展 0°～10°	屈曲 5°	背屈 10°～0°
摆动相前期	旋后 5°	伸展 10°～0°	屈曲 5°～35°	0°～跖屈 20°
摆动相早期	旋后 5°	屈曲 0°～20°	屈曲 35°～60°	跖屈 20°～10°
摆动相中期	中立位	屈曲 20°～30°	屈曲 60°～30°	跖屈 10°～0°
摆动相末期	旋前 5°	屈曲 30°	屈曲 30°～0°	0°

2. 重心位置　身体重心位于第 2 骶骨前方。步行时身体重心主要是前移，在垂直及左右方向身体重心发生正弦曲线样移动。在垂直方向，身体重心移动距离为 5cm 左右，身体重心最低点出现在步行周期的 5% 和 55% 两个双腿支撑相。在左右方向，身体重心移动的距离是 4cm 左右，步行时身体重心交替向两侧移动，形成正弦曲线，身体重心最大侧移出现在步行周期的 30% 和 80% 两个支撑相中期。当步基增宽时侧移增加，步基变窄时侧移减少。当身体重心位于支撑下肢前面时，身体运动是加速的；当身体重心位于支撑下肢后面时，身体运动是减速的。

（三）步态中的动力学参数

三维步态分析系统进行动力学分析时主要需要三维测力台。测力台由对称分布在力板四角的传感器组成，动力学数据就是通过受力台或压力感受器测量获得人体步行时测力板应力的数据，包括地面反作用力以及各关节的受力情况。

1. 地面反作用力（ground reaction forces，GRF）　GRF 指通过测力板或压力感受器测量人体足部与地板接触时，地板给足底的垂直、左右及前后 3 个方向反作用力。

（1）垂直地面反作用力：正常青年人垂直地板分力曲线呈"M"型，在第 1、第 2 波峰之间出现 1 个波谷，波峰出现在承重反应及支撑相末期，波谷出现在支撑相中期时。

（2）前后方向的剪切力：在前后方向上，剪切力平行于支撑面。首次触地时，地面反作用力水平向后，阻止足向前滑动；支撑相末期及摆动相前期，地面反作用力方向向前，提供足离地的推动力。

（3）左右方向的剪切力：该剪切力相对较小，大小和方向大部分取决于身体重心和足中心位置之间的关系。在步行周期的 5% 左右,左右方向的剪切力作用方向向足外侧,起到减缓足外侧到内侧力量传导的作用;在支撑相的其他时间,身体重心位于足内侧,产生指向外侧的力,所以作为地面反作用力的剪切力方向指向内侧。

2. 关节力矩（joint torque）　力矩是力与力臂的乘积,关节力矩等于关节周围的肌肉、韧带等组织产生的力的合力乘以这个力矢量相对于关节中心的力臂,是运动学与动力学的结合,受肌肉力量、关节运动方向及关节稳定度的影响。力矩的单位是牛顿米（N·m）。

3. 功率　功率指动态力的快速爆发,等于关节力矩乘以关节角速度。功率的爆发多数发生在肌肉从离心转为向心收缩时。功率的单位是瓦特（W）,正功率表示能量产生,通常对应于向心收缩;负功率表示能量吸收,通常对应于离心收缩。

（四）步态中的肌电活动参数

在步态分析中常采用动态肌电图分析来检测步行时肌肉活动,对明确导致异常步态的关键神经肌肉有重要参考价值。动态肌电图可分为肌电采集、信号处理、比较分析和数据报告等 4 个操作程序。

（1）肌电采集:使用电极将肌电信号导出,表面肌电采用表面电极采集肌电信号。

（2）信号处理:信号处理时经过放大（amplifying）、模数转换（analog-to-digital convertor）、平滑（smoothing）、滤波（filtering）、振幅标准化（amplitude normalization）等步骤,尽量控制噪声、减少串扰,以获得满意的数据。

（3）比较分析:比较分析主要进行时域和频域分析。时域分析是最直接的肌电信号分析方法,用于刻画时间序列信号的振幅特征,将肌电信号表达成记录点的电位-时间曲线。参数包括积分肌电值（integrated EMG,iEMG）、平均肌电值（average EMG,AEMG）、均方根值（root-mean-square,RMS）和峰值（peak value）等,它们数值变化通常与肌肉收缩力大小等有关。频域分析是对表面肌电信号进行快速傅里叶转换（fast Fourier transformation,FFT）,以获得表面肌电信号的平均功率频率（mean power frequency,MPF）和中位频率（median frequency,MF）,用来定量描述表面肌电信号功率谱曲线的转移或者各种频率分量的相对变化,通常与肌肉功能状态即疲劳程度有关。

（4）数据报告:将不同肌群所获取的时域、频域指标沿着时间轴线呈现出来,定量描述步态肌群的时域、频域及活动的时间序列关系,从而进行肌肉肌力、耐力及协同性分析,生成评估报告。

（五）步态中的能量参数

1. 能量消耗指数（energy expenditure index，EEI）　EEI 以一定速率步行时的心率变化为基础进行测量。

2. 氧价（oxygen cost，OC）　OC 是运动能量消耗的可靠指标,指步行时单位体重的氧耗量。在步行分析中,氧价越低,表示步行时能量消耗越低。应追求最节省能量消耗的步行方式。

三、步行周期中关节运动学

步行周期中关节运动学应从矢状面、冠状面及水平面 3 个平面去分析。

（一）矢状面

1. 骨盆　步行时骨盆前倾及后倾 2°~4°。

2. 髋关节　在足跟着地时髋关节大约屈曲 30°。身体前移后髋关节逐渐伸展,在足趾离地前大约伸展至 10°。在摆动前期髋关节开始屈曲,在足趾离地时（步行周期 60%）达到 0°。摆动相时,髋关节进一步屈曲使下肢向前至下一次足着地,在足跟着地前达到最大屈曲（略超过 30°）。正常步行,髋伸展时伴随骨盆前倾和腰椎前凸,髋屈曲时伴随骨盆后倾及腰椎曲度变直。

3. 膝关节　足着地时膝关节屈曲大约 5°,然后持续屈曲到步行周期 10%~15%,通过股四头肌的离心收缩来控制屈曲角度。膝关节屈曲后开始伸展至足跟离地前（步行周期的 30%~40%）。足跟离地后,膝关节开始屈曲,在足趾离地时屈曲达到 35°（步行周期的 60%）。在摆动相中期膝关节屈曲达到最大值 60°（步行周期的 73%）,然后膝关节伸展,在足着地前轻度屈曲。

4. 踝关节　足着地时,踝关节呈轻度跖屈状态（0°~5°）;然后踝关节继续跖屈至足放平。支撑相末期,胫骨前移,踝关节背屈至 10°(步行周期的 8%~45%)。足跟离地时(步行周期的 30%~40%),踝关节开始跖屈,在足趾离地前达到最大跖屈 15°~20°。摆动相时,踝关节背屈至中立位,以便足离地。

（二）冠状面

1. **骨盆**   步行时骨盆在冠状面活动幅度较小。在右下肢承重反应期(步行周期的 15%~20%),左侧髂嵴较右侧轻度下降,导致右下肢轻度内收。左侧骨盆下降是躯干重力作用,需要右下肢髋外展肌的离心收缩来控制。

2. **髋关节**   在支撑相早期,髋关节内收;在摆动相早期,髋关节外展。

（三）水平面

1. **骨盆**   在步行周期的 15%~20%,骨盆内旋(逆时针方向),在支撑相其他时期,骨盆逐渐外旋(顺时针方向);在摆动相,骨盆逐渐外旋。

2. **髋关节**   在支撑相的大部分时期髋关节内旋,在步行周期的 50% 内旋角度最大。从步行周期的 50% 到摆动相中期,髋关节外旋。从摆动相中期到足着地,髋关节轻度内旋。

3. **下肢**   在预承重期,下肢整体内旋是重要的运动学特点,伴有足旋前(表现为足外展、背屈和外翻),足旋前及内侧足弓降低,吸收重力。下肢内旋是足旋前的反应,足旋前导致胫骨内旋,然后导致股骨内旋。

四、步行周期中主要肌肉的作用

1. **竖脊肌**   竖脊肌存在于 2 个收缩时相,第一个时相从足着地前到步行周期的 20%;第二个时相从步行周期的 45%~70%。在这 2 个时相,竖脊肌控制足着地后即刻的躯干相对于髋关节的向前角动量。

2. **腹直肌**   在步行周期的支撑相中期激活,稳定骨盆及脊柱,有利于激活髋屈肌来屈曲髋关节。

3. **臀大肌**   摆动相末期开始收缩,使向前摆动的下肢减速,为在支撑相负重做准备,启动髋伸展。足着地期臀大肌持续收缩至支撑相中期(步行周期前 30%),支撑体重,伸展髋关节。

4. **髂腰肌**   从支撑相中期开始至足趾离地前,髂腰肌离心收缩,作用是为摆动相下肢向前摆动储能。足趾离地后至摆动相初期,髂腰肌向心收缩,使髋关节屈曲,实现下肢向前摆动。

5. **髋外展肌**   髋外展肌在冠状面起稳定骨盆、控制对侧骨盆下移的作用。髋外展肌包括臀中肌、臀小肌和阔筋膜张肌。髋外展肌主要是在步行周期的前 40% 收缩,尤其是在单腿负重时,主要作用是控制对侧骨盆的下移。在离心收缩后,髋外展肌向心收缩,在支撑相末期使髋外展。

6. **髋内收肌**   髋内收肌在步行中有 2 个收缩时相:第一个时相发生在足跟着地后;第二个时相发生在足趾离地后。第一个时相作用是通过与髋外展肌及髋伸肌共同收缩来稳定髋关节,第二个时相作用是辅助髋屈曲。

7. **股四头肌**   因足跟着地时膝关节屈曲大约 5°,然后持续屈曲到步行周期的 10%~15%,所以股四头肌从摆动相末期开始离心收缩来控制膝关节屈曲角度,避免出现膝塌陷。在支撑相中期,股四头肌向心收缩来负重,维持膝关节伸展。在摆动相大部分时间股四头肌向心收缩,为足跟着地做准备。

8. **腘绳肌**   在摆动相末期,腘绳肌离心收缩使小腿向前的摆动减速,为足跟着地做准备。足跟着地及承重反应期,腘绳肌又作为伸髋肌,协助臀大肌伸髋,同时通过稳定骨盆,防止躯干前倾。

9. **胫前肌**   胫前肌有 2 个收缩时相。第一个收缩时相发生在足着地期,胫前肌有力的离心收缩可以减慢重力作用于足跟引起的踝跖屈,若无力则导致"足拍地"。从足着地期到足平放,胫前肌离心收缩减慢足旋前。胫前肌第二个收缩时相发生在摆动相,产生足背屈,从而使足离地,若无力则导致摆动相足下垂。

10. **小腿三头肌**   在支撑相,除前 10% 外,小腿三头肌均收缩。从步行周期的 10% 到足跟离地,小腿三头肌通过离心收缩来控制胫骨前移,若无力导致踝关节过度背屈及膝屈曲。小腿三头肌最大收缩发生在足跟离地后,在足趾离地时迅速消失,此时肌肉为向心收缩,产生踝跖屈力矩,驱动身体前移。

11. **胫后肌**   胫后肌是主要的足旋后肌,在步行周期的 5%~55% 激活,在步行周期的 5%~35% 控制足旋前,在步行周期的 35%~55%(在支撑相中期至足尖离地)使足旋后,维持、提高内侧纵弓,为足离地做准备。

12. 足内在肌 在支撑相中期到摆动前期(步行周期的30%~60%)激活,稳定前足并提高内侧纵弓,从而为支撑相末期及摆动前期足趾离地提供刚性杠杆作用。

五、步态分析

(一)步态分析的作用

步态分析的优势在于可以定性及定量地分析步态异常的原因,可应用于以下方面:①评估疾病严重程度;②协助鉴别诊断临床复杂疾病;③指导治疗方式;④评价医疗干预或康复治疗后疾病恢复状况;⑤疾病或突发事件预防,如评估老年人摔伤风险;⑥配合下肢假体或支具制作;⑦运动员精确训练等。

(二)适应证与禁忌证

1. 适应证 神经系统和骨骼肌肉系统病变导致的步行功能障碍。

2. 禁忌证 站立平衡障碍、下肢骨折未愈合、各种原因导致的关节不稳、严重的心肺功能障碍等。

(三)步态分析方法

1. 目测法或观察法

(1)观察场地:测试场地内光线要充足,面积至少为6m×8m,让被检查者尽可能地少穿衣服,以便做清晰的观察。

(2)步态检查的一般步骤:①嘱患者以习惯姿态及自然速度来回步行数次,检查者从前面、后面、侧面观察其自然度、动作协调程度、步行速度、姿势、幅度及步长,左右对称性等;②嘱患者以不同速度步行、立停、拐弯、转身、绕过障碍物等观察其步态有无异常;③对使用拐杖、助行器及矫形器的患者,在用及不用这些辅助具的情况下分别观察,以了解使用情况及使用效果;④结合关节活动范围、肌力、肌张力、下肢感觉及平衡协调功能检查等结果,进一步了解步态异常的原因和性质,为步态矫正提供指导。

(3)步态检查注意事项:①全面掌握患者的病情,了解步态异常的可能原因;②进行不同方向和不同速度下的观察;③防止患者过度疲劳;④向患者说明检查的要求,以期患者的良好配合。

2. 量表评估

(1)6分钟步行试验:患者以最大能力连续行走6min,测定其走距离。用于评定步行耐力及心衰程度。

(2)Hoffer步行能力分级:①Ⅰ级,不能步行;②Ⅱ级,非功能性步行,能在室内步行,但步行需借助髋-膝-踝矫形器等,又称治疗性步行;③Ⅲ级,家庭性步行,可借助踝-足矫形器、手杖等在室内行走,但不能长时间在室外行走;④Ⅳ级,社区性步行,可借助踝-足矫形器、手杖或独立地在室内或社区内步行,但时间不能够持久,如需要离开社区长时间步行仍需借助轮椅。

(3)Holden功能性步行量表(Functional Ambulation Category Scale,FAC):又称Holden步行功能分级,该量表将患者的步行能力分为0~5级。①0级:不能步行或需2人以上的协助;②1级:需要1人连续不断地帮助才能行走;③2级:需1人在旁以间断接触身体的帮助才能行走,独立步行不安全;④3级:需1人在旁监护或用言语指导,但不接触身体;⑤4级:在平地上独立步行,在楼梯或斜坡上行走需要帮助;⑥5级:在任何地方都能独立步行。该量表也可以用分类方式表述,①Ⅰ级:需大量持续性的帮助;②Ⅱ级:需少量帮助;③Ⅲ级:需监护或言语指导;④Ⅳ级:平地上独立;⑤Ⅴ级:完全独立。

(4)计时"起立-行走"测试(timed"up and go"test,TUGT):计算患者从座椅上站起、步行3m、折返并回到座椅坐下所耗用的时间。允许患者使用支具和拐杖,但期间不能给予其任何接触性帮助。测试结果与患者的步行能力、平衡能力和运动控制能力均相关,不仅仅是单纯的步行能力测定。

(5)10米步行测试(10-meter walk test):用于测试步行速度的常用量表之一,通常采用14m跑道,并选取其中10m计时,分为自选速度步行和快速步行2种,测试其所需要的时间,在脑卒中、脑瘫、骨关节疾病等患者中均有应用。10米步行测试在下肢手术后的患者中体现出良好的重测信度。

(6)Tinetti步态分级(Tinetti Gait Scale,TGS):最初设计用于评估老年患者的步态干扰,目前常用于神经损伤的患者,尤其是帕金森病的患者。TGS有10个项目,每一项0~1分或0~2分,最高分为16分,研究认为其在帕金森病导致的步行障碍中敏感性较高。

（7）Wisconsin 步态分级（Wisconsin Gait Scale，WGS）：用于专门评估脑卒中患者步态，包含 14 项观察性参数，其中 13 项用于观察步行中的下肢（除第 11 项为 1~4 分以外，所有项目均为 1~3 分 4 个级别），1 项用于评估步行辅助工具（为 1~5 分）。WGS 能够反映患者步行能力的变化，和 Brunnstrom 恢复分期及 Barthel 指数有较好的相关性。

（8）动态步态指数（dynamic gait index，DGI）：用于评估老年人步行活动的平衡控制及跌倒风险，包含 8 个项目（平地步行、步行时左右转头、上下转头、加速减速、跨越障碍物、绕过障碍物、步行中 180°转身和上下一层楼梯），每个项目分为 0~3 分，分为 4 个级别，总分 24 分，得分越高表示步行稳定性越好。

（9）功能性步态指数（functional gait index，FGI）：FGI 是 DGI 的修改版，增加了步行难度较高的项目（直线步行、闭眼步行和倒退走），并变更了 DGI 几个项目评分方式，减少了 DGI 的天花板效应。FGI 总分 30 分，在平衡障碍和前庭功能损伤的患者中体现出良好的信度、效度。

（10）功能性活动分级（Functional Mobility Scale，FMS）：2004 年由 Graham HK 等报道，用于评估脑瘫患儿在家中、学校和社区中的步行能力、需要辅助具和帮助的程度，每个方面都分为 1~6 分，分为 6 个级别。

3. 三维步态分析评估　三维步态分析评估应由受过训练的医师或治疗师进行。受试前嘱患者先在步行道上以自然的姿势和习惯的速度步行数次，以便适应实验环境。一定要注意患者的每个反光点都应在红外线区域内，以免影响步态分析结果。首先叮嘱被检查者抬头挺胸、眼睛平视前方和保持标准站立姿势，让系统记录各标记点的空间测试原点，建立静态模型；然后叮嘱被检查者按照平时习惯的行走方式及速度行走于步行地毯上，往返 3~5 次。系统采集自然行走的步态图像时，应保证行走过程中每只脚分别踏在一块测力台上。从动态采集中选取行走姿态自然、图像质量好的图像，每人取 3 次行走，每次行走截取完整的标记点图像即包括测力台上的图像进行步行周期分析。

利用三维步态分析系统可对下列参数进行定量分析：①时空参数（spatio-temporal parameters），包括步长、步宽、步频、足夹角、跨步长、步行速度、步行周期时间、支撑相时间、摆动相时间等；②运动学参数（kinematic gait parameters），包括步行中大关节运动变化规律（角度、速率、加速度等）和重心位置、骨盆位置的变化规律，并绘制成曲线图；③动力学参数（kinetic gait parameters），研究引起运动的力的参数，如地面反作用力、关节力矩等；④肌电活动参数（electromyographic parameters），动态肌电分析（dynamic EMG analysis）可提供行走中肌肉活动的模式、肌肉活动开始与结束、肌肉在步行中的作用、肌肉收缩类型和体位相关的肌肉反应水平；⑤能量参数（energetic parameters）。

六、常见异常步态

步态需要神经系统与骨骼肌肉系统的精密调控与配合，由于其复杂性使得多种因素成为导致步行障碍的原因。异常步态本质上是人们为了保持行走能力所做出的调整和努力，通常表现为增加的能量消耗和异常应力对身体的作用。其常见病因包括疼痛、神经系统病变和骨骼肌肉系统病变等。

1. 步行周期不同时相的异常表现及可能原因见表 1-7-18。

2. 不同类型的异常步态

（1）足下垂：指摆动相踝关节背屈不足，可导致足廓清障碍，常出现代偿性的摆动相过度屈髋屈膝。常见病因为腓总神经麻痹造成的踝背屈肌无力或中枢神经系统疾病导致的小腿三头肌痉挛。合并足内翻肌痉挛时，称为"马蹄内翻足"。

（2）足内翻：指足着地部位为前外侧缘，可与足内收合并出现，常出现第 5 跖骨基底部疼痛，踝关节不稳，影响全身平衡。相关肌肉包括胫前肌、胫后肌、趾长屈肌、踇长屈肌、小腿三头肌及腓骨长肌等。

（3）足外翻：指步行时足向外侧倾斜，支撑相足内侧着地，常伴有足外展，常出现舟骨及第 1 跖骨疼痛，影响支撑相负重。相关肌肉包括腓骨长短肌、小腿三头肌及趾长屈肌等。

（4）膝强直：伸膝肌强直或膝关节外科手术固定后造成的膝关节伸直挛缩，表现为摆动相膝关节屈曲不能，需要代偿性的髋关节上提或骨盆旋转。

表 1-7-18　步行周期异常的可能原因

步行周期时相	异常步态表现	可能原因
支撑相早期(首次触地和承重反应)	矢状面异常:足跟着地但足背屈不足;全足着地;尖足	踝关节跖屈挛缩、腓肠肌/比目鱼肌痉挛、摆动相末期膝伸展不充分
	矢状面异常:负重时足拍地	胫前肌无力
	冠状面异常:足内翻(第1跖骨头抬离地面,只有足外侧缘接触地面)	足内翻肌痉挛、足外翻肌无力
	冠状面异常:足外翻(足内侧缘特别是第1跖骨头着地)	足内翻肌无力
支撑相中期	膝过伸	足跖屈肌挛缩或痉挛、股四头肌痉挛或无力
	膝关节屈曲	足跖屈肌力量不足、膝关节屈曲挛缩、腘绳肌过度活跃、疼痛
	髋关节过度屈曲	髋屈肌痉挛或挛缩、股四头肌无力的代偿、伸髋无力、疼痛
	躯干后倾	髋伸肌无力的代偿
	躯干侧倾(躯干向支撑腿倾斜)	髋外展肌无力的代偿
	对侧骨盆下降	髋外展肌无力、髋内收肌痉挛或挛缩
	剪刀步态(髋关节过度内收)	髋内收肌痉挛、外展肌无力
支撑相末期及摆动相前期	髋伸展不能	髋屈肌挛缩,髋伸肌无力
	足趾离地不充分	腓肠肌/比目鱼肌痉挛
	骨盆过度后旋	足跖屈肌无力、屈髋肌无力的代偿
摆动相早期	屈髋不充分	髋屈肌无力、摆动前期伸髋不足、深感觉下降
摆动相中期	膝屈曲不充分	股四头肌挛缩或痉挛、足跖屈肌痉挛或挛缩
	髋过度内收	髋屈肌无力的代偿,足过度内收可代偿髋屈肌无力,但引起摆动腿的过度内收
摆动相末期	膝伸展不充分	膝屈曲挛缩、腘绳肌过度活跃、屈肌运动模式

（5）膝过伸或膝反张:一般为代偿性改变,多见于支撑相中晚期,常见原因包括股四头肌痉挛或无力、小腿三头肌痉挛或挛缩。膝关节过伸导致躯干前屈,产生额外的膝关节向后力矩,增加了膝关节后方韧带及关节囊负荷,导致损伤和疼痛。

（6）膝塌陷:常见于小腿三头肌或股四头肌无力。在支撑相,小腿三头肌或股四头肌无力,致使胫骨过度前移,出现膝塌陷。为防止跪倒在地,患者往往以手固定膝关节来代偿。

（7）划圈步态:为中枢神经损伤常见的代偿模式,表现为摆动相髋关节上提、外旋及躯干侧屈。可能病因包括摆动相足下垂、膝屈曲困难、屈髋肌无力或伸髋肌痉挛等。

（8）剪刀步态:摆动相时髋内收,下肢交叉至对侧,步宽或足支撑面缩小,致使足廓清不足,平衡障碍甚至影响清理个人卫生及性生活。常见于髋内收肌痉挛。

（9）偏瘫步态:典型偏瘫步态表现为足尖着地或足拍地,支撑相足跟不着地伴膝过伸、髋屈曲;摆动相足下垂伴内翻,髋关节外展外旋,直膝划圈步行。

（10）臀大肌无力步态:臀大肌是主要的伸髋及脊柱稳定肌,主要影响髋关节在矢状面的活动。在支撑相臀大肌由离心收缩转为向心收缩,维持髋关节矢状面的稳定性。当臀大肌无力时,躯干代偿性后倾,将重力线转移到髋关节后方,减少对伸髋肌的要求,但这造成了步行时躯干前后摆动幅度增加,类似鹅行姿势,称为"鹅步"。

（11）臀中肌无力步态：臀中肌是主要的髋外展肌,主要影响髋关节在冠状面的运动,在单腿支撑相时限制对侧骨盆的下沉。臀中肌无力时,同侧髋关节过度内收,对侧骨盆过度下沉,患者躯干代偿性向支撑腿倾斜,使躯干转移到支撑腿上方,从而减少对髋外展肌的要求。一侧臀中肌无力出现的代偿模式称为代偿性特伦德伦堡（Trendelenburg）步态;两侧臀中肌无力的代偿模式出现步行时躯干左右摆动增加,类似鸭行,称为"鸭步"或蹒跚步态。

（12）共济失调步态：患者因躯干或髋膝踝关节协调障碍,无法保持步行平衡,故通过扩大步宽来增加支撑相稳定性;通过增加步频来控制躯干前冲;通过增加上肢的摆动来改善步行平衡;整体上表现为快速而不稳定的步态,又称"醉酒步态"。

（13）帕金森步态：帕金森病患者运动特点为肌强直、运动迟缓,表现为步行启动困难,启动后步频快、步幅小、重心前移、髋膝关节屈曲,称为"慌张步态"。

（14）减痛步态：显著特征是疼痛侧下肢步长和支撑时间的缩短,可能伴有同侧躯干的倾斜。

（王　强）

第九节　心肺功能评定

心肺功能（cardiorespiratory function）,也常被称为心肺耐力（cardiorespiratory fitness,CRF）,指身体在有氧代谢和心脏供血支持下进行大肌群、动态运动的最大能力。心肺功能反映了人体为了进行体力活动,从外界摄取氧气并运输至细胞内的线粒体运用的整体能力。因此,心肺功能的影响因素包括肺脏通气及弥散功能、心脏的收缩和舒张功能、通气-血流的匹配、外周血管的状态、血液内血红蛋白含量、外周肌肉组织中毛细血管密度、肌肉细胞内线粒体的密度以及对上述系统进行调节的神经内分泌系统等,任何系统的疾病都会影响心肺功能。心肺功能的强弱是人体整体健康状态的反应,心肺功能是全因死亡的重要预测因子,2016 年被美国心脏病协会（American Heart Association,AHA）誉为"第五生命体征",因此心肺功能的评定格外重要。

一、直接测量法

心肺运动试验（cardiopulmonary exercise testing,CPET）是伴有代谢测定的运动试验,是在一定功率负荷下通过气体分析仪测出摄氧量（VO_2）,同时测试二氧化碳排出量（VCO_2）等代谢指标、通气指标及心电图的变化的运动测试。CPET 可以直接测试人体的心肺功能的指标——最大摄氧量（VO_{2max}）,且试验客观、精准,是心肺功能测试的金标准。

1. **心肺运动试验的适应证**　心肺运动试验因为其检测指标多,且为动态检查,可以监测运动过程中参与外呼吸和内呼吸的各个器官系统的综合反应情况,因此应用范围广泛。在某些方面的应用已经建立起相应的规范,并仍在进一步拓展应用范围中。目前使用于相对比较成熟的领域,详见表 1-7-19。

2. **心肺运动试验的禁忌证**　一般来说,症状限制性的 CPET 是相对比较安全的,多项研究显示运动测试过程中不良事件发生率为 6/10 000~16/10 000（受试者人群及对不良事件的定义不同）,死亡率为 2/100 000~5/100 000,但仍需要严格筛选患者。2003 年美国胸科协会（ATS）/美国胸科医师协会（ACCP）规定的绝对禁忌证和相对禁忌证如表 1-7-20,随着 CPET 的广泛开展,目前有些绝对禁忌证已开始变成相对禁忌证,如急性心肌梗死。

3. **心肺运动试验的设备、环境及医务人员要求**

（1）设备：要有配套的运动设备（平板或踏车测力计）、心电监测仪、血压测量仪、脉搏血氧饱和度计、气体交换测定设备（容量测定仪、气流测定仪、气体分析器）、一次性材料（心电监护电极片、接口管、口水接收器、清洁材料等）、校准材料（标准气体瓶、校准设备）等。此外,还必需配置的复苏设备包括常规抢救用药及静脉注射装置、氧气筒和抽吸装置、气管内插管和喉镜、除颤器等。

表 1-7-19　心肺运动试验(CPET)的适应证

适应证	具体
运动不耐受的鉴别诊断	与静息心肺检查不符合的症状
	在心肺疾病并存时评估心肺病因所占的贡献
运动耐力的评估	
外科手术风险评估	肺癌手术切除
	肺减容手术
	腹部大手术
残障评估	
心血管疾病评估	
心力衰竭患者的功能评估和预后	
心脏移植的患者筛选	
心脏康复的运动处方制订和疗效评估	
呼吸系统疾病评估	慢性阻塞性肺疾病(COPD)患者的功能评估和预后
	间质性肺病患者的功能评估
	慢性肺血管疾病的功能评估
	肺囊性纤维化的功能评估
	运动诱发支气管痉挛的诊断
	肺康复的运动处方制订和疗效评估
损害/残疾的评估	

表 1-7-20　心肺运动试验(CPET)的禁忌证

禁忌证	具体
绝对禁忌证	急性心肌梗死(3~5天)
	不稳定型心绞痛
	未控制的有症状或引起血流动力学异常的心律失常
	晕厥
	活动性心内膜炎
	急性心肌炎或心包炎
	有症状的严重主动脉狭窄
	未控制的心力衰竭
	急性肺栓塞或肺梗死
	下肢血栓
	怀疑主动脉夹层
	未控制的哮喘
	肺水肿
	静息呼吸室内空气血氧饱和度低于85%
	呼吸衰竭
	可能会影响运动表现或运动后加重的非心肺疾病急性期(如感染、肾衰竭等)
	不能配合的精神疾病
相对禁忌证	左主干冠状动脉狭窄
	中度狭窄性瓣膜性心脏病
	未治疗的严重高血压(收缩压>200mmHg,舒张压>120mmHg)
	心动过速或心动过缓
	严重房室传导阻滞
	严重肺动脉高压
	晚期妊娠或复杂妊娠
	电解质紊乱
	影响运动表现的骨骼畸形

(2)环境:实验室要足够大,可以摆放下所需设备,并在紧急情况下便于出入,采光好,有温湿度控制,并配有醒目的主观努力评价表。

(3)医务人员:受过运动生理基础知识培训的医师,并参加过心血管急症处理培训学习,能熟悉运动过程中正常和异常反应,并能够认识或预防发生或者将要发生的突发事件。

4. 心肺运动试验的受试者准备

(1) 睡眠:上午受试者,受试前晚应保证充足的睡眠;下午受试者,最好能午休 1h 左右。

(2) 进食:受试者当日应吃早餐或午餐,受试前 1~2h 禁食;受试前安静休息 15min 以上。禁烟、禁酒及刺激性饮料(浓茶、咖啡等)3h 以上。

(3) 药物:根据试验的目的,决定是否停用有影响的药物,如 β 受体拮抗剂等。

(4) 衣物准备:受试者最好穿着宽松透气的棉质上衣,避免化纤及尼龙上衣。穿运动鞋。同时请备用一套内衣,运动后酌情及时更换,避免受凉。

5. 心肺运动试验的流程

(1) 仪器定标和系统质量验证:为保证系统能够正常工作,在仪器使用前需要进行流量传感器和气体分析器的定标。先进的仪器系统的定标过程已经完全自动化。流量传感器的定标过程是使用标准容积的定标筒(通常为 3L)对传感器进行标定(即用标准容积修正传感器的测量结果,得到容量定标系数)。气体分析器定标是使用含有已知浓度的氧和二氧化碳的标准混合气体,校正氧和二氧化碳分析器,具体方法:①一点定标法(使用 1 种定标气体);②两点定标法(使用 2 种不同浓度的定标气)。采用接近生理范围的气体进行两点定标,是保证气体分析器准确性的最好方法(通常为 26% 氧气,其余氮气;16% 氧气,4% 二氧化碳,其余氮气)。

现代的测试系统配备了系统测试质量验证手段,仅需使用标准容积的定标筒和一种标准定标气体(浓度通常为 16% 氧气,4% 二氧化碳,其余氮气),即可检测整个系统的工作状况。

(2) 运动方案的选择:根据试验的条件和目的的不同,可有许多种运动试验的方案。如以运动量分类的极量运动方案和次极量运动方案;按照运动时相分类有连续运动和间歇运动;按照运动器械分类的功率自行车和平板运动;按照运动功率改变方式有递增功率运动和恒定功率运动。递增功率运动是一种进行性多阶梯试验,功率以 1~6min 间隔增加。现在多推荐 1 分钟斜坡式递增(ramp)运动方式,能使运动更均匀。递增功率运动方式可以用来测量患者的最大运动能力。恒定功率运动以恒定功率进行运动,测定该功率下的心肺功能参数,常用于评价各种治疗或药物因素对运动能力的作用等。

运动方案应该根据受试者测试的目的施行个体化,适合的运动方案应该根据患者情况使其运动能够持续 6~12min。

(3) 运动终止的指征:为了评价患者最大心肺耐力的症状限制性运动测试,要严格按照运动试验的终止指征来进行,方能更加客观准确地评价患者的心肺功能。表 1-7-21 为终止运动试验的绝对和相对指征。

表 1-7-21 终止运动试验的指征

绝对指征	相对指征
工作负荷增加,收缩压从基线下降 >10mmHg,且伴有缺血的其他证据	工作负荷增加,无缺血的其他证据,但收缩压从基线下降 >10mmHg
中至重度的心绞痛、呼吸困难或乏力	ST 段或 QRS 的变化,如运动 ST 段压低(水平压低 >2mm 或下斜型压低)或显著电轴偏移
出现神经系统症状(如共济失调、眩晕或几近晕厥)	持续性室性心动过速以外的其他心律失常,如多灶性或连续 3 次的室性早搏、阵发性室上性心动过速、传导阻滞或缓慢心律失常
灌注不良征象(发绀或苍白)	乏力、气短、哮鸣、腿抽筋或跛行
监测 ECG 或收缩压技术困难	出现束支传导阻滞或室内传导延迟不能与室性心动过速鉴别时
患者表达出停止运动的愿望	出现胸痛
出现持续性室性心动过速	过度的高血压反应
在无诊断性 Q 波的导联上出现 ST 段抬高(≥1.0mm)(不包括 V_1 和 aVR)	RQ 大于 1.15

6. 心肺运动试验的主要指标及其正常值

（1）最大摄氧量（maximal oxygen uptake，VO_{2max}）：VO_{2max} 指机体在运动时所能摄取的最大的氧气量。在心肺运动测试时，随着功率负荷的增加，而摄氧量不再继续增加时达到的摄氧量平台即为 VO_{2max}，但很多人在心肺运动测试时，常因不能耐受，而很难达到摄氧量平台，故常用峰值摄氧量来代替 VO_{2max}。

（2）峰值摄氧量（peak oxygen uptake，VO_{2peak}）：VO_{2peak} 指递增运动测试过程中，运动终点时的摄氧量。VO_{2peak} 受很多因素如年龄、性别、体型、瘦体重、日常活动水平和运动类型等的影响。VO_{2peak} 常以"L/min"和"ml/（min·kg）"2 种形式表示。随着年龄增长，VO_{2peak} 会逐渐降低，女性通常比男性低。体力活动训练可使 VO_{2peak} 升高，测试时使用上肢功率车时测得的 VO_{2peak} 约为使用下肢功率车时的 70%，使用功率自行车时测得的 VO_{2peak} 约为平板运动时 VO_{2peak} 的 89%~95%。除使用峰值摄氧量的绝对值的定量判断以外，临床上还经常需要正常与否的定性判断，因此预计值的开发变得非常重要，但遗憾的是，目前尚未有中国人群的预计值公式。国际上最常用的使用功率自行车进行运动测试的预计值公式为美国的 Hansen/Wasserman 公式，具体见表 1-7-22。

表 1-7-22　国际上最常用的使用功率自行车进行运动测试的峰值摄氧量预计值公式

参考文献	国家	公式	
		成年男性	成年女性
Hansen 等人（Hansen/Wasserman 公式，2001）	美国	理想体重（kg）= 0.79×身高（cm）−60.7 如果实际体重等于或超过理想体重 VO_{2peak} = 0.033×身高 − 0.000 165×年龄×身高 − 1.963 + 0.006×体重（实际−理想） 如果实际体重低于理想体重 VO_{2peak} = 0.033 7×身高 − 0.000 165×年龄×身高 − 1.963 + 0.014×体重（实际−理想） （年龄低于 30 岁的成年人，年龄按 30 岁计算）	理想体重（kg）= 0.65×身高（cm）−42.8 VO_{2peak} = 0.001 × 身高 ×（14.783 − 0.11×年龄）+ 0.006×体重（实际−理想） （年龄低于 30 岁的成年人，年龄按 30 岁计算）

注：测量单位 VO_{2peak}，L/min；身高，cm；体重，kg；年龄，岁。

运动测试报告中 VO_{2peak} 的值应当包括至少 20~30s 的数据，不应使用单口呼吸的数据或者少于 10s 的数据，如果停止运动后的 VO_2 是增长的，那么峰值运动后的 1~2 口的呼吸也应该被包括进去。这些预计值公式是从久坐生活方式人群中获得的，对于运动员和日常有较剧烈活动的个体，应该期待更高的值。对于体力活动水平较高的社会，推荐的预计值可能太低；对于体力活动水平太低的社会，推荐的预计值可能有点太高。对于久坐生活方式人群，所处海拔高度在 1 600m 时，峰值摄氧量会降低大约 5%；海拔高度在 3 200m 时，峰值摄氧量会降低 15%~20%。给予健康人群药物可能会降低峰值摄氧量，高剂量的 β 受体拮抗剂可能会有这个作用。比较 2 个或多个群体的预计值推算公式是比较明智的，尤其是在身高、体重、年龄等处于极端值的情况下。综合多个因素考虑，正常值的下限应该不小于参考群体预计值的 75%。西方社会推荐使用 Hansen/Wasserman 公式。

（3）无氧阈（anaerobic threshold，AT）：无氧阈是体内的能量供应中无氧代谢比例突然增高，血中乳酸水平开始升高时的摄氧量。AT 可以通过 V-slope 法进行确定。多数研究显示 AT 时的摄氧量不应该低于峰值摄氧量预计值的 40%。随着年龄增长，AT 时摄氧量的预计值与峰值摄氧量预计值的比例逐渐升高，在老年人中几乎等于 1。与峰值摄氧量不同，锻炼可以明显改善无氧阈，因此在非运动员中，不同运动方式对 AT 时摄氧量与峰值摄氧量比例的影响不大。而在运动员中，进行他擅长的运动时，这一比值会明显增高。

（4）峰值心率（peak heart rate，peak HR）和心率储备（heart rate reserve，HRR）：所有研究都显示随着年龄的增加，峰值心率降低。成人最常用的 2 个公式：①220−年龄；②210−0.65×年龄。标准差为 10 次/min。健康强壮者与公式的符合率更好。静坐生活方式者峰值心率要稍低。北欧儿童的峰值心率为 205 次/min，而北美儿童为 187 次/min。

（5）峰值氧脉搏（peak oxygen pulse，VO_2/HR）：对于特定的某个人，其运动中的 VO_2 与心率的关系是固定的。它的值与每搏输出量和动静脉氧差相关。每个人的峰值氧脉搏的预计值与他的年龄、性别、体型、强壮程度和血红蛋白浓度相关。功率车上的峰值氧脉搏从 5ml 到 17ml 不等。峰值氧脉搏的预计值 = 峰值摄氧量的预计值/心率的预计值。分析时，氧脉搏的变化形式和氧脉搏的绝对值都应该考虑，使用 β 受体拮抗剂可升高氧脉搏的绝对值。

（6）摄氧量和功率的关系（$\Delta VO_2/\Delta WR$）：当进行递增功率测试时，与功率的增加相比，摄氧量的线性增加常滞后 $0.5 \sim 0.75s$，因此，$\Delta O_2/\Delta WR$ 的公式为：

$$\Delta VO_2/\Delta WR = (峰值 VO_2 - 无复合 VO_2)/[(T-0.75) \times S]$$

式中 T 表示为递增运动的时间，S 指功率增量的斜率 W/min。对于递增功率持续时间在 $6 \sim 12min$ 的踏车测试，静坐方式健康成人的 $\Delta VO_2/\Delta WR$ 为 10.0，标准差（SD）为 1.0，正常下限为 8.4。

（7）分钟通气量（ventilation，VE）和呼吸储备（breathing reserve，BR）：最大运动时的分钟通气量与下肢运动（功率车、平板、跑步）时类似，但上肢功率车稍小。最大通气量（maximal voluntary ventilation，MVV）是以最快呼吸频率和尽可能深的呼吸幅度最大自主努力重复呼吸 1min 所取得的通气量。可以在静息时直接测试，也可以使用 $FEV_1 \times 40$ 来间接推测 MVV。呼吸储备 = MVV - 运动中最大的 VE（$20 \sim 30s$ 的平均值）。呼吸储备 ≤10% 的间接测量的 MVV 或者 ≤11L/min，提示运动中呼吸受限。

（8）潮气量（tidal volume，VT）和呼吸频率（breathing frequency，BF）：运动中的潮气量通常不会超过深吸气量（IC）容量的 70%，高比例通常发生于间质性肺病的患者。运动中呼吸频率通常不会高于 50 次/min，除非发生于经过训练的运动员或间质性肺病患者。

（9）潮气末二氧化碳（end-tidal CO_2）：正常情况下，潮气末二氧化碳分压（$PETCO_2$），从静息到中度活动时增高几个 mmHg，在 AT 和 VCP（通气补偿点）之间达峰。随后，因为呼吸代偿而下降。在通气受限的个体中，AT 后的肺泡内、动脉血和 $PETCO_2$ 稳定或上升。

（10）通气有效性 VE/CO_2 和 VE/O_2：因为通气量与 CO_2 的产生量关系更密切，因此通气的有效性用 VE/CO_2 来表示。实际上通气的有效性可以通过测量 AT 和 VCP 之间的 VE/CO_2 来决定，因为这段时间内的 VE/CO_2 变化最小。在 AT 或 VCP 时测得的值都可使用，两者很相近。VCO_2、VO_2、VE 应该在同一个时间段同时测量。VE/VCO_2 斜率应该从静息时或者是运动一开始时计算至通气补偿点（VCP）。VE/VCO_2 预计值公式为：

$$VE/VCO_2 = 34.4 - 0.072\ 3 \times 身高(cm) + 0.082 \times 年龄(岁)$$

（11）动脉、潮气末二氧化碳分压（$PaCO_2$、$PETCO_2$）：静息时 $PETCO_2$、$PaCO_2$ 的值与焦虑、恐惧和训练有关系，紧张者经常容易过度通气，尤其是使用咬嘴呼吸或者等待开始运动的信号时。在比较紧张的个体中，从静息至中等强度运动，$PaCO_2$ 会升高，因为生理机制逐渐抑制了精神因素；而在相对放松的个体中，$PaCO_2$ 的值在静息至轻中度活动时是相对稳定的。成年男人在平面水平进行运动时的正常值为：$PaCO_2$ 在静息时为 $36 \sim 42mmHg$，在轻到中度运动时稳定或轻度升高，在重度运动时降低；$PETCO_2$ 在静息时为 $36 \sim 42mmHg$，在轻到中度运动时升高 $3 \sim 8mmHg$，在重度运动时降低；运动过程中，$PECO_2$ 和 $PETCO_2$ 的绝对值的变化有助于鉴别 COPD、动脉型肺动脉高压（PAH）、左心室衰竭（LVF）。

（12）动脉、潮气末氧分压（PaO_2、$PETO_2$）和血氧饱和度（SpO_2）：静息时 PaO_2 与年龄、身体姿势、营养状态相关，在年龄增长、卧位、肥胖、禁食时会降低。但总体上，海平面高度下，坐位时不应该低于 80mmHg。正常人运动一开始时，PaO_2 会出现一过性下降（原因是 VE 的增长比 VO_2 的增长慢），之后又恢复到静息水平，至重度活动时轻度升高。$PETO_2$ 静息时高于 90mmHg，轻中度活动时略下降，重度活动时增加。静息至最大运动量，$PETO_2$ 通常增加 $10 \sim 30mmHg$。SpO_2 静息时高于 95%，运动时下降不超过 2%。

二、间接评估法

1. 心电运动试验（ECG exercise testing）　常称为运动心电图负荷试验，是通过逐步增加运动负荷,以心电图为主要检测手段,通过试验前、中、后受试者心电图和症状以及体征的反应来判断心肺功能。常用于辅助诊断冠心病,或进行呼吸困难和胸闷的鉴别诊断、心律失常的性质鉴定等。也可以进行极量运动测试,虽然不能直接测定最大摄氧量,但是可以通过达到最大运动的时间、最大运动时的速度、运动级别等,来推算最大摄氧量。

（1）适应证:不典型胸痛或可疑冠心病的鉴别诊断;冠心病高危患者的筛查;冠心病药物、介入、手术治疗前后的评价;陈旧性心肌梗死患者非梗死部位心肌缺血的监测。

（2）禁忌证:与心肺运动试验类似。

（3）所需设备、环境、医务人员:除不需要气体分析设备和定标气体外,其他要求基本同心肺运动方案。

（4）运动方案选择:与心肺运动试验相似,使用平板运动更多,常使用:①Bruce 方案或改良 Bruce 方案。应用最广泛,同时增加速度和坡度来增加运动强度。②Naughton 方案。运动起始负荷低,每级负荷增量均为安静代谢量的 1 倍。③Balke 方案。速度固定,依靠增加坡度来增加运动负荷。④STEEP 方案。通过增加速度或坡度来实现,但不同时增加速度和坡度。除平板运动外,也会使用踏车运动或手摇车运动等其他运动形式。

（5）推测最大摄氧量:可根据心电运动试验中达到最大运动的时间、最大运动时的速度、运动级别等,来推算最大摄氧量。不同的试验方案对应有不同的计算公式,但有些公式未经临床研究验证,此处列举在 1998 年经 Kaminsky 等在 380 名男性和 318 名女性中使用 Brucer 方案进行验证过的公式,具体为峰值摄氧量（VO_{2peak}）= 3.9×时间（min）-7。

需要注意的是,在使用心电运动试验推测最大摄氧量时,尽量不要允许患者在运动过程中使用扶手,或者仅允许患者将手轻扶于扶手,但不能用力紧握,因为允许患者使用扶手(在为了诊断冠心病的心电运动试验中,为了提高阳性率,常允许患者这么做),可能会延长患者运动的时间,高估患者的最大摄氧量。尽管可以用心电运动试验来推测最大摄氧量,但是需要注意的是,这与实际测量值常有出入,尤其是在运动方案选择不合适时,误差往往更大。

2. 其他常用运动测试 在临床中,常因为缺乏相应的设备或专业人员,或者患者严重虚弱等,不能进行心肺运动试验或心电负荷试验时,还可以进行一些运动测试。如定时间的 6 分钟步行试验、12 分钟步行试验;定距离的 400 米步行测试、200 米步行测试;以及要求患者逐渐增加步行速度的往返递增试验等。

（1）6 分钟步行试验（6 minutes walk test,6MWT）和 12 分钟步行试验（12 minutes walk test,12MWT）:①6 分钟步行试验,顾名思义是测定在 6min 时间内受试者可步行的距离。主要用来评价机体的功能状态,用以评价治疗的效果、预测死亡的危险性、评价手术治疗的预后等。优点是需用的设备少、结果重复性好,测试结果与最大运动试验的峰值摄氧量具有相关性。6 分钟步行试验适用于中重度心肺功能受损的患者,因为轻度功能受损时步行距离不受限制。②12 分钟步行试验:是测定在 12min 时间内受试者可步行的距离。常用于军队或学校心肺功能的评估,和 6 分钟步行试验一样能够预测峰值摄氧量。

自定速度的 6 分钟步行试验,受试者自己选择运动强度并且允许试验过程中停止行走和休息,因此不能达到最大运动量,而且它仅能给予一个总的步行距离,因此它仅作为心肺运动试验的补充而不是替代。

6MWT 的影响因素很多,由试验过程本身导致的差异应该尽量控制,因此规范化操作非常重要。在长 30m 的步道上,每 3m 做出一个标记。折返点上放置圆锥形路标(如橙色的圆锥形交通路标)作为标记。在地上用色彩鲜艳的条带标出起点线。起点线代表起始点,也代表往返一次的终点。患者穿着舒适,穿适于行走的鞋,携带其日常步行辅助工具(如手杖等),患者应继续应用自身常规服用的药物(要记录),如果日常活动时需要吸氧的患者,测试中应准备吸氧设备。试验开始前 2h 内应避免剧烈活动,不要进行热身。进行 6MWT 的技术员应该接受标准方案的培训,试验过程中只能使用标准的鼓励用语。记录患者步行的总距离,以米（m）为单位计算,记录患者运动前后的脉搏、血氧饱和度(选用)、血压、博格(Borg)呼吸困难及疲劳程度评分。操作者应熟练掌握心肺复苏技术,能够对紧急事件迅速作出反应,出现以下情况考虑中止试验:①胸痛;②不能耐受的喘憋;③步态不稳;④大汗;⑤面色苍白。

6MWT 的正常预计值：

男性：757×身高（m）-5.02×年龄（岁）-1.76×体重（kg）-309

女性：211×身高（m）-5.78×年龄（岁）-2.29×体重（kg）+667

（2）递增往返步行试验（incremental shuttle walk test, ISWT）：总体与 6MWT 相似，但它使用录音带的声音信号，调节患者在 10m 的路程上来回步行的速度。步行速度每分钟都会提高，当患者不能在要求的时间内到达折返地点时，试验就结束了。这种运动过程与症状限制的最大渐增运动负荷试验相似。优点是与 6MWT 相比，它与峰值摄氧量的相关性更好。其缺点包括应用范围小和具有更大潜在的安全风险。

（3）400 米步行测试：测定患者完成 400m 距离步行的时间。设置长度为 20m 的步道，每 1m 做标记，让患者尽量快速地完成 10 圈（共 400m），但步速要平稳。测试开始前患者可进行步行 2min 的热身，并于休息 60s 后再进行测试。测试期间操作者可进行口头鼓励，完成测试后进行测试，记录测试前后患者的脉搏、血氧饱和度（选用）、血压、Borg 呼吸困难及疲劳程度评分等指标。安全措施和试验终止指征与 6 分钟步行试验大致相同。优点是与 6MWT 相比，设定了具体的里程目标，因此，患者更有动力完成测试。与 6MWT 相比，在本测试中，70~78 岁年龄段的受试者的步行速度提升 20%。

3. **非运动性预测公式**　根据既往研究的结果，通过个体的部分参数，在不进行运动测试的情况下，推测个体的心肺功能，常用于流行病学筛查研究或普通医师在临床中使用。最早的非运动性心肺功能预测公式是 1990 年由 Jackson 等制订的，通过个体的年龄、性别、体质量指数（body mass index, BMI）或者体脂百分比（% 脂肪），以及自我报告的体力活动来计算。公式为：

50.513+1.589（PAR 0~7）-0.289×年龄（岁）+5.863×性别（男性=1，女性=0）-0.552（% 脂肪）

或 56.363+1.92（PAR 0~7）-0.381×年龄（岁）+10.987×性别（男性=1，女性=0）-0.754（BMI）

注：PAR 为自我报告的体力活动，根据体力活动情况分为 0~7 分。

该公式是在测试 1 393 位男性和 150 位女性美国国家航空航天局/约翰逊航天中心的雇员后获得的，人群年龄为 20~70 岁。标准估计误差（standard error of estimate, SEE）分别为 5.35（体脂比）和 5.70（BMI），R^2 分别为 0.66（体脂比）和 0.62（BMI）。这个公式后来在几个独立的样本中进行了交叉验证，并可以用来预测疾病的结局。

2004 年一篇系统性综述评价了 13 个非运动性心肺功能预测公式，这些公式都使用横断面研究的数据，如年龄、性别、体重（或体重指数、体脂比、腰围）、体力活动/运动/训练（自我报告或测量）、吸烟、静息心率等来预测心肺功能。之后仍有研究继续开发类似的公式。但这些公式都有一些缺陷，在公式预测的上限或下限状态的患者中，常常会低估或高估被预测者的心肺功能的数值，因此在患者群体中不推荐使用公式代替客观检查。

（陈丽霞）

第十节　电诊断学评定

一、概述

（一）电诊断与电诊断医学

电诊断（electrodiagnosis）是指对来自中枢和周围神经系统、自主神经系统以及肌肉的生物电位进行记录和分析的科学方法。而电诊断医学（electrodiagnostic medicine）则是指临床医师综合运用病史询问、体检所获信息以及通过记录与分析神经系统和肌肉电位活动所获得的科学数据，对中枢和周围神经、自主神经、神经肌肉接头以及肌肉疾病进行诊断与治疗的特定的医学实践领域。电诊断是物理医学与康复医学的重要组成部分，是康复医师必备的技能之一。

电诊断学检查（electrodiagnostic testing）是临床诊断过程的延伸，主要目的是协助确定神经肌肉系统疾病的有无及类型,并就病变的部位、严重程度、时间进程、病理生理学特征等提供相关信息,为诊断疾病、判断预后及制订治疗方案提供参考。

电诊断学检查涉及多个临床学科,其中包括神经科、神经外科、康复科、骨科、麻醉科等。因此从事该项检测工作的人员可来自不同学科,但都必须至少具备以下几个基本条件:①熟知神经肌肉系统的大体解剖知识,包括感觉与运动的神经支配模式、神经的走行和肌肉的表面解剖与动作等,并且熟悉神经肌肉生理学;②熟知影响神经肌肉系统的各种疾病,并能胜任神经肌肉系统的临床检查,这对于界定电诊断学评定所需弄清的问题具有决定性意义,同时也是选用合适的电诊断学评定方法的必备条件;③熟悉各种电诊断学评定方法并有足够的实际工作经验,熟悉各种技术的应用范围、局限性和可能产生的误差;④能利用临床检查和电诊断学检查资料对疾病进行分析,以便确定疾病诊断及其具体的病因;⑤对使用的仪器及与之相关的知识有足够的了解。

（二）神经生理学

神经系统是机体的主要功能调节系统,全面调节着体内各个器官及各种生理活动过程,以使机体适应其内、外环境的变化,维持生命活动的正常进行。

人体躯体神经系统通过分布于头面部、躯干与四肢的感受器感受来自皮肤、关节、肌肉肌腱等的痛温觉、运动和位置等方面的变化信号,并转换为神经冲动经由感觉神经传入脊髓和大脑;大脑对外界刺激产生反应并以神经电信号形式发出,并经由脊髓传送至周围神经系统,再沿周围神经达突触间隙释放乙酰胆碱而跨过突触间隙,导致肌肉兴奋放电并收缩而发生运动性反应。电诊断学检查中直接向受检者躯体感觉或运动神经施加电流刺激,或者让患者按要求随意收缩受检肌肉,并采用仪器测量其神经肌肉系统在这一过程中的电反应,从而确定机体神经肌肉系统功能状态。通过电诊断检查,可以了解机体有无损伤,以及损伤的部位、程度、时间进程和预后,在某些情况下甚至可以通过电诊断学检查确定患者具体的疾病诊断。

（三）病史询问、体格检查及患者准备

电诊断学检查与所有其他医学检查一样,只是临床诊断过程的延伸。因此必须强调,电诊断学检查也应始于病史询问和体格检查。通过病史询问,可了解患者的主诉症状及相关信息,为体格检查提供线索。体格检查依据病史询问所获信息而展开,可非常局限也可是全身性的,主要包括一般检查以及具有高度针对性的肌肉骨骼系统和神经系统检查等。通过以上步骤,可明了以下基本信息:①患者有哪些症状?持续了多久?②有无相关的既往病史(如糖尿病、化疗史等)?③患者有无肌肉无力?无力部位在哪里?有多严重?④患者有无肌肉萎缩?⑤患者肌张力情况如何(正常、降低或增高)?⑥患者有无反射改变(正常、减弱或增强)?⑦有无感觉异常?是哪种感觉受到影响(温度、疼痛、振动觉等)?分布情况如何?等等。以此为基础,可初步建立鉴别诊断,并据以制订电诊断学检查计划,包括确定检查的部位(神经和肌肉)、具体的电诊断学技术、各项检查的先后顺序等,从而使得电诊断学检查具有目的性和方向性。

在正式开始电诊断学检查之前,应首先向患者简要说明所要检查的内容,告知可能会引起的不适以及大致需要多长时间,以消除患者疑虑,使之能够很好地进行合作。

（四）常用的电诊断学评定方法

电诊断医学历经多年的发展,已发展成为一门相对成熟的学科。多种检查方法已得到开发和建立,近年也有一些新的方法在不断地被开发应用。总体而言,可将常用的电诊断学方法分为以下几类:

1. **神经传导检查（nerve conduction study，NCS）** 主要有:①运动神经传导检查;②感觉神经传导检查;③混合神经传导检查;④迟发反应检查(late responses),包括 H 反射、F 波检查;⑤瞬目反射检查(blink reflex);⑥重复神经刺激检查法(repetitive nerve stimulation,RNS)。

2. **肌电图检查（electromyography，EMG）** EMG 指对针电极插入肌肉时、肌肉放松时和肌肉自主收缩时肌肉的电活动进行记录和研究。

3. **诱发电位检查** 包括体感诱发电位(SEP)、脑干听觉诱发电位(BAEP)、视觉诱发电位(VEP)、运动诱发电位(MEP)、事件相关电位(ERP)等检查方法。

（五）电诊断学诊断仪器

电诊断学仪器的基本部件包括刺激器、电极、放大器、示波器、扬声器和数据存储器。大多具备多项检测功能,只要配备相应的软件和检查用配件,即可进行各种电诊断学评定。

1. **刺激器** 用于产生各种刺激,作用于人体的不同部位,使之产生相应的反应和电活动。在肌电图与神经传导研究中通常使用电刺激,而在 BAEP 和 VEP 检查时则分别使用声音和视觉刺激。

2. **电极** 有表面电极和针电极两大类。表面电极通常用于神经传导检查中,作为刺激电极和记录电极,也可在单极针电极肌电图中用作参考电极,接地电极也是表面电极。针电极用于肌电图检查之用,常用的有 4 种:①同芯针电极;②单极针电极;③单纤维针电极;④宏电极。各种电极特性与用途各不相同,适用范围亦有差异。

3. **放大器** 由前置放大器和放大器两部分组成,可对检测到的生物电信号进行放大。其重要参数有:①频率响应范围;②差分放大与共模抑制比;③输入阻抗;④噪声水平。

4. **示波器** 用于显示电信号,以便检查者肉眼观察电位的形态,并测量其波幅和时限。

5. **扬声器** 可以声音的形式显示所检测到的生物电信号。在肌电检查中,正常的运动单位电位及各种异常电位各有其特征性的声音,可资确认和鉴别。

6. **数据存储器** 储存患者及检查者信息及相应的各种检查数据。

二、神经传导检查

(一)刺激与反应

神经传导检查(nerve conduction study,NCS)因其无创性和患者良好的耐受性,特别是可为针电极肌电图检查提供参考,因此通常是电诊断学检查中首先进行的项目。NCS 对了解周围神经通路结构及其功能完好性具有重要作用,具体检查神经的选择,取决于患者症状与体征的分布情况以及据此所提出的鉴别诊断。其包括 2 个主要环节:①于受检神经的某一点位给予刺激;②在该神经的另一部位或其支配的骨骼肌上记录所产生的反应。

1. **神经电刺激** 在进行神经刺激时,注意掌握以下原则。

(1)正确置放阴极和阳极:由置于神经上的阴极和阳极 2 个电极实施刺激,应将阴极朝向记录部位,以避免阳极的传导阻滞。标记刺激电极阴极所在位点,以便计算传导速度时能准确测量受检神经节段的长度。但需注意的是,在做 F 波和 H 反射检查时,阴极应朝向近心端。

(2)使用超强刺激:通常采用方波脉冲进行刺激。以时限为 0.1~0.5ms、强度为 10~40mA 的表面刺激足以充分兴奋正常神经。病损神经由于其兴奋性下降,可能需要增大刺激脉冲时限(可达 2ms)和提高刺激强度(40~50mA)。

刚能引出神经反应的刺激强度为阈刺激(threshold stimulus),但其不足以使受检神经中的全部轴突兴奋。能使受检神经中所有轴突兴奋,且在此基础上进一步增强刺激并不能使诱发的神经反应进一步增大的刺激为最大刺激(maximal stimulus)。作为一种原则性规定,在神经传导检查中为了确保使受检神经中的所有轴突均被兴奋,且结果稳定并可重复,必须采用超强刺激(supramaximal stimulation),即在最大刺激的基础上,再将刺激强度增加 20%~25%。这是神经传导检查的一个基本原则。但也应注意勿使刺激过度,以免造成刺激扩散导致测量不准,同时导致患者疼痛。

(3)确保刺激处于最佳部位:这是确保超强刺激而又避免过度刺激和导致患者疼痛的必要措施。具体做法是根据解剖标志将刺激电极放置于神经走行处,缓慢增加刺激强度至记录到中等大小的电位;保持该刺激强度,向内、外侧平行移动刺激电极,找出能引出最高反应的位置,即为最靠近神经的部位和最佳刺激点。

2. **肌肉和神经电位的记录**

(1)记录电极:运动传导检查中,一般采用表面电极记录,因其记录范围比针电极大得多,能够更好地记录到所有放电的运动单位参与组成的复合性肌肉动作电位。感觉神经动作电位也可用表面电极很好地进行记录。在以逆向记录方法做感觉神经传导检查时,常采用环状电极近端和远端的指/趾间关节来记录。

(2)平均技术:记录复合肌肉动作电位(compound muscle action potential,CMAP)和感觉神经动作电位(sensory nerve,action potential,SNAP)一般不需用平均技术,但在有肌肉明显萎缩时或感觉神经电位病理性减小时,平均技术有助于清晰显示其动作电位。

（二）影响神经传导的有关因素

1. 生理学因素

（1）温度：温度下降时，神经传导速度将减慢。有研究表明，体表温度每下降1℃，神经传导速度下降2.4m/s。同时温度下降还可使动作电位的潜伏期、波宽和波幅均增大。

（2）年龄：新生儿神经传导速度约为成人的50%，在4岁时可达成人值并保持相对稳定直至60岁，此后以大约每10年1.5%的速率下降。感觉神经传导速度下降的幅度要比相应的运动神经传导速度下降快。

（3）性别：女性比男性有更高的振幅和更快的传导速度。传导速度较快可能与女性身高较矮有关，但对于振幅为什么较高，目前还不清楚。

（4）身高：身高与神经传导速度呈负相关。身高较高者，末端传导速度在一定范围内的减慢属正常现象。

2. 技术因素

（1）身体体质：神经反应振幅同神经与记录电极之间的距离直接相关。肢体水肿的患者，检查中可能会出现振幅低或感觉反应缺如，应注意避免误认为是病理性的。此时，增加刺激脉冲的时限或加大刺激电极之间的间隔可增强电流的穿透性，可改善所记录到的反应。

（2）记录电极放置：当使用肌腹-肌腱技术进行常规运动神经传导检查时，若几处刺激引出的CMAP前均有一个初始正波或下陷，表明电极可能未放置在肌腹上。此时应调整记录电极的位置，直到正波消失或最小化。

（3）亚最大/超最大刺激：超最大神经刺激对高质量的NCS是至关重要的，因为这将使所有神经纤维同步激活和有助于精确的波形分析。常规NCS中，随着更多的神经纤维被激活，刺激强度的逐渐增加会导致SNAP或CMAP振幅相应的升高，直到神经受到超强刺激。在较小程度的刺激上，潜伏期也随着刺激强度的增加而缩短。亚最大刺激可导致振幅假性降低和潜伏期的轻度延长。而将刺激强度增加到超过最大强度，或将刺激电极从神经上滑脱，会导致电流扩散到邻近的神经干，影响波形构型和振幅。

（4）神经解剖变异（nerve anomalies）：异常神经支配是一种解剖学上的变异，可导致波形异常，若不能识别，就会被误认为是病理性的。最常见的神经异常是马丁-格鲁伯吻合（Martin-Gruber anastomosis，MGA），可见于15%~30%的患者。在MGA中，本来参与尺神经支配手部肌肉的神经纤维在臂丛水平进入正中神经干下行，至前臂处交叉跨越进入尺神经干。如果交叉纤维支配小指展肌，则常规尺神经传导检查显示腕部刺激尺神经所获CMAP较肘部刺激高，因为交叉进入尺神经的纤维是在腕部受到刺激，而不是在肘部。此模式可被误解为沿肘部尺神经纤维的病理性传导阻滞。同时在肘部和腕部刺激正中神经并在小指展肌进行记录，可协助确认MGA存在，排除肘部尺神经病变。

（5）其他：其他技术性误差来源包括测量误差（导致潜伏期测量和传导速度计算不准确）、阴极-阳极逆转（致使传导速度正常情形下波幅降低、潜伏期延长）、滤波器设置不当（导致波幅和潜伏期变化）、过量刺激（导致刺激伪迹增大、相邻神经同时受到刺激、因电流扩散至刺激点远端而使潜伏期缩短）等。

（三）运动神经传导检查

运动神经传导检查通过在运动神经干给予刺激，并在其支配的相应肌肉上记录其电位活动而进行检查，检查中所记录的电位为复合肌肉动作电位（compoud muscle action potential，CMAP），又称为M波。检查具体方法如下。

1. 患者体位　取舒适放松体位，坐、卧均可。

2. EMG仪器工作条件设置　包括滤波频率范围（10~10 000Hz）、扫描速度（2~5ms/cm）和灵敏度（1~5mV/cm）。

3. 电极及其置放　通常采用表面电极，但在刺激深部神经（如脊神经根或坐骨神经）或从深部肌肉（如股二头肌）进行记录时，可采用针电极。

（1）记录电极：采用肌腹-肌腱法，即主电极置于受检神经所支配的远端靶肌肉的肌腹上，参考电极则置于靶肌远端的肌腱上。

（2）刺激电极：置于受检神经干的体表，阴、阳极的置放以阴极距记录电极较近，阳极距记录电极较远为原则。

（3）接地电极：使用表面电极，置于刺激电极与记录电极之间，但靠近记录电极（图1-7-1）。

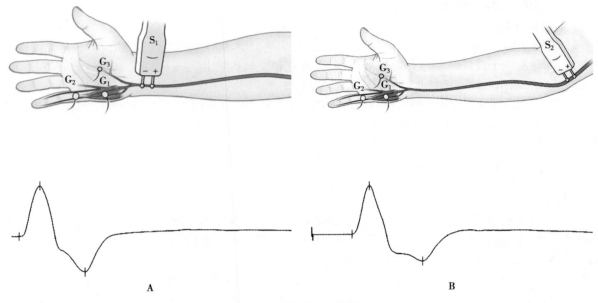

图 1-7-1 运动神经传导检查
A. 腕部检查；B. 肘部检查。

4. M 波/CMAP 的分析参数 通过对 M 波参数的测量与计算,结合对电位形状的观察,可了解所测神经的传导功能状况。

(1) 潜伏期(latency):是从刺激开始处至反应出现时所经过的时间,代表速度最快的运动纤维传导所需的时间。

(2) 波幅(amplitude):可为峰-峰值,亦可仅测量负波的波幅,反映被兴奋的神经纤维的数量及其传导的同步性。其变异范围较大,不如潜伏期可靠。

(3) 波宽(duration):也称为时限,是指电位首次从基线偏转到最终回到基线所经历的时间。其反映产生动作电位的神经纤维的数量和传导的同步性,当同步性较差时,将会出现波幅下降和波宽增大,且有波形失真。

(4) 传导速度(conduction velocity,CV):是所测量的神经节段的长度除以潜伏期所得到的计算值。在运动神经中,由于冲动在传导的过程中要经由神经-肌肉接头和肌纤维才能到达记录电极,所以不能仅以一点刺激获得的潜伏期来计算运动神经传导速度,而应在神经干的 2 个点位进行刺激,获得 2 个潜伏期,再量出这两点的距离并除以 2 个潜伏期的差值,即可计算得出 2 个刺激点间的这一段运动神经的传导速度。

(5) 检查中的注意事项:①刺激强度必须是超强的,以确保所有的神经纤维均被兴奋;②记录主电极必须准确地置放于肌腹的运动点上,参考电极置于该肌肌腱上,此时记录的 M 波呈典型的先负后正双相波。如果记录的 M 波呈先正后负形态或虽先负后正,但负相波波峰处有一凹陷,则说明记录主电极位置不准确,须进行调整;③放大器的放大倍数要恰当,在低放大倍数时,因 M 波的偏转不陡峭,使得其起始处不太清晰,影响潜伏期的准确确定。

(四)感觉神经传导检查

感觉异常经常是许多周围性神经疾病患者的首发症状或是主要表现,因此对感觉神经传导的检查常具有重要的诊断价值。

感觉神经传导检查与运动神经传导检查的不同之处在于其不涉及神经-肌肉接头和肌肉,因而只需在神经的某一点位给予刺激,在另一点进行记录即可。对感觉神经或混合神经(四肢神经通常是运动与感觉纤维并存,极少例外)的刺激也会产生双向传导的动作电位,可在沿神经走行其他可及点位记录和测量。所记录到的电位称之为感觉神经动作电位（sensory nerve action potential，SNAP）是受检神经中所有感觉纤维动作电位总和而成的一种复合性电位。可采用顺向法（orthodromic recording）或逆向法（antidromic recording）进行检测。前者是在手指或脚趾端或皮肤进行刺激，在相应的神经干进行记录；后者则是刺激神经干，在远端的手指或脚趾皮肤处进行记录。研究表明，顺向与逆向感觉传导速度无显著差异，两者所得结果相似。

当对混合神经进行刺激时，感觉纤维和运动纤维都将产生去极化，但一般来说，直径更大、髓鞘更厚和传导更快的感觉纤维是记录电位的主要成分。因此，通常可将混合神经传导与纯感觉神经传导视为同一类别而对待，虽然历史上也曾将其分开考虑。如前所述，小的神经纤维具有较高的刺激阈值，对表面记录的 SNAP 不会产生有意义的贡献。因此，常规的感觉传导检查主要评估大的感觉纤维。

在检查中需考虑的方法学因素有：①要使用超强刺激；②记录主电极与参考电极间要相距 3~4cm，且前者距刺激电极阴极距离应为 10~15cm。记录电极与刺激电极之间距离过大，会使 SNAP 的离散度增大，使原本较小的 SNAP 的波幅更小，而距离过小则会增加距离测量的误差；③SNAP 波幅一般较小，易受干扰，较难记录，故常采用信号平均技术进行叠加和消除干扰。同时还应注意操作中的细节问题，如让患者放松以避免肌肉活动的干扰，关闭日光灯和拔掉不需要的导线以消除电噪声干扰等。

1. **起始潜伏期（onset latency）**　起始潜伏期是从刺激到 SNAP 的基线初始偏转之间的时间。代表受检神经中最大皮肤感觉纤维从刺激部位到记录电极之间的兴奋传导时间。

2. **峰潜伏期（peak latency）**　峰潜伏期在第 1 个负峰的顶点处测量。尽管以峰潜伏期为代表的感觉纤维群体还不清楚（与起病潜伏期相反，起始潜伏期代表传导最快的纤维），但测量峰潜伏期有几个优点，如峰潜伏期可以直接确定，几乎没有个体间的差异。相反，起始潜伏期可能被噪声或刺激伪影所掩盖，使其难以准确确定。此外，对于某些电位，特别是小电位，可能很难确定偏离基线的准确点（图 1-7-2）。在标

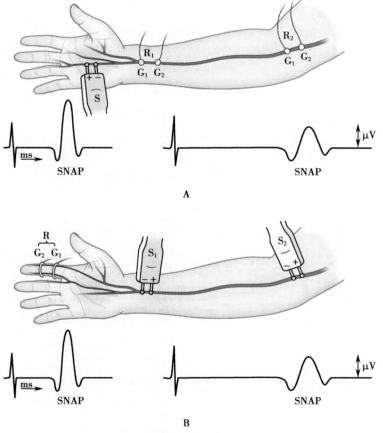

图 1-7-2　感觉神经传导检查
A. 顺向法；B. 逆向法。

记峰潜伏期时不会出现这些问题。在标准距离的刺激下,最常见的感觉研究的峰潜伏期存在正常值。注意,峰潜伏期不能用来计算传导速度。

3. 波幅(amplitude) 通常指从基线到负峰顶点的测量值,但也可测量第 1 个负峰到下紧接着的正峰顶点间的测量值。SNAP 波幅反映了所有去极化的感觉纤维的总和。低波幅表明周围神经的一种明确的疾患。

4. 时限(duration) 与 CMAP 时限类似,SNAP 时限通常是从电位起始到第 1 次与基线交叉处(即负峰时限),也可以为初始偏转到最终偏转回到基线所经历的时间。考虑到从初始到最终偏转到基线的时限很难被精确标记,因此首选前者。SNAP 时限通常比 CMAP 时限短得多(分别为 1.5ms 和 5~6ms),是一个用来进行 SNAP 与 CMAP 鉴别很有用的指标。

5. 传导速度 只需用刺激与记录电极间的距离除以起始潜伏期即可。感觉传导速度代表受检神经中最快的有髓感觉纤维的速度。

在感觉神经传导检查的各个分析参数中,一般认为潜伏期和传导速度最有临床应用价值,也有人强调 SNAP 波幅的意义,但其变异范围较大,不如前者稳定。

(五)F 波

F 波是在刺激运动神经时在 M 波之后出现的一个运动反应,是一个小的复合肌肉动作电位,因其最先在足部(foot)肌肉上记录到,故得名 F 波。之所以如此,是因为周围神经运动神经纤维在受到刺激时将产生兴奋性脉冲,而基于神经兴奋的双向传导特性,该脉冲会由兴奋点向近、远端双向传导,脉冲沿神经顺向传至肌肉,直接使之兴奋产生动作电位,即为 M 波;脉冲逆向传导至脊髓前角运动神经元使之兴奋,该兴奋性冲动再顺向传导至肌肉,使之再次兴奋而产生一个位于 M 波之后的所谓晚反应,即为 F 波。由此可以看出,正常情况下重复刺激时,由于每次所激活的前角细胞有所不同,因此连续出现的 F 波反映的是脊髓前角细胞中不同运动神经元组合的重复放电情况。这也正是 F 波潜伏期、构型和振幅会有一定程度的变化的原因所在。正常情况下,F 波和 M 波的振幅比值在 1%~5% 变动(图 1-7-3)。

F 波的检查方法:仪器滤波范围 2Hz~10kHz,扫描速度为 5~10ms/cm,增益 100~500μV/cm。记录电极按照肌腹-肌腱法置于相应肌肉,如上肢正中神经置于拇短展肌、尺神经置于小指展肌,下肢的腓神经置

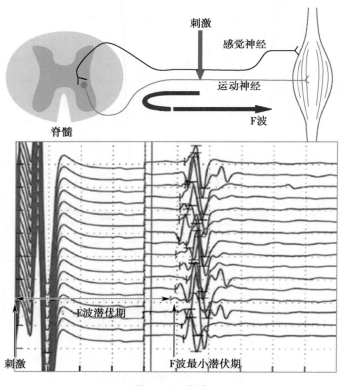

图 1-7-3 F 波

于趾短伸肌、胫神经置于姆趾外展肌等。刺激电极的安放与各肢体神经和运动神经传导检查相同,但阴极要位于阳极的近体端。检查中刺激频率不超过 0.5Hz,由小到大逐渐增加刺激强度至 F 波出现,并进一步加大刺激强度至超强刺激,连续记录 10～20 个 F 波,然后分析其相关参数,其中包括:

1. **潜伏期**　指从开始刺激运动神经到 F 波出现所需的时间,包含激发的动作电位逆向传至脊髓前角细胞所需的时间、在前角细胞中的延搁时间(约为 1ms)以及动作电位由前角细胞顺向传导至肌纤维所需的时间等。多次刺激中记录其最短潜伏期、最长潜伏期和平均潜伏期。最短潜伏期反映最快速运动纤维的传导情况,与最长潜伏期的差值称为时间离散度(chronodispersion),正常时为几毫秒;而平均潜伏期为测量的 10 个或更多的 F 波潜伏期的平均值。潜伏期延长表明有传导阻滞。

2. **波幅**　正常时为 M 波波幅的 1%～5%,其临床意义尚不明确。有研究报道,慢性痉挛性偏瘫患者患侧的 F 波波幅减幅较健侧高。

3. **F 波出现率(persistence)**　通常为 90%～100%,出现率下降是神经病变的早期征象。

4. **波宽**　近年才见有对该参数的研究报道,结果表明单侧痉挛性瘫痪患者患侧的 F 波波宽大于健侧。

此外,F 波的传导速度也是一个应用较广的指标,但由于在距离测量中的误差可使 F 波速度的计算产生明显误差,因此应用时应予以慎重考虑。

F 波的检查可作为常规神经传导检查的一个补充,用于评估近端运动神经的传导功能。在神经根、神经丛及周围神经近端病变的诊断中具有良好的临床价值。但其亦有局限性,主要包括:①因为 F 波的潜伏期包括激发的动作电位逆向传至脊髓前角细胞所需的时间、在前角细胞中的延搁时间(约为 1ms)以及动作电位由前角细胞顺向传导至肌纤维所需的时间,因此刺激强度必须足够大,否则逆向冲动不能激活前角细胞运动神经元,引不出 F 波;随着刺激电极沿神经朝向近心端移动,F 波的潜伏期将缩短。②由于F 波的传导路径为运动纤维,因此在纯感觉纤维异常时不受影响,对纯感觉神经受损没有诊断价值;③F波传导路径贯穿整条神经,因此如果仅有一小段神经脱髓鞘,则其导致的传导减慢可能会被整个神经长度中大部分传导正常的节段所稀释,从而得不到体现;④F 波只在所有或至少大部分运动神经纤维受累时才会完全消失或出现最小潜伏期延长,而这在神经根病或神经丛病中较少发生,除非病变非常严重。近年来亦有人将 F 波检查用于对上运动神元损伤的患者进行评定,但临床意义尚有待进一步确定。

（六）H 反射

H 反射(H reflex)是在对胫神经施以亚最大刺激时,于腓肠肌上记录到的肌电反应,本质上是一种单突触性节段性反射。因其于 1918 年首次由 Paul Hoffman 描述,故得名 H 反射。H 反射在引出后,振幅将随刺激强度的上升而上升,在刺激强度接近 M 波阈值时,波幅达到最大。之后,随着刺激强度的增大和 M 波振幅的上升,H 反射的振幅不断下降,直至最后消失(图 1-7-4)。

H 反射与 F 波的潜伏期相似,但两者却有着本质的区别。具体表现为:①H 反射的阈刺激强度小于M 波,而 F 波则需大于 M 波阈刺激的强度方可引出。②刺激强度不变时,H 反射的潜伏期与波形保持恒定,而 F 波在每次刺激时都有所变化。③在低强度刺激时,H 反射波幅通常大于 M 波,平均波幅为 M 波波幅的 50%～100%;而 F 波波幅则总是小于 M 波,仅为其波幅的 1%～5%。④在正常成人中,若不采用易化方法,H 反射仅可在比目鱼肌和桡侧腕伸肌中引出,而 F 波则可在全身肌肉中引出。

1. **H 反射的检查方法**　记录主电极于胫骨内侧置于比目鱼肌体表,参考电极置于跟腱,接地电极置于记录电极与刺激电极之间,刺激电极置于腘窝横纹中点的胫神经体表,阴极位于阳极的近体端,用波宽为 0.5～1.0ms 的方波脉冲以 0.5～1Hz 的频率进行刺激,刺激强度应由小到大缓慢调节,直至引出的 H 反射波幅达到最大为止。

2. **H 反射的临床应用**　已有研究表明 H 反射潜伏期是最可靠的指标,因而目前在临床上应用最多。单侧 H 反射潜伏期延长或消失见于单侧坐骨神经、胫神经或 S_1 神经根受损;双侧 H 反射异常则是多发性周围神经病的敏感指征,但需与双侧 S_1 神经根病变相鉴别,这可结合腓肠神经传导检查而达到;桡侧腕屈肌所记录的 H 反射的延迟或消失,可见于 C_6 和 C_7 神经根病变。在有上运动神经元受损时,正常情况下引不出 H 反射的肌肉中可出现 H 反射。H/M 比值可用于评估前角细胞兴奋性,在上运动神经元病变时

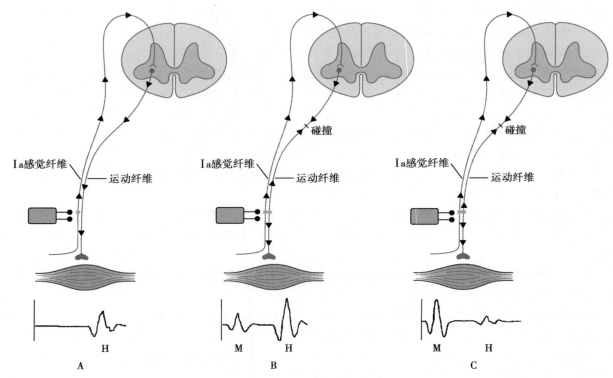

图 1-7-4   H 反射

A. 低强度刺激下, Ⅰa 感觉纤维被选择性激活, 产生 H 反射而无运动电位(M 波); B. 随着刺激增大, 更多 Ⅰa 纤维被激活, 部分运动纤维也被激活, 产生一个小的 M 波和反向运动冲动对近端向下传导的 H 反射的一些碰撞; C. 较强刺激下, Ⅰa 感觉纤维的选择性激活丧失, 感觉和运动纤维均受到高度刺激, M 波增, 但因反向运动冲动对近端下传导的 H 反射有更大的碰撞抵消, 使得 H 反射变小。

该比值常升高。

（七）瞬目反射

瞬目反射(blink reflex)是在眶上切迹处刺激三叉神经眶上支时, 在双侧的眼轮匝肌上记录到的 CMAP, 也有的称为眨眼反射。其传入弧是三叉神经的感觉支, 传出弧为面神经。正常的瞬目反射包括 2 个独立的电位成分: 较早出现的 R1 波和较晚出现的 R2 波。前者仅在刺激侧的眼轮匝肌上可记录到, 反映三叉神经主感觉核和同侧面神经间双突触通路的传导情况, 潜伏期较稳定; 后者则在两侧均可记录到, 起源于三叉神经脊髓核与两侧面神经核之间的多突触联系, 潜伏期变动较大(图 1-7-5)。

1. **瞬目反射的检查测方法**   记录电极置于双侧外侧眼角下眼轮匝肌肌腹, 参考电极置于鼻梁侧边,

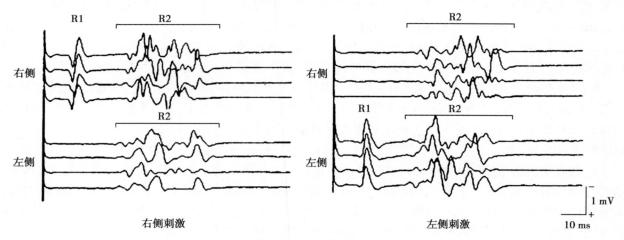

图 1-7-5   瞬目反射

接地电极置于前额,刺激电极于眉弓眶上切迹处刺激眶上神经,刺激脉冲时限 0.1~1ms,刺激强度通常 3~8mA,最高可达 16~20mA。刺激强度不足可导致 R2 潜伏期延长。因此有必要在检查中确定引出最大 R2 所需刺激强度。瞬目反射的正常值见表 1-7-23。

表 1-7-23　瞬目反射正常参考值

单位:ms

	潜伏期* $\bar{X}\pm SD$	两侧差值* $\bar{X}\pm SD$
R1 波	10.45±0.84(<13)	0.3±0.9(<1.2)
R2 波(同侧)	30.5±3.4(<41)	1.0±1.2(<5)
R2 波(对侧)	30.5±4.4(<44)	1.6±1.7(<7)

注:* 括号内为正常上限($\bar{X}\pm 3SD$)。

2. 瞬目反射的临床用途　①诊断三叉神经损伤,在刺激病变侧时表现为双侧 R1 和 R2 波潜伏期延长甚至引不出,但特发性三叉神经病患者的瞬目反射可无异常;②诊断面神经受损,表现为患侧 R1、R2 波潜伏期延长或缺如,由于其可以全面反映面神经近端和远端段的传导情况,因而比面神经干的直接刺激检查敏感;③筛查可疑性小脑脑桥角肿瘤(如听神经瘤)。由于肿瘤可累及该反射的传入与传出弧,因此可使其产生异常。据报道,85%的此类患者会在该项检查中出现阳性反应。

（八）重复神经刺激

重复神经刺激(repetitive nerve stimulation)是一种对神经重复进行超强刺激,同时记录和分析该神经支配肌肉的 CMAP 的方法。通过对所获得的一连串 CMAP 的波幅的变化进行比较分析,可了解神经-肌肉间传递情况,为神经-肌肉接头疾病患者提供客观的诊断依据。

该检查中电极的置放方法与运动神经传导检查相同,检查步骤如下。

1. 衰减试验　以 2Hz 或 3Hz 的频率,用波宽为 0.1~0.2ms 的电脉冲超强刺激神经 6~9 次,将第 4 或 5 次刺激时的肌电电位振幅与第 1 次刺激时的肌电电位振幅进行比较,若振幅衰减 10% 以上,且该结果具有可重复性,则为阳性。CMAP 波幅衰减既是重症肌无力的特征性表现,也可见于肌无力综合征、神经再支配及某些原发性肌病等,但衰减试验阴性并不能排除重症肌无力的存在。

2. 激活（activation）试验　让受试者强力等长收缩受检肌 10~20s,或者以 20~50Hz 的电脉冲使受检肌强直收缩 10s,然后观察有无激活后易化或激活后衰减现象产生。

3. 激活后易化（postactivation facilitation）　在受检肌被激活后 10s 内给予 2~3Hz 的超强刺激,若肌电电位波幅增高,则为激活后易化,此为肌无力综合征的特征性表现。

4. 激活后衰减（postactivation exhaustion）　在受检肌被激活后 2min 和 4min 时,分别给予 2~3Hz 的超强刺激。若呈现明显的波幅下降,即为激活后衰减,此现象在重症肌无力和肌无力综合征中均可出现。

重复神经电刺激的注意事项:①刺激和记录电极以及受试肢体均应被良好固定,以预防出现电极移动导致的电位变化;②刺激应为超强刺激;③每次测试之间应至少休息 30s;④受试者局部皮肤温度应保持在 33~35℃,因温度较低时,神经-肌肉接头传导会改善,使测试出现假阴性;⑤检查前患者应停用抗胆碱酯酶药。

三、肌电图检查

肌电图检查(electromyography,EMG)是指对骨骼肌电位活动进行研究的一种电诊断学方法。

（一）肌电检查的程序

在行 EMG 检查前,检查者应先向患者简短地询问病史和进行必要的体格检查,以便确定患者的问题所在,及确定所要进行的检查项目及检查的部位。正式检查前,检查者应清晰地向患者解释检查过程,以取得患者的充分合作,然后让患者处于舒适放松的体位,开始正式检查。通常,应首先检查无力的肌肉,以便确定具体的问题所在。插入针电极后,可令患者短暂收缩受检肌肉,以便观察电极是否准确插入了受检肌肉内。对每一块受检肌肉,应在其近端、中间部位和远端 3 个部位分别插针探查。

人体全身肌肉众多,针电极肌电图(nEMG)检查必须高度选择性地对特定肌肉进行检查。这就要求肌电图检查者对神经肌肉疾病及其电诊断学表现均有非常熟悉的了解。

世界 EMG 权威 Johnson 将肌电图检查分为下述 5 个步骤:①肌肉静息状态观察;②插入活动观察;③最小肌肉收缩活动观察;④最大肌肉收缩活动观察;⑤诊断性肌电检查。他指出对于不熟练的肌电图检查者,在经手的前 2 000~3 000 个病例的 EMG 检查应严格按照这 5 个步骤依次进行,否则有可能导致信息收集的不全。

(1) 第一步:肌肉静息状态的观察。

仪器条件:增益 50μV/cm,扫描速度 5~10ms/cm,滤波范围 20Hz~10kHz。

在患者放松状态下插入针电极,插入时针电极应快速穿过皮肤以减轻疼痛,然后观察肌肉在静息状态下的自发电活动(spontaneous activity)。正常情况下应呈电静息,即见不到任何电位活动。但若针电极位于终板区,则可见到终板噪声或终板棘波。此为正常现象,应注意识别,避免误认为病理性自发活动。

病理性的自发活动可分为两大类,一类为异常的肌纤维动作电位,包括纤颤电位(fibrillation potential)、正锐波(positive sharp wave)、肌强直放电(myotonic discharge)和复合重复放电(complex repetitive discharge,CRD);另一类为异常的运动单位电位,包括束颤电位(fasciculation potential)和肌纤维抽搐放电(myokymic discharge)、痛性痉挛电位(cramp potential)、神经肌肉强直放电(neuromyotonic discharge)等。可根据其形态、稳定性和放电特征进行识别和确认。

(2) 第二步:插入活动观察。

仪器条件:增益 50~100μV/cm,扫描速度 10ms/cm,滤波范围 20Hz~10kHz。

在将针极插入肌肉或在肌肉内提插时,正常情况下可诱发出一阵短促的电活动,但在电极停止移动时,电活动应立即消失。通常,在针电极停止移动后,该活动正常的持续时间应小于 300ms。若在短暂的针电极移动停止后,有除终板电位以外的持续时间超过 300ms 的任何电位活动,即为插入活动增加(图 1-7-6)。但 Johnson 等人认为,以其持续时间的长短来进行判断是不适宜的,因为这与操作者动作的快慢有关,快者仅 75~100ms,而慢者可在 300~400ms。

在神经性疾病和肌病条件下,可见有插入活性的增加。在罕见的情况下,当肌肉被脂肪和纤维结缔组织所替代时,插入活性可降低。

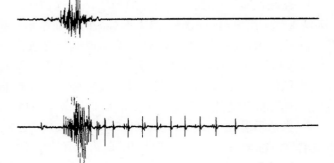

图 1-7-6   正常插入活动(上)和插入活动延长(下)

(3) 第三步:最小用力收缩活动观察。

仪器条件:增益 100~200μV/cm,扫描速度 5~10ms/cm。

在确定插入活动和自发活动的特征后,针电极留在原处不动,嘱患者轻轻收缩肌肉,开始进行运动单位动作电位(motor unit action potential,MUAP)的评估。所谓的运动单位电位,实际上只是隶属于某一运动单位的靠近针电极附近的肌纤维的动作电位的总和,因而需在不同的部位检查取样才能反映 MU 的全貌。在正常情况下,同心针电极所记录到的单个 MUAP 的峰-峰波幅可为 0.3~5mV,波宽为 3~16ms,相位数为 1~3 相,超过 4 相则为多相波。多相波所占比例一般少于 10%(图 1-7-7)。

在整个检查过程中,应始终采用等长收缩,这是临床肌电图检查中非常重要的一个技巧,可以减轻患者疼痛,特别是在大力收缩时,由此可增强患者的合作程度。为此检查者可以一只手抓握患者受检肌肉所在肢体,在患者收缩肌肉时给予相应阻力进行对抗,防止其收缩过程中产生关节运动。这样肌肉收缩时实际上并不引起可见的运动。

在患者轻轻收缩肌肉时,可轻柔地移动针电极,直至记录到的 MUAP 声音变得较响亮、清脆,表明针

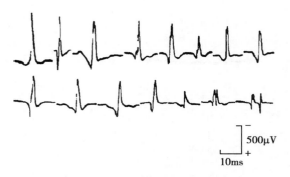

500μV
10ms

图 1-7-7　正常的运动单位动作电位（MUAP）

电极已非常接近 MUAP，此时电极与 MUAP 之间的组织少，造成的电位衰减和过滤作用小，因而 MUAP 的特征就是振幅大，主峰上升时间短。此时可对取样结果进行分析评估，包括其时限、波幅、相数等。此外，MUAP 的数量及其与发放频率的关系、发放频率（募集和激活模式）应予以确定。随着患者用力程度的缓慢增加，MUAP 发放频率和数量也会随之增加。在评估了一个部位的 MUAP 后，将针电极针在肌肉内轻轻移动到不同部位，重复上述过程。通常，应取样研究 10~20 个不同的 MUAP。

此步骤中要对 MUAP 的各项参数进行测量和分析，包括波幅、时限、相数等。

（4）第四步：最大用力收缩活动观察。

嘱患者以最大力量收缩受检肌肉，观察其肌电活动。此时可将针退至较表浅处，同时采取抗阻等长收缩，以减轻患者疼痛感，确保患者能最大程度地用力。最大用力收缩时，因募集参与的 MU 多且放电频率增快，MUAP 将相互重叠而不再能区分开，呈现为所谓的干扰型肌电图（interference pattern）。此时应观察肌电募集形式及波幅。正常情况下应为完全干扰型肌电图，此时最大波幅一般为 2~5mV（图 1-7-8）。在神经病损中，可表现为募集不足、不完全性干扰型；而在肌病中，呈现为过早、过度募集，并且波幅小。

（5）第五步：诊断性肌电检查。

在发现异常肌电活动后，应进一步了解其分布情况，据此确定病变是全身性的还是局限性的，病变的解剖学定位在哪里，等等。这需要检查者有良好的解剖知识作为基础。

（二）异常的肌电活动

进行针电极 EMG 检查时，检查者常在 3 种情况下进行观察：①提插针电极时的插入活动；②肌肉完全放松、针电极不动时的自发活动；③肌肉收缩时的肌电活动。

1. 异常的插入活动与自发活动　当针电极插入肌肉时，因其损伤肌细胞膜，可导致短暂的突发性肌电活动，但在正常情况下一旦针电极停止移动，肌电活动即应回归电静息状态。异常的插入活动有：

（1）插入活动增高或减低：若移动针电极时爆发出现正锐波和纤颤电位，或者导致单根肌纤维以不规则的频率和波幅成串放电，即可描述为插入活动增高。在肌肉发生纤维化时，针电极插入时电活动减低。

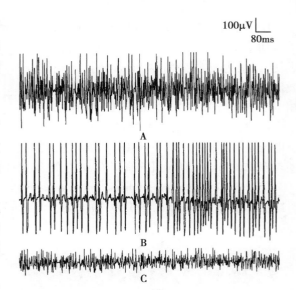

100μV
80ms

A

B

C

图 1-7-8　不同状态下的肌电募集状况
A. 正常；B. 肌源性疾病；C. 神经源性疾病

（2）正锐波（positive sharp wave）：为针尖移动且处于肌纤维去极化区内时记录到的单根肌纤维的去极化电活动（图 1-7-9）。这是肌纤维的自发去极化，初始为一短暂的正相，随后是一个较长的负相。因其缓慢的负相和时限长，电位声音像沉闷的爆裂声。正锐波振幅 10~100μV，发放规律，频率通常在 0.5~10Hz，偶尔达到 30Hz。正锐波系因移动针极而出现，简单地用偶发、少量和许多来表示其多少即可。

（3）纤颤电位（fibrillation potential）：为针电极在肌细胞外时记录到的单根肌纤维的自发电活动。纤颤电位发放频率为 2~20Hz，发放规律；有 2~3 相，起始相为正相，波幅 50~400μV，时限 1~5ms；伴随的声音像雨点打在屋顶上的响声。当针尖位于肌细胞内时，则记录到的自发电活动为正锐波。纤颤电位可见于各种原因所致的肌纤维失神经支配（图 1-7-10）。

纤颤电位的分级可按其在受检肌中的分布情况或在该肌肉中出现的多寡来进行。

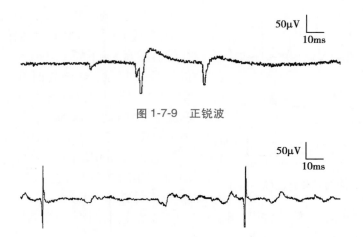

图 1-7-9   正锐波

图 1-7-10   纤颤电位

按分布情况分级:①1 级,在 1/4 的检查部位中可见;②2 级,在 2/4 的检查部位中可见;③3 级,在 3/4 的检查部位中可见;④4 级,在受检肌的所有检查部位均可见纤颤电位。

按出现的多寡分级:①1 级,仅在移动针极或叩击肌肉时可见;②2 级,针极不移动时可见;③3 级,介于 2 级和 4 级之间;④4 级,在扫描速度为 10ms/cm 时,纤颤电位充斥整个屏幕。

(4) 束颤电位(fasciculation potential):是运动单位自发的非自主放电而产生的肌电表现,特征为发放频率(<5Hz)慢且无规律,波形和大小变异范围大。束颤电位可为双相、三相,亦可为多相。束颤电位系由组成单个运动单位的肌纤维兴奋所致,但与运动单位电位是不相同的(图 1-7-11)。束颤电位构

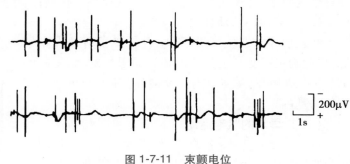

图 1-7-11   束颤电位

型与 MUAP 相似,但为肌纤维自发放电,出现无规律,伴随有可见的肌束颤动。

(5) 肌纤维抽搐放电(myokymic discharge):是束颤电位的一种特殊表现形式,由运动单位电位的同时或成群重复发放所致(图 1-7-12)。

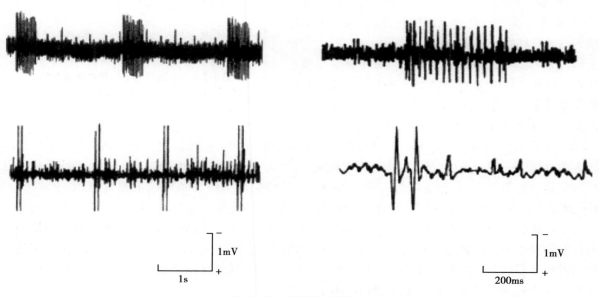

图 1-7-12   肌纤维抽搐放电

（6）复杂重复放电（complex repetitive discharge，CRD）：为一连串以 5~150Hz 频率规律性发放的电位，可自发发生，或者由针电极移动或拍打肌肉而引发。波形复杂，但各波波形较为一致。其可突然出现或突然中止，声音似摩托艇（图 1-7-13）。复杂重复放电为多相锯齿状动作电位，可自发发生在针电极移动时产生，形状、频率和振幅一致，突然出现或停止。

2. 异常的运动单位电位　可在两种情况下分别予以观察。

（1）轻度用力收缩时：异常的 MUAP 表现为 2 种形式：①波幅降低、时限缩短，同时有多相波增多，见于肌源性疾病；②波幅增高，时限增宽，见于神经源性疾病，也可有多相波增多。在周围神经损伤后发生再生的早期，MUAP 则为低波幅，长时限的多相波。

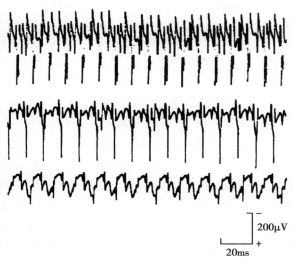

图 1-7-13　复杂重复放电

（2）最大用力收缩时：表现为病理性募集型。肌病时表现为过早、过度干扰型，即用力未达最大时，MUAP 即已呈完全干扰型，且波幅低于正常。神经源性疾病时，MUAP 数量减少，呈混合型或单纯型，波幅可大于正常（见图 1-7-8）。

（三）肌电图检查的注意事项

1. 肌电图检查必须由医师操作，国际肌电图权威 Aminoff 和 Johnson 均认为，肌电图检查只应由受过专门训练的临床医师进行。其原因：①合理的肌电图检查必须以详细的病史询问和体格检查为前提；②肌电图检查不同于一般的实验室检查，不可能依照事先确定的固定程序进行，而是需根据检查时发现的情况，随时调整所应用的检查方法和检查部位。而这些均非一般技术员所能达到的。

2. 要注意可能发生的误差，有很多因素可导致检查误差的产生，如针电极插入部位不当、电位活动识别与判断不准、患者合作程度不够等，均应尽力避免。

3. 肌电图检查只是病史询问和临床检查的延伸，而不是它们的替代。决不可仅凭肌电图检查的结果就作出疾病诊断，而应与病史和临床检查及其他相关检查结合考虑，方可作出合理的判断。

4. 在某些特定情况下，需注意 EMG 检查中可能发生的并发症，包括以下几点。

（1）抗凝或出血性疾病：对于使用抗凝剂、抗血小板剂或有出血并发症的患者，nEMG 有引起出血过多或血肿形成的可能。虽然有研究证明此种风险很低，但仍应予以注意。对于血友病或其他罕见出血性疾病患者，在进行 nEMG 检查前最好咨询血液科专家。

（2）淋巴水肿和皮肤问题：对于某些皮肤病患者，应避免或限制进行 nEMG 检查。检查时应避开皮肤感染区（如蜂窝织炎感染区域）或有静脉曲张区域；皮肤菲薄的患者，如使用皮质类固醇者，可能更容易出现皮肤出血或撕裂；肢体淋巴水肿可导致浆液持续渗出，增加感染蜂窝织炎的风险，检查时应格外小心。

（3）感染的预防措施：对于可能患有克-雅病、艾滋病、病毒性肝炎等传染性疾病的患者，进行 nEMG 时应格外小心，避免因疏忽而导致传染。

（4）检查胸部肌肉：检查肺部附近的肌肉如膈肌、菱形肌、前锯肌、斜方肌、冈上肌等和颈椎棘旁肌时会有刺穿胸膜和诱发气胸的危险。检查者应熟知这些肌肉的解剖位置及其精确定位，并熟练掌握这些部位 nEMG 检查的操作技能，这对于预防因刺穿胸膜和诱发气胸产生的并发症至关重要。

（5）带起搏器患者的检查：通常使用起搏器或其他自动除颤器的患者并非 nEMG 检查的禁忌，但需注意识别起搏器伪迹，以免将其误认为纤颤电位。

（6）肥胖患者：对肥胖患者进行某些肌肉的检查有时比较困难。对其深层肌肉进行检查可能需要较长的针头（75~120mm）。此类患者检查胸膜周围或危险部位的肌肉时尤其需要谨慎。

（7）疼痛：针电极肌电图的主要副作用是导致患者疼痛不适，应尽量使之减轻。事先向患者说明、检查中随时与患者进行交流、安慰和分散其注意力有助于提高患者的耐受程度。检查中针电极的移动技术对减轻疼痛有显著的影响，例如，在检查过程中，针电极插入受检肌肉时快速刺入皮肤较慢速刺入皮肤所致的疼痛轻，在肌肉内小幅度移动针电极较大幅度移动所致的疼痛明显要轻。

四、诱发电位

（一）躯体感觉诱发电位

躯体感觉诱发电位（somatosensory evoked potential，SEP）是指刺激躯体感觉系统的外周神经部分后所诱发的外周、脊髓到大脑皮质的感觉神经传导通路上的一系列电位活动。根据刺激后诱发电位潜伏期长短的不同，可分为短潜伏期体感诱发电位（上肢刺激正中神经时<25ms；下肢刺激胫后神经时<45ms）、中潜伏期体感诱发电位（25~120ms）和长潜伏期体感诱发电位（120~500ms）。中、长潜伏期体感诱发电位易受意识状态影响，进而限制它的临床应用；而短潜伏期体感诱发电位则几乎不受睡眠、嗜睡及全身麻醉剂的影响，且各成分的神经发生源相对明确，波形较稳定，因此在临床上得到了广泛应用。临床实践中检测的短潜伏期体感诱发电位（short-latency SEP，SSEP）主要是上肢正中神经刺激时潜伏期小于25ms及下肢胫神经刺激时潜伏期小于45ms的感觉诱发电位。

检测方法：①准备。检查时让患者舒适地仰卧于检查床上，使其肌肉完全放松，减少肌肉伪迹；保持室内安静，调暗光线，避免环境干扰。②刺激。诱发上肢正中神经SEP时，刺激电极应置于手腕正中神经处；诱发下肢胫神经SEP时，刺激电极应置于内踝下方胫神经处。刺激电极的负极均要朝向近心端。检查时逐渐增大刺激量，直到可以看到拇指或足趾刚刚出现轻微收缩，且不引起患者明显疼痛为限，通常约为正常感觉阈值的3倍。③记录。记录电极可用针电极或盘状电极，检测时需保证阻抗符合要求。一般需要几组电极，以确保在整个体感传导通路的不同部位上分别记录到相应的电位，包括周围神经电位、脊髓电位和皮质电位等，因此需要多个通道的导联。上肢体感诱发电位检查时可选肘部、Erb点记录外周电位，C_7、C_2记录脊髓电位，C_3、C_4记录皮质电位；下肢体感诱发电位检查时可选腘窝记录外周电位，L_2、T_{10}记录脊髓电位，Cz′记录皮质电位。通常平均需要记录1 000次甚至更多次，以保证足够的信噪比。

临床应用：①可以发现体感传导通路上外周神经的亚临床病灶（如多发性硬化症），主要表现为潜伏期的延长或波形的消失；②证实中枢局限性损害，如脊髓病变影响深感觉传导通路均可出现SEP异常，表现为峰间期延长，或者波幅明显降低；③作为脊柱及脊髓手术监测的指标，在脊髓手术中波幅下降50%以上或潜伏期延长2ms以上，则提示有神经损害，应及时停止操作并采取补救措施，以避免造成永久性损害；④上肢SSEP有助于判断昏迷预后及脑死亡；⑤作为康复过程中好转或恶化的指标监测病情变化。

（二）运动诱发电位

运动诱发电位（motor evoked potential，MEP）是应用电刺激或磁刺激大脑皮质运动区或脊髓时，产生的神经冲动经运动神经传导通路下行，使脊髓前角细胞或周围神经运动纤维兴奋，在肢体远端相应肌肉产生的肌肉动作电位。过去因为经颅电刺激需要较高的电压，患者有明显的不适或疼痛感而难以接受，使临床应用受到限制。随着技术和设备的改进，磁刺激的使用使运动诱发电位得到了广泛的研究和应用，成为检查运动传导功能的一项重要的神经电生理学方法。

1. 检测方法　目前多以经颅磁刺激（transcranial magnetic stimulation，TMS）进行运动诱发电位检测。TMS利用单脉冲、大电流的电容放电，通过放置于头部的线圈产生随时间改变的脉冲强磁场，该磁场通过头皮和颅骨，诱发颅内神经细胞产生环形感应电流。磁刺激时磁场可以无衰减地通过颅骨高阻抗结构，而不会在头皮表面形成高强电流，因而患者不会感到明显的疼痛不适。磁刺激线圈置于运动皮质的头皮投射区，记录电极置于兴奋的靶肌肉上。

2. 分析指标　目前分析运动诱发电位的主要指标有起始潜伏期、中枢运动传导时间、波幅及刺激阈值等。

3. 分析内容及相关因素　典型的MEP图形见图1-7-14。目前分析MEP的主要指标有起始潜伏期、中枢运动传导时间（central motor conduction time，CMCT）、波幅、波形以及刺激阈值等。理论上讲，所有影

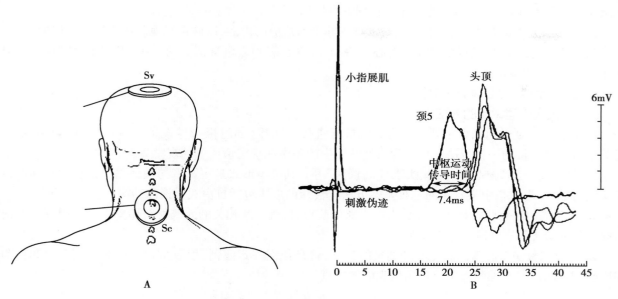

图 1-7-14 MEP 刺激部位及正常 MEP

响运动传导通路完整性的病变均可影响 MEP。主要表现为 MEP 潜伏期和 CMCT 的延长,波幅降低以及刺激阈值的增高等,严重时可因运动通路传导中断而导致 MEP 记录不到。

磁刺激诱发的 MEP 受刺激线圈形状、线圈的位置与角度、刺激强度等的影响,应予以注意。一般认为,CMCT 与年龄、身高无关,但也有与此意见不同的报道。潜伏期时间的长短则与身高有显著的相关性,特别是在检查下肢时。主动收缩靶肌能够提高 MEP 的波幅,同时缩短起始潜伏期,并且使刺激阈值降低。而刺激阈值的升高与 CMCT 的延长呈现出显著的相关性。所有这些均需在进行结果分析时考虑在内。

4. **临床应用** ①经颅磁刺激运动诱发电位与脊髓运动诱发电位结合可以评价中枢的运动传导功能,计算中枢运动传导时间。临床上可用于多发性硬化症、脊髓型颈椎病、脑卒中、脊髓损伤等疾病状态下中枢运动传导功能及运动功能受损严重程度的评估。②可作为患者运动功能预后康复过程中运动功能改善状况评价的指标。

5. **注意事项** 对头内有金属异物(如动脉瘤夹)者,磁刺激可能使之移位造成危害。对安装心脏起搏器者及癫痫患者应慎用。

(郭铁成)

第十一节 康复心理评定

康复心理学是康复医学的重要组成部分,是心理学的一个特殊领域。康复心理学是针对康复患者和慢性躯体疾病人群,研究和应用心理学知识及技能帮助其最大程度获得健康、福利、机遇、功能和能力、社会角色参与的学科。通过心理干预,使康复患者和慢性躯体疾病人群克服消极心理因素,发挥其心理活动中的积极因素,唤他们的乐观积极情绪,调动起他们的主观能动性,发挥机体的代偿能力,使其丧失的功能获得恢复或改善、心理创伤获得愈合、社会再适应能力获得恢复、最大限度提高其生活质量。

康复心理评定是指在康复治疗过程中,依据心理学的理论和方法测试与评定残疾者或患者的心理活动情况或心理特征,也称康复心理测验。

一、目的和方法

(一)康复心理评定的目的

1. 了解康复者的心理、行为和智力是否正常,如有异常,则评定其异常的范围、性质和程度,以评估实施康复的可能性和预后,为制订心理康复计划提供依据。

2. 了解康复者的智力,判断其掌握康复训练和个人适应的潜能,以便正确地制订康复治疗目标。

3. 了解在康复治疗过程中康复者的心理活动、心理状态和人格特征上的反应,以利于及时调整康复程序,争取良好的康复效果。

4. 研究残疾者的心理变化规律等。

（二）康复心理评定的方法

1. **观察法**　通过对被评估者的行为表现进行直接或间接(通过摄录像设备等)的观察或观测,然后对其进行心理评估的一种方法。可分为自然情境中的观察和特定情境下的观察2类。

2. **会谈法**　会谈法也称作"交谈法""晤谈法"等。其基本形式是主试者与被评估者进行面对面的语言交流,也是心理评估中最常用的一种基本方法。会谈的形式包括自由式会谈和结构式会谈2种。

3. **调查法**　当有些资料不可能从当事人那里获得时,就要从相关的人或材料那里得到。根据调查的取向可分为历史调查和现状调查2类。

4. **心理测验法**　心理测验是心理测量的工具,就是依据一定法则,用数量化手段对心理现象和行为加以确定和测定。心理测验主要采用量表的形式进行。

二、心理测验

（一）标准化心理测验的基本条件

心理测验的标准化是指减少测量误差,使测量结果可靠和有效。测量误差是指与测验目的无关的因素所引起的测验结果不稳定或不准确的效应。心理测验的误差来源主要有三方面。

1. **施测条件**　测量环境的好坏及各种条件是否一致会给测量结果带来很大的影响。

2. **主试者因素**　主试者是测验的主持人,心理测验的施测条件和方法都要靠主试者来掌握。主试者的主观因素会影响测验误差,所以主试者需要经过标准化的训练,以避免对测验结果产生影响。

3. **受试者因素**

（1）应试动机:受试者应试动机的强弱会直接影响测验成绩。如果一个受试者对测验毫无兴趣,只是被动地作出反应,甚至消极对抗,其结果如何是可想而知的。

（2）测验焦虑:测验焦虑是受试者在测验前或测验中的一种紧张体验。这种紧张体验在一定强度下有助于测验成绩的提高,但过分强烈则使受试者注意力不能集中而影响测验结果。

（3）生理状态:受试者在施测过程中的机体状况,如疲劳与否,有无其他不适等也会影响测验成绩,并带来误差。

4. **信度、效度及常模**

（1）信度:指一个测量工具在对同一对象的几次测量所得结果的一致程度。它反映测量工具的可靠性和稳定性。在相同情况下,同一受试者在几次测量中所得结果变化不大,便说明该测量工具性能稳定,信度高。

（2）效度:指一个测量工具能够测量其所测内容的真实程度。它反映工具的有效性、正确性。信度和效度是一个测量工具优劣的2项基本指标。信度和效度很低或只有高信度而无效度的测验都会使测量结果严重失真,不能反映所测内容的本来特点。

（3）常模:指某项测验在某种人群中测查结果的标准量数,即可比较的标准。有了常模,一个人的测验成绩才能通过比较而被得知是优是劣、是正常还是异常。

（二）应用心理测验的基本原则

在应用心理测验时,应坚持以下原则。

1. **标准化原则**　测量应采用公认的标准化的工具,施测方法要严格根据测验指导手册的规定执行,这是提高测验结果信度和效度的可靠保证。

2. **保密原则**　这是心理测验的一条伦理道德标准。关于测验的内容、答案及计分方法只有做此项工作的有关人员才能掌握,不允许在出版物上公开发表,否则必然会影响测验结果的真实性。保密原则的另一方面是对受试者测验结果的保护,这涉及个人的隐私权。

3. **客观性原则** 心理测验的结果只是测出来的东西,所以对结果作出评价时要遵循客观性原则,也就是对结果的解释要符合受试者的实际情况。

（三）心理测验的类型及应用

心理测验根据其功能、测验方法以及测验材料的性质等可以有不同的分类。

1. **根据功能分类**

（1）智力测验:临床上智力测验主要应用于儿童智力发育的鉴定以及作为脑器质性损害及退行性病变的参考标准,此外也可作为特殊教育或职业选择时的咨询参考。

（2）人格测验:临床上多用于某些心理障碍患者的诊断和病情预后的参考,也可用于科研或心理咨询时对患者人格的评价等。

（3）诊断测验:由于临床诊断参考,如神经心理学测验,可用于脑器质性损害的辅助诊断和脑与行为关系的研究。

（4）特种能力测验:主要测查特种技能,如绘画、音乐、手工技能等能力测验。

2. **根据测验方法分类**

（1）问卷法测验:多采用结构式问题的方式,让被试者以"是"或"否"或在有限的几种选择上作出回答。这种方法的结果评分容易,也易于统一处理。

（2）作业法测验:让受试者进行实际操作,多用于测量感知和运动等操作能力。对于婴幼儿及受文化教育因素限制的受试者(如语言不通的人或有语言残障的人),心理测验中也主要采用这种形式。

（3）投射法测验:材料无严谨的结构,要求受试者根据自己的了解随意作出回答,借以诱导出受试者的经验、情绪或内心冲突等;多用于人格测验,也可用于异常思维的检测。

3. **根据沟通方式分类**

（1）言语测验:以言语来提出刺激,受试者用言语作出反应;主要用言语进行主试者和被试者之间的沟通。

（2）操作测验:以身体行为来进行沟通。主试者呈现刺激时可以是操作性的,也可以是言语的,但受试者的反应必须是操作性的。

4. **根据测验材料的严谨程度分类**

（1）有结构的测验:这一类测验占绝大多数。

（2）无结构的测验:又称投射测验,提呈的刺激无严谨结构。

5. **根据一次测验的人数分类**

（1）个别测验:一次一个被试者。

（2）团体测验:一次多个被试者,可以多到几十人;可以是一个主试者,也可以有多个主试者。

三、功能状态和生活质量评估

（一）功能状态的评估

1. **功能状态的评估** 包括基础性日常生活活动能力、工具性日常生活活动能力、高级日常生活活动能力等。

2. **常用的评估工具** 有多种标准化的评估量表可供使用;使用最广泛的工具包括 Katz ADL 量表、Barthel 指数分级和 Lawton ADL 量表等。

（二）生活质量评估

见本章第十三节。

四、人格与病理心理评估

（一）人格评估

人格是指一个人的思维、情绪和行为的特征模式,以及这些模式背后隐藏或外显的心理机制,即每个人身上存在的一些持久、稳定的特征。测量人格的技术和方法很多,包括观察法、晤谈法、行为评定量表法、问卷法、投射测验等,最常用的方法为问卷法和投射法。

1. **明尼苏达多相人格调查表（MMPI）**　适用于 16 岁以上、至少有 6 年教育年限者,共有 566 个自我陈述形式的题目,其中 1~399 题是与临床有关的,其他属于一些研究量表。题目内容范围很广,包括身体各方面的情况、精神状态以及对家庭、婚姻、宗教、政治、法律、社会等方面的态度和看法。被试者根据自己的实际情况对每个题目做"是"与"否"的回答,若的确不能判定则不作答。常用 4 个效度量表和 10 个临床量表。

2. **卡特尔 16 种人格因素问卷（16PF）**　用来测量以下特质:A 乐群性,B 聪慧性,C 稳定性,E 恃强性,F 兴奋性,G 有恒性,H 敢为性,I 敏感性,L 怀疑性,M 幻想性,N 世故性,O 忧虑性,Q1 激进性,Q2 独立性,Q3 自律性,Q4 紧张性。

3. **艾森克人格问卷（EPQ）**　分 3 个人格维度量表和 1 个效度量表组成(表 1-7-24)。

表 1-7-24　艾森克人格问卷(EPQ)

请回答下列问题。回答"是"时,就在"是"上打"√";回答"否"时就在"否"上打"√"。每个答案无所谓正确与错误。这里没有对你不利的题目。请尽快回答,不要在每道题目上太多思索。回答时不要考虑应该怎样,只回答你平时是怎样的。每题都要回答。
1. 你是否有许多不同的业余爱好?
2. 你是否在做任何事情以前都要停下来仔细思考?
3. 你的心境是否常有起伏?
4. 你曾有过明知是别人的功劳而你去接受奖励的事吗?
5. 你是否健谈?
6. 欠债会使你不安吗?
7. 你是否曾无缘无故觉得"真是难受"?
8. 你是否曾贪图过分外之物吗?
9. 你是否在晚上小心翼翼地关好门窗?
10. 你是否比较活跃?
11. 你在见到一小孩或一动物受折磨时是否会感到非常难过?
12. 你是否常常为自己不该做而做了的事,不该说而说了的话而紧张吗?
13. 你喜欢跳降落伞吗?
14. 通常你能在热闹联欢会中尽情地玩吗?
15. 你容易激动吗?
16. 你曾经将自己的过错推给别人吗?
17. 你喜欢会见陌生人吗?
18. 你相信保险制度是一种好办法吗?
19. 你是一个容易伤感情的人吗?
20. 你所有的习惯都是好的吗?
21. 在社交场合你是否总不愿露头角?
22. 你会服用奇异或危险作用的药物吗?
23. 你常有"厌倦"之感吗?
24. 你曾拿过别人的东西吗(哪怕一针一线)?
25. 你是否常爱外出?
26. 你是否从伤害你所宠爱的人中而感到乐趣?
27. 你常为有罪恶之感所苦恼吗?
28. 你在谈论中是否有时不懂装懂?
29. 你是否宁愿去看书而不愿去多见人?
30. 你有要伤害你的仇人吗?
31. 你觉得自己是一个神经过敏的人吗?
32. 对人有所失礼时你是否经常要表示歉意?
33. 你有许多朋友吗?
34. 你是否喜爱讲些有时确能伤害人的笑话?
35. 你是一个多忧多虑的人吗?

36. 你在童年是否按照吩咐要做什么便做什么,毫无怨言?

37. 你认为你是一个乐天派吗?

38. 你很讲究礼貌和整洁吗?

39. 你是否总在担心会发生可怕的事情?

40. 你曾损坏或遗失过别人的东西?

41. 交新朋友时一般是你采取主动吗?

42. 当别人向你诉苦时,你是否容易理解他们的苦衷?

43. 你是否认为自己很紧张,如同"拉紧的弦"一样?

44. 在没有废纸篓时,你是否将废纸扔在地板上?

45. 当你与别人在一起时,你是否言语很少?

46. 你是否认为结婚制度是过时了,应该废止?

47. 你是否有时感到自己可怜?

48. 你是否有时有点自夸?

49. 你是否很容易将一个沉寂的集会搞得活跃起来?

50. 你是否讨厌那种小心翼翼地开车的人?

51. 你为你的健康担忧吗?

52. 你曾讲过什么人的坏话吗?

53. 你是否喜欢对朋友讲笑话和有趣的故事?

54. 你小时候曾对父母粗暴无礼吗?

55. 你是否喜欢与人混在一起?

56. 你如知道自己工作有错误,这会使你感到难过吗?

57. 你患失眠吗?

58. 你吃饭前必定洗手吗?

59. 你常无缘无故感到无精打采和倦怠吗?

60. 和别人玩游戏时,你有过欺骗行为吗?

61. 你是否喜欢从事一些动作迅速的工作?

62. 你的母亲是一位善良的妇人吗?

63. 你是否常常觉得人生非常无味?

64. 你曾利用过某人为自己取得好处吗?

65. 你是否常常参加许多活动,超过你的时间所允许?

66. 是否有几个人总在躲避你?

67. 你是否为你的容貌而非常烦恼?

68. 你是否觉得人们为了未来有保障而办理储蓄和保险所花的时间太多?

69. 你曾有过不如死了为好的想法吗?

70. 如果有把握永远不会被别人发现,你会逃税吗?

71. 你能使一个集会顺利进行吗?

72. 你能克制自己不对人无礼吗?

73. 遇到一次难堪的经历后,你是否在一段很长的时间内还感到难受?

74. 你患有"神经过敏"吗?

75. 你曾经故意说些什么来伤害别人的感情吗?

76. 你与别人的友谊是否容易破裂,虽然不是你的过错?

77. 你常感到孤单吗?

78. 当人家寻你的差错,找你工作中的缺点时,你是否容易在精神上受挫伤?

79. 你赴约会或上班迟到过吗?

80. 你喜欢忙忙碌碌地过日子吗?

81. 你愿意别人怕你吗?

82. 你是否觉得有时浑身是劲,而有时又是懒洋洋的吗?

83. 你有时把今天应做的事拖到明天去做吗?

84. 别人认为你是生气勃勃吗?

85. 别人是否对你说了许多谎话?

86. 你是否容易对某些事物容易冒火?

87. 当你犯了错误时,你是否常常愿意承认它?

88. 你会为一动物落入圈套被捉拿而感到很难过吗?

（1）神经质维度（N）:测查情绪稳定性。高分反映易焦虑、抑郁和较强烈的情绪反应倾向等特征。

（2）内-外向维度（E）:测查内向和外向人格特征。高分反映个性外向,具有好交际、热情、冲动等特征;低分则反映个性内向,具有好静、稳重、不善言谈等特征。

（3）精神质维度（P）:测查一些与精神病理有关的人格特征。高分可能具有孤独、缺乏同情心、不关心他人、难以适应外部环境、好攻击、与别人不友好等特征;也可能具有极其与众不同的人格特征。

（4）掩饰量表（L）:测查朴实、遵从社会习俗及道德规范等特征。

4. 投射测验　所谓投射测验即通过观察个体对一些模糊的或者无结构材料所作出的反应,通过被试者的想象而将其心理活动从内心深处暴露或投射出来的一种测验,用于了解被试者的人格特征和心理冲突。

（二）病理心理评估

1. 90 项症状自评量表（SCL-90）　测查 10 个心理症状因子:躯体化、强迫症状、人际关系敏感、抑郁、焦虑、敌意、恐怖、偏执和精神质,以及附加因子。因子分用于反映被试者有无各种心理症状及其严重程度。每个项目后按"没有、很轻、中等、偏重、严重"的等级以 1~5 分 5 级选择评分,由被试者根据自己最近的情况和体验对各项目选择恰当的评分。评定结果分析总平均水平、各因子的水平以及表现突出的因子,借以了解患者问题的范围、表现以及严重程度等。

2. 抑郁自评量表（SDS）　抑郁自评量表（表 1-7-25）包含 20 个项目,采用 4 级评分方式。包括正向评分和负向评分（※为负向评分）,评分标准如下。①1 分:没有或很少时间;②2 分:少部分时间;③3 分:相当多时间;④4 分:绝大部分时间或全部时间。正向评分题（10 项）依次评为 1、2、3、4 分;反向评分题（10 项）则依次评为 4、3、2、1 分。将所有项目相加,即得总分,若总分超过 41 分可考虑筛查阳性,即可能有抑郁存在,需进一步检查。

表 1-7-25　抑郁自评量表（SDS）

评定项目	很少有	有时有	大部分时间有	绝大部分时间有
1. 我觉得闷闷不乐,情绪低落				
※2. 我觉得一天之中早晨最好				
3. 我一阵阵哭出来或想哭				
4. 我晚上睡眠不好				
※5. 我吃的和平时一样多				
※6. 我和异性接触时和往常一样感到愉快				
7. 我发觉我的体重在下降				
8. 我有便秘的苦恼				
9. 我心跳比平时快				
10. 我无缘无故感到疲乏				
※11. 我的头脑和平时一样清楚				
※12. 我觉得经常做的事情并没有困难				
13. 我觉得不安而安静不下来				
※14. 我对将来抱有希望				
15. 我比平时容易激动				
※16. 我觉得做出决定是容易的				
※17. 我觉得自己是个有用的人,有人需要我				
※18. 我的生活很有意思				
19. 我以为如果我死了别人会生活得更好些				
※20. 平时感兴趣的事我仍然照样感兴趣				

注:※为负向评分。

3. 焦虑自评量表（SAS）　焦虑自评量表（表1-7-26）由20个与焦虑症状有关的项目组成,采用4级评分方式。包括正向评分和负向评分(※为负向评分),评分标准如下。①1分:没有或很少时间;②2分:少部分时间;③3分:相当多时间;④4分:绝大部分时间或全部时间。正向评分题(15项)依次评为1、2、3、4分;反向评分题(5项)则依次评为4、3、2、1分。将所有项目相加,即得总分,若总分超过40分可考虑筛查阳性,即可能有焦虑存在,需进一步检查。

表 1-7-26　焦虑自评量表（SAS）

评定项目	很少有	有时有	大部分时间有	绝大部分时间有
1. 我感到比往常更加神经过敏和焦虑				
2. 我无缘无故感到担心				
3. 我容易心烦意乱和恐惧				
4. 我觉得我可能将要发疯				
※5. 我感到事事都会顺利,不会有倒霉的事情发生				
6. 我的四肢抖动和震颤				
7. 我因头痛、颈痛和背痛而烦恼				
8. 我感到无力或疲劳				
※9. 我感到很平静,能安静坐下来				
10. 我感到我的心跳较快				
11. 我因阵阵的眩晕而不舒服				
12. 我有阵阵要昏倒的感觉				
※13. 我呼气和吸气都不费力				
14. 我的手指和脚趾感到麻木和刺痛				
15. 我因胃痛和消化不良而苦恼				
16. 我时常要小便				
※17. 我的手总是温暖而干燥				
18. 我觉得脸发热发红				
※19. 我容易入睡,晚上休息很好				
20. 我做噩梦				

注:※为负向评分。

（高晓平）

第十二节　日常生活活动能力评定

日常生活活动能力(activities of daily living,ADL)又分为躯体或基础性ADL(physical or basic ADL,PADL or BADL)和工具性ADL(instrumental ADL,IADL)。前者是人们为了维持生存及适应生存环境每日所需的最基本的、粗大的日常生活动作,是个人生活独立的基础,包括能够独立进食、穿衣、行走或从一个姿势转换到另一个姿势、洗澡、上厕所、保持排便和膀胱的控制等。后者是指个人在家庭、工作机构及社区里的独立生活所需的关键的、较高级的能力,包括陪伴和精神支持、交通和购物、计划和准备饭菜、管理家务、健康管理、与他人沟通以及管理财务等。躯体或基础性ADL适用于评估功能障碍较重人群,多在医疗机构中使用;工具性ADL适用于评估功能障碍较轻人群,多用于社区老年人和残疾人。

一、目的

1. 确定个体 ADL 是否独立。
2. 评估个体 ADL 独立程度,分析不能独立的原因。
3. 确定合适的康复治疗目标,制订个体化的康复治疗计划。
4. 评价治疗效果,调整治疗方案。
5. 判断功能预后。
6. 比较治疗方案的优劣,促进治疗技术改进。

二、方法分类

1. **直接评定** 观察患者是否能够按要求逐一完成每项活动,以及是如何完成的;查找影响患者完成指定活动的可能因素;发掘有助于患者完成制订活动的可能方法和方式。常使用特定的评定量表。

2. **间接评定** 主要以询问的方式,从患者、患者家人和患者周围的人获取患者完成相应活动的信息。此方法简单快捷,但可信度低,常与直接评定相结合。

三、注意事项

1. 评定应基于对患者病史、病情和康复需求的充分了解,避免盲目评定。
2. 了解患者的年龄、性别、职业、所处的社会环境、所承担的社会角色等,有助于了解患者能力水平、活动受限因素、康复期望等。
3. 首选直接评定法,只有在病情不允许(如意识障碍、特殊疾病急性期等)时或患者能力不具备(如认知障碍)时才可采用间接评定。
4. 评定患者现有的实际能力,而不是潜在的、可能的、应该的能力。
5. 除非有特别要求,否则患者自己使用辅助器、支具或其他替代方法完成活动,均应被认为是独立完成,但需在评定结果中注明。而任何需要他人辅助完成的活动都被认为是依赖性的。
6. 要尊重患者和保护患者。

四、评定方法

1. 躯体或基础性日常生活活动能力评定

(1) Barthel 指数(BI)和改良 Barthel 指数(MBI):Barthel 指数是目前临床应用最广、研究最多的一种 BADL 能力的评定方法(表 1-7-27),可用来评定患者的功能状况、评价治疗效果、预测患者住院时间及预后等。Barthel 指数评定内容包括大便、小便、修饰、如厕、进食、床-椅转移、活动、穿衣、上楼梯、洗澡等共 10 项内容。被评估者某项活动独立程度越高,依赖程度越低,得分就越高。Barthel 指数总分 100 分,0～20 分为极严重功能缺陷;25～45 分为严重功能缺陷;50～70 分为中度功能缺陷;75～95 分为轻度功能缺陷;100 分为 BADL 完全自理。

表 1-7-27   Barthel 指数评定表

项目	评分标准	评估日期与得分		
1. 大便	0＝失禁或昏迷			
	5＝偶尔失禁(每周<1 次),需要在帮助下用栓剂或灌肠			
	10＝能控制			
2. 小便	0＝失禁或昏迷或需由他人导尿			
	5＝偶尔失禁(每 24h<1 次,每周>1 次)			
	10＝能控制			

续表

项目	评分标准	评估日期与得分		
3. 修饰	0=需帮助			
	5=独立洗脸、梳头、刷牙、剃须			
4. 如厕	0=依赖别人			
	5=需部分帮助,在脱、穿裤子,保持平衡,便后清洁的情况下			
	10=自理			
5. 进食	0=依赖别人			
	5=需部分帮助(夹菜、盛饭、切面包)			
	10=全面自理			
6. 床-椅转移	0=完全依赖别人,不能坐			
	5=需大量帮助(2人),能在床上坐起,但转移到轮椅或在使用轮椅时要较多的帮助			
	10=需少量帮助(1人)或指导			
	15=自理			
7. 活动/步行(在病房及其周围,不包括走远路)	0=不能动			
	5=在轮椅上独立行动,只能使用轮椅,但必须能向各个方向移动以及进出厕所			
	10=需1人帮助步行(体力或语言指导),在较少帮助下走至少50m			
	15=独立步行(可用辅助器),独立走至少50m			
8. 穿衣	0=依赖			
	5=需一半帮助			
	10=自理(系上纽扣,关、开拉锁和穿鞋)			
9. 上楼梯(上、下一段楼梯,用手杖也算独立)	0=不能			
	5=需帮助(体力或语言指导)			
	10=自理,独立上、下一层楼			
10. 洗澡	0=依赖			
	5=自理			
总分				

Barthel 指数具有评定简单、可信度和灵敏度高等特点,但其也存在"天花板效应",即功能状态较好的残疾患者无法使用 Barthel 指数评估 BADL。

在 Barthel 指数的基础上,将每项活动评级分为 5 个等级,即为改良 Barthel 指数:①1 级代表完全依赖他人才能完成整项活动;②2 级代表某种程度上参与,超过一半的活动过程需要他人协助才能完成;③3 级表示能参与大部分的活动过程,但有一半及以下的活动过程需要他人辅助完成;④4 级表示被评估者除了在准备或收拾时需要帮助,其余时间可独立完成整项活动,或仅需他人在旁边监督或提示,不需他人直接接触即可自己完成活动;⑤5 级代表被评估者仅靠自己而无须他人监督、提示或协助,即可独立完成整项活动。改良 Barthel 指数评价 BADL 标准:0~20 分为极严重功能缺陷;21~45 分为严重功能缺陷;46~70 分为中度功能缺陷;71~99 分为轻度功能缺陷;100 分为 BADL 完全自理。

(2)功能独立性评定(FIM):FIM 是美国医疗康复系统研制的一个结局管理系统,可为医疗服务人员提供患者残疾程度和医疗康复记录。FIM 包括运动功能和认知功能两部分 6 个方面共 18 项功能,即自理活动 6 项、括约肌控制 2 项、转移 3 项、行走 2 项、交流 2 项和社会认知 3 项等(表 1-7-28)。根据被评估者独立完成的程度,每项最高得 7 分,最低得 1 分,总积分 18~126 分。得分越高,表示被评估者独立水平越好,反之就越差(表 1-7-29)。

表 1-7-28　功能独立性评定(FIM)量表

项目		日期与得分		
自我照顾	1. 进餐			
	2. 梳洗			
	3. 洗澡			
	4. 穿上衣			
	5. 穿裤子			
	6. 如厕			
二便控制	7. 大便			
	8. 小便			
体位转移	9. 床、椅、轮椅			
	10. 进出厕所			
	11. 进出浴室			
行走	12. 步行/轮椅/二者			
	13. 上下楼梯			
交流	14. 理解:听/视/二者			
	15. 表达:言语/非言语/二者			
社会及认知	16. 社会交往			
	17. 解决问题			
	18. 记忆力			
运动项得分(91 分)				
认知项得分(35 分)				
总分(126 分)				

表 1-7-29　功能独立性评定(FIM)的得分标准

评分	功能独立水平		
7	完全独立(及时、安全)	能在合理的时间内独立、规范、完全地完成所有活动,无须矫正,不需辅助设备和帮助	独立
6	基本独立(辅助器具)	能独立完成所有活动,但活动中需要辅助设备,或者需要比正常长的时间,或有安全方面的顾虑	
5	监护/准备	需要他人监护、提示或规劝;或者需要他人准备或传递必要的用品才能完成活动,但没有身体接触性帮助	部分依赖
4	最小量帮助	需小量身体接触性的帮助;他人给的帮助限于辅助,或多于 75% 的活动由自己独立完成	
3	中度帮助	需稍多的辅助,自己独立完成 50%~75% 的活动	
2	最大量帮助	自己独立完成活动的 25%~50%	完全
1	完全辅助	自己只能独立完成活动的 0~25%	

注:若病情严重无法检查,则评最低分 1 分。

FIM 功能独立分级:126 分为完全独立;108~125 分为基本上独立;90~107 分为极轻度依赖或有条件的独立;72~89 分为轻度依赖;54~71 分为中度依赖;36~53 分为重度依赖;19~35 分为极重度依赖;18 分为完全依赖。

由 FIM 直接移植用于儿童 BADL 评定的儿童功能独立性评定量表(WeeFIM),以发育的进程测量儿童功能性活动能力,适用于 6 个月至 18 岁具有功能或发育迟缓的幼儿、儿童和青少年。其评定内容、评分标准和分级类似于 FIM。

(3) PULSES 评定量表:产生于 1957 年,常用于慢性疾患、老年人和住院患者的 BADL 评定。该量表(表 1-7-30)包括身体状况(physical condition,P)、上肢功能(upper extremity,U)、下肢功能(lower extremity,L)、感觉功能(sensory component,S)、排泄功能(excretory,E)、精神和情感状况(psychosocial,S)等 6 项。根据被评估者的依赖程度,每项分 4 个等级:1 级正常;2 级轻度功能障碍;3 级中度功能障碍;4 级重度功能障碍。总分 6~24 分,得分越高,表示功能障碍越严重。

表 1-7-30　PULSES 评定量表

分类	评定标准
P:身体状况(包括内脏疾病如心血管、呼吸、消化、泌尿和内分泌系统疾病及脑部疾病)	1 级:正常,或与同年龄组健康者相比无明显异常 2 级:轻度异常,偶尔需要就医 3 级:中度异常,经常需要就医,但活动不受限制 4 级:重度异常,需要住院或专人护理,活动明显受限
U:上肢功能(包括颈部、肩胛带和上背部)	1 级:正常,或与同年龄组健康者相比无明显异常 2 级:轻度异常,活动不受限,功能良好 3 级:中度异常,在一定范围内可以活动 4 级:重度异常,功能严重受限,生活需要护理
L:下肢功能(包括骨盆、下背部和腰骶部)	1 级:正常,或与同年龄组健康者相比无明显异常 2 级:轻度异常,活动不受限,功能良好 3 级:中度异常,在一定范围内可以活动 4 级:重度异常,功能严重受限,只能卧床或坐轮椅
S:感觉功能(包括语言、听觉和视觉)	1 级:正常,或与同年龄组健康者相比无明显异常 2 级:轻度异常,无明显功能障碍 3 级:中度异常,有明显功能障碍 4 级:重度异常,语言、听觉和视觉完全丧失
E:排泄功能(即大小便控制)	1 级:正常,能完全控制 2 级:轻度异常,偶尔发生大小便失禁或夜尿 3 级:中度异常,周期性的大小便失禁或潴留交替出现 4 级:重度异常,大小便完全失禁
S:精神和心理状况(包括心理、情感、家庭、社会等)	1 级:正常,或与同年龄组健康者相比无明显异常 2 级:轻度异常,表现在情绪、脾气和个性方面,但个人精神调节能力良好,对他人或周围环境无伤害 3 级:中度异常,需要一定的监护 4 级:重度异常,需要完全监护

(4) 改良 Rankin 量表(Modified Rankin Scale,mRS):mRS 可用来评估脑卒中后患者的神经功能状况,具有较好的可靠性和真实性(表 1-7-31)。标准的 mRS 评估时间点是患者首次症状发作后的 30 天或 90 天,评估方法是评估者与患者直接面谈,无须体格检查,因此可以通过电话或者问卷等形式实现远程评

估。如果卒中后患者出现言语或认知等功能障碍,可通过患者的家人、照护者或者康复治疗师等进行评估。如患者可利用辅具行走而无须身体接触性帮助,则认为患者可独立行走。

表 1-7-31　改良 Rankin 量表(mRS)

患者状况	评分/分
完全无症状	0
尽管有症状,但无明显功能障碍,能完成所有日常工作和生活	1
轻度残疾,不能完成病前所有活动,但不需帮助能照料自己的日常事务	2
中度残疾,需部分帮助,但能独立行走	3
中重度残疾,不能独立行走,日常生活需别人帮助	4
重度残疾,卧床,二便失禁,日常生活完全依赖他人	5

其他用于 BADL 评定的方法还包括 Katz 指数、修订的 Kenny 自理评定等。

2. 工具性日常生活活动能力评定

(1) 功能活动问卷(Functional Activity Questionnaire,FAQ):FAQ 是目前首选的 IADL 评定方法,该问卷项目全面,效度较高(表 1-7-32)。FAQ 评分越高,代表 IADL 障碍越严重,正常<5 分,≥5 分为异常。

表 1-7-32　功能活动问卷(FAQ)

项目	正常或从未做过,但能做(0 分)	困难,但能独立完成或从未做过(1 分)	需要帮助(2 分)	完全依赖他人(3 分)
1. 每月平衡收支和算账的能力				
2. 患者的工作能力				
3. 到商店购物能力(杂货、家庭用品等)				
4. 有无爱好(下棋、打牌)				
5. 简单家务(如泡茶)				
6. 准备饭菜				
7. 能否了解最近发生的事件				
8. 能否参加讨论和了解电视、图书和杂志的内容				
9. 能否记住约会的时间、家庭节目和吃药				
10. 能否拜访邻居和乘坐公共汽车				

(2) 工具性日常生活活动能力量表:Lawton 和 Brody 于 1969 年制订了日常生活活动能力量表,其中包括躯体生活自理量表和工具性日常生活活动能力量表两部分,后者由打电话、购物、备餐、做家务、洗衣、使用交通工具、服药和自理经济等组成(表 1-7-33)。评定时主试者按表格逐项询问,选择与被评估者最接近的、最高的功能状态;如果被评估者无法回答或不能正确回答,则可根据家属、照护者或康复治疗师等知情人的观察评定。工具性日常生活活动能力量表最低得分为 8 分,表示完全正常,分数增加代表不同程度的功能障碍。

表 1-7-33　工具性日常生活活动能力量表

内容	能力	评分
使用电话能力	能主动打电话,能查号,拨号	1
	能拨打几个熟悉的号码	2
	能接电话,但不能拨号码	3
	根本不能用电话	4
购物	能独立进行所有需要的购物活动	1
	仅能进行小规模的购物	2
	任何购物活动均需要陪同	3
	完全不能进行购物	4
备餐	独立计划,烹制和取食足量食物	1
	如果提供原料,能烹制适当的食物	2
	能加热和取食预加工的食物,或能准备食物	3
	需要别人帮助做饭和用餐	4
整理家务	能单独持家,或偶尔需要帮助(如重体力家务需家政服务)	1
	能做一些轻的家务,如洗碗、整理床铺	2
	能做一些轻的家务,但不能做到保持干净	3
	所有家务活动均需要在帮忙的情况下完成	4
	不能做任何家务	5
洗衣	能洗自己所有的衣服	1
	洗小的衣物;漂洗短裤以及长筒袜等	2
	所有衣物必须由别人洗	3
使用交通工具	能独立乘坐公共交通工具或独自驾车	1
	能独立乘坐出租车并安排自己的行车路线,但不能坐公交车	2
	在他人帮助或陪伴下能乘坐公共交通工具	3
	仅能在他人陪伴下乘坐出租车或汽车	4
个人服药能力	能在正确的时间服用正确剂量的药物	1
	如果别人提前把药物的单次剂量分好后,自己可以正确服用	2
	不能自己服药	3
理财能力	能独立处理财务问题(做预算,写支票,付租金和账单,去银行),收集和适时管理收入情况	1
	能完成日常购物,但到银行办理业务和大家购物等需要帮助	2
	无管钱能力	3

(3)龙氏日常生活活动能力评定量表:根据"能不能下床""能不能到户外""需不需要人照顾"等3项指标将被评估者划分为床上人、家庭人(包括坐轮椅)和社会人(可参与户外活动)3个群体。每个群体用3种代表性日常生活活动进行评估,又根据被评估者完成某种活动的独立程度对该活动进行评分。最终,将被评估者的日常生活自理能力分为生活完全不能自理、生活基本不能自理、生活小部分自理、生活大部分自理、生活基本自理、生活完全自理6个等级。

(高晓平)

第十三节　生活质量评定

一、概述

（一）生活质量

生活质量（quality of life，QOL）是康复医学针对患者康复工作中最重要的方面之一，是在 WHO 提倡的健康新概念"人们在躯体上、精神上及社会生活中处于一种完好的状态，而不仅仅是没有疾病和衰弱"的基础上构建的，是医学模式由单纯生物医学模式向"生物-心理-社会"综合医学模式转变的体现。在患者疾病转归后，更加注重其功能恢复和生活质量的保持与提升。

对于生活质量的定义，目前尚无定论，从医学角度上说生活质量应该是包含生物医学、心理学、社会学等多个内容的集合概念，能够更全面地反映个体的健康状况。目前较为公认的一些观点：①生活质量是一个多维度的概念，包括身体机能状态、心理功能、社会满意度、健康感觉以及与疾病相应的自觉症状等广泛的领域；②生活质量是一个主观的评价指标，应根据被评定者的主观体验进行评定，且资料应由被评定者提供；③生活质量具有文化依赖性，应建立在一定的文化价值体系下。

WHO 生活质量研究组在 1993 年提出的生活质量概念是指不同文化和价值体系中的个体对他们的目标、期望、标准以及所关心的事情相关的生活状况的体验。这也是在众多生活质量的概念与诠释中较为受到公认的一个定义。当然，除了 WHO 提示的生活质量概念，大量学者也分别提出了不同的概念，其中较为主流的 3 个流派观点：①客观论。是将生活质量定义为满足人们生活需要的全部社会条件与自然条件的综合水平，包括环境的美化和净化、社会文化、卫生、教育、社会风尚、社会治安和生活服务状况等多个方面。②主观论。认为生活质量就是人们的主观幸福感和对生活的满意程度，是对个体生活各个方面的总结和评价，包括躯体、精神、物质的幸福感以及对家庭内外的人际关系、工作能力、主动参与各项休闲活动的能力的满意程度。③主、客观综合论。认为生活质量包括社会提供给人们生活所需条件的充分程度和人们对于生活需求的满意程度，是反映人类生活发展的一个综合概念，是对社会发展包括人类自身发展过程的一种标识。

（二）健康相关生活质量

健康相关生活质量（health-related quality of life，HRQOL）是指患者对于自身疾病与治疗产生的躯体、心理和社会反应的一种实际的、日常的功能性描述。健康相关生活质量是从医学角度探知疾病对于患者的影响以及医疗干预措施的成效出发，借用社会科学提出的生活质量概念开展研究的一种方式。基于对健康相关生活质量概念的理解，可以看出生活质量可以分为与健康有关的和与健康无关的 2 个方面，前者包括与被评定者健康有关的主要因素，如身体、心理、精神健康等；后者包括被评定者生活的社会环境和生活环境等。

二、康复评定

（一）评定内容

生活质量的评定是针对个体进行主观感受和对社会、环境体验的评定，与其他客观评定不同的是，评定的内容必须包含个体的主观材料。而在选择生活质量评定内容方面，则需根据不同的疾病、状态、人群等，选择合适的评定内容。WHO 提出的与生活质量有关的 6 个因素包括身体功能、心理状况、独立能力、社会关系、生活环境以及宗教信仰和精神寄托。

从上述生活质量有关的因素可以看出，生活质量评定的内容主要是围绕这些因素来选取特定的指标，包括以下几个方面。①躯体功能评定：包括睡眠、饮食、行走、大小便自控力、自我料理、家务操持、休闲等；②精神心理功能评定：包括抑郁、焦虑、孤独感、自尊、记忆力、推理能力和应变能力等；③社会功能评定：包括家庭关系、社会支持、与他人交往、就业情况、经济状况、社会整合、社会角色等；④疾病特征与治疗：包括疾病病症、治疗副作用等方面。

（二）评定方法

1. **访谈法** 通过访谈员和受访人面对面地交流,了解被评定对象的心理特点、行为方式、健康状况、生活水平等,从而对其生活质量进行评价。访谈法因其能够简单而迅速地收集多方面的评定分析资料,因此在临床上应用较多。其优点:①灵活易实施,调查方式灵活;②访谈双方面对面交谈的形式可以更清晰地让被评定者了解量表内容;③资料可靠;④适用面广。但其缺点也比较明显:①成本高、费用大、时间长;②主观性太强,受访谈员的影响大;③记录结果分析较难;④缺乏隐秘性,被评定者可能会回避一些敏感问题或不做真实回答。

2. **观察法** 研究者在一定时间内有目的、有计划地在特定条件下,通过感官或借助一定的科学仪器,对特定个体的心理行为或活动、疾病症状及相关反应等进行观察,从而搜集资料判断其生活质量。此类方法一般用于无法完成正常交流的一些患者,如植物状态、精神障碍、认知障碍的患者等。

3. **自我报告法** 受试者根据自己的健康状况和对生活质量的理解,自己报告一个整体生活、治疗的状态水平。结果可以用分数或等级数表示,数据容易处理。简而言之,自我报告法是一种简单的整体评定方法,但可靠性较差。

4. **标准化量表评价法** 通过经考察验证具有较好信度、效度和反应度的标准化测定量表,对受试者的生活质量进行多个维度的综合评定,此方法是目前应用最广泛的方法。根据评定主题的不同可分为自评法和他评法。此方法具有客观性较强、可比性强、程式易标准化和易于操作等优点,常应用于科学研究中。

（三）生活质量评定量表

生活质量评定的主要工具就是生活质量评定量表,经过几十年的发展,国内外已经研制出大量的评定量表。有些量表并不针对某一特殊病种,而在于了解一般人群的综合健康状况,称为普适性量表。而有些量表则是为了更好地反映某种特定疾病患者的生活质量,称为疾病专用量表。无论普适性量表还是疾病专用量表都有其各自的优缺点,因此在选择量表时评定者要兼顾评定的目的和内容、资料获取方式、被评定者自身状况等因素。因生活质量评定量表种类超百种,以下选出一些具有代表性的量表进行介绍。

1. **健康调查量表36（Short Form 36，SF-36）** 此量表最初是由美国医学结局研究（medical outcomes study，MOS）组在有关研究的基础上修订而成的普适性量表（表1-7-34）,其中包含36个条目的健康调查问卷简化版。内容包括躯体活动功能、躯体功能对角色功能的影响、躯体疼痛、健康总体自评、活力、社会功能、情绪对角色功能的影响和心理卫生等8个领域。评定总耗时5~10min。SF-36具有良好的信度和效度,应用较为广泛,而SF-36的中国版目前也有学者研制并在临床应用。

表1-7-34 健康调查量表36（MOS SF-36）

1. 总体来讲,您的健康状况是 ①非常好;②很好;③好;④一般;⑤差
2. 跟1年前比您觉得自己的健康状况是 ①比1年前好多了;②比1年前好一些;③跟1年前差不多;④比1年前差一些;⑤比1年前差多了 （权重或得分依次为1,2,3,4和5） 健康和日常活动
3. 以下这些问题都和日常活动有关。请您想一想,您的健康状况是否限制了这些活动? 如果有限制,程度如何? （1）重体力活动。如跑步、举重、参加剧烈运动等 ①限制很大;②有些限制;③毫无限制 （权重或得分依次为1,2,3;下同） （2）适度的活动。如移动一张桌子、扫地、打太极拳、做简单体操等 ①限制很大;②有些限制;③毫无限制 （3）提起日用品。如买菜、购物等 ①限制很大;②有些限制;③毫无限制

（4）上几层楼梯
　　①限制很大;②有些限制;③毫无限制
（5）上一层楼梯
　　①限制很大;②有些限制;③毫无限制
（6）弯腰、屈膝、下蹲
　　①限制很大;②有些限制;③毫无限制
（7）步行1 500m以上的路程
　　①限制很大;②有些限制;③毫无限制
（8）步行1 000m的路程
　　①限制很大;②有些限制;③毫无限制
（9）步行100m的路程
　　①限制很大;②有些限制;③毫无限制
（10）自己洗澡、穿衣
　　①限制很大;②有些限制;③毫无限制

4. 在过去4个星期里,您的工作和日常活动有无因为身体健康的原因而出现以下这些问题?
（1）减少了工作或其他活动时间
　　①是;②不是
　　（权重或得分依次为1,2;下同）
（2）本来想要做的事情只能完成一部分
　　①是;②不是
（3）想要干的工作或活动种类受到限制
　　①是;②不是
（4）完成工作或其他活动困难增多（如需要额外的努力）
　　①是;②不是

5. 在过去4个星期里,您的工作和日常活动有无因为情绪的原因（如压抑或忧虑）而出现以下这些问题?
（1）减少了工作或活动时间
　　①是;②不是
　　（权重或得分依次为1,2;下同）
（2）本来想要做的事情只能完成一部分
　　①是;②不是
（3）干事情不如平时仔细
　　①是;②不是

6. 在过去4个星期里,您的健康或情绪不好在多大程度上影响了您与家人、朋友、邻居或集体的正常社会交往?
　　①完全没有影响;②有一点影响;③中等影响;④影响很大;⑤影响非常大
　　（权重或得分依次为5,4,3,2,1）

7. 在过去4个星期里,您有身体疼痛吗?
　　①完全没有疼痛;②稍微有一点疼痛;③有一点疼痛;④中等疼痛;⑤严重疼痛;⑥很严重疼痛
　　（权重或得分依次为6,5.4,4.2,3.1,2.2,1）

8. 在过去4个星期里,您的身体疼痛影响了您的工作和家务吗?
　　①完全没有影响;②有一点影响;③中等影响;④影响很大;⑤影响非常大
　　（如果7无8无,权重或得分依次为6,4.75,3.5,2.25,1.0;如果为7有8无,则为5,4,3,2,1）
　　您的感觉

9. 以下这些问题是关于过去1个月里您自己的感觉,对每一条问题所说的事情,您的情况是什么样的?
（1）您觉得生活充实
　　①所有的时间;②大部分时间;③比较多时间;④一部分时间;⑤小部分时间;⑥没有这种感觉
　　（权重或得分依次为6,5,4,3,2,1）
（2）您是一个敏感的人
　　①所有的时间;②大部分时间;③比较多时间;④一部分时间;⑤小部分时间;⑥没有这种感觉
　　（权重或得分依次为1,2,3,4,5,6）

（3）您的情绪非常不好,什么事都不能使您高兴起来
　①所有的时间;②大部分时间;③比较多时间;④一部分时间;⑤小部分时间;⑥没有这种感觉
　（权重或得分依次为1,2,3,4,5,6）
（4）您感到心平气和
　①所有的时间;②大部分时间;③比较多时间;④一部分时间;⑤小部分时间;⑥没有这种感觉
　（权重或得分依次为6,5,4,3,2,1）
（5）您做事精力充沛
　①所有的时间;②大部分时间;③比较多时间;④一部分时间;⑤小部分时间;⑥没有这种感觉
　（权重或得分依次为6,5,4,3,2,1）
（6）您的情绪低落
　①所有的时间;②大部分时间;③比较多时间;④一部分时间;⑤小部分时间;⑥没有这种感觉
　（权重或得分依次为1,2,3,4,5,6）
（7）您觉得筋疲力尽
　①所有的时间;②大部分时间;③比较多时间;④一部分时间;⑤小部分时间;⑥没有这种感觉
　（权重或得分依次为1,2,3,4,5,6）
（8）您是个快乐的人
　①所有的时间;②大部分时间;③比较多时间;④一部分时间;⑤小部分时间;⑥没有这种感觉
　（权重或得分依次为6,5,4,3,2,1）
（9）您感觉厌烦
　①所有的时间;②大部分时间;③比较多时间;④一部分时间;⑤小部分时间;⑥没有这种感觉
　（权重或得分依次为1,2,3,4,5,6）
（10）不健康影响了您的社会活动(如走亲访友)
　①所有的时间;②大部分时间;③比较多时间;④一部分时间;⑤小部分时间;⑥没有这种感觉
　（权重或得分依次为1,2,3,4,5,6）
　总体健康情况

10. 请看下列每一条问题,哪一种答案最符合您的情况?
（1）我好像比别人更容易生病
　①绝对正确;②大部分正确;③不能肯定;④大部分错误;⑤绝对错误
　（权重或得分依次为1,2,3,4,5）
（2）我跟周围人一样健康
　①绝对正确;②大部分正确;③不能肯定;④大部分错误;⑤绝对错误
　（权重或得分依次为5,4,3,2,1）
（3）我认为我的健康状况在变坏
　①绝对正确;②大部分正确;③不能肯定;④大部分错误;⑤绝对错误
　（权重或得分依次为1,2,3,4,5）
（4）我的健康状况非常好
　①绝对正确;②大部分正确;③不能肯定;④大部分错误;⑤绝对错误
　（权重或得分依次为5,4,3,2,1）

2. **世界卫生组织生活质量量表**（World Health Organization Quality of Life Group，WHOQOL-100） 该量表是由世界卫生组织领导15个国家和地区研制的跨国家、跨文化的普适性、国际性量表。评定内容包括生理、心理、独立性、社会关系、环境和精神支柱、宗教、个人信仰等共24个方面。而WHOQOL的中国版于1998年制订。虽然WHOQOL-100的评定内容全面丰富,但因评定耗时过长的问题,会影响其实际应用。因此于1998年WHO经过改良得出世界卫生组织生活质量测定简式量表(WHOQOL-BREF)。该简表主要包括生理、心理、社会关系和环境4个方面,共26个问题条目,可大大缩短评定的时间,但保留了原表高信度、高效度的优点。

3. **疾病影响调查表**（Sickness Impact Profile，SIP） 该表制订于1975年,并于1981年完成最终版本。该表涵盖了步行、活动、自身照料、情绪行为、交流、自身照顾、睡眠和休息、饮食、家居料理、娱乐与休

闲和功能等 12 个方面,共 136 个条目。完成问卷耗时 20~30min,因此该表适合用于多中心研究。不足之处在于问卷缺少健康、幸福和生活满意度的条目。

4. **欧洲五维健康量表**(The Europol Group's 5-Domain,EQ-5D) 该表于 1990 年在英国制订。评定内容包括移动能力、自理能力、日常活动能力、疼痛/不适和焦虑/抑郁等 5 个部分(表 1-7-35)。该量表的评测简单、直观,评定数据来源于类似温度计的目测表,刻度从 0~100,被测者根据当天的健康状态自行在表上标记出相应的数字。该表更适合于轻、中度症状的各类疾患患者的自评和问卷式调查。

表 1-7-35 欧洲五维健康量表(EQ-5D)

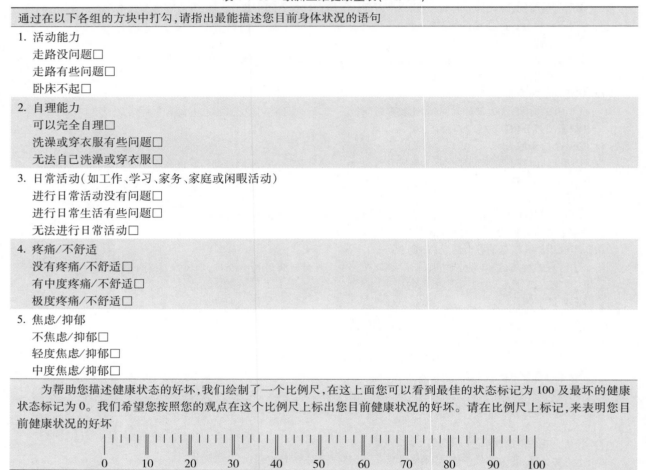

通过在以下各组的方块中打勾,请指出最能描述您目前身体状况的语句

1. 活动能力
  走路没问题□
  走路有些问题□
  卧床不起□

2. 自理能力
  可以完全自理□
  洗澡或穿衣服有些问题□
  无法自己洗澡或穿衣服□

3. 日常活动(如工作、学习、家务、家庭或闲暇活动)
  进行日常活动没有问题□
  进行日常生活有些问题□
  无法进行日常活动□

4. 疼痛/不舒适
  没有疼痛/不舒适□
  有中度疼痛/不舒适□
  极度疼痛/不舒适□

5. 焦虑/抑郁
  不焦虑/抑郁□
  轻度焦虑/抑郁□
  中度焦虑/抑郁□

为帮助您描述健康状态的好坏,我们绘制了一个比例尺,在这上面您可以看到最佳的状态标记为 100 及最坏的健康状态标记为 0。我们希望您按照您的观点在这个比例尺上标出您目前健康状况的好坏。请在比例尺上标记,来表明您目前健康状况的好坏

0 10 20 30 40 50 60 70 80 90 100

5. **生活质量指数**(Quality of Life-Index) 该量表起初是用于癌症和其他慢性病患者的生活质量评估。量表内容包括日常生活能力、活动能力、健康的感觉、家庭和朋友的支持及对整个生活的认识,同时还包括一个刻度为 0~100 的目测分级量表。

6. **疾病影响调查表中风用量表-30**(SA-SIP30) 此量表是经 SIP 改良后的脑卒中患者专用的生活质量测定量表。此量表包含 30 个条目,包括身体照顾与活动、活动性、社会交往、情感行为、交流行为、家居料理、行为动作的灵敏度和步行 8 个方面。

7. **Frenchay 活动指数**(FAI) FAI 是专门为脑卒中患者的生活质量及其功能预后的测量而设计的。该量表总共包括家务活动、户外活动、休闲与工作 3 个领域,共 15 个条目,总分值 45 分。该量表适合代理人使用,也可用于患者自答或访问。完成此表耗时 3~5min,因此应答率高。但此量表内容较少,并不适用于大型研究。

8. **关节炎影响测量量表 2**(Arthritis Impact Measurement Scale 2,AIMS2) 此量表是评价关节炎患者生活质量的量表,总共包含躯体、症状、角色、社会角色、情感 5 个维度,共 57 个核心条目。评定耗时约 23min。

（三）临床应用

生活质量评定广泛用于社会各个领域,医学领域上的应用主要是用于评估人群健康状况、评价资源利用的效益,以及进行临床疗效的比较和治疗方法的选择等方面。而在康复医学中,生活质量评定已被广泛应用于脑卒中、关节炎、冠心病、糖尿病等疾病的患者中,是对他们进行康复评定的重要内容。通过对患者进行生活质量评定,可以对各种因素进行研究,整合和分析数据结果,明确各因素之间的相关性,发现重要的相关因素,找出问题,判断患者不能完成生活自理、回归社会和家庭的影响因素。另一方面,生活质量评定的各项指标,是判断相应康复治疗效果的重要参数。分析这些参数可以找出影响患者日常生活和治疗的重要因素,从而提出有针对性的治疗方案,为后续治疗提供更好的依据。

（四）注意事项

生活质量评定不仅评定方法多样,而且容易受到诸多因素的影响,需要注意以下问题。

1. **建立有用的生活质量评价指标**　选用量表时要留意量表的可测量性、敏感度、广泛被接受度、易于理解性和平衡性等方面。

2. **QOL 量表的本土化和民族化**　量表既要具备国际通用性和可比性,又要符合各个国家、地区的本土文化和民族化元素的特点。

3. **有针对性地使用 QOL 量表**　针对不同的疾病患者,应尽量选择该类患者的疾病专表,以便能测出患者特有的问题。

（高晓平）

第十四节　尿动力学评定

尿动力学是借助流体力学及电生理学的方法研究尿路输送、贮存及排泄功能的学科,可为排尿障碍患者的诊断、治疗方法的选择及疗效的评定提供客观依据。

尿动力学一般又可分为上尿路动力学检查及下尿路尿流动力学检查两部分,前者主要研究尿液在肾盂、输尿管内的输送过程;后者主要研究膀胱、尿道贮存及排泄尿液的动态过程。常用的尿流动力学检查主要包括排尿日记、尿流率测定、充盈期膀胱测压、肌电图、压力-流率测定、逼尿肌漏尿点压测定、腹压漏尿点压测定、尿道压力图等。

（一）排尿日记

排尿日记是一项半客观的检查项目,不仅能反映患者每次排尿量、排尿间隔时间、患者的感觉、每日排尿总次数及总尿量,还能客观反映患者的症状。此项检查具有无创性和可重复性,每次检查一般需记录 3 天以上以保障结果的可靠性。

根据国际尿控协会常用方法,排尿日记有 3 种。

1. **排尿时间表**　单纯记录白天和夜间(至少 24h)的排尿次数。

2. **频率-尿量表**　记录白天和夜间(至少 24h)的排尿次数以及每次排尿的量,其中最重要的参数是排尿频率(白天与夜间)、24h 尿量、夜间与白天的尿量比、平均尿量(白天与夜间)等。

3. **膀胱日记**　记录排尿次数、排尿量、尿失禁发生情况、尿垫使用、液体摄入、尿急程度、尿失禁程度等内容。

（二）尿流率测定

尿流率是指单位时间内自尿道外口排出的尿量。此项检查可反应下尿路贮存、排尿的总体功能情况,可对患者排尿功能进行初步评估,但不能反映出病因和病变部位。

尿流率需要选用专门的尿流率测定仪进行测定,其单位为 ml/s,尿流率测量的范围为 0~50ml/s,尿量的测定范围为 0~1 000ml。检查时男性受检者体位一般选择站位,女性受检者选择坐位;应充分尊重受检者的排尿隐私与排尿习惯,将检查安排在安静、隐蔽的环境中进行;检测程序启动后,医护人员应回避。实行检查的医务人员应当十分熟悉改变测定仪标准格值大小的步骤,以保障生成清晰的图形。主要观察指标有最大尿流率、平均尿流率、排尿时间、尿流时间、达峰时间及尿量等(图 1-7-15)。

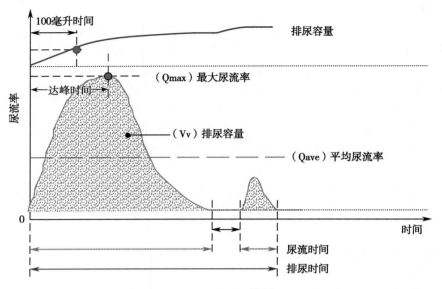

图 1-7-15　尿流率参数示意图

1. **最大尿流率（Qmax）**　Qmax 指尿流率的最大测定值,是尿流率测定中最敏感、最有价值的参数（表 1-7-36、表 1-7-37）。

表 1-7-36　不同性别、年龄测试者在最小排尿量时的最大尿流率下限

年龄/岁	最小尿量/ml	最大尿流率下限/($ml \cdot s^{-1}$)	
		男性	女性
4~7	100	10	10
8~13	100	12	15
14~45	200	21	18
46~65	200	12	15
66~80	200	9	10

表 1-7-37　最大尿流率（Qmax）

单位:ml/s

分组	正常值	分组	正常值
全体人群	>20	男性	24±8
带有测压管受检者	>15	年龄<40 岁	>22
儿童	23±10	年龄 40~60 岁	>16
年龄<10 岁	>15	年龄>60 岁	>13
年龄 10~20 岁	>20	女性	>26(±8)
女孩	34.3±7.2	年龄≤50 岁	>25
男孩	25.9±7.3	年龄>50 岁	>18

注:排尿量>175ml,体表面积>1.1m^2。

2. **平均尿流率（Qave）** 尿量除以尿流时间所得的商（表 1-7-38）。

表 1-7-38 平均尿流率（Qave）

单位：ml/s

分组	正常值	分组		正常值
所有人群	10~15	儿童	女孩	14.1±3.3
带有测压管受检者	>7.5		男孩	19.5±3.6
男性：年龄>60 岁	7.8±3.2			

注：排尿量>175ml，体表面积>1.1m^2。

3. **尿流时间（FT）** FT 指在测定过程中确切测到的时间段。在间断排尿模式中，中间无尿流出现的时间段必须被减除。

4. **达峰时间（TQmax）** TQmax 指从尿流出现到尿流达到最大尿流率的时间间隔。它无确切的正常参考值，正常人一般小于排尿时间的 33%（表 1-7-39）。

5. **尿量（Vv）** Vv 指测定过程中所排出的尿液容量。

6. **排尿时间（Vt）** Vt 指整个排尿过程所持续的时间。在排尿无间断时，它等于尿流时间（表 1-7-40）。

7. **残余尿量（PRV）**：PRV 指患者自行排尿后，膀胱内剩余的尿量。可以用导尿管导出测量，也可以通过 B 超检查测算（表 1-7-41）。

表 1-7-39 达峰时间

单位：s

分组	正常值
所有人群	<33% 的排尿时间

表 1-7-40 排尿时间

单位：s

分组	正常值
男性	24±8
年龄>60 岁	26.2±13.9
女性	23±8
儿童	16±10

表 1-7-41 残余尿量

单位：ml

分组		<15% 的最大膀胱容量
成人	正常	10~30
	异常	>100
儿童	正常	10~20（4h 观察周期内，至少有 1 次排空）
	异常	>20

（三）充盈期膀胱压力容积测定

充盈期膀胱压力容积测定是指在恒速膀胱灌注下测量膀胱压力-容量相互关系的一种检查，可以反映膀胱容量、感觉、顺应性以及储尿期和排尿期逼尿肌活动等。此测定可以用来评估充盈期膀胱感觉、膀胱压力-容积关系、逼尿肌稳定性、膀胱顺应性、最大膀胱测压容积等指标。进行测定同时要记录膀胱充盈过程中是否伴随尿急、疼痛、漏尿、自主神经反射亢进等异常现象。

1. **膀胱测压仪的结构** 包括膀胱测压装置、测压导管、压力传感器、注水装置、直肠测压装置、信号处理和记录设备等。

膀胱压力测定采用的压力传感器分为外置式和导管内嵌式 2 种。目前国内多采用外置传感器，用来连接外置式传感器的膀胱测压管必须柔韧，管壁不能有弹性，导管与导管连接时不能有明显的内径变化。目前临床常使用 F6~F8 测压管，压力-流率测定建议采用 F6 测压管。如应用内置传感器，测定结果报告中应描述导管粗细和传感器类型。

而腹压测定多采用球囊测压管（F5~F12）。检查前要求受检者排净粪便；对脊髓损伤等神经源性膀胱患者，由于他们常伴有便秘，因此检查前一天应为他们进行清洁灌肠。测压管插入直肠深度至直肠壶腹，深度约10cm，充水量为球囊容积的10%~20%。肛门切除患者可经肠瘘口或阴道测定腹压，此类患者可增加测压管插入深度以利于客观反映腹压变化。

2. **测压管固定**　膀胱压和腹压测压管置入后都应被妥善固定，以避免在排尿时脱出导致检查中断。猪尾状膀胱测压管具有内固定的作用，不再需要外固定；固定膀胱测压管不能影响排尿；腹压测压管应尽量靠近肛门边缘固定以防止滑脱。

3. **检查前压力调零方法**　尿动力学中的压力零点是指周围环境的大气压，而压力参照平面为与受检者耻骨联合上缘等高的水平面。外置传感器通过一个三通管分别与测压连接导管和注射器相连接（图1-7-16），测压连接导管用于连接相应的测压管，注射器用于排除测压管道内气泡。检查测压系统内无气泡及渗漏后，将测压连接导管末端与传感器置于受检者耻骨联合上缘等高水平面后进行调零，调零后再分别与已插入并充满液体的相对应测压管相接。此时膀胱和直肠内的压力是在大气压下的压力。导管内嵌传感器可直接检测，无须体外调零。

进行膀胱压力测定时常用生理盐水作为灌注介质，温度以室温（20~22℃）为宜，但行诱发试验时也可用冰水或温水。一般情况下灌注速度采用中速（50~60ml/min）灌注［膀胱灌注速度分为慢速（10~20ml/min）、中速（50~100ml/min）和快速（>100ml/min）3种］。当考虑神经源性膀胱患者或怀疑有低顺应性膀胱者应采用低速灌注。而快速灌注常用于快速灌注膀胱，如诱发排尿或可能存在的逼尿肌过度活动等。检查时体位选择卧位、半卧位、坐位、立位均可。

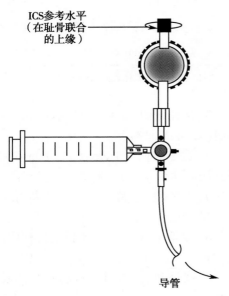

图1-7-16　体外调零示意图

4. **主要观察指标**　有膀胱压（Pves）、腹压（Pabd）、逼尿肌压（Pdet）、膀胱空虚静息压、初始尿意容量（FD）、膀胱最大容量（MCC）、膀胱顺应性等（表1-7-42、表1-7-43、表1-7-44、表1-7-45）。

表1-7-42　首次膀胱充盈感

单位:ml

分组	参考值
男性	250±50
女性	225±75
儿童	180±100

表1-7-43　最大膀胱容量

单位:ml

分组	参考值
所有受检者	300~600
男性	600±150
女性	500±100

表1-7-44　婴儿及儿童最大膀胱测压容量（MCC）

单位:ml

年龄	最大膀胱测压容量		年龄	最大膀胱测压容量
	男婴	女婴		
1月龄	34	39	1岁	60
2月龄	36	41	2岁	90
3月龄	38	43	3岁	120
4月龄	40	45	4岁	150

续表

年龄	最大膀胱测压容量		年龄	最大膀胱测压容量
	男婴	女婴		
5 月龄	42	47	5 岁	180
6 月龄	44	49	6 岁	210
7 月龄	46	51	7 岁	240
8 月龄	48	53	8 岁	270
9 月龄	50	54	9 岁	300
10 月龄	52	56	10 岁	330
11 月龄	54	58	11 岁	360
12 月龄	56	60	12 岁	390
			13 岁	420
			14 岁	450

注:(男婴)MCC=24.8×年龄(岁)+31.6;
　　(女婴)MCC=22.6×年龄(岁)+37.4;
　　(儿童)MCC=30.0×年龄(岁)+30.0。

(1)膀胱压、腹压及逼尿肌压的相互关系:①膀胱压指膀胱内测得的压力;②腹压指膀胱周围的组织对膀胱产生的压力,以直肠压为代表;③逼尿肌压是逼尿肌张力和收缩所产生的压力,等于膀胱压减去腹压。

(2)膀胱空虚静息压:调零后及连接膀胱测压通道后,此时的 Pves 即为膀胱空虚静息压。该值因受检者体位不同而有差异。Pves 和 Pabd 两个压力几乎一致,因此检查前 Pdet 为 0cmH$_2$O 或近似 0cmH$_2$O。80% 的受检者 Pdet 在 0~6cmH$_2$O。

(3)初始尿意容量:即开始有尿意感时的膀胱容量。

(4)膀胱最大容量:出现强烈尿意感时的膀胱容量。

(5)充盈静止压:当膀胱充盈达到最大尿意容量且在逼尿肌收缩前的逼尿肌压。

(6)残余尿:排尿后残存在膀胱内的尿量。

(7)有效膀胱容量:最大膀胱容量与残余尿量之差。

(8)膀胱顺应性:指在膀胱充盈期,逼尿肌能够适应不断增加的充盈体积,以保持膀胱内压不变。顺应性差提示膀胱张力高,逼尿肌反射亢进;顺应性高见于逼尿肌无反射或无张力。其计算方法为逼尿肌压力增加与膀胱容量增加的比值($c=\Delta v/\Delta p$)。

(9)膀胱诱发试验:用于诊断逼尿肌不稳定及尿失禁;灌注量在 150~250ml;试验后,逼尿肌压升高 >15cmH$_2$O 为阳性。方法包括:①快速灌注法;②腹压增加法:咳嗽、耻骨上区压迫或拍打法、憋气用力等动作。

(10)逼尿肌稳定性:膀胱充盈时,任何诱因都不引起无抑制收缩,出现无抑制收缩是膀胱不稳定的表现,也是逼尿肌反射亢进的主要标志,提示可能存在上运动神经元障碍。

(四)压力-流率测定

压力-流率测定指同步检测膀胱压、直肠压及尿流率,以反映尿道阻力和膀胱功能。此检查为目前唯一能准确判断是否存在膀胱出口梗阻的检查项目,更适用于评估机械性或解剖性因素所致尿道梗阻的程度,而神经源性膀胱尿道功能障碍所引起的大部分梗阻类型为逼尿肌-括约肌协同失调、尿道外括约肌或膀胱颈松弛障碍导致的功能性梗阻,所以此项检查在神经源性膀胱患者中的应用价值有限。

表 1-7-45 膀胱和腹部的初始静态压
单位:cmH$_2$O

体位	参考值
仰卧	5~20
坐位	15~40
立位	30~50

注:顺应性>20ml/cmH$_2$O。

　　该检查设备仪器及参数设置同充盈性膀胱压力容积测定,停止灌注后嘱受检者取相应体位排尿,排尿前应妥善固定膀胱测压管以防止被尿流冲出。检查时体位的选择多采用受检者方便排尿的体位,男性多为坐位或立位,女性多为坐位。尽量不采用卧位检查。

　　1. 主要观察指标　储尿期观察指标同充盈性膀胱压力容积测定。排尿期主要观察指标包括最大尿流率(Qmax)、逼尿肌开口压力(Pdet-open)、膀胱开口压力(Pves-open)、最大逼尿肌压力(Pdet-max)、最大尿流率时逼尿肌压力(Pdet-Qmax)等(表1-7-46)。

　　2. 结果判断方法　下列分析方法不适用于女性膀胱出口梗阻的判断。

　　(1) ICS暂定压力-流率图(P/Q图):用于判断膀胱出口梗阻。该图是从Abrams-Griffiths(A-G)图演变而来,早期的A-G图将图中灰色区域归为可疑梗阻区,而ICS P/Q图则将其划入无梗阻区(图1-7-17)。其他判断标准与A-G图相同。

表 1-7-46　最大尿流率时的逼尿肌压力
单位:cmH₂O

分组	参考值
男性	43±10
女性	33±15
儿童	35±12

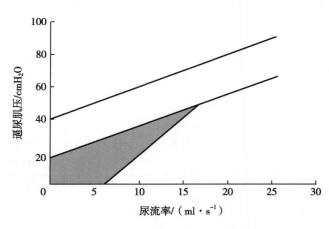

图 1-7-17　ICS暂定标准压力-流率图

　　(2) 线性被动尿道阻力关系图(Schaefer图):该压力图数据主要基于良性前列腺增生(BPH)引起膀胱出口梗阻的临床资料,因此主要用于BPH引起的膀胱出口梗阻的判断(图1-7-18)。采用该图还可得出半定量的梗阻严重程度和逼尿肌收缩力,便于临床统计学分析比较。

　　(3) Abrams-Griffiths图(A-G图,图1-7-19):A-G图是一种膀胱出口梗阻的定性诊断方法,即利用Pdet-Qmax所在区域位置判断膀胱出口是否梗阻,目前已演变为ICS暂定标准压力-流率图。如Pdet-Qmax位于可疑区可以有以下3种情况(图1-7-20):①下降支斜率(最大尿流率时逼尿肌压力与逼尿肌开放压差值/最大尿流率)小于或等于2,而且最小排尿期逼尿肌压(Pmuo,或称最小尿流率时逼尿肌压力,有时两者有差异)小于等于40cmH₂O,表示无梗阻;②下降支斜率

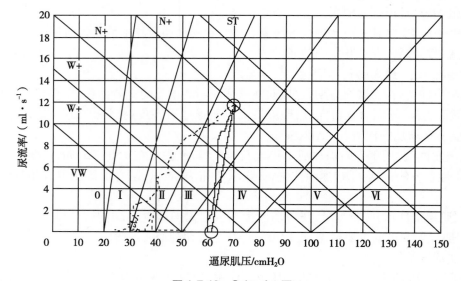

图 1-7-18　Schaefer图

注:Schaefer图将梗阻程度分为七级即0~Ⅵ,0~Ⅰ为无梗阻,Ⅱ为轻度梗阻,Ⅲ~Ⅵ随着分级增加梗阻程度逐渐加重。该图还考虑了逼尿肌收缩力的作用,从VW(很弱),W-(弱减),W+(弱加),N-(正常减),N+(正常加)到ST(强烈)共6个等级。

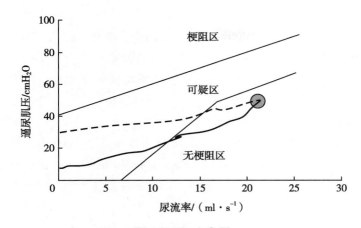

图 1-7-19 A-G 图

注：最重要参数为最大尿流率时逼尿肌压（PdetQmax，图中圆点），根据 PdetQmax 所在的位置判断膀胱出口是否梗阻。

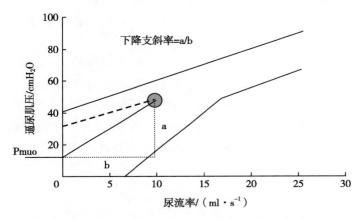

a. 最大尿流率时逼尿肌压力与逼尿肌开放压差值；b. 最大尿流率。

图 1-7-20 可疑区判断示意图

大于 2，表示梗阻；③无论下降支斜率如何，如 Pmuo 大于 $40cmH_2O$ 则表示梗阻。另外一个能定量判断膀胱出口梗阻的指标是 AG 值。AG=PdetQmax−2Qmax。AG 数大于 40，表明膀胱出口梗阻，AG 数越大表示梗阻越严重；AG 数在 15~40，表示可疑；AG 数小于 15，表示无梗阻。

（五）逼尿肌漏尿点压测定

逼尿肌漏尿点压（detrusor leak point pressure，DLPP）是指在无逼尿肌自主收缩及腹压增高的前提下，测量膀胱充盈过程中出现漏尿时的最小逼尿肌压力，可预测上尿路损害危险。

该检查设备仪器及参数设置同压力流率同步测定。检查时多采用仰卧位安放腹腔测压管及 F6 膀胱测压管，检查前排空膀胱。妥善固定测压管后，受检者两腿稍分开以便观察尿液漏出情况。按前述方法进行体外置零。分别连接液体灌注系统、膀胱压力传感器和腹腔压力传感器。采取低速膀胱内灌注（10~20ml/min），检查过程中受检者应保持安静，避免一切用力的动作，避免一切抑制排尿的努力，也不要做排尿的努力。检查者持续行膀胱灌注，直至受检者出现尿液外溢，标记此时的逼尿肌压力，即为 DLPP 值。

当 DLPP 值≥$40cmH_2O$ 时上尿路发生继发性损害的风险显著增加。在无逼尿肌自主收缩及腹压改变的前提下，灌注过程中逼尿肌压达到 $40cmH_2O$ 时的膀胱容量称为相对安全膀胱容量，相对安全膀胱容量越小，意味着膀胱内低压状态的时间越短，上尿路扩张发生越早，扩张程度也越严重。严重的膀胱输尿管反流可缓冲膀胱压力；若反流出现在逼尿肌压力达到 $40cmH_2O$ 之前，则相对安全膀胱容量为开始出现反流时的膀胱容量。

（六）腹压漏尿点压测定

腹压漏尿点压测定（abdominal leak point pressure，ALPP）是指增加腹压、测量发生漏尿时的膀胱腔内压力（腹压与逼尿肌压的总和），实质是测量造成漏尿所需的腹腔压力的最小值。ALPP 可用于评价压力性尿失禁患者的控尿功能，代表和定量反映尿道固有括约肌功能的完整性，并为压力性尿失禁的诊断与分类提供标准。

该检查设备仪器及参数设置同压力流率同步测定。

1. 根据增加腹压的不同动作方式，ALPP 测定又可分为以下 2 类：Valsalva 漏尿点压力测定（Valsalva leak point pressure，VLPP）和咳嗽诱导漏尿点测定（cough-induced leak point pressure，CLPP）。

（1）VLPP 是一种动态的激发试验，通过 Valsalva 动作增加腹压，模拟压力性尿失禁发生的条件并诱发之。

VLPP 操作方法：患者采用仰卧位，安放腹压测压管及 F6 膀胱测压管，检查前排空膀胱。妥善固定测压管后，患者改为坐位或站位，两腿稍分开以便观察尿液漏出情况。按前述方法进行体外置零。分别连接液体灌注系统、膀胱压力传感器和腹腔压力传感器。采取中速（50~70ml/min）膀胱内灌注，在膀胱容量达到 200ml 或达到 1/2 膀胱功能容量时停止膀胱灌注。嘱患者做 Valsalva 动作，直到可见尿道口有尿液漏出。记录尿液开始漏出时刻的膀胱内压力即为 VLPP。若膀胱内压大于 130cmH$_2$O 尚未见尿液漏出，可嘱受检者做咳嗽动作。

（2）CLPP 指受检者在不断咳嗽以增加腹压的过程中，出现尿液漏出时的膀胱腔内压。CLPP 一般以 2 种形式出现：①作为 Valsalva 动作的补充。在进行 VLPP 测定中，有时单靠 Valsalva 动作并不能获得漏尿，此时可以通过多次咳嗽来进行补充以期产生漏尿；②单独作为 ALPP 的一种形式。

CLPP 的操作方法：膀胱充盈至 300ml 时，嘱患者以逐渐增高的力量咳嗽直至漏尿被检出。其间共进行 3 组咳嗽，每组咳嗽间隔 15~20s，以 3 组咳嗽中出现漏尿的膀胱内压最低值以及 3 组咳嗽中未出现漏尿的腹压最高值的平均值为 CLPP 值。

2. 主要观察指标有以下几点。

（1）VLPP<60cmH$_2$O：提示尿道固有括约肌关闭功能受损。

（2）VLPP>90cmH$_2$O：可以排除尿道固有括约肌关闭功能受损，即可以除外Ⅲ型压力性尿失禁，提示压力性尿失禁与尿道过度下移有关。

（3）VLPP 介于 60~90cmH$_2$O：提示尿道括约肌关闭功能受损和尿道过度下移同时存在。

（4）若膀胱压大于 150cmH$_2$O 仍未见尿液漏出，提示尿失禁有其他因素存在。

（七）肌电图检查

肌电图检查是用以记录尿道外括约肌、尿道旁横纹肌、肛门括约肌或盆底横纹肌等的肌电活动，可用来间接评估上述肌肉的功能状态。尿动力学检查中的肌电图一般采用募集电位肌电图，通常使用肛门括约肌贴片电极记录肌电图，以反映整块肌肉的收缩和舒张状态。检查时同步进行充盈期膀胱测压或压力-流率测定，可反映逼尿肌压力变化与尿道外括约肌活动的关系、排尿期逼尿肌收缩与外括约肌活动的协调性。

同心圆针电极肌电图仅在特殊情况下使用，更精细的肌电图检查如运动单位肌电图、单纤维肌电图等，更多应用于神经生理方面的研究。

1. 同心圆针电极外括约肌运动单位动作电位检查　可采用带有盆底肌电检测组件的高级尿动力学检查仪或专用仪进行检查。根据电位波幅时限大小，调节其灵敏度，推荐波幅为 100μV/cm，时限扫描速度为 5ms/cm。

（1）获得正确波形图像的方法：①穿刺方法。患者排空膀胱，取截石位；常规消毒铺巾；男性取会阴中线与肛门上 2~3cm 交界处为穿刺点，垂直进针 4~6cm；女性则取尿道口外侧 1~2cm 处进针，成一定角度朝中线方向推进，边进针边可听到肌电活动的爆发响声。②捕获图像。穿刺正确后，可见清晰标准的自发动作电位波形,稳定针电极以获得完整波形;退针至皮下,改变方向部位再次检测,根据情况选择10个以上的典型波形。

（2）主要观察指标:标准尿道外括约肌运动单位动作电位波形如下。①波形曲线光滑完整,形状相似,并规律发放。②基线稳定。③波形起点、止点能清晰界定。

外括约肌运动单位动作电位的时限稳定性好于波幅,波幅的正常值范围报道不一,而时限变化范围较一致。若外括约肌运动单位动作电位波幅降低、时限缩短,通常提示原发于肌肉的疾病;若波幅增高、时限延长,通常提示下运动神经元病变;若出现大量的多相电位,提示有神经肌肉的病变。

2. 骶反射检查　采用高级尿动力学检查仪或专用仪。

（1）电极选择:可采用阴茎/阴蒂背神经刺激电极、同心圆针电极或表面电极等接受电极、参考电极和接地电极等。

（2）检查步骤:①患者取仰卧位并放松,将刺激电极置于阴茎/阴蒂上,参考电极和接地电极分别置于两侧大腿中上1/3交界处皮肤表面。②将同心圆针电极/表面电极分别插入/贴敷肛门外括约肌,男性还可应用表面电极贴在球海绵体肌皮肤上以记录该肌肉的反应。③电刺激阴茎/阴蒂背神经,刺激持续时间0.2ms,刺激强度为感觉阈的4～6倍,刺激频率3Hz。

（3）主要观察指标:观测球海绵体肌/肛门外括约肌在放松时的电位变化。包括潜伏期、感觉阈、反射阈和波形的变化。

刺激阴茎/阴蒂背神经皮肤得到的骶反射图形经常由两部分组成:①第一部分即通常意义上的球海绵体肌反射（BCR）,电刺激阴茎/阴蒂背神经皮肤测量到的健康人群第1个正向波P1潜伏期的平均值为31～38.5ms,平均33ms;②第二部分类似于通过刺激肛门周围皮肤或后尿道得到的骶反射图形。第二部分由于准确性较差,目前不推荐应用于临床诊断。

BCR潜伏期以波形离开基线开始计算,健康个体左右两侧BCR潜伏期无显著性差异,双侧BCR潜伏期的差值应小于3ms。

目前国内外健康人群BCR潜伏期尚无统一标准,一般所测BCR潜伏期超过平均值加2.5～3倍标准差或波形未引出为异常。

3. 阴部神经传导速率检查　可采用高级尿动力学检查仪或专用仪、阴部神经刺激及记录仪（如Medtronic-Dantec St Mark's电极,图1-7-21）,或应用同心圆针电极或表面电极记录的肌电图及神经传导速率检测仪。

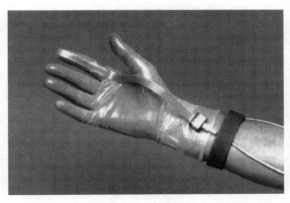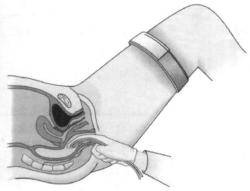

图1-7-21　St Mark's电极

注:St Mark's双极刺激电极检查时固定于指端;记录肛门外括约肌收缩反应的记录电极置于指根上方3cm处。将绑有双极刺激电极的示指插入直肠触及左右坐骨棘刺激阴部神经。

（1）检查步骤:①患者先取左侧屈膝卧位,检查者将St Mark's检测电极固定于示指,吸附有生理盐水的参考电极则固定在检查者手腕上。将St Mark's刺激电极连于肌电图仪及神经传导速度检测仪的刺激源,并将记录电极连于仪器上的记录输入孔。②检查者示指尖涂少许水溶性润滑剂后插入患者肛门(涂在电极相反方向上,注意勿涂于电极上,润滑剂过多可致电极短路。此外,严防润滑剂进入手套内,以防干扰基础电极的记录产生误差)。③检查者示指触及左右坐骨棘(盆底上方)——该处即阴部神经穿过坐骨大切迹离开骨盆的部位。检查者将刺激电极紧贴患者左侧坐骨棘,可感觉到患者肛门外括约肌收缩。检查者手指下压,使2个刺激电极均接触阴部神经,并沿骨盆壁缓慢移动检查手指,注意观察患者肛门外括约肌最大收缩反应。记录刺激开始至肛门外括约肌产生收缩反应的潜伏期。④然后做右侧阴部神经检测。有时患者需要采取右侧卧位,以观察右侧阴部神经刺激后,肛门外括约肌的最大收缩反应。

(2)主要观察指标:阴部神经终末运动潜伏期是阴部神经接受刺激开始至肛门外括约肌开始收缩的时间。

该参考值为(2.0±0.2)ms,左侧与右侧阴部神经终末运动潜伏期可以略有差别,但只与平均值稍有不同。

(八)尿道压力图

尿道压力图用来连续测量尿道各段在储尿期的压力,能反映储尿期后尿道控制尿液的能力,对后尿道梗阻的确定和定位也有较大的价值。尿道关闭功能不全表现为尿道长度缩短、尿道压力降低、尿道关闭面积减少;尿道梗阻表现为在梗阻的相应部位出现异常的压力峰或压力升高。

行该检查时一般选择F4~F10的测压管,均可获得满意的结果,超过F10的测压管会减小尿道的扩展性而导致检测结果偏高。推荐使用距顶端5cm处有2个相对侧孔的测压管。检查时测压管插入方法与常规导尿管的插入方法相同。插管后先排空膀胱,然后注入50ml液体,待测压管有液体流出时向外缓慢牵拉,直至无液体流出,再将测压管向膀胱内插入1cm即可。注意三通接头必须连接在与侧孔相通的管道上。灌注速度在1~2ml/min时可获得理想的尿道压力。常用的牵引速度为1~2mm/s。

尿道压力与检测过程中受检者的膀胱容量及体位都有关系。建议尿道压力检测时膀胱内液体灌注量不应超过50ml,受检者可取平卧位或坐位,检测的同时,受检者必须通过反复咳嗽或者Valsalva动作增加腹压以模拟应力状态下进行检测。一般以每隔2s增加腹压一次。

男性尿道压力图可得的参数(表1-7-47)包括膀胱压、膀胱颈压、膀胱颈长、前列腺压(相当于精阜处压力)、前列腺近部长(相当于精阜至膀胱颈的距离)、最大尿道压(膜部尿道压力)(表1-7-48)、前列腺长(膜部尿道与尿道内口的距离)、最大尿道关闭压(最大尿道压与膀胱压之差)、尿道关闭面积(压力值大于膀胱压的尿道压力图形面积)等。

表1-7-47   成年男性尿道压力图像参数正常参考值

参数	参考值范围	参数	参考值范围
前列腺长/cm	2.5±0.23	膀胱颈压/cmH$_2$O	17.59±2.03
前列腺近部长/cm	0.59±0.19	精阜压/cmH$_2$O	16.53±1.88
前列腺远部长/cm	1.55±0.19	最大尿道压/cmH$_2$O	72.70±5.07

表1-7-48   正常人群最大尿道压数值

年龄/岁	男性尿道压/cmH$_2$O		女性尿道压/cmH$_2$O	
	平均	范围	平均	范围
<25	75	37~126	90	55~103
25~40	79	35~113	82	31~115
45~64	75	40~123	74	40~100
>64	71	35~105	65	35~75

女性尿道压力图可得的参数（表1-7-49）：膀胱压、膀胱颈压、膀胱颈长、最大尿道压（表1-7-48）、控制带长（尿道内口至膜部）、最大尿道关闭压（最大尿道压与膀胱压之差）、尿道功能长（压力值大于膀胱压的尿道长度）、尿道关闭面积（压力值大于膀胱压的尿道压力图形面积）等。

表1-7-49　成年女性尿道压力图像参数正常参考值

参数	参考值范围	均值
功能尿道长/cm	1.50~3.85	2.87±1.20
控制带长/cm	0.8~1.85	1.47±0.64
P1 压力/cmH$_2$O	11.76~36.69	24.77±13.92
P2 压力/cmH$_2$O	33.6~62.2	47.98±13.92
最大尿道压/cmH$_2$O	47.2~77.28	66.61±14.90

注：把控制带分为三等份，近1/3和中1/3交接点的压力为P1，中1/3和外1/3交接点的压力为P2。其中尿道内口至P1之间的部位相当于膀胱颈。

（九）影像尿动力学检查

该项目将充盈期膀胱测压及压力-流率测定同X线或B超等影像学检查同步结合起来，可以显示膀胱尿道形态及膀胱-输尿管反流存在与否，是目前尿动力学检查中评估神经源性膀胱最为准确的方法。

该检查仪器设备及参数设置同压力-流率测定，只是在上述检查过程中加入X线或B超等影像学检查。行X线尿动力学检查时多使用稀释的15%泛影葡胺注射液。

观察指标主要包括膀胱压、腹压、尿流率、尿道括约肌肌电图、膀胱尿道形态等，有尿失禁受检者还需观察ALPP、DLPP、膀胱输尿管反流情况。充盈期应了解膀胱的稳定性、膀胱感觉、膀胱顺应性和膀胱容量；排尿期了解逼尿肌有无反射、收缩力大小和最大尿流率逼尿肌压。了解排尿期膀胱出口是否存在梗阻，是否存在逼尿肌括约肌协同功能失调，同步透视影像可判断梗阻的解剖水平，但不是诊断梗阻的依据；还可用于判断有无上尿路反流。

国际尿控学会认为影像学可以补充尿动力学的不足，但认为如果没有明确指征时，应禁止做侵入性尿动力学检查。当储尿期膀胱压力≥40cmH$_2$O，和/或逼尿肌顺应性降低<20ml/cmH$_2$O时，提示应进一步行该检查；此外在诊断原发性膀胱颈梗阻时需要进行影像尿动力学检查；神经源性尿失禁患者和肾脏并发症高风险患者应进行影像尿动力学检查。虽然影像尿动力学检查作为评估神经源性膀胱的金标准，但是由于成本较高、操作烦琐、技术要求高等原因都限制该检查的应用。同时，影像尿动力学检查也可能带来很多并发症，如血尿、尿道膀胱壁水肿、膀胱痉挛等。

（尹　勇）

第十五节　超声影像及其在康复医学中的应用

一、超声诊断基础

超声检查是利用超声的物理特性和人体器官组织声学性质上的差异，以波形、曲线或图像的形式显示和记录，借以进行疾病诊断的检查方法。

（一）声波的基本特性和基本概念

1. 声波的特性　声波是机械波的一种，以纵波形式传播。声波以频率划分，可分为次声波、声波、超声波三大类。超过20kHz的声波是超声波。

2. **超声波的特性**　超声波可在气、液、固等介质中传播；可以传递很强的能量，方向性好，易于获得较集中的声能，穿透力很强。

3. **基本概念**

（1）声速：声波在介质中的传播速度，一般用 c 表示，声速的大小取决于介质的密度和弹性模量。人体软组织的平均声速为 1 540m/s。一般说来，声速随组织中蛋白质含量增加而增加，随水分和脂肪含量增加而减低。声波传播时：存在以下关系 $c = \lambda f$，$T = 1/f$（λ 代表波长，T 代表周期，f 代表频率）。

（2）声阻抗：媒质中声的吸收，等于界面声压与通过该面的声通量（质点流速或体速度乘以面积）之比。

（3）超声波的传播特性：超声波在弹性介质中传播时与光波类似，也有波的叠加、干涉、反射、折射、透射、散射、衍射以及吸收、衰减等特性。

（4）超声波的发射和接收：超声波发射换能器采用逆压电效应，将电压转变声压，并向人体发射；超声接收换能器利用正压电效应，将来自人体的回声信号转化为电压，完成信号的接收。

（5）超声探头的分辨率：超声波的频率越高，波长越短，分辨率越高。

（二）超声影像的基本工作原理

将超声波经探头发射到人体内，由于人体各组织的密度不同，声阻抗不同，且当超声进入相邻不同密度的组织或器官界面时，在交界面会发生反射及折射，并且超声在人体组织中是可被吸收而衰减的，因而就会出现不同的回声。如肌肉、肌腱、韧带、半月板等均表现为强回声；血肿、积液表现为无或低回声；脂肪组织也表现为强回声；而骨与气体能反射大部分的声能，因而妨碍了超声成像。正因为人体各种组织对超声的反射、折射以及吸收程度的不同，可通过超声仪器所显示的波形、曲线或影像特征的不同来辨别它们。此外，再结合所学的解剖学知识，正常组织与病理的改变不同，来诊断所检查的器官或组织是否正常。

（三）超声成像模式

超声探头将回声信号转换为电磁信号后，必须将这些包含了许多信息的射频信号经过解调、滤波、相关运算、模数转换等过程，将所需要的信号信息以不同的模式成像，包括：

1. **A 型（Amplitude mode）诊断法**　又称示波法，A 超是一种幅度调制型，是国内早期最普及最基本的一类超声诊断仪，目前已基本淘汰。

2. **B 型（Brightness mode）诊断法**　即二维超声显像诊断法，此法是将回声信号以光点的形式显示出来，为辉度调制型。B 型超声显示的是切面图像，具有直观性好、容易掌握、诊断方便的优点，可以显示检查对象的位置、结构，实时显示体内脏器的工作状态。

3. **M 型（Motion mode）超声诊断法**　即超声光点扫描法，此法是在辉度调制型中加入慢扫描锯齿波，使回声光点从左向右自行移动扫描，最常用于超声心动检查。

4. **D 型（Doppler mode）超声诊断仪**　这类仪器是利用多普勒效应原理，对运动的脏器和血流进行探测，可确定血管是否通畅、管腔有否狭窄、闭塞以及病变部位等。

（四）超声成像在肌肉骨骼的应用范围及各向异性伪像

超声检查对软组织具有良好的分辨率，对骨的病变有其局限性，超声引导下的穿刺诊断和治疗在肌肉骨骼领域也具有重要的使用价值。

各向异性是评价肌腱和韧带等线性结构时必须重视的一个重要声学特征，即当声束与线性结构入射角不同时，会造成该结构内部回声不均的现象。这种现象在扫查肌腱时尤其常见，常常会出现肌腱内局灶性回声减低区，而被误以为肌腱病变，应通过改变探头的位置和复合扫查技术来消除这种误判。

（五）超声仪器的使用与调节

探头选择包括线阵探头、凸阵探头、电子相控阵扇形扫描探头、腔内超声探头调节等。

1. **灰阶超声的调节** 二维增益、时间增益补偿、深度、动态范围、聚焦数量和位置、一键优化等。

2. **彩色多普勒的调节** 彩色多普勒增益、壁滤波、脉冲重复频率、彩色反转、基线、彩色取样框的大小和位置等。

3. **频谱多普勒的调节**：脉冲多普勒增益、壁滤波、脉冲重复频率、基线、频谱反转、多普勒角度等。

（六）超声新技术

超声新技术包括高频超声、声束倾斜技术和复合扫查技术、宽景成像技术、三维成像、弹性成像等。

二、超声在康复医学中的应用

随着超声诊断仪器和诊断技术的迅速进展，超声显像在肌肉骨骼系统及肢体软组织中的应用日益引起人们的重视。肌骨超声具有无创、方便、实用的特点，可以作为康复医学的首选影像学检查，如外周神经、肌肉肌腱急/慢性损伤、风湿性及类风湿等疾病的早期诊断及鉴别诊断，并可帮助康复医师完成超声引导下穿刺。其在手法治疗及其他物理治疗、注射治疗等方面都有不可替代的作用。

（一）关节超声在康复医学中的应用

超声探测的范围有限，并且超声不能穿越骨皮质，评估骨关节时有其一定的局限性。但是在一些骨关节疾病的检查中，超声可以作为 X 线的补充检查。在超声图像上，软组织和骨皮质骨的界面之间表现为规则连续的亮回声线，由于超声在骨和软组织的声阻抗差特别明显，其后方可有回声。由于骨皮质明亮和连续回声，其表面不规则和微小变化可以通过仔细的扫描技术和多普勒成像来发现。通过超声检查关节腔、韧带、肌腱，我们可以了解其功能状况，指导训练治疗。

以膝关节交叉韧带损伤为例：

诊断膝关节交叉韧带损伤的方法主要是通过病史、体格检查、前抽屉试验（ADT）、轴移试验（PST）、Lachman 试验、X 线、高频超声、MRI 及关节镜等检查。虽然绝大多数的患者依据病史和体格检查可作出正确诊断，但是由于膝关节结构功能复杂，增加了鉴别诊断的难度，在一定程度上给诊断带来困难，而常规 X 线对软组织损伤的诊断没有价值或价值有限。目前认为，关节镜检查是诊断膝关节前交叉韧带（anterior cruciate ligament，ACL）损伤的金标准。但是关节镜检查有发生感染的危险。目前超声在急性膝关节 ACL 损伤的应用日益引起人们的重视，因为超声可以清晰和实时动态地显示出 ACL 结构，也可以清晰地区别出膝关节内其他结构和它们相互之间的解剖关系，为临床诊断提供更详细的信息。超声还可以显示重建韧带的形态结构，精确测定重建 ACL 的长度和宽度，从而可以用来判断重建韧带的恢复情况及是否存在再度断裂的可能。因此超声在 ACL 损伤诊断、治疗及评估预后中具有较大的应用价值和推广价值。

1. **主要解剖结构和超声影像特点** 膝关节 ACL 作为维持膝关节稳定性的关节囊韧带的核心，主要作用是防止胫骨向前移动，同时对胫骨内旋也有一定的限制作用。膝关节 ACL 表面有滑膜包裹，ACL 由大量的胶原纤维束组成，平均长度 38mm，平均宽度 10mm。ACL 位于膝关节的中央，起自股骨外侧髁的内侧面，向前、内、下方向走形，止于两侧胫骨髁间棘的前内区域。ACL 在膝关节损伤中较为常见，但 ACL 单独损伤较少见，常常合并有内、外侧副韧带或半月板损伤，也可伴有骨折。

2. **超声检查方法** 选用 8.0MHz 线阵探头。首先，嘱患者取仰卧位，屈髋 35°~45°，屈膝 80°~90°，患足位于中立位，患者膝关节靠近医师，超声探头放置于被检查膝关节的髌腱的前方略外侧，探头向外侧旋转 20°~30°纵向扫查，可观察 ACL 形态走行、回声密度及损伤征象，并在超声监视下实时动态观察 ACL 及其张力情况。然后嘱患者俯卧位，双下肢自然伸直，将探头置于腘窝处，横向扫查，先显示腘动脉的横断面，在其基础上观察股骨侧 ACL 附着处，观察起始处滑膜附近有无异常回声。先行健侧检查，再检查患侧，双侧对比。

3. **声像图表现** 正常 ACL 在纵断面扫查时呈条索状或带状均匀低回声，双侧形态结构和厚度相似；在横切时，股骨侧 ACL 附着处呈线状或细条状强回声，周围应回声均匀，无异常信号出现。如果交叉韧带声像图显示韧带内局部高回声,暗示有水肿发生;回声断断续续,回声信号异常,边缘非常不规则;边界清晰的低回声或无回声;韧带呈不均匀回声或出现弥散的小片状高回声;股骨侧 ACL 附着处有圆形或卵圆形低回声区,这时超声可分别提示 ACL 部分损伤、完全断裂、吸收或萎缩。损伤早期关节腔积液时,由于软组织水肿、渗出,可出现韧带增粗增厚,间隙增宽,回声减低或无回声。

（二）肌肉超声在康复医学中的应用

肌肉由肌纤维构成,肌肉的肌束膜、肌外膜和肌间隔均呈强回声。所以超声检查是诊断肌肉内部和肌肉边缘损害与评估功能的可靠方法,通过实时、连续的检查可观察肌纤维、肌肉厚度、收缩情况等,为损伤愈合和功能状况提供了详实的信息。

以肩袖损伤的超声检查为例:

肩袖是维持肩关节稳定的重要结构,由肩胛下肌、冈上肌、冈下肌、小圆肌及其肌腱组成,它们从前后上 3 个方向像套袖一样包绕肩关节,对肩关节的稳定起着重要的作用。肩袖撕裂为肩部疼痛和肩关节功能障碍的主要原因,常隐匿发生,因此早期诊治肩袖撕裂非常重要,否则撕裂面积将逐渐增大,疼痛亦逐渐加重。超声检查时肩袖慢性撕裂或神经支配缺失导致的肌肉萎缩表现为肌肉变薄,回声减低;肌肉组织脂肪浸润表现为超声纹理模糊不清,回声弥漫性增强或减低。与金标准关节镜相比,超声在诊断全层或部分肩袖损伤上与 MRI 具有相同的准确性。超声在诊断全层肩袖损伤上具有 57% ~ 100% 的灵敏度及 41% ~ 100% 的特异度;在诊断部分肩袖损伤上具有 41% ~ 94% 的灵敏度及 85% ~ 94% 的特异度。肩袖撕裂分为完全性和部分性撕裂。对于完全性和部分性的肩袖撕裂,超声可以代替 MRI 明确撕裂部位、评估撕裂大小、识别肌肉中的液性渗出和脂肪浸润。完全性肩袖撕裂最主要的特征是关节面与关节滑囊之间的肌腱撕裂区,该区含有液性暗区,呈现无回声或低回声区,与周围组织呈明显不连续,当组织碎片、滑膜、瘢痕及三角肌疝入时会相对较难辨认。肩袖的部分撕裂常发现于关节肌腱的表面或者滑囊面,超声成像中撕裂的大小在长、短轴视图上显示为小的局部低回声区,仅累及肌腱的一部分。

（三）神经超声在康复医学中的应用

超声检查对外周神经的病变和损伤有重要意义,超声可发现神经断裂的位置和缺损长度及有无神经瘤形成。同时可观察神经吻合后的情况,引导神经阻滞。神经往往与动静脉伴行,给神经阻滞带来一定风险,超声引导可指导药物准确地注射在神经周围。

以正中神经为例:

1. **正中神经超声检查**　在上肢可从前臂中部及上臂横切找到正中神经,然后上下进行追踪扫查至腋窝和腕部,并垂直神经纵切扫查,观察神经的走形及卡压位置。

2. **正中神经损伤表现**　损伤在腕部多见,常因刀刺伤、砍伤、挤压引起正中神经弯曲或部分损伤,致手功能障碍。声像图显示神经的连续性中断或部分中断,呈现创伤神经明显增粗,内回声减低,神经损伤的两端部分形成神经瘤。

3. **腕管综合征**　声像图显示豌豆骨平面正中神经明显肿胀、增粗、回声减低。屈肌支持带呈凸向掌面的弓形改变,横径和横截面积明显增大,横径为 0.80cm 以上,截面积大于 $0.10cm^2$,可作为诊断正中神经卡压的主要依据。

4. **超声引导下正中神经阻滞**　引导穿刺针避开周围结构,如血管、软组织等,并保证局部麻醉药在正确的筋膜层,围绕目标神经扩散。

5. **超声引导下神经松解治疗**　超声引导下生理盐水分离方法可以松解瘢痕粘连或卡压。方法:充分暴露神经粘连或卡压部位,使用高频线阵探头短轴和长轴观察神经及周围瘢痕组织或卡压组织后,采用神经短轴切面,选用 25G 穿刺针,5 ~ 10ml 生理盐水、局部麻醉药±右旋糖酐注射液,平面外进针法,逐步深入技术,由远侧向近端接近神经,再转换至长轴切面显示穿刺针进行药物注射。

（四）超声介入在康复医学中的应用

超声介入技术是指在超声设备的探测和引导下,完成各种穿刺活检、关节造影以及抽吸、药物注射治疗等操作。由于高频探头高分辨率超声的出现,其灵活性、有效性及低成本性等优点,使得超声在介入治疗过程中可以发现许多骨骼肌肉系统病变。同时超声可进行实时监测,这使得注射治疗更为安全和准确。超声介入治疗的应用有多方面,其中包括超声引导下关节及软组织药物注射、超声引导下治疗脊椎小关节综合征、超声引导下钙化性肌腱炎的穿刺抽吸以及超声引导下肉毒素注射治疗肌痉挛等。

1. **超声引导下关节及软组织药物注射**　关节内注射类固醇可以有效缓解由退行性病变、外伤及炎症性关节炎引起的疼痛,超声引导可以确保药物被准确注入关节内。对于关节外骨骼肌肉病变,如肌腱炎、滑囊炎及筋膜炎等,可在超声引导下将类固醇注入病变组织周围,以避免药物注入肌腱或腱膜内引起疼痛或造成其内部结构破坏。有研究显示,由炎症或退行性病变引起的关节软组织病变,经超声引导定位注射后疼痛在短时间内即可消失;关节内类固醇注射几天后关节渗出减少,临床得到改善。

超声引导下关节疾病介入治疗适应证及禁忌证如下。①适应证:适合于类风湿关节炎、痛风性关节炎、银屑病性关节炎、骨性关节炎等所致的关节腔积液、滑膜增生、滑膜炎或关节周围滑囊病变,经理疗、休息、抗炎等保守治疗无效的患者。②禁忌证:全身情况差或精神疾病患者、儿童等;无法配合者或不耐受有创操作者;不能使用糖皮质激素及麻醉药的患者;未能很好控制的糖尿病、慢性感染、结核患者等;局部感染、缺血、外伤的患者等;近期多次注射效果不佳的患者。

2. **超声引导下治疗脊椎小关节综合征**　小关节是脊椎后侧成对的滑膜囊关节,由上一脊椎的下关节突和下一脊椎的上关节突所构成,脊神经后内侧支支配脊椎小关节、棘上韧带和棘间韧带,被公认为是持续性脊椎疼痛的痛苦之源。临床上常采用小关节内注射,进行内侧支神经阻滞和内侧支神经松解术来诊断和治疗小关节源性的慢性疼痛。透视引导和计算机断层摄影术引导是小关节综合征介入治疗的常规辅助手段。B超引导技术具有其独特的优势,不仅能够辨认肌肉、韧带、血管、关节和骨性结构,还能观察到细小的神经。与荧光透视和 CT 相比,B 超可得到"实时"图像,且对操作者及患者均无电离辐射危害,因此其应用范围更加广泛,尤其对妊娠女性等对 X 线有禁忌的患者来说。B 超是一种连续影像,故可实时观察液体的扩散过程,由于能够清晰地观察血管,还能减少局部麻醉药在血管内扩散或穿刺损伤血管等并发症的发生。

3. **超声引导下钙化性肌腱炎的穿刺抽吸**　钙化性肌腱炎的保守治疗包括使用非甾体抗炎药、激素定位注射及康复治疗等,但这些治疗的效果有限。移走钙化是解决肩关节疼痛及功能障碍的有效方法,一种简单且便宜移走钙化的方法为经皮穿刺抽吸。研究表明,超声引导下对钙化性肌腱炎的穿刺抽吸,具有较高的临床疗效,可明显减轻患者的疼痛。即使没有明显的钙化物质被抽出,患者的疼痛症状也可明显减轻。可能与抽吸后肌腱内的压力减轻及穿刺导致局部出血而促进残余钙化灶的吸收有关。超声引导下肌腱钙化灶的穿刺抽吸后复查,可见第 1 个月后钙化密度及大小明显减小甚至消失,这种变化在第 1 周最明显,之后吸收逐渐减慢,治疗 1 年后钙化可完全消失或减到最小。

4. **超声引导下肉毒素注射治疗肌痉挛**　痉挛状态定义为"以速度依赖的牵张反射增加及过强腱反射为特征的运动失调",引起痉挛状态的原因有多种,常见的有脑卒中、脑外伤、脊髓损伤、脑瘫、多发性硬化及中枢神经系统退化性疾病等。痉挛可导致患者产生疼痛、肌肉挛缩、活动受限及生活质量下降。A 型肉毒毒素(BTX-A)是处理痉挛的有效方法,它作用于周围运动神经末梢与神经肌肉接头处,即运动终板部位,通过破坏突触前膜受体,阻断对神经递质——乙酰胆碱的释放,引起肌肉松弛性麻痹,即化学去神经作用。BTX-A 具有解痉见效快、选择性强、不良反应小等优点。准确定位及安全注射是 BTX-A 有效治疗局灶性肌痉挛的关键。超声引导注射 BTX-A 不仅能够提高注射的准确性,还可缩短寻找靶肌的时间,减轻患者痛苦。配以高频探头的超声可以清晰显示靶肌及周围的神经血管,在实时超声影像引导下,不仅可将针头准确刺入靶肌特别是深层靶肌,还可根据解剖结构调整进针方向,既准确注射又避免对相邻血管与神经的损伤。

（五）超声影像在其他康复医学中的应用

1. 超声检查对骨筋膜肌肉疼痛综合征的诊断　慢性疼痛是重要的公共卫生疾病,其中95%为肌筋膜疼痛综合征(myofascial pain syndrome,MPS),MPS是一种常见的非关节骨骼肌肌肉疾病,常见于颈部和腰部,并以骨骼肌肌肉扳机点为特征。肌筋膜触发点(myofascial trigger points,MTrPs)是位于骨骼肌纤维中可触及的紧张性索条上高度局限和易激惹的点。MTrPs可呈激惹或潜伏状态。激惹MTrPs即A-MTrPs,非触诊时即可存在持续性疼痛,其持续疼痛部位可位于或远离MTrPs。目前MTrPs的病理生理机制仍不清楚。MTrPs的诊断依靠体格检查及临床症状,然而MTrPs依据体格检查诊断的可靠性一直备受争议,因此临床急需一种客观且能有效评价骨骼肌肉系统及其MTrPs的工具。超声对于诊断及治疗MTrPs是一种非常有用的工具。超声成像技术可从正常肌筋膜组织中区分出MTrPs,并使MTrPs及其周围组织可视化。在超声影像中,斜方肌中的MTrPs表现为椭圆形局灶性低回声区,且与可触及结节的位置相一致,同时常与邻近多个结节并存。在3D成像中,纵向、横向、冠状面成像中可清晰显示分散的扳机点。超声下,扳机点结节表现为回声质地不均匀,而正常组织回声质地均匀。在彩色多普勒方差成像中,MTrPs表现为振动振幅局灶性降低。

2. 超声检查对深静脉血栓诊断　深静脉血栓形成(deep venous thrombosis,DVT)是指血液在深静脉内异常凝结,属静脉回流障碍性疾病,为周围血管常见疾病。DVT常发生于下肢与盆腔,约占90%,尤以下肢多见。典型的DVT发生于制动、外伤或手术后,尤其是脊髓损伤患者在住院期间具有较高的血栓发生率。DVT若不及时治疗,将会影响患者的肢体功能和生活质量,严重的可能进一步发展成为肺栓塞,因此早期明确诊断病情并及时治疗对预后具有重要意义。深静脉造影检查是诊断DVT的金标准,但由于它的有创性、潜在并发症、技术要求及价格的限制,使得其不适合诊断非症状性DVT。随着超声诊断仪性能的提高及诊断水平的提高,超声已成为诊断DVT的重要工具。

3. 超声可视化精准治疗针刀治疗技术　小针刀疗法是一种介于手术方法和非手术疗法之间的闭合松解手术,操作特点是在治疗部位刺入深部到病变处进行轻松的切割、剥离等不同的刺激,以达到止痛祛病的目的,适应证主要是软组织损伤性病变和骨关节病变。但传统的针刀治疗技术治疗时具有盲目性,多凭经验和手感,容易造成副损伤,治疗后除主观症状缓解外,缺乏客观的评估指标。而在超声引导下,可做到可视化、精准化,拓展了传统医学的应用范围,做到更安全有效。

（1）超声可视化针刀的技术要点:定点、定位、定线、定量。

（2）超声可视化针刀治疗的适应证:剥离治疗软组织疾病、松解治疗狭窄性腱鞘炎、囊内切割治疗半月板囊肿、辅助固定治疗关节内微小骨折、选择性剥离治疗膝关节骨性关节炎等。

4. 盆底超声检查在产后康复中的应用　女性盆底功能障碍性疾病(female pelvic floor dysfunction,FPFD)主要包括压力性尿失禁和盆底脏器脱垂,其次还有肛提肌的撕脱、会阴的撕裂等。其发生与妊娠、分娩密切相关。目前盆底功能及盆底康复疗效评估的方法主要有患者临床症状的程度、尿垫试验、盆底肌力测试、X线、MRI等,但均有一定的局限性。盆底超声检查弥补了传统超声检查的缺陷。

盆底超声具体可以在产后评估以下几个方面:①产后盆底解剖层面的变化,如盆腔脏器的形态、位置及移动、肛提肌裂孔的形态及大小等;②评估某些盆底功能障碍性疾病的程度;③发现及评估肛提肌和肛门括约肌的损伤及程度;④产后盆底肌肉的收缩功能;⑤评估盆底康复治疗的效果。

（六）超声新技术在康复医学中的应用

1. 超声造影成像（CEUS）　CEUS是采用微泡造影剂显示病变组织内微循环的一种超声成像方式。目前已有通过对类风湿关节炎患者的受累关节进行CEUS检查,可清晰显示增生滑膜内血管翳的情况,其检查结果与MRI增强扫描结果有较好的一致性。

2. 超声弹性成像技术　该技术是通过一系列的复杂计算,根据组织内不同组织成分,采用不同的颜色、千帕值或速度反映组织的软硬度,是一种有关组织质地的超声成像方式。目前已有学者针对风湿相关性跟腱炎进行实时弹性成像评估,发现正常情况下,跟腱组织呈相对较硬状态;当出现病变时,约有1/2

的患者跟腱呈相对较软的状态,且多出现于跟腱中、下部位。

　　毫无疑问超声影像仪将会成为康复科的一项重要设备,随着科技的不断发展,其应用领域也将不断扩展。从协助诊断到引导介入治疗,再到现在用于疾病治疗,超声已成为康复医学领域不可或缺的诊疗技术。尤其在肌肉骨骼伤病诊疗领域,不同类型的超声对多种伤病可做到早期诊断、实时动态观察、非侵入性治疗,且具有安全有效、操作简单、价格便宜和治疗时间短等优点。所以,康复科的医师都应努力学习掌握超声的知识并能学以致用,为患者提供更合理全面的评估和治疗。

（尹　勇）

参 考 文 献

［1］李芳,郑洁皎. 表面肌电图在脑卒中患者异常步态分析中的研究进展. 中国康复理论与实践,2016,22(10):1159-1162.

［2］潘永雄,陈锦,王大伟,等. 足底压力测试系统的常用步态分析指标. 临床医学工程,2018,25(9):1267-1269.

［3］励建安,黄晓琳. 康复医学. 北京:人民卫生出版社,2017.

［4］李静,宋为群. 康复心理学. 2 版. 北京:人民卫生出版社,2018.

［5］王玉龙,高晓平,李雪萍,等. 康复功能评定学. 3 版. 北京:人民卫生出版社,2018.

［6］姚树桥,杨彦春. 医学心理学. 6 版. 北京:人民卫生出版社,2015.

［7］蔡桂元,贺涓涓,李娜,等. 卒中后偏瘫肩痛患者肩周组织超声影像特点. 中国康复医学杂志,2019,34(1):37-42.

［8］贺涓涓,王庄富,解东风,等. 肌骨超声影像技术在肩痛患者中评估及介入治疗的应用研究. 中国康复医学杂志,2019,34(9):1028-1033.

［9］王玉龙. 康复功能评定学. 北京:人民卫生出版社,2019.

［10］ANDRINGA A,VAN WEGEN E,VAN DE PORT I,et al. Measurement properties of the NeuroFlexor device for quantifying neural and non-neural components of wrist hyper-resistance in chronic stroke. Front Neurol,2019,10:730. DOI:10.3389/fneur.2019.00730.

［11］KATHARINA R,LUZIUS M,JULIA B,et al. Health-related quality of life in Switzerland:normative data for the SF-36v2 questionnaire. Quality of Life Research,2019,28(7):1963-1977.

［12］CARINA U P,LUKAS H,PETRA R,et al. Increased muscle tone and contracture late after ischemic stroke. Brain and Behavior,2020,10:e01509. DOI:10.1002/brb3.1509.

［13］SIN M,KIM W S,CHO K,et al. Isokinetic robotic device to improve test-retest and inter-rater reliability for stretch reflex measurements in stroke patients with spasticity. J Vis Exp,2019(148). DOI:10.3791/59814.

［14］KEVYN M H,ANGELA C,NATHAN E H,et al. Validation of an innovative method of shoulder range-of-motion measurement using a smartphone clinometer application. JSES Open Access,2018,2:109-114.

［15］HOMAYOUNFAR S Z. Wearable sensors for monitoring human motion:a review on mechanisms,materials,and challenges. SLAS Technol,2019,25(1):9-24. DOI:10.1177/2472630319891128.

［16］MARKS M,KINGSBURY T,BRYANT R,et al. Measuring abnormality in high dimensional spaces with applications in biomechanical gait analysis. Sci Rep,2018,8(1):15481.

［17］SURGENTO J,DADALKO O I,PICKETT K A,et al. Balance and the brain:a review of structural brain correlates of postural balance and balance training in humans. Gait Posture,2019,71:245-252.

［18］DJORDJE S,MATTHIAS Z,CATERINE S,et al. Input representations and classification strategies for automated human gait analysis. Gait Posture,2020,76:198-203.

［19］PAPAGIANNIS G I,TRIANTAFYLLOU A I,ROUMPELAKIS I M,et al. Methodology of surface electromyography in gait analysis:review of the literature. Journal of Medical Engineering & Technology,2019,43(1):59-65.

［20］GEERARDS D,PUSIC A,HOOGBERGEN M,et al. Computerized quality of life assessment:a randomized experiment to determine the impact of individualized feedback on assessment experience. Journal of medical Internet research,2019,27(6):612-616.

［21］ELSA V,FRANCESCO G,MICHELE M,et al. Assessment of correlations among activities of daily living(ADL) ,instrumental activities of daily living(IADL)and cumulative illness rating index(CI)scores in the elderly patients with femur fractures:a prospective study. Journal of Health,Medicine and Nursing,2019,63:45-48.

[22] RAMÓN G A,RODRIGO L C,JAVIER E A A,et al. Assessment of health-related quality of life in patients prior to carotid body tumor resection. Vascular,2019,27(6):612-616.

[23] TAN TANNY S P,COMELLA A,HUTSON J M,et al. Quality of life assessment in esophageal atresia patients:a systematic review focusing on long-gap esophageal atresia. Journal of pediatric surgery,2019,54(12):2473-2478.

第八章　骨科疾病

第一节　骨关节损伤

一、肩袖损伤

【解剖学】

肩袖是由冈上肌、冈下肌、肩胛下肌、小圆肌的肌腱在肱骨头前、上、后方形成的袖套样肌样结构。冈上肌起自肩胛骨冈上窝,经盂肱关节上方止于肱骨大结节近侧,由肩胛上神经支配,主要功能是上臂外展并固定肱骨头于肩盂上使盂肱关节保持稳定,此外冈上肌还能防止三角肌收缩时肱骨头的向上移位。冈下肌起自肩胛骨冈下窝,经盂肱关节后方止于肱骨大结节外侧中部,也属肩胛上神经支配,功能是在上臂下垂位时使上臂外旋。肩胛下肌起自肩胛下窝,经盂肱关节前方止于肱骨小结节前内侧,受肩胛下神经支配,在臂下垂位时具有内旋肩关节功能。小圆肌起自肩胛骨外侧缘后面,经盂肱关节后方止于肱骨大结节后下方,由腋神经支配,功能是使臂外旋。

肩袖的共同功能是在任何运动或静止状态中保持肱骨头和肩胛盂的稳定,使盂肱关节成为运动的轴心和支点,维持上臂各种姿势和完成各种运动功能。

冈上肌、肩胛下肌的肌腱位于第二肩关节(肩峰下关节)的下方,在进行内收、外展、上举及后伸等运动时,冈上肌、肩胛下肌肌肉在喙肩弓下往复移动,易受夹挤、冲撞而致损伤。冈上肌、冈下肌肌腱在止点近侧的终末段 1~1.5cm 范围内是无血管区,又称危险区域(critical zone)。此处是肌腱近侧端滋养血管的终末端与肌腱大结节止点部来自骨膜滋养血管的交界区域,是血供薄弱部位,也是肌腱退化变性和断裂的好发部位。肩袖及其表面结构可以分为5层:喙肱韧带、平行排列的大束腱纤维、排列不整齐的小束腱纤维、疏松结缔组织(含有厚束的胶原纤维)、薄层的相互交织的胶原纤维。肩袖腱性部分由水分(占湿重的50%)、Ⅰ型胶原(占干重的85%)、少量其他胶原、蛋白多糖和细胞组成。

【病因和发病机制】

肩袖损伤的病因与发生机制有血运学说、退变学说、撞击学说及创伤学说等。

导致肩袖急性损伤常见的暴力作用形式是:

1. 上臂受暴力直接牵拉,致冈上肌腱损伤。

2. 上臂受外力作用突然极度内收,使冈上肌腱受到过度牵拉。

3. 腋部在关节盂下方受到自下向上的对冲性损伤,使冈上肌腱受到相对牵拉,并在喙肩弓下受到冲击而致伤。

4. 来自肩部外上方的直接暴力,对肱骨上端产生向下的冲击力,使肩袖受到牵拉性损伤。此外较少见的损伤有锐器刺伤及火器伤等。

综上所述,肩袖损伤的内在因素是肩袖肌腱随年龄增加而出现的肌腱组织退化,以及其解剖结构上存在乏血管区的固有弱点。而创伤与撞击加速肩袖的退化和促成断裂的发生。

【分类】

肩袖损伤按损伤程度可分为挫伤、不完全断裂及完全断裂 3 类。

肩袖挫伤使肌腱充血、水肿乃至纤维变性,是一种可复性损伤。挫伤时肌腱表面的肩峰下滑囊伴有相应的损伤性炎症反应,滑囊有渗出性改变。肩袖肌腱纤维的部分断裂可发生于冈上肌腱的关节面侧(下面)或滑囊面侧(上面),以及肌腱内部。不完全性断裂处理不当或未能修复常发展为完全性断裂。完全性断裂是肌腱全层断裂,使盂肱关节与肩峰下骨囊发生贯通性的损伤。此种损伤最多见于冈上肌腱,其次为肩胛下肌腱,冈下肌及小圆肌腱较少发生。冈上肌腱与肩胛下肌腱同时被累及者也不少见。依肌腱断裂后裂口方向与肌纤维方向垂直者,称为横形断裂;裂口方向与肌纤维方向一致者,称作纵形断裂。肩袖间隙的分裂也属于纵形断裂,是一种特殊损伤类型。

根据肌腱断裂范围又可分为小型撕裂、大型撕裂与广泛撕裂 3 类,大型的肩袖撕裂一般不能自行愈合,影响自行愈合的因素:①断端分离、缺损;②残端缺血;③关节液漏;④存在肩峰下撞击因素。一般认为 3 周以内损伤属于新鲜损伤,3 周以上属于陈旧性损伤。新鲜肌腱断裂断端不整齐,肌肉水肿,组织松脆,关节腔内积液增多。陈旧性断裂断端已形成瘢痕,表面光滑圆钝,比较坚硬,关节腔有少量纤维素样渗出物,大结节近侧的关节面裸区被血管翳或肉芽组织覆盖。

【临床表现】

1. 症状与体征

(1) 外伤史:凡有急性损伤史、重复性或累积性损伤史者,对本病的诊断有参考意义。

(2) 疼痛与压痛:常见部位是肩前方痛,位于三角肌前方及外侧。急性期疼痛剧烈,有持续性;慢性期呈自发性钝痛。在肩部活动后或增加负荷后疼痛症状会加重。被动外旋肩关节或过度内收也会使疼痛加重。夜间疼痛症状加重是常见的临床表现之一。压痛多见于肱骨大结节近侧,或肩峰下间隙部位。

(3) 功能障碍:肩袖大型断裂者,肩上举及外展功能均受限,外展与前举范围均小于 45°。

(4) 肌肉萎缩:病史超过 3 周者,肩周肌肉会有不同程度的萎缩,萎缩部位以三角肌、冈上肌及冈下肌较常见。

(5) 关节继发性挛缩:病程超过 3 个月者,肩关节活动范围会有程度不同的受限,以外展、外旋及上举受限程度较明显。

2. 特殊体征

(1) 空杯试验:空杯试验用于检查冈上肌及冈上肌腱的连续性,由于检查方法像人手持杯子并将杯底向上倒空杯中的内容物,故而得名,又称为 Jobe 试验。由于其主要用于检查冈上肌情况,又被称为冈上肌试验。

检查时患者坐位、立位均可,检查者面向患者,站于患者前方;患者双上肢于肩胛骨平面内上举 90°,肩关节完全内旋,使前臂旋后拇指指向地面;保持患者胸廓平直(肩胛胸壁关节位置的变化会引起肩带肌的力量改变);检查者于患者前臂远端向下按压,并嘱患者作抗阻并维持初始位置。记录检查过程中患者是否出现疼痛或无力。

(2) 垂臂外展抗阻试验:肌电图显示冈上肌主要在外展 0°~15°时最活跃,在患者双上肢垂于体侧时作外展抗阻试验,可用于检查冈上肌情况。

检查时患者立位,双上肢垂于体侧,前臂位于旋转中立位(掌心相对),检查者面向患者而立,双手置于患者前臂远端施加阻力,嘱患者作外展抗阻,如患者出现明显无力感则该试验为阳性,提示冈上肌腱撕裂。此时排除了肩峰下撞击引起的疼痛,同时由于无须过多抬肩,可用于检查肩周炎患者或钙化性肩袖炎患者等肩关节活动范围明显受限的患者冈上肌肌力情况。

(3) 回落试验:冈下肌在上臂置于体侧时能提供最大的外旋力量。该试验用于检查冈下肌肌肉及肌腱的完整性。

检查时患者坐位,屈肘 90°,前臂中立位并置于体侧;检查者站于患者患侧,双手托持前臂并使其肩外旋 45°,嘱患者作外旋抗阻;如患者不能主动外旋抗阻或检查者未及明显外旋力,则开始做回落试验;检查者松开患者前臂,如患者不能维持外旋时上肢的重量,则前臂回落到中立位,该试验阳性,提示冈下肌完全撕裂。

(4)号手征:号手征用于检查小圆肌的肌力情况。小圆肌提供肩部 45% 的外旋力,在盂肱关节外展 90°位时提供主要外旋力量。

检查时患者坐位或立位,双上肢休息位置于体侧,让患者同时抬起双手以拇指指尖触及同侧嘴角,如果是小圆肌无力的患者会因外旋力明显下降,必须外展患肩并内旋前臂才能完成该动作(该动作类似于吹号手的吹号动作),而健侧只需屈肘外旋前臂即可。该试验阳性提示可能存在小圆肌全层撕裂。

(5)抬离试验:抬离试验用于鉴别肩胛下肌腱的损伤。检查时患者立位,患肢内旋后手背伸置于腰背部,嘱患者抬起手背远离腰背部并维持其位置。如患者存在肩胛下肌腱全层撕裂,则不能完成该动作。

(6)拿破仑试验:由于部分患者盂肱关节内旋受限,不能达到抬离试验所需的体位,改进的抬离试验是让患者将手掌置于患侧腹部进行检查,因其检查动作与拿破仑肖像画中的手部动作类似,故取名拿破仑试验(Napoleon test)。

检查时患者立位,患侧手掌置于腹部,此时患肩处于轻度前屈、外展、内旋位,嘱患者手掌用力按压腹部,检查者注意观察患侧手腕的位置。如患者能在用力压腹时保持手腕平直,则该试验为阴性;如患者必须屈腕 90°才能完成压腹动作,则该试验阳性;如患者完成动作时的屈腕角度为 30°~60°,则该试验为可疑阳性。

(7)疼痛弧征:患者将患臂上举 60°~120°范围内时出现肩前方或肩峰下区疼痛为试验阳性。此试验对肩袖挫伤和部分撕裂有一定诊断意义。

对肩袖断裂作出正确诊断并非易事。凡有肩部外伤史、肩前方疼痛伴大结节近侧或肩峰下区域压痛的患者,若同时合并上述特殊阳性体征中一项或几项者,都应考虑其存在肩袖撕裂的可能性。如患者同时伴有肌肉萎缩或关节挛缩,则提示病变已进入后期阶段。对肩袖断裂可疑病例应做进一步辅助检查。

3. **影像学诊断**

(1)X 线片:X 线片检查对本病诊断无特异性。正常情况下肩峰与肱骨头顶部间距应不小于 12mm,如小于 10mm 一般提示患者存在大型肩袖撕裂。此时 X 线片还可显示出肩峰下间隙狭窄。X 线片检查还有助于鉴别和排除肩关节骨折、脱位及其他骨、关节疾患。

(2)磁共振成像(MRI):对肩袖损伤的诊断是一种重要的方法。磁共振成像能依据受损肌腱在水肿、充血、断裂以及钙盐沉积等方面的不同信号显示肌腱组织的病理变化。磁共振成像的优点:非侵入性,可重复性强,对软组织损伤的反应具有很高的灵敏度(高于 95%)。但高灵敏度增加了鉴别诊断的难度,是导致假阳性率较高的原因之一。

(3)超声诊断方法:超声诊断也属于非侵入性诊断方法。简便、可靠、可动态观察是其优点。超声诊断对肩袖损伤能作出清晰分辨。高分辨率的探头能显示出肩袖水肿、增厚等挫伤性病理改变;肩袖部分断裂时显示为肩袖缺损或萎缩、变薄;完全性断裂时能显示断端和裂隙,并显示出肌腱缺损范围。

(4)关节镜诊断:肩关节镜技术是一种微创性检查方法,一般用于疑诊为肩袖损伤、盂唇病变、肱二头肌长头腱止点撕裂病变以及盂肱关节不稳定的病例的进一步确诊检查。

正确诊断、早期处理、系统的康复治疗是取得肩袖损伤治疗满意疗效的基本条件。

【康复治疗】

肩袖损伤治疗方法的选择取决于肩袖损伤的类型及损伤时间。肩袖挫伤、部分性断裂或完全性断裂的急性期一般采用非手术疗法。

1. **肩袖挫伤康复方案** 肩袖挫伤的康复治疗方法包括休息、三角巾悬吊、制动 2~3 周,同时局部行冰疗、磁疗、超短波等理疗方法,用于消除肿胀及止痛。患者的疼痛缓解之后即开始做肩关节功能康复训练。

2. **肩袖断裂康复方案** 急性期于卧位上肢零位皮肤牵引,持续时间 3 周,牵引同时做床旁理疗;2 周后,每天间断解除牵引 2~3 次,帮助患者做肩、肘部功能练习,防止关节僵硬;也可在卧床牵引 1 周后改用零位支具固定,便于患者下地活动。零位牵引有助于肩袖肌腱在低张力下得到修复和愈合,在去除牵引之后也有利于利用肢体重力促进盂肱关节功能的康复。肩袖大型撕裂、非手术治疗无效的肩袖撕裂,以及合并存在肩峰下撞击因素的病例等都需手术治疗。经4~6周的非手术治疗后,肩袖急性炎症及水肿消退,未能愈合的肌腱残端形成了较坚硬的瘢痕组织,有利于进行肌腱修复和止点重建。

3. 肩袖修补术后康复方案

(1)术后0~1周:术后0~1周内采用外展支具或三角巾舒适体位悬吊保护,患肢不应负重及过分用力,否则将影响组织愈合及功能恢复。使用外展支具或三角巾保护时间视患者的疼痛、肌力情况而定。

1)手术当天:麻醉消退后,患者在生命体征稳定后,即可开始活动手指、腕关节。卧床时于手术一侧手臂下垫枕头,使手臂保持稍前屈位,以减轻疼痛。

2)术后1天:患者进行"握拳"练习,即用力、缓慢、尽可能张开手掌,保持2s,然后用力握拳保持2s,反复进行。在不增加疼痛的前提下患者应尽可能地多做此练习,因为这对于促进循环、消退肿胀、防止上肢静脉血栓具有重要意义。

3)术后3天:①根据情况开始"摆动"练习。患者身体前屈(弯腰)至上身与地面平行,在三角巾和健侧手的保护下摆动手臂。首先是前后方向的摆动,待适应基本无痛后增加左右侧向的摆动,最后增加绕环(划圈)动作,并逐渐增大活动范围,但不应超过90°;每个方向摆动20~30次/组,1~2组/d,练习后即刻冰敷15~20min。②"耸肩"练习。患者进行耸肩至可耐受的最大力量,每次保持2s,放松后重复,20次/组,3~4组/d。③"扩胸""含胸"等肩关节周围肌肉力量练习。患者分别进行"扩胸""含胸"等动作至可耐受的最大力量,每次保持2s,放松后重复,20次/组,3~4组/d。

4)术后1周:①开始活动肘关节。在保护下去除三角巾,患者主动、缓慢、用力全范围屈伸肘关节,20~30次/组,2组/d。练习后戴三角巾保护。②被动关节活动度练习:a.肩关节前屈练习。患者平卧,去除三角巾保护,健侧手握紧患侧肘部(患侧肢体完全放松,由健侧用力完成动作),经体前沿垂直方向向上举起患侧手臂。角度控制在90°范围内,至感到疼痛处保持1~2min为1次,3~5次/组,1~2组/d。并逐渐增加被动活动角度。b.肩关节外展练习。姿势及要求同前,患者在体侧沿水平方向举起患侧手臂。角度控制在90°范围内,至感到疼痛处保持1~2min为1次,3~5次/组,1~2组/d。并逐渐增加被动活动角度。C.肩关节0°位外旋。患者仰卧,上臂贴紧体侧,屈肘90°,健侧手握紧患侧手腕,在体前沿垂直方向向外推患侧小臂。角度控制在45°~60°范围内,至感到疼痛处保持1~2min为1次,3~5次/组,1~2组/d。并逐渐增加被动活动角度。d.肩关节后伸。患者平卧,健侧手握紧患侧手腕,在体侧将小臂逐渐放至床面。至感到疼痛处保持1~2min为1次,3~5次/组,1~2组/d。并逐渐增加被动活动角度。

(2)术后2~3周

1)肌力练习:①肩关节前屈肌力练习。患者做肩关节前平举,屈肘90°,手臂在体前抬起至无痛角度,不得耸肩。静力练习为主,于最高位置保持2min,休息5s,连续10次为1组,2~3组/d。力量增强后伸直手臂进行。②肩关节外展肌力练习。患者做肩关节侧平举,手臂在体侧抬起至无痛角度,不得耸肩。静力练习为主,于最高位置保持2min,休息5s,连续10次为1组,2~3组/d。③负重"耸肩"练习。动作同以上描述的"耸肩"练习,只是增加为患者提重物进行,20次/组,组间休息3s,2~4组连续进行,1~2遍/d。

2)活动度练习:继续并强化以上练习,逐渐增加被动活动角度。

(3)术后4~6周

1)继续并强化以上练习:患者练习时若基本无痛或不感到疲劳可以不再继续。

2)肩外展45°位,内、外旋练习:患者平卧,屈肘90°,摆放好肩外展45°位,健侧手握紧患侧腕部,向内和向外两个方向下压。活动角度控制在60°范围内,至感到疼痛处保持1~2min为1次,3~5次/组,1~2组/d。并逐渐增加被动活动角度。

3)负重练习以上方法:增加负荷,改为动力性练习,即患者选用适当重量的负荷进行练习,20次/组,组间休息30s,2~4组连续进行,1~2遍/d。

4)抗阻内旋肌力练习:抗阻内旋,即患者手握一弹性皮筋一端,皮筋另一端固定于某处,向内侧用力牵拉皮筋,使手接近身体。至最大角度保持一定时间或完成动作为 1 次练习。可通过皮筋的松紧调节阻力的大小,30 次/组,组间休息 30s,2~4 组连续进行,1~2 遍/d。

5）抗阻外旋肌力练习:抗阻外旋,即患者手握一弹性皮筋一端,皮筋另一端固定于某处,向外侧用力牵拉皮筋。至最大角度保持一定时间或完成动作为 1 次练习。可通过皮筋的松紧调节阻力的大小,30 次/组,组间休息 30s,2~4 组连续进行,1~2 遍/d。

（4）术后 7~8 周:患者继续加强活动度练习,方法按照以上描述过的方法,使前屈角度逐渐为 170°~180°,即接近正常。可增加肩外展 90°位内、外旋练习:患者仰卧,肩关节外展 90°,屈肘 90°,健侧手握紧患侧手腕,在体侧沿垂直方向向内及外推患侧小臂,至感到疼痛处保持 1~2min 为 1 次,3~5 次/组,1~2 组/d。并逐渐增加被动活动角度。活动角度控制在外旋 75°~90°,内旋 75°~85°。

（5）术后 9~10 周:强化以上描述的关节活动度练习方法,患者在术后 10 周基本达到全范围活动。可以用健侧手臂做比较,活动范围基本相同即为正常。

（6）术后 11~12 周:强化肌力,患者采用以上描述的练习方法并逐渐增加负荷,以绝对力量的练习为主。可选用中等负荷,20 次/组,2~4 组连续练习,组间休息 60s,2~3 遍/d。

（7）术后 13~21 周

1）强化肌力练习:①患者仰卧位,进行水平内收练习。选用中等负荷,20 次/组,2~4 组连续练习,组间休息 60s,2~3 遍/d。②水平外展练习。选用中等负荷,20 次/组,2~4 组连续练习,组间休息 60s,2~3 遍/d。③俯卧前平举练习。患者可空手、单手或握重物做抗阻练习,选用中等负荷,20 次/组,2~4 组连续练习,组间休息 60s,2~3 遍/d。

2）术后 18~21 周患者开始尝试体力劳动或体育活动。

（8）术后 22 周及以后患者继续力量及活动度练习。同时复查,决定可否恢复运动或体力劳动。

二、半月板损伤

【解剖学】

半月板是膝关节股骨与胫骨间的半月形软骨板,切面呈三角形,按其位置分为前角、体部和后角,每个膝关节都有内、外两个半月板。内侧半月板两端间距较大,呈"C"形,边缘与关节囊及内侧副韧带深层相连;而外侧半月板两端间距较小,几乎呈"O"形,其中后 1/3 处有腘肌腱将半月板和关节囊隔开,形成一个间隙,称腘肌囊或腘肌腱间隙。与内侧半月板不同,外侧半月板与外侧副韧带是分开的。除半月板与关节囊相连的边缘部分和中外 1/2 及前后角附着点有血流供应外,内侧游离缘部分没有血管,其营养来自滑液。因此,只有边缘和中外 1/2 部分损伤时才有可能自行愈合。半月板的功能如下。

（1）滚珠作用:半月板在膝关节内类似于轴承中的滚珠,它使膝关节易于伸屈和旋转等活动。

（2）减震缓冲作用:半月板位于股骨与胫骨之间,可避免两者直接摩擦,同时在跳起落地时可吸收和分散对膝关节的冲击力量而达到保护关节软骨的作用。

（3）稳定作用:由于半月板边缘厚游离缘薄,其端面呈楔形恰好充填于关节边缘的间隙,从而使膝关节更加严密稳定。

（4）防止股骨过度前滑。

（5）防止膝关节过度伸屈及旋转。

（6）调节关节内压力及分布滑液等。

【病因和发病机制】

在日常生活中,膝关节的各种运动使半月板不断承受着传导载荷的垂直压力、向周缘移位的水平拉力和旋转时的剪式应力。由于个体的年龄、职业和运动情况的不同,半月板在日常生活或劳动、运动中受到损伤的机会不同。损伤机制在于膝关节活动中引起半月板的矛盾运动以及膝关节运动中受力方向的突然变化。

【分类】

半月板损伤分型,一般多按照损伤的解剖特点而分型,参考形状、部位、大小和稳定性,可分为退变型、水平型、放射型、纵型(垂直型)和横型等;根据损伤程度、损伤的部位及不同病理特点,将半月板损伤分为半月板撕裂、半月板变性、盘状半月板损伤、半月板过度活动及半月板囊肿等。

【临床表现】

半月板损伤以青年居多数,成人男女的发病率约为1.15:1。

1. 症状

(1) 外伤史:约2/3的患者有明确的外伤史。

(2) 疼痛:患者往往诉关节一侧(内或外)痛或后方痛,且疼痛位置较固定。当疼痛伴有伸直障碍和弹响时,半月板损伤的可能性极大。

(3) 打软腿:患者常有突然要跪倒的趋势,特别是上下台阶或行走于不平坦的道路上时。

(4) 关节交锁:少数患者于活动中突然发生伸直障碍,但常可屈曲。

2. 体征

(1) 股四头肌萎缩:常可见到,以股内侧头肌萎缩最明显。

(2) 压痛:在关节间隙压痛,压痛点固定而局限。

(3) 半月板摇摆试验:患者仰卧,患膝屈30°,检查者以一手拇指侧缘挤压于患者内或外侧关节隙内(一般右膝外侧以左拇指内侧挤压,右膝内侧以右拇指内缘挤压,左膝反之),另一只手握患者足踝或小腿远端,并内外摇摆小腿,使关节隙开大、缩小数次。如检查者拇指或中指感到有条状物进出滑动于关节隙和有响声,同时患者感觉疼痛,试验结果即为阳性,常表示该侧半月板有损伤。

(4) 麦氏试验(McMurray test):即半月板回旋挤压试验,也称膝关节扭转屈伸试验。患者仰卧,检查者一手握其小腿踝部,另一手扶住膝部将髋与膝尽量屈曲,然后使患者小腿做外展、外旋和外展,内旋,或内收、内旋,或内收、外旋等动作,并逐渐伸直。如出现疼痛或响声即为阳性结果,根据疼痛和响声部位确定损伤的部位。

(5) 旋转挤压试验:此试验是在麦氏试验的基础上加以改良的一种方法。检查过程中患者会出现疼痛、弹响及弹动感。

(6) 研磨试验(Apley test):研磨试验是让患者取俯卧位,膝关节屈曲,检查者双手握住其踝部将小腿下压同时做内外旋活动,损伤的半月板因受挤压和研磨而引起疼痛;反之,如将小腿向上提再做内外旋活动,则无疼痛。

(7) 负重下旋转挤压试验:卧位行旋转挤压试验有可疑而不确定时,可令患者站立,双膝屈约45°同时向同侧扭转,检查者仍按卧位旋转挤压试验时的方式,以手指触感,同时聆听响声,并了解患者当时的疼痛感。

3. 影像学诊断

(1) X线片:一般摄膝关节正侧位X线片。虽不能显示出半月板损伤情况,但可排除其他骨关节疾患。

(2) MRI:MRI是诊断膝关节半月板损伤的可靠影像技术,具有准确度高、假阳性和假阴性率低、无创伤等优点。半月板撕裂的MRI表现通常是半月板内出现异常高信号区。半月板损伤的MRI表现通常分为Ⅰ级、Ⅱ级、Ⅲ级。

(3) 关节镜检查:关节镜检查对膝半月板疾病患者的诊断及手术治疗都带来了很大的好处。通过关节镜可以直接观察半月板损伤的部位、类型和关节内其他结构的情况,有助于疑难病例的诊断。

半月板损伤的诊断主要依靠临床表现,进行MRI、关节镜检查有利于确诊。

半月板急性损伤很少考虑手术治疗。手术以关节镜下手术为首选,具体方法有:①半月板修复;②半月板切除:鉴于半月板功能的重要性,现已取得共识尽量不将半月板完全切除。在无条件行半月板修复的情况下,可以只做半月板部分切除。

【康复治疗】

1. 半月板损伤镜下修复术后的康复

(1) 关节支具的设定:患者训练时必须佩戴支具。佩戴时间最早在术后患者于手术室时即可佩戴,此时支具伸/屈范围设定为0°/30°,相对制动,避免活动时挤压牵拉缝合后的半月板。术后第1天患者进行关节伸屈训练时将屈曲度调至90°;术后4周患者睡觉时可以去除支具;术后8周在患者不负重时关节屈曲可达120°;术后8~12周后去除支具行走。支具大小要合适,支具的膝关节活动度调节卡中心置于内、外侧膝关节间隙。佩戴膝关节支具后,应注意患者肢体肿胀情况,适时调整支具固定的松紧度,防止合金钢支架压迫产生疼痛,甚至出现压疮。

(2) 早期床旁训练:术后第1天就开始康复训练。

1) 指导患者正确进行股四头肌锻炼:术后早期进行股四头肌功能锻炼,可以保持关节液的营养成分,维护关节周围血液循环,达到防止关节粘连的作用。而且通过锻炼可加强肌肉运动,使关节周围肌群有力,防止肌肉萎缩,对关节起到保护作用。术后第1天患者即可开始进行股四头肌的等长收缩运动。

股四头肌运动方法:患者踝关节背伸,膝关节伸直,收缩股四头肌,持续3~5s后放松为1次练习,每组20次,每天练习4~5组。

2) 踝泵运动:主动收缩和被动牵拉小腿屈侧肌肉,可促进下肢血液循环,防止深静脉血栓形成。运动方法为术肢自然伸直,患者做足跖屈与背伸动作,每组30次,每天练习3组。

3) 活动髌骨:术肢伸直放松,过伸、屈曲均会影响其活动度,治疗师用拇指、示指固定患者的髌骨,上下左右推动,使髌骨活动度尽可能达到正常范围。稍晚,患者自己和家属也可推动髌骨上下左右移动,但要避开伤口,练习时患者可感到局部稍有酸胀、发热感,每组20次,每天练习4~5组。

4) 压膝运动:术肢踝后垫直径约5cm的圆枕。膝关节向上抬高约3cm,随后向下压,足跟不滑动,使膝关节后侧关节囊绷紧。膝关节主动下压能进一步牵拉后关节囊,防止后侧关节囊粘连、挛缩。

5) 抬小腿:术肢膝下垫6~8cm厚的圆柱形垫,患者以膝关节为轴心,大腿不动,抬小腿、踝部,使足跟离床约5cm,大腿伸侧肌肉收缩。

6) 直腿抬高:患者股四头肌用力,使大腿直腿抬高与床约成90°,在空中停顿3~5s。术后第1天可辅助患者抬起落下。如果患者用力不当,出现膝关节胀痛或牵拉伤口疼痛,可把支具调至伸/屈为0°/0°,相对固定膝关节。每组10~30次,每天练习3组。根据个体情况,如果患者术肢无症状,可以适当增加直腿抬高的次数。

7) 滑板运动(保护性主动屈膝训练):滑板由特制光滑的硬质木板制成。患者平卧,术肢伸直抬起,与床成45°,足底与滑板平行。进行膝关节屈曲度的训练时,角度太大或太小均会影响下滑效果。训练时患者膝关节慢慢弯曲,使足底顺滑板下滑,支具调至伸0°不变,屈曲度视情况而定,从30°到45°再到60°,逐渐调整屈曲度数。2周后关节屈曲度可在75°~90°。滑板时以患者不痛,有酸胀感为准。向下滑靠重力作用,滑下后停留2~3s,练习屈曲度,然后再向上滑,重复15~30次。如出现疼痛,可用健侧肢体的足尖顶住术肢的足跟辅助向上滑。

8) 肌力强化训练:关节活动达一定范围后,即可开始股四头肌和腘绳肌的强化训练。术后第2周起,患者做踝泵、直腿抬高训练时,加用弹力带增加训练阻力。以后再逐渐加沙袋增加负荷;术后4周开始平地骑自行车训练;6周后开始不扶拐上下楼梯训练;2个月后采用开链法在综合康复训练器上抗阻伸屈关节,抗阻重量根据患者个体情况设定并适时调整,可强化训练膝周肌肉。术后一般采用全下肢加压包扎或者穿全下肢加压弹力袜,可以减少关节肿胀的发生。康复训练后如出现关节肿胀时,可以给予膝部冰敷30min,以达到减少渗出、减轻肿胀的目的;部分患者还可能出现关节疼痛。根据患者术后肢体的症状,可给予无热量超短波治疗以减轻出血和肿胀;加用磁疗、电刺激等改善循环,减轻疼痛。

(3) 关节活动度的康复:在膝关节支具的控制、保护下,患者可早期开始训练关节活动度。术后2周内,主动进行0°~90°范围内屈膝活动,每天2次,每次20min。被动关节活动度在4周内伸/屈为0°/90°,以后每周屈曲增加10°,8周可达正常伸屈度。主动非负重ROM训练在术后4周内伸/屈为10°/30°,至第6周伸/屈为0°/80°,以后每周屈曲增加10°~20°,8周以后逐渐达正常活动度。术后3个月内术肢负重下蹲时膝关节屈曲不应大于90°。

持续被动运动(CPM):患者可在术后 24h 后进行患肢持续被动运动,关节活动度一般从无痛的可动范围开始,初始为 30°,选择单次运动为 2min/次,运动持续时间每次 1h,每天 2 次,以后根据情况每天增加 10°~15°,通常 1 周可在 90°~100°。

(4) 术肢行走负重康复训练:患者在术后 2 周内不负重,第 3 周负重体重的 25%,第 4 周负重为 50%,第 5 周负重 75%,第 6~8 周去除支具进行 100% 负重行走。肥胖患者上述负重计划分别推迟 1 周左右。术后 6 周开始平地骑自行车训练,6~8 周后进行不扶拐上下楼梯训练,2 个月后采用开链法在器械上抗阻训练。

(5) 其他训练:术后 6~8 周后患者可进行膝关节神经肌肉本体感觉训练和恢复性运动训练。

2. 关节镜下由内向外缝合修复术后康复　术后 3 周内将患者膝关节置于屈曲 20°~40°,以减少半月板纤维血凝块被破坏的可能性;术后 4 周内避免负重,6 周后逐渐恢复至完全负重;术后 3 个月内应避免下蹲及屈膝超过 90°,以避免对后角修复部位的压力。

3. 关节镜下由外向内缝合修复术后的康复　术后 4 个月内患者应避免单足旋转和冲撞运动;术后固定膝于伸直位 2 周,允许马上负重。术后 2 周内,患者主动进行 0°~90° 范围内屈膝活动,每天 2 次,每次 20min。

4. 关节镜下膝半月板切除术后的康复　在关节镜下部分或全部切除半月板后的康复训练与缝合术有所不同。切除术可采取更积极的康复训练方式。关节镜下半月板部分或全部切除术后的患者,在手术当天即可开始标准的膝关节功能练习:①踝关节交替跖屈与背伸运动,防止并发症;②在膝关节的不同角度做伸屈肌等长收缩;③主动运动和膝关节最大范围的伸屈练习,以维持和增加 ROM;④术后第 1 天下地负荷 25% 体重,并于第 2~3 周内逐渐增加负重的强度,直到完全负重。

5. 半月板未缝合的康复方法　该方法可用于 14 岁及以下,在被证实半月板损伤后未予缝合破裂处的患儿。术后将患肢屈膝 30°,用石膏固定 4 周;第 2 天起行股四头肌锻炼和直腿抬高活动;第 5~12 周进行非负重下膝关节功能锻炼;3 个月后逐渐负重。

三、断肢再植

对于人类来讲,肢体不但是我们的日常劳动器官和重要的感觉器官,同时还是人们参与社会活动的重要支撑。肢体的伤残不但会影响个人的劳动和感觉功能,也会造成患者的终身残疾和精神痛苦。因此多年来人们一直在尝试离断肢体的再植。1963 年 1 月我国学者陈中伟等首先报告成功再植 1 例完全离断前臂,且患者功能恢复良好。目前,断肢再植手术技术在我国已经达到了非常普及的程度。断肢再植的目的不仅是把离断的肢体接活,更重要的是使再植的肢体恢复良好的功能和外观。

上肢肢体离断的发病率较高。这是由于上肢劳动操作的概率和时间要大于下肢,因而受伤机会也较多,尤以前臂、手掌离断最常见,上臂离断次之;而下肢离断中,腿与踝部离断较多,大腿离断较少。离断部位越高,肢体血管的口径越大但数量少,再植手术中重建血液循环比较容易;但由于神经离断平面高,神经再生所需时间长,神经终端将逐渐发生蜕变萎缩,肢体功能恢复晚且较差;肌肉组织多且耐受缺血时间短,若再植超过时限,将造成组织坏死而影响生命。反之,如果肢体离断平面低,肌肉组织少,血管口径小但数量多,再植手术时,虽然血液循环重建比较复杂,但神经再生所需时间短,功能恢复较好。

【分类】

1. 根据肢体离断的程度　肢体离断可以分为完全离断和不完全离断 2 种。

(1) 完全离断:离断肢体远侧部分完全离体,无任何组织相连,称为完全性离断;另一种情况是,断肢只有极小量损伤的组织与人体相连,再植手术前必须经过彻底清创将这部分无活力的相连组织切除,实际上也已变为完全性离断,这类损伤也应归为完全性离断。

(2) 不完全离断:又称为大部离断,受伤肢体局部组织大部已离断,并有骨折或脱位,残留有活力的组织相连少于该断面软组织面积的 1/4,主要血管断裂或栓塞,肢体远侧部分无血液循环或严重缺血,不吻合血管肢体必将坏死。不完全离断肢体的再植手术并不比完全离断者容易,因为前者往往由钝性碾轧、挤压伤所致,软组织创伤范围较广泛,离断创面参差不齐,组织去留难以确定,再植成活率并不比完全离断高。

2. 根据肢体离断的性质　肢体离断主要是由机械损伤引起。在战争时期,枪伤、爆炸伤也是肢体离断的一个原因。在和平时期,由于误击、爆炸、交通事故等,也可使肢体发生不同程度的离断。由于致伤因素不同,患者的伤情各有特征,在治疗方法上也有所不同。根据创伤的性质进行细致的分类,大致可分为以下类型。

(1) 切割性离断:这类损伤由锐器如刀伤、切纸机、铣床、铡刀等造成。这类损伤大都是上肢离断,伤断面较整齐,是再植条件较好的病例。

(2) 碾轧性离断:这类损伤多由火车轮、汽车轮或机器齿轮等钝器所致。这类损伤可发生于上肢或下肢,所有组织虽在同一平面上离断,表面看起来似乎仍相连,实际上皮肤已被严重挤压,变得很薄而且失去活力。治疗时需要将毁损部分进行一定的缩短,所以再植有一定难度,应视为肢体完全性离断。

(3) 挤压性离断:这类损伤是由笨重的机器、搅拌机、石块、铁板及重物挤压所致。这类损伤在上肢与下肢均可发生,离断平面不规则,组织损伤严重,常有大量异物且不易清除干净,静脉常有血栓形成,再植难度较高。

(4) 撕裂性离断:这是因肢体被连续高速转动的机器轴、滚筒、皮带、风扇等转轴旋转导致的离断。一般以上肢较为常见,治疗时损伤的肢体不但要缩短,而且还必须将血管、神经等重要组织向两断端解剖分离一定长度,方能达到正常部位,才能进合吻合,再植难度很大。

(5) 枪弹伤性离断:这是因枪伤或弹伤所致的肢体离断。不论上肢或下肢,只要离断肢体两断端有一定长度较完好的肢体,就可以实行再植。这类断肢损伤比较严重,必须要彻底清创,适当缩短断端,还要掌握好时机,再植有一定困难。

在进行康复治疗前首先要熟悉患者的病史以及手术方法、过程、日期等相关的资料,还要了解损伤的性质(如碾压伤、撕脱伤、切割伤等)、各种组织的损伤平面、骨骼的固定方法和坚固度、肌腱缝接方法、伤口闭合情况等。

【临床表现】

术前局部可见损伤肢体完全离断或仅有少部分组织相连,有开放性骨折或多发性骨折,神经、肌腱被抽出,离断肢体无血供、无功能。因致伤原因不同,离断肢体远端的完整性不同,有时离断肢体远端有严重毁损,创面严重污染。肢体离断伤多由严重机械损伤引起,对人体的创伤较大,患者出血量大,全身表现可有低血压休克,并常伴有其他严重复合伤所引起的昏迷、呼吸困难等临床表现。对肢体离断伤患者应常规进行 X 线片检查,了解骨折类型。

断肢再植术后成活的肢体,可表现:

1. 肢体血液循环差　可见到再植肢体血液循环差,甚至只靠侧支循环维持,患肢肤色苍白或发绀,水肿明显而且持续时间很长,肌肉、关节囊和其他软组织由于长时间缺血、水肿而纤维化,发生僵硬及广泛粘连。

2. 伤口感染和组织坏死　由于清创不彻底或创面闭合不理想所致的对受挤压捻挫的肌肉、皮肤等组织只能勉强保留。伤口附近局部皮肤发红、肿胀、皮温升高,或有脓性分泌物。严重感染可以导致断肢再植手术失败。创面一旦感染,可以使已经损伤的组织进一步遭到破坏,造成血管栓塞、肌腱坏死、骨髓炎等,即使再植肢体能够成活,但因伤口感染形成广泛瘢痕,愈合后瘢痕发生挛缩、绞窄、粘连等进而严重影响再植肢体的功能。

3. 肌腱粘连　在断肢再植病例中,常是数条断裂的肌腱在同一水平吻合,而且多处于骨折处与其他断裂的组织之间,所以愈合后难免发生程度不同的粘连,这是目前临床上尚难以克服的问题。因此要强调无创操作技术,使肌腱断端能对合精确,尽量使吻合点有一个比较理想的基床和能让带有皮下脂肪的皮肤覆盖,要注意防止血肿、避免发生感染及组织坏死等,这样可以减少粘连发生和减轻粘连的程度。

4. 小肌肉挛缩　上肢离断后,即使缺血在 6h 以内,也可能发生手内在肌挛缩。因为小肌肉对缺血比较敏感,虽与臂部肌肉经受同样的缺血时间,但小肌肉可能有部分细胞已发生不可逆反应,以致后来发生不同程度的纤维化。

5. 关节僵硬　关节僵硬多并发于组织挫伤严重、肢体关节损伤但没有早期功能训练的病例,若伴有肢体疼痛,神经没有恢复功能,再植肢体成为患者累赘者,多采用截肢将其去除。

【康复评定】

1. 上肢的功能评定标准

(1) Ⅰ级:患者应用再植肢体能恢复原工作,合计关节活动度(包括再植平面近侧的一个关节)达到健侧的60%;再植肢体神经功能恢复良好,且能耐冷,肌力恢复在4~5级。

(2) Ⅱ级:患者应用再植肢体能恢复适当的工作,关节活动度超过健侧的40%,再植肢体正中神经和尺神经的恢复接近正常,并能耐受寒冷,肌力恢复在3~4级。

(3) Ⅲ级:患者应用再植肢体能满足日常生活需要,关节活动度超过健侧的30%;再植肢体感觉恢复不完全(如只有单一的正中神经或尺神经恢复,或正中与尺神经只恢复保护性感觉),肌力恢复达3级。

(4) Ⅳ级:再植肢体存活,但无实用功能。

2. 下肢功能评定标准

(1) Ⅰ级:患者应用再植肢体能恢复原工作,行走时步态正常,再植肢体感觉良好,膝踝关节活动度接近正常。

(2) Ⅱ级:患者应用再植肢体恢复适当工作,轻度跛行,再植肢体感觉功能良好,关节活动度超过健侧的40%。

(3) Ⅲ级:患者应用再植肢体能胜任日常生活,行走时需穿矫形鞋,足底稍有感觉,但无营养性溃疡。

(4) Ⅳ级:患者需用拐杖助行,足底无感觉,可能存在营养性溃疡。

再植肢体一旦存活,即使功能恢复不理想,一般也不考虑再截肢,除非有下述情况:①再植肢体剧烈疼痛,经久不愈;②再植肢体并发慢性骨髓炎或化脓性关节炎,经久不愈;③下肢严重不等长和畸形,缩短的再植肢体不装假肢不能行走,而由于再植肢体的存在妨碍了合适假肢的装配。

【康复治疗】

康复治疗必须尽早开始,并有计划地持续进行。断肢再植术后的康复大致分为早期、中期和后期3个阶段。

1. 早期康复治疗(0~4周)　离断的肢体一般损伤多较严重,再植后会有程度不同的肿胀,易使关节囊、韧带或其他软组织纤维化、僵硬,早期康复由于肢体疼痛、肿胀,活动度不能大,需要患者密切配合,否则达不到预期目的。

(1) 术后0~1周:给予患者抗痉挛、抗凝血、抗炎症治疗,保持再植肢体稳定,避免各种不良刺激,促进组织修复,以保证再植肢体成活。此时要用适宜的外固定,一般康复不介入,为静养期。

术后1周,要绝对卧床休息;为减轻肿胀,除抬高患肢外,还可以在离断处近端做轻柔的向心方向的按摩;为防止并发症,对患者的非制动关节应进行适当的被动活动,如上臂离断再植可被动活动腕、手关节,大腿离断再植可被动活动踝、足趾关节。

(2) 术后2~4周:指术后至肌腱等软组织愈合的时期,康复目的主要是保证再植术后肢体的血液循环畅通,尽量减少肿胀,预防感染,保持患肢各关节的功能位,可进行相关肌肉的等长收缩训练和按摩,使用神经电刺激等预防并发症。

术后2~4周可采取以下方法:①超短波电疗法。有促进深部血管扩张、改善血液循环、防止小静脉血栓形成和抑制细菌生长的作用,可加速患肢水肿消退、控制感染,但对于骨折断端用细钢针固定的患者应谨慎使用;对采用者,超短波剂量应严格控制在无热量范围,以免因金属过热而发生烧伤。②紫外线照射。当术后伤口感染有渗出液时,可用紫外线局部照射。紫外线有杀菌作用,可控制表浅部位的感染,促进伤口愈合。③红外线照射。可使表浅血管扩张,促进渗出液吸收,保持创面干燥。要注意因为患者肢体感觉丧失,光源应距患肢稍远,以免烫伤。④微波。可使小血管扩张,加快炎性代谢产物的排除,有利于组织修复,减少瘢痕形成。⑤运动疗法。术后患肢通常固定于功能位,患者能起床时可起床锻炼,不能起床时做床上保健体操,以防止坠积性肺炎、尿路感染、深静脉血栓及皮肤完整性受损等全身性并发症的发生。除抬高患肢外,还应小心进行近端及远端未被固定关节的轻微伸屈被动运动,以防关节失用性萎缩。⑥注意事项。早期康复过程中,尤其在术后2~3周内,康复环境温度适宜在25℃左右。环境温度过低,寒冷可能导致血管痉挛,肢体活动次数过多、过频,可能导致水肿消退缓慢或加重;环境温度过高,因为肢体神经功能未恢复,应防止烫灼伤。⑦教育患者的自我保护意识。教育患者对再植肢(指)体应做好保暖,以免受凉引起血管痉挛;教育患者不能食用含有咖啡因的液体,以免血管收缩;教育患者不能吸烟,因为烟中的尼古丁会降低血液中的含氧量,危及再植肢体的血液供应;教育患者应抬高患肢,使之保持于心脏平面,以减轻水肿;在医师指导下,患者必须循序渐进、缓慢而柔和地进行关节被动和主动活动;康复治疗师必须注意防止患肢在被动活动时发生意外,如血管、神经、肌腱吻接部位的断裂等。

2. 中期康复治疗（5~8周）　此阶段患肢软组织基本愈合,骨折固定良好时,可以解除患肢的制动,目的是改善血液循环防止关节的僵直和肌腱的进一步粘连,增加关节活动度。中期康复目的是控制水肿,防止关节僵硬和肌腱粘连。

（1）物理因子治疗:首选超声波疗法,因为超声波的微调按摩作用可使血管和淋巴循环改善,细胞膜通透性增加,加速患肢神经功能恢复和骨折愈合。其次可以选择超短波和微波进行治疗。

（2）主动运动:此期骨折端愈合尚不牢固,应按骨折后第一期康复的原则进行未被固定的关节运动。近端以主动运动为主,远端做被动运动。要特别注意掌指关节屈、指间关节伸及拇掌侧外展活动,近端肌肉做主动及抗阻运动,离断处以下做肌肉电刺激及传递冲动练习。为牵拉肌腱向远端滑移,可做腕、掌指及指间各关节同时背伸及同时屈曲的被动运动;为了牵拉肌肉、肌腱使其向近端滑移,只能依靠相应肌肉的主动用力收缩和电刺激,训练患肢的伸、屈和勾指、握拳动作,但动作宜轻柔,以免拉伤正在修复的组织。应对离断部位妥善保护。

（3）教会患者患肢感觉丧失后的代偿技术,例如用视觉来代偿皮肤感觉的丧失。

3. 后期康复治疗（9~12周）　此期骨折已基本愈合,肌肉、神经和血管的愈合也已牢固。外固定支架可以去除。此期康复目的主要是促进患肢神经功能的恢复,软化瘢痕,减少粘连,加强运动和感觉训练。

康复重点是继续减轻水肿、瘢痕处理、主动关节活动度练习、功能活动训练(如日常生活活动训练)、感觉再训练等。患肢继续进行非制动关节的被动运动,在可能的条件下,尤其要进行最大限度的主动运动。主动运动包括两层含义,一方面是离断肢体近端非制动关节的主动运动,如腕部离断再植后,肩、肘关节的主动活动;另一方面是局部关节的主动运动,如腕部离断再植后,手指的主动屈伸练习。同时辅以必要物理治疗。

（1）物理因子治疗:常用的有超声波治疗、音频治疗等,可使瘢痕软化;进行关节主动、被动运动前,采用局部蜡疗可软化僵硬的瘢痕和关节,有利于伤手的功能锻炼。

（2）关节活动度练习:①主动运动,患者主动做关节各方向运动。动作应轻柔平稳,达到最大幅度时再适度用力,使关节区域感到紧张或轻度酸痛感。②被动运动,患者进行被动牵伸活动。此法牵伸力较强,但手法应轻柔,以引起关节有紧张感或酸痛感觉为度。切忌使用暴力或引起患者明显疼痛,以免引起新的创伤。③夹板,有静力型和动力型夹板2种。使用夹板的目的是矫正和预防畸形以及改善功能。

（3）肌力和耐力练习:可采用从轻至重的分级抗阻训练。促进肌力恢复的原则是使肌肉尽最大能力收缩,以引起适度疲劳,然后适当休息,使肌肉在恢复中发展其形态和功能。

（4）感觉再训练:自术后4周开始,对患者再植的肢体进行综合感觉训练。①保护觉的训练:包括针刺觉、深压觉、冷热觉等,训练的目的不是恢复保护觉而是教会患者代偿的能力。②定位觉的训练:自患者恢复针刺觉和深压觉时开始,治疗师用指尖或橡皮头敲击患者掌侧,令患者闭眼用健手示指指出敲击的部位,回答有误时令患者睁眼学习,如此反复进行。③形状觉的训练:令患者闭眼触摸不同大小、形状的木块并描述比较,回答有误后则睁眼再感觉一次,如此反复进行。进一步可辨别异形物体和生活中的实物。④织物觉的训练:开始让患者触摸粗细相差极大的砂纸,然后学习辨别粗细差别较小的砂纸。继而辨别不同的织物如毛皮、丝织品、羊毛、塑料等。⑤脱敏训练:手外伤后常因神经病变等引起触觉过敏,宜用脱敏疗法治疗。

（5）作业治疗：当神经再生，患者再植肢体出现较明显主动活动后（一般术后3个月），可进行作业疗法，动作由简单到复杂，循序渐进，逐渐增加负荷和精确度。作业治疗能训练手的灵活性、协调性，防止手内肌萎缩，可以使关节活动度和肌力有一定恢复。

（6）ADL训练：包括刷牙、穿衣、洗脸、系扣子等。

（7）功能训练：包括捏夹子、组装玩具、编织、剪纸等。

4. 心理治疗　虽然再植手术已获成功，但导致肢体离断的外伤，对患者是一个非常可怕的经历。此外，再植后肢体外形的不足和部分功能与美观丧失，不可避免地会在患者心中留下阴影。患者心理的不平衡，需要一个较长时间的调整才能真正接受现实，只有患者正确对待伤情，积极配合治疗，才能获得较好效果。

（张长杰）

第二节　骨性关节炎

骨性关节炎（osteoarthritis，OA）指由多种因素引起关节软骨纤维化、皲裂、溃疡、脱失而导致的以关节疼痛为主要症状的退行性疾病。

【流行病学】

OA好发于中老年人群且发病率高，65岁以上的人群中50%以上为OA患者。中国健康与养老追踪调查数据库（China Health and Retirement Longitudinal Study，CHARLS）的研究结果显示，我国膝关节症状性OA（膝关节Kellgren-Lawrence评分≥2分，同时存在膝关节疼痛）的患病率为8.1%；女性高于男性；呈现明显的地域差异，即西南地区（13.7%）和西北地区（10.8%）最高，华北地区（5.4%）和东部沿海地区（5.5%）相对较低。从区域特征来看，农村地区膝关节症状性OA患病率高于城市地区。在城市人口中，手部关节OA的患病率为3%（男性）和5.8%（女性）；髋关节影像学OA的患病率为1.1%（男性）和0.9%（女性），农村地区髋关节OA患病率为0.59%。随着我国人口老龄化的进展，OA的发病率还有逐渐上升的趋势。

【临床表现】

（1）关节疼痛及压痛：关节疼痛及压痛是OA患者最为常见的临床表现，发生率为36.8%~60.7%；疼痛在各个关节均可出现，其中以髋、膝及指间关节最为常见。初期为轻度或中度间断性隐痛，休息后好转，活动后加重；疼痛常与天气变化有关，寒冷、潮湿环境均可加重疼痛。OA晚期可以出现持续性疼痛或夜间痛。关节局部可有压痛，在伴有关节肿胀时尤其明显。

（2）关节活动受限：常见于髋、膝关节。晨起时关节僵硬及发紧感，俗称晨僵，活动后可缓解。关节僵硬持续时间一般较短，常为几至十几分钟，极少超过30min。患者在疾病中期可出现关节绞锁，晚期关节活动受限加重，最终导致残疾。

（3）关节畸形：关节肿大以指间关节OA最为常见且明显，可出现赫伯登（Heberden）结节和布夏尔（Bouchard）结节。膝关节因骨赘形成或滑膜炎症积液也可以造成关节肿大。

（4）骨摩擦音（感）：常见于膝关节OA。由于关节软骨破坏，关节面不平整，活动时可以出现骨摩擦音（感）。

（5）肌肉萎缩：常见于膝关节OA。关节疼痛和活动能力下降可以导致受累关节周围肌肉萎缩，肌肉无力。

【检查】

1. 影像学检查

（1）X线检查：X线检查为OA明确临床诊断的金标准，是首选的影像学检查。X线片上OA的三大典型表现：受累关节非对称性关节间隙变窄，软骨下骨硬化和/或囊性变，关节边缘骨赘形成。部分患者可有不同程度的关节肿胀，关节内可见游离体，甚至关节变形。

（2）MRI：表现为受累关节的软骨厚度变薄和缺损、骨髓水肿、半月板损伤及变性、关节积液及腘窝囊肿等。MRI 对于临床诊断早期 OA 有一定价值，目前多用于 OA 的鉴别诊断或临床研究。

（3）CT：常表现为受累关节间隙狭窄、软骨下骨硬化、囊性变和骨赘增生等，多用于 OA 的鉴别诊断。

2. **实验室检查** OA 患者血常规、蛋白电泳、免疫复合物及血清补体等指标一般在正常范围内。若患者同时有滑膜炎症，可出现 C 反应蛋白（CRP）和红细胞沉降率（ESR，简称血沉）轻度增高。继发性 OA 患者可出现与原发病相关的实验室检查异常。

【诊断】

OA 诊断需根据患者病史、症状、体征、X 线表现及实验室检查作出临床诊断，具体可参照图 2-8-1。此外，髋、膝和指间关节 OA 的诊断标准可以参考表 2-8-1 至表 2-8-3。该诊断标准参照了美国风湿病学会（American College of Rheumatology，ACR）和欧洲抗风湿联盟（European League Against Rheumatism，EULAR）制定的标准并经部分骨科专家讨论确定。

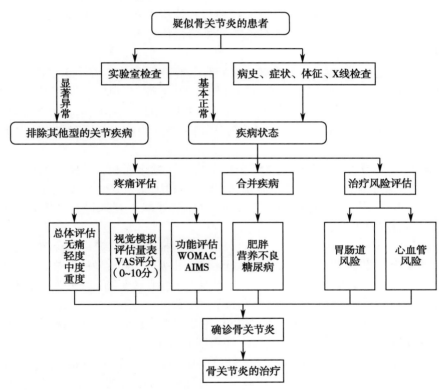

图 2-8-1 骨性关节炎的诊断与评估流程

注：WOMAC 为西安大略大学和麦克马斯特大学骨关节炎指数评分（the Western Ontario and McMaster universities osteoarthritis index，WOMAC）；AIMS 为关节炎生活质量测量量表（arthritis impact measurement scales，AIMS）。

表 2-8-1 髋关节骨性关节炎的诊断标准

序号	症状、实验室或 X 线检查结果
1	近 1 个月内反复的髋关节疼痛
2	红细胞沉降率≤20mm/h
3	X 线片示骨赘形成，髋臼边缘增生
4	X 线片示髋关节间隙变窄

注：满足诊断标准 1+2+3 或 1+3+4，可诊断髋关节骨性关节炎。

表 2-8-2 膝关节骨性关节炎的诊断标准

序号	症状或体征
1	近 1 个月内反复的膝关节疼痛
2	X 线片（站立位或负重位）示关节间隙变窄、软骨下骨硬化和/或囊性变、关节边缘骨赘形成
3	年龄≥50 岁
4	晨僵时间≤30min
5	活动时有骨摩擦音（感）

注：满足诊断标准 1+（2、3、4、5 条中的任意 2 条）可诊断膝关节骨性关节炎。

表 2-8-3　指间关节骨性关节炎的诊断标准

序号	症状或体征
1	指间关节疼痛、发酸、发僵
2	10 个指间关节中有骨性膨大的关节≥2 个
3	远端指间关节骨性膨大≥2 个
4	掌指关节肿胀<3 个
5	10 个指间关节中有畸形的关节≥1 个

注:满足诊断标准 1+(2、3、4、5 条中的任意 3 条)可诊断指间关节骨性关节炎;10 个指间关节为双侧示、中指远端及近端指间关节、双侧第 1 腕掌关节。

【临床分期】

目前,对 OA 的临床分期有多种方法,包括根据临床特点的四级分期,根据 X 线改变的 Kellgren-Lawrence 分级和根据关节镜下关节软骨损伤的 Outerbridge 分级。

【病因和发病机制】

OA 的病因尚不明确,其发生与年龄、肥胖、炎症、创伤及遗传因素等有关。病理特点为关节软骨变性破坏、软骨下骨硬化或囊性变、关节边缘骨质增生、滑膜病变、关节囊挛缩、韧带松弛或挛缩、肌肉萎缩无力等。

OA 分为原发性和继发性。其中原发性 OA 多发生于中老年人群,无明确的全身或局部诱因,与遗传和体质因素有一定的关系。继发性 OA 可发生于青壮年,继发于创伤、炎症、关节不稳定、积累性劳损或先天性疾病等。

【康复评定】

康复评定以功能为核心,是康复治疗的基础。康复治疗始于康复评定,终于康复评定。以膝骨关节炎为例,其康复评定是在临床检查基础上进行的更具专科特色的功能评定。基于《国际功能、残疾和健康分类》(ICF)的理论架构和分类体系,膝骨关节炎的康复评定应从身体功能和结构、活动及参与 3 个方面进行,结合欧洲抗风湿病联盟(EULAR)推荐的生物-心理-社会方法,膝骨关节炎的康复评定应包含以下内容。

1. 身体功能评定

(1) 感觉功能:膝骨关节炎患者感觉功能评定内容主要包括疼痛和本体感觉的评定。

1) 疼痛:疼痛是一种主观的感觉和情感体验,关节疼痛和压痛是膝骨关节炎患者最为常见的临床表现,也是导致患者残疾的主要原因。疼痛强度需要进行量化,才能更好地进行评定及治疗记录。临床上可使用多种方法来评定疼痛的强度。

A. 语言分级评分法(verbal rating scale,VRS):根据语言描述评级,分为以下几级。①0 级:无疼痛;②Ⅰ级(轻度):有疼痛但可忍受,生活正常,睡眠无干扰;③Ⅱ级(中度):疼痛明显,不能忍受,要求服用镇痛药物,睡眠受干扰;④Ⅲ级(重度):疼痛剧烈,不能忍受,需用镇痛药物,睡眠受严重干扰可伴自主神经紊乱或被动体位。这个方法因简单及易于操作而常用于临床。

B. 数字分级评分法(numerical rating scale,NRS):用 0~10 的数字代表不同程度的疼痛,0 为无痛,10 为最剧烈疼痛,让患者自己圈出一个最能代表其疼痛程度的数字。

C. 视觉模拟评分法(visual analogue scale,VAS):在纸上画出一道 10cm 的直线,最左边标出"0",最右边标出"10",向患者解"0"代表不痛,"10"代表最痛的程度,从左边往右边表示越来越痛,让患者用笔在线上垂直画一短线,代表疼痛的程度。这个方法简单、易操作,比 VRS 更加直观及精确,除了能测定疼痛的强度,还能用于测量疼痛的缓解程度、患者情感及功能水平的程度,在临床上广泛应用。

D. 疼痛问卷表:常用的疼痛问卷表包括麦吉尔疼痛问卷表(MPQ)、简化麦吉尔疼痛问卷表(SF-MPQ)、简明疼痛问卷表(BPQ)等,BPQ 亦称科明疼痛调查表(BPI)。

E. 其他方法:包括 45 区体表面积评分法、多因素疼痛评分法、临床疼痛测量法、术后疼痛 Prince-Henry 评分法、行为疼痛测定法等。

2) 本体感觉:本体感觉对关节运动极为重要,它向中枢提供关节位置和运动速度的信息。越来越多的研究发现,由于关节软骨退变、肌力降低、关节功能下降、疼痛等原因导致膝骨关节炎患者膝关节本体感觉下降。膝骨关节炎患者本体感觉的评定目前主要采用等速肌力测试训练系统。

(2) 运动功能

1) 关节活动度:膝骨关节炎患者常常出现膝关节活动受限,影响患者的日常生活活动,故需对膝关节进行关节活动度的评定。对膝关节活动受限者,可用通用量角器或电子量角器测量患者的膝关节活动范围。具体评估方法详见第一篇第七章第四节关节活动度评定。

2) 肌力:关节疼痛和活动能力下降可以导致关节周围肌肉萎缩。以膝关节为例,膝骨关节炎患者肌力下降不仅局限于膝关节屈伸肌群,还存在髋关节肌力减弱情况,需要对下肢各肌群肌力进行全面评估。具体评估方法详见第一篇第七章第二节肌力评定。

3)平衡:膝骨关节炎患者由于肌力下降、疼痛、本体感觉降低等原因导致平衡功能下降,进而导致跌倒风险增加。平衡功能的评定可采用量表法,如功能性伸展试验、单腿站立试验、计时起立-行走试验、台阶试验等,然而这些试验均为单任务的平衡测试,不能评估患者在社区生活和独立行走中的平衡能力。Berg平衡量表和社区平衡与移动量表是常见的多任务平衡测试量表,比单任务的平衡试验更能反映患者的平衡能力。

4)步态:骨性关节炎患者由于疼痛和功能障碍,容易出现姿势异常。而膝骨关节炎患者主要体现为异常步态。膝骨关节炎患者行走时易出现膝关节内翻步态,并可因行走时疼痛出现"疼痛步态",步行速度减慢也是膝关节骨性关节患者步态的一个重要特征。步态分析参数包括运动学参数(时空参数、步行周期及步行中髋、膝、踝关节运动规律等)、动力学参数(如地反力的测试)、肌电图参数(行走过程中下肢肌肉的电活动)以及能量参数等。

临床上有许多评定步态的方法,但步态目测法因简单、快速、廉价成为首选的评估方式。三维步态分析可检测膝骨关节炎患者在运动学、动力学、表面肌电方面明显而特异的改变,较步态目测法更能提供详实而客观的静动态数据,反映膝骨关节炎严重度和患者的日常活动能力。

(3)心理:研究发现,1/5的骨性关节炎患者有抑郁和焦虑的症状。骨性关节炎患者所经历的疼痛和功能障碍不仅源于病理性因素,还与他们的抑郁和焦虑有关,焦虑和抑郁增加了患者全科医学的就诊率、医疗保健投入和药物的使用,导致不良后果。然而,这些心理疾病通常被许多医师忽视,大多数临床医师只关注骨性关节炎的生理方面,或者即使关注心理问题也根本无法评估患者的心理状态。医务人员必须认识到骨性关节炎患者的心理问题并进行正确的康复评定,因为它们可能影响疾病的进程和管理,最终影响功能结果。临床上常用的心理评定方法包括他评量表(如汉密尔顿抑郁量表和汉密尔顿焦虑量表)和自评量表(如Zung抑郁自评量表和Zung焦虑自评量表)等。

2. **身体结构评定** 根据ICF的相关定义,身体结构是指身体的解剖部位,如器官、肢体及其组成成分。以膝骨关节炎为例,身体结构的评定主要包括影像学检查和体格检查。膝骨关节炎的影像学检查包括X线检查、MRI、CT和超声检查等,其中X线检查为骨性关节炎明确临床诊断的金标准,常作为首选的影像学检查。

临床和科研中,常根据X线检查结果对膝骨关节炎的严重程度进行Kellgren-Lawrence分级。体格检查内容包括触诊关节局部是否有压痛、皮温是否升高、关节线是否有骨膨大、胫股及髌股间室是否存在捻发音等,结果记录为阳性/阴性/不确定/未评估。体质量指数(BMI)、关节肿胀、下肢长度、膝关节轮廓和对线检查也是体格检查的重要内容。其中膝关节轮廓和对线检查可通过目测法来评估膝关节是否存在内翻、外翻和过伸畸形,也可定量评估膝关节畸形程度。定量检查膝内翻时,嘱患者脚踝并拢,用手指测量两膝之间的距离,大于3指为膝内翻;测量膝外翻时,嘱患者双膝并拢,测量脚踝间的距离,大于3in(1in=2.54cm)为膝外翻;确定患者是否存在膝反张,可用量角器测量患者站立时膝关节伸展角度(大于0°则为膝反张)。

3. **活动和参与评定** 以膝关节骨性关节为例,膝骨关节炎患者生活质量的评估方法很多,包括世界卫生组织生活质量量表(WHOQOL-100)、关节炎影响测量量表(AIMS2)、膝和髋骨性关节炎生活质量问卷(Osteoarthritis of Knee and Hip Quality of Life, OAKHQOL)、健康调查量表36(SF-36)、欧洲五维健康量表(EQ-5D)、六维健康状态分类量表(Short Form 6D, SF-6D)及骨关节炎生活质量量表(Osteoarthritis Quality of Life, OAQOL)等。

其中WHOQOL-100、SF-36、EQ-5D和SF-6D是多种疾病评定生活质量的通用工具。OAKHQOL和OAQOL是近年来报道较多的用于评估骨性关节炎患者生活质量的专用量表。

OAKHQOL是一种最常见的评估骨关节患者生活质量的专用工具,已有中文版,并经过信度和效度验证,是目前最适合的评估膝骨关节炎患者生活质量的量表,应在临床和科研中推广使用。

4. **ICF核心组合** 骨性关节炎全套ICF核心组合共包括55个二级水平条目(表2-8-4至表2-8-7),分别为13条身体功能、6条身体结构、19条活动和参与及17条环境因素。

表 2-8-4　骨性关节炎全套 ICF 核心组合——身体功能

ICF 编码	条目名称	ICF 编码	条目名称
b130	能量和驱力功能	b730	肌力
b134	睡眠	b735	肌张力
b152	情感	b740	肌肉耐力
b280	痛觉	b760	随意运动控制能力
b710	关节活动性	b770	步态
b715	关节稳定性	b780	与肌肉和运动功能有关的感觉
b720	骨骼活动功能		

表 2-8-5　骨性关节炎全套 ICF 核心组合——身体结构

ICF 编码	条目名称	ICF 编码	条目名称
s720	肩部结构	s750	下肢结构
s730	上肢结构	s770	与运动有关的其他肌肉骨骼结构
s740	骨盆结构	s799	与运动有关的结构,未特指

表 2-8-6　骨性关节炎全套 ICF 核心组合——活动和参与

ICF 编码	条目名称	ICF 编码	条目名称
d410	改变身体的基本姿势	d530	如厕
d415	维持某种身体姿势	d540	穿衣
d430	举起和搬运物体	d620	获得物品和服务
d440	手的精细动作	d640	做家务
d445	手和手臂使用	d660	帮助别人
d450	步行	d770	亲密关系
d455	到处移动	d850	有报酬的就业
d470	使用交通工具	d910	社区生活
d475	驾驶	d920	娱乐和休闲
d510	自我清洁		

表 2-8-7　骨性关节炎全套 ICF 核心组合——环境因素

ICF 编码	条目名称	ICF 编码	条目名称
e110	个人消费产品或物质	e340	个人护理提供者和个人助手
e115	个人日常生活用品或技术	e355	卫生专业人员
e120	个人室内外移动和运输用品或技术	e410	直系亲属的个人态度
e135	就业用品和技术	e450	卫生专业人员的个人态度
e150	公共建筑的设计、构造以及建筑产品和技术	e460	社会态度
e155	私人建筑的设计、构造以及建筑产品和技术	e540	交通运输服务、体制和政策
e225	气候	e575	一般社会支持服务、体制和政策
e310	直系亲属	e580	卫生服务、体制和政策
e320	朋友		

从内容上看,13 条身体功能条目占该成分二级水平所有条目的 11%,其中 9 个条目属于第七章神经肌肉骨骼和运动相关功能,3 个条目属于精神功能,1 个条目属于感觉功能和疼痛;6 条身体结构占该成分二级水平条目的 11%,所有 6 条条目都属于与运动有关的结构;19 条活动和参与条目占该成分二级水平条目的 16%,其中 9 条属于活动、自我护理、家庭生活,各有 3 个条目。2 条属于社区、社会和城市生活。人际交往和人际关系与主要生活领域各有 1 个条目;环境因素的五章全部被包含在骨性关节炎全套 ICF 核心组合内,17 个条目占该成分二级水平条目的 23%,6 个条目属于产品和技术,4 个条目属于支持和相互联系,态度与服务、体制和政策各有 3 个条目被包含在内,自然环境和对环境的人为改变中,气候条目被包含在内。

简要 ICF 核心组合则包括 13 条二级水平条目,占全套核心组合二级水平条目的 23%(表 2-8-8)。其中 3 条身体功能条目,占全套核心组合身体功能部分条目的 21%,3 条身体结构条目占 50%,3 条活动和参与占 16%,以及 4 条环境因素占 24%。

表 2-8-8　骨性关节炎简要 ICF 核心组合

ICF 组成部分	等级排序	ICF 编码	条目名称
身体功能	1	b280	痛觉
	2	b710	关节活动性
	3	b730	肌力
身体结构	1	s750	下肢结构
	2	s730	上肢结构
	3	s770	与运动有关的其他肌肉骨骼结构
活动和参与	1	d450	步行
	2	d540	穿衣
	4	d445	手和手臂的使用
环境因素	1	e310	直系亲属
	2	e115	个人日常生活用品和技术
	4	e580	卫生服务、体制和政策
	5	e150	公共建筑的设计、构造以及建筑产品和技术

【康复治疗】

OA 的总体治疗原则是依据患者年龄、性别、体重、自身危险因素、病变部位及程度等选择阶梯化及个体化治疗,同时采用综合性治疗缓解关节疼痛、增加关节活动度和改善关节功能。选用能改善关节软骨功能和减缓骨性关节炎的药物,选用能改善疼痛和关节活动的非药物治疗方法,严格掌握手术适应证。

1. 基础治疗　对病变程度不重、症状较轻的 OA 患者首选的治疗方式是基础治疗。其强调改变生活及工作方式的重要性,使患者树立正确的治疗目标,减轻疼痛,改善和维持关节功能,延缓疾病进展。

(1) 健康教育:医务工作者应通过口头或书面形式进行 OA 的知识宣教并帮助患者建立长期监测及评估机制。主要目的是对患者进行 OA 的病因、预防与治疗相关知识的教育,调整和改变患者的生活方式(如减肥等)以保护关节。根据其每天活动情况,建议患者改变不良的生活及工作习惯,避免长时间跑、跳、蹲,同时减少或避免爬楼梯、爬山等运动。减轻体重不但可以改善患者的关节功能,而且可减轻关节疼痛。

(2) 运动治疗:运动疗法包括肌肉力量训练、提高耐力的训练、本体感觉和平衡训练等。运动疗法可维持或改善关节活动范围,增强肌力,改善患者本体感觉和平衡协调功能,提高关节稳定性,改善关节功能。在 OA 症状发作期休息可以减轻炎症反应及关节疼痛;非发作期患者可在医师的指导下选择正确的运动方式,制订个体化的运动方案,从而达到减轻疼痛、改善和维持关节功能、保持关节活动度、延缓疾病进程的目的。

1）低强度有氧运动：采用正确合理的有氧运动方式（如游泳、骑自行车等）可以改善关节功能，缓解疼痛。应依据患者发病部位及程度，在医师的指导下选择。

2）肌力训练：目的是增强肌力，防止失用性肌萎缩，增强关节稳定性。以膝关节为例，肌力训练方法可选择：①股四头肌等长收缩训练：患者仰卧，伸直膝关节进行股四头肌静力收缩。每次收缩尽量用力并坚持尽量长的时间，重复数次以肌肉感觉有酸胀为宜；②抬腿训练股四头肌（直抬腿）：患者仰卧床上，伸直下肢抬离床面约30°，坚持5~10s，每10~20次为一组，训练至肌肉有酸胀感为止；③训练臀部肌肉：患者侧卧或俯卧，分别外展及后伸大腿进行臀肌收缩训练，训练次数同前；④静蹲训练：患者屈曲膝、髋关节，但不小于90°，作半蹲状，坚持30~40s，每10~20次为一组；⑤抗阻训练：患者利用皮筋、沙袋及抗阻训练设备进行抗阻训练。如股四头肌抗阻训练可用股四头肌训练仪进行抗阻训练，随肌力增强逐渐增加阻力；⑥等速运动训练，有条件可以进行等速肌力训练。

3）关节功能训练：适当的关节活动可以改善血液循环，改善关节软骨的营养和代谢，维持正常关节活动范围。关节活动包括：①关节被动活动。可以采用手法及器械被动活动关节。②牵引。主要目的是牵伸挛缩的关节囊及韧带组织。③关节助力运动和主动运动。在不引起明显疼痛的范围内进行主动或辅助关节活动，如患者采用坐位或卧位行下肢活动等。

（3）物理因子治疗：主要是通过促进局部血液循环、减轻炎症反应，达到减轻关节疼痛、提高患者满意度的目的。常用方法包括水疗、冷疗、热疗、经皮神经电刺激等。临床医师根据患者的具体情况和治疗条件，可选用2~3种物理因子综合治疗。此外，如要在家中自行应用物理治疗者，也必须在康复专业技术人员指导下规范进行，保证安全。

（4）作业治疗：作业治疗时应当特别重视关节保护下使用技巧教育及训练原则，训练过程中应重视膝及下肢能量节约技术，必要时训练过程中使用膝关节保护用具。主要进行平地行走训练，每天2次。上下楼方法及入浴、如厕训练、家务劳作训练以达到减少关节过度伸屈负重为目的。作业治疗应当特别重视关节保护技术的应用，要在消除或减轻重力的体位或者使用合适的辅具的前提下进行ADL及日常工作。

（5）矫形器及辅具：在专业人员指导下，必要时患者可以选择和使用矫形器、助行器、拐杖或手杖等，以调整关节力线及负载，增加关节的稳定性，减轻受累关节负重。例如，膝骨关节炎患者佩戴康复辅助用具时间应选择在膝负重运动及外出时，严重患者外出时用轮椅代步，室内走动时最好不用。

1）对于膝骨关节炎患者而言，可以佩戴护膝保护膝关节。

2）矫形器适用于髋或膝骨关节炎患者步行时下肢负重引起的疼痛或肌肉无力、负重困难者。矫形器可以减轻患肢负重并调整力线，缓解症状，同时可以增加关节稳定性，保护局部关节。急性期使用可以相对限制关节活动，缓解疼痛。

3）轮椅适用于髋、膝关节负重时疼痛剧烈，不能行走的患者。

（6）传统康复治疗：推拿按摩能够促进局部毛细血管扩张，使血管通透性增加，血液和淋巴循环速度加快，从而改善病损关节的血液循环，降低炎症反应，改善症状。应用推、拿、揉、捏等手法和被动活动，可以防止骨、关节、肌肉、肌腱、韧带等组织发生萎缩，松解粘连，防止关节挛缩、僵硬，改善关节活动度。针灸也可以应用于骨性关节炎的治疗。

（7）能量节约技术：能量节约技术可以保护病变关节，是防止关节进一步损害的主要方法。例如，膝骨关节炎患者可通过以下方法来保护病变关节：①避免同一姿势长时间负重；②保持正确体位，以减轻对某个关节的负重；③保持关节正常的对位对线；④工作或活动的强度不应加重或产生疼痛；⑤更换工作程序，以减轻关节应激反应。

（8）康复护理：主要对患者进行健康宣教。对OA急性发作期患者，受累关节宜局部休息，以减轻疼痛，避免病情加重。非急性发作期患者应当进行自我行为疗法（如减少不合理的运动，适量活动，避免不良姿势，减少或避免跑、跳、蹲、爬楼梯等活动）、减肥、有氧锻炼（如游泳、骑自行车等）、关节功能训练（如膝关节在非负重位下屈伸活动，以保持关节最大活动度）、防跌倒和防膝扭伤宣教等。

2. 药物治疗 应根据 OA 患者病变的部位及病变程度,内外结合,进行个体化、阶梯化的药物治疗。

（1）非甾体抗炎药(NSAID):NSAID 是 OA 患者缓解疼痛、改善关节功能最常用的药物,包括局部外用药物和全身应用药物。

1）局部外用药物:在患者使用口服药物前,建议先选择局部外用药物,尤其是老年人,可使用各种 NSAID 的凝胶贴膏、乳胶剂、膏剂、贴剂等,如氟比洛芬凝胶贴膏。局部外用药物可迅速、有效缓解关节的轻、中度疼痛,胃肠道不良反应轻微,但需注意局部皮肤不良反应的发生。对中、重度疼痛可联合使用局部外用药物与口服 NSAID。

2）全身应用药物:根据给药途径可分为口服药物、针剂及栓剂,最为常用的是口服药物。

用药原则:①用药前进行危险因素评估,关注潜在内科疾病风险;②根据患者个体情况,剂量个体化;③尽量使用最低有效剂量,避免过量用药及同类药物重复或叠加使用;④用药 3 个月后,根据病情选择相应的实验室检查。

注意事项:口服 NSAID 的疗效与不良反应对于不同患者并不完全相同,应参阅药物说明书并评估患者服用 NSAID 的风险,包括上消化道、脑、肾、心血管疾病风险后选择性用药。如果患者上消化道不良反应的危险性较高,可使用选择性 COX-2 抑制剂;如使用非选择性 NSAID,应同时加用 H_2 受体拮抗剂、质子泵抑制剂或米索前列醇等胃黏膜保护剂。如果患者心血管疾病危险性较高,应慎用 NSAID(包括非选择性和选择性 COX-2 抑制剂)。同时口服 2 种不同的 NSAID 不但不会增加疗效,反而会增加不良反应的发生率。

（2）镇痛药物:对 NSAID 治疗无效或不耐受者,可使用非 NSAID、阿片类镇痛剂、对乙酰氨基酚与阿片类药物的复方制剂。但需强调的是,阿片类药物的不良反应和成瘾性发生率相对较高,建议谨慎采用。

（3）关节腔注射药物:可有效缓解疼痛,改善关节功能。但该方法是侵入性治疗,可能会增加感染的风险,必须严格无菌操作及规范操作。

1）糖皮质激素:起效迅速,短期缓解疼痛效果显著,但反复多次应用激素会对关节软骨产生不良影响,建议每年应用最多不超过 2~3 次,注射间隔时间不应短于 3~6 个月。

2）玻璃酸钠:可改善关节功能,缓解疼痛,安全性较高,可减少镇痛药物用量,对早、中期 OA 患者效果更为明显。但其在软骨保护和延缓疾病进程中的作用尚存争议,建议根据患者个体情况应用。

3）医用几丁糖:可以促进软骨细胞外基质的合成,降低炎症反应,调节软骨细胞代谢;具有黏弹性、缓吸收性,可作为关节液的补充成分,减缓关节炎进展,减轻关节疼痛,改善功能,适用于早、中期 OA 患者,每疗程注射 2~3 次,每年 1~2 个疗程。

4）生长因子和富血小板血浆(PRP):可改善局部炎症反应,并可参与关节内组织修复及再生;但目前对于其作用机制及长期疗效尚需进一步研究。临床上对有症状的 OA 患者可选择性使用。

（4）缓解 OA 症状的慢作用药物:包括双醋瑞因、氨基葡萄糖等。有研究认为这些药物有缓解疼痛症状、改善关节功能、延缓病程进展的作用,但也有研究认为其并不能延缓疾病进展。目前对该类药物对 OA 的临床疗效尚存争议,对有症状的 OA 患者可选择性使用。

（5）抗焦虑药物:可应用于长期持续疼痛的 OA 患者,尤其是对 NSAID 不敏感的患者,可在短期内达到缓解疼痛、改善关节功能的目的。但应用时需注意药物不良反应,包括口干、胃肠道反应等。目前,尚需进一步的远期随访研究证明其在 OA 治疗中的作用,建议在专科医师指导下使用。

（6）中成药:包括含有人工虎骨粉、金铁锁等有效成分的口服中成药及外用膏药。目前,有研究表明中药可通过多种途径减轻疼痛、延缓 OA 的疾病进程、改善关节功能,但对于其作用机制和长期疗效尚需高级别的研究证据。

3. 心理治疗 针对患者存在的抑郁焦虑进行心理辅导、康复知识教育,促使其心理状况改善有助于减轻疼痛。

4. 手术治疗 OA 的外科手术治疗包括关节软骨修复术、关节镜下清理手术、截骨术、关节融合术及人工关节置换术等,适用于非手术治疗无效、OA 症状影响正常生活的患者。手术的目的是减轻或消除患者疼痛症状、改善关节功能和矫正畸形。

以膝关节 OA 为例,不论是内科或外科,药物或手术,都属于对症处理的治疗方法。因此,在未能从根本上改善传统治疗方法的前提下,国内外一般主张预防为主。循序渐进的运动训练,特别是有氧训练能提高患者体能、下肢肌力及平衡协调能力,增加膝关节稳定性与灵活性,但要尽量避免没有放松运动前提的剧烈运动及负重。患者可在工作、运动及日常生活中使用膝关节能量节约技术,避免下肢长久处于同一种固定姿势。患者应及时彻底治疗膝部损伤,当怀疑膝骨关节炎时应及时就诊并采用膝保护下使用原则确定的技巧。对下肢负重力线异常(膝内翻或膝外翻)的患者,应采用矫正下肢负重力线技术(矫形器或手术),以减少膝关节面负重不均匀问题。

(余 茜)

第三节 颈 椎 病

颈椎病是由于颈椎间盘退行性改变、突出,颈椎骨质增生,韧带增厚、变性、钙化等退行性变,刺激或压迫其周围的肌肉、血管、神经根、脊髓等组织,而引起的一系列临床症状和体征。

【分型和诊断标准】

根据患者不同组织结构受累而出现的不同临床表现,可将颈椎病分为颈型、神经根型、脊髓型和其他型。

1. **颈型颈椎病** 诊断标准有:

(1) 患者主诉有枕部、颈部、肩部的疼痛等异常感觉,并可伴有相应的压痛点。

(2) 影像学检查结果显示患者存在颈椎退行性改变。

(3) 除外其他颈部疾患或其他疾病引起的颈部症状。

2. **神经根型颈椎病** 诊断标准有:

(1) 患者具有较典型的神经根症状(如手臂麻木、疼痛等),范围与颈脊神经所支配的区域一致。体检结果提示压颈试验或臂丛牵拉试验阳性。

(2) 影像学检查结果与患者临床表现相符合。

(3) 除外颈椎以外病变(如胸廓出口综合征、肱骨外上髁炎、腕管综合征、肩周炎、肱二头肌腱鞘炎及肺尖部肿瘤等)所致的以上肢疼痛为主要表现的疾病。

3. **脊髓型颈椎病** 诊断标准有:

(1) 患者出现典型的颈脊髓损害的表现,并以四肢运动障碍、感觉及反射异常为主。

(2) 影像学检查结果显示有明确的脊髓受压征象,并与患者临床表现相符合。

(3) 除外肌萎缩侧索硬化症、椎管内占位、急性脊髓损伤、脊髓亚急性联合变性、脊髓空洞症、慢性多发性周围神经病等疾病。

4. **其他型颈椎病** 该分型涵盖既往分型中的椎动脉型、交感神经型颈椎病。诊断标准有:

(1) 患者临床表现为眩晕、视物模糊、耳鸣、手部麻木、听力障碍、心动过速、心前区疼痛等一系列交感神经症状。体检结果提示旋颈试验阳性。

(2) 影像学检查结果:①X 线片可显示节段性不稳定;②MR 可表现为颈椎间盘退变。

(3) 除外眼源性、心源性、脑源性及耳源性眩晕等其他系统疾病。

【康复评定】

如上所述,临床上颈椎病可分为颈型、神经根型、脊髓型、椎动脉型、交感神经型等。不同分型的临床表现也不尽相同,常见的康复问题有:①感觉障碍。患者颈肩部及上肢均可出现疼痛、酸胀不适、麻木等感觉障碍,程度及持续时间也不尽相同,并有可能引起其他许多问题。因此解除疼痛、麻木等感觉障碍是康复治疗的重要目的,也是患者的迫切需求。②运动功能障碍。神经根型颈椎病患者可因上肢活动牵拉到神经根而诱发颈椎病症状或加重症状,从而导致患者正常的肢体活动受限;此外,由于神经根或脊髓受压迫可导致患者相应的肢体肌力下降甚至肌肉萎缩,也可以导致肌张力异常,继而出现肢体运动功能减退,如脊髓型颈椎病患者可出现四肢无力、沉重,步态不稳,足下踩棉花感,肌肉痉挛等。③日常生活活动能力下降。颈椎病患者可因复杂多样的临床症状,如四肢、躯干和头颈部不适等而使日常生活和工作受到不同程度的影响,甚至可导致穿衣、进食、修饰、提物、管理个人卫生、站立、行走及二便控制等基本活动也受到限制。④心理障碍。颈椎病是以颈椎退行性改变为基础的疾病,这种组织的病理性改变是无法逆转的,因此尽管患者的临床症状可以得到缓解,但症状可能会反复发生,并且时轻时重,导致部分患者可能会出现悲观、恐惧和焦虑的心理;此外,严重的颈椎病所致的疼痛、活动困难和日常生活活动能力下降也会导致患者严重的心理障碍。这一系列功能障碍均需进行康复评定。

1. 疼痛的评定 颈椎病导致的最突出的感觉障碍就是疼痛。疼痛的部位与病变的类型和部位有关,一般都有颈后部和肩部的疼痛,当神经根受到压迫或刺激时,疼痛可放射到患侧上肢及手部。若头半棘肌痉挛时,可刺激枕大神经,引起偏头痛。临床上常用 VAS、NRS 或 McGill 疼痛评分表等来评估患者疼痛的程度。从疼痛产生的病理机制来看,颈椎病导致的疼痛又可以分为伤害感受性疼痛和神经病理性疼痛,例如颈型颈椎病引发的颈肩部疼痛主要是由于局部软组织劳损或慢性炎症,属于伤害感受性疼痛;而神经根型颈椎病引发的根性疼痛症状,则属于神经病理性疼痛。可以用神经病理性疼痛筛查量表(ID Pain Scale)或神经病理性疼痛评估量表(Douleur Neuropathique 4 Questions,DN4)来筛查和诊断神经病理性疼痛。

2. 关节活动度的评定 7 节颈椎共同可完成 6 个运动,即前屈、后伸、左右旋转和左右侧屈。正常的颈椎活动度为前屈 $50°\sim60°$,后伸 $45°\sim50°$,旋转 $60°\sim70°$,侧屈 $45°\sim50°$。人与人之间的个体差异较大。颈椎活动度的测量目前有多种方法,如传统的量角器法、皮尺法、颈椎活动度测量器(CROM)等,以及近年来新兴的可穿戴式传感测量系统、多功能颈椎康复系统(multi-cervical unit,MCU)和人工智能人体关键点捕捉测量法等。在测量颈椎主动关节活动度时,应注意观察患者头和颈部的运动是否受限,以及有无颈部的疼痛、痉挛、僵硬等。如果患者主动运动达不到最大关节活动度,检查者可以对患者实施被动的施压运动以检查运动终末觉,施压可增加对颈部前后、侧方软组织包括椎动脉的刺激,在颈椎存在病变的情况下,可能诱发神经根性疼痛、局限性疼痛或眩晕等症状,因此检查手法应注意轻柔并随时观察患者有无相关不适反应。运动终末觉的检查能为临床诊断提供病理信息,正常的颈椎运动终末觉是组织牵拉感,检查者还应记录是否存在关节囊紧张模式。

3. 颈部肌群等长肌力的评定

(1)颈周肌群:患者颈椎处于中立位,检查者使患者头部向某一方向运动并嘱患者尽力对抗检查者的运动并保持颈椎稳定。这样患者可以充分地进行肌肉的等长收缩,且肌肉收缩至少应保持 5s,否则表明肌力减退。通过各方向的等长运动检查,可以对颈部前、后及侧方肌群的肌力进行测定。也可以运用多功能颈椎康复系统(MCU)来量化评估颈部肌群等长收缩的最大肌力。

(2)肩周肌群:检查肩胛的上提能力(C_4 和第 XI 对脑神经)及肩关节的外展能力(C_5)。

(3)肘关节肌群:检查肘关节的屈曲能力($C_{5\sim6}$)及肘关节的后伸能力(C_7)。

(4)腕手肌群:检查腕关节的活动能力(背伸、掌屈、桡偏、尺偏);检查伸拇(C_8)及手内肌(T_1)。

4. 颈椎功能的评定 主要应用颈部功能障碍指数(neck disability index,NDI)对颈椎病患者进行功能评定。该评测方法共有 10 个部分,分别为疼痛程度、个人照顾、提物能力、阅读能力、头痛程度、专心程度、工作能力、驾驶能力、睡眠质量和娱乐质量。每个部分由轻至重分别有 6 个程度的描述,由患者选择与其症状最相吻合的描述并记录分数,总分最低得分为 0 分,最高得分为 50 分,总分得分越高,提示颈椎功能越差。最后计算得分百分比作为评测结果。

另一种比较常用的评价颈脊髓功能的方法是颈椎的 JOA 评分(Japanese orthopaedic association scores)。该方法是由日本骨科协会于 1975 年提出的,包括上肢运动功能(4 分)、下肢运动功能(4 分)、感觉功能(6 分)和膀胱功能(3 分)共四部分,总分为 17 分。得分越低,表明脊髓功能障碍越严重。还有为了适用范围更广泛而进行改良的版本,即 mJOA 评分,总分为 18 分,涉及上肢运动功能(5 分)、下肢运动功能(7 分)、感觉功能(3 分)和排尿能力(3 分)。得分若为 18 分表示没有脊髓功能障碍,而分数越低则表示残疾和脊髓功能损害越严重。

5. 平衡功能的评定 推荐使用计算机辅助的平衡测试仪进行评定,若无法实现,也可进行徒手三级平衡功能检查或 Berg 平衡量表(BBS)评估。BBS 共有 14 项评价内容,每项的分值为 0~4 分,所以最高分为 56 分,最低分可为 0 分,分数越高表示平衡功能越强。其中 0~20 分提示平衡功能差,患者需要坐轮椅;21~40 分提示有一定平衡功能,患者可在辅助下步行;41~56 分者说明平衡功能较好,患者可独立步行。小于 40 分提示患者有跌倒的风险。

6. 步态检查 推荐进行有影像系统辅助的步态分析(如三维步态分析),若无法实现,也可进行徒手步态检查,检查时应关注患者的站立相、摆动相和重心转移情况。

7. 日常生活活动能力的评定 推荐应用 BI 或 MBI 进行评定。

8. 生活质量的评定 推荐应用 SF-36 或 EQ-5D 进行评定。

9. 心理评估 长期的疼痛及神经功能障碍,可影响患者的心理健康,对于存在焦虑和抑郁状态倾向的患者,可使用 HAMA 和 HAMD 进行筛查。

【康复治疗】

颈椎病患者进行康复治疗的目的是改善或消除颈神经和血管组织的受压症状,包括消除炎性水肿、修复损伤、镇静止痛、解除肌肉痉挛等。颈椎病的康复治疗方法通常是以非手术治疗方法为主,包括物理因子治疗、颈椎牵引治疗、针灸治疗、手法治疗、运动治疗、佩戴矫形支具等。应用各种康复治疗方法可使颈椎病症状减轻、明显好转,甚至治愈,对早期颈椎病患者尤其有益。

1. 物理因子治疗 物理因子治疗的主要作用是消除神经根及周围软组织的炎症、水肿症状,改善脊髓、神经根及其他颈部组织的血液供应和营养状态,缓解颈部肌肉痉挛,减轻粘连,促进损伤修复,调节自主神经功能,促进神经和肌肉功能恢复。进行物理因子治疗前,要注意患者是否有恶性肿瘤、出血倾向等禁忌证。常用治疗方法包括:

(1) 直流电离子导入疗法:临床上应用直流电导入各种中药或西药治疗颈椎病,有一定治疗效果。该方法可将中药、B 族维生素、碘离子等进行导入,治疗时作用极置于患者颈后部,非作用极置于患侧上肢或腰骶部。20min/次,1 次/d,7~10 天为 1 个疗程。

(2) 高频电疗法:常用超短波、短波疗法,通过其深部透热作用,改善患者的脊髓、神经根、椎动脉等组织的血液循环,促进炎性损伤代谢产物消散和组织修复,促进功能恢复。10min/次,1 次/d,7~10 天为 1 个疗程。

(3) 石蜡疗法:利用加热后的石蜡敷贴于患处,使局部组织受热、血管扩张、循环加快、细胞通透性增加。由于热能持续时间较长,故有利于深部组织的水肿消散、消炎、镇痛。常用颈后盘蜡法,治疗温度以 40~45℃ 为宜,30min/次,1 次/d,7~10 天为 1 个疗程。

(4) 磁疗法:即利用磁场治疗疾病的方法。常用脉冲电磁疗,磁圈放置于患者颈部和/或患侧上肢。20min/次,1 次/d,7~10 天为 1 个疗程。

(5) 超声波疗法:作用于患者颈后及肩背部,常用接触移动法,0.8~1.0W/cm²,10min/次,1~2 次/d,7~10 天为 1 个疗程。可加用药物导入,常用 B 族维生素、双氯芬酸二乙胺等药物。

(6) 低频调制中频电疗法:将电极于患者颈后并置或于颈后、患侧上肢斜对置,可根据不同病情选择相应处方,如止痛处方、调节神经功能处方、促进血液循环处方等。20min/次,1~2 次/d,7~10 天为 1 个疗程。

(7) 光疗法:将光疗设备用于患者颈后照射,根据不同的光源调节不同的照射距离和强度,治疗时间每次 10~30min 不等,1~2 次/d,7~10 天为 1 个疗程。

(8) 冲击波疗法:对于颈型颈椎病存在的局限性肌筋膜疼痛或肌肉痉挛等具有一定的治疗效果。每周 1~2 次,2~4 周为 1 个疗程。

2. 颈椎牵引治疗 颈椎牵引是治疗颈椎病常用且有效的方法。颈椎牵引的作用包括:①有助于解除颈部肌肉痉挛,使肌肉放松,缓解疼痛;②松解软组织粘连,牵伸挛缩的关节囊和韧带;③改善或恢复颈椎的正常生理弯曲;④使椎间孔增大,减轻神经根的刺激和压迫;⑤拉大椎间隙,减轻椎间盘内压力;⑥调整小关节的微细异常改变,使关节嵌顿的滑膜或关节突关节的错位得到复位。颈椎牵引治疗时必须掌握好牵引力的方向(角度)、牵引重量和牵引时间三大要素,才能取得牵引治疗的最佳效果。

（1）牵引方式：常用枕颌布带牵引法，通常采用坐位牵引，但当患者病情较重或不能坐位牵引时可用卧式牵引。可以采用连续牵引，也可用间歇牵引或两者相结合。

（2）牵引角度：一般按病变部位而定，如病变部位主要在上颈段，牵引角度宜采用 0°～10°，如病变部位主要在下颈段（$C_{5～7}$），牵引角度应稍前倾，可在 15°～30°之间，同时注意结合患者的舒适度来调整角度。

（3）牵引重量：间歇牵引的重量可以患者自身体重的 10%～20% 来确定，持续牵引则应适当减轻。一般初始重量较轻，如从 6kg 开始，以后逐渐增加。

（4）牵引时间：连续牵引时间以 20min 为宜，间歇牵引时间则以 20～30min 为宜，1 次/d，7～10 天为 1 个疗程。

（5）注意事项：应充分考虑到个体差异，年老体弱者宜牵引重量轻些，牵引时间短些，年轻力壮者则可牵引重量重些，牵引时间长些；牵引过程中要注意观察询问患者的反应，如有不适反应或症状加重者应立即停止牵引，查找原因，并调整、更改治疗方案。

（6）颈椎牵引禁忌证：牵引后有明显不适或症状加重，经调整牵引参数后仍无改善者；脊髓受压明显、节段不稳严重者；颈椎骨关节退行性改变严重、椎管明显狭窄、韧带及关节囊钙化骨化严重者。

3. **针灸治疗** 针灸疗法对颈椎病的治疗能起到疏通经络、调理气血、舒筋止痛等功效，而且治疗设备简单、易行。

可采用毫针、火针、温针、耳针、腹针、针刀、穴位注射、穴位埋线、热敏灸、雷火灸、放血、拔罐、刮痧等治疗方法，每种方法各有所长，应根据各型颈椎病的临床症状及病理特点，选用不同的针灸治疗手段。即使同一种针灸治疗方法针对各型颈椎病的具体操作也略有差异。①颈型颈椎病：多以采用普通针刺、灸法、电针、拔罐等疗法为主。针灸处方常以循经取穴为主，最常用的经脉为足太阳膀胱经、足少阳胆经、手太阳小肠经、督脉等，穴位多选用颈夹脊穴、风池穴、天柱穴、阿是穴等，同时辅以辨证配穴。②神经根型颈椎病：多采用体针、电针、艾灸、小针刀、放血、穴位注射等疗法，处方以颈椎局部选穴、阿是穴或阳性反应点及远端循经辨证取穴为主。急性期急则治标，局部施以强刺激；慢性期缓则治本，配合施以灸法，从整体着眼，以调补机体整体、五脏六腑为主。③脊髓型颈椎病：多以针灸治疗为主，常用于该型患者的术后治疗，可改善肢体功能。针刺配以电针、火针、艾灸等方法，可以消除水肿，消炎止痛，解除肌肉痉挛；减轻对神经的刺激和压迫，以改善疼痛、麻木等症状。④其他型颈椎病：针灸治疗多采用普通针刺、针刀、热敏灸、温针灸、穴位埋线及腹针等方法，取穴以循经及局部取穴为主，配合辨证取穴。

4. **手法治疗** 手法治疗是颈椎病治疗的重要手段之一，根据颈椎骨关节的解剖结构及生物力学原理为治疗基础，针对颈椎病患者的病理改变，对颈椎及颈椎小关节施以推动、牵拉、旋转等手法进行被动活动治疗，以调整颈椎的解剖及生物力学关系，同时对颈椎的相关肌肉、软组织进行松解、理顺，以达到改善关节功能、缓解痉挛、减轻疼痛的目的。

常用的方法有中式手法及西式手法。中式手法指我国传统的按摩推拿手法，主要包括理筋手法和正骨手法，根据各型颈椎病的临床及病理特点，手法略有差异。①颈型颈椎病以理筋手法为主，也可配合颈椎扳法；②神经根型颈椎病遵从筋骨并重原则，先理筋后正骨；③其他型颈椎病（包括椎动脉型和交感神经型）根据患者个体差异，适时选用理筋手法与正骨手法；④脊髓型颈椎病推拿风险较大，相关文献支持较少。西式手法在我国常用的有：①McKenzie 疗法，采用良好的姿势和合适的运动方向让患者进行自我整复运动，缓解因力学因素所致的疼痛，并预防复发；②Mulligan 技术，让患者在维持自然体位情况下进行有节律的小关节活动，可有效改善因退行性病变引起的钩椎关节及上下关节突关节间的小关节紊乱；③Maitland 手法，即关节松动手法；④脊椎矫正术（chiropractic）等。

应特别强调的是，颈椎病的手法治疗必须由训练有素的专业医务人员进行。手法治疗宜根据患者个体情况适当控制力度，动作尽量柔和，切忌暴力。对于难以除外椎管内肿瘤等病变者，椎管重度狭窄者，有脊髓受压症状者，椎体及附件有骨性破坏者，后纵韧带骨化或颈椎畸形者，咽部、喉部、颈部或枕部有急性炎症者，有明显神经症状者，以及诊断不明的患者，应慎用或禁止使用任何推拿手法。

5. **运动疗法** 运动疗法可增强颈部与肩胛带肌肉的肌力，保持颈椎的稳定，改善颈椎各关节的功能，防止颈部僵硬，矫正不良身体姿态或脊柱畸形，促进机体的适应代偿能力；还可以防止肌肉萎缩、恢复颈椎功能、巩固治疗效果、减少疾病复发。故在颈椎病的防治中运动疗法起着重要的作用。

颈椎运动疗法常用的方式有徒手操、棍操、哑铃操等,有条件者也可用机械训练。运动类型通常包括颈椎柔韧性练习、颈肌肌力训练、颈椎矫正训练等。此外,还有一些全身性的运动如跑步、游泳、球类等也是颈椎病患者常用的治疗性运动方式。

运动疗法适用于各型颈椎病症状缓解期及术后恢复期的患者。具体的练习方法因不同类型颈椎病及不同个体体质而异,应在专科医师指导下进行。以下练习方法可供参考。

(1) 颈部活动度练习:患者取坐位,尽量选择有靠背的座椅,颈部和上半身保持中立位,颈部缓慢前屈到极限处保持 1~2s,再后仰到极限处保持 1~2s 为一次练习,10 次/组;颈部向左侧屈到极限处保持 1~2s,再向右侧侧屈到极限处保持 1~2s 为一次练习,10 次/组;颈部向左侧旋转到极限处保持 1~2s,再向右旋转到极限处保持 1~2s 为一次练习,10 次/组;每个方向练习 2~3 组。以上练习需注意双侧肩膀放松,自然下垂,尽量控制胸腰部不动。

(2) 颈部力量练习:患者取坐位,双肩尽量放松,微收下颌,保持颈部始终处于中立位;双手交叉置于额头向后用力,颈部与之对抗,保持 5~10s/次,10 次/组,练习 2~3 组;双手交叉置于枕后向前用力,颈部与之对抗,保持 5~10s/次,10 次/组,练习 2~3 组;将右手置于头部左侧向右用力,颈部与之对抗,保持 5~10s/次,次数同上;反之亦然,每个方向练习 2~3 组。

(3) 头部回缩练习:患者取坐位,完全放松,平视前方,向后平稳缓慢移动头部(即收下颌的动作),到极限处保持 3~5s,然后放松回到起始位为一次练习,10 次/组,练习 2~3 组。

(4) 耸肩练习:患者取站立位,双臂自然垂于身体两侧,双肩缓慢提起到极限处保持 3~5s,再缓慢下落到极限处为一次练习,10 次/组,练习 2~3 组;注意在肩膀上提和下降的过程中,保持下颌微收,头部不要向前探出。

6. 矫形支具的应用　颈椎的矫形支具主要用于固定和保护颈椎,矫正颈椎的异常力学关系,减轻颈部疼痛,防止颈椎过伸、过屈及过度转动,避免造成脊髓、神经的进一步受损,减轻脊髓水肿,减轻椎间关节创伤性反应,有助于组织的修复和症状的缓解,配合其他治疗方法同时进行,可巩固疗效,防止复发。最常用的矫形支具有颈围、颈托,可应用于各型颈椎病急性期或症状严重的患者,也多用于颈椎不稳定的患者。乘坐高速汽车等交通工具时,无论是否有颈椎病,戴颈围保护都很有必要。但长期应用颈托和颈围可引起颈背部肌肉萎缩,关节僵硬,因此,佩戴时间不宜过久,且在应用期间要经常进行医疗体操锻炼。在症状减轻时要即时除去颈围和颈托,并加强肌肉锻炼。

7. 行为疗法　颈椎病患者可因慢性疼痛导致心理问题和情感障碍,不利于颈部疼痛的缓解,因此,对颈椎病患者的心理干预必不可少。简单的行为疗法可通过康复医师或治疗师实施,对于心理问题较重者需转诊到心理或精神科门诊,进行多学科综合治疗。

【手术治疗】

1. 适应证

(1) 颈型颈椎病:以正规、系统的非手术治疗为首选疗法。对于疼痛反复发作、严重影响日常生活和工作的患者,可以考虑采用局部封闭或射频治疗等有创治疗方法。除非同时具备以下条件,否则不建议采取手术治疗:①长期正规、系统的非手术治疗无效;②影像学检查有明确的病理表现(如颈椎局部不稳等);③责任病变部位明确。

(2) 神经根型颈椎病:原则上采取非手术治疗。对于具有下列情况之一的患者可采取手术治疗。

1) 经 3 个月以上正规、系统的非手术治疗无效,或非手术治疗虽然有效但症状反复发作,严重影响日常生活和工作。

2) 持续剧烈的颈肩臂部神经根性疼痛且与之相符的影像学征象,保守治疗无效,严重影响日常生活和工作。

3) 因受累神经根压迫导致所支配的肌群出现肌力减退、肌肉萎缩。

(3) 脊髓型颈椎病:对于已确诊的脊髓型颈椎病患者,如无手术禁忌证,原则上应进行手术治疗。对于症状呈进行性加重的患者,应尽早进行手术治疗。对于采用保守治疗的脊髓型颈椎病患者,出现以下情况时可中止保守治疗转为手术治疗：①伴有严重椎管狭窄，椎管占位率>50%；②颈椎局部不稳定；③颈椎局部后凸；④MRI 显示 T_2W_1 高信号。

（4）其他型颈椎病

1）对于存在眩晕、耳鸣、视物模糊、手部麻木、听力障碍、心动过速等自主神经症状的颈椎病患者，由于其病因和发病机制尚不明确，因此应慎重选择手术治疗。术前应请神经内科等相关科室会诊，进一步明确病因。

2）颈椎病患者如因骨赘压迫或刺激食管引起吞咽困难，经非手术疗法无效者，应手术切除骨赘。

3）颈椎病患者如因压迫或刺激椎动脉，引起椎-基底动脉供血不全表现，经磁共振血管造影、CT 血管造影、数字减影血管造影等检查证实并经神经内科会诊除外其他疾病，经非手术治疗无效者，可手术治疗。

4）对于以上肢肌肉萎缩为主要表现、无明显感觉障碍的特殊类型颈椎病患者，应在手术前进行上肢肌电图检查，除外运动神经元疾病。

2. **颈椎病手术入路和术式**　一般情况下，对于致压物位于椎管前方的患者，应选择颈椎前入路手术；对于致压物位于椎管后方的患者，应选择颈椎后入路手术；对于椎管前方致压物广泛、脊髓前方和后方均受压并且压迫过重、前入路减压风险较大的患者，可根据不同病情选择后入路手术，或者先行后入路再行前入路分期手术，或者一期后-前联合入路手术。

（1）前入路手术

1）主要特点：①该入路为经内脏鞘和血管鞘间隙入路，创伤小、出血少，显露方便；②减压直接、彻底；③利于恢复颈椎椎间隙高度、颈椎生理曲度及椎管内径；④颈椎融合节段可获得良好的即刻稳定。

2）主要方法：前入路手术包括减压和重建稳定 2 个方面。减压的主要方法包括经椎间隙减压（椎间盘切除、后骨赘切除）、经椎体减压（椎体次全切除、后纵韧带骨化块切除）、经神经根管减压（钩椎关节部分切除或全部切除）等。重建稳定的主要方法包括椎间融合器（Cage、钛笼、人工椎体）、自体骨块植骨融合+内固定术（钛板、螺钉）、人工椎间盘置换术等。

3）常用手术方式：包括椎间盘切除减压+椎体间融合术、椎体次全切除减压+椎体间融合术、椎间盘切除减压+人工椎间盘置换术。

（2）后入路手术

1）主要特点：在尽可能减少颈椎后部结构损伤的前提下，直接扩大椎管，直接解除脊髓后方的压迫，并通过脊髓向后漂移实现脊髓前方的间接减压。后入路手术主要用于多节段脊髓型颈椎病（包括伴有多节段后纵韧带骨化）患者或合并发育性、继发性椎管狭窄症的颈椎病患者。

2）常用手术方式：椎管扩大椎板成形术（单开门、双开门），椎板切除+侧块螺钉固定或椎弓根螺钉固定等。

（3）后-前联合入路手术：一期后-前联合入路手术主要用于颈脊髓前方和后方均存在严重压迫、同时合并颈椎椎管狭窄（椎管侵占率≥50%）的患者，特点是可以从前、后 2 个方向同时直接减压。需要指出的是，由于该术式创伤较大，手术风险较高，因此应谨慎采用。

3. **颈椎病手术的康复**　加速康复外科（enhanced recovery after surgery，ERAS）是基于循证医学证据而采用的一系列围手术期优化措施，以减少患者围手术期的生理及心理创伤应激，减少术后并发症，达到加速康复的目的。研究表明，ERAS 的实施可以减少术后并发症，缩短住院时间，减少医疗费用。颈椎病相关手术是脊柱外科最常见、最基本的手术，因此很多医院已经针对其开始实施了规范的 ERAS 流程，当然康复也是必不可少的。ERAS 模式下颈椎手术的康复内容具体包括：

（1）术前康复

1）术前康复评定：对于患者进行康复评定，目的是制定分阶段、个体化的康复治疗方案。评定内容包括：①疼痛，采用 VAS 评分及 DN4 量表等；②颈椎功能，采用 JOA、NDI 等；③平衡功能，采用三级平衡测定法、BBS 等；④日常生活活动，采用 MBI 等；⑤生活质量，采用 SF-36 或 EQ-5D 量表；⑥心理评估，采用 HAMA 或 HAMD 等。

2）术前康复宣教：术前宣教具体内容包括术后康复计划、颈托佩戴方法、疼痛自评方法、呼吸及咳嗽排痰指导、轴向翻身和起床指导、早期颈部功能锻炼要点、预防跌倒的教育及住院天数的一般性建议，于术前门诊完成。

3）术前康复治疗：根据术前评定内容，由康复专业人员制订个体化康复方案。术前康复可选择在家庭或康复门诊进行。针对不同功能障碍的康复治疗包括：①疼痛：可综合运用药物治疗、手法治疗、物理因子治疗等方法来缓解症状。②颈椎功能：推荐进行颈部抗阻肌力练习、床边抬头练习、靠墙顶球练习等颈部肌力训练，及颈椎各方向活动度训练。③神经功能：进行针对性的肢体肌力训练（上肢肌力训练包括肱二头肌肌力训练、肱三头肌肌力训练、前臂旋转训练及肩部肌力训练等；下肢肌力训练包括直抬腿、侧抬腿和后抬腿训练，空中自行车训练及提踵训练等；躯干核心肌力训练包括仰卧举腿、桥式训练、肘膝跪位支撑及坐位转体训练）、手功能训练（力量训练包括握力练习、提物练习和各类抓握练习等，精细运动训练包括对指训练、手指捏拿物品训练及日常穿衣、系扣、持筷和写字练习等）以及感觉功能训练（对患侧触觉或温度觉进行感觉刺激训练，或用球、笔、木块等进行辨认训练）等。④平衡功能及步态：平衡及本体感觉训练可采取双下肢平行站立、前后站立、半蹲或是单腿站立的形式对着反馈镜进行，训练过程中，在可控制平衡的范围内左右交替进行重心转移练习。进一步训练可在平衡垫或平衡仪上进行；步态训练推荐在平行杠内或是跑台上对着反馈镜进行，在肌力和平衡训练的基础上纠正异常步态。

（2）术后康复

1）术后康复评定：应在术后各阶段对颈椎术后患者进行全面综合的康复评定，根据患者所表现出的功能障碍给予个体化康复治疗。建议术后随访评定分别于术后 6 周、术后 3 个月、术后半年及术后 1 年进行。具体的评定内容可参考术前评定部分。

2）术后分阶段康复治疗：①术后 2 周内。此阶段的康复目标是控制颈肩部疼痛，完成独立转移，完成平地独立或少量辅助下步行（可使用辅助工具），以及患者独立或少量辅助下进行基本的日常生活活动。康复治疗内容包括综合运用药物、手法、物理因子治疗等方法控制疼痛；进行颈椎功能锻炼（进行颈椎各向主-被动活动度训练及颈部等长肌力训练，有条件者可借助计算机辅助下训练仪器进行）；进行神经功能训练（四肢肌力和关节活动度、手功能、核心肌力和感觉训练等）；进行平衡功能及步态训练。②术后 3~8 周。此阶段的康复目标是强化肌肉力量，提高关节灵活性及稳定性，进一步提高患者日常生活活动能力，达到独立进行基本的日常生活活动。康复治疗内容包括继续进行前一阶段的颈椎活动度和肌力训练（开始颈部等张肌力训练），四肢和核心肌肉力量训练，以及平衡和步态训练；逐步增加日常生活活动训练，如穿衣、系扣、持筷和写字练习等，以及进行有氧耐力训练。③术后 2 个月以后。此阶段的康复目标是让患者回归社会和工作，重返体育活动。康复治疗内容包括继续强化肌力练习，建议采用肌力训练器械及功率自行车等器械练习；逐步进行医疗体操训练；有条件的话可以借助虚拟现实技术进行相应的职业技能训练和体育技能训练。

3）术后并发症的预防和处理：①颈后路术后 C_5 神经根麻痹，是指颈椎后路术后出现的以三角肌肌力下降为主要表现的并发症，还可见 C_5 神经根支配区的感觉障碍和/或顽固性疼痛。常发生于颈后路手术 1 周之内，目前发生机制尚不明确。术后如发生 C_5 神经根麻痹，应第一时间行颈椎 CT、MRI 检查，排除门轴折断、血肿形成等原因，早期积极进行康复锻炼（肌力 3 级以下的肌群给予低频电刺激、生物反馈治疗，配合物理治疗师的手法助力运动训练；肌力 3 级或以上者给予中频电刺激，配合主动/抗阻肌力训练）和神经营养等药物治疗，大部分 C_5 神经根麻痹患者预后理想，一般在 3~6 个月内逐渐恢复。②颈椎后路术后轴性症状，是指颈后路术后出现的以颈项部及肩背部疼痛、肌肉痉挛为主要表现的综合征，还可伴有酸胀、僵硬、沉重感和肌肉痉挛等症状。颈椎术后早期的颈部急性疼痛多与手术创伤本身有关，在早期组织愈合过程中，急性疼痛对机体有警示和保护的意义。但是，部分术后急性颈部疼痛可以发生慢性化转归，表现为持续存在，极大影响了患者的生活质量和对手术的满意度。术后患者若发生轴性症状，应注意分析症状发生的主要原因，可予以非甾体抗炎药、理疗等对症处理。并尽量减少颈部制动时间，鼓励患者早期恢复颈椎正常活动。③颈椎前入路手术患者术后出现声音嘶哑或饮水呛咳症状，多为术中喉返神经和喉上神经受到牵拉所致，多可自行恢复。当然也可以配合神经营养药物及口咽部肌群的电刺激或功能锻炼来加速康复。④术区血肿,如术后切口肿胀明显和/或患者主诉颈部有憋胀感(见于颈前路手术),应立即除外切口内血肿的可能;如术后出现不明原因的四肢麻木、无力症状的加重,或者症状减轻后再次出现,应当考虑椎管内血肿压迫脊髓的可能。如果病情允许,应行急诊 CT 或 MRI 检查,明确是否出现血肿、血肿形成部位及严重程度。进而采取血肿清除、止血等操作。⑤脑脊液漏,如果术中出现硬脊膜损伤,应尽量修补硬脊膜破口。对于无法修补或术后出现脑脊液漏的患者,应注意维持出入量平衡,特别是维持正常的清蛋白和电解质水平,可适当延长引流管留置时间。严重者可行腰大池引流术。

【预防】

随着年龄的增长,颈椎间盘等组织发生退行性变几乎是不可避免的。但是如果在生活和工作中注意避免促进颈椎组织退行性变的一些因素,则有助于防止颈椎退行性变的发生与发展。

1. 医疗体操的锻炼　无任何颈椎病的症状者,可以每天早、晚各进行数次缓慢的屈、伸、左右侧屈及旋转颈部的运动。加强颈背肌肉等长抗阻收缩锻炼,肌肉力量增强可以提高对于颈椎的控制能力和稳定性,可以有效降低颈椎劳损和退行性变的风险,这一点是至关重要的。

2. 避免长期低头伏案姿势　这种姿势会使颈部肌肉、韧带长时间受到牵拉而劳损,促使颈椎间盘等组织发生退行性变,应每隔 1h 活动一下颈部,并适当走动。

3. 颈部放置在生理状态下休息　在睡眠时,枕头的高度以 12~15cm 为宜(一般为一个人的拳头宽度),另外躺下时枕头要置于颈后而不是头后,同时枕头宽度要宽及肩下,最终使颈部保持轻度后仰的姿势,以符合颈椎的前凸生理曲度。而在侧卧时枕头与肩宽等高,保持颈椎中立位。

4. 避免颈部外伤,避免过度负重和人体振动以减少对椎间盘的冲击。

5. 长时间驾车、坐车、旅行时可适当佩戴颈围或颈托对颈椎加以保护。

6. 避免风寒、潮湿　夏天注意避免风扇、空调直接吹向颈部,出汗后不要直接吹冷风,或用冷水冲洗头颈部,或在凉枕上睡觉。

(李　涛)

第四节　腰　痛

腰痛是指胸廓下缘至臀皱襞之间的任何解剖部位出现的疼痛,可以同时伴有下肢的症状。腰痛既是对症状的描述,又可以作为诊断术语。在国际疾病诊断分类(International Classification of Diseased, ICD-10)中腰痛不作为单一疾病的诊断名称,而是指以腰痛为代表性临床症状的一组综合征。

【流行病学】

腰痛的流行病学调查数据各个报道不同,一生中经历过腰痛的人约占总人口的 80%。2012 年发表的一篇腰痛患病率系统回顾指出平均腰痛的时点患病率(point prevalence)为 18.3%,一个月平均患病率(1-month prevalence)为 30.8%,是影响范围最广且就医最多的健康问题。腰痛的病程具有发作性、持续性、反复性和慢性等特点,已经成为患者活动受限、误工的重要原因之一,并造成极大经济负担。慢性腰痛的患病率从 1992 年的 3.9% 上升至 2006 年的 10.2%。大数据显示在 1990 年至 2010 年的 20 年中,在残疾生存年(years lived with disability)的排行榜上腰痛从第 11 名跃升到第 6 名,骨关节肌肉系统疾病所致伤残调整生命年(disability-adjusted life year)在这 20 年间上升了 45%,其中腰痛占据了近半。

【分类】

1. 根据病程分类法　这种方法是以腰痛的持续时间为标准进行分类,由于反复发作是腰痛的主要特征,患者提供的患病时间有时不准确,但仍可对临床决策有重要的参考价值。在近年的腰痛治疗指南中,病程长短对决定临床干预的力度有重要意义。

(1) 急性腰痛:指病程在 1 个月内的腰痛。以往一些研究报道 75%~90% 的急性腰痛病例在 6 周左右可以不经医学诊治而自愈,这种观点低估了腰痛对健康和社会经济学的重大影响。研究表明即便多数急性腰痛患者能够很快减轻症状,并在 1 个月内返回工作,但 70% 的患者在重返工作岗位后仍有腰痛,62% 的急性腰痛患者在 1 年内复发。急性腰痛后迁延不愈或反复发作是主要问题。

（2）亚急性腰痛：指病程在 1~3 个月的腰痛，介于急性腰痛和慢性腰痛之间。有研究表明，虽然 91% 的腰痛患者在治疗 3 个月后不继续就医，但只有 21% 的患者完全恢复。亚急性阶段是积极干预腰痛具有最佳投入-产出比的时机，需要针对有慢性疼痛高风险的患者制订个体化方案，需要以恢复功能和解决心理问题为主要干预靶点，需要对患者进行积极的干预以预防慢性病程和功能障碍的发生。

（3）慢性腰痛：指病程在 3 个月以上的腰痛，该病程超过了一般组织损伤修复的时间，需从人体生物力学或心理社会学等其他方面研究致病机制并进行对因康复干预。综合一些研究报道，慢性腰痛中有 58% 的患者是反复发作，有 42% 的患者是症状持续存在，临床干预需区别对待。

2. **根据病理严重程度依序分类法**　这种方法是多国 20 余部英文腰痛诊疗指南推荐的分类方法。腰痛的病因涉及退行性、炎症性、创伤性、新生物性、内脏源性、血管源性等十余类别几十种疾病。腰痛兼具高患病率和病因多样性的双重特征，面对众多的腰痛患者，这个分类方法最大的临床意义是既能最大限度地不漏诊严重病理问题，又不需要对每一名腰痛患者进行所有的影像学和实验室检查。特别强调这是一个有顺序的分类方法，临床必须依序进行诊断。

（1）特异性腰痛：指由肿瘤、感染、骨折和其他严重疾病引起的腰痛。按照流行病学调查数据，这部分病例人数不足腰痛总数的 2%，他们需要影像学和实验室等进一步检查确诊，需要专科转诊和治疗。后续讨论腰痛的评定与康复时不涵盖特异性腰痛。各国指南推荐根据以下红色预警信号甄别是否可能有严重病理问题的腰痛患者，帮助减少漏诊。

红色预警信号包括但不限于：

1）初次发作年龄<18 岁，或>55 岁。

2）有明确创伤史或对于骨质疏松症患者有轻微创伤。

3）有静息痛，夜间疼痛持续且剧烈。

4）疼痛进行性加重 4~6 周以上，且治疗无效。

5）鞍区麻木，二便异常。

6）进展性下肢肌无力，步态异常。

7）有发热、近期感染性炎症性疾病。

8）有恶性肿瘤病史，不明原因体重下降。

9）有全身系统性疾病，如糖尿病、HIV 感染等。

10）有免疫抑制，如长期应用类固醇药物。

11）有酒精或药物滥用史。

（2）根性综合征腰痛：也称坐骨神经痛，是由于腰神经根受压或受刺激引起的腰腿疼痛，主要病理原因是腰椎间盘突出和腰椎管狭窄，此类患者在所有腰痛患者中不足 10%。临床在排除腰痛患者有严重病理问题的可能性之后，可以进行下肢感觉、肌力、反射等神经学体征检查和直腿抬高试验，用以判定神经受损的严重程度，为是否需要手术治疗的临床决策提供依据。如果暂不进行手术治疗，非手术治疗的方案选择与非特异性腰痛患者相同。

（3）非特异性腰痛：根据多项指南，临床在排除以上 2 类腰痛后即可将其余腰痛患者归类于此，而不一定需要确认准确的病理结构。这部分病例占全部腰痛患者的 85%~90%，指南建议根据患者疼痛的行为学特征进行宣教和治疗选择。他们中的多数经过治疗甚至有些不用治疗就能很快减轻。但同属这个分类的患者病因具有多样性，如能明确致痛机制并针对原因进行康复治疗会更有效。

3. **Quebec 分类法**　这个方法是研究腰痛多中心合作项目 Quebec 任务组制定的分类法，最初制定的原则是方便临床，简单易行，只需要问诊和体格检查即可判定，在各个临床专科可通用且具有一致性信度。分类列表中前 4 项占所有腰痛患者的 80%，第（1）到第（4）的严重程度是递进的，可以用于病程进展和疗效评估。

（1）腰痛，无放射症状。

（2）腰痛，并放射至肢体近端。

（3）腰痛，并放射至肢体远端。

（4）腰痛，并放射至肢体远端，且伴有神经检查阳性体征。

（5）影像检查可能有神经根受压（不稳定或骨折）。

（6）通过特殊影像技术肯定神经根受压的诊断。

（7）椎管狭窄。

（8）手术后6个月以内。

（9）手术后6个月以上。

（10）慢性疼痛综合征。

（11）其他诊断（恶性肿瘤转移、血管疾病、骨折等）。

4. 根据疼痛性质分类 这个方法不是为腰痛制定的分类方法，但是慢性腰痛患者中约有1/3的患者有不同程度的心理社会学因素，需要认识这个问题才能为患者制订更恰当的康复方案。

（1）经典疼痛：经由伤害感受器激活整个伤害系统引起的疼痛。

（2）神经病理性疼痛：由于中枢神经敏化或外周神经敏化，或其他病理变化引起的神经异常传导产生的疼痛。

（3）心理社会性疼痛：受社会、情绪、行为等非躯体源性因素影响产生的疼痛。

研究表明，具有心理社会学因素背景的患者容易成为慢性腰痛患者，最好在疾病处于急性、亚急性期就能够将其识别，在亚急性期进行有针对性的强化干预。有助于识别心理社会学背景因素的信息被归纳为黄色预警信号供参考，康复医师在临床决策时根据患者的具体情况制订康复方案，并决定是否需要转诊到相应专科进行评估与干预。

黄色预警信号：

1）功能：患者睡眠失调，活动耐受性差，日常生活活动与社会活动明显减少。

2）理念：痛不可控，疼痛使患者不能活动、不能工作，寄希望于特殊技术解决疼痛。

3）心理：Waddell征3项及以上阳性，患者自认为健康状态差，恐惧回避信念，抑郁焦虑，灾难性思维。

4）家庭社会：缺乏支持或过度支持，教育程度低。

5）职场：涉及赔偿或司法；职业满意度低，职场支持少、与领导关系紧张；体力需求大。

其中的Waddell征为下列检查：①按压头部模仿轴向加压引起腰痛；②身体整体旋转但未产生骨盆和肩相对旋转时引起腰痛；③查体中不成比例的语言表达和面容表情，如大喊、痛苦表情、颤抖等；④轻触产生浅表压痛；⑤突然打软或齿轮样肌无力，与神经解剖分布不符；⑥广泛的非解剖分布的疼痛与压痛；⑦感觉缺失为袜子型，与神经解剖分布不符；⑧坐位与卧位直腿抬高检查不符；⑨胡佛（Hoover）试验阳性。

【病因和发病机制】

肿瘤、骨折、感染等严重病理问题引起的腰痛不到所有腰痛的2%，既往的教科书将多数腰痛归因为腰椎间盘突出症、腰椎管狭窄、腰肌劳损、腰椎小关节紊乱、退行性腰椎病变、肌筋膜炎等疾病诊断。随着影像学技术的进步，对腰痛的诊断越来越多地依赖CT和MRI技术。但近年研究表明，腰椎间盘突出、腰椎滑脱、腰椎关节退行性改变等影像阳性结果与腰痛的发生、发展、严重程度和预后不相关。进一步影像研究表明，这些阳性结果在同年龄组的无腰痛人群中的发生比率与腰痛人群相同，因此不能说明它们是腰痛的直接病因。腰痛的发病机制仍在探索研究中，主要集中在病理结构源性、生物力学源性、神经控制源性和心理社会源性等几个方面。

1. 腰的解剖 经典疼痛的机制是伤害感受器受到超出阈值的化学物质、机械刺激或冷热刺激后，启动伤害感受系统产生疼痛。腰部局部的解剖结构包括腰椎、椎间盘、肌肉、韧带、筋膜、关节囊等。

除椎间盘的髓核和内2/3的纤维环以外，所有这些结构都有伤害感受器及其神经支配，从理论上都可能是腰痛的来源。研究表明，即使是正常无神经支配的髓核，在损伤后也有获得神经支配的可能性。以往认为腰椎间盘是腰痛和坐骨神经痛最常见的源头，但是确认腰痛靶向病理结构需要严谨的科学论证。

诱发症状试验是一种确认致痛结构的方法。国际疼痛研究学会（the International Association for the

Study of Pain,IASP)制定了证实间盘源性腰痛诱发试验的严格标准。该标准包括在间盘造影下对一个间盘刺激诱导出阳性结果;对至少1个相邻间盘刺激是阴性结果;且阳性节段间盘显示放射状裂隙影像,并排除多节段病变。研究显示在同时满足上述所有条件下,仍有近40%的慢性腰痛患者被证实是腰椎间盘源性疼痛。考虑到腰椎间盘病变常多节段并发,实际源自腰椎间盘的慢性腰痛比例会更高。

神经阻滞是确认致痛结构的另一种方法。为了保证方法的可靠性,要求在操作中必须有图像引导确认进针达到靶点,必须是小剂量注射以防药物渗漏至周围组织而失去精准性。即使在这种严格的标准下,仍会有超过一半的假阳性结果。为了规避注射本身对患者的心理诱导或其他不明的身体调节作用导致的止痛效果,采用安慰剂或不同作用时间的药物进行比较,可将假阳性率大大降低。对慢性腰痛患者进行神经阻滞的多项研究的综合数据是,15%~40%的患者疼痛来源是腰椎小关节,约20%的患者疼痛来源是骶髂关节,但这两者的病理变化还不确定。尚缺乏肯定的研究结果证实源自肌肉、筋膜等其他解剖结构的慢性腰痛。

严格的科学研究不可能大规模大样本地实施,现有的研究数据可能会有样本偏差,但至少能够说明多数非特异性腰痛的疼痛部位。特别需要强调的是,注射方法能够准确地判定敏感的组织结构,但致痛结构可能是因,也可能是果,这个方法不能肯定疼痛的产生机制。

2. **腰的生物力学特点**   腰椎的运动有3个方向,即屈曲、伸展、左侧屈、右侧屈、左旋转和右旋转。腰椎的屈伸运动由上至下逐渐加大,上腰椎每节段屈伸度为12°,到$L_5 \sim S_1$间的屈伸度为20°,最大屈曲和伸展在$L_{4 \sim 5}$和$L_5 \sim S_1$节段,这2个节段也是腰椎最易出现退行性病变的部位。腰椎各节段间仅有2°的旋转度,$L_5 \sim S_1$节段旋转度为5°,躯干的旋转主要发生在胸椎。腰椎各节段间的侧屈度为6°,$L_5 \sim S_1$节段侧屈度为3°。腰椎的侧屈与对侧旋转动作偶联。

腰部承受的负荷大小和持续时间,与腰部组织损伤发生的概率成正比。因此有关腰痛的病因和发病机制的基础研究做了大量的生物力学实验。

最早的经典研究是比较了人在各种体位下腰椎的负荷程度。人在放松直立体位下,$L_{3 \sim 4}$椎间盘承受的压力为该平面以上身体重量的2倍。如果将此负荷大小定义为100,那么其他体位下该椎间盘承受的负荷分别为:仰卧位20,侧卧位24,俯卧位22,挺直坐位110,弓背坐位166,站立转体位150,站立弯腰位220,坐位起立动作220,行走106~130。腰椎在屈曲位时髓核负荷增加80%以上,如果反复的腰椎屈曲活动同时承受负荷,最容易诱发腰椎间盘突出。生物力学实验室的数据表明,在867N的压力负荷下,22 000~28 000次屈曲导致了椎间盘突出,在1 472N的压力负荷下,仅5 000~9 500次屈曲就可导致椎间盘突出。

研究表明,健康年轻男性腰椎可耐受的最大压力负荷峰值平均为12~15kN,竞技举重运动员腰椎的安全压力负荷峰值可超过20kN,但是对应脆弱的脊柱,单次超过7 000N的负荷就可能发生损伤。反复运动后组织的承受力下降,安全负荷更低。腰椎间盘是身体最大的无血供结构,容易产生疲劳性损伤,修复和重塑的能力差。美国国家职业安全和健康研究机构将职业活动的腰椎压力负荷限定在3 300N,超过这个限定值的反复作业活动容易产生损伤风险。腰椎的数学模型能够承受的极限应力负荷为90N,远远低于人的体重,低于日常生活活动所实测的超过1 500N的真实数据。由此推导出腰部肌肉在维持腰椎稳定、完成功能活动中的重要作用。但是传统训练腹肌的仰卧起坐动作产生的压力负荷是3 300N,训练腰肌的小燕飞动作产生的压力负荷高达6 000N,实测数值不支持腰痛患者应该选择这些动作进行康复训练。

椎间盘在卧位时由于压力减小,液体容量增大,使得晨起时脊柱的总长度可增加19mm。此时站立位前弯腰对间盘的应力增加3倍,对韧带的应力增加80%,这种高度变化在晨起后30min即可丧失一半以上。有实验研究显示了脊柱屈曲3min后韧带出现了蠕变和松弛,在脊柱回到中立位30min后仍不能完全恢复。坐位10min后出现的韧带蠕变和肌肉痉挛,恢复的时间需要60倍。这些数据表明,同样的动作对腰产生的负荷大小不是一成不变的,时间和时机有很大影响。

3. **运动控制**   腰部是人体的核心部位,是完成正常功能活动的关键部位。20世纪90年代Panjabi提出了腰的稳定系统由神经系统、主动系统和被动系统3个亚系统组成,强调了神经系统对维持腰的正常功能的作用。随着对运动控制的不断深入了解,Panjabi 2006年版的模型已经将神经亚系统更改为神经肌肉控制系统,同时认为被动系统除支撑作用外,还有重要的机械感受信号传入功能,主动系统中肌力大小固然重要,但多数日常生活活动所需的躯干肌力仅为最大肌力的 5%～10%,肌肉间的协调作用,即不同肌肉群组激活的时序、幅度、比例更为重要。

神经肌肉控制系统一方面用运动程序软件启动内置前馈的最有效的功能活动,另一方面接收外周感受器的信号进行实时反馈。当身体受到损伤后,或者各种原因导致身体的主动和被动系统不处于最佳状态,神经系统会自动根据下调的硬件条件重新设计运动程序软件以完成功能活动。这个自动功能保证了种族的延续和功能的完成,但遗憾的是软件不能自动重设。当损伤修复后,运动控制系统仍保留低版本、低效率的运行,使人体处于易受伤的状态。运动控制异常导致腰痛这个学说有许多研究支持:腰痛患者与正常人对比,肢体活动时腹横肌募集延迟,这种延迟在实验诱发性疼痛也可出现;在腰痛同侧同节段出现多裂肌萎缩,萎缩的多裂肌在腰痛缓解后不能自动恢复,通过训练可以改善;许多髋关节和足踝的既往外伤史导致腰的动作模式和应力负荷变化,增加腰痛的发生率。

4. 腰痛易患因素

(1) 个体因素:既往腰痛史是唯一最肯定的易患因素,腰痛患者中有 44%～78% 会出现反复发作。年龄和性别与腰痛发生率的相关性结果不肯定,一些研究认为中年年龄组中两性患病率持平,老年年龄组中女性患病率高于男性,多次生育的女性腰痛患病率更高。需要强调的是能力差异应该是主要因素,相同年龄女性的脊柱抗垂直负荷能力是男性的 2/3,60 岁脊柱的抗负荷能力是 20 岁脊柱的 2/3。体重和身高更高的个体更易患腰痛。躯干肌力尤其是耐力差者易患腰痛。吸烟可增加腰痛患病率。但是除既往腰痛史以外的其他因素,都有不同的研究结论,不能作为腰痛发生的肯定预测因子。

(2) 职业因素:从事提举、搬运等重体力劳动者腰痛发生率高。最新的研究表明,当提起的重量超过 25kg 时腰痛发生率更高,这对职业强制限定有直接帮助。生产线上枯燥重复性动作的工种,尤其是有反复腰椎屈曲伴旋转动作的工人腰痛患病率高。能引起长时间身体振动的工种,如电钻工人腰痛患病率高。长时间坐位的办公室工作人员腰痛患病率高。司机和护士是腰痛患病率最高的职业。在竞技体育项目中,举重、体操和高尔夫运动员腰痛患病率高。概括地说,生活方式和职业对腰椎负荷过大和过少的人群易患腰痛,腰椎负荷与腰痛风险关系呈 U 型曲线。

(3) 心理社会因素:抑郁、焦虑、歇斯底里、疑病、过度压力、对工作不满、人际关系紧张,甚至离婚、酗酒和保险赔偿制度等都可能成为腰痛的直接或间接诱因。有许多研究用比值比这个数据量化不同的心理社会因素对腰痛发生的危险性,对工作满意度低者的比值比为 1.7～3.0,认为职场环境差的比值比为 2.6,恐惧回避信念的比值比为 2.0～2.5。

【康复评定】

国内外多个腰痛临床诊断治疗指南指出,在排除特异性腰痛后,影像学检查和电生理学检查对患者的诊断、治疗、康复和疗效评定没有直接帮助。对于腰痛的诊断,病史采集、疼痛特征分析和体格检查尤为重要。对腰痛患者的康复评定既是对腰痛引起的功能障碍进行诊断,更是分析腰痛原因指导腰痛康复的导航仪,还是腰痛康复的疗效评价指标。跨专科跨系统通用的评定方法如 SF-36 不在此处介绍,请参考本书第七章第十三节生活质量评定内容。

1. 腰痛患者的个体活动能力评定

(1) Oswestry 功能障碍指数问卷表(Oswestry disability index,ODI):Oswestry 功能障碍指数问卷表由 John O'Brien 和 Fairban 设计,问卷由 10 个部分组成(表 2-8-9),分别是疼痛程度、日常自理活动、提物、行走、坐、站立、睡眠、性生活、社交活动和旅行,每一部分根据被评者自我选项对应得分,分值 0～5,得分越高功能越差,最高得分 50。ODI 的计算公式如下:

$$ODI = [每项得分累加/(5×回答的项目数)]×100\%$$

ODI 具有良好的信度和效度,被广泛用于腰痛治疗与康复的疗效评价。国内外患者对于问卷的第八部分性生活的勾选答案的依从性较差,国内一些临床研究者去除这个方面的问题,只用其余 9 个部分的问题结果计算 ODI,国外有研究将其更改为职业-家务活动,并验证了新版本的信度、效度和敏感度。

表 2-8-9　Oswestry 功能障碍指数问卷表

说明:此问卷的目的是了解腰腿疼痛对您日常生活的影响。请在每一部分中只选择与您近 2 周的情况最接近的一个答案,请不要漏项,谢谢!

第一部分——疼痛程度
□ 此刻无痛
□ 此刻疼痛很轻
□ 此刻疼痛中度
□ 此刻疼痛较重
□ 此刻疼痛非常剧烈
□ 此刻疼痛是能想象的最重程度

第二部分——日常自理活动(洗漱、更衣等)
□ 日常活动正常,疼痛不加重
□ 日常活动正常,但加重疼痛
□ 因为疼痛,日常活动需很慢很小心
□ 日常自理活动需要他人少量帮助
□ 日常自理活动需要他人很多帮助
□ 更衣洗漱困难,需卧床

第三部分——提物
□ 可以提重物,疼痛不加重
□ 可以提重物,但加重疼痛
□ 疼痛使我不能从地上提重物,
　但能从桌上拿重物
□ 疼痛使我不能从桌上拿重物
□ 只能提非常轻的物品
□ 不能提或拿任何物品

第四部分——行走
□ 疼痛不影响我的行走距离
□ 疼痛使我行走不能超过 1mile(约 1 600m)
□ 疼痛使我行走不能超过 0.5mile(约 800m)
□ 疼痛使我行走不能超过 100yd(约 90m)
□ 我必须用拐杖步行
□ 我多数时间卧床,上厕所困难

第五部分——坐
□ 我能长时间坐任何椅子
□ 我只能在我喜欢的椅子上长时间坐着
□ 疼痛使我坐位不能超过 1h
□ 疼痛使我坐位不能超过 0.5h
□ 疼痛使我坐位不能超过 10min
□ 疼痛使我根本不能坐

第六部分——站立
□ 能长时间站立,疼痛不加重
□ 能长时间站立,但加重疼痛
□ 疼痛使我站立不能超过 1h
□ 疼痛使我站立不能超过 0.5h
□ 疼痛使我站立不能超过 10min
□ 疼痛使我不能站立

第七部分——睡眠
□ 疼痛从不影响我的睡眠
□ 疼痛偶尔影响我的睡眠
□ 疼痛使我睡眠少于 6h
□ 疼痛使我睡眠少于 4h
□ 疼痛使我睡眠少于 2h
□ 疼痛使我根本不能入睡

第八部分——性生活
□ 性生活正常,疼痛不加重
□ 性生活正常,但加重疼痛
□ 性生活接近正常,但疼痛明显加重
□ 疼痛使我的性生活严重受限
□ 疼痛使我很少有性生活
□ 疼痛使我根本无性生活

第九部分——社交活动
□ 社交活动正常,疼痛不加重
□ 社交活动正常,但加重疼痛
□ 疼痛对我的社交活动影响不大,但体育等剧烈活动受限制
□ 疼痛限制我的社交活动,我比以往减少了外出
□ 疼痛使我只能参加在家的社交活动
□ 疼痛使我根本没有社交活动

第十部分——旅行
□ 我可以无痛旅行
□ 我可以旅行但加重疼痛
□ 尽管很痛,但我的旅途可以超过 2h
□ 疼痛使我旅途不能超过 1h
□ 疼痛使我旅途不能超过 0.5h
□ 疼痛使我除接受治疗外不外出

（2）Roland-Morris 功能不良问卷（Roland-Morris disability questionnaire, RDQ）：这个问卷是 Roland 和 Morris 从疾病影响量表的 136 个条目中选择了 24 个与腰痛密切相关的问题组成的（表 2-8-10）。24 个陈述句中患者每标记一条为 1 分，不标记为 0 分，总分累加，最低 0 分，最高 24 分，得分越高功能越差。

表 2-8-10　Roland-Morris 功能不良问卷

说明：请您在符合您情况的描述句前画√，不符合您情况的描述句不做标记。

□ 1. 由于腰痛整天待在家里	□ 13. 全天都存在腰痛
□ 2. 为了使腰背舒服一些需频繁改变体位	□ 14. 由于腰痛感到翻身困难
□ 3. 由于腰痛步行较正常慢了许多	□ 15. 由于腰痛而食欲不佳
□ 4. 由于腰痛不能像通常一样离家去工作	□ 16. 由于腰痛感到穿袜子困难
□ 5. 由于腰痛需要扶扶手上楼梯	□ 17. 由于腰痛只能走很短的距离
□ 6. 由于腰痛卧床较正常多	□ 18. 由于腰痛睡眠不佳
□ 7. 由于腰痛坐下时需要扶扶手	□ 19. 由于腰痛穿衣时需要他人帮助
□ 8. 由于腰痛需要他人帮助自己做事	□ 20. 由于腰痛不得已要整天坐着
□ 9. 由于腰痛穿衣较平时慢了许多	□ 21. 由于腰痛离家去工作需要避免重活
□ 10. 由于腰痛只能短时间站立	□ 22. 由于腰痛感觉自己脾气越来越坏
□ 11. 由于腰痛不能弯腰摸踝	□ 23. 由于腰痛上楼较平时慢很多
□ 12. 由于腰痛感到坐位起立困难	□ 24. 由于腰痛整天需要卧床

（3）其他量表：前面介绍的 ODI 和 RDQ 被认为是了解腰痛患者活动能力的金标准，还有许多其他同类的量表也被证实有很好的效度和信度。因篇幅所限，本文不做详细介绍，仅列举其中的一部分名称供参考：Quebec 腰痛障碍评分量表（Quebec back pain disability scale, QBPDS）、日本骨科协会腰痛评估问卷（Japanese Orthopaedic Association back pain questionnaire, JOABPQ）、北美脊柱协会腰椎问卷（North American Spine Society lumbar spine questionnaire, NASS-LSQ）、Curtin 反向筛查问卷（Curtin back screening questionnaire, CBSQ）、Waddell 残疾指数（Waddell disability index, WDI）、腰痛评分法（Low-Back outcome score, LBOS）、临床腰痛调查问卷（clinical back pain questionnaire, CBPQ）。

2. 腰痛患者的身体功能评定

（1）疼痛评定（参照本书第六章第一节疼痛）。

（2）活动范围评定：人体最大活动范围正常值变异很大，诊断价值不大，观察活动范围的变化对判断病情的发展趋势、分析原因和制订干预方案更有临床意义。

1）最大活动范围：①角度测量。可采用普通量角器法和电子测量仪。常测量患者腰椎屈曲、伸展和双侧侧屈的角度。正常值参考：屈曲 40°~60°，伸展 30°，侧屈 30°。②长度测量。纯粹的腰椎屈曲角度测量不易，常参考脊柱整体屈曲的幅度，采用长度指标表示。可测量脊柱屈曲时被试者中指指尖与地面的距离，或描述中指指尖与其下肢解剖位置的关系并划分等级。改良的 Schober 法在受试者两侧髂后上棘连线的中点及其正上方 15cm 处皮肤上做标志，测量最大屈曲位后的长度变量，正常值大于 4cm。

2）活动范围的变化：①受限的活动范围在各个方向反复活动后没有明显变化，且疼痛表现为运动终点痛，提示受限原因为组织结构的慢性变化。②受限的活动范围在某个方向的反复活动后明显改善，且伴随疼痛好转，提示受限原因为组织结构的可逆性变化。③受限的活动范围在反复活动时表现不一致，提示受限原因为运动控制不良或腰椎稳定性差。

（3）肌力评定

1）徒手躯干屈肌肌力评定：患者仰卧屈髋屈膝位，双手抱头能坐起为 5 级肌力；双手平伸于体侧，能坐起为 4 级肌力；仅能抬起头和肩胛为 3 级肌力；仅能抬起头部为 2 级肌力；仅能扪及腹部肌肉收缩为 1 级肌力。

2）徒手躯干伸肌肌力评定：患者俯卧位，胸以上在床缘以外，固定下肢，能对抗较大的阻力抬起上身为 5 级肌力；能对抗中等阻力抬起上身为 4 级肌力；仅能抬起上身不能对抗阻力为 3 级肌力；仅能抬起头为2级肌力;仅能扪及腰背部肌肉收缩为1级肌力。

3）等长躯干伸肌肌力评定:常用手持式背拉力计,记录以规定的姿势完成最大背肌收缩力量时的数值。评定结果用拉力指数表示,拉力指数=拉力/体重×100%。男性正常值为105%~200%,女性正常值为100%~150%。也可采用其他可以固定躯干的设备测定躯干各方向的等长肌力。

4）等速躯干肌肉肌力评定:需要特定的等速设备进行评测,躯干屈肌和伸肌的肌力绝对值不如其相对比值有临床意义,正常情况下应该伸肌强于屈肌,适当的比值是1.3:1。

5）躯干肌力耐力评定:许多研究表明,躯干肌肉的耐力比爆发力与腰痛发生更具有相关性。近年的研究进一步揭示,躯干各组肌肉的耐力比值更有价值。

A. 屈肌耐力测试:患者的起始体位为仰卧起坐姿势,后背靠在一个与水平面成55°的斜台上放松,髋膝屈曲90°,双臂胸前交叉,双手置于对侧肩。测试动作为后背离开支撑面保持并计时,直至后背不能保持再次倚靠支撑面,一般以60s为正常值。也可采用仰卧位双下肢伸直并拢抬高45°,记录能维持该体位的时间,一般以60s为正常值。

B. 伸肌耐力测试:患者的起始体位为俯卧位,双下肢伸直,上半身悬于支撑平面以外给予辅助,双臂胸前交叉,双手置于对侧肩。双踝和骨盆有固定。患者撤去辅助后开始测试计时,直至上半身不能保持水平位置开始下降,一般以60s为正常值。也可双手抱头进行测试。研究表明屈肌耐力大于伸肌耐力、侧方肌耐力大于伸肌耐力的75%提示躯干肌耐力失衡。

C. 侧方肌肉耐力测试:患者的起始体位为一侧肘关节和踝外侧支撑的侧桥卧位,双下肢完全伸直。非支撑侧下肢可略向前方,足内侧辅助支撑,非支撑侧手可置于另一侧肩上。测试动作为髋关节抬离支撑面使身体全长形成一条直线,记录维持该体位的时间。研究表明双侧差值大于5%提示躯干肌耐力失衡。

6）肌肉易疲劳性:许多研究用肌电的中位频率评价躯干肌肉的易疲劳性。这种功能评定的结果不受主观努力的影响,更加客观,甚至可以作为腰痛的预测指标。具体检测方法和参数参照肌电图章节(本书第七章第十节)。

(4) 运动控制与稳定性评定

1）临床观察评定:通过观察患者一系列的动作,评定其腰椎活动的质量,判定腰的稳定性。常用的动作包括站立位前弯腰、站立位骨盆后倾、单腿站立、坐位伸膝、手膝位屈伸髋移动、俯卧位屈膝、俯卧位髋关节旋转、仰卧位髋关节旋转等。

2）腹部减压测试:患者俯卧,检查者将气囊袋事先加压至70mmHg置于患者脐下,指导其在保持平静呼吸和脊柱曲度不变的前提下尝试轻微缩腹,使气囊压力减低4~10mmHg并维持10s。压力变化过大或过小,出现屏气、胸腰椎伸展或骨盆后倾均为测试阳性,不能维持10s也为测试阳性。

3）腰椎位置觉评定:评定躯干重新回到一个特定空间位置的准确性,通常用偏移的角度表示错误的程度。

4）俯卧不稳定试验:患者上半身俯卧于检查床上,双下肢于床边双足着地,检查者检查其腰部压痛程度后,在患者双足离地时重复按压,比较压痛体征,判定臀肌激活对压痛的影响。

5）反应时间与最大峰值:在意外的干扰或主动的肢体活动等条件下,用肌电设备测定患者的腹横肌、多裂肌等腰椎稳定肌肉的激活反应时间和峰值输出。参照肌电图章节(本书第七章第十节)和相关参考文献。

6）平衡功能:有研究用星型滑动的平衡测试作为腰椎稳定的指标。其他平衡功能评定具体方法参考相关章节(本书第七章第六节)。

(5) 神经张力评定

1）坐位弓背试验(slump test):患者直背屈膝坐位起始,先伸直一侧下肢即伸膝动作观察是否有放射性神经紧张的症状,可再增加踝背屈使神经进一步紧张,也可增加颈椎屈曲,使神经从腰椎区域以上进一步紧张。双侧对比更有临床价值。

2）直腿抬高试验(straight leg raise,SLR):患者仰卧位,检查者将其一侧下肢膝关节固定于伸展位,缓慢屈曲髋关节,直至有明显牵连感,或诱发和加重患者症状。先检查健侧,正常参考值为70°或与患者健侧比较。

3）股神经牵拉试验（Nachlas Test）：患者俯卧位双下肢伸直，检查者使患者单侧膝关节被动屈曲，并询问是否诱发症状。可再增加髋关节内旋和外旋比较症状变化。可比较颈椎屈曲位和伸展位不同体位下被动屈曲膝关节症状的变化。

（6）负荷能力评定

1）足跟下落试验：患者放松站立，双足跟抬起后快速下落着地，该动作对脊柱产生的压力约为体重的 2.5 倍。为避免疼痛激惹过度，需慎重进行此项检查，宜先轻微用力试评。此项试验诱发或加重疼痛为阳性，提示疼痛区椎体损伤。可以通过调整躯干稳定策略，和/或调整颈椎角度，判定负荷、稳定性和神经张力多重因素对临床表现的影响。

2）坐位加压试验：患者先后采取直坐位和弓背坐位，检查者对其脊柱施加压力，比较 2 种坐位时患者对压力的耐受程度。椎间盘源性腰痛的患者于腰椎屈曲坐位更不耐受。

3）反复运动试验：比较站立位与卧位 2 种不同体位下，腰椎反复屈曲和/或反复伸展对疼痛影响是否一致，判定体重负荷对症状的作用。

3. 腰痛患者的心理评定　在生物-心理-社会医学模式下，需要对腰痛患者的心理社会因素进行评定。世界卫生组织建议可对腰痛患者采用 Zung 抑郁自评量表进行评测。Zung 抑郁自评量表共有 20 个陈述句，每个陈述句分 4 个等级评分，评定结果不作为抑郁症诊断标准，但可提示患者的心理情绪状态，总分小于 40 分为正常。一些研究表明，ZUNG 抑郁自评量表中有 5 项与腰痛的慢性化转归密切相关。

恐惧回避信念量表（Fear Avoidance Beliefs Questionnaire，FABQ）是另一个应用较多的工具，共有 16 个项目，每个项目 0~6 分，包括职场工作和体育活动的问题，得分越高结果越差。急性腰痛患者的 FABQ 得分可以作为功能不良的预测因子，慢性腰痛患者的 FABQ 得分可以预测其是否能恢复工作和功能障碍程度。

对于有黄色预警信号的腰痛患者，尤其需要进行心理评定，必要时需要相关专业的人员参与或转诊。

【康复治疗】

1. 康复治疗原则　在生物医学的模式下腰痛诊断的聚焦点在于寻找致痛的病理结构，腰痛治疗多为休息加止痛药，如果不能忍受就进行手术治疗。研究表明，各种先进的医学诊断技术发现的阳性结果往往是假阳性，并不是腰痛的直接病因，真正有严重结构问题需要手术的腰痛患者不足总腰痛患者的 2%，不恰当地扩大手术指征会导致更多的慢性腰痛。近年腰痛的流行病学数据及其对社会经济影响的大数据也表明，既往的腰痛干预方案效果不理想。

在现代生物-心理-社会的医学模式下认识到，腰痛是外周伤害感受器及其各种神经调控和神经情感认知多维度的中枢处理共同作用的结果，腰痛会同时受到伤害感受系统、人的态度信念和社会环境的影响。腰痛的康复需要全面考虑患者的结构问题、疼痛症状、身体功能水平、个体活动能力和患者心理、家庭、工作、社会等多方面因素，制订以患者为中心的整体康复方案。腰痛患者康复的短期目标是尽快缓解疼痛和尽可能维持功能，长期目标是尽量避免复发、尽量减少慢性率、最大限度地恢复和提高功能。

为了达到上述康复目标，需要在详细评估的基础上为患者制订针对性强的个体化康复方案，康复方案中最重要的组成部分是对患者进行恰当的健康教育。腰痛发作常可自限，但腰痛却又常反复发作，腰痛康复的难点是它的反复发作性，没有患者的正确认识和积极参与配合是无法控制的。康复方案中健康教育部分和患者主动参与部分都兼具腰痛治疗与康复和腰痛预防的作用。

2. 健康教育

（1）祛疑安慰：对于已排除红色预警信号的患者，即使影像学显示其有退行性病变、腰椎间盘病变等问题，仍可以向患者说明他的腰痛不是严重疾病的结果，减缓患者的心理紧张与焦虑。研究表明，同年龄组无腰痛者与腰痛患者的各种影像检查的阳性率等同。影像学检查结构问题的严重程度与腰痛患者的疼痛程度、功能水平和预后无相关性。更有研究提示，虽然开具影像检查能短期提高患者的就医满意度，但长期结果是使患者的病程更长、疼痛更重、功能更差。在我国影像检查普及的现实情况下，更需要在获得影像检查阳性结果后的第一时间给患者祛疑安慰，使他们不惧怕活动，不产生病态心理行为，能够降低慢性腰痛的发生率,减少腰痛对人活动能力和生活质量的影响。

(2) 避免卧床:以往常有腰痛患者被指导卧床休息以缓解疼痛,但是越来越多的证据表明卧床休息弊大于利。指导患者卧床只是由于疼痛不得已而为之,休息只是避让疼痛的方法,而绝不是治疗疼痛的方法。卧床制动过久将导致患者的心肺功能下降、关节挛缩、韧带变细、骨密度降低、肌肉萎缩等一系列负面变化,使患者的功能水平下降。对于单纯腰痛患者和伴坐骨神经痛的腰痛患者,目前没有证据表明卧床有利于康复,所有腰疼相关指南都推荐应鼓励患者尽量避免卧床。如果患者因疼痛剧烈而无法活动,卧床不能超过 3 天;应该尽量不绝对卧床,尝试间歇地起身活动,循序渐进地恢复日常活动,超过 8h 的卧床会增加对脊柱的压力负荷。

(3) 适度活动:研究表明超过 2/3 的腰痛患者对于活动是否安全有很大的担心,需教育患者疼痛不一定等于损伤,保持和改善功能是康复的主要目标。活动强度与腰痛风险的关系呈 U 型,太多和太少都是有害的。根据腰椎生物力学研究结果,适度减少持续坐位、减少重物搬举是必要的,尤其要注意腰椎屈曲位和/或旋转位下的负荷限制。在晨起第 1 小时内、久坐后和反复或持续腰椎屈曲后是相对危险的时刻,需要适度限制活动。除以上关键点之外,应鼓励患者尽量正常进行日常活动,尽早恢复常规的体育活动,如行走、游泳、骑自行车等,但必须是循序渐进地增加活动量。指导正确的符合生物力学原理的姿势和动作,降低活动时腰的负荷非常重要。采用最多的姿势指导是保持腰椎中立位,最多的动作指导是髋铰链策略激活臀肌、腹紧绷策略激活核心稳定等。越来越多的研究表明,患者自主地积极参与活动的康复效果优于被动的治疗。

3. 运动疗法　运动疗法治疗腰痛属于对因治疗,而非对症治疗。腰痛患者的疼痛机制各不相同,而每一种具体的运动疗法都有其独特的原理。没有普适的最好方法,也不可能在教科书中列举所有的运动疗法。康复医师应根据患者具体情况做出临床决策,选择最适合的治疗方法。

(1) 方向特异性运动训练:在临床检查中发现,有些腰痛患者在进行腰椎某个方向的运动或姿势维持时疼痛减轻且受限的活动范围改善,在相反方向上进行运动或姿势维持时症状和体征加重。研究发现临床有肯定运动方向偏好的表现是预后良好的指标。患者偏好的运动方向可以为伸展方向、屈曲方向、左或右侧方方向等单一方向,也可为伸展伴侧方、屈曲伴侧方的复合方向,临床多见的偏好方向是伸展方向和伸展伴侧方方向。随机对照研究的结果证实了按照患者的偏好方向进行运动训练效果明显好于无方向特异性的运动训练。治疗方案根据个体化评定结果,确定患者的偏好方向,在负荷体位或非负荷体位下选择姿势保持、自我反复运动或自我加压反复运动中的某一具体方法,常规治疗参数为每 2 小时 1 组,每组治疗若是姿势治疗维持 1~2min,若是主动运动可以重复 10 次。必要时在特定的治疗方向上进行康复医师加压或手法达到力的升级,促进康复。方向特异性运动训练是新西兰物理治疗师 McKenzie 先生创立的力学诊断和治疗系统中第一阶段的治疗方法,适用于确有运动方向偏好表现的急性、亚急性和慢性各期腰痛患者,有很高的循证医学证据,受到多国指南和专家共识的推荐。

(2) 增强肌力训练:没有肌肉的腰椎数学模型显示其能够承受的极限压力负荷远远低于实际需求,这个实验研究揭示了肌肉的重要性,使得增强躯干肌的肌力训练,尤其是躯干伸肌的肌力增强训练成为腰痛的经典康复方法。增强肌力的训练利用了肌肉超量恢复规律,即肌肉反复收缩的过程消耗了内源性物质,之后通过血液循环重新补充量短期超出消耗量。如果在超量恢复的时间窗内进行训练,每一次超量的叠加就能达到肌力增长的效果。经典的躯干肌训练采用等张向心训练方法,常以体重为阻力,也可以外加负荷阻力。研究表明,以 15~20RM 的阻力大小,一次训练 3 组,1 组重复 10 次,每周训练 3~5 天,训练 6 周以上可以减轻慢性患者的疼痛,提高肌力和降低功能障碍指数。但近年的基础研究提示反复躯干肌的爆发力训练可能增加腰椎的损伤风险。临床与腰痛相关性的因素研究表明,躯干肌绝对肌力大小与腰痛发生率无关,而躯干肌肉具有较好耐力时对腰有保护作用,躯干不同肌群相互间的协调作用对腰的健康更为重要。这些理念使得增强躯干肌的训练方案逐渐被增强躯干核心稳定的训练方案所取代。一些新型躯干专用肌力训练设备,可以进行躯干各个方向的肌力训练,尤其是可以进行等长肌力训练,能够提高训练效果,降低损伤风险。

(3) 核心稳定性训练:传统的增强肌力的训练是以大肌群为训练靶肌肉,而 Bergmark 认为,躯干浅层跨越多节段的整体大肌肉的作用是对抗外界负荷并产生动作,躯干深层的节段性小肌肉通过丰富的本体感觉传入更多地起到维持脊柱稳定的作用。进一步的研究证实了腰痛患者存在多裂肌、腹横肌等深层肌肉形态和功能的异常。这些研究结果催生了许多以深层肌肉为靶点,以肌肉-神经2个亚系统协调为目标的核心稳定性训练方案,不同临床方法的一致性在于强调腰椎的中立位保持。核心稳定性训练适用于临床腰椎运动控制检查为阳性的患者,尤其是俯卧不稳定试验阳性而直腿抬高试验阴性的患者,根据深层肌肉影像和肌电检查结果选择病例更有说服力。最著名的稳定性训练是McGill提出的三大训练,该训练在一个普适的基础版上增减难度和强度。训练方法为要求患者用绷腹激活所有三层腹肌提高腹内压加强腰椎的稳定并保持中立位的前提下,在体操垫上进行改良卷腹、侧桥和鸟狗式动作训练,每个动作维持7~8s,重复次数按照倒金字塔原则为6次、4次、2次,一共练习3组。Sahrmann提出的以临床评估为基础判定患者出现核心不稳定现象的运动方向,诊断为腰的伸展、旋转、屈曲、伸展伴旋转和屈曲伴旋转5种运动失调综合征,制订有针对性的干预方案,包括纠正异常姿势,从卧位开始有阶梯性地进行失调方向的运动控制训练。这个方法可以适用于疼痛症状明显且活动能力很差的患者,方案更具有个体化特征,符合近年腰痛治疗指南建议将患者分亚组后选择治疗方案趋势。运动控制不是肌肉一个系统的功能,充分利用不稳定的平面辅助训练,如平衡垫训练、悬吊训练、瑞士球训练等,可以调动机体更多的参与,使得稳定性训练的效率更高。各种体位下真实动作的腰椎稳定性训练的效果更具有实用功能性。在制订训练方案时需要注意的是,当更多的肌肉参与提供更高的稳定性时,对脊柱的压力负荷也同时增加,这也许能够解释一些核心训练效果不理想的原因。

（4）有氧运动训练:有氧运动是指运动中所需能量以有氧代谢途径提供的运动,常见的运动形式包括步行、慢跑、游泳、骑车、爬山、健身操、跳舞等。有氧运动的特点是大肌肉参与的有节奏的全身性运动,持续时间长的非爆发性耐力性运动。腰痛患者在有氧运动训练中可以提高心肺功能,增加腰腹肌有节律的交替运动,改善血液循环,增加腰肌、腹肌、下肢肌肉的肌力,改善机体的灵活性和协调性,减轻焦虑和恐惧回避信念,增强日常生活活动的能力和信心,增强完成职业任务的信心,增加社会活动,也是进行其他特异性运动疗法的基础。有氧运动训练在腰痛患者的康复中作为疼痛管理和促进体质的方案,能够减少腰痛的复发,已得到循证医学的支持。推荐慢性腰痛患者可根据个体情况进行中等强度的有氧运动,每次30min,每周3~5次。

4. 物理因子治疗 电光声磁热等物理因子治疗广泛应用于临床,治疗机制为疼痛阀门学说和促进患区的血液循环,多用于急性发作期的患者进行缓解疼痛的治疗,属于对症治疗。患者对物理因子治疗接受度和满意度都比较高,但至今循证医学的证据等级不高。人体接受各种物理因子能量的机制及其作用深度有所不同,可以根据临床情况选择不同的物理因子组合治疗方案。以下是腰痛患者临床常用的物理因子治疗处方。

（1）高频电疗:常选用短波或超短波的电容场法,电极腰腹对置,强度为无-微热量,每次治疗时间为15min,1次/d×10。

（2）中频电疗:多选用低频调制的中频电疗或干扰电疗法,疼痛部位并置法,强度为感觉阈上,每次治疗时间为20min,1次/d×10。

（3）低频电疗:频率为10~200Hz（特别是100Hz）的低频电流有很好的镇痛作用,常被选作镇痛处方,疼痛部位并置法,强度为感觉阈上,每次治疗时间为20min,1次/d×10。

（4）超声波疗法:选用频率为800~1 000kHz的连续超声波,疼痛部位直接接触移动法,强度为0.5~1.2W/cm^2,根据累及部位大小每次治疗时间5~15min,1次/d×5。

（5）磁疗法:多选用低频脉冲磁场疗法,磁场强度多为0.02~0.3T,磁头置于腰部和坐骨神经走行,可为磁场与热疗联合应用的磁热疗法,每次治疗时间为20min,1次/d×10。

（6）激光疗法:采用低强度体表激光照射法,现多选用半导体激光,波长多为810nm,疼痛部位照射,50mW~500mW,每次治疗时间5~10min,1次/d×5。

（7）热疗法:常选用石蜡、湿热袋等传导热疗法,热源直接敷于腰痛区,温度42~50℃,每次治疗时间为20~30min,1次/d×10。

5. 牵引治疗　牵引治疗是通过机械拉力使得软组织牵伸、关节分离的技术。腰椎牵引理论上希望使椎间隙加宽,椎间盘所受的压力减小,甚至椎间盘可产生负压,有利于突出物回纳;使椎管容积增加,减轻对神经根的压力;使关节突关节上下滑动,关节间隙加宽;使松弛的黄韧带伸展,改善黄韧带血液循环,增加黄韧带与椎间盘之间的间隙;松解神经根周围粘连的软组织;缓解肌肉痉挛。因此在临床上腰椎牵引一直作为腰椎间盘突出症、神经根病变、腰肌肉痉挛引起的腰痛伴有下肢疼痛患者的常用治疗方法。对于牵引的方法与参数,如持续牵引或间歇牵引,牵引的重量、时间、频度等还没有统一的认识。一般认为,腰椎牵引时需要约 1/4 体重的牵引力来克服摩擦力,另增加约 1/4 体重的牵引力以产生足以让椎体分离的作用,但过高的牵引力有引起组织损伤的风险。临床多选用电动牵引装置仰卧位持续牵引法,根据病变部位调整下肢屈曲角度。牵引强度可从 20kg 起根据患者症状反应和耐受程度逐渐增加,可达到患者体重的 1/2 或 2/3,每次治疗时间为 15~30min,1 次/d×10。严格的临床随机对照研究没有肯定的支持牵引治疗的证据,尝试以一定的入组条件分出腰痛的亚组,再进行牵引治疗的研究也得出了阴性结果。牵引治疗的最佳适应证和与其匹配的最佳牵引参数还有待进一步科学的临床研究。

6. 手法治疗　手法治疗是康复医师用手直接作用于患者身体的病变靶点进行被动治疗,操作技术有一定的个体差异性。手法治疗在国内外有各种流派,多以技术特点或人名命名,各成体系。手法治疗的原理是通过手的施力调整人体组织的形态和相对位置,增加本体感觉传入,达到改善活动范围缓解疼痛的效果。临床医师不仅需要关注手法治疗的疗效,还要避免患者对手法的过度依赖,推荐所有的被动治疗方法要与患者的主动参与相结合。本文仅简介多个腰痛治疗指南中列举的 2 种方法供参考。

(1) 关节松动术:关节松动术是由医者实施的被动关节活动,可为被动的关节生理性活动和附属性活动。腰椎的生理性活动有屈曲、伸展、侧屈和旋转,附属性活动有棘突的头尾向滑动、棘突的侧方滑动、横突的前后向滑动等。被动活动强度分为 4 个等级,最高等级为扳法。研究表明,按照一定的入组标准选择患者,可将扳法的有效率从 45% 提高到 95%。这个研究支持了现今广为接受的观点,即腰痛的发病机制各不相同,有效的治疗首先需要将患者进行分类。以下列出 5 条入组标准的细节,患者有其中 4 条满足即可。

1) 疼痛时间少于 16 天。

2) 疼痛未达到膝关节以下。

3) 腰椎活动范围受限。

4) 至少一侧髋关节内旋大于 35°。

5) FABQ 得分小于 19。

但这个入组标准并不表明,亚急性和慢性腰痛患者不能进行松动术治疗。多个腰痛临床治疗指南推荐可以应用关节松动术的各级强度手法对处于各种病程阶段的腰痛患者进行治疗。

(2) 神经松动术:神经松动术是通过体位配合主动或被动活动,使周围神经在其包裹的结缔组织中滑动,从而改善活动度,缓解疼痛的方法。常用的坐骨神经松动术从患者坐位开始,随着患侧下肢伸膝动作,颈椎同时伸展;随着患侧下肢屈膝动作,颈椎同时屈曲。随着问题改善,逐步增加姿势挑战度和动作难度。常用的股神经松动术选择健侧侧卧位,患者本人抱住健侧膝关节,由康复医师在伸展患侧髋关节的同时伸展颈椎,在屈曲颈椎的同时屈曲患侧髋关节。有一些神经松动术的临床研究报告,证据等级虽然不高,但报道了一些亚急性和慢性腰痛伴有下肢疼痛的患者的治疗效果,值得临床考虑。神经松动术的适应证为临床神经张力评定出现阳性的腰腿痛患者。

7. 认知行为疗法　认知疗法可以帮助患者正确认识疼痛,纠正患者的错误认知。行为疗法是指导患者用正确的行为替代错误的行为,对防止腰痛慢性化有很积极的作用。行为疗法需要动机,动机来自患者对行为变化重要性的理解和对行为变化可行性的信任。对腰痛患者的认知行为疗法包括向患者解释症状-信念-行为间的恶性循环关系,个体化分析患者恐惧避让信念的原因并帮助他们克服恐惧。患者可在医师指导下自选活动方式,并逐级增高活动强度和难度,医师给予相关指导,使其顺利完成活动,健康行为得到鼓励与加强。医师的解释与鼓励非常重要,初期活动时的症状反应可以比喻为久未活动的不适应,如登山后的下肢肌肉酸痛,使患者容易接受。医师特别需要强调患者的进步归功于患者本人而非医师。许多研究和 meta 分析的结果显示认知行为疗法对患者在减轻症状、提高功能、重返工作等多方面的有效性。现代腰痛干预强调多学科生物-心理-社会模式,将认知行为疗法与物理治疗相结合,许多指南建议在腰痛亚急性期应用,特别针对有黄色预警信号的患者。

8. 中国传统疗法(见本书第二十一章)。

9. **药物治疗**　2017 年美国医师学会出版的腰痛指南第一次明确指出,无论急性、亚急性还是慢性腰痛患者,都首选非药物治疗,但药物治疗腰痛仍被推荐。对于疼痛严重影响活动的患者,药物的止痛作用对积极的康复治疗有益。在临床应用中特别需要注意每种药物的副作用,观察患者用药反应。

(1) 止痛药物:多数腰痛临床指南推荐对乙酰氨基酚和非甾体抗炎药为腰痛患者的一线用药,建议短期用于中度以上疼痛的患者,用药时间一般短于 2 周,不建议长期用药。如果疼痛程度严重,可按照止痛药物阶梯应用原则,短期应用非阿片类和阿片类镇痛药物。

(2) 其他药物:神经营养药物、肌肉松弛剂、抗抑郁药、抗惊厥药物都有临床研究证明其治疗腰痛的有效性,可以根据患者具体情况作为腰痛治疗的备选用药。

(3) 注射疗法:将局部麻醉药和皮质激素通过注射直接作用到靶器官的方法。注射部位可以是肌肉扳机点、关节、硬膜外等。硬膜外注射的路径可以是骶管、椎间孔或椎板间。至今注射疗法的循证证据等级不高。

10. **手术指征**　大量循证医学证据表明,单纯根据影像学的阳性结果为腰痛患者制订手术方案的临床决策是不可取的。特异性腰痛的患者需要临床各个专科进一步检查确诊后制订治疗方案,其他腰痛患者的康复方案以非手术治疗为首选。但是,需要认真观察患者的临床表现,当患者出现以下问题时考虑手术治疗:腰痛患者有马尾综合征,出现括约肌功能障碍;神经根受损体征逐渐加重,出现肌肉萎缩,下肢肌力进行性减退;经正规非手术治疗症状进展性加重,疼痛持续剧烈,功能严重受限,严重影响患者生存质量。手术方式由外科医师做出临床决策。

(顾　新)

第五节　运 动 创 伤

运动创伤是指在各种运动中发生的急/慢性创伤,随着全民健身运动的广泛开展,运动创伤康复的服务对象早已从专业运动员扩大至所有参与运动的广大民众。根据创伤种类的不同,可以将运动创伤分为肌肉/韧带等软组织损伤、骨折、关节脱位、颅脑外伤、内脏破裂、烧伤、冻伤、溺水等,其中占比较大的为肌肉、筋膜、肌腱腱鞘、韧带、关节囊、半月板损伤及髌骨软骨病等微小创伤。运动创伤的终极治疗目标是让患者能回归运动、回归赛场,而实现这一目标的前提是,必须有先进的手术治疗技术和与之匹配的围手术期康复。我国运动创伤的手术治疗与世界发达国家的水平相差不大,发达地区的手术技术发展水平与国外相当,但是围手术期康复水平与世界先进国家相比尚有较大差距,这在一定程度影响了我国运动创伤治疗的最终水平。

运动创伤围手术期康复需要重点关注的是患者的疼痛程度、肌力大小、关节活动范围、平衡/本体感觉、肢体运动协调性及专项运动能力等,并根据患者的不同运动需求确定不同的康复目标。本节以康复临床常见运动创伤为例,以分阶段的方式介绍一下各类运动创伤的围手术期康复,相关内容主要参考美国特种外科医院(Hospital for Special Surgery,HSS)的骨科术后康复方案及北京大学第三医院的运动创伤围手术期康复方案。但是,由于运动创伤康复受众的不同,文中所列康复方案及练习动作仅作为参考,临床应用时务必根据患者的具体情况进行个体化调整。

一、前交叉韧带重建术围手术期康复

前交叉韧带(anterior cruciate ligament,ACL)起于胫骨上端髁间隆起前部和内外侧半月板前角,斜向后外上止于股骨外侧髁内侧面,分为前内束及后外束,主要作用是限制胫骨的过度前向位移,同时限制小腿的过度侧方及旋转运动,对膝关节稳定性的贡献很大。ACL 损伤是最常见的膝关节韧带损伤,占所有膝关节损伤的 50% 以上,美国年发病率超过 20 万例,大多数病例发生在胫骨过度前向移位、内/外旋及过度屈/伸运动时,多见于篮球、足球、柔道、摔跤、橄榄球、滑冰、曲棍球等运动项目。ACL 部分断裂时可以根据患者的关节稳定性及运动需求首选保守治疗或手术治疗,保守治疗 6~12 周后需进行再次评估以明确是否需要延期手术;ACL 完全断裂则大多需要选择手术治疗。据报道,美国每年进行 10 万例 ACL 重建手术,我国 ACL 重建例数也在逐年增加。ACL 移植物的选择包括自体骨-髌腱-骨、腘绳肌腱及同种异体移植物,也有研究在尝试用股四头肌腱、动物韧带、人工韧带等进行移植。

对于接受 ACL 重建术的患者而言,术前、术后康复治疗是不可或缺的部分。在伤后急性期内接受重建术的患者,术前康复以促进肿胀和疼痛消退、维持正常的关节活动范围、肌力以及术前宣教为主;而对于慢性损伤、已经出现明显的关节功能障碍的患者,则建议在术前接受至少 3 周的系统化康复治疗,全面恢复关节活动范围、肌力、平衡功能、步态等整体功能,以便在术后获得最佳功能转归,并尽量在伤后 5 个月内进行手术治疗,以免对软骨、半月板造成额外损伤。一般而言,ACL 重建术的术后康复均采取分阶段的方式进行,而各个国家、地区、医院甚至手术医师推荐的术后分阶段康复方案可能均有所不同,其中最主要的区别在于各个阶段的进阶标准、速度以及重返赛场的早晚不同。此外,26%~45% 的 ACL 损伤患者合并有半月板损伤,19%~38% 的患者合并有侧副韧带损伤,无论是否同时进行了手术治疗,在康复治疗时都应对这些合并伤给予关注并对康复方案进行针对性的调整。前交叉韧带重建术围手术期康复方案见表 2-8-11。

表 2-8-11 前交叉韧带重建术围手术期康复方案

项目	术前康复	术后第 1 阶段（术后 0~2 周）	术后第 2 阶段（术后第 3~6 周）	术后第 3 阶段（术后第 7~12 周）	术后第 4 阶段（术后第 13~24 周）	术后第 5 阶段（术后第 25 周及以后）
康复目标	1. 恢复正常 ROM 2. 恢复正常步态 3. 达到最佳肌肉力量/关节功能 4. 不需辅助用具上/下楼 5. 独立完成居家康复治疗	1. 强调完全被动伸直 2. 控制术后疼痛、肿胀 3. ROM 伸 0°~屈 90° 4. 早期渐进性负重 5. 预防股四头肌抑制 6. 独立完成居家康复治疗	1. ROM 伸 0°~屈 125° 2. 髌骨活动度良好 3. 轻度肿胀 4. 恢复正常步态(无痛) 5. 在无痛且很好控制下迈上 20cm 高台阶	1. 恢复正常 ROM 2. 在无痛且良好控制下迈下 20cm 高台阶 3. 提高 ADL 耐力 4. 提高下肢灵活性	1. 能无痛跑步 2. 能满足 ADL 最大力量和灵活性要求 3. 跳跃试验患侧成绩达到健侧的 75% 以上	1. 在专项运动中没有恐惧感 2. 肌力和灵活性达到最佳状态,满足专项运动的要求 3. 患侧跳跃试验成绩达到健侧的 85% 以上
注意事项	1. 避免长时间站立、行走及减速、旋转运动 2. 合并内侧副韧带损伤者,避免外翻应力	1. 避免 40°~0° 范围内主动伸膝 2. 支具锁定在 0°下步行 3. 避免热刺激 4. 避免长时间站立、步行	1. 在股四头肌控制和下肢力线恢复前,避免反复下楼 2. 在训练和功能活动中避免疼痛	1. 在训练和功能活动中避免疼痛 2. 在肌力充分恢复和术者允许前,不要跑步 3. 在训练中注意保护髌股关节	1. 在康复训练和功能活动中避免疼痛 2. 在肌力充分恢复和术者允许前不要运动	1. 在康复训练和功能活动中避免疼痛 2. 在肌力充分恢复和术者允许前不要进行专项运动
康复评定	疼痛;肿胀;AROM;PROM;平衡;步态;本体感觉;关节松弛度(KT2000);等速肌力测试;功能测试	疼痛;肿胀;AROM;PROM;肌力(MMT)	疼痛;肿胀;AROM;PROM;平衡;步态;本体感觉;关节松弛度(KT2000)(术后 6 周)	疼痛;肿胀;AROM;PROM;平衡;步态;本体感觉;关节松弛度(KT2000);等速肌力测试;向前下方迈步试验(NeuroCom)	疼痛;肿胀;AROM;PROM;平衡;步态;本体感觉;关节松弛度(KT2000);等速肌力测试;跳跃试验	疼痛;肿胀;AROM;PROM;平衡;步态;本体感觉;关节松弛度(KT2000);等速肌力测试;跳跃试验;专项运动测试

项目	术前康复	术后第1阶段（术后0~2周）	术后第2阶段（术后第3~6周）	术后第3阶段（术后第7~12周）	术后第4阶段（术后第13~24周）	术后第5阶段（术后第25周及以后）
康复治疗	1. 患者教育 2. 定制术后支具、穿卸教育 3. 冷疗指导 4. 渐进性步态训练 5. 支具锁定在0°，在可耐受范围内负重，必要时可借助辅助器具 6. 居家康复训练：术后康复教育 （1）股四头肌训练 （2）直抬腿练习（如需支具，锁定在0°） （3）髌骨松动练习 （4）被动伸膝（踝下垫毛巾卷） （5）主动屈曲/助力下主动伸展训练（90°~0°） 7. AROM和辅助下AROM练习 8. 渐进性抗阻练习和功能活动 9. 肌肉电刺激/肌电生物反馈治疗	1. 踝下垫毛巾卷辅助伸膝练习，俯卧位悬吊训练 2. 股四头肌再学习（结合股四头肌肌肉电刺激或肌电生物反馈治疗） 3. 支具锁定在0°，在可耐受范围内渐进性增加负重（可扶拐） 4. 髌骨松动练习 5. 主动/助力下ROM练习（0°~90°） 6. 直腿抬高练习（各方向，支具锁定在0°） 7. 短臂功率自行车练习 8. 髋渐进性抗阻训练 9. 本体感觉训练（双侧负重） 10. 坐位蹲踏练习（双侧，70°~5°） 11. 基于上肢运动的心血管系统训练 12. 冷疗 13. 根据康复评定结果制订居家康复训练方案	1. 在股四头肌控制良好时（直抬腿时没有疼痛/迟滞），调整支具角度（0°~50°），进行渐进性负重/可耐受范围内负重 2. 当步行无痛时，去掉拐杖 3. 坐位蹲踏练习（80°~0°） 4. AROM练习 5. 小范围内静蹲练习 6. 重心转移练习 7. 本体感觉训练 8. 开始向前上台阶练习 9. 振动训练 10. 如果伤口良好，可进行水下训练 11. 渐进性抗阻下直抬腿练习 12. 腘绳肌/腓肠肌灵活性训练 13. 髋/腘绳肌渐进性抗阻练习 14. 40°~0°范围内主动伸膝练习 15. 根据康复评定结果调整居家康复训练方案	1. 渐进性静蹲练习 2. 开始向下迈台阶练习 3. 坐位蹲踏练习 4. 跨步练习 5. 90°~40°范围内等张伸膝练习（开链） 6. 高级本体感觉训练（干扰） 7. 灵活性训练（运动带） 8. 倒走或向后跑跑台练习 9. 股四头肌牵伸练习 10. 根据康复评定结果调整居家康复训练方案	1. 能顺利迈下20cm台阶后，开始在跑台上向前跑练习 2. 强化下肢力量/灵活性练习 3. 强化专项运动练习 4. 当肌力恢复至应有水平之后，开始功能性往复运动练习 5. 等张伸膝练习（全范围无痛） 6. 等速训练（从快速到中速） 7. 根据康复评定结果调整居家康复训练方案	1. 继续强化下肢力量、灵活性和敏捷性 2. 强化功能性往复运动练习 3. 佩戴专项运动支具，预防再损伤 4. 根据康复评定结果调整居家康复训练方案

二、后交叉韧带重建术围手术期康复

后交叉韧带（posterior cruciate ligament，PCL）起自股骨内侧髁的外侧面，斜向后下方，止于胫骨髁间隆起的后部，分为相对较大的前外束及相对较小的后内束，是膝关节内最大、最强壮的韧带，主要作用是限制胫骨相对股骨向后移位。PCL损伤在门诊就诊的膝关节损伤患者中占3%，是38%的急性膝关节积血的原因。PCL损伤在足球、美式/英式橄榄球、滑冰等运动中最为常见，多为在屈膝时胫前受到撞击，常伴内/外翻和/或旋转，因而很少单独发生，95%伴有其他韧带损伤。近年来，人们通过对PCL解剖和生物力学的深入了解，在手术技术及围手术期康复方面均有很大进展，但时至今日关于选择保守还是手术治疗以及最佳手术方式仍然存在争议。对于PCL部分撕裂患者，虽然大多数学者倾向于选择非手术治疗，但有些研究显示这样做的远期结果并不理想。对于完全断裂及有合并伤的PCL损伤，大家的意见则相对统一，推荐进行手术治疗。

与ACL重建一样，对于接受PCL重建术的患者而言，术前、术后康复治疗也是非常重要的。患者在PCL重建术前要尽可能恢复正常ROM、肌力、步态；要能够自主上、下楼，且能够自行完成居家康复训练，从而保证术后康复治疗的顺利进行。PCL 重建术后的主要功能障碍包括疼痛、肿胀、活动受限、无力、关节松弛及本体感觉等,在术后各阶段的康复治疗中均须有所考量。虽然不同版本的 PCL 重建术后康复方案有所不同,但由于 PCL 移植物的愈合时间几乎是 ACL 移植物的 2 倍,因而整体康复进度要落后于 ACL 重建术后康复方案。几个必须关注的关键问题是患者的 ROM、肌力训练、负重及支具应用等。30°以内的 ROM 训练在术后即可开始,因为这个范围内几乎不会产生向后的应力,此后以每周 10°~15°的速度逐渐增加,大多研究建议在术后 4~8 周内不超过 90°,6~12 周内不超过 120°,术后 6~24 周内尽量避免主动屈膝练习。肌力训练方面,60°内的主动伸膝可以产生胫骨向前移位,与 PCL 有协同作用因而相对安全;而超过 60°~75°的伸膝则有可能引起胫骨后移,在 PCL 重建术后早期应尽量避免;主动屈膝则只能在 0°~30°进行,否则将产生向后的剪切应力。大多研究建议在术后即可开始等长肌力训练,对于等张训练开始的时机则意见不一,但均推荐应先开始闭链运动,再逐渐增加开链运动;运动时首选提踵、短弧压腿、小范围静蹲等需要股四头肌和腘绳肌同时收缩且不会导致后方剪切应力的动作。术后 6 周内可逐渐增加负重至全负重。关于术后支具的应用,大多研究推荐佩戴支具 6~8 周,临床中具体应用时长还须与术者讨论,根据具体手术情况调整。后交叉韧带重建术围手术期康复方案见表 2-8-12。

表 2-8-12　后交叉韧带重建术围手术期康复方案

项目	术前康复	术后第 1 阶段（术后 0~2 周）	术后第 2 阶段（术后第 3~6 周）	术后第 3 阶段（术后第 7~12 周）	术后第 4 阶段（术后第 13~24 周）	术后第 5 阶段（术后第 25 周及以后）
康复目标	1. 恢复正常 ROM 2. 恢复正常步态 3. 达到最佳肌肉力量/关节功能 4. 不需辅助用具上/下楼 5. 独立完成居家康复治疗	1. 控制术后疼痛、肿胀 2. ROM 伸 0°~屈 60° 3. 预防股四头肌抑制 4. 保持髌骨活动度 5. 渐进性负重 6. 独立完成居家康复治疗	1. ROM 伸 0°~屈 90° 2. 预防股四头肌抑制 3. 髌骨活动度良好 4. 完全负重 5. 独立完成居家康复治疗	1. ROM 0°~130° 2. 恢复正常步态 3. 在无痛且良好控制下迈上 20cm 高台阶 4. 在无痛且良好控制下迈下 15cm 高台阶 5. 提高 ADL 能力 6. 提高下肢灵活性	1. 恢复全范围 ROM 2. 在无痛且良好控制下向前迈下 20cm 高台阶 3. 提高 ADL 耐力 4. 增强下肢灵活性	1. 患侧跳跃试验成绩达到健侧的 85%以上 2. 患膝等速肌力测试结果达到健侧的 85%以上 3. 在专项运动中没有恐惧感 4. 肌力和灵活性达到最佳状态,满足专项运动的要求
注意事项	1. 避免长时间站立、行走及减速、旋转运动 2. 合并内侧副韧带损伤者,避免外翻应力	1. 避免主动屈膝 2. 避免热刺激 3. 步行时支具锁定在 0° 4. 避免在治疗和功能活动中产生疼痛 5. 保护髌股关节	1. 避免主动屈膝 2. 避免热刺激 3. 步行时支具锁定在 0° 4. 在治疗和功能活动中避免疼痛 5. 保护髌股关节	1. 在治疗过程中不要超出 ROM 限制 2. 避免抗阻屈膝练习 3. 在治疗性/功能性练习中避免疼痛 4. 保护髌股关节 5. 严控训练强度（避免长时间站立、步行）	1. 在股四头肌控制和下肢力线恢复前,不宜反复迈下台阶 2. 在治疗及功能性活动中避免疼痛 3. 保护髌股关节 4. 控制活动强度（避免长时间站立/步行）	1. 在治疗性练习和功能性活动中避免疼痛 2. 保护髌股关节 3. 在肌力充分恢复和术者允许前不要进行专项运动
康复评定	疼痛;肿胀;AROM、PROM;平衡;步态;本体感觉;关节松弛度(KT2000);等速肌力测试;功能测试	疼痛;肿胀;AROM;PROM;肌力(MMT)	疼痛;肿胀;AROM;PROM;肌力(MMT);平衡;步态;本体感觉	1. 疼痛;肿胀;AROM;PROM;平衡;步态;本体感觉 2. 术后 3 个月:关节松弛度(KT2000);等速肌力测试	1. 疼痛;肿胀;AROM;PROM;平衡;步态;本体感觉 2. 术后 3 个月:关节松弛度(KT2000);等速肌力测试;跳跃试验	疼痛;肿胀;AROM;PROM;平衡;步态;本体感觉;关节松弛度(KT2000);等速肌力测试;跳跃试验;专项运动测试

续表

项目	术前康复	术后第1阶段（术后0~2周）	术后第2阶段（术后第3~6周）	术后第3阶段（术后第7~12周）	术后第4阶段（术后第13~24周）	术后第5阶段（术后第25周及以后）
康复治疗	1. 患者教育 2. 定制术后支具、穿卸教育 3. 冷疗指导 4. 渐进性步态训练 5. 支具锁定在0°，在可耐受范围内负重，必要时可借助辅助器具 6. 居家康复训练：术后康复教育 （1）股四头肌训练 （2）直抬腿练习（如需支具，锁定在0°） （3）髌骨松动练习 （4）被动伸膝（踝下垫毛巾卷） （5）主动屈曲/助力下主动伸展训练（90°~0°） 7. AROM和辅助下AROM练习 8. 渐进性抗阻练习和功能活动 9. 肌肉电刺激/肌电生物反馈治疗	1. 踝下垫枕被动伸膝练习 2. 股四头肌再学习（结合股四头肌肌肉电刺激或肌电生物反馈治疗） 3. 步态训练：支具锁定在0°杖拐步行，足趾着地负重 4. 髌骨松动练习 5. 辅助下主动伸膝练习（0°~60°） 6. 被动屈膝ROM练习（0°~60°） 7. 支具锁定在0°，仰卧位/俯卧位/侧卧位直抬腿练习 8. 60°内多角度股四头肌等长收缩 9. 双髋渐进性抗阻练习 10. 本体感觉训练 11. 可耐受范围内的心血管功能练习 12. 冷疗 13. 居家康复治疗指导，强调负重练习注意事项	1. 踝下垫枕被动伸膝练习 2. 股四头肌再学习（结合股四头肌肌肉电刺激或肌电生物反馈治疗） 3. 步态训练：支具锁定在0°杖拐步行 4. 渐进性负重至75%~100%体重 5. 髌骨松动练习 6. 辅助下主动伸膝练习（0°~60°） 7. 被动屈膝练习，逐步增加至90° 8. 支具锁定在0°，仰卧位/俯卧位/侧卧位直抬腿练习，渐进性抗阻练习 9. 60°内多角度股四头肌等长收缩（60°~0°）闭链蹬踏练习（双侧） 10. 11. 双髋渐进性抗阻练习 12. 本体感觉训练（双侧负重） 13. 腘绳肌和腓肠肌灵活性练习 14. 短臂功率自行车练习 15. 可耐受范围内的心血管功能练习 16. 冷疗 17. 居家康复治疗指导，强调负重练习注意事项	1. 可以无痛步行时，去除拐杖（术后第7~8周） 2. 遵术者医嘱调整支具 3. 蹬踏练习（60°~0°） 4. 开链主动伸膝练习：ROM 60°~0°，渐进性抗阻 5. 辅助下AROM练习 6. 本体感觉训练（多维支撑面） （1）逐渐过渡至单腿负重、对侧弹力带练习 （2）干扰训练 7. 水下跑台步行练习 8. 在跑台上倒走练习 9. 向前上台阶练习 10. 根据情况开始向前迈下台阶练习 11. 根据康复评定结果调整居家康复训练方案	1. 蹬踏练习/静蹲练习（ROM 90°~0°） 2. 开链主动伸膝练习：ROM 90°~0°，渐进性抗阻 3. 辅助下AROM练习 4. 本体感觉训练：多维平面上单侧平衡练习、干扰练习 5. 跨步练习 6. 上/下台阶练习 7. 跑台上后向跑练习 8. 前向跑练习 9. 下肢渐进性抗阻和灵活性练习 10. 根据情况开始抗阻屈膝练习 11. 根据康复评定结果调整居家康复训练方案	1. 继续强化下肢肌力练习、蹬踏练习、静蹲练习、90°~0°开链伸膝练习 2. 下肢灵活性训练。 3. 强化本体感觉训练 4. 强化向前跑练习 5. 强化功能性往复运动练习（专项运动） 6. 专项运动的灵活性练习 7. 根据康复评定结果调整居家康复训练方案

三、半月板修复围手术期康复

半月板是位于股骨和胫骨之间的月牙形纤维软骨结构,分内、外两部分,是膝关节的重要解剖结构,在承重、缓冲、传递负荷、润滑、稳定关节和协调关节运动等功能方面均扮演着重要角色。半月板损伤的年发生率在美国普通人群中为 0.61/1 000 ~ 0.70/1 000 人,在年轻人和体力活动较多的人群中则高达 8.27/1 000 人。半月板损伤类型不一,儿童群体以盘状半月板损伤多见,运动员以急性外伤性半月板撕裂为主,在老年患者中则以无症状的、慢性退变性损伤多见。急性半月板损伤可见于各种运动,但最常见于突然加速、减速运动伴运动方向改变的运动,如足球、橄榄球、篮球、滑雪、滑冰等。

半月板损伤后若保守治疗无效,则须行手术治疗,常用术式包括半月板切除术、半月板修复术、半月板支架置入术及半月板移植术等。半月板切除术虽然可以很好地减轻患者的疼痛、恢复膝关节功能,但是半数以上患者在术后 6 个月内即出现了关节软骨的变化,并在 10 ~ 20 年内发展为骨性关节炎。因此,在可能的情况下,还是要尽可能采取修复的方式保留受损的半月板。世界上第 1 例半月板修复术于 1885 年被报道,其目的是通过缝合固定促使撕裂半月板的边缘愈合,如今半月板修复技术已从最初的关节切开缝合撕裂半月板进展至应用关节镜技术。现有半月板修复术后随访报道显示,70% ~ 90% 患者可获得相当好的疗效。

对于有运动需求尤其是需要重返赛场的患者而言,半月板愈合仅仅是其痊愈万里长征的第一步。半月板修复术后,在患者康复治疗的过程中必须兼顾保护修复组织和恢复关节功能。也就是说,康复方案一方面要为愈合创造最佳环境,另一方面也要在安全的前提下,及时调整训练内容及强度。半月板撕裂的类型、部位、术式、修复固定方法、联合手术,以及手术医师的意见都将直接影响患者的负重计划、ROM 限制及整个康复进程。因此,手术医师与康复医师、治疗师在整个术后康复阶段尤其是早期保护阶段之间的交流显得尤为重要。也正是因为对个体化的要求较高,因而直至目前还没有哪种康复方案能够被广泛接受,尤其是在关节活动范围、负重等康复内容方面均有体现。虽然目前多数方案仍然推荐在术后 4 ~ 6 周限制关节活动范围,但近几年也有研究显示,半月板修复术后早期不限制关节活动范围未显示出不良影响。因此,很多人开始提倡修复术后加速康复方案,减少对关节活动范围的限制。伸膝位负重可能会促进半月板愈合并稳定某些类型的修复,但在半月板完全性放射性撕裂或后角撕裂伴环形纤维完全横断的情况下,则有可能对愈合造成不利影响。而屈曲位负重本身即会产生压力及剪切应力,屈曲 90° 时,半月板后角的压力可达伸膝位时的 4 倍。因此,半月板修复术后与负重相关的加速康复方案大多还仅限于伸膝位负重。半月板修复围手术期康复方案见表 2-8-13。

表 2-8-13　半月板修复围手术期康复方案

项目	术前康复	术后第 1 阶段 (术后 0 ~ 2 周)	术后第 2 阶段 (术后第 3 ~ 6 周)	术后第 3 阶段 (术后第 7 ~ 12 周)	术后第 4 阶段 (术后第 13 ~ 24 周)
康复目标	1. 达到最佳 ROM、肌肉力量、关节功能、步态 2. 独立完成居家康复治疗	1. 控制术后疼痛/肿胀 2. ROM 达到 60° 3. 预防股四头肌抑制 4. 保持髌骨活动度 5. 独立完成居家康复治疗	1. 强调被动完全伸膝 2. 控制术后疼痛/肿胀 3. ROM 伸 0° ~ 屈 90° 4. 重获股四头肌控制 5. 独立完成居家康复治疗	1. 恢复全膝 ROM 2. 恢复正常步态(无痛) 3. 能够无痛上/下 20cm 台阶,下肢控制良好 4. 恢复 ADL 耐力 5. 恢复下肢柔韧性 6. 独立完成居家康复治疗	1. 能够无痛跑 2. 肌力和柔韧性可以满足专项运动的需要 3. 单腿跳测试肢体对称度 ≥85% 4. 等速测试肢体对称度 ≥85% 5. 对专项运动无惧怕心理 6. 独立进行维持性体育训练和渐进性治疗性训练
注意事项	避免引起症状加重的运动	1. 避免热刺激 2. 避免主动屈膝 3. 步行时支具锁定在 0° 4. 避免在治疗和功能活动中产生疼痛 5. 保护髌股关节	1. 避免主动屈膝 2. 步行时支具锁定在 0° 3. 避免长时间站立/步行	1. 在能够很好控制股四头肌及下肢对线时开始下台阶练习 2. 在治疗性训练和功能活动中避免疼痛	1. 在治疗性训练和功能性活动中避免疼痛 2. 直到肌力足够强时才可根据手术医师的指示进行专项运动

项目	术前康复	术后第1阶段（术后0~2周）	术后第2阶段（术后第3~6周）	术后第3阶段（术后第7~12周）	术后第4阶段（术后第13~24周）
康复评定	疼痛;肿胀;AROM;PROM;平衡;步态;本体感觉;等速肌力测试;功能测试	疼痛;肿胀;AROM;PROM;肌力(MMT)	疼痛;肿胀;AROM;PROM;肌力(MMT);本体感觉	疼痛;肿胀;AROM;PROM;肌力(MMT);平衡;步态;本体感觉	疼痛;肿胀;AROM;PROM;肌力(MMT);平衡;步态;本体感觉;功能性测试(单腿跳测试);等速肌力测试
康复治疗	1. 患者教育 2. 辅助用具指导：支具、腋拐/肘拐 3. 冷疗指导 4. 肌力训练 5. ROM训练 6. 居家康复训练指导	1. 踝下垫枕被动伸膝练习 2. 股四头肌再学习（结合股四头肌肌肉电刺激或肌电生物反馈治疗） 3. 渐进性负重练习：根据术者要求，在允许及可耐受范围内逐渐增加负重 4. 髌骨松动练习 5. 主动屈/伸膝练习(0°~60°) 6. 被动屈/伸膝ROM练习(0°~60°) 7. 支具锁定在0°，仰卧位/俯卧位/侧卧位直抬腿练习 8. 60°内多角度股四头肌等长收缩 9. 本体感觉训练 10. 可耐受范围内的心血管功能练习 11. 冷疗 12. 居家康复治疗指导	1. 足跟下垫毛巾卷或俯卧悬挂进行被动伸膝练习 2. 髌骨松动术 3. 被动屈膝练习(0°~90°) 4. 主动屈/伸膝练习(0°~90°) 5. 股四头肌再教育（应用肌肉电刺激器或肌电生物反馈进行股四头肌练习） 6. 股四头肌开链等长练习（屈膝60°，亚极量，双侧）(ROM>85°时) 7. 支具锁定在0°，仰卧位/俯卧位/侧卧位直抬腿练习 8. 渐进性负重练习：根据术者要求，在允许及可耐受范围内逐渐增加负重，支具锁定在0° 9. 本体感觉训练（双下肢负重） 10. 髋关节渐进性抗阻练习 11. 水疗：应用水槽或水下跑台进行步态训练 12. 短臂功率自行车(ROM>85°时) 13. 双腿蹬踏(0°~60°运动弧)(ROM>85°时) 14. 上肢可耐受范围内心血管功能练习 15. 腘绳肌和腓肠肌牵伸练习 16. 根据康复评定结果调整居家康复训练方案	1. 髌骨松动术 2. 被动屈/伸膝练习（全范围） 3. 主动屈/伸膝练习（全范围） 4. 可耐受范围内渐进性负重练习（支具调为0°~60°内可活动） 5. 可无痛步行时间断弃拐/手杖 6. 负重直抬腿练习（各个平面） 7. 股四头肌牵伸练习 8. 股四头肌开链等张练习（无痛运动弧）（参照闭链练习） 9. 髋关节渐进性抗阻练习 10. 跑台上倒走练习 11. 水疗，利用水槽或水下跑台进行步态训练 12. 平衡训练，泡沫板，干扰（双侧到单侧） 13. 短臂功率自行车 14. 标准功率自行车(ROM>115°时) 15. 蹬踏练习（双侧/离心/单侧） 16. 0°~60°范围内渐进性抗阻静蹲练习 17. 开始向前上/下台阶练习 18. 上肢可耐受范围内心血管功能练习 19. 调整居家康复训练方案	1. 屈膝<90°下渐进性静蹲练习 2. 踢腿练习 3. 跑台上后退跑 4. 如果在术后4个月时能够很好地完成向前下20cm台阶，则可开始在跑台上进行向前跑练习 5. 继续下肢肌力和柔韧性练习 6. 敏捷度练习/特异性运动练习 7. 有足够的肌力基础时开始强化训练 8. 等张屈/伸膝练习（无疼痛及摩擦弧） 9. 等速训练（从快速到中速，再到慢速） 10. 根据康复评定结果调整居家康复训练方案

四、踝关节外侧副韧带重建围手术期康复

踝关节外侧韧带复合体（lateral collateral ligament complex，LCLC）包括距腓前韧带（anterior talofibular ligament，ATFL）、跟腓韧带（calcaneofibular ligament，CFL）和距腓后韧带（posterior talofibular ligament，PTFL），其中 ATFL 最薄弱、最易受伤，而 PTFL 则最强韧。LCLC 损伤在踝关节创伤中发生率最高，也是使其慢性不稳定的主要原因，最常见于踝内翻伤伴足部内翻、跖屈及胫骨外旋等，多见于足球、篮球和舞蹈等运动项目。80%～85% 的踝关节扭伤只需要保守治疗即可。然而，研究表明踝关节扭伤患者中有 10%～20% 容易发展为关节慢性不稳定，在用力时出现疼痛或者关节肿胀，若经系统的物理治疗仍有明显症状，则需手术治疗。手术治疗分为解剖修复及非解剖修复，前者是把受损的距腓前韧带和跟腓韧带分别进行断端对接缝合或者进行同种异体移植，后者则是通过腓骨短肌肌腱行肌腱固定术。

大多踝关节外侧副韧带损伤的患者在术前都是经历过保守治疗的，这部分内容本身也可以归为术前康复。术后康复一般也是分阶段进行，术后早期须佩戴支具并严格限制内翻及跖屈，术后 6 周之后逐渐恢复全范围活动。踝关节外侧副韧带重建围手术期康复方案见表 2-8-14。

表 2-8-14　踝关节外侧副韧带重建围手术期康复方案

项目	术前康复	术后第 1 阶段 （术后 0~6 周）	术后第 2 阶段 （术后第 7~12 周）	术后第 3 阶段 （术后第 13~24 周）
康复目标	1. 恢复正常 ROM 2. 恢复正常步态 3. 达到最佳肌肉力量和关节功能 4. 不需辅助用具上/下楼 5. 独立完成居家康复治疗	1. 控制术后疼痛、肿胀 2. 早期渐进性负重 3. 独立完成居家康复治疗	1. 恢复全范围的关节活动度 2. 支具保护下可以独立活动 3. 活动后不出现关节肿胀 4. 可站立于不稳定平面，无痛 5. 单足提踵 10 次	1. 全速跑 2. 重获充分的心血管功能和肌肉耐力 3. 等速肌力测定结果双侧对称度≥85% 4. 功能性测试结果双侧对称度≥85% 5. 恢复体育活动和高水平运动 6. 专项运动中无痛、无恐惧
注意事项	避免导致踝关节疼痛、肿胀的运动	1. 负重训练必须在佩戴支具的情况下进行 2. 避免跖屈、内翻	1. 避免长时间站立/行走 2. 避免过度主动/被动内翻/跖屈	1. 在术后 6 个月内运动时要坚持佩戴踝部支具 2. 进行高强度的运动和技巧训练时不要过量
康复评定	疼痛；肿胀；AROM；PROM；平衡；步态；本体感觉；等速肌力测试；功能测试	疼痛；肿胀；AROM/PROM（背屈/外翻）；肌力（MMT）	疼痛；肿胀；AROM/PROM；肌力（MMT）；平衡；步态；本体感觉	疼痛；肿胀；AROM；PROM；平衡；步态；本体感觉；等速肌力测试；功能测试
康复治疗	1. 患者教育 2. 定制术后支具、穿卸教育，腋拐/肘拐使用教育 3. 冷疗指导 4. 肌力训练，弹力带辅助 5. 平衡训练 6. 步态训练 7. 术后康复教育	1. 保持患肢抬高 2. 等长肌力训练（手/弹力带辅助）：外翻肌、内翻肌、背屈肌和跖屈肌、足内在肌 3. 主/被动关节活动范围练习（背屈、外翻） 4. 下肢近端肌力训练 5. 躯干及上肢有氧肌力训练 6. 与手术医师沟通，在允许及可耐受范围内进行渐进性负重训练 7. 步态训练（佩戴支具，杖拐）	1. 保护装置：充气支具、硬质护具 2. 控制肿胀：抬高患肢、冷疗、向心性按摩 3. 各方向被动 ROM 练习：关节松动术 4. 各方向主动 ROM 练习 5. 牵伸练习：腓肠肌/比目鱼肌、跟腱膜（毛巾/弹力带辅助） 6. 肌力练习：外翻肌/内翻肌/背屈肌/跖屈肌渐进性抗阻练习（手/弹力带辅助） 7. 步态训练：应用反馈镜、水槽或水下跑台 8. 下肢协调性练习：侧向跨步练习、压腿练习、上/下台阶练习、运动带练习 9. 肌肉耐力练习：治疗阶梯、踏步机、跑台 10. 本体感觉练习 （1）双侧/单侧，睁眼/闭眼 （2）在本体感觉平板、振动平板、泡沫滚筒上站立，双足/单足 （3）在外加干扰下进行动态稳定性练习 （4）抛球/接球练习 11. 功能往复运动：跳跃（双足/单足） 12. 心血管功能练习：利用踏步机、治疗阶梯、Versa 爬梯	1. 运动保护：活动时佩戴的踝部支具 2. 肌力练习：前期训练的基础上增加运动量、阻力和强度 3. 耐力练习：跳绳（双足跳/交替跳/单足跳） 4. 等速肌力训练 5. 本体感觉练习 （1）平面上单足站（由最稳定平面逐渐过渡至最不稳定平面） （2）加入外界干扰或其他动态稳定性练习 （3）抛球、接球、走、慢跑，在速度和干扰下进行 6. 功能往复运动：增加跳跃高度、连续跳跃、点跳跃 7. 专项体育运动训练：如固定平板上的投篮等

五、跟腱断裂缝合术后康复

跟腱是小腿三头肌即腓肠肌和比目鱼肌的肌腹向下移行的腱性结构,止于跟骨结节,是人体最强韧的肌腱,对维持人体站立、行走、跳跃的静态、动态平衡有着重要意义。跟腱是最易发生断裂的肌腱之一,急性自发性断裂的发病率为37/10万,且有不断上涨的趋势,尤以30~39岁的男性发病率增长最快,男女发病率的比例为3.1∶1。70%的跟腱断裂发生在变速、跳跃比较多的球类运动中,其中最常见的就是羽毛球。断裂可以发生在跟腱-跟骨连接部,也可以在跟腱-肌腹连接处或者跟腱组织本身。由于跟腱具有一定自愈性,自发性跟腱断裂之后的保守治疗一般可以取得理想的效果,但是研究表明保守治疗后的二次断裂率相对较高,可在11%~39%,因而保守治疗还是比较适用于康复后对跟腱承受强度要求不高或者有手术禁忌证的患者。与保守治疗相比,手术治疗能够为跟腱的早期愈合提供保障,更利于早期康复的开展,且能够将术后二次断裂的发生率降为1.5%~5%。手术治疗分为开放手术和微创手术,前者又包括断端直接缝合、自身腱组织转移修复法、V-Y肌腱延长修补、人工材料修复等,后者根据切口大小、缝合方式的不同以及是否应用导航器等也有进一步的细分。

无论保守或手术治疗,跟腱修复过程中组织愈合和功能进步的矛盾都显得尤为突出,以致有学者指出,对于跟腱断裂的患者而言,个体化康复方案的制订比针对保守或手术治疗方式的抉择更为重要。跟腱修复术后的传统康复方案中要求患者术后早期严格佩戴石膏或支具,以及限制患侧下肢负重及踝关节活动。近年来的多项研究均已证明,包括早期渐进性负重、有限限制活动在内的快速康复方案更有利于患者运动功能的恢复。美国骨科医师学会于2010年推出第1版临床指南,也推荐患者在术后即开始在用支具固定踝关节的情况下进行负重练习。在相关文献中,越来越多地提及"早期功能康复"(early functional rehabilitation)这一术语。不过在各项研究中,"早期功能康复"的内涵尚未达成统一,而且研究也显示,患者跑、跳运动中跖屈肌群无力、生物力线异常仍然是长期存在的问题。因此,针对跟腱修复术后的快速康复方案仍须进一步研究及完善。跟腱断裂缝合术后康复方案见表2-8-15。

表2-8-15 跟腱断裂缝合术后康复方案

项目	术后第1阶段 (术后0~2周)	术后第2阶段 (术后第3~6周)	术后第3阶段 (术后第7~12周)	术后第4阶段 (术后第13~24周)
康复目标	1. 控制术后疼痛、肿胀 2. 独立完成居家康复治疗	1. 控制术后疼痛、肿胀 2. 踝关节背屈达中立位 3. 恢复下肢近端肌力	1. 恢复正常步态 2. 恢复全范围关节活动范围 3. 恢复踝背屈、内翻和外翻肌力 4. 恢复正常ADL	1. 能无痛下台阶、跑步 2. 能满足ADL最大力量和灵活性要求 3. 等速肌力测试结果双侧对称度≥85% 4. 逐渐恢复体育活动和高水平运动 5. 专项运动中无痛、无恐惧
注意事项	1. 严格佩戴支具 2. 避免热刺激 3. 早期渐进性负重	1. 避免被动牵伸跟腱 2. 避免踝关节长时间下垂	1. 避免在治疗性运动和功能性活动中出现疼痛 2. 避免过度被动牵伸跟腱	1. 避免在治疗性运动、功能性活动、体育运动中出现疼痛 2. 避免跟腱高负荷动作(如跳跃中过度踝背屈) 3. 运动强度循序渐进
康复评定	疼痛;肿胀;AROM;PROM;肌力(MMT)	疼痛;肿胀;AROM;PROM;平衡;步态;本体感觉	疼痛;肿胀;AROM;PROM;平衡;步态;本体感觉	疼痛;肿胀;AROM;PROM;平衡;步态;本体感觉;等速肌力测试

项目	术后第 1 阶段 （术后 0~2 周）	术后第 2 阶段 （术后第 3~6 周）	术后第 3 阶段 （术后第 7~12 周）	术后第 4 阶段 （术后第 13~24 周）
康复治疗	1. 保持患肢抬高 2. 踝关节等长肌力训练（手/弹力带辅助）：外翻肌、内翻肌、背屈肌和跖屈肌、足内在肌 3. 下肢近端肌力训练 4. 躯干及上肢有氧肌力训练 5. 与手术医师沟通，在允许及可耐受范围内进行渐进性负重训练 6. 步态训练（佩戴支具，杖腋拐/肘拐）	1. 在允许及可耐受范围内进行渐进性负重训练 2. 踝关节主动背屈/跖屈、内翻/外翻练习 3. 按摩瘢痕 4. 下肢近端肌力练习 5. 冰敷	1. 可耐受范围内渐进性负重练习，无痛时则可脱拐 2. 踝关节背屈/跖屈、内翻/外翻等长/等张肌力练习 3. 本体感觉训练 4. 屈膝 90° 踝关节主动跖屈/背屈练习 5. 伸膝位踝关节主动跖屈/背屈练习 6. 固定自行车练习 7. 跑台上倒走练习 8. 物理因子治疗：超声波、光疗 9. 瘢痕按摩 10. 上台阶练习	1. 踝关节等张/等速训练：背屈、跖屈、内翻、外翻 2. 固定自行车练习、训练阶梯 3. 跑台上前向跑步练习 4. 本体感觉训练：本体感觉平板、平衡垫、泡沫滚筒 5. 功能性往复运动：双足跳跃练习 6. 运动专项技能训练：强度逐渐增加 7. 活动中的柔韧性练习 8. 前向下台阶练习

六、髋关节盂唇修复围手术期康复

髋臼盂唇是附着于髋关节边缘的环形纤维软骨结构，主要作用包括缓冲应力、减少摩擦、增加髋关节稳定性、调节滑液平衡等。髋关节盂唇损伤的主要原因是解剖结构异常、功能异常、创伤及关节退变等，患者以 20~50 岁居多，女性多于男性。年轻患者常由创伤所致，如髋关节脱位等急性创伤，或者在高尔夫球、冰球、曲棍球及足球运动中反复运动下的微创伤累积；中年患者多因髋关节撞击综合征引起；老年患者则多为退变性撕裂。随着关节镜手术技术的发展，髋臼盂唇损伤已经越来越得以重视，McCarthy 等曾对 54 例尸体进行解剖，结果发现 93% 存在髋臼盂唇损伤。髋臼盂唇损伤的非手术治疗占有非常重要的地位，包括休息、局部制动、口服药物、理疗等，多数患者可以缓解症状、恢复运动功能。尽管如此，由于髋臼盂唇的血供较差，仅周边 1/3 有血供，导致愈合能力有限，损伤后并不易愈合。因此，对于非手术治疗 10~12 周仍无显著疗效的患者，建议进行手术治疗，包括髋臼盂唇清理术、髋臼盂唇修补术、髋臼盂唇重建术等。

髋关节盂唇损伤修复的术前、术后康复都很重要。非手术治疗即是修复术前康复的重要内容，术前关节稳定性的重建有利于加速术后康复进程。术后康复应从早期开始，虽然仍有研究在争论术后负重练习的时机，但多数研究认为患者在术后即开始渐进性负重练习更有利于下肢功能的尽早恢复。多数术后康复方案并未限制患者术后早期关节活动范围，但必须强调，术后早期关节活动范围仍主要取决于术中情况，康复治疗师及时与手术医师进行沟通还是非常必要的。髋关节盂唇修复围手术期康复方案见表 2-8-16。

表 2-8-16　髋关节盂唇修复围手术期康复方案

项目	术前康复	术后第 1 阶段 （术后 0~2 周）	术后第 2 阶段 （术后第 3~6 周）	术后第 3 阶段 （术后第 7~12 周）	术后第 4 阶段 （术后第 13~24 周）
康复目标	1. 恢复正常步态 2. 达到最佳肌肉力量/关节功能 3. 独立完成居家康复治疗	1. 控制术后疼痛、肿胀 2. 借助辅助用具步行，行走时无痛 3. 独立完成居家康复治疗	1. 关节活动度达到功能范围 2. 骨盆稳定性达到日常生活活动需要 3. 恢复正常步态 4. 能够平稳、有控制地上/下 20cm 高台阶 5. 日常生活活动中疼痛轻微 6. 下肢训练时核心控制良好 7. 独立完成居家康复治疗	1. 恢复全范围关节活动度 2. 恢复下肢肌力 3. 恢复下肢活动动态平衡 4. 日常生活活动中无痛 5. 独立完成居家康复治疗	1. 独立完成居家康复治疗 2. 功能活动中无痛

续表

项目	术前康复	术后第1阶段（术后0~2周）	术后第2阶段（术后第3~6周）	术后第3阶段（术后第7~12周）	术后第4阶段（术后第13~24周）
注意事项	在功能性活动中避免疼痛，必要时应用辅助用具	1. 在功能性活动中避免疼痛 2. 渐进性负重练习须遵术者医嘱 3. 关节活动范围练习须遵术者医嘱	1. 在恢复无痛步行之前须坚持使用辅助用具 2. 避免在治疗性训练及功能性活动中出现疼痛 3. 在功能训练及日常生活活动中须时刻避免错误运动模式	1. 随时关注功能进展并调整康复治疗方案 2. 避免在治疗性训练及功能性活动中出现疼痛 3. 在功能训练及日常生活活动中须时刻避免错误运动模式，训练质量重于数量	1. 随时关注功能进展并调整康复治疗方案 2. 避免在治疗性训练及功能性活动中出现疼痛 3. 注意运动训练中表现出来的双侧肌力不平衡
康复评定	疼痛;肿胀;AROM;PROM;平衡;步态;本体感觉;功能测试	疼痛;肿胀;AROM;PROM;肌力(MMT);平衡;步态	疼痛;肿胀;AROM;PROM;平衡;步态;本体感觉	疼痛;肿胀;AROM;PROM;平衡;步态;本体感觉;功能测评	疼痛;肿胀;AROM;PROM;平衡;步态;本体感觉;功能测评
康复治疗	1. 患者教育 2. 术后辅助用具应用教育 3. 冷疗指导 4. 渐进性步态训练 5. 居家康复训练:术后康复教育	1. 患者教育 （1）限制活动 （2）体位摆放 （3）体位转移 2. 居家康复训练指导:腹部控制，腰/臀控制，股四头肌控制 3. 根据术者医嘱，在允许及可耐受范围内进行渐进性负重练习 4. 步态训练:助行器/腋拐/肘拐辅助 5. 膝关节开链运动练习，腓肠肌肌力训练 6. 核心控制练习:足跟滑动，上肢前屈联合下腹部控制，伸髋至中立位 7. 平衡训练:双侧负重	1. 在评定基础上调整居家康复治疗方案 2. 髋周肌力练习:多功能髋部训练仪，蚌壳运动，屈膝伸髋练习 3. 通过姿势再教育学会将骨盆控制在中立位 4. 在固定骨盆的前提下进行髋关节活动度练习:撑地后移，屈膝臀部下落，足跟滑动 5. 渐进性核心控制练习 6. 水疗:水中各方向抗阻练习 7. 水下跑台练习 8. 强化功能训练:蹬腿，蹲起，上/下台阶 9. 功率自行车:短臂/标准臂 10. 本体感觉和平衡练习:从双侧负重过渡至单侧负重	1. 在评定基础上调整居家康复治疗方案 2. 强化核心控制练习:撑地四肢举起，对角模式练习 3. 双下肢运动协调性练习:椭圆软垫，固定自行车，上/下台阶，越野滑雪仪 4. 常规耐力训练 5. 功能往复性训练	1. 在评定基础上调整居家康复治疗方案 2. 强化功能往复性训练 3. 强化核心控制训练 4. 强化动态平衡训练 5. 强化双下肢运动协调性训练:剪切步、往返跑 6. 耐力训练:跑台

七、肩袖损伤修复的围手术期康复

肩袖（rotator cuff,RC）是包绕在肱骨头周围的一组肌腱复合体,包括肩胛下肌腱、冈上肌腱、冈下肌腱和小圆肌腱。肩袖除参与肩关节的活动外,更重要的作用是将肱骨头限制于肩胛盂,维持肩关节的静态及动态稳定。肩袖损伤是引起肩关节疼痛及功能障碍最常见的原因之一,可因急性创伤、反复微创伤或退行性改变所致。有研究显示50岁以上人群肩袖损伤的发病率显著增加,70岁以上人群为50%,80岁以上人群可达80%。肩袖损伤的非手术治疗包括口服非甾体抗炎药、物理因子治疗、局部封闭治疗等,这些治疗措施能够缓解疼痛、改善肩关节功能、提高患者生活质量。但是也有研究显示非手术治疗也有使受损肩袖由可修复转变为不可修复的风险,建议若保守治疗4~6周仍无明显效果的患者,应尽早进行手术治疗。手术治疗包括开放手术、关节镜辅助的小切口手术及完全的关节镜手术等。

肩袖修复术后的康复方案必须兼顾保护修复组织和减轻疼痛、增加肌力及关节活动范围。因此,与手术医师的交流很重要,因为修复组织的部位、大小和手术技术均可能影响患者的康复进程。各种术后康复方案不尽相同,争议主要集中在是否制动、制动的角度和时间、何时开始肌力训练等。肩袖损伤修复的围手术期康复方案见表2-8-17。

表 2-8-17　肩袖损伤修复的围手术期康复方案

项目	术前康复	术后第1阶段（术后0~2周）	术后第2阶段（术后第2~6周）	术后第3阶段（术后第7~12周）	术后第4阶段（术后第13~24周）
康复目标	1. 达到最佳肌肉力量、关节功能状态 2. 独立完成居家康复治疗	1. 保护修复组织 2. 控制术后疼痛、肿胀 3. ROM达到外旋45°,内旋45°,前屈120° 4. 独立完成居家康复治疗	1. 保护修复组织 2. 控制术后疼痛、肿胀 3. 前屈、外旋ROM接近正常（达到全范围的80%） 4. 改善肩胛周围稳定性 5. 改善肩肱节律及肩关节运动中的动态稳定 6. 减少肩袖抑制	1. 消除/减轻疼痛和炎性反应 2. 恢复全范围的PROM 3. 改善肌力和柔韧性 4. 水平面以下肩肱节律恢复正常 5. 逐渐恢复水平面以下的低强度日常活动	1. 恢复肌力和柔韧性,并逐渐恢复生活、娱乐及体育活动 2. 肩肱节律恢复全范围正常 3. 能够独立进行运动训练来保持及提高功能水平
注意事项	在功能性训练及日常活动中避免出现疼痛	1. 严格佩戴支具,只在训练时由治疗师摘除 2. 严格在术者要求的ROM限制内活动 3. 避免在功能训练中诱发疼痛	1. 是否去除支具须遵术者医嘱 2. 严格在术者要求的ROM限制内活动 3. 避免主动抬高手臂 4. 避免肩袖的全范围主动运动 5. 避免在功能训练及日常生活中诱发疼痛	1. 限制过头动作 2. 在功能训练及日常生活中避免耸肩 3. 避免运动过量 4. 避免快速运动 5. 避免提重物	1. 只在近端足够稳定的情况下尝试过头活动 2. 在各项运动中避免疼痛
康复评定	疼痛;AROM;PROM;功能测试	疼痛;肿胀;PROM;肌力(MMT)	疼痛;肿胀;PROM;肌力(MMT)	疼痛;肿胀;PROM;肌力(MMT);关节功能;ADL;生活质量	疼痛;肿胀;PROM;肌力(MMT);等速肌力测试;关节功能;ADL;生活质量

项目	术前康复	术后第1阶段（术后0~2周）	术后第2阶段（术后2~6周）	术后第3阶段（术后7~12周）	术后第4阶段（术后第13~24周）
康复治疗	1. 患者教育 2. 定制术后支具、穿卸教育 3. PROM训练 4. 肌力训练（无痛）：等长训练 5. 冷疗指导 6. 居家康复治疗指导	1. 佩戴悬吊支具 2. 患者教育：纠正日常生活动作，如卧位、翻身、转移 3. PROM训练：治疗师辅助，对侧肢体辅助，体操棒辅助，钟摆练习 4. AROM训练：仰卧位肩胛平面的内/外旋（体操棒辅助） 5. 冰敷 6. 主动活动度练习肘、前臂、腕、手 7. 肩胛稳定性练习：侧卧位 8. 中立位屈肘下（短力臂）亚极量三角肌等长收缩练习 9. 制订居家康复方案	1. 继续第1阶段的练习，在可耐受范围内增加活动范围 2. 根据术者医嘱，去除支具 3. AROM练习 （1）仰卧位肩胛平面前屈练习（体操棒辅助） （2）仰卧位肩胛平面的内/外旋练习（体操棒辅助） （3）气压式训练仪 4. PROM练习：关节松动技术 5. 肌力训练 （1）中立位的内/外旋等长收缩练习（亚极量） （2）中立位的长力臂三角肌等长收缩练习 （3）等张收缩练习 6. 肩胛稳定性练习：治疗球辅助，水平面以下 7. 肱骨头稳定性练习：ROM>90°时开始 8. 拉力器训练，以改善ROM及上肢控制 9. 水疗 10. 调整居家康复方案	1. 继续体操棒练习：内/外旋、屈曲 2. 继续关节松动技术，改为Ⅲ和Ⅳ级 3. 柔韧性练习，水平内收（后侧关节囊牵伸） 4. 功能性活动范围练习（背后内旋，毛巾辅助） 5. 肌力训练，可用哑铃辅助抗阻 （1）肩胛前伸练习 （2）肩胛后缩练习 （3）肩关节伸展练习（弹力带辅助） （4）肩关节前屈练习（立位） （5）肩袖等张肌力练习：侧卧位外旋；中立位内外旋（弹力带辅助） 6. ROM训练：各个平面、各个方向 7. 肩肱节律稳定性练习 8. 上肢闭链运动 9. 调整居家康复方案	1. 强化肌力训练 （1）肩带肌及肩袖肌群等张练习：背阔肌重锤下拉，划船机，推胸机 （2）肩胛平面的等速练习 2. 柔韧性练习：侧卧位后关节囊牵伸 3. 肩胛稳定性练习 4. 肩肱节律稳定性练习 5. 在稳定性恢复的基础上开始功能性往复运动（水平面之下/水平面之上）

八、肩关节上盂唇前后部损伤修复术后康复方案

肩关节盂唇是包绕着肩关节盂的纤维软骨结构，通过增加肱骨头的接触面积而保持盂肱关节的稳定性、阻止肱骨头移位。肩关节上盂唇前后部（superior labrum anterior and posterior，SLAP）损伤，即关节盂唇从后部肱二头肌长头腱的附着点向前方的撕裂，损伤机制不明，多见于投掷类运动，好发于20~29岁及40~49岁2个年龄段，男女发病率之比为3:1。Snyder于1990年首次定义SLAP损伤并将其分成4种类型，目前仍是临床中最常用的分类方法。①Ⅰ型：上盂唇内侧边缘磨损、变性，但结构完整；②Ⅱ型：肱二头肌腱长头止点与上盂唇连接处撕裂损伤；③Ⅲ型：桶柄样损伤，自前向后延伸至肱二头肌腱长头肌腱止点；④Ⅳ型：在Ⅲ型基础上，撕裂延伸至肱二头肌腱长头止点和盂唇连接处。根据不同的损伤类型，可以

选择不同的手术术式。

　　SLAP 修复术后康复方案也尚没有统一标准。大多数研究支持术后早期限制关节活动范围,为了避免对盂唇的过度牵伸和对肱二头肌长头的过度牵拉,患者术后早期的外展、外旋活动及肱二头肌的主动肌力训练必须谨慎。康复的终极目标是恢复患者肩关节正常的力量、活动度、灵活性以及神经肌肉功能,在此之前必须逐渐增加整体及专项运动量。肩关节上盂唇前后部损伤修复术后康复方案见表 2-8-18。

表 2-8-18　肩关节上盂唇前后部损伤修复术后康复方案

项目	术后第 1 阶段 (术后 0~2 周)	术后第 2 阶段 (术后第 2~6 周)	术后第 3 阶段 (术后第 7~12 周)	术后第 4 阶段 (术后第 13~24 周)
康复目标	1. 保护修复组织 2. 控制术后疼痛、肿胀 3. ROM 达到前屈 90°,外旋至中立位 4. 独立完成居家康复治疗	1. 促进愈合 2. 控制术后疼痛、肿胀 3. ROM 达到前屈 145°、外旋 30° 4. 改善上肢和肩胛带肌力 5. 盂肱节律恢复正常	1. 恢复全范围 PROM 2. 恢复正常肩肱节律 3. 内/外旋肌力达到 MMT4 级 4. 恢复灵活性	1. 恢复并保持肌力和柔韧性,并逐渐恢复生活、娱乐及体育活动 2. 肩肱节律在全范围内恢复正常 3. 预防再损伤
注意事项	1. 严格佩戴支具,只在训练时由治疗师摘除 2. 限制外展/外旋(不超过中立位)	1. 严格佩戴支具,只在训练时由治疗师摘除 2. 避免过度牵伸肱二头肌和上盂唇	避免过度牵伸	在各项活动中避免疼痛
康复评定	疼痛;肿胀;PROM	疼痛;肿胀;PROM;肌力(MMT)	疼痛;肿胀;PROM;肌力(MMT);等速肌力测试;关节功能;ADL;生活质量	疼痛;肿胀;PROM;肌力(MMT);等速肌力测试;关节功能;ADL;生活质量
康复治疗	1. 佩戴支具 2. 上肢远端功能练习:手抓握,腕关节,前臂,肘关节(避免对肱二头肌施压) 3. 肩胛骨局部按摩 4. 肌力训练:三角肌亚极量等长练习 5. AROM:前屈(肩胛骨平面),外旋(至中立位) 6. 冰敷 7. 制订居家康复方案	1. AROM 练习:前屈(体操棒、拉力器辅助),内/外旋练习(体操棒辅助) 2. 肌力训练 (1) 内/外旋等长收缩练习(亚极量,无痛) (2) 肩胛带肌力练习(防护状态下) (3) 肩胛平面上提 (4) 背阔肌肌力练习(前屈<90°) 3. 肱骨头稳定性练习 4. 水疗 5. 理疗:光疗,磁疗 6. 调整居家康复方案	1. 继续 AROM 练习:前屈,内/外旋 2. 肌力训练 (1) 强化肩胛带、背阔肌肌力练习 (2) 开始肱二头肌肌力练习 (3) 等速肌力训练 3. ROM 练习:内/外旋 90° 4. PNF 练习 5. 肱骨头稳定性练习 6. 上肢运动灵活性练习 7. 调整居家康复方案	1. 强化肌力训练、耐力练习 2. 柔韧性练习:侧卧位后关节囊牵伸 3. 上肢灵活性练习 4. 功能性往复练习 5. 专项运动训练 6. 调整居家康复治疗

（杨延砚）

第六节　手　外　伤

　　手是人体重要的功能结构之一,参与日常生活、工作和学习中多种上肢运动。手外伤康复是在手外科早期诊断和处理的基础上,探究手外伤后功能障碍的原因,有针对性地采取相应的康复治疗手段,最大限度恢复手功能,提高患者生活自理能力和社会适应能力。

【解剖学】

　　手部有 7 种主要组织结构,即皮肤、肌肉、肌腱、骨、关节、神经和血管。

　　肌腱是连接骨骼肌和骨的致密结构组织,它由胶原纤维、腱内膜、腱外膜、腱旁组织等构成。肌腱外包绕滑膜鞘。手部肌腱包括指屈肌腱和指伸肌腱。手部屈肌包括指屈、拇屈和腕屈肌。对应指屈肌腱共12 条,其中腕屈肌 3 条,指屈肌腱 8 条,拇屈肌腱 1 条。手部指伸肌腱共 8 条,通常分为 2 组:桡侧组和尺侧组。桡侧组与拇指运动有关,有 1 条拇长和 1 条拇短伸肌腱;尺侧组与第 2~5 指的指伸运动有关,包括4 条指伸肌腱、1 条示指固有伸肌腱和 1 条小指固有伸肌腱。

1. **手指屈肌腱**　　手指屈肌腱可将前臂屈肌与指骨联系起来,功能是屈指。手指屈肌腱分浅、深 2 类:指浅屈肌(FDS)止于中节指骨,功能为屈近端指间(proximal interphalangeal,PIP)关节;指深屈肌(FDP)止于末节指骨,功能为屈远端指间(distal interphalangeal,DIP)关节。肌腱是相应肌肉的组成部分,本身不具有收缩能力,但能传导肌腹收缩产生的力,牵拉指骨使之产生运动。手指屈肌腱分为 5 区:

(1) Ⅰ区:从中节指骨中部至指深屈肌腱止点的一段,此段肌腱有腱鞘包绕,但只有 1 条指深屈肌腱。

(2) Ⅱ区:从远侧掌横纹,即指纤维鞘管起始部,至中节指骨中部。在此段中,3 条肌腱被包于硬韧而狭长的纤维鞘管内。因此此处肌腱损伤或感染后,极易与管壁粘连或肌腱间相互粘连。若浅深肌腱均断裂,屈指功能将完全丧失。

(3) Ⅲ区:从腕掌横韧带远侧缘到远侧掌横纹一段,居手掌内。此区包括 8 条指浅深屈肌腱,示、中、环指指屈肌腱被有腱周组织,小指屈肌腱被有滑膜鞘。蚓状肌起自此段的指深屈肌腱。此区单纯指浅屈肌腱断裂,对屈指功能影响不大。

(4) Ⅳ区:在坚韧屈肌支持带下方,居腕管内。在此狭窄的隧道里,有 9 条肌腱及正中神经通过。此段肌腱被有滑膜。此区肌腱损伤修复后易发生肿胀,纤维组织增生,腕管内没有缓冲的余空隙,张力增加,加大肌腱滑动阻力,肌腱容易发生粘连。

(5) Ⅴ区:由肌腱起点至肌支持带近侧缘的一段。此区肌腱间隙较宽,各肌腱有腱系膜及腱周组织包围,此区肌腱修复后,粘连机会少,即使轻度粘连,因周围组织松软,对肌腱滑动影响也较少。

2. **手指伸肌腱**　　手部伸肌包括指总伸肌、腕伸肌、骨间肌、蚓状肌及各肌腱在指背构成的腱膜。指伸动作并非由哪块肌肉单独收缩完成,而是一组肌肉的协同作用。指背部肌腱是由这组协同运动的肌肉及肌腱移行构成指伸肌腱装置。根据 Verdan 分法,将指伸肌腱分为 8 个区,拇指分为 5 个区。其中奇数区与关节对应,偶数区与骨干对应,从远至近依次为:远侧指间关节区(EⅠ);中节指骨区(EⅡ);近侧指间关节区(EⅢ);近节指骨区(EⅣ);掌指关节区(EⅤ);掌骨区(EⅥ);腕区(EⅦ);前臂区(EⅧ)。

3. **手的静息位与功能位**　　在不用任何力量时,手的内在肌和外在肌张力处于相对平衡状态,这种手的自然位置称为手的休息位,表现为腕关节微背屈 10°~15°,有轻度尺偏,掌指关节及指间关节呈半屈曲状态,向尺侧屈曲渐多,各指尖指向舟骨结节,拇指轻度外展,末节指腹接近示指末节的桡侧。手的休息位是最稳定的姿势,作为手外伤的诊断基础和处理原则,在骨折复位和肌腱修复中具有重要的临床意义。

手能够根据不同的活动需要快速发生张手、握拳、捏物等不同的动作以发挥其功能。手的功能位表现为腕关节背伸 20°~25°,拇指外展呈对掌位,掌指关节及指间关节微屈曲;其他手指略分开,诸指间关节的屈曲位置较为一致,掌指关节及近端指间关节半屈曲,远端指间关节微屈曲。手外伤后或手术后,将手以功能位固定,如手握水杯姿势,有助于使手的功能恢复。

【病因】
手外伤常为复合性损伤,根据损伤原因可分为开放性损伤和闭合性损伤。
1. 手开放性损伤的常见原因有刺伤、锐器伤、火器伤、烧伤等。
2. 手闭合性损伤的常见原因有钝器伤和挤压伤等。

【流行病学】
手外伤可发生于任何年龄,但以青壮年为主,学龄前儿童及婴幼儿约占 10%。男性多于女性,性别比例接近 4:1。职业性损伤的原因以切割伤为主,多发生于工厂内;生活性损伤以挤压伤为主,多发生于交通事故中。

【临床表现】
1. **症状**　　患者有外伤史。开放性损伤常合并出血、肿胀、感染和疼痛等,可引起肌腱、神经、血管等深部组织损伤;闭合性损伤由于皮肤完整而皮下组织严重肿胀,容易使局部组织受压、血液循环障碍,导致远端肢体缺血坏死。

2. **体征** 累及不同组织时,临床上也会有相应的体征。具体如下:

(1) 肌肉、肌腱损伤:可表现为手部畸形、屈曲或伸直功能受限。

(2) 神经损伤:常表现为感觉异常及主动运动丧失或减弱,如累及前臂或上臂神经时可出现爪形手、猿手、垂腕等畸形。

(3) 血管损伤:常表现为伤口远端皮肤苍白、弹性减弱、皮温降低、脉搏减弱或消失,可继发手部缺血坏死。

(4) 骨关节损伤:常表现为局部明显肿胀、压痛或叩击痛,出现关节僵硬、畸形,有反常活动或骨擦音。

【诊断】

骨关节损伤须进行 X 线检查;肌肉麻痹须做电生理检查。

1. **指屈肌腱断裂临床诊断**

(1) 由于指深屈肌腱止于第 2~5 指的末节指骨底,当固定患指中节时,若不能屈远端指间(DIP)关节,应考虑是指深屈肌腱断裂。

(2) 由于指浅屈肌腱止于第 2~5 指的中节指骨,若固定患者其他指于伸直位,患指不能屈近端指间(PIP)关节,应考虑指浅屈肌腱断裂。

(3) 若用上述两种方法检查,患者指间关节均不能屈,但掌指(metacarpophalangeal,MP)关节仍能屈曲,则可能是指深、浅屈肌腱均断裂。

(4) 若固定患者近节拇指时,远节拇指不能屈曲,可能为拇长屈肌腱断裂。

(5) 但临床上还有另外的情况:①若指屈肌腱在止点处断裂,在诊断时容易被忽略;②指屈肌腱的不完全损伤时,手指主动活动正常,但活动时有疼痛,且主动屈曲力量减弱。

2. **指伸肌腱断裂临床诊断** 临床上如患者手指和手掌部的单条伸肌腱损伤,通常不会导致伸指功能的完全障碍,但手指区域的指伸肌腱损伤有特征性的表现。

(1) 如果患者指伸肌腱在止点断裂或者在 DIP 关节与 PIP 关节之间断裂,则不能主动伸直远端指间关节,导致出现锤状指畸形。但在 DIP 与 PIP 关节之间断裂之初,因有周围的关节囊及周围软组织相连,故锤状指不明显。

(2) 如果患者是在 MP 关节与 PIP 关节之间因肌腱中央束断裂,侧束向掌侧滑移,故 PIP 关节不能伸直,而 MP 关节和 DIP 关节仍能伸直。这种损伤在最初检查时常被忽略。

(3) 如果患者是在手背伸肌扩张部(腱帽)断裂,包括侧束完全断裂,则损伤部位以下的所有关节伸展活动均丧失;如在掌指关节近侧断裂,侧束及其相连的横纤维使 2 个指间关节仍能伸展,而掌指关节则不能完全伸直;如只有一指的伸肌腱断裂,因联合腱的作用,患指仍能部分或完全伸直。

(4) 如果患者拇长伸肌腱断裂,当固定掌指关节时,指间关节不能伸直。临床上拇长伸肌腱常被疏忽,主要是由于拇短伸肌与拇长伸肌之间的相互关系,但单独拇短伸肌不能伸拇指间关节。

【康复评定】

1. **总体评定** 通过望诊和触诊,对外伤后手部结构和功能情况作出总体评定。

(1) 望诊:评定内容主要包括手损伤局部的皮肤色泽、有无红肿和破溃、有无渗出、肉芽组织是否新鲜、瘢痕软硬程度、是否有畸形以及手的姿势(包括手的休息位和功能位)等。

(2) 触诊:评定内容主要包括手的温度、皮肤弹性、软组织质地、手指的血液循环情况以及是否有压痛等。

2. **功能评定** 主要对手外伤对手的运动、感觉、关节活动度、肢体肿胀程度、实际运用功能的影响进行评定。

(1) 肌力评定:包括徒手肌力评定、握力和捏力检查。

1) 徒手肌力评定:不借助任何器材,通过检查者徒手对受试者进行肌力测定。

2）握力检查：可用握力计进行评定，握力计显示的数字即为握力值。评定时患者上肢在体侧自然下垂，握力计表面向外，单手持握力计全力紧握，重复测量 2~3 次，取最大值，除以自身体重，即得握力体重指数，正常握力体重指数应≥35。

3）捏力检查：评定内容主要包括侧捏力（拇指指腹与示指桡侧对捏）、指尖捏力（拇指与示指指尖对捏）和三指捏力（拇指、示指、中指三指指腹对捏）。捏力约为握力的30%。

（2）感觉评定：包括浅感觉、深感觉和复合感觉的检查。

1）浅感觉：包括体表针刺觉、轻触觉和温度觉。针刺觉可使用针尖以均匀的力量轻刺患者皮肤进行检查；轻触觉可以采用 Semmes-Weinstein 单丝（Monofilaments）法进行评定；温度觉可以采用 Sunderland 温度感觉功能评估法进行评估。

2）深感觉：又称本体感觉，包括位置觉、运动觉和振动觉。检查位置觉和运动觉时，通过活动受试手指，嘱受试者说出受试关节所处的角度和运动方向；检查振动觉时，以振动音叉手柄置于骨突出处，嘱受试者回答有无振动感。

3）复合感觉：是大脑皮质对各种感觉刺激综合分析、判断的结果，因此也称为皮质感觉，包括皮肤定位觉、两点辨别觉、图形辨别觉和实体辨别觉。①两点辨别觉评定：判断手外伤后神经功能恢复程度的常用方法。以两枚小针同时刺激手部皮肤表面，逐渐缩小刺激距离，能辨别两点刺激的最小距离即为两点阈（two-point limen）。手的各部位两点阈的正常值为指尖 2~4mm，指背 4~6mm，手掌 8~12mm，手背 2~3cm。由于两点辨别觉的个体差异较大，应注意患侧手与健侧手的对比检查。②Moberg 拾物试验：是一种实体辨别觉测试。检查包括一角硬币、五分镍币、五分镍币大小的垫圈、钥匙、回形针、别针、螺母、螺丝、钉子、纽扣等小物件，嘱患者先在睁眼的条件下用手每次拾取一件物品放入木盒内，再在闭眼的条件下重复一遍上述操作，用秒表计时。若受试者正中神经皮肤感觉减退或丧失，闭眼时完成测试存在困难。③感觉功能恢复等级量表：根据上述评定结果，对患者的感觉功能进行分级评定（表 2-8-19）。

（3）关节活动度评定：关节活动度（ROM）是指关节运动时所通过的运动弧，亦称关节活动范围，以度数表示。通过人体自身的主动随意运动而产生的关节运动弧称为主动关节活动度（AROM）；通过外力产生的关节运动弧称为被动关节活动度（PROM）。AROM 与 PROM 的临床意义如下（表 2-8-20）。

表 2-8-19 感觉功能恢复等级

分级	内容
S0	神经支配区内感觉无恢复
S1	神经支配区内皮肤深感觉恢复
S2	神经支配区内浅感觉（触觉和痛觉）部分恢复
S3	神经支配区内浅感觉完全恢复，没有感觉过敏
S4	感觉恢复至 S3 水平，两点辨别觉部分恢复
S5	感觉完全恢复，两点辨别觉<6mm

表 2-8-20 关节活动度的临床意义

AROM 与 PROM 的关系	意义
AROM = PROM，且两者范围正常	正常
AROM = PROM，但两者范围减小	关节周围软组织挛缩
AROM = PROM，但两者范围增大	关节松弛
AROM = PROM = 0	关节强直
AROM < PROM	肌肉萎缩，肌力下降

（4）肌腱功能评定：美国手外科学会和国际手外科学会 1975 年推荐以肌腱总主动活动度（TAM）评定法作为评价手指肌腱功能的方法。TAM 评定法可以较为全面地反映手指肌腱功能的情况，也可以对比手术前后和康复前、后的主、被动活动情况，实用价值大，但测量与计算较烦琐（表 2-8-21）。

掌指（MP）关节、近端指间（PIP）关节和远端指间（DIP）关节的主动和被动活动范围可用量角器进行测量。TAM 为各关节主动屈曲角度之和与主动

表 2-8-21 TAM 评定量表

分级	评分	内容
优	4	TAM>220°，屈伸活动范围正常
良	3	TAM 200°~220°，>健侧的 75%
可	2	TAM 180°~200°，>健侧的 50%
差	1	TAM<180°，<健侧的 50%

伸直受限角度之和的差值,即:TAM=屈曲角度(MP+PIP+DIP)-伸直受限(MP+PIP+DIP)。

(5) 肢体肿胀评定:将肿胀的肢体浸入充水的透明容器中,用量杯计算排出水的体积,即为待测肢体的体积。通过肢体体积前、后测量的变化以及健、患侧对比,能够准确反映肢体的肿胀变化情况。

(6) 灵巧性和协调性评定:常用测试方法有九孔插板试验、Purdue 钉板测验、明尼苏达操作等级测试、Carroll 手功能评定法等。

1) 九孔插板试验(nine-hole peg,NHPT):要求患者尽可能快地从桌子上捡起 9 根榫钉放置到九孔插板内,每次一根,先健侧后患侧,记录完成时间,用时越少,表明手的灵巧性越好。该测试简单易行,具有较好的信度和效度。

2) Purdue 钉板测验(Purdue pegboard test,PPT):利用一块带有凹槽和双排孔眼的木板,嘱患者根据指示完成钉钉子等操作。共有 4 个分测验:右手操作测验、左手操作测验、双手同时操作测验和装配测验。PPT 主要反映手部的整体协调功能以及手指运动的速度和灵活性,可重复性好。

3) 明尼苏达操作等级测试(Minnesota rate of manipulation test,MRMT):通过标准化测试衡量快速手-眼协调性以及手-臂灵活性,要求患者正确填满圆板上的所有小孔,完成后进入下一个测试。共包括 5 项分测试:放置测试、转向测试、置换测试、单手转向及放置测试和双手转向及放置测试。

4) Carroll 手功能评定法:又称为上肢功能评定(upper extremity function test,UEFT)。将与日常生活活动有关的上肢动作分为 7 大类,共有 33 项评定细则,其中Ⅰ、Ⅱ类评定手的抓握功能,Ⅲ、Ⅳ类评定手的对捏功能,Ⅴ、Ⅵ类评定前臂旋转、肘部屈伸、肩部上提等上肢功能与协调性。能完成活动得 3 分,能完成活动但动作较慢或笨拙得 2 分,只能完成一部分活动得 1 分,全部活动不能完成得 0 分。最高分为利手99 分,非利手96 分。

(7) 日常生活活动能力评定:可采用 Barthel 指数、Jebsen 手功能测试或 Sollerman 手功能测试来评估手外伤对患者日常生活能力的影响。

1) Barthel 指数:对进食、洗澡、修饰、穿衣等 10 项日常活动的独立程度进行分级评定,但对于手外伤患者不够灵敏。

2) Jebsen 手功能测试(Jebsen hand function test,JHFT):是一种客观、标准化、多角度的手功能测试,能够全面评定手部日常生活活动能力。每项测试先由利手开始测试,注意左右两侧手的检查结果对比。共包括 7 个独立测试:①写一句话;②翻卡片(模仿翻书);③拾起小件物品放入容器内;④堆放棋子;⑤模仿进食;⑥移动大而轻的物品;⑦移动大而重的物品。

3) Sollerman 手功能测试(Sollerman hand function test,SHFT):对手完成20 种日常生活活动的能力进行评估,测试内容包括放取硬币、开关拉锁、上螺丝、取瓶盖、扣扣子、模拟切肉卷、戴手套、写字、折纸、听电话、倒水等。分别测试左右手,记录患者完成 20 项活动所需的时间,并观察在操作中应用何种捏握方式。

(8) 职业评定:手外伤康复的主要目的是提高患者的生活自理能力,帮助其重返工作岗位。通过工作恢复情况评定表可对手外伤后患者的社会适应能力进行评定(表 2-8-22)。

3. 电生理检查　通过神经肌电图、神经传导速度和体感诱发电位等电生理检查,可对手部神经功能的完整性及恢复情况进行定量评定。

【康复治疗】

1. 康复原则

(1) 术前康复:指手外伤择期手术前进行的康复治疗。此期损伤部位充血、水肿、纤维细胞增生,因此康复目的主要为维持关节活动度和肌力、部分松解粘连组织、纠正已经存在关节挛缩和肌肉萎缩,为术后康复创造良好的条件。治疗重点在于清创、消炎、消肿、镇痛、功能位固定、预防相邻关节运动等。

(2) 术后康复

1) 早期康复(术后第 2~3 天):手外伤术后应早期介入进行手功能康复治疗。直至术后 3~6 周,此

表 2-8-22　手外伤后恢复工作情况评定表

分级	评分	内容
优	4	恢复原工作,生活自理
良	3	参加轻工作,生活自理
差	2	不能工作,但能自理生活
劣	1	不能工作,生活也不能自理

期胶原纤维增生、组织抗张力开始恢复、肌腱和骨折逐步牢固,故易发生粘连。康复目的主要为预防手术和术后固定引起的肌肉关节功能障碍。治疗重点在于缓解疼痛、减轻水肿、促进创面愈合和组织修复、预防粘连和肌肉萎缩等。此期应尽早进行患手的运动和感觉训练,但因组织还未恢复至正常强度,不宜进行抗阻训练。

2)中期康复(术后6~12周):这一段时间组织愈合成熟,表层(瘢痕)与深层(粘连)纤维组织增多。康复目的主要为减少纤维组织的影响,增加关节活动范围,增加肌力和手的灵巧性。治疗重点为维持软组织的柔韧性、进行系统的关节活动度练习、增加肌力、提升手的灵活性和协调性。患者可循序渐进地进行抗阻运动,继续感觉训练。

3)后期康复(术后12周后):此期手功能已恢复到较好的程度或较难取得进一步恢复。康复目的主要为矫正手部畸形、恢复手功能、提高患者生活质量。治疗重点为补偿适应性康复治疗,包括替代肌群训练、辅助器具使用训练、习惯行为矫治、预防手部畸形和功能减退训练等。

2. 手外伤常见症状的康复　患者在手外伤或术后康复过程中常见问题有肿胀、疼痛、瘢痕、关节僵硬、皮肤感觉障碍、肌力或握力下降等,这些是导致手功能障碍主要原因。应尽早对这些问题进行正确处理,预防误用、失用和过用综合征,使手功能尽可能地恢复到较好的水平。

(1)肿胀:外伤后出血和继发炎症反应都会引起组织肿胀,处理不及时可能会导致腱鞘和关节囊等组织粘连、僵硬。常用的消肿方法如下。

1)抬高患肢:使损伤或术后肢体远端高于近端,且近端要高于心脏水平。

2)功能训练:使用手夹板固定患肢,活动不受限的掌指关节和指间关节早期进行主动活动,活动受限的关节尽早开始关节活动度范围内的运动。

3)物理治疗:使用短波、超声波、电疗等治疗方法消除水肿。

4)其他治疗:包括按摩和压力治疗法(如佩戴弹力手套或缠绕弹力绷带等)。早期按摩和压力疗法可以限制水肿,降低局部血供,抑制胶原蛋白的增加,减少瘢痕和粘连的产生。

(2)疼痛:手部有非常丰富的神经末梢,因此外伤后疼痛通常较为剧烈。疼痛会限制患者参与主动和被动活动训练的积极性,影响其手功能的恢复,故需积极控制疼痛。

1)固定体位:用夹板固定患肢并抬高,可促进消肿和组织修复。

2)功能训练:正常部位进行主动活动,固定部位可做等长收缩练习。

3)物理治疗:使用低频和中频电疗、经皮神经电刺激等缓解疼痛。

4)药物治疗:疼痛剧烈时须考虑使用镇痛药,常用的药物有非甾体抗炎药等。

5)手术治疗:可早期行星状神经节阻滞术来缓解疼痛。

(3)瘢痕:外伤后瘢痕增生是导致皮肤挛缩、组织粘连、关节僵直的原因之一,严重影响手功能的恢复,在康复治疗中需予以重视。

1)功能训练:以关节为支点牵伸瘢痕组织,使之产生持续缓慢的被动运动,是延展瘢痕组织的有效方法。

2)物理治疗:超声波治疗可使胶原纤维束分离,对瘢痕组织有软化和消散作用;音频疗法具有较好的软化瘢痕和止痒作用;蜡疗法可促进上皮组织生长,软化瘢痕组织,恢复皮肤弹性。

3)按摩治疗:可以软化瘢痕、松解粘连。按摩时的频率要缓慢,力度要柔和,还要不断地变换按摩部位,防止擦伤皮肤或引起水疱。

4)其他治疗:上述治疗结束后患者可佩戴等张手套加压治疗或使用热塑夹板来维持关节位置,预防或矫正畸形。

(4)关节僵硬:肿胀、疼痛和制动是导致关节僵硬的不利因素,在整个康复过程中都应重视防治。

1)固定体位:使用动力型手夹板牵引患肢,使掌指关节屈曲位,近端指间关节伸直位。

2)功能训练:患者应尽早开始被动运动、助力运动及主动运动练习,用以保持肌腱滑动、减少粘连发生,恢复手功能。

3)物理治疗:用中频电疗、超声波等理疗可以松解粘连、抑制粘连。

4）药物治疗：可使用非甾体抗炎药控制炎症反应、消除疼痛和肿胀、促进组织愈合。

5）手术治疗：患者存在重度关节挛缩或其他治疗方法无效时可考虑手术治疗，如关节松解术、侧副韧带切除术等。

（5）皮肤感觉障碍

1）感觉过敏：可以通过分级感觉脱敏的方法来进行治疗。

2）感觉减退：可以运用感觉训练来促进神经再生。

（6）肌力或握力不足

1）术后6周：此时患处愈合稳定，应开始肌力训练，训练包括损伤肌腱的强度、握力、捏力和腕力等。开始时进行无阻力的主动关节运动，还可加以渐进性或抗阻训练。

2）术后12周：继续进行一定强度的肌力和握力训练，还可开始进行为恢复工作能力设计的仿效工作训练。

3. 肌腱损伤术后康复

（1）康复机制：肌腱通过传导肌腹收缩产生的力，牵拉指骨使之产生运动，实现屈指和伸指功能。肌腱损伤主要通过外源性和内源性2种途径愈合。愈合过程可分为纤维支架形成期、纤维组织增生期、肌腱塑形初期和肌腱塑形期。创伤后肌腱在愈合过程中形成的粘连可抑制肌腱滑动，对手指运动产生限制性影响，是阻碍手功能恢复的主要因素。肌腱损伤术后的早期活动能抑制修复区域的炎症反应，减少粘连形成。

（2）康复治疗：肌腱损伤术后康复根据肌腱损伤的类型和手术方式的不同而有所差异，最终目的都是重建肌腱滑动和传导肌力，恢复手功能。

1）屈肌腱修复术后：传统认为，手部屈肌腱Ⅱ区鞘管部屈肌腱损伤的处理最为困难，这是由于此区的指浅、深屈肌腱位于同一腱鞘内，特别容易发生粘连，导致屈指活动障碍。因此，Ⅱ区屈肌腱修复术后早期康复是十分重要的，具体包括以下几个方面。①固体位：术后使用背侧石膏托固定，维持腕关节屈曲20°~30°，掌指关节屈曲45°~60°，指间关节伸直位。②术后1~2天：开始早期活动，利用橡皮筋牵引使指间关节被动屈曲，在夹板范围内主动伸指间关节；禁止主动屈曲或被动伸指间关节；维持近段指间关节充分伸直位，防止近侧指间关节屈曲挛缩。③术后第1周：佩戴动力支具，以被动屈曲、主动伸直练习为主。练习间隙及夜间用橡皮筋固定近侧指间关节，使之在夹板内保持伸直位。④术后2~3周：在夹板内进行单个手指的被动屈曲和主动伸直练习，逐步增加屈肌腱活动范围。⑤术后4~5周：允许患指主动屈曲，进行单个手指的指屈浅、深肌腱滑动练习、勾指练习、握拳练习等。⑥术后6~7周：允许近侧指间关节屈曲等轻度功能性活动，以及进行抗阻练习以维持手的抓握功能。⑦术后第8周：运用橡皮筋手指练习器，强化抗阻练习，渐进性增强肌力、提高手指的灵活性。⑧术后12周：主动完成日常生活活动。

2）屈肌腱松解术后：手部屈肌腱损伤修复后的过度制动或早期活动延迟都可能导致修复肌腱与周围组织发生粘连，成为影响手功能的重要因素，如已发生粘连则需进行屈肌腱松解术。术中肌腱松解是否彻底决定了能否达到恢复手功能的预期目标。影响术后康复训练进程的主要原因为疼痛和肿胀，需结合药物治疗和物理治疗给予对症处理。①术后第1天：患者开始主动屈伸练习，包括单个手指的指浅、深屈肌腱滑动练习、勾指练习、握拳练习等。②术后第1周：助动活动掌指关节、近侧指间关节、远侧指间关节，使其达到最大范围屈伸。③术后2~3周：软化松解瘢痕，进行功能性活动练习。④术后第6周：开始抗阻练习。

3）伸肌腱修复术后：①固定体位。使用掌侧夹板进行固定，维持腕关节背伸30°~40°，防止掌指关节屈曲，同时用橡皮筋牵拉伸直所有指间关节。②术后1~3周。在夹板范围内做主动屈曲和被动伸指练习。禁止被动屈曲或主动伸指。③术后4~5周。去除掌侧夹板，加强主动屈指练习，在橡皮筋牵引下被动伸指练习。④术后第6周。去除所有夹板，开始主动伸指练习、各肌腱滑动训练。⑤术后第7周。开始抗阻力练习。

4. 骨折术后康复

（1）分类

1）腕骨骨折：又称Colles骨折，即桡骨远端骨折，是临床上最常见的骨折之一。患者跌倒时手掌撑地，腕关节处于背伸位，导致手部呈银叉状畸形。骨折后的畸形骨可能使正中神经受压，出现手指麻木等神经功能障碍的表现。骨折还可能导致拇长伸肌腱断裂、Sudeck 骨萎缩以及合并腕舟骨骨折。

2）掌骨骨折：常由于击打或挤压等直接暴力引起。掌骨底骨折后一般移位不显著；掌骨干骨折时由于骨间肌的牵拉作用，骨折多向背侧成角；掌骨颈骨折以第 5 掌骨颈骨折最为多见。掌骨骨折的并发症主要有手背侧水肿、伸肌腱粘连、关节囊挛缩和内在肌挛缩等。

3）指骨骨折：由于骨间肌、蚓状肌、指浅和指深屈肌腱等组织的牵拉，易使指骨向掌侧或背侧成角，可见明显的手指畸形。关节附近的骨折若治疗不当，可能导致关节囊和侧副韧带挛缩，引起关节强直，手指功能严重受损。

（2）治疗原则：手部骨折在手外伤中十分常见，治疗原则是骨折复位、有效固定和功能锻炼。及时诊断和合理治疗对手部骨折的预后尤为重要，有助于预防和减少手部畸形及功能障碍等并发症的发生。

骨折固定的时间长短与损伤部位和程度有关。复位不满意，或为不稳定性骨折的手部骨折通常需行切开复位内固定术。术后用石膏托固定于功能位，3 周后拆线并去除外固定，4~6 周后拔出克氏针。物理治疗对控制感染、消除水肿、促进创面修复、软化瘢痕等都有较好的疗效；作业治疗则以恢复手精细运动为目标进行治疗性锻炼。

（3）康复治疗：手部骨折术后的康复治疗可分为 4 个阶段。①术后 0~3 周：为制动期，患肢功能位固定，保持骨折的稳定性；抬高患肢，减轻肢体水肿；未损伤的关节进行温和的被动活动，预防关节僵硬；在疼痛和骨折愈合情况允许下，尽早开始主动和辅助主动活动。②术后 3~6 周：为愈合期，根据骨折愈合情况去除外固定；开始主动屈指、伸展指间关节和掌指关节练习。③术后 6~12 周：为愈合巩固期，继续功能训练，增加关节活动范围，提高手的灵活性和协调性；应用压力治疗和脱敏治疗。④术后 12 周后：为功能恢复期，应用抗阻练习以增加肌力，矫正畸形，开始职能训练。

5. 神经损伤修复术后康复

（1）根据 Seddon 分类法将周围神经损伤分为 5 度：Ⅰ度损伤为神经失用，Ⅱ度损伤为轴索断裂，Ⅲ~Ⅴ度损伤为神经断裂。手外伤后的神经损伤主要表现为运动、感觉或自主神经功能障碍，包括主动运动障碍或消失，肌力、肌张力下降或丧失，出现特定的畸形外观；支配区域麻木，痛温觉、触觉、两点分辨觉减退或消失；皮肤变薄、弹性减少、干燥或无汗，失用性肌肉萎缩等。

（2）分类

1）臂丛神经损伤：臂丛神经损伤的常见原因有切割伤、火器伤、挤压伤等，分娩时胎位异常或产程中牵拉导致的产伤多表现为臂丛神经损伤。根据损伤臂丛神经根的部位可分为上臂丛损伤、下臂丛损伤和全臂丛损伤。①上臂丛损伤：为 C5~7 神经损伤，表现为肩关节不能外展和上举，肘关节屈曲不能，腕关节屈伸肌力减弱，手指活动尚属正常，上肢外侧感觉大部分缺失。②下臂丛损伤：为 C8~T1 神经损伤，表现为手功能严重障碍，手指屈伸及拇指掌侧外展不能，捏握及对掌对指功能丧失，手内在肌萎缩，前臂及手部尺侧皮肤感觉障碍，患侧出现霍纳征（Horner sign）。③全臂丛损伤：为全臂丛神经不同程度损伤，表现为全上肢弛缓性瘫痪，各关节主动运动不能，感觉丧失，腱反射消失，晚期出现上肢肌肉萎缩和关节囊挛缩，以肩关节和指关节为甚。

2）正中神经损伤：正中神经损伤以切割伤、火器伤、机器绞伤较为多见，肱骨下端骨折和前臂部骨折亦可合并正中神经伤。正中神经损伤后的典型表现为出现"猿手"，即拇短展肌、拇短屈肌浅头和拇对掌肌不同程度萎缩，大鱼际肌萎缩塌陷，桡侧三指主动屈曲不能，桡侧 3 个半指感觉障碍。

3）尺神经损伤：尺神经损伤以切割伤、挤压伤多见，肘关节脱位、尺神经卡压等也会引起尺神经损伤。尺神经损伤后的典型表现为出现"爪形手"，即环指和小指的掌指关节过伸、指间关节屈曲，小鱼际肌萎缩，各手指内收和外展不能，手部精细活动受限，小指与拇指对捏不能，手部尺侧和尺侧 1 个半指感觉障碍。

4）桡神经损伤：桡神经损伤多见于切割伤和火器伤，肱骨干或桡骨头骨折均可能合并桡神经损伤。桡神经损伤后的典型表现为腕下垂，各腕伸肌、指伸肌瘫痪，掌指关节伸直及拇指外展不能，手背桡侧 2 个半指感觉障碍。

（3）治疗原则：神经损伤的手术修复是神经功能康复的必要前提。术后患手的运动、感觉和自主神经功能可有不同程度恢复，损伤后前 3 个月内是功能恢复的黄金时期，通过接受适当的功能再训练，使手术治疗获得更完善的结果。康复治疗不仅适用于神经修复术后的患者,还可以应用于非手术的周围神经损伤患者。

神经损伤修复术后康复治疗的目的主要为加强保护和适度功能训练。康复治疗过程中应注意皮肤护理,维持患肢皮肤的清洁度、柔软度和弹性,以促进伤口愈合。手功能康复训练时,需要避免过度牵拉瘫痪肌群,患肢在夹板的保护下进行主动和被动活动训练,预防关节和肌腱的姿势性挛缩。

（4）康复治疗:根据神经损伤修复术后的不同阶段制订康复治疗计划,早期为修复后的保护期;中期积极预防继发畸形;后期逐渐增加活动范围、增强肌力、进行感觉再教育。

1）臂丛神经损伤:臂丛神经损伤后应根据神经损伤的类型和严重程度选择合适的康复治疗方法。①固定体位:患肢佩戴支具,保持手和腕关节处于功能位。②功能训练:被动运动患肢各关节。当损伤神经支配的肌群出现主动收缩时,根据肌力分级选择助力运动、主动运动和抗阻运动。③物理治疗:应用温热疗法、电疗或神经肌肉电刺激等治疗,消除水肿、缓解疼痛、改善神经功能。④其他治疗:若患侧手功能不能恢复,应训练健侧手的代偿功能。

2）正中神经损伤:对于开放性损伤合并正中神经损伤应积极予以一期修复。闭合性损伤引起的神经损伤常可自行恢复,观察患肢1~3个月若无恢复时再考虑行手术治疗。然而,无论何种类型损伤均需进行康复治疗。①固定体位:腕关节屈曲位固定3周。术后4~6周逐渐伸展腕关节至正常位。②功能训练:进行主动运动训练,用视觉代偿保护手桡侧皮肤感觉丧失区。③辅具的使用:患者佩戴对指夹板,预防第1指蹼挛缩,进行对指抓握功能训练,提高日常生活活动能力。④感觉再教育:在术后不同阶段,根据感觉恢复程度制订康复训练内容,使患者在功能性感觉恢复中发挥最大的潜能。

3）尺神经损伤:尺神经损伤后,应尽早进行手术修复,包括尺神经减压松解术、移位术和吻合术等,但晚期手内在肌功能恢复通常不理想。术后应进行下列康复治疗。①固定体位:佩戴掌指关节阻挡夹板,预防环指和小指的爪形指畸形。②功能训练:进行主动运动训练,用视觉代偿保护手尺侧皮肤感觉丧失区。③后期手术治疗:对于通过上述康复治疗后神经功能恢复不理想的患者,可考虑再行手内在肌功能重建手术治疗。

4）桡神经损伤:肱骨闭合性骨折合并桡神经损伤大多属于神经挫伤,可先观察1~3个月,若保守治疗无效再行手术探查。手术治疗根据神经损伤情况可应用减压术、松解术或缝合术等。然而,无论是否手术,患者都应尽早进行康复治疗。①固定体位:使用腕关节固定夹板,维持腕关节和掌指关节伸直、拇指外展位。②早期康复:进行肌肉训练,做抓握、松弛动作,预防伸肌过度牵伸。③后期手术治疗:对于通过上述康复治疗手功能恢复仍不理想的患者,必要时可再行手术治疗重建伸腕、伸拇、伸指功能。

6. 含手外伤的多发伤术后康复

（1）定义:多发伤是指人体在同一致伤因子作用下,引起2个或2个以上解剖部位或脏器损伤。多发伤常见于交通事故、爆炸性事故、高处坠落等,患者通常创伤部位多、伤情严重,常伴有手部骨折、肌腱、神经、血管等多种组织损伤。

（2）治疗原则:待患者生命体征平稳后,根据脏器的伤情和重要性决定手术治疗顺序。术后固定是治疗手外伤的重要措施。尽可能缩短固定时间、尽快消肿、松解组织粘连、尽早开始运动治疗和作业治疗是手外伤术后康复的治疗原则。

（3）康复治疗

1）早期康复:指术后前3个月内,分为软组织愈合期和骨愈合期。此期康复治疗的重点在于维持修复组织供血畅通、预防感染、减少水肿、防止粘连发生、促进关节活动和神经功能恢复。①固定体位:抬高患肢,保持患肢各关节处于功能位。②功能训练:软组织愈合期开始进行关节活动范围内的被动训练。骨愈合期渐进性加强关节活动至正常活动范围,开始主动活动,减少肌腱粘连、促进骨折愈合。③物理治疗:应用短波、超声波、红外线等治疗减少水肿。

2）中期康复:指去除外固定后的功能康复期,治疗目的主要为继续恢复关节活动度、增强肌力、改善手功能及日常生活活动能力。①功能训练:早期进行主动关节活动度和肌力练习,使关节达到最大的屈曲和伸展度,预防失用性肌肉萎缩。②作业治疗:关节活动度和肌力恢复到一定程度时,针对手部的精细运动进行作业治疗,改善手的灵活度和协调功能。

3)后期康复:指手功能恢复到一定程度后的康复治疗。①后期手术治疗:多发伤术后手功能恢复不理想、仍存在一定功能障碍或其他合并症的患者,后期需要进行肌腱松解术、肌腱移位术、神经松解术等矫形手术。手术前、围手术期、手术后均需积极配合康复治疗,才能取得手功能恢复的预期效果。②支具的使用:患者存在某些功能障碍无法通过手术进一步改善时,应根据日常生活活动和社会活动的需要佩戴功能性支具或矫形器。

【功能预后】

手部结构非常复杂,手亦是人类最重要的工具,从日常生活到改造世界,我们无时无刻不在使用手。手外伤后患者的功能恢复情况与损伤原因、损伤组织的性质、损伤的部位和严重程度、手术修复情况、术后康复等诸多因素有关。单纯的皮肤组织、肌腱和骨骼损伤通过早期手术修复和规范的康复治疗,预后相对较好;神经断裂性损伤、同时合并多种组织损伤的复杂性手外伤或有桡侧手指缺如的患者,通常较难恢复,预后相对较差。

（吴　毅　张长杰）

第七节　截　肢

截肢是截除没有生机和/或功能的肢体,或截除因局部疾病严重威胁生命的肢体。确切地讲,截肢是经过1块或多块骨将肢体的一部分切除,通过关节部位的肢体切除称为关节离断。

截肢的适应证包括外伤性截肢、肿瘤截肢、血管病性截肢、糖尿病性截肢、先天性畸形截肢、感染性截肢和神经性截肢等。

【流行病学】

我国自20世纪80年代以来,已经进行了2次全国性的大规模残疾人抽样调查。2006年第2次全国残疾人抽样调查中,全国各类残疾人的总数为8 296万人。在这2次抽样调查中,我国肢体残疾人口增长很快,已经由1987年的755万人(占残疾总人口的14.6%)增长到2006年的2 412万人(占残疾总人口的29.1%),成为残疾人口中数量最大的群体,所占比重居各类残疾的第一位。

1. **上肢截肢者与下肢截肢者**　据统计,我国上肢截肢患者已达500万人,预计在未来几十年还将急剧上升。上肢断肢多因外伤、恶性肿瘤等疾病造成,断肢部位主要分布于肩胛胸廓、掌骨、腕掌关节、肩关节、肘关节、腕关节、指骨等。

依据按致残部位划分的肢残者人数推算,上肢截肢与下肢截肢之比是18.43∶45.61,约为2∶5。上肢截肢者约500万人(约占29%),则下肢截肢者约1 250万人(约占71%)。

2. **下肢截肢者的构成**　下肢截肢者中膝上截肢者约占25%,有312.5万人,膝下截肢者约占75%,有937.5万人。

【截肢康复流程】

截肢者全面康复的理想流程,应该是从决定进行截肢手术或已截肢者残肢的评定开始,经过多环节工作,直到截肢者回归社会的全过程。评定工作贯穿于截肢康复流程的全过程,它是截肢康复的核心,评定的内容和范围是比较广泛的,但在康复流程中的不同阶段有其重点的评定内容。

整个康复流程为:决定截肢或确定为非理想残肢→截肢手术或非理想残肢矫治手术→手术台上即装假肢→手术后康复治疗→残肢康复训练→安装临时假肢(试样、初检、调整)→穿戴临时假肢后的康复训练→安装永久性假肢→穿戴永久性假肢后的康复训练→职业前训练→回归社会。

【截肢康复团队协作模式】

截肢康复是以截肢康复协作组的形式进行工作的。它需要一组具有截肢康复各方面知识和技能的工作者共同为截肢者服务。如物理治疗师从生物力学角度分析患者穿戴假肢后的力线问题;作业治疗师对患者进行日常生活活动训练及重返岗位的职业训练;伴随患者的心理问题需要心理医师全面指导。康复协作组的主要组成如下。①医师:经过专科训练,掌握截肢理论和技能的外科医师或康复医师;②护士:经过专科训练;③物理治疗师、作业治疗师;④假肢技师;⑤心理医师;⑥社会工作者。康复协作组应对康复流程中每个环节进行工作安排。对患者的服务不是一次性的,而是多次服务,甚至终身服务。

【康复评定】

截肢康复的评定工作与其他疾病的康复评定一致,都应贯穿于康复流程的全过程,是康复的核心内容。

1. 全身状况评定　要注意患者截肢的原因,以及是否患有其他系统的疾病,目的是判断患者能否承受装配假肢后的康复训练和有无终身利用残肢活动的能力。

(1) 躯体状况

1) 一般情况:如患者年龄、性别、病因、截肢部位、截肢水平、截肢时间、伤口处理情况等,特别是截肢病因。外伤引起的截肢,患者相对年轻,全身情况较好;肿瘤、糖尿病等疾病引起的截肢,患者往往全身状况较差,给假肢安装及训练带来不利影响。

2) 是否存在合并伤:如电击伤所致前臂截肢患者常伴臂丛神经损伤;枪弹伤所致髋离断截肢患者常伴内脏器官损伤。

3) 是否伴有其他系统的疾病:如心脑血管疾病、糖尿病、神经精神性疾病等。

4) 是否伴有其他肢体功能障碍:患者其他肢体的功能对患侧的假肢装配与训练会产生显著影响,如一侧大腿截肢患者,若伴有对侧上臂截肢,由于其对称平衡功能破坏,患者无法扶拐行走,穿脱假肢也变得非常困难。

(2) 心理状况:截肢对人体造成重大创伤,尤其是外伤性截肢患者毫无心理准备,突然的打击会使患者极度痛苦、悲观绝望,甚至无法生活。不同年龄患者截肢后的心理特点不同,应通过专业心理治疗师进行系统的评估。

(3) 不适合安装假肢的人群:体质极度衰弱、平衡与协调功能严重障碍的患者;患有血液病或出血性疾病、严重心脏病、严重高血压或低血压的患者;存在意识障碍或无表达能力的患者;视力严重障碍的患者;有严重的精神神经性疾病,如精神病、癫痫、癔病等的患者;对树脂过敏的患者等。

2. 其他肢体的评定　患者其他肢体的状况将会直接影响截肢后的康复过程,当其中一侧下肢功能障碍或者躯干控制不良时就会严重影响另一侧下肢假肢的安装。

3. 残肢的评定　患者残肢的状况对假肢的安装和假肢的代偿功能有直接的影响。理想残肢穿戴假肢后,经过康复训练会得到良好的代偿功能,非理想残肢则不行。对残肢的评定应包括以下内容。

(1) 残肢外形:残肢应具有现代截肢术留下的圆柱形残端而不是传统的截肢术留下的圆锥形残端,如果假肢负重力线不良或假肢接受腔不合适,可造成患者步态异常。

(2) 关节活动度:关节活动度受限会对假肢的代偿功能产生不良影响,应注意上肢残端关节有无充分的关节活动度,下肢残端髋关节有无自由的屈、伸、内收、外展和内外旋等功能,小腿残端膝关节的屈伸是否自由等。使用通用量角器或者电子角度计对患者四肢及脊柱的被动关节活动度及主动关节活动度分别进行测量并记录。

(3) 残肢畸形:膝上截肢伴有屈髋外展畸形的患者,或是膝下截肢伴有膝关节屈曲畸形或腓骨外展畸形的患者,假肢的穿戴会很困难;当患者小腿截肢伴有同侧股骨干骨折向侧方成角畸形愈合时,将对假肢的动力对线造成影响。

(4) 皮肤情况的评定

1) 有无病理性瘢痕:正常时无。若有病理性瘢痕或大面积瘢痕存在,应检查瘢痕的部位、大小、厚度、成熟度、愈合程度等。

2) 有无皮肤粘连:正常时无。若有粘连存在,应检查皮肤粘连的范围、程度,以及对关节活动的影响。

3) 有无皮肤内陷:正常时无。若有皮肤内陷存在,应检查其内陷深度。

4) 有无开放性损伤:若有开放性损伤存在,应检查其大小、形状、渗出物等。

5) 有无植皮:若有植皮,注意植皮的部位、类型、愈合程度等。

6) 有无皮肤病:正常时无。若有皮肤病存在,应先治疗皮肤病,而后安装假肢。

(5) 残肢长度:残肢长度对假肢种类的选择,对假肢的控制能力、悬吊能力、稳定性、代偿功能等均有影响。

1）上臂残端长度：测量点从腋窝前缘到残肢末端，应在肩峰下 16~24cm。

2）前臂残端长度：测量点从尺骨鹰嘴沿尺骨到残肢末端，应在肘下 2~18cm。

3）大腿残端长度测量：测量点从坐骨结节沿大腿后面到残肢末端，合理长度为 25cm。

4）小腿残端长度测量：测量点从膝关节外侧间隙到残肢末端，合理长度为 15cm。

（6）残肢周径：尽量做到每周测量一次，目的是了解残端水肿的情况和判断假肢接受腔的合适程度。

1）上肢残端：从腋窝（尺骨鹰嘴）每隔 2.5cm 测量一次，直至末端。

2）下肢残端：从坐骨结节、胫骨外侧髁每隔 5cm 测量一次，直至末端。

（7）肌力评定：上肢肌力减弱可使患者对假手的控制减弱；臀大肌、臀中肌肌力减弱，可使患者出现明显的步态异常。患者的主要肌群力量至少达 3 级才能佩戴假肢。对每块肌肉的肌力使用 5 级 6 分法进行分级。

记录 NT＝无法检查（即由于制动、严重疼痛使患者不能进行分级、肢体截肢或挛缩超过关节活动范围的 50%）。

（8）残肢感觉

1）残肢感觉减弱：甚至缺失，通常发生于患者合并神经损伤时。

2）残肢感觉过敏：多见于部分足切除患者的残端。

3）残肢痛：需要详细了解患者疼痛的程度、发生时间和诱因等，如是否由残端骨突或骨刺、残端皮肤紧张、残端血液循环不良、神经瘤等引起，便于制订康复方案。

4）幻肢痛：截肢患者在术后一段时间内对已经切除的肢体存在着一种虚幻的疼痛感觉，即幻肢痛。疼痛多为持续性的，以夜间为多见，其特点和程度不一，少有剧烈疼痛。尤其是在截肢前就存在有肢体严重疼痛者，如患有肢体恶性肿瘤、血栓闭塞性脉管炎的患者，截肢后患者可能仍然感觉到原有肢体的疼痛，疼痛可以非常严重。

4. 定量评定

（1）残端承受能力测试：使用"重心测试仪"进行残端的承受能力测试，同时可以进行单腿或双腿的静态负重训练。通过训练提高残端承受能力，为患者恢复平衡及行走功能建立良好的功能基础。

（2）平衡功能评定：集静动态平衡功能检查和治疗于一体的平衡评估设备，能够从动、静态两方面对患者平衡功能进行定量分析评价与治疗训练。可以根据重心的转移进行动态的平衡功能检查和评价，并可以在监视下进行身体重心移动及迈步的生物反馈训练，从而提高训练效果，为患者恢复平衡及行走功能建立良好的功能基础。

（3）红外热像检查：红外热像检查是用温度探测器对被测人体进行扫描，并将体表温度显示在屏幕上。它可提供皮肤表面任一点的温度数值，使临床医师了解患者的血液循环状况，并能辅助临床诊断，协助制订手术治疗方案，如确定截肢平面。

（4）步态分析：应用步态分析将患者的左右步时相对比测定，检查其步态对称性及程度，指导装配下肢假肢的康复训练及假肢的代偿功能评价。

5. 穿戴临时假肢后的评定

（1）临时假肢接受腔适合度的评定：包括接受腔的松紧度是否适宜，是否全面接触、全面承重，有无压迫及疼痛等。

（2）假肢悬吊能力的评定：检查假肢是否有上下松动，出现"唧筒"现象。下肢截肢的吊悬能力，可通过患者立位残肢负重与不负重时拍摄的残肢 X 线片，测量残端皮肤与接受腔底部的距离变化来确定判断。评定标准：优<1cm；良 1~<1.5cm；尚可 1.5~2cm；差>2cm。

（3）假肢对线的评定：是指为使假肢发挥出所期望的功能，需确定关节、支撑部件及其他部件相对于接受腔所构成的位置（包括角度）关系。

1）工作台对线：将接受腔和假足组装在一起，即假肢的装配。

2）静态对线：在工作台对线后，将组装好的假肢让截肢者试穿。在患者步行前，在其站立位检查对线是否合适,确认假肢能否承担安全稳定步行的工作,它从一定程度上了解接受腔的适配状态。

　　3）动态对线:在静态对线完成后,在截肢者试步行中,为使假肢的步行更舒适、更接近正常、更安全和更轻快而进行的调整。

　　(4) 残肢情况的评定:检查残肢皮肤有无红肿、硬结、破溃、皮炎及疼痛,残肢末端有无因与接受腔接触不良、腔内负压而造成的局部肿胀等。

　　(5) 步态评定:观察患者行走时的各种异常步态,分析产生的原因,并予以纠正。

　　1）大腿假肢的异常步态分析(表 2-8-23)

表 2-8-23　大腿假肢的异常步态分析

异常步态	假肢原因	解剖原因
躯干侧弯	假肢短;侧壁内收不充分;内壁陡或过高;外展对线不良	外展肌无力;外展肌挛缩;髋痛;残肢很短;不稳定
外展步态	假肢长;髋关节过度外展;侧壁内收不充分;内壁陡或过高;外展对线不良	外展肌挛缩;内收组织卷皱;不稳定
划圈步	假肢长;膝关节机构过僵;悬吊不合适;接受腔小;跖屈过度	外展肌挛缩;膝控制不良
内(外)侧抖动	接受腔轮廓缺陷;膝关节机构转动不良	
足跟着地时足旋转	足跟垫或跖缓冲器僵硬;足旋转不良	
踵上升不均齐	膝摩擦不足;延伸附件松或紧	
迈步末期碰撞	膝摩擦不足;延伸附件过紧	强力屈髋过度
足拍击地面	足跟垫或跖缓冲器过软	
步长不均齐	接受腔轮廓缺陷;膝摩擦不足;延伸附件松或紧	髋肌无力;髋屈曲肌挛缩;不稳定
脊柱前凸	后沿支持不充分;接受腔屈曲不充分	髋屈曲肌挛缩;髋伸肌无力
颠跳	假肢过长;悬吊不合适;膝摩擦不足;跖屈过度;接受腔小	髋屈曲肌挛缩;髋伸肌无力;步行速度超出在滑动摩擦膝关节机构中调定的摩擦力

　　2）小腿假肢的异常步态分析(表 2-8-24)

表 2-8-24　小腿假肢的异常步态分析

异常步态	假肢原因	解剖原因
站立相的早期膝过度屈曲	跖屈不足;足跟垫或跖缓冲器过硬;接受腔屈曲过度;接受腔对线太靠前;袖皮带螺丝的位置太靠后	膝屈曲挛缩;股四头肌无力
站立相的早期膝屈曲不足	跖屈过度;足跟垫或跖缓冲器过软;接受腔屈曲不足;接受腔对线太靠后	残肢前面远端痛;股四头肌无力;伸肌痉挛;膝骨关节炎
侧挺过度	足安装得过度向内;接受腔过度内收	
内挺	足安装得过度靠外;接受腔内收不足	
站立相后期的早期屈膝减弱,在平地步行时有下斜坡的感觉	跖屈不足;龙骨或趾的缓冲器远端的位置太靠后;背屈挚子太软;接受腔屈曲过度;接受腔对线太靠前;袖皮带螺丝位置太靠后	膝屈曲挛缩
站立相后期的延迟屈膝使在平地走路时有上斜坡的感觉	跖屈过度;龙骨或趾的缓冲器远端的位置太靠前;背屈挚子僵硬;接受腔对线不良而太靠后	伸肌痉挛;膝骨关节炎

（6）上肢假肢的评估：要检查吊悬带与操纵索系统是否合适。

（7）义手功能评定：患者佩戴义手时有无不适感及稳定性；对义手有无控制能力；当机械手在唇前或会阴前时患者对机械手的控制力；控制系统的效率；患者佩戴义手后的协调性、灵活性，尤其是日常生活活动能力等。

6. 永久性假肢的评定　患者经过穿戴假肢的康复训练，待残肢已定型良好，残肢周径在连续穿戴假肢2周后不再改变时，可穿戴永久性假肢。

（1）上肢假肢日常生活活动能力的评估：对于一侧义手应观察其辅助正常手动作的功能，主要评价穿脱上衣、穿脱假肢、穿脱袜子、系扣子、翻书页、穿针、钥匙的使用、书写、用筷子进食、削水果皮共10项内容（表2-8-25）。

表2-8-25　单侧上肢截肢日常生活活动能力的评定表

动作		得分	
	月　日	月　日	月　日
1　穿脱上衣			
2　穿脱假肢			
3　穿脱袜子			
4　系扣子			
5　翻书页			
6　穿针			
7　钥匙的使用			
8　书写			
9　用筷子进食			
10　削水果皮			

注：共10项，100分，能独立完成每项计10分，不能完成计0分。

（2）下肢假肢日常生活活动能力的评估：主要评价站立、上下楼梯、粗糙地面行走、手拐的使用、单双拐的使用、迈门槛、平地前进、平地后退等（表2-8-26）。

表2-8-26　下肢截肢日常生活活动能力的评定表

步行动作		得分	
	月　日	月　日	月　日
1　站立			
2　上楼梯			
3　下楼梯			
4　粗糙地面行走			
5　手拐的使用			
6　单拐的使用			
7　双拐的使用			
8　迈门槛			
9　平地前行5m			
10　平地后退5m			

注：共10项，100分，能独立完成每项计10分，不能完成计0分。

（3）对假肢部件及整体质量进行评估：为使患者能够获得舒适的、实用的、代偿功能好的假肢，应对装配假肢后的整体功能进行评价。

1）完全康复：患者仅略有不适感，能完全自理生活，恢复原工作和照常参加社会活动。

2）部分康复：患者仍有轻微功能障碍，生活能自理，但不能恢复原工作，需更换工种。

3）完全自理：患者生活能完全自理，但不能参加正常工作。

4）部分自理：患者生活仅能部分自理，相当部分需依赖他人。

5）仅有外观、美容改造，患者功能无好转。

7. 使用假肢能力的评定

（1）心血管功能：使用假肢的患者行走时将比正常人行走时消耗更多的能量，大腿截肢患者多消耗65%～100%，小腿截肢患者多消耗25%～45%，因而对心脏病患者慎用假肢，对于闭塞性脉管炎患者，如对侧肢体也有间歇性跛行，则截肢后使用假肢将增加对侧肢体血供不全状态。

（2）视觉：患者在学习使用假肢行走时，视觉反馈对于补偿截除肢体的感觉很重要，若视觉障碍程度已达到看不清自己足的位置时，将导致使用假肢的困难。

（3）肌力和关节活动范围：大腿截肢患者若使用假肢，髋关节必须具有健全的主动后伸及外展功能；小腿截肢患者若使用假肢，膝关节伸直功能应正常。

【康复治疗】

截肢者从术前到术后都要有系统的康复训练流程，代替和重建已切除肢体的功能，才能够更好地适应佩戴假肢后的生活。截肢者的康复程序主要包括以下几方面（图2-8-2）：

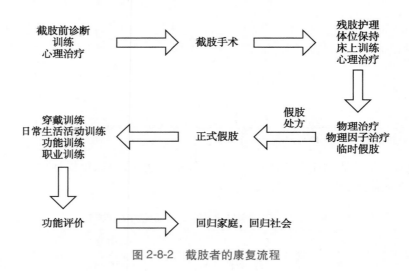

图 2-8-2　截肢者的康复流程

1. 截肢前康复

（1）心理治疗：在截肢术前对患者进行宣教及相应心理指导，让患者更容易接受截肢现实以及截肢后的生活，避免患者产生重大心理疾病及不必要的风险，减轻患者心理负担。

（2）术前训练

1）下肢：对下肢截肢者，应进行假肢站立、平衡和扶拐训练；还需让患者进行俯卧撑、健肢抗阻训练，使上下肢有足够的肌力。尚需教会患者利用三点步、迈至步、迈越步等拐行走的技术。

2）上肢：患者如截肢侧为利手，需进行将利手改变到对侧手的"利手交换训练"。对于截肢侧，为保持和增强残端的功能，需进行增强肌力和有关关节活动度的训练。

2. 截肢后康复

（1）心理治疗：患者心理状态的变化一般经历震惊、回避、承认和适应4个阶段。截肢患者因健全的身体突然失去一部分而感到非常痛苦，尤其是创伤性截肢者以青壮年居多，常感觉失望、恐惧和自卑，认为自己是残疾，对家庭、社会都是负担，认为自身前途暗淡等。患者的心理负担往往很重，因此对截肢患者的心理指导非常重要。需要有目的地安排责任护士与患者谈心,让患者诉说苦衷,表达自己的感受;要对患者的痛苦表示理解,并列举电影电视及现实生活中很多身残志坚的残疾人成功的事例,使患者深受鼓舞,树立正确人生观;护理中除了要更加体贴关心患者,还应让其亲人多关心并经常来探视患者,共同参与做好患者的心理护理;要给予患者精神上的鼓励和生活上的帮助,使其可以冷静地正视现实,摆脱心理阴影,树立生活信心。对于有严重心理障碍的患者应及早由专业的心理治疗师介入。

(2) 保持合理的残肢体位:截肢患者由于残端肌肉力量不平衡,很容易导致关节挛缩。一旦出现挛缩,将对假肢设计、安装及步行训练带来严重影响。因此,早期保持患肢的功能位,避免容易出现的错误体位是非常重要的。

对于患者的残肢要进行正确的摆放,防止关节挛缩。大腿截肢后髋关节应保持伸直位,避免屈曲外展;要避免在两腿中间摆放枕头,导致髋关节外展;应取患侧在上方的侧卧位,使患肢髋关节保持在内收的功能位。大腿截肢的患者髋关节容易出现屈曲,甚至有人喜欢在挂腋拐步行时将残端放在扶手上,这种做法对将来的步行都是极为不利,患者应尽量采取俯卧位,保持髋关节伸展。小腿截肢后小腿残肢应保持膝关节的伸直位,避免屈曲;小腿截肢的患者,常在大腿下面垫一枕头使髋、膝关节呈屈曲位,这种错误体位应避免,其正确功能位是髋、膝关节伸展。其他部位的截肢应尽量使残肢置于功能位,膝上截肢术后不能将枕头放在患者两腿之间;膝下截肢术后,患者躺、坐时不要让残肢垂下床缘于屈膝位。即使为了防止出血或血肿而垫高残端,也应在 2 天后尽快放平,要使患者高度重视并配合预防。

(3) 残肢护理

1) 皮肤护理:应保持皮肤的清洁和干燥,防止皮肤出现擦伤、水疱、汗疹等,预防真菌或细菌的感染。①应保持残端套的清洁干燥,每天至少更换一次,如出汗或其他原因应增加更换次数。②穿戴残端套时一定要认真,防止褶皱出现。③如残端皮肤一旦出现水疱、汗疹等应及时积极采取措施,局部用外用药涂抹,并暂时不穿戴假肢。如穿上假肢后残端皮肤红肿时应抬高残端部分,每隔 3~4h 进行一次热敷或理疗,帮助尽快消肿。

2) 避免残肢肿胀:①弹性绷带包扎技术是促进残肢定型的最普遍、最重要的方法。用 15~20cm 宽的弹性绷带包扎残肢,包扎时先顺沿残肢长轴包绕 2~3 次,再从远端开始斜行向近端包扎,缠绕时应以斜 8 字形方式缠绕。不能环状缠绕,压力从远端向近端应逐渐减小,否则会使末端肿胀加重。对于大腿残肢,应缠绕至骨盆部,对于小腿残肢应缠绕到大腿部。该方法的优点是便于观察截肢伤口的愈合情况,且不会影响肌肉收缩和关节运动。②硬绷带包扎技术是先用纱布包扎截肢伤口,再用 U 形石膏绷带包扎固定。小腿残肢的 U 形石膏应该在残肢的前后方成 U 形,石膏夹板超过膝关节,将膝关节固定在伸直位。大腿残肢的 U 形石膏应该在残肢的内外侧成 U 形,外侧石膏夹板增加厚度并且超过髋关节,保持髋关节伸直、股骨放在 150° 的内收位,避免髋关节发生屈曲外展挛缩畸形。

(4) 残端训练

1) 残端承重能力训练:截肢后的患者要尽早进行残肢负重训练,可以用保护垫将残端包扎后练习。如双侧下肢截肢的患者,可借助自制支撑架练习残端负重的步行;单腿截肢的患者在平行杠内将木凳调成相应的高度,凳上垫一软垫,身体重心向残肢转移,使残端适应负重。

2) 截肢耐压耐磨训练:可轻轻拍打或用掌心抚摩残端,使残肢皮肤增厚,提高耐受力。也可用粗布、棉纱等擦摩残肢皮肤,增强对残端的感觉刺激,加强皮肤耐磨性。患者穿戴临时假肢时应用站立、行走时施于残肢的压力也可锻炼残端的耐压耐磨性。

3) 促进残端角质化训练:为促进残端皮肤角质化,可取治疗用泥,于截肢的残端进行挤压,每天 10~20 次;或将残端在泥上做按压或支撑动作,以训练残端皮肤。先取细沙土在残端处揉搓,每天 5 次,每次 2min,每次间隔 5min。再令患者将残端置于沙土内挤压、旋转 1min 左右,检查如无皮肤破损可反复进行 4~5 次;当残端已形成角质层,可用米粒代替治疗泥或细砂,进行相同方法的训练,提高残端皮肤的耐磨性。

（5）使用假肢前的训练

1）维持与改善关节活动度训练：包括肩胛胸廓关节活动度训练、肩关节活动度训练、髋关节活动度训练、膝关节活动度训练等。

A. 肩胛胸廓关节活动度训练：上肢截肢患者假肢动作的操作经常依靠肩胛胸廓关节的运动完成。而肩关节离断、上臂截肢时由于手术的影响或手术后没能及时进行维持关节活动度的训练，往往会造成肩胛胸廓关节的挛缩，导致患者假肢操作的困难。训练方法：患者取坐位，康复人员一手固定截肢侧肩胛骨下角，另一手固定上臂残端（如肩关节离断患者，可固定肩胛骨上缘），让患者主动完成肩胛骨向上方移动（耸肩），肩胛骨向外移动（外展），向下移动，肩胛骨向脊柱方向移动（内收）等活动，如有活动受限，康复治疗师可予以协助，帮助患者达到正常活动范围。训练时患者躯干要保持稳定，防止出现代偿动作。运动的范围要充分。

B. 肩关节活动度训练：患者取坐位，双侧上肢外展、上举，尽量靠近头部，然后返回原位置；再从前方上举，上臂触头部，返回原位置后，双侧完成后伸动作；最后上肢自然下垂，做向内、向外旋转的活动。以上训练每天2次，每次5min，可有效地维持肩关节的正确活动范围，为假肢的安装与训练创造条件。

C. 髋关节活动度训练：患者取俯卧位，康复人员一手置于患者臀部，另一手固定大腿残端，利用双手向下和向上反方向用力扩大髋关节的活动范围。对髋关节出现挛缩的患者，除进行手法治疗外还需做持续被动牵拉训练。患者取俯卧位，用宽尼龙带将患者臀部固定在治疗台上，根据患者肌肉力量情况和可耐受的程度利用沙袋的重量进行牵拉。

训练中应注意，要防止粗暴手法，加力速度要缓慢，防止关节及其周围软组织的损伤。对病程较长的患者，要注意有无骨质疏松的合并症，防止出现病理性骨折。沙袋的重量不可过大，要在患者可以接受的情况下设计外力。训练中应随时观察关节角度有无改善和是否出现肿胀异常变化。

D. 膝关节活动度训练：患者取仰卧位，康复人员双手拇指抵于膝关节近端，利用其余四指合力使膝关节被动伸展。

患者取俯卧位，在膝关节下方垫一软枕，康复人员一手固定臀部，另一手置于残肢远端向前下方施加外力，使膝关节尽量伸展，并在活动受限的角度维持外力，扩大活动角度。

患者取坐位，用宽尼龙带固定患者大腿于治疗台上，康复人员双手固定残端，令患者用力屈曲膝关节和康复人员相对抗完成等长运动；当患者感到疲劳时令其放松，康复人员迅速做膝关节被动伸展。

训练中要注意手法应根据患者情况调整，不得粗暴。实施手法时要注意保护残肢皮肤，不得出现磨损。

2）肌力训练：包括上臂截肢的肌力训练、前臂截肢的肌力训练、大腿截肢的肌力训练、小腿截肢的肌力训练等。

A. 上臂截肢的肌力训练：上臂截肢后，为使患者能较好地适应假肢的使用，应提高其残肢肌力。开始训练时可以由康复人员有计划地对上肢残端各运动方向施加外力，让患者用力对抗康复人员的外力，在不产生肢体运动的情况下（等长运动），让患者分别完成屈曲、伸展、外展、内收做全力肌肉收缩，每天3次，每次各方向的运动持续3~10s，每次间隔休息2~3min。训练中康复人员施加的方向要与残端肢体成直角，施加阻力的部位与姿势应适当变换。

为了提高患者上肢的肌肉耐力，可以用滑车、重锤等练习残肢抗阻力的运动（等张运动），重锤的重量定为患者连续运动10次所能对抗的最大阻力，牵引力的方向应与肢体垂直，运动速度不宜过快，肌肉收缩到极限后维持2~3s。每天做3次，每次间隔休息2~3min，每周测量记录肌力增长的情况，调节重锤的重量后进行第二阶段训练。

B. 前臂截肢的肌力训练：前臂截肢的肌力训练方法与上臂截肢的相同，还可利用弹簧和橡皮条练习。患者在平行杠前取立位，一只脚固定在弹簧一端，另一端固定在前臂断端，利用对抗外力的方法增加肌力。

C. 大腿截肢的肌力训练:大腿截肢患者容易出现髋关节屈曲、外展外旋位挛缩,康复中应加强伸肌和内收、内旋肌的肌力训练。常用方法:患者取仰卧位,在训练床上置一矮凳,凳上放软垫,令患肢的断端置于枕上,将臀部抬起,反复训练提高臀大肌的肌力;患者取坐位,在患肢断端下方垫一软枕,患者双侧上肢上举,练习骨盆上提臀部离床动作;患者取侧卧位,患肢在上方,将断端内侧置于矮凳上,用断端支撑,反复练习骨盆上抬,离开床面动作,提高大腿内收肌群的肌力。

D. 小腿截肢的肌力训练:小腿截肢的患者容易出现膝关节的屈曲挛缩,应增强伸肌肌力训练。一般用徒手抵抗运动和利用重锤的等长运动训练。

徒手抵抗运动是患者将膝关节置于训练床的一端,固定膝关节上方,康复人员双手紧握患者小腿残端,令患者完成膝伸展运动,康复人员予以抵抗,反复进行,提高伸肌肌力。

利用重锤的等长运动是患者取坐位,膝关节呈伸展位,残端系一牵引绳,通过滑轮绳的另一端加沙袋,沙袋的重量加至患者不能保持伸展的最大量。训练时将以上重量的沙袋稍减一些,让患者保持膝伸直位 6s,然后休息 2~3s,反复训练 3 回,每天训练 1 次,1 周后测量患者伸展位可承受的力量,调整沙袋重量后继续训练。

3)使用助行器的训练:由于截肢者使用拐杖行走时身体易前屈,对其进行拐杖使用指导时应特别注意纠正身体的姿势。另外,截肢者为保持平衡,残肢往往多呈屈曲位,应注意纠正。

4)站立与步行训练:站立训练包括利用残肢端在垫上进行站立负重训练和单腿站立训练。方法是让截肢者在平衡杠内对着镜子单腿站立,骨盆保持水平,由双手扶杠后到单手扶杠最后双手离杠,适当延长单腿站立的时间,最后让患者练习单腿跳。步行训练要充分利用双拐,这样既训练了双拐的使用,又训练了健侧下肢的肌肉力量,对患者截肢后尽早离床活动和增强全身体能也是非常有利的。

(6)穿戴和使用临时假肢的训练

1)假肢穿脱的训练:①大腿假肢穿脱训练。穿假肢时,患者取坐位,假肢接受腔和大腿残肢要涂抹滑石粉,再用丝绸布将残肢包裹上,将接受腔阀门打开,然后患者站立位,将假肢垂直插入接受腔,将丝绸布的尾端从接受腔底部的孔内拉出,引导残肢伸入接受腔,达到残肢与接受腔全面接触,再将丝绸布全部拉出,最后盖上阀门并拧紧。穿好后,患者平行站立,检查假肢穿着是否合适,如不合适,需要重穿一次;脱假肢时,患者取坐位,将接受腔的阀门打开取下假肢即可。②小腿假肢穿脱训练。穿假肢时,残肢先要套上一层薄的尼龙袜套,然后再套上软的接受腔,为便于穿上假肢,要在软接受腔的外面再套一层尼龙袜,然后将残肢穿入接受腔,同样要求残肢和接受腔要全面接触,站起让残肢到位即可;脱假肢时,患者双手握住假肢,同时用力向下拽,将残肢拉出即可。

2)假肢使用训练:①站立平衡训练。患者站立于平行杠内,开始时先用双手扶杠反复练习侧方重心转移,体会假肢承重的感觉和用假肢负重的控制方法。进而,练习双手不用扶杠的患肢负重、单腿平衡等。②步行训练。假肢迈步训练时先将假肢退后半步,使假肢负重,在假肢脚尖触及地面的状态下,将重心移向健侧肢体,迈出假肢,使足跟落在健肢足尖前面;健肢迈步训练时将健肢后退半步,使健肢完全承重,将重心移向假肢侧,腰部挺直迈出假肢,迈步距离尽量大些,提起假肢跟部,使脚尖部位负重,弯曲假肢膝关节;交替迈步训练时可借助手杖或在平行杠内进行交替迈步训练。③上下台阶步行训练。上台阶训练时,健侧先上一层,假肢轻度外展迈上一台阶,接着健肢迈上更上一台阶;下台阶训练时,假肢先下一层,躯干稍向前弯曲,重心前移,接着健肢下一台阶。④上下坡道步行训练。上坡时,健肢迈出一大步,假肢向前跟一小步,身体稍向前倾;下坡时,先迈假肢,为防止假肢膝部突然折屈残端后伸,假肢迈步步幅要小;迈出健肢时,假肢残端应压向接受腔后方,健肢在前尚未触地时,不能将上体的重心从假肢移走。⑤跨越障碍物训练。跨越障碍物时,假肢承重,健肢先跨越,然后健肢承重,身体稍前倾,假肢腿膝关节屈曲,带动假肢跨越。

(7)穿戴正式假肢的训练

1)上肢假肢的使用训练:①锁定方法。肘关节控制锁在肘关节屈曲 90°时即可打开;当前臂不动,肩部前突,断端向后用力时肘关节可控制锁关闭。②钩状手开闭方法。钩状手在肘关节锁住状态下,肩关节前屈时打开;肩关节后伸,钩状手关闭。③钩状手定位方法。先把手移动到最方便握持的位置,判断钩状手的固定片和移动片,再使固定片靠近物品,活动片与固定片平行。④义手使用训练。先在工作台上做简单的开闭动作,然后逐渐增加难度如练习水平移动、变化高度的动作,直到患者熟练为止。单侧上肢截肢的患者,若是利手截肢,首先要进行利手交换,使原来不是利手的健肢变成利手,而假手主要是起辅助的作用。对双侧上肢截肢患者来说,假肢的使用训练就要更加复杂和困难,训练所达到的标准也相对高很多。通常情况下先要为截肢者选用各种工具型手部装置,后进行实际操作训练。

2)下肢假肢的训练:①各种异常步态的原因及矫正。②几种特殊的训练。特殊训练目的是使下肢截肢者能在石子路、砂土地等不平路面上行走。患者要进行上下阶梯、跨过窄沟、迈门槛及障碍物的训练,灵活性训练,搬运物体,倒地后站起,对突发的意外做出快速反应的能力训练等。

(8)并发症的处理

1)疼痛:一般有2类,一类是幻肢疼痛,即患者感到已被切除的肢体有痉挛、挤压、烧灼样的疼痛感,发生率为5%~10%,幻肢痛原因不明;另一类是残端痛,应查明这类疼痛的原因,常见的为神经瘤。可用蜡疗、超短波疗法、紫外线疗法、按摩等方法治疗。

2)水肿:截肢术后由于残端的组织损失导致发生不同程度的肿胀,有时持续时间很长。可用蜡疗、红外线疗法、按摩等方法消肿,也可用弹力绷带加压包扎。

3)瘢痕及粘连:瘢痕组织是创伤修复过程中的产物。挤、挫伤并发感染者或大面积烧伤者,可发生严重瘢痕,有的造成粘连或挛缩,引起肢体功能障碍或畸形。若瘢痕落于残肢承重点时会引起疼痛,使装配假肢发生困难。可用音频疗法、石蜡疗法、超声波疗法、直流电药物离子导入法、红外线疗法等方法治疗。

4)皮肤溃疡及窦道:溃疡是由于残肢血运不良、皮肤保护不好或与接受腔发生摩擦、骨外突加上重力作用刺伤皮肤或瘢痕破裂等引起,多在装假肢前后训练时出现,会给患者在精神、心理上造成不良影响,出现对假肢的畏惧心理。只有及时将溃疡治愈,才能继续进行训练。窦道多是在感染伤口深部有异物存在时引起,如线头、死骨或骨髓炎等。可用紫外线疗法、红外线疗法、音频电疗法、微光疗法及直流电药物离子导入法等方法治疗。

5)皮肤及皮下感染:由于接受腔通风不良,残肢皮肤排泄的汗液不能充分蒸发,造成汗垢贮留。从而改变了皮肤pH,导致皮肤抵抗力下降,再加残端与接受腔摩擦,致使皮肤损伤,细菌易侵入皮肤或皮肤附件,引起感染形成化脓性炎症。可用紫外线疗法、超短波疗法、磁疗及直流电药物离子导入法等方法治疗。

(朱　宁)

第八节　人工关节置换术

人工关节置换术(artificial joint replacement)是指采用金属、高分子聚乙烯、陶瓷等材料,根据人体关节的形态、构造及功能制成人工关节假体,置换原有人体关节的外科技术。髋、膝、踝、肩、肘、指间关节等的人工关节置换均已用于临床,但应用最多的还是人工髋关节置换术(total hip replacement,THR)及人工膝关节置换术(total knee arthroplasty,TKA),本节提及的内容亦主要针对这两类手术。人工关节置换术的手术适应证包括:

1. 严重的骨性关节炎。

2. 类风湿关节炎、创伤性关节炎、强直性脊柱炎、先天性发育畸形导致的关节炎或关节疼痛/活动受限、Paget病及骨关节肿瘤等。

3. 有以上疾病的患者尚需同时符合以下标准才适宜进行人工关节置换:①影像学可见的关节损坏。②有中度到重度的持续性疼痛。③经过至少半年的系统保守治疗,关节功能和疼痛仍无明显改善。保守治疗的内容应至少包括使用非甾体抗炎药及其他类型的镇痛药物,物理治疗,应用助行装置(手杖、拐杖等),患者在生活及工作中有意识地减少关节负荷等。④患者能够积极配合手术及康复治疗,有良好的依从性。

人工关节置换术是治疗很多发生严重病理改变的关节的终极手段,能够显著缓解关节疼痛,改善关节功能和提高患者的生存质量。鉴于其显著疗效,年操作例数在全球范围内均不断增加。以 TKA 为例,2004 年美国的统计数字为每年 381 000 例,预测还将以 600% 的比例增长,到 2030 年时会达到每年三四百万例。我国的年手术例数也在持续增加。与之相应,关于患者术后功能转归的研究也日渐增多,近几年文献报道的 TKA 术后功能转归患者不满意度可达 20% 甚至更高,术后 2 年及 5 年中、重度活动受限的发病率分别为 46.5% 及 50.5%。影响术后功能转归的因素有很多,除手术术式、术者的熟练程度、术后并发症等手术相关因素外,还包括影像学表现、患者的年龄、性别、体质量指数、精神状态、伴随疾病、社会支持、术前功能状态及术后康复干预等其他可控或不可控因素。在诸多可控因素里,术前及术后康复起到了至关重要的作用。

目前国内外对于 TKA 术后康复已基本达成共识,一般建议从术后第一天开始进行阶段性康复治疗,内容包括肌力训练、关节活动范围练习、物理因子治疗、作业治疗、本体感觉训练、平衡训练、步态训练、上下台阶训练等。诸多研究显示,规范化的术后康复可以有效减轻患者的 TKA 术后疼痛、增加 ROM、提高肢体功能。

除规范化的术后康复之外,临床实践告诉我们,术前康复介入对于 TKA 患者同样重要。近年来,各国学者都将 TKA 康复的关注点从术后逐渐转移至术前,相关报道始见于 20 世纪 90 年代,近十几年逐渐升温。在很多卫生保障制度下,患者在进入 TKA 的等候名单之后,都需要在术前等待很长一段时间。在此期间,患者不得不忍受着持续的疼痛,从而限制了他们日常活动以及社会参与能力,生活质量越来越差。如前所述,术前功能状态是 TKA 术后功能转归的诸多预测因子之一。基于这种认知可以进行合理推测,即但凡采取任何措施,只要能够改善 TKA 患者的术前功能状态,都可以提高其术后功能转归。根据这一假设,Ditmyer 于 2002 年将预康复(prehabilitation)的概念用于 TKA 围手术期康复,并提出了 TKA 术前康复对患者功能转归影响的理论模型。但后续国内外相关研究在术前康复的意义、开始的时机以及具体内容和处方的制订等诸多方面尚有争议。不同研究的结果出现偏差的可能原因包括:总体样本的不同,即不同人种、不同国家的文化习俗、患者的体质和患者对膝关节功能的需求均有所不同;术前康复开始的时机不同;康复方案不同,包括康复目标、康复内容、治疗处方、康复方式等均有所不同;功能量表选择的不同等。其中最值得关注的就是康复方案的参差不齐。很多研究只是用"标准化康复"(standard rehabilitation)对康复方案一言以蔽之,却并没有对内容进行详细解释,即使在阳性结果的研究中,很多也未能在方案中给出特异性训练的建议,那么其所谓"术前康复"的有效性就自然有待商榷。Hoogeboom 等应用治疗性训练共识(Consensus on Therapeutic Exercise Training)量表来检验训练方案的有效性,发现被检验的 12 个研究中没有任何一个达到足够的有效性。这个结论提示,治疗方案有效性差可能是很多现有研究未能得出阳性结果的重要原因之一。

尽管近年来国际上关于 TKA 术前康复的研究层出不穷,但在日常工作中真正开展的情况却并不乐观。既往研究结果显示,康复医师与骨科医师对 TKA 患者的术前处置迥然不同:一半以上康复医师会开出物理治疗处方,而骨科医师则只有不到 15% 会这么做。相对于物理治疗,骨科医师更倾向于在 TKA 术前对患者进行简单的康复教育。国内关于 TKA 术前康复的研究寥寥无几,且很不专业:有的把术前康复和术前教育混为一谈;有的根本没有提及术前康复开始的时间;有的则只是在入院后、术前短短的 1 周内进行了所谓的"术前康复",结果均没有参考价值。笔者曾将 59 例拟行 TKA 的患者随机分为 2 组,术前康复组从入组之日开始进行最短为期 4 周的个体化康复治疗,对照组则无术前康复干预。结果发现,个体化术前康复不仅能够在 TKA 术前有效减轻患者的关节疼痛、改善关节功能、增强躯干背伸肌群肌力,还能提高患者的步行能力、日常生活功能、娱乐/体育功能及生活质量、降低患者的 BMI;在 TKA 术后,个体化术前康复对患者娱乐/体育活动功能及生活质量的正向影响可持续至术后6周;对患者术后膝关节疼痛、下段躯干屈曲肌群肌力、步行能力、膝关节功能的正向影响可持续至术后3个月;对患者躯干背伸肌群肌力、功能相关的疼痛以及日常生活功能的正向影响可持续至术后6个月。根据这一研究结果并参考前人研究,提出了适用于中国的TKA术前康复实践模型(图2-8-3)。不难发现,在Ditmyer提出的理论模型中,对照组的功能在术前并无变化,而由于国人拟接受TKA手术时功能状态已经非常差,因而在其等待TKA手术的漫长日子里,膝关节功能并非保持不变,而是持续下降的,其主动屈/伸膝活动受限、大腿肌肉萎缩、双下肢不对称性都会进一步加重,术前康复则有助于阻止这些功能障碍的加剧。

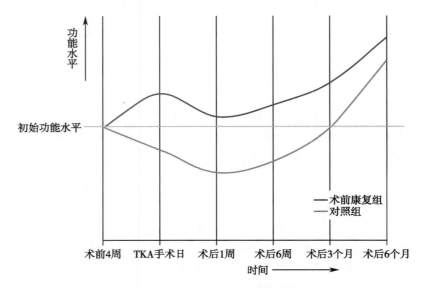

图 2-8-3　TKA 术前康复实践模型

【康复评定】

1. **术前评定**　患者决定接受人工关节置换术之后,就应该进行术前康复评定,以 TKA 或 THR 为例,术前康复评定的具体内容应包括以下内容。

(1) 疼痛评定:最经典的为视觉模拟评分法(VAS)。具体方法:在纸上画一条长 10cm 的线段,在线段两端分别标记"无痛"和"剧痛",让被测者根据自己的主观感觉在线段上标出疼痛的程度。此方法的缺点是需要患者动手在线段上做标记,跟部分老年人解释起来比较困难。因此,临床中更提倡应用数字分级评分法(NRS)或语言分级评分法(VRS),均为以 0~10 的 11 个点来描述疼痛强度,无论书面或口头表达,都要比 VAS 更易操作。

(2) 肌力检查:准备做人工关节置换术的患者,除了关注其置换关节周围肌力之外,对于其他肢体以及躯干肌群的肌力也要做出评估。例如,拟行 THR 的患者,如果躯干或上肢的力量不足,术后也很难完成立位平衡、步态等相关训练。而对于 TKA 患者而言,手术对侧的股四头肌肌力是其术后远期功能的预测因子之一,甚至与功能表现的相关性要高于术侧。临床中最常用的肌力检查方法即徒手肌力评定(MMT),如果有条件,可以进行等速肌力测试,能够获得更为详细的肌力参数。

(3) 关节活动度检查:术前要充分掌握患者受累关节活动范围受限的程度及时间,以便在术后对其关节活动范围的转归做出合理的预测。Cory L. 等的研究更是明确指出,术前 ROM 小于 90°的患者,其术后 ROM 不会超过 110°;而术前 ROM 大于 90°的患者,其术后 ROM 不会小于 110°。除髋、膝关节的活动度之外,踝关节及脊柱的活动范围也要有所了解。

(4) 肢体长度、围度测量:应用卷尺测量。下肢常测围度包括髌骨上方 10cm 处的大腿围度、髌骨中点围度及髌骨下方 10cm 处的小腿围度。下肢长度测量分为全长测量及分段测量。下肢全长测量又包括绝对长度及相对长度,前者为从髂前上棘到内踝尖的距离,后者为从股骨大粗隆到外踝尖的距离。下肢分段测量包括大腿长度测量及小腿长度测量,前者为从股骨大粗隆至股骨外上髁的距离,后者为从腓骨小头至外踝的距离。

(5) 平衡功能检查:TKA 或 THR 术后双下肢负重对称性的最佳预测因子是其术前负重对称性,因此在术前即应该对患者进行立位平衡检查。可以进行徒手检查,也可以利用专项仪器。徒手三级平衡功能检查:一级平衡为自主静态平衡,二级平衡为自主动态平衡,三级平衡为他动平衡。计算机辅助的平衡测试仪有很多种,可以详细描述双足承重,并甄别平衡功能差的原因所在,对高龄、合并疾患较多的患者很有意义。

(6) 步态检查:拟行人工髋、膝关节置换的患者大多已经跛行,步态检查是必不可少的。徒手步态检查需关注患者的站立相、摆动相、重心转移情况,以及双侧髋、膝、踝关节活动在步行中的贡献及影响等;跑台一类的步态检查可以提供患者步长、步速、双下肢在步行周期中所占的比例等基础数据;有摄像或录像等影像系统辅助的步态分析,则可以从时空测量、运动学、动力学以及动态肌电等多个维度提供详尽的数据。

(7) 功能评定:根据患者的功能情况可以选择不同的功能测定项目,如计时起立步行试验(timed up and go test)、五次坐-起试验(five times sit-to-stand test, FTSST)等。也可以应用一些综合性的下肢功能量表,综合信度、效度、敏感度以及患者/医务人员友好度等多方面因素考量,比较推荐的量表有 Harris 髋关节评分(Harris hip score)、WOMAC 骨性关节炎指数[Western Ontario and McMaster Universities(WOMAC)osteoarthritis index]、HSS 膝关节量表(HSS Knee Scale)、膝关节损伤和骨性关节炎转归评分(knee injury and osteoarthritis outcome score, KOOS)等。

(8) 心理评估:心理状态是患者在 TKA 术后 3 个月及 12 个月时的功能预测因子之一。因此,B. Caracciolo 等建议在 TKA 术前进行抑郁及焦虑筛查,必要时进行针对性的处理,以便实现 TKA 疗效的最优化。

(9) 日常生活活动能力评定:临床中最常用的即改良 Barthel 指数。

(10) 生活质量评定:临床常用的包括 SF-36、WHOQOL-100 等。

2. **术后评定** 人工关节置换术后的康复评定除在术前就需要关注的诸多评定之外,还须关注伤口、关节及肢体肿胀情况等与手术创伤直接相关的围手术期问题。

【康复治疗】

1. **术前康复治疗** 既往研究显示,单纯的物理治疗、单纯的术前教育或者某些物理治疗加术前教育虽然均能减少住院天数,使患者更快回家,但对改善术后功能却不一定有正向作用。因此,近几年的研究更倾向于进行多学科干预,把物理治疗、作业治疗、社会工作者服务和康复教育等或多或少地结合在一起,以期将术前康复的效果最大化。文献中人工关节置换术前康复的主要内容包括:

(1) 肌力训练:下肢肌力训练是毫无疑问的重点,可以在垫上、水中或是地面上进行,包括直抬腿、膝组合、踝泵、髋抗阻外展练习等,强调双侧同时进行。Daniel S. Rooks 等在为期 6 周的 TKA 术前康复研究中做了良好的示范,进行了比较全面的功能性训练:前 3 周是水中运动,主要为颈椎、肩、肘、腕、手、髋、膝及踝关节在各个方向上的主动运动;后 3 周是地面上的运动,包括中等强度的功率自行车、坐位划船、卧推、腿部推蹬机等阻力器械训练以及俯卧撑和仰卧起坐等抗重力训练等。

(2) 关节活动范围及肢体运动灵活性训练:很多 TKA 患者在术前已经有了明显的患膝活动受限,但在 TKA 术前康复的相关研究中,却鲜少见到针对关节活动范围尤其是被动关节活动范围(PROM)的训练内容,笔者考虑可能是因为研究者们认为患者既然已经在等待进行 TKA,那么术后 PROM 就应主要与手术相关,而术前进行 PROM 训练的意义就不大了。有部分研究很笼统地提及了 ROM 训练,却并没有描述具体方法;也有部分研究提到了主动关节活动范围(AROM)练习及活动灵活性训练,包括髋、膝、踝的各方向活动,体操球辅助的屈伸膝练习,足跟在平面上的滑动或是功率自行车等。在可能的范围内进行术前 ROM 训练还是具有一定临床意义的。

（3）平衡及本体感觉训练:TKA 术后,患者的平衡能力会急剧下降,因此立位平衡训练也是 TKA 术前康复中必不可少的项目之一。膝关节本体感觉的作用主要包括静态姿势的维持、过度活动的保护及运动中与相邻关节之间的协调等,因而其训练往往和立位平衡训练同时进行。训练可在硬质地板、平衡板或平衡垫上进行,可采取双下肢平行站立、前后站立、半蹲或是单腿站立等形式。

（4）步态训练:膝骨关节炎患者呈现试探性步态(tentative style of gait),即步态基底增宽、步长缩短、步速减慢、膝关节相对僵硬,可以观测到肌肉的共同收缩。即使在 TKA 术后,病变已经去除,这种习得的慢性骨性关节炎步态模式可能依然存在,甚至有时候患者仅仅是因为"怕出现原有的疼痛"而仍然保持异常步态。积极在术前纠正患者的步态有利于促进患者术后步态的改善。相关训练可以在水中、平行杠内或是跑台上对着反馈镜进行。

（5）其他功能性训练:还需要关注的与膝关节相关的其他下肢功能包括坐-站转移、上下楼梯等。在相关研究中,研究者往往将其作为评定项目,却鲜少作为训练内容。究其原因,可能是因为前述的肌力训练、关节活动范围训练、平衡及本体感觉训练、步态训练等均可采取地面上负重或者水中/垫上减重的方式进行,而坐-站转移或者上下楼梯等功能活动却难以实现减重辅助,对于等待 TKA 或 THR 的患者而言更容易在训练中出现疼痛。

（6）心理问题的处理:在 TKA 术前康复的研究中,并没有见到专门针对心理问题处理的具体描述,它更像是个术前康复过程中的副产品,因为术前康复本身对患者的心理状态就有正向作用,不但能改善患者的情绪,亦可提高患者对 TKA 疗效的期望与信心。

（7）物理因子治疗:在以提高术前功能状态及生活质量为目的的前提下,骨性关节炎保守治疗策略中的很多物理因子治疗方式,如电疗、光疗、磁疗、热疗等均可用于 TKA 的术前康复。根据 Melanie A Holden 等的调查,大多数物理治疗师(PT)在处理膝骨关节炎患者时会选择联合应用治疗性训练与物理因子治疗,包括热疗或冰敷(62%)、手法治疗(36%)、针灸(33%)、电疗(33%)等,只有 9% 的 PT 会选择单独应用治疗性训练。不过,基于研究者们对肌肉力量与术后功能之间相关性的高度关注,在 TKA 术前康复的研究中,提及最多的物理因子治疗还是肌肉电刺激,可以选择应用神经肌肉电刺激疗法(NMES)或经皮神经电刺激疗法(TENS)针对股四头肌及腘绳肌进行治疗。

（8）术前教育:术前教育在很多医院都已经是 TKA 患者入院后的常规工作之一,具体内容包括膝关节置换住院治疗协议、术后康复计划、安全转移、手杖/拐杖/助行器的使用指导、预防跌倒的教育、住院天数的一般性建议、出院标准及减重建议等,形式可以是口头的、书面的,也可以是电子版的。

（9）康复处方的制订及康复治疗的形式:标准的康复处方应该包括治疗/训练项目、强度、频率、时程、注意事项等。拟行关节置换的患者,其关节功能状态已经非常差了,这种情况下进行"标准化康复"往往并不利于患者功能的改善。在一项针对髋关节骨性关节炎功能训练的研究中,Bennell KL 强调了个体化方案对治疗有效性的重要意义,并建议让治疗师根据患者的评定结果确定最合适的康复方式组合、难度及强度,笔者认为此种观点同样适用于 TKA 的术前康复。此外,基于文化背景、医疗保险政策的不同等因素,术前康复的形式也可以是多种多样的:以地点分,可以在家中、诊所或医院进行;以人数分,可以是集体训练,亦可是独自练习。毋庸置疑,合适的形式、合理的处方,才能让前述各项康复内容的效果最优化。

2. **术后康复治疗**　人工关节置换术后康复包括在骨科病房进行的早期康复,在康复医学科病房进行的强化康复以及患者离院后进行家庭康复或社区康复过程中的定期门诊复查、督导康复。

一般而言,人工关节置换术后康复是分阶段进行的,每个阶段结束时都要进行中期评定,以确定患者的功能恢复达到阶段性目标,从而晋级到下一阶段。综合美国特种外科医院和北京大学第三医院应用的 TKA 及 THR 术后分阶段康复方案,给出以下推荐方案以供参考。

（1）人工髋关节置换术后分阶段康复（表 2-8-27）

（2）人工膝关节置换术后分阶段康复（表 2-8-28）

表 2-8-27 人工髋关节置换术后分阶段康复

阶段	阶段康复目标	注意事项	康复治疗内容
术后第一阶段 (术后1周内)	(1) 独立转移(床—椅子—卫生间) (2) 使用助行器、腋杖或手杖在平地上独立步行 (3) 独立进行基本的日常生活活动 (4) 独立进行家庭康复治疗 (5) 了解人工髋关节置换术后康复过程中可能出现的问题及对策	(1) 必须掌握禁忌动作:髋关节屈曲超过90°、内收超过中线、内旋超过中立位(后外侧入路) (2) 避免手术侧卧位 (3) 仰卧、健侧卧位时双膝之间放置垫枕 (4) 仰卧位时避免将垫枕置于膝关节下方以防止髋关节屈曲性挛缩 (5) 如果同时行截骨术的患者,应减轻负重在20%~30%体重	(1) 体位摆放:抬高患肢,双膝间夹枕 (2) 体位转移:仰卧位到侧卧位、侧卧位到坐位、坐位到立位转移 (3) 肌力及关节活动范围训练,包括股四头肌及臀肌的等长收缩、踝泵,仰卧位屈髋(<45°)练习、坐位伸膝及屈髋(<90°)练习、站立位髋关节后伸、外展及膝关节屈曲练习 (4) 助行器—腋杖—手杖辅助下的渐进性步行练习 (5) 立位平衡及本体感觉训练 (6) 复习并指导注意事项 (7) 评估日常生活中辅助装置的需要情况(如穿袜器等) (8) 冰敷
术后第二阶段 (术后第2~6周)	(1) 最大限度地减轻疼痛及肿胀 (2) 无辅助装置下独立步行,步态正常 (3) 髋关节后伸0°~15° (4) 独立进行日常生活活动	(1) 避免髋关节屈曲超过90°,内收超过中线,内旋超过中立位(后外侧入路) (2) 避免久坐(>1h) (3) 避免疼痛下进行治疗性训练及功能性活动 (4) 在上下台阶练习顺利完成之前不要双腿交替爬楼梯	(1) 继续前期肌力、关节活动度、平衡及本体感觉训练 (2) 髋周肌肉力量强化训练,主要包括髋前屈、后伸、外展、外旋及内旋(不能进行等张训练的方向可以先在中立位进行等长训练) (3) 步态训练 (4) 前向上台阶练习(从10cm、15cm到20cm) (5) 日常生活活动训练,包括穿脱裤子、袜子、捡拾地上的物品等 (6) 水疗法 (7) 冰敷
术后第三阶段 (术后第7~12周)	(1) 双腿交替上下台阶 (2) 独立完成穿脱裤子及鞋袜 (3) 定时起立行走时间、单腿站立时间等功能测试结果达到相应年龄组正常范围 (4) 恢复特殊的功能性活动	(1) 避免在疼痛下进行日常生活活动和治疗性训练 (2) 监控患者活动量,避免再损伤	(1) 继续髋周肌肉力量练习,方法逐渐过渡至渐进抗阻训练 (2) 继续步态练习、前向上台阶练习 (3) 开始前向下台阶练习(从10cm、15cm到20cm) (4) 水疗法 (5) 特定活动训练(根据患者生活及工作需求)

表 2-8-28　人工膝关节置换术后分阶段康复

阶段	阶段康复目标	注意事项	康复治疗内容
术后第一阶段 （术后 1 周内）	（1）主动坐位屈膝角度≥90° （2）主动仰卧位伸膝角度≤10° （3）独立转移（床—椅子—卫生间） （4）使用助行器、腋杖或手杖在平地上独立步行 （5）独立进行基本的日常生活活动；独立进行家庭康复治疗 （6）了解人工膝关节置换术后康复过程中可能出现的问题及对策	（1）避免长时间坐、站立及行走 （2）避免疼痛下进行步行和关节活动度练习	（1）体位摆放：抬高患肢 （2）关节活动度练习，包括床边坐位屈膝练习及踝下垫毛巾卷进行被动伸膝练习，也可以进行 CPM 训练 （3）肌力训练，主要包括股四头肌、臀肌和腘绳肌等长训练，直腿抬高练习，坐位屈髋伸膝练习等 （4）转移训练：床—椅子、椅子—卫生间之间的转移 （5）在可耐受的疼痛范围内进行负重及步态训练 （6）日常生活活动训练 （7）冰敷
术后第二阶段 （术后第 2~6 周）	（1）主动屈膝角度≥110° （2）主动伸膝角度=0° （3）最大限度地控制疼痛及肿胀 （4）独立向前迈上 10cm 高的台阶 （5）独立进行家庭康复治疗 （6）有/无辅助工具下恢复正常步态 （7）独立进行日常生活活动	（1）如果跛行不要进行无辅助步行 （2）避免长时间坐、站及行走 （3）避免在疼痛下进行治疗性训练和功能性活动 （4）在上下台阶练习顺利完成之前不要双腿交替爬楼梯	（1）体位摆放：抬高患肢 （2）关节活动度练习，具体包括髌骨松动；利用毛巾卷或俯卧垂腿方式进行被动伸膝练习；利用坐位抱腿或足跟滑板、靠墙滑板等方式进行被动屈膝练习；主动屈伸膝关节练习，可以功率自行车辅助 （3）肌力训练：双下肢闭链肌力练习等，可以以电刺激或肌电生物反馈辅助 （4）平衡/本体感觉练习：单腿静态站立，双腿重心转移 （5）转移训练：进出澡盆/浴室，上下车等 （6）步态训练：可以借助辅助器具 （7）前向上台阶练习，台阶高度由 5cm 逐渐增高至 10cm、15cm
术后第三阶段 （术后第 7~12 周）	（1）主动关节活动范围接近正常 （2）起立时双腿负重对称 （3）独立进行日常生活活动，包括穿脱裤子、系鞋带和穿袜子等 （4）独立上 15~20cm 高的台阶 （5）独立下 10~15cm 高的台阶 （6）股四头肌/腘绳肌力量、控制和柔韧性达到最大，足以满足较高水平日常生活活动的需求 （7）关节功能测试结果达到相应年龄组正常范围	（1）如果步态跛行或伴有明显的疼痛，就不要进行上下楼梯练习 （2）得到手术医师许可才能进行跑、跳等体育运动	（1）继续进行前一阶段的肌力训练、关节活动度训练及平衡、步态训练 （2）肌力训练强度逐渐增加，可进行静蹲/靠墙蹲起 （3）前向上/下台阶练习，台阶高度由 5cm 开始，逐渐增高至 10cm、15cm、20cm

【常见并发症及其处理】

1. **伤口不愈合、感染**　术后早期康复过程中一定要查看伤口的情况,如果局部出现红、肿、热、痛等表现,必须及时进行相关血液化验,并联系手术医师,商讨下一步处理方案。

2. **深静脉血栓形成**　有研究显示,人工髋关节置换患者出现深静脉血栓的概率超过 50%。无论人工髋或膝关节置换术,术后一定要做到患肢抬高,并及早开始肢体远端踝泵等主动训练,以及气压式血液循环助动仪等物理治疗,以预防深静脉血栓的出现。患者一旦出现下肢肿胀、皮温增高、疼痛加重等表现,须及时进行下肢静脉血管彩超、血栓弹力图等检查,以及凝血、血沉、C 反应蛋白等实验室检查,以明确诊断。目前术后大多常规应用阿司匹林、利伐沙班等以预防深静脉血栓形成;一旦发现深静脉血栓形成,则须应用华法林钠、低分子肝素等治疗。

3. **关节脱位**　在人工髋关节置换的患者中更有可能出现关节脱位。因此在术后一定要反复向患者及家属交代应当避免的体位及动作等,以预防关节脱位。一旦患者出现关节脱位,必须立即与手术医师联系,以进行手法复位或麻醉下复位。

4. **异位骨化**　可出现于术后 1 年内,根据其生长位置的不同而影响某一个或某几个方向的关节运动。因此,一旦发现异位骨化,必须立即评估其处于进展期或是静止期。进展期的异位骨化,在进行康复治疗时一定要保证无痛,以避免过度刺激导致骨化范围扩大。

(杨延砚)

第九节　纤维肌痛综合征

纤维肌痛综合征是以全身广泛性疼痛为主要症状,常伴疲劳、睡眠障碍、晨僵、抑郁、焦虑及认知功能损害等表现的临床综合征。国外报道发病率在 2%～8%,中国香港发病率约为 0.82%。

【病因与发病机制】

1. **病因**　纤维肌痛综合征患者的病因不明,发病具有家族易性和遗传多态性,病因可能与遗传、神经、心理、免疫和环境等因素有关。

2. **特点**

（1）起病隐匿,症状起伏波动,易误诊漏诊:大部分患者无法记起初始症状出现时间,从第一次就诊到明确诊断平均时间为(6.42±3.57)年,在我国此病患者的首诊误诊率高达 87%,大部分患者需转诊 2～3 名医师才能确诊。

（2）女性多发:女性和男性发病率之比约为 8∶1,发病年龄可见于各年龄段,好发于 40～60 岁。

（3）主观症状明显,客观体征少:①以全身弥漫性疼痛为主要症状;②其他常见核心症状依次为睡眠障碍、疲劳、抑郁、认知障碍、肠激惹、膀胱易激惹以及头痛、晨僵等;③症状持续在相同水平至少 3 个月;④多个压痛点是唯一阳性体征。

3. **发病机制及病理生理**　纤维肌痛综合征的发病机制不明,可能主要与中枢敏化有关。持续性神经递质释放失衡(谷氨酸、P 物质等兴奋性神经递质释放增加,5-羟色胺、去甲肾上腺素等疼痛抑制相关神经递质释放减少)引起中枢放大疼痛信号,并降低疼痛抑制通路作用,从而引起慢性全身性疼痛。这些神经递质在干扰疼痛信号正常传导的同时,还影响患者的情绪、睡眠及认知功能。另外,下丘脑垂体肾上腺轴、肠道脑轴、神经营养因子(如 NGF、BDNF)、自由基损伤、免疫因素等可能也参与其中。

【诊断】

1. **目前全球广泛采用的是 2010 年、2011 年美国风湿病学会更新的诊断分类标准,具体诊断标准须同时满足下述 3 项。**

（1）WPI≥7 和 SSS≥5 或 WPI 3～6 和 SSS≥9。

（2）症状出现并维持相当的水平至少 3 个月。

（3）排除其他可以解释疼痛的疾病。

WPI 即弥漫性疼痛指数(widespread pain index),主要描述疼痛分布;SSS 即症状严重性评分(symptom severity score),描述症状严重程度;二者均有医师版和患者版,结合应用以诊断。

2. 2016 年美国风湿病学会再次发布纤维肌痛综合征的修订诊断标准,如下。

(1) WPI≥7 和 SSS≥5 或 WPI 4~6 和 SSS≥9。

(2) 将弥漫性疼痛指数中的 19 个部位划分为 5 个区域,并要求 5 个区域内至少 4 个区域出现疼痛,且不包括下颌、胸和腹部。

(3) 弥漫性症状至少持续 3 个月。

(4) 纤维肌痛综合征的诊断与其他疾病的诊断无关,并不需排除其他临床重要疾病的存在。

此版较 2010、2011 版更加简化,且强调纤维肌痛综合征是一个独立的疾病,并不需要排除其他疾病。但目前此版诊断标准仅用于流行病学研究及临床试用阶段。

【康复评定】

纤维肌痛综合征的康复治疗必须以康复评定为依据。常用评定内容与方法包括:

1. **疼痛**　包括疼痛程度、疼痛部位评价。

(1) 疼痛程度:可采用疼痛视觉模拟评分法、McGill 疼痛问卷等进行评价。

(2) 疼痛部位:WPI 指评价全身 19 个部位过去 1 周内出现疼痛的部位总数,每一个出现疼痛的部位计 1 分,总分为 19 分,具体见表 2-8-29。

(3) 疼痛区域:将 WPI 中的 19 个部位划分为 5 个区域,评价出现疼痛的区域,具体内容见表 2-8-30。

表 2-8-29　弥漫性疼痛指数(WPI)

部位	计分
左下颌	
右下颌	
颈	
左肩胛带区	
右肩胛带区	
背	
左上臂	
右上臂	
腰	
左前臂	
右前臂	
胸	
左髋部(臀区、大转子)	
右髋部(臀区、大转子)	
腹	
左大腿	
右大腿	
左小腿	
右小腿	

表 2-8-30　疼痛区域

区域	部位	疼痛与否
区域 1:左上部位	左下颌	
	左肩胛带区	
	左上臂	
	左前臂	
区域 2:右上部位	右下颌	
	右肩胛带区	
	右上臂	
	右前臂	
区域 3:左下部位	左髋部(臀区、大转子)	
	左大腿	
	左小腿	
区域 4:右下部位	右髋部(臀区、大转子)	
	右大腿	
	右小腿	
区域 5:中轴部位	颈	
	胸	
	腹	
	背	
	腰	

2. 症状相关功能和生活质量评价

（1）症状严重性评价：症状严重性评分（SSS）（表2-8-31），即评价疲劳、睡醒后仍觉困乏、认知障碍这三大核心症状在过去1周中的严重程度，以及患者在过去6个月内是否出现过头痛、腹痛或绞痛、抑郁等症状（曾经出现计1分，未出现为0分），总分12分。三大核心症状评价标准如下。①1分：轻度。指症状是轻微的，间歇出现。②2分：中度。症状是明显的、经常出现，并或是中等程度。③3分：重度。症状连续出现，影响生活。

表2-8-31 症状严重性评分（0~12分）

症状		无症状	轻度	中度	重度
过去1周核心症状的情况	疲劳	0	1	2	3
	认知症状	0	1	2	3
	睡醒后仍觉困乏	0	1	2	3
过去6个月内其他症状的情况	头痛	0	1		
	下腹部疼痛或绞痛	0	1		
	心情压抑、沮丧或忧郁	0	1		

（2）常见核心症状及其影响：纤维肌痛综合征症状及影响问卷。

请从以下问题选出你经历过的、对您最重要的问题；第一项最重要，第二项次之，以此类推直到第五项（表2-8-32）。

表2-8-32 纤维肌痛综合征症状及影响问卷

常见核心症状	影响排名（1~5）
1. 缺乏精神	
2. 必须强迫自己做事	
3. 纤维肌痛综合征对您日常工作的干扰，如家务或购物	
4. 影响您的家庭	
5. 难以与配偶完成性生活	
6. 感觉疲惫	
7. 干扰工作或学习	
8. 感觉焦虑	
9. 思考有困难或有"纤维雾"	
10. 感觉生活节奏比大多数人更慢	
11. 影响您的社会生活	
12. 开车受限制	
13. 皮肤对接触过敏	
14. 感觉忧郁	
15. 疼痛或不舒服	
16. 干扰睡眠	
17. 与配偶关系紧张	
18. 感觉被孤立或孤单	
19. 无法相信自己将能坚持到底、有信心制订计划	
20. 步行困难	

（3）主要症状相关功能、生活质量评价：2009修订版纤维肌痛综合征影响问卷（Fibromyalgia Impact Questionnaire，FIQ），FIQ总分=功能总分/3+总体影响总分+症状总分/2，最高100分；问卷具体内容见表2-8-33。

表 2-8-33   纤维肌痛综合征影响问卷(FIQ,2009 修订版)

第一部分 功能:根据以下问题标出在过去的 1 周,让你无法进行的活动			
项目	完全没困难	有不同程度的困难	非常困难
梳头	0	1 2 3 4 5 6 7 8 9	10
持续行走 20min	0	1 2 3 4 5 6 7 8 9	10
准备午餐	0	1 2 3 4 5 6 7 8 9	10
吸尘,擦地,打扫地板	0	1 2 3 4 5 6 7 8 9	10
提起以及举起装满食品杂货的袋子	0	1 2 3 4 5 6 7 8 9	10
爬一段楼梯	0	1 2 3 4 5 6 7 8 9	10
铺床单	0	1 2 3 4 5 6 7 8 9	10
在椅子上坐 45min	0	1 2 3 4 5 6 7 8 9	10
购物	0	1 2 3 4 5 6 7 8 9	10
第二部分 总体影响			
项目	从不	存在不同程度影响	总是
纤维肌痛综合征使得我不能完成这一个星期的目的	0	1 2 3 4 5 6 7 8 9	10
我完全被纤维肌痛综合征症状击倒	0	1 2 3 4 5 6 7 8 9	10
第三部分 在过去 7 天内纤维肌痛综合征症状改善情况			
症状情况		严重程度	
疼痛的严重程度	没有疼痛	0 1 2 3 4 5 6 7 8 9 10	不能忍受的疼痛
能量的程度	很多能量	0 1 2 3 4 5 6 7 8 9 10	没有
僵硬的程度	没有僵硬	0 1 2 3 4 5 6 7 8 9 10	非常僵硬
睡眠的程度	醒来得到休息	0 1 2 3 4 5 6 7 8 9 10	醒来很疲劳
抑郁的程度	没有抑郁	0 1 2 3 4 5 6 7 8 9 10	非常抑郁
记忆问题的程度	好的记忆	0 1 2 3 4 5 6 7 8 9 10	一般的记忆
焦虑的程度	没有焦虑	0 1 2 3 4 5 6 7 8 9 10	很焦虑
触痛的程度	没有触痛	0 1 2 3 4 5 6 7 8 9 10	非常触痛
平衡问题的程度	没有不平衡	0 1 2 3 4 5 6 7 8 9 10	极度平衡
对噪声、气味及光亮、寒冷的敏感程度	不敏感	0 1 2 3 4 5 6 7 8 9 10	极度敏感

3. **情绪**   可使用 Beck 忧郁量表(Beck Depression Inventory,BDI)、Beck 焦虑量表(Beck Anxiety Inventory,BAI)、汉密尔顿焦虑量表、汉密尔顿抑郁量表等进行评定。

4. **肌力及肌耐力评定**   包括躯干和四肢肌力、肌耐力,采取常规方法评定。

5. **有氧耐力**   可使用活动平板、台阶试验、6 分钟步行测试等方法进行评定。

6. **生活质量**   使用 HRQOL、SF-36 等进行评定。

【康复治疗】

康复治疗是纤维肌痛综合征的首选及主要的治疗方法,具体方案需在对患者进行全面评定后由医师与患者共同决定的基础上制订。

1. **治疗目标**   缓解症状,维持和改善功能,提高患者生活质量。

2. **治疗原则**   早期诊断,全面评价,制订个体化方案,进行循序渐进的综合治疗,完成整体康复。

3. 治疗方法 纤维肌痛综合征的治疗包括患者教育、运动疗法、物理疗法、水疗、中医治疗、认知行为疗法和药物治疗等。其中,患者教育和运动疗法是首选治疗,再配合物理治疗、针灸等方法能进一步改善症状;存在情绪、认知功能障碍的患者可以采取行为认知疗法;药物治疗适于存在严重疼痛(建议应用度洛西汀、普瑞巴林、曲马多)或睡眠障碍(建议应用阿米替林、环苯扎林、普瑞巴林)的患者;如上述方法无效或患者存在功能严重障碍,需采取包括药物和非药物的多学科综合治疗。

(1)患者教育:患者教育是首选的治疗方法,也是其他治疗的基础,目的是帮助患者提高自我管理疾病的技能。教育内容包括疾病知识和治疗选择知识;尤其应帮助患者正确认识疾病,确保患者以积极乐观的态度积极地采取改善症状的活动,并提高其应对疾病所带来的功能问题的能力。

(2)运动治疗:运动治疗是治疗方案的重要组成部分。运动方案应个体化,应根据患者的病情和健康状况进行制订。证据表明,肌肉力量练习和有氧运动练习对于减轻疼痛和改善病情最有效,而有氧运动结合伸展运动可以最大程度地改善 HRQOL。联合运动是减轻抑郁症状的最有效方法。因此,运动项目应至少包括有氧运动和力量练习;运动强度上需与患者功能相适应,并循序渐进地增加;优选能提高患者运动依从性的环境。

1)有氧运动:有氧运动具有改善代谢、提高心肺功能的作用,尤其可较好地改善患者的疼痛和延缓病情。应用时可采取快走、慢跑、游泳、踏车、团体操等运动,具体依据患者个人喜爱、环境及条件等进行选择;运动强度以运动中患者心率来表示,运动中心率应达最大心率的 50%~80% ,每次运动 30~60min,每周运动 2~3 次,持续 4~6 个月的时间。

2)肌力练习:肌力练习不仅可阻止纤维肌痛综合征患者的肌肉萎缩、肌力降低,以及因对微创伤敏感从而加重疼痛和疲劳的恶性循环,而且还可促进大脑 β-内啡肽分泌而产生镇痛作用。因而,肌力练习能有效减轻疼痛、延缓病情、改善患者生活质量。练习时可采用轻器械进行全身大肌肉群如胸肌、腹肌、腰背及臀肌练习,每次练习 8~11 组肌群,负荷为 45%~60% 最大负荷(1RM 或 1 次重复最大值),每次练习 1~3 组,每组重复 8~10 次练习,每周练习 2~3 次。

3)太极拳练习:最新随机对照研究和 meta 分析证实,太极拳较有氧运动、其他标准或传统治疗能更好地改善患者的 FIQ 评分、疼痛评分、睡眠质量和疲劳程度,还能提高患者的躯体和心理生活质量。因此,太极拳可能是目前纤维肌痛综合征患者最有效的运动治疗。

4)联合运动:其他的运动方法包括拉伸练习和平衡练习,尤其是与有氧运动、力量练习联合应用时,不仅能进一步缓解疼痛、改善功能和提高生活质量,而且还能减轻患者抑郁、改善其精神状态。联合运动每次需持续 45~60min,每周 2~3 次,至少持续 3~6 个月。练习时可从颈部活动和姿势练习开始,然后进行全身力量练习,随后进行有氧运动。需注意的是当患者的疼痛严重程度和症状增加时,运动强度应降低;如患者无明显不适,在 2 周后应增加 10% 的运动强度。

(3)物理治疗

1)经皮神经电刺激、脉冲电磁场、低能量激光疗法、超声波疗法、干扰电流:这些方法均能不同程度地缓解患者症状、改善其功能,但应用时一般需配合运动治疗等方法。

2)经颅磁刺激、经颅直流电刺激:研究显示经颅磁刺激、经颅直流电刺激均能改善患者的疼痛、抑郁和睡眠障碍等症状,改善其功能及总体健康,减少压痛点数量,且经颅磁刺激效果优于经颅直流电刺激;但目前需要更多的研究,寻找最合适的刺激区域。

3)水疗:包括矿泉水浴和水中运动,二者均能改善患者的疼痛、疲劳、晨僵等症状,其中平均中位数为 4h 的矿泉水浴疗法较其他不同方法能明显减轻疼痛和压痛点数量,明显改善患者生活质量。水中运动虽与普通地面运动效果无差异,但在停止运动后能维持效果更长时间,因此,推荐矿泉水浴作为辅助治疗。

(4)认知行为疗法:认知行为疗法可改善抑郁、焦虑等异常情绪,适用于具有抑郁、焦虑症状的患者;结合运动治疗时可使疼痛症状和患者功能得到进一步改善及持续时间更长,适于存在情绪异常的症状严重患者。

(5)中医治疗:各种形式(电针、激光、银质针、内热针)的针灸、按摩与其他治疗(运动、药物)联合应用时可进一步减轻疼痛及减少压痛点数量,尤其是针灸可以作为辅助治疗。

（6）正念和冥想运动:冥想运动包括太极拳、瑜伽和气功,和正念可较有氧运动、患者教育和拉伸练习更好地改善患者的睡眠和疲劳症状;依于正念的压力减轻可以减轻患者疼痛,因而它们可以作为辅助治疗与运动治疗、认知行为疗法联合应用。

（7）其他治疗:关于手法治疗、整脊疗法、生物反馈、催眠等治疗的研究数量有限,且对纤维肌痛综合征患者的治疗缺乏足够的科学证据;新的治疗方法包括高压氧、视神经刺激、利多卡因注射、神经刺激等,但其疗效有待于进一步研究。

（8）药物治疗:我国纤维肌痛综合征诊治指南指出,药物治疗是纤维肌痛综合征的主要治疗方法,常用的有抗抑郁药、肌松药、第二代抗惊厥药物、镇痛药、非麦角碱类选择性多巴胺 D2 和 D3 受体激动剂等。指南基于临床中疗效安全性对纤维肌痛综合征常用药物给予推荐,包括抗抑郁药、肌松药、第二代钙通道阻滞药、镇痛药、镇静药等。其中,三环类抗抑郁药(TCAs)阿米替林(amitriptyline)应用最为广泛,可明显缓解患者的全身性疼痛,改善睡眠质量,提高患者情绪;普瑞巴林、加巴喷丁被推荐用于伴随有焦虑或睡眠障碍的患者;曲马多被推荐用于镇痛。然而美国风湿协会和欧洲指南均明确提出,药物治疗仅适用于存在严重疼痛(建议应用度洛西汀、普瑞巴林、曲马多)或睡眠障碍(建议应用阿米替林、环苯扎林、普瑞巴林)的患者。对于激素类药物,目前普遍认为对纤维肌痛综合征无效,不推荐使用。

（9）多学科协作的综合治疗:多学科协作的综合治疗是将非药物疗法和药物治疗结合应用,适用于功能障碍重、其他治疗无效的"难治型"患者,需要为其制订系统康复计划,包括患者教育、心理治疗、认知行为疗法、物理治疗、运动治疗及药物治疗等。

（叶超群）

第十节　四肢常见非特异性疼痛综合征

疼痛按病因及病理一般分为特异性疼痛、非特异性疼痛和神经性疼痛。特异性疼痛是指由明确原因所致且具有明确病理改变的疼痛如骨折、脱位、感染、肿瘤、韧带肌腱撕裂等;神经性疼痛是指因中枢和周围神经损伤、炎症所致的疼痛,常伴感觉和运动功能障碍、反射异常,如脊髓损伤后的神经病理性疼痛、臂丛神经损伤、腕管综合征等;非特异性疼痛是指既找不到明确病因也无明确病理改变的疼痛,主要指微细损伤或长期疲劳积累即应力反复作用所致的肌肉骨骼系统的疼痛综合征,一般是在没有创伤的情况下逐渐发生,表现为以前没有症状的部位出现症状,如肌腱炎/腱鞘炎、肌筋膜炎、滑囊炎、滑膜炎、肌肉劳损等。本节主要叙述四肢常见非特异性疼痛综合征。

一、冻结肩、肩峰下撞击综合征

肩部非特异性疼痛常见原因包括冻结肩、肩峰下撞击综合征、肩袖肌腱炎、肱二头肌肌腱炎、滑囊炎(肩峰下、三角肌下、喙突下)等。其中,以冻结肩和肩峰下撞击综合征最常见;滑囊炎和肱二头肌肌腱炎常与冻结肩和肩峰下撞击伴发,较少单独出现,且单独出现者主要表现为肩痛,肩关节活动一般不受限;肩袖肌腱炎以冈上肌腱炎最常见,且常与肩峰下撞击有关,是肩袖损伤的基础,故本部分仅叙述冻结肩和肩峰下撞击综合征。

冻结肩,即肩关节周围炎(periarthritis humeroscapularis)又称为粘连性肩关节囊炎、凝肩、五十肩等,是指因肩关节周围软组织的慢性非特异性炎症和退行性病变而引起的以肩关节疼痛和功能障碍为特征的一种疾病。人群患病率为 2%~5%。

肩峰下撞击综合征(subacromial impingement syndrome)指肩关节在进行外展、外旋活动时肩峰下滑囊、肩袖及肱二头肌长头腱等组织在喙肩弓和肱骨大结节之间被反复摩擦、夹挤、撞击而导致的肩部慢性损伤,临床上以肩痛和功能障碍为特征。

【病因】

1. **冻结肩**　原发性冻结肩隐匿起病,病因不十分清楚,一般认为在肩部退变或损伤的基础上发生;继发性冻结肩常因创伤性(骨折、脱位、软组织损伤等)或非创伤性(盂肱关节炎、肩袖损伤、肩袖肌腱病和钙化肌腱炎等)肩部病变所致,部分患者还与糖尿病(据报道其发生率为 10%~36%)、甲状腺疾病、肾上腺疾病、心肺疾病和高脂血症有关。

2. 肩峰下撞击综合征 病因主要与肩峰形态、肩峰外倾角、肩锁关节及喙肩韧带下骨质增生或钙化,或肱骨头、肩胛骨异常运动,肩袖肌肉力量弱,导致肱骨头向前上移位,从而使肩峰下间隙狭窄有关。

【特点】

1. 冻结肩

(1) 易患人群:好发年龄为 50 岁左右,女性多于男性。

(2) 自愈性:冻结肩自然病程平均 30 个月(1~3.5 年),部分患者疼痛可完全缓解、肩关节活动范围可完全恢复;但如不进行系统治疗,病程会持续较久,且绝大部分患者常遗留肩关节功能障碍。

(3) 肩痛:肩痛是冻结肩患者的主要症状,尤以夜间痛明显;患者不能向患侧卧,严重者会影响睡眠和情绪;部分患者会发生焦虑或抑郁。

(4) 盂肱关节主动和被动活动受限:冻结肩在临床上以肩痛、肩关节活动受限为特征,肩关节活动受限以主动活动和被动活动均受限为特点,尤以前屈、外展、外旋受限最为明显。

(5) 肌肉萎缩:后期或病程较长者肩关节周围肌肉尤其是肱二头肌、三角肌可出现萎缩。

2. 肩峰下撞击综合征

(1) 易患人群:发病年龄常见于 40~50 岁,近年来,爱好运动的年轻男性发病率有增加趋势。患者一般可有明显的外伤史或者慢性劳损史,尤其是经常进行过量活动如羽毛球、游泳等人群多发。

(2) 症状:主要表现为过量活动时肩痛和无力,肩峰下间隙或肱骨大结节近端压痛,肩关节外展、前屈受限,存在疼痛弧征及肩峰撞击诱发试验(Neer 征)阳性等(表 2-8-34)。

表 2-8-34 肩部非特异性疼痛常见体征

名称	表现	疾病
疼痛弧征(+)	肩关节外展 60°~120° 间出现肩痛,<60° 或>120° 无疼痛	冈上肌腱炎
Speed 试验(+)	肘关节伸直前臂旋后位时肩关节行抗阻前屈活动产生疼痛	肱二头肌肌腱炎
Yergason 试验(+)	肘关节屈曲紧靠躯干时前臂抗阻旋后产生疼痛	肱二头肌肌腱炎
Neer 征(+)	上肢伸直、肩内旋位行肩前屈,>90°时出现肩部疼痛	肩峰下撞击综合征
Hawkins 征(+)	肩关节前屈 90°,屈肘 90°,医者固定肩胛骨使患肩内旋时出现疼痛	肩峰下撞击综合征
Jobe 试验(+)	肩关节外展 90°,内收 30°,内旋位,肩关节抗阻力旋前时出现疼痛	冈上肌损伤

【发病机制及病理生理】

1. 冻结肩

(1) 发病机制:并不十分清楚,可能与患者的免疫反应有关。

(2) 病理生理:由免疫反应开始,逐渐发展为炎性滑膜炎,最终导致关节囊纤维化。与此对应,冻结肩临床一般分为 3 个阶段。

1) 冻结期(持续 10~36 周):此期病理改变为炎性滑膜炎,表现为肥大细胞、巨噬细胞、B 淋巴细胞、T 淋巴细胞浸润,成纤维生长因子、炎性细胞因子和白介素升高,局部组织充血水肿渗出。临床上以肩痛为主要表现,肩关节活动逐渐丧失。

2) 凝结期(持续 4~12 个月):此期病理改变为肩峰下滑囊、关节囊、喙肱韧带、盂肱中韧带、肩袖间隙、肱二头肌长头腱等组织上成纤维生长因子升高、成纤维细胞增生以及关节囊增厚。临床上表现为肩痛逐渐减轻,肩关节僵硬达高峰,盂肱关节主动和被动活动均丧失。

3) 缓解期(持续 12~42 个月):上述反应逐渐减轻,肩痛逐渐减轻,肩关节活动逐渐改善。

2. 肩峰下撞击综合征

(1) 发病机制:肩峰下间隙狭窄者,当肩部前屈、外展或内旋时,肱骨大结节与喙肩弓、肩峰前外侧反复撞击,致肩峰下肩袖组织、滑囊及肱二头肌腱等受挤压、碰撞而损伤。

(2)病理生理:肩袖组织、滑囊及肱二头肌腱等受挤压、碰撞后早期主要表现为肩峰下滑囊及冈上肌腱水肿、充血(25 岁以下患者多见);病变进一步发展,冈上肌会出现机化、增厚从而导致肌腱炎、肌腱病(25~40 岁人群多见);最终会导致冈上肌腱部分或完全撕裂,通常见于 40 岁以上患者。

【康复评定】

1. **疼痛评定** 可采用目测类比法、数字分级法、简化 McGill 疼痛问卷和压力测痛等评定方法。

2. **肩关节活动度的评定** 通常用量角计测定,患者肩关节各方向活动均可受限,尤以前屈、外展、外旋、内旋最为明显。

3. **肩关节周围肌肉力量测定** 后期肩周围肌肉力量(肩袖、三角肌)均有不同程度的降低,采用徒手肌力评定。

4. **肩肱节律及肩关节稳定性评定**

(1)肩肱节律评价方法:患者进行肩关节外展活动,观察活动过程中盂肱关节、肩胛胸壁关节、肩锁关节活动度及轨迹是否符合下述规律:

1)盂肱关节外展 120°,肩胛胸壁关节运动 60°(其中肱骨运动包括着向上滚动和向下滑动)。肩胛胸壁关节的运动包含着 25°的胸锁关节上升和 35°的肩锁关节上升。

2)锁骨本身 20°~35°后旋,伴 15°回缩。

3)肩胛骨本身也发生 20°的后倾和 10°的外展。

4)肱骨本身发生的 22°~55°外旋。

(2)肩关节稳定性评定:患者仰卧,肩关节外展 90°、肘关节屈曲 90°,检查者一手固定患者肩部,另一手握患侧腕关节并使患侧肩关节作最大被动外旋,患肩活动过程中患者因恐惧而停止活动,或出现肩痛或活动范围增大,提示肩关节前侧松弛或不稳。

5. **肩关节功能评定** 肩关节功能评定方法较多,应用时可根据情况选择,常用的有 Neer 肩关节功能评定、Constant 肩关节功能评估、美国肩肘协会(ASES)标准化肩关节功能评分、Rowe 评分系统等。

6. **日常生活活动能力评定** 采用 Barthel 指数进行评定。必要时还需对患者进行情绪、心理评定。

【康复治疗】

治疗包括康复治疗和手术治疗,康复治疗可成功治愈 90% 的患者。除了手术治疗方法不同,肩峰下撞击综合征与冻结肩的康复治疗基本相似,故此处仅叙述冻结肩的康复治疗。

1. **康复治疗原则** 针对冻结肩各阶段特征康复治疗各有所侧重,冻结期消炎止痛;凝结期松解粘连、恢复肩关节功能;恢复期重建肩部正常运动模式。

2. **制动** 冻结期患者疼痛明显时,患肩需制动,邻近关节可进行适宜的主动或被动活动。

3. **药物治疗**

(1)非甾体抗炎药:冻结期或疼痛明显时患者需口服药物以消炎止痛,常用药物如布洛芬、塞来昔布等。

(2)皮质类固醇:冻结期患者口服甲基泼尼松龙或泼尼松可明显减轻疼痛、改善关节活动范围;局部注射尤其是超声引导下局部注射小剂量皮质类固醇,疗效优于口服;初次疗效不明显时,4~6 周后可再次注射,1 年中注射最多不超过 3 次。

(3)降钙素:最新研究显示,降钙素在治疗类风湿关节炎、复杂的局部疼痛综合征、骨折和骨肿瘤转移中起着重要作用。其机制可能与可以减少全身性炎症反应、刺激内啡肽的释放有关,故可用于疼痛程度重的冻结肩患者。

4. **物理治疗**

(1)早期可采用高频电疗法(可采用超短波、微波;急性期采用无热量,后期采用微热量;15min/次,1 次/d,15~20 次为 1 个疗程)、半导体激光疗法、偏振光疗法等以消炎止痛;后期可采用磁疗、超声波治疗、蜡疗、水疗等以松解粘连。

（2）手法治疗

1）软组织手法治疗：采用软组织手法放松患者肩关节周围紧张肌肉、松解粘连的软组织。

2）关节松动术：疼痛严重或关节活动受限明显的患者均需行盂肱关节、肩胛胸壁关节松动术，用以纠正肩胛骨的位置和活动模式，有助于改善肩关节活动。必要时还需行肩锁关节、胸锁关节松动术。因疼痛造成关节活动受限者采用Ⅰ、Ⅱ级手法进行治疗，后期因关节粘连造成关节功能障碍者采用Ⅲ、Ⅳ级手法治疗。

（3）运动治疗：患者在疼痛减轻后即应开始循序渐进的康复锻炼，以恢复关节活动范围和肌力。

1）关节活动练习：包括主动、助力或被动活动练习，软组织拉伸练习。

2）肌力练习：肩关节周围肌肉力量练习。

3）肩胛骨活动练习：主要包括斜方肌中下部激活练习及肩胛骨正确活动模式练习。

（4）作业治疗：患者进行投掷、套圈、肩轮、体操棒等各种作业活动来改善肩关节活动范围、肩周围肌肉力量、患侧上肢的耐力、协调能力等。

5. 关节囊扩张治疗　指在影像学技术指导下将大量的生理盐水、类固醇、局部麻醉药和造影剂注射到患者的盂肱关节中，可获得短期或长期效果。此方法不适用于肩峰下撞击综合征患者。

6. 手术治疗

（1）适应证：至少进行了3~6个月的非手术治疗（包括药物治疗、局部注射或物理治疗），但仍存在持续疼痛和活动受限的患者；尤其是对那些初始症状重、发病时年龄较小的患者，在坚持非手术治疗4个月仍无改善后，最有可能需要手术治疗。此方法不适用于肩峰下撞击综合征的患者。

（2）方法

1）麻醉下的手法治疗（manipulation under anesthesia，MAU）：指在全麻或臂丛神经、颈神经根阻滞下利用手法对关节囊和挛缩的韧带进行松解；发病后6~9个月经保守治疗无效者可行MUA，可获得较好的短期和长期效果，但与局部注射类固醇、关节囊液压扩张（hydrodistension，HD）相比效果并无优势。

2）关节镜下松解治疗：很少见，由骨科医师实施。

二、肱骨外上髁炎

肘部非特异性疼痛常见原因包括肱骨外上髁炎、肱骨内上髁炎、肱三头肌肌腱炎和尺骨鹰嘴滑囊炎等，其中以肱骨外上髁炎最常见，肱骨内上髁炎、肱三头肌肌腱炎的发病机制、病理生理、治疗原则及措施与之相似，故此处主要叙述肱骨外上髁炎，并简介肱骨内上髁炎等疾病的概念、特点（表2-8-35）。

表2-8-35　肘部非特异性疼痛常见体征

名称	表现	疾病
Mills 征	屈肘、握拳、屈腕，将前臂主动旋前同时伸肘，引起肘外侧疼痛	肱骨外上髁炎
抗阻伸腕试验	伸肘、前臂旋前，腕掌屈，然后腕抗阻背屈引发肘外侧疼痛	肱骨外上髁炎
抗阻屈腕试验	伸肘、前臂旋后，腕中立，然后腕抗阻掌屈引发肘外侧疼痛	肱骨内上髁炎
抗阻伸肘试验	肘屈位，抗阻伸肘引发肘关节后方疼痛	肱三头肌肌腱炎

1. 肱骨内上髁炎（internal humeral epicondylitis）　又称高尔夫肘，是前臂屈肌群或旋前肌肌腱在肱骨内上髁起点处反复受牵拉引起的慢性劳损所致的无菌性炎症，主要表现为肘关节内侧疼痛，并向前臂内侧远端放散，肱骨内上髁处压痛、抗阻屈腕试验阳性有助于诊断；发病率较肱骨外上髁炎少见。

2. 肱三头肌肌腱炎　肱三头肌腱在尺骨止点处的无菌性炎症，主要表现为肘后方肱三头肌腱止点处疼痛、压痛，活动时加重，前臂抗阻伸肘试验阳性。

3. 尺骨鹰嘴滑囊炎　为反复摩擦致尺骨鹰嘴深层滑囊的炎症，主要表现为肘关节后尺骨鹰嘴后方红、肿、痛、压痛。

尺骨鹰嘴滑囊炎的治疗措施为冰敷、理疗、抽吸滑囊内液、局部包扎或局部注射、平常注意加强肱三头肌拉伸练习等；肱骨内上髁炎、肱三头肌肌腱炎治疗措施参考肱骨外上髁炎。

4. 肱骨外上髁炎（external humeral epicondylitis）　又称网球肘，是由于前臂伸肌群，特别是桡侧伸腕肌在肱骨外上髁起点处反复受牵拉而产生的慢性无菌性炎症，主要表现为肱骨外上髁处疼痛，并向前臂放射，患者持物无力。

【病因】

病因不明，可能为局部过度使用、劳损所致的无菌性炎症；常由损伤、劳累、受凉所诱发。

【特点】

1. 女性多见，起病隐匿，症状迁延，常由肘关节反复屈伸、旋转活动及受凉诱发。

2. 以肘关节外侧疼痛和持物无力为主要表现，疼痛可向前臂和上臂放射，抗阻伸腕伸指、抓握、被动屈腕伸肘等动作可诱发疼痛症状。

【发病机制与病理生理】

主要因前臂长期反复伸屈、旋转活动引起前臂伸肌起点处的微细损伤或疲劳积累致劳损，在受凉劳累后局部充血、水肿，长期反复发作导致局部机化、增厚，从而引起一系列临床症状。

【康复评定】

1. **疼痛评定**　疼痛评定可选择 VAS、NRS、Wong Backer 脸谱法进行。

2. **前臂伸肌、屈肌紧张度及肌力评定**　肌肉紧张度采用被动活动评价，肌力采用手法肌力测试。

3. **关节活动度评定**　一般关节活动度无障碍。

4. **肘关节功能评定**　肘关节功能评定可选用 HSS、JOA、Mayo 肘关节功能评分。

【康复治疗】

1. **治疗原则**　早期消炎止痛，促进愈合；后期增强软组织柔韧性、力量和耐力，恢复肘关节功能。

2. **治疗措施**

（1）局部制动：早期患肢疼痛程度重时应休息制动，尤其应避免引起致痛的活动，如反复旋前旋后、抬重物、旋前位抓持重物等。

（2）药物治疗：急性期症状重者可口服或外用非甾体抗炎药，如布洛芬或塞来昔布等。

（3）物理治疗：早期可采用冰敷（10~15min/次，4~6 次/d）、经皮神经电刺激疗法、超短波或微波疗法、半导体激光疗法等方法；后期可采用超声疗法、超声药物导入疗法和直流电离子导入疗法、音频电疗法、磁疗法等。

（4）手法治疗

1）软组织松解、筋膜放松：松解前臂伸肌起点，并行前臂伸肌放松练习。

2）动态关节松动：松动上尺桡关节、肱尺关节、桡骨后向前松动，常可获得良好的效果。

3）颈椎和胸椎手法治疗和/或神经松动：有的患者同时伴有颈椎、胸椎小关节综合征或神经张力高，且动态上尺桡骨关节、肱尺关节松动效果不理想，则需进行颈椎和胸椎手法治疗和/或神经松动。

（5）运动康复治疗

1）拉伸练习：开始进行腕伸肌的被动牵伸练习，当肌肉肌腱单元能够在不增加疼痛的情况下接受更高的要求时，可逐步过渡到渐进抗阻训练。

2）肌力练习：包括握力、腕伸肌、腕屈肌、肱二头肌、肱三头肌肌力等练习；尤其是腕伸肌，早期进行静力性练习，然后过渡到主动动力性练习（屈腕练习）、等张离心练习、抗阻练习等，强调抗阻离心收缩练习。

（6）局部注射　适用于上述治疗无效或急性期症状阻碍其他康复计划、明显影响患者工作和生活时，可在超声引导下行局部注射小剂量糖皮质激素治疗，注意避免将药物注入肌腱内，注射后需要限制活动至少 7~10 天，必要时 4~6 周后可再注射一次，但 1 年内最多不超过 3 次。

（7）冲击波治疗：上述方法无效时可采用冲击波治疗。

三、腕、手部腱鞘炎

桡骨茎突狭窄性腱鞘炎是腕部拇长展肌和拇短伸肌的腱鞘因机械性摩擦而引起的慢性无菌性炎症，

因腱鞘和肌腱水肿、增厚导致腱鞘狭窄,肌腱在鞘管内活动障碍而称为狭窄性腱鞘炎。

屈指肌腱腱鞘炎是由于屈指肌腱在掌指关节处与屈指肌腱纤维鞘管反复摩擦,产生的慢性无菌性炎症,因局部渗出、水肿和纤维化,导致肌腱、腱鞘增厚,使肌腱在该处的滑动障碍。当肿大的肌腱通过狭窄鞘管时,可产生弹拨动作和响声,故又称为扳机指或弹响指,好发于拇指、中指和环指。

【病因】

确切病因不清楚,桡骨茎突腱鞘炎目前认为可能与局部解剖结构变异有关,如纤维间隔及腕第一腔室底部骨嵴的存在等,使肌腱滑动的阻力增加;肌腱反复活动、劳累、受凉等是诱因。

【特点】

1. 此病起病隐匿,病程迁延,患者常有受凉、劳累及既往病史;多见于女性及手工操作者。

2. 桡骨茎突腱鞘炎主要表现为桡骨茎突处疼痛,可向手及前臂放射;拇指无力,伸拇受限,严重时拇指不能屈伸;令患手拇指屈于掌心握拳,然后将腕关节被动地向尺偏会导致疼痛加剧。

3. 指屈肌腱狭窄性腱鞘炎主要表现为患指屈伸不灵活,伴酸痛,以晨起为重,活动后好转;后期患指屈伸障碍加重,常伴"弹响"或一时的"卡住"现象。掌指关节掌侧可触及米粒大小硬结、压痛,手指屈伸时硬结来回移动伴弹响。

【发病机制】

腱鞘炎发病机制主要与肌腱反复活动使之与腱鞘长时间反复的摩擦及反复的微细损伤积累,导致肌腱和腱鞘间的慢性无菌性炎症、局部纤维化而引起腱鞘狭窄有关。

桡骨茎突狭窄性腱鞘炎的发病机制还与局部解剖变异有关,主要发病部位为桡骨茎突外侧面的骨性纤维管内,如因解剖变异其内存在纤维间隔、腕第一腔室底部存在的骨嵴,导致肌腱滑动时肌腱之间、肌腱与骨性通道之间的摩擦阻力增加,异常应力使腱鞘、肌腱充血水肿渗出,甚至损伤,短期摩擦或者轻微损伤可以通过自我修复机制及局部组织间隙的滑液缓解;但长时间反复的摩擦及微细损伤积累则可导致肌腱和腱鞘间的慢性无菌性炎症,局部反复充血水肿及炎性渗出导致局部纤维化,最终加重腱鞘狭窄及症状。

【康复评定】

康复评定内容包括疼痛程度、腕和指关节活动度、拇长展肌和拇短伸肌肌力、指屈肌肌力评价。

【康复治疗】

1. **治疗原则** 缓解症状,恢复功能,防止复发。

2. **治疗措施**

(1) 充分休息:急性期需用夹板固定,桡骨茎突腱鞘炎患者保持腕关节中立位或腕关节背伸15°~20°,拇指外展30°,伸直30°;固定时间为6~8周,最初2周全天佩戴,以后几周可以仅晚上佩戴。拇长、指屈肌腱鞘炎限制腕、拇指的活动,尤其要避免长时间屈曲拇指间关节、用力捏或者反复活动。

(2) 物理治疗:可使用超声波疗法、间动电流疗法、超短波或微波疗法。

(3) 手法治疗:肌腱周围软组织松解,筋膜及肌肉的放松;存在关节活动受限者,行关节松动术。

(4) 药物治疗:急性期疼痛症状重时,可给予患者口服、外敷消炎止痛药物(6~8周)。对疼痛严重、症状持续3周以上者,其他方法治疗无效时可以行局部注射治疗,有条件者可在超声引导下进行,注意药物需注射至腱鞘内,禁止药物注入肌腱内。

(5) 运动治疗:包括拇长展肌、拇短展肌、拇短伸肌、近端远端屈肌、伸肌的拉伸和肌力练习。

(6) 冲击波治疗:反复发作、病程长、上述治疗无效者,可行冲击波治疗。

四、髋部非特异性疼痛

髋部非特异性疼痛的主要原因包括髋关节撞击综合征、髋关节外撞击综合征、髋部滑囊炎等。其中,以髋关节撞击综合征和髋部滑囊炎最常见,髋关节外撞击综合征近年来逐步受大家所重视。

1. **髋关节撞击综合征** 也称股骨髋臼撞击综合征,是指由于髋关节解剖结构异常,使股骨近端和髋臼在髋关节运动终末期发生异常接触或碰撞,引起髋臼盂唇和软骨损伤而导致的以髋部疼痛、活动受限为特征的临床综合征;如治疗不及时后期可导致髋关节骨性关节炎的发生。

2. **髋关节外撞击综合征**　指髋关节囊外的骨或软组织结构异常而发生的异常接触和撞击,引起受挤压、撞击的组织发生损伤所造成的以髋部、臀部和腹股沟区不适、疼痛和活动受限为特征的一系列综合征。根据撞击的结构不同又可以分为:

（1）弹响髋:主要是因阔筋膜张肌紧张或增厚所致,当髋关节屈曲时增厚的阔筋膜张肌滑过股骨大粗隆产生弹响,同时可摸到一条粗而紧的纤维条带在大粗隆上滑过,类似髋关节半脱位的征象。

（2）髂腰肌撞击综合征:指髋关节屈伸过程中,髂腰肌肌腱在跨过股骨头、髂耻隆起、关节囊前方时与之发生碰撞而引起的以髋部疼痛、活动受限及弹响为特征的临床综合征。

（3）坐骨-股骨撞击综合征:是指坐骨结节与股骨小转子间隙狭窄,位于其中的股方肌在髋部活动时受到反复摩擦和挤压,甚至压迫其后方的坐骨神经而引起的以髋部疼痛为主要表现的综合征。

（4）髂前下棘撞击综合征:指髂前下棘位置异常或形态肥大,或股直肌紧张肥厚,使股直肌与股骨颈远端前方发生撞击,造成盂唇及软骨的损伤,引起的以腹股沟区或髋部疼痛和活动受限为主要表现的综合征。

3. **髋部滑囊炎**

（1）髂耻滑囊炎:又名腰大肌滑囊炎,是指髋关节屈伸时髂腰肌反复收缩摩擦、挤压其下方的滑囊所致的炎症,主要表现为股三角外侧肿胀、疼痛,髋关节活动受限等。

（2）股骨大转子滑囊炎:指股骨大转子滑囊的急性炎症,常因外伤或反复磨损如摔倒、髋外侧撞击、倾斜站立等使臀大肌肌腱与大转子发生摩擦而诱发,主要表现为股骨大转子外侧疼痛、肿胀。

（3）坐骨结节滑囊炎:指坐骨结节周围滑囊因久坐压迫或膝关节反复屈伸使腘绳肌肌腱与坐骨结节反复摩擦挤压所致的急性炎症,主要表现为臀部下方坐骨结节处疼痛、压痛。

【病因】

1. **髋关节撞击综合征**　基础病因包括髋关节发育不良、儿童股骨头坏死、股骨头滑脱、髋臼内陷、髋臼创伤、髋臼外伤后畸形、手术过度矫正等;无上述基础疾病但喜爱运动的健康青壮年也可发病,常由长时间行走、久坐矮凳、长期开车以及进行足球、田径、滑冰、瑜伽、舞蹈等体育运动,使髋关节经常处于过度屈伸、内旋、外旋等状态所诱发。

2. **髋关节外撞击综合征**　主要与髋关节骨性结构异常及肌性结构紧张、增厚所致,如髂前下棘异常肥大、股直肌增厚等。近年来因全民健身的普及,肌性紧张导致本病的发病率明显增加。

3. **滑囊炎**　常由反复活动致滑囊受紧张或增厚的肌肉局部摩擦、挤压等引起。

【特点】

1. 常见于喜爱运动的年轻人,病程长,反复发作,常由长时间步行、足球、越野等运动所诱发。

2. 上述疾病主要表现为腹股沟区、臀部或大转子处疼痛,伴髋关节活动受限;常由患者突然增大运动量所诱发;部分患者表现为髋部活动无力、打软、交锁、弹响。具体见表 2-8-36、表 2-8-37、表 2-8-38。

3. 影像学如 X 线可显示骨骼结构异常,B 超、MRI 能显示软组织损伤情况,均有助于诊断。如对于髋关节撞击综合征,常规髋关节正侧位 X 线片可以看到股骨头颈交界区外缘饱满、凸出、囊性变等,形如手枪柄者为凸轮型;如髋臼过度覆盖股骨头者为钳夹型。

表 2-8-36　髋部撞击综合征特点

疾病	撞击结构	损伤组织	C 字征	弹响	活动受限	体征
髋关节撞击	髋臼与股骨颈	盂唇、关节软骨	有	可有,可听见	髋屈曲内旋最明显	撞击征(+)
弹响髋	阔筋膜张肌与大转子	阔筋膜张肌与大转子	后期有	有,可听见	可出现内收受限	Ober 征(+)
髂腰肌撞击	髂腰肌与股骨头	髂腰肌	有	可有,可听见	伸腰、伸髋受限	滚筒试验(+)
髂前下棘撞击	股直肌与髂前下棘	股直肌、盂唇、关节软骨	有	可有,可听见	屈髋、屈髋 90°内收	
坐骨-股骨撞击	坐骨结节与小转子	股方肌	有	可有,可听见	可有绞锁	

表 2-8-37　髋部滑囊炎特点

疾病	部位	症状	体征
髂耻滑囊炎	股三角外侧	疼痛、肿胀、屈髋畸形	压痛、包块、波动感
坐骨结节滑囊炎	坐骨结节周围	疼痛	压痛
股骨大转子滑囊炎	股骨大转子周围	疼痛	压痛、Trendelenburg 征（＋）

表 2-8-38　髋部非特异性疼痛常见体征

体征	特点	疾病
C 字征	疼痛分布呈"C"形，即患侧髂嵴外侧、髋内侧、腹股沟区疼痛	髋、髋外撞击
髋关节撞击试验（＋）	患者仰卧，被动屈髋并内收、内旋时出现髋部疼痛、活动受限	髋关节撞击
	患者仰卧，被动伸髋并外旋时出现髋部疼痛、活动受限	髋关节撞击
滚筒试验（＋）	双下肢伸直置于床面，检查者使患侧下肢内旋然后外旋引出患髋疼痛	髂腰肌撞击
Ober 试验（＋）	健侧卧位，患髋被动后伸外展，然后令患髋主动内收，患髋主动内收受限	弹响髋
Trendelenburg 征（＋）	健侧下肢站立，患侧下肢抬离地面（患髋屈曲），患侧骨盆下降	大转子滑囊炎

【发病机制及病理生理】

1. **髋关节撞击综合征**　确切发病机制不明。一般认为是由于股骨近端和/或髋臼的异常解剖形态，或髋关节长期超范围活动导致股骨近端和髋臼长期反复不正常接触、碰撞，使关节盂唇和关节软骨损伤，最终导致髋关节骨性关节炎的形成。

2. **髋关节外撞击综合征**　髋关节囊外的骨或软组织结构异常而发生的异常接触和撞击，除导致关节盂唇和关节软骨损伤外，还引起受挤压、撞击的软组织发生充血、水肿、渗出，久之出现纤维化及增厚。

【康复评定】

1. **疼痛**　VAS 或 NRS 等。

2. **髋关节活动度**　测量髋关节做屈曲、伸展、内外旋等动作时的活动度，通用量角器测定。

3. **髋关节周围肌肉紧张度**　包括髂腰肌、臀大肌、臀中肌、腘绳肌、内收肌、股直肌、股方肌等肌肉的紧张度，采用感知被动活动时被测试肌肉阻力来测定。髋关节外撞击综合征常出现上述肌肉紧张。

4. **髋关节周围肌肉力量**　包括髂腰肌、臀大肌、臀中肌、腘绳肌、内收肌、股直肌等肌肉的肌力，采用徒手肌力评定。

【康复治疗】

1. **治疗原则**　缓解症状，促进功能恢复，延缓病情进展及防止复发。

2. **髋关节撞击综合征、髋关节外撞击综合征的治疗措施**

（1）教育：对患者进行疾病知识与管理及合理运动教育。

（2）制动休息：疼痛严重时，患者应注意休息和局部制动，尤其要减少屈髋、屈髋内收内旋（跷二郎腿）、伸髋外旋、下蹲、骑车等活动。

（3）物理治疗：局部应用磁疗、半导体激光疗法、高频电疗（脉冲短波、微波）可以消炎消肿止痛、改善血液循环；给予神经肌肉电刺激疗法、干扰电疗法可以促进肌肉收缩、消肿止痛。

（4）药物治疗：患者外用、口服非甾体抗炎药；病程长、疼痛严重、上述治疗无效的患者可局部注射小剂量糖皮质激素。

（5）手法治疗：采用软组织手法、肌肉能量技术放松髋关节周围软组织、肌肉，有助于减轻症状，尤其对于髋关节外撞击综合征的患者使用软组织手法可获得满意疗效。

（6）关节松动术：对于存在关节活动受限者，在症状减轻后行关节松动术改善关节活动范围,可选择Maitland技术或Mulligan技术。

（7）自我运动康复：包括髋关节周围肌肉力量练习、臀中肌和臀大肌肌力练习、核心稳定性练习、髋关节周围肌肉拉伸练习等。

（8）其他疗法：对于上述治疗无效者,可在超声引导下行局部注射治疗,注射小剂量糖皮质激素和局部麻醉药以消炎止痛；对于病程长、症状重、严重影响日常生活、存在髋臼盂唇损伤的患者可局部注射富含血小板的血浆进行治疗。

3. 髋部滑囊炎　教育患者改变运动方式；疼痛严重时,患者应休息、减少局部活动,同时给予冰敷和物理治疗(磁疗、红外线、超短波、超声药物透入等)。如滑囊肿胀明显者(如髂耻滑囊炎患者)须穿刺抽液后加压包扎；上述措施无效者可抽出滑囊内的滑液后注入小剂量糖皮质激素。

五、膝前痛

膝前痛是一系列引起非特异性膝痛尤其是膝前方痛的膝部疾病的总称,主要包括髌股关节病、髂胫束综合征、鹅足炎、髌腱炎、髌下脂肪垫炎等。

1. 髌股关节病　也称髌股关节综合征,是指股骨和髌骨间的髌股关节面的关节软骨由于急性损伤或慢性劳损而引起的退行性病变。主要表现为髌骨后方、膝关节内外侧间隙疼痛、无力,患者蹲起和上下楼时症状明显。

2. 鹅足炎　鹅足炎是指缝匠肌、股薄肌、半腱肌肌腱在胫骨结节内侧止点处(排列形如鹅足)的无菌性炎症或其周围的滑囊炎。主要表现为膝关节内侧疼痛,患者屈、伸膝时疼痛明显。

3. 髂胫束综合征　髂胫束综合征指由于膝关节反复多次屈伸,髂胫束前后活动与股骨外髁反复摩擦,引起髂胫束、膝外侧副韧带上下的滑囊、腘肌肌腱及其周围软组织的慢性炎症。主要表现为膝外侧疼痛,患者用力屈伸膝活动和上下楼时疼痛加重。

4. 髌腱炎　髌腱炎指因膝关节反复多次屈伸而引起的髌腱的慢性炎症,尤其是髌腱在髌骨下极的起点处,故又称为髌腱末端病。主要表现为坐、蹲、跳时髌腱止点处疼痛。

5. 髌下脂肪垫炎　髌下脂肪垫炎是在退变(髌下脂肪垫肥厚、股四头肌无力)基础上、外伤或劳损所引起的脂肪垫以充血、水肿、肥厚、机化、与周围组织粘连等病理改变为特征的无菌性炎症。主要表现为膝前疼痛伴膝屈伸活动受限。

【病因】

上述疾病均因过度使用即反复过度活动所致的慢性劳损或微细损伤的积累所致。急性损伤、突然增加运动量、疲劳、受凉是常见诱因。

【特点】

膝部非特异性疼痛主要见于爱好运动且突然增加运动量的年轻人,以及膝关节退变的中年女性,主要表现为膝前方或内外侧疼痛,伴膝活动受限；常见疾病特点具体见表2-8-39、表2-8-40。

表2-8-39　膝前痛特点

疾病	膝痛部位	体征
髌股关节综合征	髌骨后方,髌股关节间隙	摩擦感,髌骨碾磨试验、登阶试验、单膝下蹲试验(+)
髂胫束综合征	股骨外上髁、胫骨结节外侧	压痛、Ober试验及Noble挤压试验(+)、髋外展力量降低
鹅足炎	胫骨结节内侧	鹅足压痛、屈膝抗阻内旋试验(+)
髌腱炎	髌骨下方	髌下极及髌腱深压痛、髌腱紧张试验(+)
髌下脂肪垫炎	髌下内、外侧膝眼	髌腱及两膝眼肿胀、压痛、Hoffa征(+)

表 2-8-40 膝部非特异性疼痛常见体征

体征	表现
髌骨碾磨试验(+)	患者伸膝,被动使髌骨沿髌股关节面活动或令患者股四头肌收缩时引发髌骨后方疼痛
登阶试验(+)	患者站在一高约 30cm 凳子旁,请患者以患足从侧方登上凳子,有困难或出现疼痛
单膝下蹲试验(+)	患侧下肢站于台阶上,健侧下肢悬空,缓慢屈患膝时髌骨后疼痛
屈膝抗阻内旋(+)	患者坐于治疗台上,双膝屈曲 90°,医者一手置于患侧内踝上方给予阻力令患膝行抗阻内旋时疼痛
髌腱紧张试验(+)	患者屈膝放松时髌腱压痛,令患者股四头肌收缩并按压髌腱,压痛加重
Hoffa 征(+)	患膝屈曲 30°~60°时,医者手置于髌腱两侧,然后让患者伸膝,手位置和压力不变,伸膝时膝痛加重
Ober 征(+)	健侧卧位,患髋被动后伸外展,然后令患髋主动内收,患髋主动内收受限
Noble 挤压试验(+)	患者仰卧,稍屈髋、屈膝 90°,医者拇指按压住股骨外上髁或其上方 1~2cm,另一手使患膝伸直,当患膝接近屈曲 30°(伸直为 0°)时股骨外上髁处明显疼痛

【发机制与病理生理】

上述疾病具体发病机制并不明确。一般认为与过度活动有关。

1. **髌股关节综合征** 髌股关节综合征是由于膝反复屈伸导致髌股关节面软骨持续反复接触、摩擦产生微细损伤,同时局部负荷长时间存在,软骨内关节液流动受阻,导致营养供给减少,引起软骨细胞代谢异常,软骨细胞死亡,进而引起关节软骨浅层磨损并逐渐延伸至软骨下,纤维软骨碎片的崩解使软骨厚度变薄,进而出现软骨撕裂等变化。

2. **髌腱炎、鹅足炎** 髌腱炎、鹅足炎是由于膝反复屈伸及跳跃使髌腱、鹅足止点处反复受牵拉而发生的无菌性炎症,或微细损伤积累导致局部出血渗出机化增厚,以及鹅足下滑囊受挤压而发生炎症反应。

3. **髂胫束综合征** 髂胫束综合征是因为膝反复屈伸及跳跃时紧张的髂胫束反复跨过股骨外侧髁发生磨损或微细损伤导致出血、渗出、水肿乃至机化增厚。

【康复评定】

1. **疼痛评定** VAS、NRS 或 Wong Backer 脸谱。

2. **关节活动范围** 测量髌股关节活动度及活动轨迹、胫股关节活动度。

3. **肌肉紧张度评定** 测量髂腰肌、股直肌、股外侧肌、股内收肌、腘绳肌、小腿三头肌等的紧张度。

4. **肌力评定** 测量股四头肌、臀中肌、臀大肌、股内收肌等的肌力。

【康复治疗】

1. **康复原则** 缓解症状,恢复功能,防止复发。

2. **治疗措施**

(1) 患者教育:给予患者关于疾病知识、治疗方法选择、疼痛管理、科学锻炼知识以及体重管理的教育。

(2) 制动休息:控制运动量,症状严重的患者需暂停剧烈运动 1~2 周,症状减轻后也需避免上下楼、爬山等活动。

(3) 药物治疗:症状明显者,可短期外用或口服非甾体抗炎药以减轻症状;髌股关节综合征患者可口服氨基葡萄糖类药物以延缓关节软骨退变;症状较重者,可行玻璃酸钠关节腔内注射,每周 1 次,共 5 次。

(4) 物理治疗:可用超短波(伴有关节积液时超短波剂量需采用无热量)、半导体激光、超声波、干扰电等进行治疗,也可应用磁疗。

(5) 手法治疗

1) 髌股关节综合征患者需根据评定结果行髌股韧带松解和髌股关节松动。

2) 髂胫束综合征、鹅足炎、髌腱炎的患者需利用软组织手法、激痛点技术、拉伸或肌肉能量技术(muscle energy technique,MET)放松阔筋膜张肌、腘绳肌、股内收肌群、股四头肌等。

3）髌下脂肪垫患者需行脂肪垫松解及膝关节松动。

（6）运动疗法：根据评定结果对紧张肌肉（股四头肌、阔筋膜张肌、腘绳肌）进行拉伸，同时加强臀中肌、股四头肌肌力与肌肉耐力练习，尤应加强股四头肌离心收缩。

（7）局部注射治疗：对病程长、症状重、上述治疗无效者，可在超声引导下局部注射小剂量糖皮质激素，注意对于鹅足炎、髌腱炎、髂胫束综合征的患者需将药物注射到腱鞘内而非肌腱内。

（8）冲击波治疗：对于病程能超过 3 个月且上述方法无效者，可行冲击波治疗。

六、跟痛症

跟痛症（heel pain）是指引起足跟非特异性疼痛的一系列疾病的总称，主要包括跟腱炎、跟腱周围炎、足底筋膜炎等。

1. **跟腱炎**　跟腱炎是由于过度载荷引起的跟腱的慢性无菌性炎症或劳损，主要表现为足跟着地时跟腱止点处疼痛和踝跖屈无力。此病常见于跑跳及球类运动爱好者，病程长者可发展为以跟腱退行性病变为特征的跟腱病。

2. **跟腱滑囊炎**　跟腱滑囊炎是指由慢性损伤引起跟腱与皮肤之间的皮下滑囊、跟腱与跟骨之间的跟后滑囊发生无菌性炎症，表现为跟骨后疼痛的疾患。可能与踝关节反复屈伸使跟腱刺激滑囊及鞋帮过高或鞋帮较硬造成的摩擦刺激有关。

3. **足底筋膜炎**　又称跖筋膜炎，是足底筋膜因长期、反复遭受各种不良刺激而引起的无菌性炎症，常在跟骨骨质增生的基础上发生；主要表现为患者晨起或休息后开始步行时足底疼痛，活动后减轻，但行走时间长后又出现疼痛。

【病因】

跟腱炎、跟腱滑囊炎、足底筋膜炎确切病因不清楚。一般认为与过度使用即反复过度活动所致的慢性劳损或微细损伤的积累有关。外伤、突然增加运动量、疲劳、受凉是常见诱因。

【特点】

1. 上述疾病常见于扁平足、高弓足、超重以及长期进行跑跳运动的人群；跟腱炎随年龄增长发病率会有所增加；足底筋膜炎在年龄小于 20 岁和年龄超过 40 岁的人群发病率最高。

2. **足跟部疼痛**

（1）止点性跟腱炎主要表现为足跟后面或者小腿下端疼痛、僵硬、Haglund 畸形（足跟后方的骨性隆起），急性发作时在足跟后方可见皮肤发红、跟腱肿胀，穿鞋时鞋帮可因直接压迫而加重疼痛。

（2）非止点性跟腱炎指跟腱止点近端 2~6cm 处的跟腱炎，主要表现为步行、跑步、爬山等运动时足跟后方疼痛，后期则表现为晨起时跟腱疼痛、僵硬，步行、跑跳时疼痛加重，踝关节背屈受限，跖屈时疼痛加重。慢性跟腱炎所致疼痛可长期持续存在，踝背屈受限，严重者可引起跟腱病并导致跟腱断裂。

（3）跟腱滑囊炎主要表现为足跟后方跟腱处局部肿胀、疼痛，踝关节屈伸时加重，踝关节屈伸受限。

（4）足底筋膜炎主要表现为足跟底部内侧疼痛，后期可出现全足底疼痛；在晨起下床时最为明显，行走一段时间后缓解，但较长时间行走后，症状又会再现。

上述引起跟痛症常见疾病临床特点见表 2-8-41。

表 2-8-41　跟痛症特点

疾病	疼痛部位	红、肿	压痛	踝屈伸受限	跖屈无力	其他
跟腱炎	小腿下端或跟腱止点	急性发作时有	小腿下端或跟腱止点	有	有	止点性跟腱炎有 Haglund 畸形
跟腱滑囊炎	跟腱深处或表层	有	跟腱止点周围	有	一般无	
足底筋膜炎	足跟底内侧、全足底	可有肿，轻	足跟底内侧足底筋膜起点	可有	一般无	卷扬机试验（+）

注：卷扬机试验（+）为患者坐位，医者握住患侧大踇趾，将大踇趾用力背屈，可诱发足底疼痛。

【发病机制及病理生理】

跟腱炎和足底筋膜炎的确切发病机制不明,可能与长期反复活动产生的过度载荷导致其发生无菌性炎症有关,骨质增生及骨刺大小是跟腱炎、足底筋膜炎的促成因素。中枢敏化可能参与慢性跟腱炎的发病。

慢性跟腱炎可进一步发展为跟腱病,即由无菌性炎症进展为退行性病变,主要表现为跟腱平行胶原结构及纤维完整性的丧失,脂肪浸润和毛细血管增生。活动相关的力的大小和肌腱应变均会影响跟腱的应力。跑步时跟腱承受 4~6 倍于体重的力,由于腓肠肌和比目鱼肌的收缩跟腱被拉长,其表层承受更大的轴向拉伸应变,深层因跟骨后上表面撞击而承受更大的横向压缩应变;其病变部位可能取决于是更多受压缩还是拉伸应变而导致过载现象。

【康复评定】

上述疾病的康复评定包括足弓、距骨沉降度以及疼痛评分、踝关节活动度、小腿三头肌、胫前肌、腓骨长肌紧张度及肌力评价。

【康复治疗】

1. **康复治疗原则**　缓解症状,恢复功能,防止复发。

2. **治疗措施**

（1）一般治疗:调整患者的活动方式,避免过度屈伸踝的活动;避免穿过高、过硬的鞋,必要时鞋跟后方可加软垫(跟腱炎和跟腱滑囊炎的患者)或足跟垫(足底筋膜炎的患者);配合肌内效贴。

（2）夜间甲板固定:急性发作患者疼痛严重时,可利用夜间甲板保持踝关节中立位。

（3）理疗:酌情选用冰敷、超声波疗法、磁疗、微波疗法、超短波疗法、红外线疗法、半导体激光疗法、偏振光疗法等方法进行治疗。

（4）药物治疗:急性发作局部疼痛程度重者可暂时外用或口服非甾体抗炎药如双氯芬酸钠、布洛芬、塞来昔布等。

（5）手法治疗:运用局部手法、肌肉能量技术放松足底筋膜、小腿三头肌、小腿筋膜。

（6）运动康复:小腿三头肌拉伸、足底筋膜松动练习,同时根据评定结果加强胫后肌、腓骨长肌、趾短屈肌及足内肌的力量练习;尤其是小腿三头肌的离心收缩练习至关重要。

（7）其他治疗方法:上述方法无效者,可在超声引导下行局部注射小剂量糖皮质激素,需注意的是药物需注射在跟腱周围,不要注入跟腱及筋膜内;条件许可时,局部注射富含血小板的血浆具有一定的效果;滑囊炎肿胀明显者可先局部穿刺抽液后,再行局部注射;病程超过 3 个月且上述治疗无效者可采取冲击波治疗;滑囊炎长期症状不缓解且明显影响生活质量的患者可进行手术切除滑囊。

七、常见四肢神经卡压综合征

周围神经综合征是指周围神经在走行过程中因位于一些特定解剖部位如骨-纤维管,或增厚的腱膜等受到其周围组织的压迫或牵拉,而导致感觉、运动功能障碍及电生理学改变,继而引起的一系列临床征象。四肢神经卡压综合征非常常见,此处仅叙述最常见的几种。

1. **腕管综合征**　指正中神经在腕管内受腕横韧带挤压或牵拉而引起的临床综合征。表现为手掌桡侧 3 个半指麻木疼痛无力,伴大鱼际萎缩。常见于长期电脑操作者及 40~60 岁女性,也称为"鼠标手"。

2. **梨状肌综合征**　指梨状肌受到急性或慢性损伤,发生充血、水肿、痉挛、粘连和挛缩时,挤压其间穿出的坐骨神经而引起的临床综合征。

3. **踝管综合征**　又称跖管综合征、跗管综合征,是指胫神经在通过位于内踝后下方的踝管中被卡压所引起的临床综合征。

【病因】

周围神经在走行过程中因位于一些特定解剖部位如骨-纤维管(如腕管、跗管)或鞘管内,且常与动静脉、肌腱伴行,由于骨性管壁坚硬,当神经受到增厚的肌腱、肌肉及其周围组织的压迫或牵拉时,因无空间可回避而受挤压或受牵拉时神经与骨性管壁或肌腱发生摩擦而发生损伤。诱因常为局部软组织劳损、创伤、退变、炎症或异常体位。

【特点】

1. 上述疾病病史迁延,常发生于中老年人;腕管综合征还常见于长期操作电脑、反复使用手腕者;跗管综合征则常见于踝扭伤者;梨状肌综合征与慢性劳损、异常体位有关。

2. **神经卡压综合征的临床特点**　主要表现为被卡压神经所支配部位的感觉、运动功能障碍及生理反射减弱,病程长者可出现肌肉萎缩;常见神经卡压综合征主要特点和体征具体见表2-8-42、表2-8-43。

表 2-8-42　常见神经卡压综合征主要特点

疾病	神经卡压部位	常见诱因	疼痛分布	疼痛性质	感觉减退部位	肌力降低	其他阳性体征
腕管综合征	正中神经在腕管内	腕部反复活动	手掌桡侧3个半指	灼痛、刺痛,夜间明显	手掌桡侧3个半指及背侧示指、中指远节	拇对掌肌、拇短展肌及拇短屈肌浅头	Tinel 征、Phalen 征、大鱼际肌肉萎缩猿手畸形
梨状肌综合征	坐骨神经穿过坐骨大孔时	外伤、劳损、异常姿势体位	臀部,向大腿后方小腿外侧放射	刀割样、灼烧样,下肢放射痛	臀部或大腿后方小腿外侧	一般无,严重损伤及病程长者可出现胫前肌肌力下降	坐骨神经试验、梨状肌紧张试验、Freiberg 试验、Pace 试验
跗管综合征	胫神经在跗管内	足外翻、扁平足、胫后肌紧张	足底和足跟内侧疼痛	灼痛,可向小腿放射	足底	无	Tinel 征、足背屈外翻试验

表 2-8-43　常见神经卡压综合征主要体征

体征	表现
Tinel 征(+)	用叩诊锤叩打患者腕横韧带或踝内侧支持带时,在其桡侧的某个手指或足底出现麻木
Phalen 征(+)	患者座位,患腕自然下垂、掌屈,持续1min后引起桡侧3个半指麻木
坐骨神经试验(+)	患侧下肢直腿被动抬高在60°以内出现臀部及下肢疼痛,超过60°以后疼痛减轻
Pace 试验(+)	坐位,双膝合拢,抗阻行髋外展外旋(术者用力向内推挤),出现力弱和疼痛
Freiberg 试验(+)	患者伸髋时用力被动内旋髋关节,梨状肌紧张出现坐骨神经痛
足背屈外翻试验(+)	将患者足被动背屈外翻,诱发出足底发麻等症状
梨状肌紧张试验(+)	患者仰卧,将患肢伸直行内收、内旋时出现下肢放射痛,再迅速将患肢外展、外旋,疼痛随即缓解(测外旋肌);或患肢屈曲,使之被动外旋,诱发出下肢放射痛后迅速将患肢内旋,疼痛随即缓解(测内旋肌)

3. **神经电生理检查**　有助于明确卡压部位和程度。

【发病机制与病理生理】

当神经受压或牵拉时,神经内静脉回流受阻和/或静脉瘀滞,引起神经内膜水肿和组织渗透压降低,并影响神经的轴浆运输;如果压迫持续存在,则神经外膜、神经束间质也会发生水肿,弥漫性水肿引起神经内物质交换障碍、缺氧、代谢障碍,刺激纤维结缔组织反应性增生,尤以神经外膜纤维化增厚明显,导致髓鞘和郎飞氏结被破坏,即出现脱髓鞘。脱髓鞘从受压部位扩散到整个节间节段,如果压迫持续存在,则血液流入神经内膜的毛细血管系统会中断,引起血液-神经屏障改变,导致神经内水肿、充血、局部缺血和代谢改变,从而引发恶性循环,如此时此恶性循环不中断,可发展为轴突中断和远端进一步变性、坏死。

【康复评定】

1. **疼痛** 可采用 VAS 或 NRS 评价。

2. **感觉功能** 常出现相应神经支配区感觉减退。

3. **肌力** 需评价正中神经、坐骨神经及胫后神经支配区域的肌力。腕管综合征病程长者可出现拇对掌肌、拇短展肌及拇短屈肌浅头无力或瘫痪,表现为拇指不能对掌、不能与手掌平面成 90°,不能用拇指指腹接触其他指尖,大鱼际肌萎缩形成猿手畸形;梨状肌综合征病情重病程长者可出现胫前肌肌力下降。

4. **肌肉紧张度** 梨状肌、胫后肌紧张度可增加,尤其是梨状肌,常可触摸到其呈条索状增厚。

5. **神经张力评价** 正中神经、坐骨神经及胫后神经张力试验常阳性。

【康复治疗】

1. **治疗原则** 及时解除压迫、牵拉,松解粘连,缓解症状,促进神经修复和功能恢复。

2. **治疗措施**

(1) 制动:急性期需制动,以避免异常活动加重神经卡压或牵拉,必要时可给予支具以保持患腕(腕管综合征)、患踝(踝管综合征)中立位;加强姿势教育,纠正患者的异常姿势及避免体位,有助于减轻神经卡压症状。

(2) 药物治疗:发病早期应用非甾体抗炎药、神经营养药;也可酌情短期给予糖皮质激素、神经营养因子、脱水剂(甘露醇)、改善微循环类药物(前列地尔)等可使症状减轻或完全消失。

(3) 物理治疗:可酌情选择使用超声波、超短波、微波、半导体激光、偏振光等技术,或磁疗、中频电疗等方法以消炎止痛。

(4) 手法治疗

1) 筋膜、肌肉松解:根据评定结果对患肢肌筋膜、神经周围软组织、紧张的肌肉(如梨状肌)进行松解,可采用肌筋膜手法或肌肉能量技术。

2) 神经松动:根据患者病程、病情及评价结果行正中神经、坐骨神经、胫后神经滑移或张力松动术;如果诊断明确,使用神经滑移或张力松动术可起到明显效果。

3) 关节松动:部分腕管综合征患者因存在颈椎、胸椎小关节紊乱,可根据评定结果对其进行松动。

(5) 感觉训练:对于病程长、经上述治疗后感觉障碍无明显缓解者,可行感觉再训练。

(6) 镜像训练:对于神经卡压综合征患者,镜像训练具有较好的疗效。

(7) 运动康复:指导患者对紧张肌肉、筋膜进行拉伸练习,对肌力下降的肌肉进行肌力练习。

(8) 针灸治疗:对于神经卡压综合征患者,针灸治疗可获得一定效果。

(9) 手术治疗:对于系统康复治疗 6 个月无效,且症状明显、功能受限的患者可在超声引导下行神经松解术。

(叶超群)

第十一节 骨质疏松症

骨质疏松症(osteoporosis,OP)是一种以骨量降低,骨组织微结构损坏,导致骨脆性增加,易发生骨折为特征的全身性骨病。2001 年美国国立卫生研究院(National Institutes of Health,NIH)指出骨质疏松症是以骨强度下降和骨折风险增加为特征的骨骼疾病,骨强度涵盖骨量和骨质量两大要素。

【流行病学】

2018 年由国家卫生健康委员会公布的首个中国骨质疏松症流行病学调查结果显示,我国 40~49 岁人群骨质疏松症患病率为 3.2%,其中男性为 2.2%,女性为 4.3%,女性相当于男性的 2 倍;城市地区为 3.5%,农村地区为 3.1%。50 岁以上人群骨质疏松症患病率为 19.2%,其中男性为 6.0%,女性为 32.1%,女性患病率是男性的 5 倍;城市地区为 16.2%,农村地区为 20.7%。65 岁以上人群骨质疏松症患病率达到 32.0%,其中男性为 10.7%,女性为 51.6%;城市地区为 25.6%,农村地区为 35.3%。

我国男性骨质疏松症患病率水平与各国差异不大,女性患病率水平显著高于欧美国家,与日韩等亚洲国家相近。

【病因】

正常成人骨量在 30~35 岁时到达顶峰,之后任何年龄段检测的骨量是峰值骨量减去丢失量的结果。骨量丢失总量与年龄相关。80% 的骨转换发生于占骨总量 20% 的骨小梁。剩余 20% 的骨转换发生于骨皮质,骨皮质主要由骨密质骨组成,占骨总量的 80%。骨重建均起始于破骨细胞的激活,然后由成骨细胞发挥作用,重新填充破骨细胞吞噬的骨质,继而形成骨。如果骨吸收量与骨形成量维持在一个平衡状态,骨丢失量为零。如果骨形成量小于骨吸收量,那么就会出现骨质疏松症。

骨质疏松症是遗传因素和非遗传因素两方面共同作用的结果。遗传因素主要影响骨骼大小、骨量、结构、微结构和内部特性。峰值骨量的 60%~80% 由遗传因素决定,多种基因的遗传变异被证实与骨量调节相关。非遗传因素主要包括环境因素、生活方式、所患基础疾病、药物使用、跌倒相关因素等。骨质疏松症是由多种基因和环境因素等作用积累的共同结果。不健康生活方式和年龄增大是骨质疏松症高发的主要原因。

骨质疏松症主要分为原发性和继发性两大类。

原发性骨质疏松症包括绝经后骨质疏松症、老年骨质疏松症或称年龄相关性骨质疏松症,以及特发性骨质疏松症(包括青少年型)。较为常见的是绝经后骨质疏松症和年龄相关性骨质疏松症。

绝经后骨质疏松症主要是由于女性绝经后雌激素水平降低,雌激素对破骨细胞的抑制作用减弱,破骨细胞数量增加、寿命延长、凋亡减少,导致其骨吸收功能增强,同时降低骨骼对力学刺激的敏感性,使骨骼呈现近似于失用性的病理改变。绝经后骨质疏松症一般发生在女性绝经后 5~10 年内;老年骨质疏松症一般指 70 岁以后发生的骨质疏松症;特发性骨质疏松症主要发生在青少年,通常是一种自限性疾病,在青春期之后自然缓解,病因不明。

老年患者中骨重建失衡,同时破骨细胞生成增多,并抑制成骨细胞,造成骨量减少,骨吸收量大于骨形成量,出现进行性骨丢失。此外,老年人体力活动减少,骨骼负荷减少,进一步增加骨吸收量。

继发性骨质疏松症指由任何影响骨代谢疾病和/或药物及其他明确病因引起的骨质疏松症,常见的病因包括甲状旁腺功能亢进症、甲状腺功能亢进症、2 型糖尿病等内分泌疾病;既往或长时间大量使用糖皮质激素、免疫抑制剂;或骨性关节炎等。

【临床表现】

骨质疏松症在未引起骨组织结构发生变化前无明显临床表现,这是骨质疏松症被称为"沉默的疾病"的原因。骨质疏松症多由 X 线检查发现,或者患者出现临床症状,完善相关检查才会被发现。主要临床表现如下。

1. **疼痛** 骨质疏松症患者可出现腰背部或者全身疼痛。疼痛常在翻身、坐起等由静至动过程中或长时间行走后出现,负重活动或者夜间疼痛可能加重,可能同时伴有肌肉痉挛,甚至活动受限,疼痛逐渐发展至持续性。骨折时,疼痛会急性加重,过后疼痛逐渐缓解。

2. **骨折** 患者无明显外伤却出现疼痛症状,经 X 线、CT 或 MRI 检查提示骨折,这类骨折被称为脆性骨折。脆性骨折的好发部位依次是椎体、髋关节和前臂远端。椎体的骨折性质多为楔形变或压缩性骨折。

3. **脊柱变形** 椎体楔形变或压缩性骨折可能造成患者脊柱畸形、驼背、身高变矮等表现,可影响躯干正常形状,进而使相关脏器受压,出现相应的临床表现,如心肺功能、胃肠功能障碍等。

【诊断标准】

骨质疏松症的诊断基于对患者进行全面的病史采集、体格检查、骨密度测量、影像学检查及必要的实验室检查等。

骨质疏松症的诊断主要基于双能 X 线吸收法(dual energy X-ray absorptiometry,DXA)骨密度测量结果

和/或脆性骨折,诊断标准为符合以下 3 条之一:

(1) 髋部或椎体脆性骨折。

(2) DXA 测量的中轴骨骨密度或桡骨远端 1/3 骨密度的 T 值≤-2.5。

(3) 骨密度测量符合低骨量-2.5<T 值<-1.0+肱骨近端、骨盆或前臂远端脆性骨折。

1. 基于 DXA 测量骨密度的诊断　骨密度是指单位体积(体积密度)或者是单位面积(面积密度)所含的骨量。骨密度测量方法较多,包括双能 X 线吸收法(DXA)、定量 CT(quantitative computed tomography)、外周定量 CT 和定量超声(quantitative ultrasound,QUS)等。目前公认的骨质疏松症诊断标准是基于 DXA 测量的结果。

骨密度通常用 T 值表示。DXA 骨密度测量是临床和科研最常用的骨密度测量方法,可用于骨质疏松症的诊断、骨折风险性预测和药物疗效评估,也是流行病学研究常用的骨骼评估方法。DXA 是诊断骨质疏松症的金标准,并且对脆性骨折的诊断非常重要。其主要测量部位是中轴骨,包括腰椎和股骨近端,如腰椎和股骨近端测量受限,可选择非优势侧桡骨远端 1/3(33%)处进行测量。基于 DXA 测量的中轴骨骨密度或桡骨远端 1/3 对骨质疏松症的诊断标准是 T 值≤-2.5(表 2-8-44)。

表 2-8-44　基于 DXA 测量分类标准

分类	T 值	分类	T 值
正常	T 值≥-1.0	骨质疏松	T 值≤-2.5
低骨量	-2.5<T 值<-1.0	严重骨质疏松	T 值≤-2.5+脆性骨折

注:T 值=(实测值-同种族同性别正常青年人峰值骨密度)/同种族同性别正常青年人峰值骨密度的标准差;DXA=双能 X 线吸收法。

对于儿童、绝经前女性和 50 岁以下男性,其骨密度水平的判断建议用同种族的 Z 值表示,Z 值=(骨密度测定值-同种族同性别同龄人骨密度均值)/同种族同性别同龄人骨密度标准差。将 Z 值≤-2.0 视为"低于同年龄段预期范围"或低骨量。T 值是与 20 岁青年人骨密度(BMD)的峰值比较所得,反映了骨折的绝对危险性;而 Z 值是同年龄段内 BMD 的比较所得,反映的是骨折的相对危险性。

2. 基于脆性骨折的诊断　脆性骨折是指受到轻微创伤或日常活动中即发生的骨折。如椎体或髋部发生脆性骨折,不依赖于骨密度测定,临床上即可诊断骨质疏松症。而在肱骨近端、骨盆或前臂远端发生的脆性骨折,即使骨密度测定显示低骨量(-2.5<T 值<-1.0),也可诊断骨质疏松症。

【鉴别诊断及实验室检查】

在诊断原发性骨质疏松症之前,需鉴别和排除其他影响骨代谢的疾病,主要包括影响骨代谢的内分泌疾病(甲状旁腺疾病、性腺疾病、肾上腺疾病和甲状腺疾病等)、类风湿关节炎;影响钙和维生素 D 吸收和代谢的消化系统和肾脏疾病;神经肌肉疾病、多发性骨髓瘤等恶性疾病;多种先天和获得性骨代谢异常疾病;长期服用糖皮质激素等。

实验室检查不是诊断骨质疏松症的金标准,但可以帮助诊断或鉴别诊断。

1. 基本实验室检查　血常规、尿常规、肝功能、肾功能,血钙、血磷、碱性磷酸酶、血清蛋白电泳、尿钙、尿钠、尿肌酐、骨转换标志物等。如果发现结果异常,需进一步检查。

2. 骨骼 X 线检查　不用于骨质疏松症的早期诊断,但选择相关部位的 X 线检查,可反映骨骼的病理改变,为鉴别诊断提供依据。

3. 鉴别诊断检查　根据鉴别诊断需求选择性进行血沉、C 反应蛋白、性腺激素、催乳素、25-羟维生素 D_3、甲状旁腺激素、甲状腺功能、尿本周蛋白、血尿轻链、尿游离皮质醇或小剂量地塞米松抑制试验、血气分析等检测,甚至放射性核素骨扫描、骨髓穿刺或骨活检等检查。

【风险预测】

1. 世界卫生组织推荐使用骨密度检测来反映骨质疏松程度,预测骨折危险性。骨密度检测方法包括超声、CT、双能 X 线等。推荐的诊断标准是骨密度 T 值划分为 3 个区间。骨密度检测的部位是股骨近端、椎体及腕关节。此检测方法的局限性在于仅检测单一部位,故精确性在临床应用方面受到质疑。

2. 国际骨质疏松基金会(International Osteoporosis Foundation,IOF)推荐使用骨质疏松症风险一分钟问卷(表 2-8-45)。

3. 骨质疏松症患者健康相关生活质量评价（ECOS-16 问卷）　见表 2-8-46。

表 2-8-45　骨质疏松症风险一分钟问卷

	编号	问题	回答
不可控因素	1	父母曾被诊断有骨质疏松症或曾在轻摔后骨折?	□是　□否
	2	父母中一人有驼背?	□是　□否
	3	实际年龄超过 60 岁?	□是　□否
	4	是否成年后因为轻摔后发生骨折?	□是　□否
	5	是否经常摔倒(去年超过 1 次),或因为身体较虚弱而担心摔倒?	□是　□否
	6	40 岁后的身高是否减少超过 3cm?	□是　□否
	7	是否体质量过轻(BMI 值少于 $19kg/m^2$)?	□是　□否
	8	是否曾服用类固醇激素(如可的松、泼尼松)连续超过 3 个月?(可的松通常用于治疗哮喘、类风湿关节炎和某些炎性疾病)	□是　□否
	9	是否患有类风湿关节炎?	□是　□否
	10	是否被诊断出有甲状腺功能亢进或是甲状旁腺功能亢进、1 型糖尿病、克罗恩病或乳糜泻等胃肠疾病或营养不良?	□是　□否
	11	女士回答:是否在 45 岁或以前就停经?	□是　□否
	12	女士回答:除了妊娠、绝经或子宫切除外,是否曾停经超过 12 个月?	□是　□否
	13	女士回答:是否在 50 岁前切除卵巢又没有服用雌/孕激素补充剂?	□是　□否
	14	男性回答:是否出现过阳痿、性欲减退或其他雄激素过低的相关症状?	□是　□否
生活方式(可控因素)	15	是否经常大量饮酒(每天饮用超过 2 单位的乙醇,相当于啤酒 570ml、葡萄酒 240ml 或烈性酒 60ml)?	□是　□否
	16	目前习惯吸烟,或曾经吸烟?	□是　□否
	17	每天运动量少于 30min?(包括做家务、走路和跑步等)	□是　□否
	18	是否不能食用乳制品,又没有服用钙片?	□是　□否
	19	每天从事户外活动时间是否少于 10min,有没有服用维生素 D?	□是　□否
结果判断		上述问题,只要其中有一题回答结果为"是",即为阳性,提示存在骨质疏松症的风险,并建议进行骨密度检查	

表 2-8-46　ECOS-16 问卷

问卷内容	结果				
1. 上周背部疼痛发生的频率?	5	4	3	2	1
2. 背部疼痛的程度?	5	4	3	2	1
3. 长时间站立的疼痛对你造成的痛苦和不适程度?	5	4	3	2	1
4. 弯腰引起的疼痛对你造成的痛苦和不适程度?	5	4	3	2	1
5. 上周有无因为背部疼痛而影响睡眠?	5	4	3	2	1
6. 你在实施家务活动的难易程度?	5	4	3	2	1

续表

问卷内容	结果				
7. 你能够通过爬行楼梯进入高一层的楼房吗?	5	4	3	2	1
8. 你在穿脱衣服时有没有困难?	5	4	3	2	1
9. 站起来的困难程度?	5	4	3	2	1
10. 你步行受限的难度?	5	4	3	2	1
11. 你去拜访朋友或亲戚的困难程度?	5	4	3	2	1
12. 你感到沮丧吗?	5	4	3	2	1
13. 你对未来充满希望吗?	5	4	3	2	1
14. 你有没有感到挫败感?	5	4	3	2	1
15. 你害怕摔倒吗?	5	4	3	2	1
16. 你害怕骨折吗?	5	4	3	2	1
总分					

注:得分越低,提示生活质量越高。得分越高,提示对生活质量影响越大。

4. 亚洲人骨质疏松症自我筛查工具（osteoporosis self-assessment tool for Asians，OSTA） 见表 2-8-47。

计算方法:OSTA 指数=[体质量(kg)-年龄(岁)]×0.2。也可以通过简图根据年龄和体质量进行快速查对评估(图 2-8-4)。

OSTA 主要是根据年龄和体质量筛查骨质疏松症的风险,但是 OSTA 所选用的指标过少,其特异度不高,需结合其他危险因素进行判断,且仅适用于绝经后女性。

表 2-8-47 OSTA 指数评价骨质疏松症风险级别

风险级别	OSTA 指数	风险级别	OSTA 指数
低	>-1	高	<-4
中	-1 ~ -4		

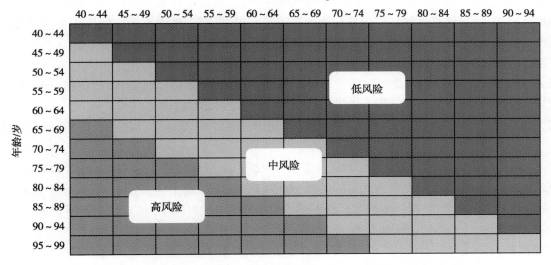

图 2-8-4 年龄、体质量与骨质疏松风险级别的关系(OSTA 指数)

5. 骨折风险评估工具（fracture risk assessment tool，FRAX）的计算参数 主要包括部分临床危险因素和股骨颈骨密度(表 2-8-48)。

表 2-8-48   FRAX 风险评估量表

危险因素	解释
年龄	模型计算的年龄是 40~90 岁,低于或超过此年龄段,按照 40 或 90 岁计算
性别	选择男性或女性
体质量	填写单位是 kg
身高	填写单位是 cm
既往骨折史	指成年期自然发生或轻微外力下发生的骨折,选择是与否
父母髋部骨折史	选择是与否
吸烟	根据患者现在是否吸烟,选择是与否
糖皮质激素	如果患者正在接受糖皮质激素治疗或接受过相当于泼尼松>5mg/d 超过 3 个月,选择是
类风湿关节炎	选择是与否
继发性骨质疏松症	如果患者具有与骨质疏松症密切关联的疾病,选择是 这些疾病包括 1 型糖尿病、成骨不全症的成人患者、长期未治疗的甲状腺功能亢进症、性腺功能减退症或早绝经(<45 岁)、慢性营养不良或吸收不良、慢性肝病
过量饮酒	乙醇摄入量大于等于 3 单位/d 为过量饮酒 1 单位乙醇相当于 8~10g 乙醇,相当于 285ml 啤酒,120ml 葡萄酒,30ml 烈性酒
骨密度	先选择测量骨密度的仪器,然后填写股骨颈骨密度的实际测量值(g/cm²),如果患者没有测量骨密度,可以不填此项,系统将根据临床危险因素进行计算
结果判断	FRAX 预测的髋部骨折概率≥3% 或任何主要骨质疏松性骨折概率≥20% 时,为骨质疏松性骨折高危患者,建议给予治疗;FRAX 预测的任何主要骨质疏松性骨折概率为≥10% 且<20% 时,为骨质疏松性骨折中风险;FRAX 预测的任何主要骨质疏松性骨折概率<10%,为骨质疏松性骨折低风险

注:通过官方网站录入信息后,即可得到 10 年髋部骨折及主要骨质疏松性骨折的概率。

【康复治疗】

1. 治疗原则   骨质疏松症是典型的"沉默的疾病",大多数患者在发生骨折后才予以重视。但其实骨质疏松症的预防和治疗应贯穿生命全过程。

骨质疏松症是全身性疾病,亦是多因素造成的临床问题,会涉及骨骼、肌肉等多种组织、器官,需要以团队协作为前提,制订诊疗计划。首先要在明确诊断的前提下,纠正患者不健康的生活方式,再根据病因采取正确的药物治疗,并在此基础上选择恰当的康复治疗。

2. 纠正不正确的生活方式

(1) 加强营养,营养均衡:推荐患者进食低盐低脂、富含优质蛋白、含钙量高的食物。推荐每日蛋白质摄入量为 0.8~1.0g/kg,并每天摄入牛奶 300ml 或相当量的奶制品。

(2) 戒烟、限酒:戒烟、限酒的同时,要避免过量饮用碳酸饮料、咖啡等。避免长期使用影响骨质代谢药物。

(3) 充足日照:建议患者接受充足阳光直接照射皮肤以促进体内维生素 D 的合成,但暂无法给出精确的日照处方,因为一天中阳光较为充足的时间、季节、纬度、海拔和个体差异(如皮肤色素沉着)都会极大地影响皮肤中产生的维生素 D 的总量。一般建议患者在上午 11:00 到下午 15:00,尽可能多地暴露皮肤于阳光直射下晒 15~30min,每周 2 次。

3. 预防跌倒

(1) 骨折是骨质疏松症最严重的并发症,而骨折多由跌倒或不当用力所伴发,预防跌倒可明显降低骨折的风险,故预防跌倒应贯穿骨质疏松症治疗的始终。

(2) 患者被诊断骨质疏松症后,应定期评估相关危险因素,包括跌倒史等;并进行合理适量的物理治疗,改善患者在行动、步态和平衡方面的障碍,以降低骨折的风险。

（3）每周累计 3h 运动训练使居家老年患者获益最为明显，可使跌倒风险降低 21%。

4. 药物治疗

（1）治疗原则：药物的治疗原则应是为患者制订个体化治疗方案，治疗应长期坚持，必要时可联合用药。65 岁及以上有椎体或髋关节骨折史的老年患者，应常规给予药物治疗，降低再次骨折风险。

（2）补充钙剂和维生素 D：钙剂及维生素 D 作为基础治疗药物，可以与骨吸收抑制剂或骨形成促进剂联合使用。成人每日钙推荐摄入量为 800mg（元素钙），50 岁及以上人群每日钙推荐摄入量为 1 000~1 200mg。钙剂使用量的选择需考虑其钙元素含量、安全性和有效性，超大剂量补充钙剂可能增加肾结石和心血管疾病的风险。

（3）抗骨质疏松症药物：有效的抗骨质疏松症药物可以增加骨密度、改善骨质量、显著降低骨折的发生风险。抗骨质疏松症药物主要分为两大类：抗骨质重吸收类（骨吸收抑制剂）和促进骨合成类（骨形成促进剂）。抗骨质重吸收药物可以减少骨量丢失，促进骨合成药物可促进骨质合成。另外还有其他机制类药物及传统中药。

（4）抗骨折药物：通常首选具有较广抗骨折作用的药物如阿仑膦酸钠、唑来膦酸、利塞膦酸钠和地诺单抗等。对低、中度骨折风险者（如年轻的绝经后女性，骨密度较低但无骨折史者）首选口服药物治疗。对口服不能耐受、有禁忌证、依从性欠佳及有高骨折风险者（如多发椎体骨折或髋部骨折的老年患者、骨密度极低的患者等）可考虑使用注射制剂。

抗骨质疏松症药物见表 2-8-49。

表 2-8-49　抗骨质疏松症药物

类型	常用药物
骨吸收抑制剂	双膦酸盐、降钙素、雌激素、选择性雌激素受体调节剂、核因子 κ 因受体活化体配体（国内尚未上市）
骨形成促进剂	甲状旁腺激素类似物
其他机制类药物	活性维生素 D 及其类似物、甲基萘醌（维生素 K_2）类、锶盐
中药	骨碎补总黄酮制剂、淫羊藿苷类制剂、人工虎骨粉制剂

（5）疗效判定：抗骨质疏松症药物治疗的成功标志是患者骨密度保持稳定或增加，而且没有新发骨折或骨折进展的证据。治疗期间如发生再次骨折或显著的骨量丢失，则需考虑换药或评估继发性骨质疏松症的病因；如果治疗期间发生一次骨折，并不能表明药物治疗失败，但提示该患者骨折风险高。

（6）治疗疗程：药物治疗疗程目前无统一结论，目前认为用药 3~5 年后应重新评估双膦酸盐治疗的必要性，该类药物在骨骼中的半衰期很长，药物使用时间越久，出现某些罕见不良事件的风险可能会增加。

5. 物理因子治疗　多种物理因子具有促进骨量、减轻疼痛等作用，可根据患者病情与自身耐受程度选择联合治疗方式。

（1）增加骨量的物理治疗：①高能量激光可明显提高骨髓间充质干细胞的活性和分化能力，增加骨量，提高骨密度；②低频脉冲电磁场能促进成骨细胞的生成，抑制破骨细胞的生成，从而有助于骨质量和强度的增加；③超声波中药导入可减少骨吸收，促进骨形成，提高骨沉积。

（2）对骨质疏松症或骨折引起的疼痛，可选择超短波、中频电刺激、经皮神经电刺激等进行治疗。

（3）长期卧床无法进行户外活动的患者，可定期给予亚红斑量紫外线照射，促进其体内维生素 D 合成，提高免疫力。

（4）对骨质疏松症引起的病理性骨折或骨折延迟愈合，可选择低强度脉冲超声波、体外冲击波等治疗促进骨折愈合。

6. 运动疗法

（1）运动疗法不仅可以提高患者肌肉力量，增强肌肉耐力，改善其平衡性、协调性与步行能力，还可提高骨密度、减少骨量丢失、维持骨结构，降低跌倒与发生脆性骨折风险等，发挥综合防治作用。

（2）在制订运动疗法计划时，内容应包含肌肉强度训练、肌肉收缩类型训练、治疗的强度及持续时间。中等强度的水中及地面运动可提高骨强度和力量。

（3）治疗性运动疗法包括有氧运动（如游泳、慢跑、步行等）、抗阻训练（如负重练习）、全身振动训练、冲击性运动（如跳绳）等。我国传统运动方法如太极拳可改善韧带及肌肉、肌腱的柔韧性，提高本体感觉，加强平衡能力，降低跌倒骨折风险。骨质疏松症患者应尽量避免脊柱过度屈曲或过度旋转训练。

（4）运动疗法的治疗方案应以个体化、循序渐进、长期坚持为原则。避免短时间、高强度的爆发性训练。

（5）骨质疏松症引起的脆性骨折早期应在保证骨折断端稳定性的前提下，加强骨折邻近关节被动运动（如关节屈伸等）及周围肌肉等长收缩，预防关节挛缩、肌肉萎缩及失用性骨质疏松症；后期应以主动运动、渐进性抗阻运动、平衡协调性训练与核心肌力训练为主。

7. 康复工程

（1）行动不便者可选用拐杖、助行架等辅助器具，以提高行动能力，减少跌倒发生。

（2）脊柱骨质疏松或压缩性骨折患者早期应佩戴胸背矫形器，给予腰部支持，缓解疼痛，矫正姿势，避免发生进一步骨折。

（3）家居环境改造对老年患者预防跌倒尤为重要。例如将楼梯改为坡道，浴室、卫生间增加扶手及防滑设计等，以增加安全性。

8. 疼痛的处理

（1）骨质疏松症导致脆性骨折时会引起急性疼痛或者慢性疼痛。

（2）疼痛常规可不使用止痛药物，因为一般骨折急性期过后，疼痛即可缓解。

（3）如果疼痛无法缓解，可适当使用药物止痛，注意应选择避免引发便秘的药物。

（4）可选择物理因子治疗缓解疼痛，如冷疗、超声波、旋磁、经皮神经电刺激等。

9. 骨折的处理　骨折是骨质疏松症最严重的并发症，也是骨质疏松症致死的主要因素，最常见的骨折部位为椎体、髋关节、前臂远端（腕关节等）。至少40%的绝经后女性以及15%～30%的男性有出现脆性骨折的风险。

（1）如果出现骨质疏松脆性骨折，表示患者可能在1～2年内有更多骨折风险。椎体或者下肢骨折会导致患者独立生活或转移能力下降，可能需要辅助拐杖、轮椅等辅助设备。主动活动减少，进一步增大死亡风险，应定期随访与检查以降低此类风险发生。

（2）通过骨密度测量诊断骨质疏松症，同时也是对骨折作为临床结局指标的独立危险评估因素。

（3）骨质疏松症患者发生脆性骨折后，应建议开展促进多学科联合同时诊治骨质疏松症及骨折，及时合理使用治疗骨质疏松症的药物，以降低再发骨折的风险。

【功能预后】

骨质疏松症是慢性疾病，涉及骨骼、肌肉等多种组织、器官，需要综合防治。

在30～35岁之前提高峰值骨量是最有效预防骨质疏松症的措施，但在任何年龄段，适当的体育运动，提高骨量均为时不晚。

任何疾病的患者，都应尽量缩短卧床时间，提早下地活动，这对骨质疏松症的预防具有积极作用。

单纯骨质疏松症不会对患者生活有不良影响，但跌倒、脆性骨折及其相关并发症可能会严重影响患者的预后，严重者可能危及生命。

（袁　华）

第十二节　脊柱侧凸

脊柱侧凸（scoliosis）又称脊柱侧弯，是一种脊柱的三维畸形，包括冠状位、矢状位和轴位上的序列异常。应用 Cobb 角测量方法测量站立位全脊柱冠状面 X 线片上脊柱的侧方弯曲，如 Cobb 角大于 10°，且伴有轴向旋转为脊柱侧凸。

【标准】

1. 国际脊柱侧凸研究学会（Scoliosis Research Society，SRS）标准

（1）国际脊柱侧凸研究学会成立于 1996 年，该学会规定了脊柱侧凸角度测量的 Cobb 角测量方法，此后脊柱侧凸 Cobb 角的测量均采用此种方法。

（2）1999 年 Haher 等进行了一项针对 244 名脊柱侧凸患者的手术疗效评定的多中心研究，研制了最初的脊柱侧凸研究学会健康相关生活质量（HRQOL）量表。2003 年 Asher 等在此基础上对 SRS-24 进行改良，修改为 SRS-22。2007 年赵黎等对原 SRS-22 进行跨文化修订，并进行了信度和效度的研究，形成了现在的 SRS-22 量表。

2. **国际脊柱侧凸矫形和康复治疗协会**（International Society on Scoliosis Orthopaedic and Rehabilitation Treatment，SOSORT）**标准**

（1）2005 年 SOSORT 协会在米兰召开期间，Stefano Negrini 等人结合多年的研究成果，发表了首个关于脊柱侧凸保守治疗的指南，并于 2011 年进行修订。

（2）2008 年在保守治疗指征的基础上，该协会制订了脊柱侧凸支具治疗标准的专家共识，旨在规范脊柱侧凸支具治疗及管理。

（3）经过多年的持续修订和文献资料的更新，SOSORT 标准逐渐完善，最新版本为 2018 年修订的生长发育期特发性脊柱侧凸矫形和康复治疗指南。

【病因】

（1）根据病因，脊柱侧凸可分为非结构性侧凸和结构性侧凸。

（2）非结构性侧凸最常见的原因为姿势不正，其次为椎间盘突出、双下肢不等长、髋关节挛缩及某些炎症等。

（3）结构性侧凸根据不同的病因又可以分为以下几种：特发性、先天性、神经肌肉性、间充质病变合并脊柱侧凸、骨软骨营养不良合并脊柱侧凸、代谢性障碍、创伤等。

【特点】

1. **非结构性侧凸特点**

（1）脊柱及其支持结构无内在的固有改变，侧方弯曲像或牵引像上畸形可矫正，累及椎体未固定在旋转位。

（2）病因解除后，脊柱侧凸即能消除。

2. **结构性侧凸特点**

（1）结构固定且伴有旋转的侧方弯曲，侧凸不能自行矫正，或虽矫正但无法维持，X 线片可见累及椎体固定于旋转位上。

（2）最常见的结构性侧凸为特发性脊柱侧凸，发病原因不明，约占脊柱侧凸总数的 75%~80%，女性发病率高于男性。

（3）先天性脊柱侧凸依据脊柱发育障碍分为形成障碍、分节不良、混合型 3 种。

（4）神经肌肉性脊柱侧凸的神经整合通路（脑、脊髓、周围神经、神经-肌肉、肌肉）中的任一环节出现功能受损均可影响脊柱的稳定，多表现为头颈及躯干的失平衡。

【发病机制及病理生理】

1. **非结构性脊柱侧凸** 其发病机制与导致侧凸的原因有关，属于暂时性侧弯，一旦原因去除脊柱可恢复正常，但长期存在者仍可发展为结构性侧凸。

2. **结构性脊柱侧凸** 类型不同，发病机制也存在差异。

（1）特发性脊柱侧凸：发病原因不明，缺乏统一的发病机制，目前的主流观点认为，特发性脊柱侧凸是由多种综合混杂的致病因素导致，如椎间盘胶原变性/结构异常、脊柱前柱生长过快、韧带弹力纤维异常、肌肉左右不对称发育、神经系统发育异常、两侧肋骨不等长等多种因素，可概括为遗传学因素、神经因素、代谢因素、生物力学因素等，但尚无任一种机制能完整地概括特发性脊柱侧凸的发病机制。

（2）先天性脊柱侧凸：多数学者认为先天性脊柱侧凸的发生与胚胎发育异常有关，但其遗传关系尚不明确，有研究表明 TBX6 基因无效变异联合常见亚效等位基因可导致先天性脊柱侧凸的发生。

（3）神经肌肉性脊柱侧凸：发病机制尚未明确，但普遍认为由于神经系统的病变导致脊柱周围的肌肉力量不平衡，不对称的应力作用于椎体两侧的终板上，最终导致发育中的椎间盘、椎体小关节发生改变，椎体楔形变，并随时间的延长畸形呈进行性加重，患者发病越早，畸形越严重。引起神经肌肉性脊柱侧凸的机制既有生物力学的因素，也有生物学因素。

【康复评定】

脊柱侧凸的康复评定应包括临床评定、影像学评定、运动功能评定、心理健康及生活质量评定等。

1. 临床评定

（1）病史：详细询问患者生长发育史、月经史（仅女性）、青春期第二性征出现情况、家族史、既往史、治疗史、手术史等。

（2）一般体格检查：测量患者的身高、体重、坐高、双臂间距、双下肢长度、各关节的活动度等。

（3）神经系统检查：包括感觉、肌力、肌张力、平衡、协调性运动、腱反射、腹壁反射和巴宾斯基（Babinski）征等检查，所有患者均应考虑到中枢神经系统疾患的可能。

（4）皮肤外观检查：用于辅助排除其他原因导致的脊柱侧凸。查体时，充分暴露患者躯干，检查者应从患者前面、侧面和背面仔细观察其皮肤是否存在色素改变、咖啡斑、皮下组织肿块、局部凹陷、异常毛发及囊性物等，还需检查乳房发育情况。若发现异常皮肤情况，需要进一步检查以明确。

（5）姿势对称性检查：评估患者双肩、肩胛骨、肋骨、背部、腰部的对称情况。

1）检查方式：嘱患者站立并充分暴露躯干，检查者先观察患者的站姿，并检查患者双肩和肩胛骨是否等高、双侧胸廓发育是否对称、腰部两侧是否存在皱褶、皮纹是否对称、骨盆是否倾斜等。

2）TRACE 评估（trunk aesthetic clinical evaluation）：主要评价肩部、肩胛骨、腰部、半胸部（肩胛骨以下、腰部以上区域）4 个部位的对称性。总分 0~11 分，分数越高，外观畸形越严重，评分标准如下。①肩部不对称评分 0~3 分：无 0 分，轻度 1 分，中度 2 分，显著 3 分；②肩胛骨不对称评分 0~2 分：无 0 分，轻度 1 分，显著 2 分；③腰部不对称评分 0~4 分：无 0 分，非常轻微 1 分，轻度 2 分，显著 3 分，严重 4 分；④半胸部不对称评分 0~2 分：无 0 分，轻度 1 分，显著 2 分。

（6）躯干旋转角度检查：采用 Adam 向前弯腰试验检查脊柱椎体是否旋转。在 Adam 向前弯腰试验中可联合应用脊柱旋转测量尺（scoliometer）评价躯干旋转角度。

嘱患者充分裸露背部，双足并拢，膝伸直，两臂下垂，掌心相对，缓慢向前弯腰，使手逐渐向足靠拢，将 scoliometer 轻轻放置于畸形最显著的位置，scoliometer 零标度正对脊柱中点，读出脊柱旋转的度数。通常 scoliometer 测量值 ≥5° 提示存在肋骨及椎体旋转畸形，需进一步拍摄 X 线片明确诊断。

（7）脊柱矢状面曲度：通过测量脊柱第 7 颈椎、第 3 腰椎到铅垂线的距离，可评定患者脊柱矢状面生理性前凸、后凸情况。铅垂线偏离股沟不超过 1cm 或 2cm。

嘱患者自然站立体，双足并拢，患者裸露背部或着轻薄衣物；检查者将铅垂线延长直尺贴紧患者头顶，垂线正常下垂，用直尺分别测量以下 7 个点到垂线的距离：①头部枕骨后凸点；②颈部前凸点；③第 7 颈椎（C_7）；④第 5~6 胸椎（$T_{5~6}$）最后凸点（0 点）；⑤第 12 胸椎（T_{12}）；⑥第 3 腰椎（L_3）；⑦第 1 骶骨（S_1）。结果评价：当 $C_7+L_3<60mm$ 提示胸椎生理弧度过度减少或消失；$C_7+L_3>90mm$ 提示胸椎过度后凸。

2. 影像学评定

（1）X 线片：在 X 线片上测量 Cobb 角是诊断脊柱侧凸的金标准。

对于 Adam 向前弯腰试验阳性、躯干旋转角 ≥5° 的患者，建议行全脊柱 X 线片检查，以确定侧凸部位、类型、严重程度、骨骼成熟度、椎体旋转情况等，并可排除先天性椎体畸形。

1）侧凸角度的测量：脊柱侧凸程度取决于 Cobb 角大小，SRS 建议的 Cobb 角测量方法主要包括 3 个步骤：①确定上端椎；②确定下端椎；③沿上端椎椎体上缘和下端椎椎体下缘各画一横线，以此两横线为标准各作一垂线，两条垂线的夹角即为 Cobb 角。

端椎是指脊柱侧凸弯曲发生在最上端和最下端的椎体，可以是椎体或椎间盘。主侧凸（原发侧凸）是最早出现的脊柱弯曲，也是最大的结构性弯曲，柔韧性差；次侧凸（继发性侧凸或代偿性侧凸）是较小的弯曲。当有 3 个弯曲时，中间的弯曲常为主侧凸；有 4 个弯曲时，通常中间 2 个为双主侧凸。

2）椎体旋转角度测量：通常采用 Nash-Moe 法确定脊柱椎体旋转角度。根据椎体旋转严重程度分为 5 级，在正位 X 线片上将椎体纵分为 6 等份：①0 级，双侧椎弓根的位置正常，无旋转移位；②1 级，凸侧椎弓根两侧缘稍变平且轻度内移但仍在外侧段，凹侧椎弓根向外移位且外缘影像渐消失；③2 级，凸侧椎弓根影像移至第 2 段，凹侧椎弓根基本消失；④3 级，凸侧椎弓根影像移至椎体中段或在第 3 段；⑤4 级，凸侧椎弓根越过中线至第 4 段，位于椎体凹侧。

3）骨骼成熟度测量：采用 Risser 征评定骨骼成熟度，用于评价脊柱侧凸潜在性进展风险。①美国方法:在X线片上未出现髂骨的次发骨骺定义为0级;在次发骨骺出现后,将髂骨翼四等分,根据次发骨骺自前外侧向后内侧延伸覆盖的范围依次评定为1~4级,次发骨骺开始与髂骨融合时则定为5级。②法国方法:在X线片上未出现髂骨的次发骨骺定义为0级;在次发骨骺出现后,将髂骨翼三等分,根据次发骨骺自前外侧向后内侧延伸覆盖的范围分为1~3级,次发骨骺与髂骨翼开始融合为4级,完全融合为5级。

近年来,国际上不断推出新的骨骺成熟度评价系统,如Risser+、Sanders分级系统,都能够更加精确地评价骨骼成熟度,但还需进行重复性研究进行验证。

(2)MRI:MRI检查可排除椎管内病变,如脊髓空洞症、阿诺德-基亚里(Arnold-Chiari)畸形、脊髓栓系等,对先天性脊柱侧凸手术前诊断及手术后复查具有重要价值。对于皮肤有异常表现、伴局部感觉或运动障碍、病理反射阳性、胸椎左侧凸等非典型脊柱侧凸患者,建议行MRI。婴儿型脊柱侧凸建议行MRI检查排除潜在的神经轴畸形。

(3)CT:适用于重度脊柱侧凸伴发脊髓神经功能障碍等复杂脊柱疾病患者。CT后期图像处理可清晰地显示脊柱整体解剖结构和各椎体及椎管的结构情况、了解椎管有无异常、脊髓有无压迫、是否伴发脊髓和椎体畸形等,不仅提高了复杂脊柱畸形的诊断水平,还对术中指导螺钉置入有重要意义。

(4)EOS2D/3D成像系统:该系统采用低于传统X线及CT的辐射剂量即可同步获得人体站立位正侧位全脊柱影像,并能通过三维重建获得多种测量参数,从而量化评估脊柱轴面旋转,有助于脊柱侧凸的诊断、分级、手术方案制订及术后随访。但在我国对EOS的应用研究还在探索阶段,仍需进一步推广与验证。

3. 肺功能评定 脊柱侧凸患者常表现出肺总量和肺活量的降低。肺功能测试指标包括肺活量、第1秒用力呼气量和肺总量。①肺活量用占预计值的百分比来表示,80%~100%为肺活量正常,60%~79%为轻度限制,40%~59%为中度限制,低于40%为严重限制;②第1秒用力呼气量(forced expiratory volume in first second,FEV_1)占肺活量的百分比正常值为80%以上。肺活量的减少与侧凸的严重程度有关。严重侧凸患者(Cobb角>70°)肺功能损害明显,甚至可能出现肺功能不全。

4. 运动功能评定 脊柱侧凸患者的运动功能评定应包括平衡功能、心肺运动功能。

(1)平衡功能:临床常用Romberg试验、Fukuda试验检查患者的平衡功能。①Romberg试验是一项静态平衡试验,测试时让患者闭眼、双脚并拢,在无支撑的情况下站立30s,若不能维持平衡为阳性,可用于检查患者立位时视觉补偿的作用,对于判断感觉性共济失调非常重要。②Fukuda试验,即原地踏步试验。多数健康人步行结束后躯体无偏移,为试验阴性;若步行结束后有明显偏移,或者不能完成规定的动作与踏步次数,为试验阳性,提示前庭功能低下。

(2)心肺运动功能:临床上通常采用无氧阈结合最大摄氧量判断患者运动耐力,常用检测方法是心肺运动试验(cardiopulmonary exercise testing,CPET)。心肺运动试验是一种评价心肺储备功能和运动耐力的无创性检测方法,综合应用了呼吸气体监测技术、电子计算机和活动平板或踏车技术,通过检测患者运动过程中相关生理参数变化(包括运动气体代谢、动态心电图、血压等),评估患者呼吸、循环、神经、骨骼肌肉等系统的整体功能和储备能力,是判断运动耐力的金标准。

5. 心理功能评定 在脊柱侧凸患者中5%~43%会出现孤独、沮丧等心理问题。因此,临床医师需要及时评估患者的心理状态,做好积极应对干预措施。临床评定方法包括临床访谈、自评量表等,如焦虑自评量表(SAS)、抑郁自评量表(SDS)、儿童焦虑障碍自评量表(Screen for Child Anxiety Related Emotional Disorder,SCARED)等。

6. 生活质量评定 脊柱侧凸患者健康相关生活质量(HRQOL)的评定量表中常用的有SRS-22、SF-36。

(1)SRS-22问卷:SRS-22已被广泛应用于脊柱侧凸患者与健康相关生活质量的评估,可评估患者功能活动、疼痛程度、自我形象、心理状况以及对治疗的满意度5个方面,具有良好的信度、效度,是一种简单实用的脊柱侧凸患者专用HRQOL量表,被国际各脊柱侧凸学会重点推荐并广泛用于评定脊柱侧凸的影响和疗效。

(2)SF-36:SF-36是常见的健康状况调查问卷,包括36个问题,涉及8个维度,分别是生理功能、生理职能、躯体疼痛、总体健康、生命活力、社会功能、情感职能及心理健康等。但SF-36评定脊柱侧凸患者缺乏特异性,没有自我形象的评测内容,且其中部分问题存在重复,测试时间较长。

【康复治疗】

1. 治疗原则　对于不同类型的脊柱侧凸,治疗原则与方法也不尽相同。康复治疗旨在尽可能阻止或减少侧凸进展,预防/治疗呼吸功能障碍,预防/治疗疼痛,通过纠正姿势改善外观和形体,尽可能避免手术,提高患者生活质量。

依据脊柱侧凸 Cobb 角大小、骨骼成熟度等选择治疗方式。

（1）Cobb 角<20°,Risser<5,每 6~12 个月评定 1 次,并予以相应的康复治疗。

（2）Cobb 角<20°,Risser=5,一般不需要进一步检查和治疗。

（3）Cobb 角>20°,Risser<5,每 4~6 个月复评 1 次,并予以相应的康复治疗。若每 6 个月进展 5°以上且 Cobb 角>25°,应行支具治疗。

2. 运动疗法

（1）一般运动疗法:以热身、肌力训练等为基础的低强度牵伸和身体运动,如瑜伽、普拉提等,可以改善功能性脊柱侧凸患者的姿势异常、平衡问题,但对特发性脊柱侧凸患者治疗有效性有待证实。

（2）脊柱侧凸特定运动疗法(physiotherapeutic scoliosis specific exercises,PSSE):PSSE 是根据患者的侧凸位置和程度制订的特定运动训练方案,基于特定主动矫正模式、运动训练,同时对患者进行稳定性训练,包括神经运动控制、本体感觉训练和平衡训练等,并结合日常生活开展家庭康复。由于脊柱侧凸病理改变复杂、分类多样,其运动疗法和参与治疗的形式存在很大差异。

1）脊柱侧弯科学训练方法(scientific exercise approach to scoliosis,SEAS)疗法:SEAS 疗法的理论基础和核心理念是自我矫正,强调三维方向的自我矫正。除利用生物力学原理的矫正以外,同时从神经生理学的角度通过反复的正确姿势训练,促进患者大脑皮质记忆的产生,形成正确的姿势,从而达到矫形目的,实现真正的"积极自我矫正"。SEAS 疗法主要内容包括 5 部分:①三维方向上的主动自我矫正。是SEAS 疗法最主要的部分,包括冠状面,侧凸顶椎附近椎体向凹侧的侧移矫正训练;矢状面,脊柱异常弧度矫正,特别是加强胸椎后凸、腰椎前凸的训练;冠状面、矢状面联合矫正。②矫正姿势下的肌力训练。在自我矫正姿势下通过等长收缩,训练椎旁、腹部、下肢和肩胛带肌力,尽可能长时间维持自我矫正姿势并收缩相应肌群,达到稳定姿势和肌力的训练目的;此外在自我矫正姿势下,通过静、动态平衡功能训练,增加训练难度,改善平衡功能。③自我矫正姿势和运动日常模式化。通过训练脊柱侧凸患者在矫正和平衡的姿势下进行日常活动,使其逐渐形成正确的日常姿势模式,如行走姿势训练,类似"猫步"的姿势可以提高矢状面矫正。④有氧训练。通过有氧运动提高患者运动能力,改善心肺功能。⑤支具治疗结合针对性运动训练。通过针对性运动训练,尽可能减少支具治疗患者因制动或支具带来的肌力减弱、矢状面脊柱弧度减少、呼吸障碍等问题。治疗方法如下:支具治疗前,进行脊柱各个方向关节活动度训练,使支具治疗达最大矫正角度;支具治疗期间,进行矢状面训练,增加胸部后凸和腰部前凸;支具佩戴间隙,进行肌力和呼吸训练,防止肌力和呼吸功能下降。

2）Schroth 疗法:Schroth 疗法是一套将镜面监督、呼吸功能矫正、姿势认知等相结合的特定矫正训练。它将身体分成了 3 个虚构的模块,自下而上依次为腰-骨盆模块、胸模块和颈肩模块,3 个模块的功能和姿势在三维方向上相互影响和代偿。正常人体 3 个模块在冠状面对称成矩形、矢状面有正常的生理弧度、水平面无相对旋转,而脊柱侧凸患者的这 3 个模块则表现异常。以胸椎右侧凸患者为例,其冠状面胸部模块偏向右侧,腰-骨盆带偏向左侧,颈肩带与腰-骨盆带变化类似,偏向左侧;水平面自头部向下看,胸部模块顺时针旋转,而腰-骨盆带相对于胸部模块逆向旋转,颈肩带与腰-骨盆带变化类似,3 个模块在冠状面呈梯形变化,因此整个躯干发生相应扭曲。Schroth 疗法非常复杂,需在专业治疗师指导下进行。

根据侧凸不同类型,Schroth 疗法将脊柱侧凸分为"三弧模式"和"四弧模式"2 个主要模式,利用身体模块相互运动,重建躯干的平衡。矫正平衡的趋势和力量可以通过身体姿势的改变传导至脊柱,同时借助"镜面反馈""治疗师引导"等手段将矫正运动整合到患者的"姿势记忆"中,经反复强化训练,从而改善脊柱姿势。主要的方法和步骤包括身体轴向拉伸;根据模块分型反向矫正、反向旋转;易化、稳定矫正姿势的训练;特殊的呼吸训练技术。身体轴向拉伸强调尽可能伸展身体,以激活脊柱两侧肌肉,为自我姿势矫正做准备,运动中需保持骨盆稳定,防止身体过度伸展或屈曲。针对不同模块在冠状面、矢状面、水平面上畸形方向,反向矫正和旋转身体模块,使各身体模块间相互作用,尽量形成正确的位置和姿势,可以矫正脊柱畸形;在姿势矫正易化和稳定训练方面,通过肌肉的等长收缩和等张收缩训练,结合视觉反馈、平衡训练、本体感觉刺激等训练,可以增加脊柱神经生理学自我矫正能力,强化和稳定正确姿势,达到自我姿势矫正的目的。通过旋转角度呼吸训练的特殊呼吸训练技术对肺部产生力量,从内部对脊柱侧凸和身体姿势产生矫正作用,并对胸廓畸形、形体塌陷、姿势易化和稳定都有重要作用。

3）DoboMed 疗法:DoboMed 疗法强调三维方向的脊柱和姿势的自我矫正,通过将骨盆和肩带摆放在对称位置后,对脊柱侧凸主弧进行自我矫正,同时强调矢状面胸椎后凸的闭链训练,并强化训练矫正后的正确姿势,从而形成正确姿势习惯,达到矫正目的。

以胸椎右侧凸为例,患者会出现胸椎矢状面的移位,导致胸椎弧度减小,冠状面侧凸和水平面旋转畸形。DoboMed 疗法在四点撑位、坐位、跪位及站位等不同体位下对患者进行脊柱矢状面矫正运动和姿势纠正,同时配合呼吸训练;在恢复矢状面脊柱弧度、纠正水平面旋转畸形和冠状面侧凸的同时,通过闭链训练提高脊柱和躯干的稳定性,进一步达到矫形目的。DoboMed 疗法已被证实可有效降低侧凸进展和改善呼吸功能,适用于单弯患者,可进行单一治疗,也可配合支具治疗或脊柱侧凸患者术前康复。

4）Side shift 疗法:Side shift 疗法借助向侧弯的凹侧移动躯干的动作,达到脊柱积极的自动矫正的目的,适用于发生在任何脊柱节段的单弯和双弯。Side shift 疗法要求患者向侧弯的凹侧移动躯干并维持 10s 后恢复至中立位,重复此动作至少 30 次/d。训练过程中要求患者排除躯干旋转和屈曲,如在坐位下练习,训练时间应尽可能长。腰段或胸腰段侧凸的单弯患者,在 Side shift 疗法治疗中还需配合 Hitch 训练,站立位踮起侧弯凸侧的足跟,同时保持髋与膝的伸直;存在脊柱双弯的患者需站立位踮起下段侧弯凸侧的足跟,并用手对低位的弯曲加以固定,躯干向高位弯曲的凹侧移动,保持 10s 后回到中立位。

5）里昂(Lyon)疗法:Lyon 疗法需与 Lyon 支具结合应用。首先对患者进行评定(包括年龄、姿势不平衡、Cobb 角等),并利用镜子或视频让患者意识到自己的躯干畸形;再教患者穿戴 Lyon 支具的脊柱伸展体操训练和日常训练,纠正错误的习惯。Lyon 疗法包括呼吸训练、脊柱三维矫正、腰椎脊柱侧凸的髂骨-腰椎角度松动、患者教育(饮食控制、避免石膏综合征、皮肤护理等)和坐姿控制等。

6）脊柱侧弯功能性个体化治疗(functional individual therapy of scoliosis,FITS)疗法:FITS 疗法是在大量其他疗法的基础上建立起来的,是一个诊断和治疗脊柱侧凸的方法,可作为单独的脊柱侧凸运动疗法、支具治疗的辅助治疗以及术前或术后骨盆和肩带的矫正方法。主要内容包括患者教育,放松紧张的肌筋膜,改善矢状面脊柱弧度,改善足部和骨盆负重线,增加腰和骨盆的稳定性,促进三维方向自我矫正,促进三维方向矫正的呼吸训练,平衡功能训练,矫正步态和日常异常姿势等。

7）三维综合运动疗法:三维综合运动疗法是以 PSSE 理论为基础,包括三维自我矫正、姿势矫正、呼吸训练、阻力训练、肌筋膜松解、功能活动、平衡训练、核心稳定性训练、本体感觉输入训练、患者教育等。患者进行三维自我矫正练习时结合特定的呼吸模式,并进行等长收缩训练,可以纠正矢状面脊柱异常曲度;还应教患者如何将这些练习与日常生活活动相结合,每天进行家庭康复训练。

3. **支具治疗**　支具治疗是脊柱侧凸常用的非手术治疗方法之一,用于治疗脊柱侧凸的支具种类繁多,佩戴时间、方法及其应用原理等各不相同。

(1)适用人群:Cobb 角>25°、处于生长发育期、有畸形进展风险的脊柱侧凸患者需要进行支具治疗。对于婴儿型脊柱侧凸、少年型脊柱侧凸以及依从性差的患者,一般支具治疗是第一步的治疗方案。

(2)支具类型:支具可根据脊柱的解剖平面、支具的材料、支具佩戴时间进行分类。

1）根据脊柱的解剖平面分类:根据解剖平面(如颈、胸、腰、骶)不同,支具大体分为 2 类:①带有颈托或上部金属结构支具,通常统称为颈胸腰骶支具,如 Milwaukee 支具等,主要用于控制和矫正上部胸椎侧凸畸形;②不带颈托、高度只达到腋下的胸腰骶支具,如波士顿支具、色努支具、威尔明顿支具等,主要用于控制和矫正下部胸椎侧凸畸形(T_7 以下)。

2）根据支具制作材料分类:根据支具的软硬程度不同,支具可分为硬支具和软支具。硬支具通常由聚乙烯材料制成,包括密尔沃基支具、波士顿支具、威尔明顿支具、色努支具、查尔斯顿支具、Sforzesco

支具等,是目前使用最为广泛的支具类型;软支具通常由弹性材料制成,包括 SpineCor 支具、TriaCTM支具等。

　　3) 根据支具使用的时间分类:根据使用时间的不同,支具分类如下。①夜间支具:需要每天佩戴 8~12h,主要在夜间佩戴;②部分时间佩戴支具:需要每天佩戴 12~20h,主要在学校外及夜间使用;③全天佩戴支具:需要佩戴 20~24h。

　　(3) 支具使用方案:目前尚不能确定一种支具设计是否优于另一种支具。支具治疗需根据患者的侧凸部位、侧凸类型、治疗需求等,结合支具特点选择最佳的支具治疗方案。支具治疗通常有佩戴的时间要求,支具治疗初期每天佩戴时间应不少于 18h(Risser 征较小的患者每天佩戴支具 23h)。支具治疗有效的患者,在进行脊柱稳定性练习时,可逐渐减少佩戴时间,直至骨骼发育成熟。

　　通常建议硬支具治疗的同时仍需进行脊柱侧凸特定运动疗法。长时间支具佩戴可影响患者肌肉、呼吸等功能,引起相关并发症,脊柱侧凸特定运动疗法可有效避免以上问题,还可以提高支具疗效。

　　(4) 各类支具特点

　　1) 波士顿支具(Boston brace):波士顿支具是目前使用最为常用的胸腰骶支具,用于控制和矫正顶椎位于 T_7 以下的胸腰弯或腰弯,纠正脊柱侧凸的同时也可保证矢状位脊柱生理弧度和骨盆的中立位。标准波士顿支具可用于治疗轻度胸椎后凸减少,波士顿支具要求每天佩戴 23h。

　　波士顿支具采用标准预制的对称模型作为支具设计加工的基础,采用计算机辅助设计/计算机辅助制造(CAD/CAM)技术,根据患者的测量数据,关注于单个倾斜的椎体,对模型材料加工制作而成的一款后开襟支具,支具根据患者个性化需求将内置衬垫放置于凸侧顶锥及其下方,并在凹侧开窗释放压力。预制的对称模型减少了支具的制作时间和花费。临床医师和矫形师需对患者进行相关的支具使用教育。目前,波士顿支具系统包括了腰部、胸腰部、胸部、后凸支具等。

　　2) 色努支具(Chêneau brace):色努支具是一种不对称的支具,用于上端椎在 T_5 以下,Cobb 角在 25°~45°的脊柱侧凸,要求每天佩戴 20~23h。目前色努支具主要包括 Rigo 色努支具(Rigo system Chêneau brace)、Gensingen 支具等类型,是目前欧洲应用最为广泛的一种硬支具。

　　色努支具最主要的作用机制是利用多点压力区域和伸展空间系统进行脊柱畸形的三维矫正。它在凸侧施压,在对侧提供冠状面、矢状面、水平面的伸展空间。腹托能提高腹内压以产生对脊柱的牵引力,矫正脊柱形态,减少轴向旋转。①Rigo 色努支具是一种改良的色努支具,通过提供外力促使脊柱在水平面反旋转、矫正冠状面的侧方偏倚,促进矢状面的生理特征正常化。②Gensingen 支具制作用时短,且穿戴舒适、易于调节,也适用于小年龄儿童。

　　3) 里昂支具(Lyon brace):里昂支具是一款可调节的僵硬型支具,是目前欧洲常用的胸弯脊柱侧凸的矫形支具,适用于 Cobb 角≥20°的 11~13 岁快速生长发育时期的患者、Cobb 角≥30°的生长发育较缓慢的患者、Cobb 角>40°但拒绝手术治疗的患者等。里昂支具尤其适用于快速生长发育时期的患者,但通常需要结合 Lyon 疗法一起治疗。

　　里昂支具通过对肋骨隆起内侧的推力及对前肋骨、肋软骨凹侧的反推力实现胸椎的旋转,并在腰段施加一个凸侧横断面的推力,利用支撑棒在矢状面的屈曲来加大腰椎前凸,以增加胸椎的后凸。近年来,采用 CAD/CAM 技术替代传统的石膏模型,衍生出新型里昂支具——ARTbrace(asymmetrical rigid torsion brace)。ARTbrace 同时对支具的节段模铸也进行革新,实现在骨盆、腰椎、胸椎的冠状面、矢状面上精确的矫正,利用"松解耦合运动"获得全脊柱反旋转效果。

　　4) 密尔沃基支具(Milwaukee brace):密尔沃基支具是第一个在世界广泛用于脊柱侧凸管理的支具。密尔沃基支具对 Cobb 角 25°~40°的青春期前未发育成熟的上胸段(顶椎位于 T_7 以上)脊柱侧凸患者的矫正效果较为理想,佩戴时间要求每天佩戴 23h。密尔沃基支具为后开襟,通常由定制的骨盆带、1 条前置铝棒和 2 条后置金属棒、喉部模具、枕垫及衬垫组成。它具有侧向和纵向的被动矫形力,同时可以使患者活动产生主动矫形力,但因为影响身体外形美观,对患者日常活动限制明显,因此患者的依从性低,目前已被胸腰骶支具取代。

　　5) 威尔明顿支具(Wilmington brace):威尔明顿支具是一款个性化定制的前开襟对称性热塑胸腰骶

支具,最初用于 Cobb 角 25°~39°的顶椎在 T$_7$ 以下的脊柱侧凸患者,需要全天佩戴。威尔明顿支具类似一件塑料外套,穿戴时紧贴身体,上至腋下,下至骨盆,开口处用可调节的搭扣缚紧,容易脱下。

6) 查尔斯顿支具(Charleston brace):查尔斯顿支具是首个夜间佩戴屈曲支具,根据 Heuter-Volkmann 原理(即不对称的椎体负荷会影响骨生长)设计而成。取模时,要求患者仰卧位、向侧凸的凸侧屈曲,将患者固定于过度矫正的姿势,矫正力作用于侧凸顶点。它对单个腰弯、胸弯或胸腰弯脊柱侧凸患者的疗效最佳,需要患者夜间穿戴 8~10h。

7) 普罗维登斯支具(Providence brace):普罗维登斯支具是一个非对称前开襟选择性接触的夜间支具,通过直接施加反旋转和侧方的力来获得矫形效果,再利用 CAD/CAM 技术完成支具制作,患者耐受度好。它对柔软的单腰弯、胸腰弯侧凸的疗效较好,对胸弯、双弯型脊柱侧凸疗效也不错,尤其适用于 Cobb 角 25°~35°的胸腰段、腰段脊柱侧凸。

8) Sforzesco 支具(Sforzesco brace):Sforzesco 支具是意大利学者在对称性、患者主动参与性、硬性及三维矫正的理念基础上发明的,是一种挑战传统脊柱侧凸三点矫正模式的新支具理念。

9) SpineCor 支具(SpineCor brace):SpineCor 支具是目前最为常用的一款软支具,由一个热塑骨盆腰带基座、大腿和臀部的束带、矫形的弹力带组成。SpineCor 支具根据侧凸类型,采用特定的矫正运动,利用 SpineCor 辅助软件,牵拉侧凸对侧,以纠正侧凸、旋转,保持脊柱稳定。一般适用于 Cobb 角较小(20°~30°)的脊柱侧凸患者。为了通过主动生物反馈活动获得矫正运动的神经肌肉整合功能,保证疗效,支具需要患者全天佩戴,且至少佩戴 18 个月。

(5) 依从性:依从性是影响脊柱侧凸患者支具疗效的重要因素之一。支具佩戴时间越长,患者的转归越好。通常临床医师或矫形师要求 Risser 征较小的患者佩戴支具 23h/d,但随着患者骨骼成熟度的增加,支具佩戴时间可以逐渐减少。

患者依从性下降的可能原因包括支具影响身体外观和活动、影响在学校的生活与学习;佩戴时对支具的不适感;患者有皮肤压迫性溃疡、皮肤刺激;患者胸廓畸形、背部肌肉僵硬;患者心理障碍和社会适应不良;青少年心智尚未成熟、性格不稳定等。为提高脊柱侧凸患者佩戴支具的依从性,除对支具本身进行设计、材料等方面的创新之外,支具治疗团队还应为脊柱侧凸患者详细介绍支具治疗方案,以获得患者的理解与认同,同时患者家长可协助进行支具依从性监测。

(6) 注意事项

1) 随访时间:一般每 3~6 个月随访一次,但随访时间也需根据实际情况进行调整,如患者佩戴第一个支具期间、患者处于快速生长期、患者是进展性侧凸、患者是非典型性侧凸、患者依从性低等情况,一般需缩短随访间隔,以便更好地进行支具管理。

2) 支具更换及治疗停止时间:当患者因生长发育导致支具不匹配或支具无效时,需要更换支具。当患者骨骼已发育成熟且侧凸未进展至 50°,可以定期复查逐渐减少每天支具治疗时间。

4. 手法治疗 在稳定进行 PSSE 的基础上,可对患者采用关节松动、软组织松动技术等手法治疗。手法治疗对侧凸引起的肌肉、韧带、筋膜等软组织异常和疼痛有一定的疗效,也有利于姿势矫正,但手法治疗作为单一疗法进行治疗的机制和疗效尚不明确。

5. 其他疗法

(1) 牵引疗法:应用外力对身体某一部位或关节施加牵拉力,使其发生一定的分离,周围软组织得到适当的牵伸,可以增加椎间隙、椎间孔的直径,缓解脊柱前凸症状,使紊乱的小关节复位,但缺少循证依据支持。

(2) 核心肌力训练疗法:可以加强凸侧肌肉力量,以增加神经肌肉控制能力、增强脊柱的稳定性和平衡性为主,但缺少循证依据支持。

(3) 有氧运动训练:改善呼吸肌力量,提高肺功能,但缺少循证依据支持。

6. 家庭康复 家庭康复方案主要包括家庭康复体操、不同体位下脊柱纵轴的伸展训练、呼吸训练等。家庭康复可以帮助患者纠正不良姿势,增加核心稳定性,提高其心肺功能。家庭康复治疗需循序渐进、持之以恒,做好定期复查与随访,需要医师、治疗师、患者、家长共同配合落实。

【功能预后】

特发性脊柱侧凸的预后与其进展风险、是否合理干预密切相关,患者侧凸角度越大、骨骼发育成熟度越低则进展风险越大,预后越差。先天性脊柱侧凸患者预后与畸形的严重程度、是否伴发神经系统症状及心肺功能异常程度有关,预后差异较大。

(杜　青)

第十三节　类风湿关节炎

类风湿关节炎(rheumatoid arthritis,RA)是一种原因不明的以对称性、侵蚀性关节炎为主要临床表现的慢性炎症性疾病。

【标准】

1. 美国风湿病学会(American College of Rheumatology,ACR)类风湿关节炎治疗指南　2021 年 6 月 8 日,ACR 对 2015 年发布的治疗指南进行更新,包括 RA 患者改善病情抗风湿药(disease-modifying antirheumatic drugs,DMARDs)初始治疗和调整建议。尤其调了减少糖皮质激素使用的重要性。指南主要介绍了 RA 领域传统合成 DMARDs、生物类 DMARDs 和靶向合成 DMARDs,糖皮质激素的使用,以及某些特殊人群(如患有肝病、心力衰竭、淋巴组织增生疾病、严重感染及乙肝等疾病的患者)的药物使用建议。指南共形成 14 条总体原则和 44 条具体推荐建议(7 条强烈推荐和 37 条有条件推荐)。为 RA 患者的治疗提供了全面详细的指导意见。

2. 中国类风湿关节炎诊疗指南　2018 年 5 月 24 日,第 23 次全国风湿病学学术会议中发布了《2018 中国类风湿关节炎诊疗指南》。这是我国首次对 2010 版中国类风湿关节炎诊疗指南进行修订。修订后的指南治疗目标更明确,诊疗流程更清晰,治疗原则更积极。在吸收国际最新 RA 治疗指南意见的基础上,新版中国 RA 指南更符合我国国情。指南纳入了 2017 年国家食品药品监督管理总局(China Food and Drug Administration,CFDA;现已更名为"国家药品监督管理局",National Medical Products Administration,NMPA)批准上市的创新药物托法替布(JAK 抑制剂),与生物制剂一起应用于传统改善病情抗风湿药应答不佳的 RA 患者。该指南对提高我国 RA 诊疗水平将起到至关重要的作用。

【病因】

RA 与环境、遗传、免疫等因素有关,但该疾病的确切发病原因目前尚不完全清楚。医学界普遍认定类风湿关节炎是一种自身免疫性疾病,是由于患者的免疫系统错误地将自身正常的组织当作威胁并对其进行攻击,而引发的一系列炎症反应。

1. 环境因素　细菌、支原体、EB 病毒等可能与 RA 发病有关,但缺乏直接证据。

2. 遗传、免疫因素　RA 有家族聚集现象,单卵双生子的共同发病率较高,在 30%~50%。Ⅱ类主要组织相容性复合体(major histocompatibility complex,MHC)等位基因 *HLA-DR4*、*DR1* 表型者发生 RA 的可能性增高,且与疾病的严重程度相关。妊娠女性 RA 症状有一定程度改善,提示雌激素与 RA 发病相关。这些均提示 RA 发病与遗传、免疫因素相关。

【特点】

慢性、对称性、侵蚀性滑膜炎在关节内逐渐进展导致关节的毁损,是类风湿关节炎的特征性病变。其主要累及可动关节的滑膜层,常侵犯全身多个关节。部分患者因关节进行性炎症,造成累及关节的局部畸形和功能丧失。

【发病机制及病理生理】

1. 发病机制　有关 RA 的发病机制假说涉及分子模拟和模糊识别。分子模拟即 RA 的 DR β 链第三高变区存在一段共同的氨基酸顺序(谷氨酰胺-赖氨酸/精氨酸-精氨酸-丙氨酸-丙氨酸,QK/RRAA),亦称共同表位。而许多与 RA 有关的细菌或病毒蛋白中含有同样的序列,当这些细菌或病毒进入机体后,其QK/RRAA 多肽片段可诱发机体产生特异性抗体,这些抗体与位于关节软骨内某些成分上的 HLA-DR 抗原结合,从而引起病理性自身免疫反应。模糊识别则建立在 HLA 分子与抗原"宽松"结合的基础上,即一种抗原可被多种 HLA 表型识别,多种抗原也能与一种 HLA 表型结合。这种宽松的结合同样可被 T 细胞受体所识别,由此活化辅助性 T 细胞,进而产生一系列免疫炎症反应。

2. **病理生理**　RA 最初表现为滑膜微血管的损伤,滑膜细胞通过人类白细胞抗原Ⅲ被激活,出现滑膜细胞增生,滑膜充血、水肿和纤维蛋白渗出,与 T 细胞浸润,滑膜逐渐增生肥厚,软骨破坏。血管翳形成是 RA 最重要的破坏性因素,是一种覆盖关节软骨的肉芽组织膜。成纤维细胞样细胞侵袭和破坏关节周围骨质及关节边缘软骨,增生的成纤维细胞、各种炎性细胞(主要为 CD4$^+$ T 细胞)以及众多的小血管等共同组成血管肉芽组织。在血管翳前缘细胞溶酶体内偶尔可见胶原纤维。RA 晚期可出现关节强直。

【诊疗流程】

类风湿关节炎的诊疗流程见图 2-8-5。

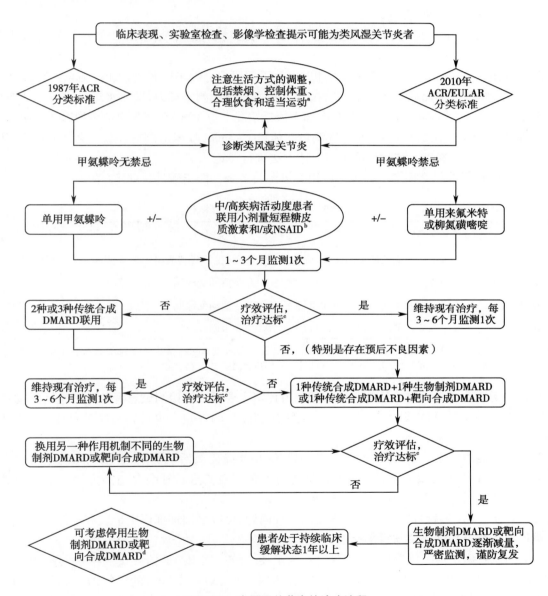

图 2-8-5　类风湿关节炎的诊疗流程

注:ACR 为美国风湿病学会;EULAR 为欧洲抗风湿病联盟;NSAID 为非甾体抗炎药;DMARD 为改善病情抗风湿药;[a] 类风湿关节炎(RA)患者在确诊后需要始终进行生活方式的调整;[b] 根据症状和病情,短期联用或不联用糖皮质激素或 NSAID;[c] 评价治疗方式是否具有显著效果,“否”为效果不显著,即 3 个月内 RA 疾病活动度无显著改善或 6 个月内未达到治疗目标;“是”为效果显著,即 3 个月内 RA 疾病活动度显著改善且 6 个月内达到治疗目标;[d] 医师与患者共同决策是否停用生物制剂 DMARD 或联合靶向 DMARD。

【康复评定】

1. **疼痛评定**　临床常用视觉模拟评分法(VAS)、简化 McGill 疼痛问卷和压力测痛法等进行疼痛评定。此外还有专门针对 RA 关节压痛而设计的关节指数评定方法,常用的有 Ritchie 关节指数。通过对手指近端指间关节、腕关节、肘关节、肩关节、膝关节、髋关节、踝关节、跖趾关节、颞颌关节、胸锁关节、肩锁关节等进行压诊,视其产生的反应对每一关节评分,记录各关节压痛级别的总和,即为 Ritchie 关节指数。为了更客观地评价疼痛程度,本指数采取了 3 级疼痛分级,即压痛、压痛伴畏缩以及压痛、畏缩和躲避,分别记 1 分、2 分和 3 分。积分减少代表症状的改善。关节记分与关节大小无关,这是由于 Ritchie 及其同事制定本标准时认为在类风湿关节炎中小关节受累的概率和程度远远高于大关节,并且本指数旨在评估关节疼痛程度的改变,少数大关节疼痛减轻并不表明比相同数量的小关节疼痛减轻改善更多。Ritchie 指数与影像学的结果相关,低指数者侵蚀较轻。

2. **关节活动度评定**　疼痛和炎症通常影响关节的运动功能,因此应当对受累关节的活动度进行评定。

3. **肌力评定**　主要评定握力、手指捏力和夹力等手部肌力。常采用握力计和捏力计进行评定。但对于部分因手的小关节畸形而抓握困难的患者推荐采用血压计法测定握力,即将水银柱式血压计袖袋卷折后再充气打压力 4kPa(30mmHg),令患者在手部无依托情况下握紧气囊,将得出的读数减去 4kPa,即为实测握力值,取连续测量 3 次的平均值,每 2 次测量间休息 1~3min,临床工作中常双手交替进行评定以提高评定效率。捏力与夹力测量困难时也可采用上述方法进行评定。

4. **功能障碍及严重程度评定**　临床常应用类风湿关节炎功能指数进行评定(表 2-8-50)。

表 2-8-50　类风湿关节炎功能指数

分级	表现
Ⅰ级	日常生活不受任何限制,能完成日常一般活动(生活自理活动*、职业活动**、业余活动***)
Ⅱ级	能完成一般生活自理活动和职业活动,但业余活动受限制
Ⅲ级	能完成一般生活自理活动,但职业活动和业余活动受限制
Ⅳ级	一般生活自理活动、职业活动和业余活动均受限制

注:*一般生活自理活动包括穿衣、进食、洗澡、梳妆、修饰和如厕等,参见改良 Barthel 指数;**职业活动包括工作、学习、家务活动;***业余活动包括娱乐(消遣性)和/或闲暇活动;职业活动和业余活动与患者的愿望、年龄、性别有一定关系。

5. **日常生活活动能力评定**　日常生活活动能力评定主要通过直接测试患者的日常生活活动情况,可以采用改良 Barthel 指数、FIM 量表等进行日常生活活动能力的评定。也可针对特殊部位或问题进行评定,如类风湿关节炎功能指数等。

6. **社会参与能力评定**　RA 导致的关节结构异常、功能障碍及活动受限,可影响患者的工作、社会交往及休闲娱乐,降低患者的生活质量。因此根据患者的情况对其进行社会参与能力评定十分必要,如职业评定、生存质量评定(SF-36、WHOQOL-100 等)。

7. **心理评定**　RA 患者可能会有不同程度的心理问题,可以采用抑郁评定量表等进行评定。

8. **类风湿关节炎病情评估与缓解标准**

(1)美国风湿病学会类风湿疗效观察指标:为了便于统一在 RA 的治疗试验中观察药物的疗效,美国风湿病学会(ACR)规定了一些观察指标,若患者达到 20%、50% 或 70% 的缓解即达到 ACR20、ACR50 或 ACR70 缓解。这些指标包括关节压痛计数(tender joint count,TJC)、关节肿胀计数(swollen joint count,SJC)及下列 5 项中至少 3 项:患者对疼痛的 VAS 评分、患者对疾病全面的评估、医师对患者的全面评估、患者对残疾状况的评价、急性期反应物(如血沉、C 反应蛋白)。例如,若患者有 20% 的压痛关节缓解、20% 的肿胀关节缓解及上述 5 项中至少 3 项有 20% 的指标缓解,即可说明患者达到 ACR20。同理类推 ACR50 及 ACR70。

(2)类风湿活动程度观察指标:Piet L. C. M. van Riel 基于对 28 个关节的压痛、肿胀、VAS 评分与血沉等指标,提出了类风湿关节炎的疾病活动度观测方法,简称为 DAS28(disease activity score)(表 2-8-51)。28 个关节包括双侧肩关节、肘关节、腕关节、掌指关节、近端指间关节、膝关节等(图 2-8-6)。

表 2-8-51 DAS28 定义的疾病活动度

疾病活动程度	缓解	低度活动	中度活动	高度活动
DAS28	≤2.6	>2.6~3.2	>3.2~5.1	>5.1

注:1. 基于 TJC、SJC、ESR、VAS 计算公式如下,其中 ln(ESR)为血沉的自然对数,单位 mm/hr。

$$DAS\ 28 = 0.56 \times \sqrt{(TJC\ 28)} + 0.28 \times \sqrt{(SJC\ 28)} + 0.70 \times \ln(ESR) + 0.014 \times VAS$$

2. 基于 TJC、SJC、CRP、VAS 计算公式如下,其中 ln(CRP)为 C 反应蛋白的自然对数,单位 mg/L。

$$DAS\ 28-4(CRP) = 0.56 \times \sqrt{(TJC\ 28)} + 0.28 \times \sqrt{(SJC\ 28)} + 0.36 \times \ln(CRP+1) + 0.014 \times VAS + 0.96$$

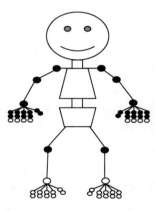

图 2-8-6 28 个关节示意图

【康复治疗】

类风湿关节炎治疗原则为早期治疗、规范治疗、定期监测与随访。RA 的治疗目标是达到疾病缓解或低疾病活动度即达标治疗,最终目的为控制病情、减少致残率,改善患者的生活质量。RA 尚无特效治疗方法。为达到减轻疼痛、抑制炎症,防止骨和软骨的破坏,改善功能的治疗目的,临床需要将康复治疗、内科治疗与外科治疗有机结合起来。康复治疗侧重于帮助患者控制疼痛,维持和改善肌力、耐力与关节活动度,预防和矫正畸形,维持和提高日常生活活动能力。

根据 RA 的病情变化,临床将其分为急性期、亚急性期和慢性期 3 个阶段,每个阶段的治疗目的和方法有所不同。Smyth 提出的"金字塔"治疗方案,对不同病理时期的 RA 患者进行分级治疗(图 2-8-7)。

1. 急性期 治疗目的是减轻疾病症状和改善患者的全身健康状况。

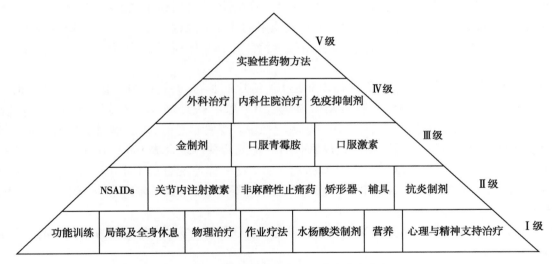

图 2-8-7 类风湿关节炎金字塔式治疗方案

注:Ⅰ级方案适用于病情轻者;Ⅱ级方案适用于中到重度患者经Ⅰ级方案治疗无效者;无效再逐步用Ⅲ级、Ⅳ级或Ⅴ级治疗方案。

急性期患者常有全身体质功能的紊乱,因此减轻患者的痛苦使其产生自信心比对其全力进行康复训练更为重要。此时期康复治疗的要点是休息、药物治疗和受累关节的轻微运动。

(1)休息:当患者有急性多发性关节炎时应完全卧床休息。但是卧床休息时间要适度,不可过长,并且要采取正确的卧床姿势。床板要有一定硬度,中部不能下垂凹陷。患者双足应支撑于床端的垫板上,以防止足下垂畸形;晚上睡眠时膝关节下可以垫低枕;白天采取仰卧姿势,用少量枕头保持脊柱良好的姿势。

（2）支具治疗：支具治疗可以保护及固定急性炎性组织，有助于消肿止痛。其最终目的是保存一个即可活动又具有功能的关节。支具每天拆除一次，患者进行适度锻炼，以防止关节粘连、僵硬。支具固定各个关节的姿势见表 2-8-52。

表 2-8-52　支具固定各个关节的姿势

病变关节	关节固定姿势
手	掌指关节略屈曲成 25°，防止手指尺偏
腕	伸腕 30°~45°
肘	屈曲 100°，前臂中立位
肩	前屈 30°，外展 45°，外旋 15°
脊柱	正常生理弧度
髋	屈曲 20°，轻度外展，不旋转
膝	伸直 0°
踝	0°
足	中立位，跖趾关节稍屈曲，趾间关节伸直位

（3）药物：治疗本病的药物可以分为两大类。第一类是非特异性的对症治疗药物，包括激素类药物和非甾体抗炎药。第二类是缓解病程的药物，有金制剂及中草药制剂等，服用较长时间后可影响病变的活动性及其发展。

RA 关节病变是由炎性细胞浸润及其释放的炎性介质所致。尽早抑制细胞因子的产生及其作用，能有效阻止或减缓关节滑膜及软骨的病变。故 RA 患者一经确诊，应及时给予规范治疗。研究显示，不能规律地使用改善病情的抗风湿药是 RA 患者关节功能受限的独立危险因素之一。尽管 RA 无法根治，但通过达标治疗可有效缓解症状和控制病情。达标治疗指治疗达到临床缓解，可用 DAS28≤2.6 等指标进行评估。

1）传统合成 DMARDs：传统合成 DMARDs 是 RA 治疗的基石，亦是国内外指南共同认可的一线药物。常用的有甲氨蝶呤、来氟米特、柳氮磺吡啶等。RA 患者一经确诊，应尽早开始使用传统合成 DMARDs 进行治疗。推荐首选甲氨蝶呤单用。患者存在甲氨蝶呤禁忌时，考虑单用来氟米特或柳氮磺吡啶。经过上述单药规范治疗仍未达标者，建议联合另一种或两种传统合成 DMARDs 进行治疗；或一种传统合成 DMARDs 联合一种生物制剂 DMARDs 进行治疗；或一种传统合成 DMARDs 联合一种靶向合成 DMARDs 进行治疗。一般情况下，2/3 的 RA 患者单用甲氨蝶呤，或与其他传统合成 DMARDs 联用，即可达到治疗目标。

2）生物制剂：肿瘤坏死因子 α（TNF-α）抑制剂是目前证据较为充分、应用较为广泛的治疗 RA 的生物制剂 DMARDs。

托珠单抗是抗 IL-6 受体的重组人源化 IgG1 亚组单克隆抗体，对传统合成 DMARDs 反应不足的 RA 患者，建议传统合成 DMARDs 联合托珠单抗进行治疗。

3）靶向合成 DMARDs：靶向合成 DMARDs 是一类具有新作用机制的抗风湿药，目前仅指 JAK（Janus kinase）抑制剂。对 DMARDs 反应不足的 RA 患者，可以使用传统合成 DMARDs 联合 JAK 抑制剂（托法替布）进行治疗。

TNF-α 抑制剂、托珠单抗和托法替布目前在使用的选择上，并无优先顺序。当传统合成 DMARDs 联合其中一种治疗未达标后，可在三者间更换另外一种进行治疗。

4）植物药：雷公藤制剂属植物药，自 1969 年开始用于治疗 RA，但由于缺乏安全性和有效性的科学数据，在一定程度上限制了其使用。近几年的研究显示，对无生育要求的 RA 患者，雷公藤单用或与甲氨蝶呤联用,均具有一定的疗效,且不良反应发生率与单用甲氨蝶呤无显著差异,但在使用过程中需密切监测与评估其毒副作用。此外,如白芍总苷、青藤碱等植物制剂,一方面为 RA 治疗带来新的可能性,另一方面,尚需开展高质量临床试验来进一步研究其有效性和安全性。

5)糖皮质激素:糖皮质激素具有高效抗炎和免疫抑制作用,对中/高度疾病活动度的 RA 患者,在使用传统合成 DMARDs 的基础上联合小剂量糖皮质激素(泼尼松≤10mg/d 或等效的其他药物)可快速控制症状,协助传统合成 DMARDs 发挥作用。

6)其他:艾拉莫德是 2011 年获国家食品药品监督管理总局批准的抗风湿药,但其作用机制还有待进一步阐明,目前主要在中国和日本使用。有研究显示,艾拉莫德与甲氨蝶呤联用能改善活动期 RA 患者的临床症状。此外,2015 年亚太抗风湿病联盟(APLAR)指南提出可使用艾拉莫德治疗活动期 RA 患者。

(4)轻微的关节活动:在患者感到舒适的情况下,尽管炎症关节还在用支具固定时就应该考虑关节功能的恢复。可以鼓励患者在很少的帮助下进行主动活动,以减少运动训练造成的关节损伤,促进在被动活动时不能被激发的本体感受反射。医师及治疗师必须仔细地观察患者的耐受性,如在运动后疼痛和痉挛时间超过 1h,就意味着运动过度,在下次治疗时必须减少运动强度。对固定于支具中的肢体应鼓励患者在白天每小时进行 2~3min 的肌肉等长收缩练习,以防止肌肉萎缩。

2. 亚急性期　此期的特点是关节情况趋于稳定,但过度的关节活动会引起关节炎症状的忽然发作。该期治疗重点是维持患者全身健康状况,防止疾病加剧及纠正畸形。

(1)适度休息和运动:此期患者仍需卧床休息,但其时间应逐渐减少。白天可逐步减少使用支具固定的时间,最后支具仅在晚上使用。当患者可以主动训练时,可按下列程序进行:①患者卧床进行肌肉等长收缩练习和主动加助动练习;②患者坐位继续锻炼并逐步增加锻炼时间;③患者站立位训练,重点是平衡训练;④患者在助行器、拐杖或他人辅助下进行步行训练。

(2)作业治疗:对日常生活活动自理能力较差的患者,鼓励其尽量完成日常生活活动训练。如进食、取物、倒水、饮水、梳洗、如厕、拧毛巾、穿脱上衣和裤子、解扣子、开关抽屉、开关水龙头、坐、站、移动、步行、上下楼梯等训练。

为了达到患者生活自理,有时需要改装某些生活用具结构。可帮助患者设计自制一些自助具,改善生活自理能力。作业疗法除改善患者功能外,还能提高其社会适应能力,是对身心进行的一种综合训练。

(3)矫形、辅助用具:支具、拐杖、轮椅等的应用能减轻关节畸形发展,还能缓解疼痛,帮助消肿,防止患者由于关节不稳定而进一步受损。通常支具用于腕、掌指关节及指间关节。固定支具常用于急性期或手术后,应定期卸下做关节活动。患者下床活动时,可用拐杖或支具等辅助具以减轻下肢负荷。

3. 慢性期　在关节炎急性期,若没有采取预防措施,大多数患者会产生关节和肢体的挛缩。此期治疗重点应采用物理治疗来缓解肌肉痉挛和疼痛,并以此改善关节及其周围组织的血液与淋巴循环,以减轻组织的退行性病变,尽可能增加关节活动范围和肌力、耐力及身体协调平衡能力。

(1)物理因子治疗

1)温热疗法:其作用是镇痛,消除肌痉挛,增加软组织柔软性及增加毛细血管通透性。有发热者及局部皮温过高者不宜使用。其种类有:①全身温热疗法,如温泉疗法、蒸气浴、砂浴、泥疗等;②局部温热疗法,如蜡疗、红外线、高频电疗法、电热手套等。

2)水疗法:常用矿泉浴、盐水浴等。有发热者不宜作全身水疗。

3)低、中频电疗:如经皮神经肌肉电刺激、间动电疗法、调制中频正弦电疗法、干扰电疗法、立体动态干扰电疗法等均有很好的镇痛作用。

4)其他:激光、磁疗、冷疗等物理因子对减轻关节局部疼痛也有显著效果。

(2)增加肌力和关节活动度的训练

1)增加关节活动度训练应该与控制这种运动的肌肉力量的训练同时进行。因为关节不稳定以及肌肉力量不能控制,会直接导致关节进一步的损伤。

2)在患者训练前可先进行热疗,以使肌肉等软组织松弛和增加患部的血液供应。训练后可以适当冷敷以减轻局部组织水肿和训练后疼痛。

3）患者每天反复多次的少量锻炼要比每周在治疗师指导下进行 1~2 次长时间的锻炼效果要好得多。对关节炎患者来说,控制运动量是非常重要的,患者在过度运动时,容易产生疲劳而失去肌肉控制,关节会在活动范围的极限部位发生损伤。患者每天对每个患侧关节重复同一活动 2~3 次而不引起超负荷和炎症复发是合适的训练量。3~4 天后可增加到每天 2 组,每组每个关节重复 6~8 次。依此循序渐进,避免运动训练加重关节损伤。

(谢　青)

第十四节　强直性脊柱炎

强直性脊柱炎(ankylosing spondylitis,AS)是一种慢性炎症性疾病,主要侵犯骶髂关节、脊柱骨突、脊柱旁软组织及外周关节,并伴发关节外表现,严重者可发生脊柱畸形和强直。1963 年美国风湿病学会废弃了"类风湿脊柱炎"病名,而选用了"强直性脊柱炎"这一名称。

【标准】

国际上多用 1984 年修订的 AS 纽约标准。对一些暂时不符合上述标准者,可参考有关脊柱关节病(SpA)的诊断标准,主要包括 Amor、欧洲脊柱关节病研究组(European Spondylarthropathy Study Group,ESSG)和 2009 年 ASAS(Assessment of SpondyloArthritis international Society)推荐的中轴型 SpA 的分类标准。

1. **1984 年修订的 AS 纽约标准**

（1）临床标准:①腰痛、晨僵 3 个月以上,活动后改善,休息无改善;②腰椎在前后和侧屈方向活动受限;③胸廓活动度低于相应年龄、性别的正常人。

（2）放射学标准:X 线显示双侧骶髂关节炎>Ⅱ级及或单侧骶髂关节炎Ⅲ~Ⅳ级。①0 级:正常。②Ⅰ级:可以变化。③Ⅱ级:轻度异常,可见关节面局限性侵蚀、硬化,但关节间隙无改变。④Ⅲ级:明显异常。为中度或进展性骶髂关节炎,伴有以下 1 项或 1 项以上改变:侵蚀、硬化、关节间隙增宽或狭窄,或部分强直。⑤Ⅳ级:严重异常,完全性关节强直。

（3）诊断:①肯定强直性脊柱炎,符合放射学标准和 1 项以上临床标准;②可能强直性脊柱炎,符合 3 项临床标准。符合放射学标准而不具备任何临床标准者应除外其他原因所致的骶髂关节炎。

2. **ESSG 诊断标准**　炎性脊柱痛或非对称性以下肢关节为主的滑膜炎,并附加以下任何 1 项:①阳性家族史;②银屑病;③炎性肠病;④关节炎前 1 个月内的尿道炎、宫颈炎或急性腹泻;⑤双侧臀部交替疼痛;⑥肌腱末端病;⑦骶髂关节炎。符合者可列入此类进行诊断和治疗,并随访观察。

3. **2009 年 ASAS 推荐的放射学阴性中轴型脊柱关节病(SpA)的分类标准**　起病年龄<45 岁和腰背痛≥3 个月的患者,加上符合下述中 1 种标准:影像学提示骶髂关节炎加上 ≥1 个下述的 SpA 特征;HLA-B27 阳性加上≥2 个下述的其他 SpA 特征。其中影像学提示骶髂关节炎指的是:①MRI 提示骶髂关节活动性(急性)炎症,高度提示与 SpA 相关的骶髂关节炎;②明确的骶髂关节炎影像学改变(根据 1984 年修订的纽约标准)。

SpA 特征包括:①炎性背痛;②关节炎;③(跟腱)起止点炎;④眼葡萄膜炎;⑤指/趾炎;⑥银屑病;⑦克罗恩病,溃疡性结肠炎;⑧对非甾体抗炎药(NSAID)反应良好;⑨SpA 家族史;⑩CRP 升高。

4. **中国 2013 年的强直性脊柱炎的诊断与治疗骨科专家共识**　提出诊断仍然采用 1984 年修订的纽约标准。同时指出随着对 AS 研究的不断深入,特别是一些更为有效的治疗药物如肿瘤坏死因子(TNF)抑制剂出现后,修订的纽约标准日益显现出其局限性。2009 年国际 ASAS 制订的脊柱关节病诊断标准中的中轴型脊柱关节病诊断标准有助于早期 AS 的确诊和后期治疗方案的确定。确诊 AS 需满足放射学标准加临床标准 1~3 条中的任意 1 条。骶髂关节炎 X 线分级:①0 级,正常;②Ⅰ级,可疑或极轻微的骶髂关节病变;③Ⅱ级,轻度异常,可见局限性侵蚀、硬化,但关节间隙无改变;④Ⅲ级,明显异常,至少伴有近关节区硬化、关节间隙变窄或增宽、部分强直改变;⑤Ⅳ级,严重异常,完全性关节强直。

5. **最新治疗指南**　2015 年 9 月美国风湿病学会(ACR)、美国脊柱炎协会(SAA)以及脊柱研究治疗网络(SPARTAN)共同发布了《强直性脊柱炎和放射学阴性的中轴型脊柱的治疗指南》。该建议是 ACR 首个中轴型脊柱的管理指南。这一历时 2 年几易其稿最终推出的指南为强直性脊柱炎(AS)和放射学阴性中轴型脊柱关节病(SpA)患者治疗提供了基于证据的建议,并成为强直性脊柱炎治疗的最新规范。该指南于 2019 年 8 月美国风湿病学会(ACR)联合美国脊柱炎协会(SAA)再次更新,对强直性脊柱炎和非放射学中轴型脊柱关节炎管理中的新药以及轴向影像学检查的相关内容提出了指导建议。

【病因】

AS 的病因未明,遗传、免疫及感染等因素均与本病有关。据初步调查,我国 AS 患病率约为 0.3%,男女之比为 4:1~2:1,女性发病较缓慢且病情较轻。发病年龄为 13~31 岁,发病高峰年龄为 20~30 岁,40 岁以上及 8 岁以下发病者较少见。

(1) 遗传因素:近年来大量研究证实,AS 是一种具有高度遗传性的疾病,遗传因素在其发病过程中起了主导作用。AS 的发病和人类白细胞抗原 HLA-B27 密切相关,并有明显家族聚集倾向。健康人群的 HLA-B27 阳性率因种族和地区不同差别很大,如欧洲的白种人为 4%~13%,我国为 2%~7%,可是 AS 患者的 HLA-B27 阳性率在我国患者中高达 90%。

(2) 免疫因素:T 细胞亚群中 Th1 及 Th2 的比例发生了平衡偏移,由此造成了体内的炎性反应,但该种比例失调在 AS 发病过程中的具体作用有待进一步研究。近年来,全身免疫性疾病的研究热点主要集中于免疫调节细胞(调节性 T 细胞)和 Th17 细胞及其相关的细胞因子如 IL-17、IL-23 等。但 AS 患者中的 Th17 细胞的状态以及遗传变异对 Th17 细胞的功能影响仍未明确。

(3) 感染因素:微生物感染在 AS 的进展中起了重要作用。目前已经发现与 AS 发病可能相关的微生物主要有肺炎克雷伯菌、衣原体、沙门菌、志贺菌等肠道革兰氏阴性菌。有研究已证实,微生物感染是通过诱发 HLA-B27 而启动 AS。另外,研究发现病毒感染也对 AS 的发病有一定作用,但仍需进一步验证。

【特点】

AS 是一种血清阴性脊柱关节病,病变特点是从骶髂关节开始沿脊椎缓慢向上进展,或同时向下蔓延,累及双侧髋关节和膝关节,累及上肢关节少见。早期病理性标志为骶髂关节炎,脊柱受累晚期的典型表现为"竹节样改变"。AS 从初次出现慢性症状到确诊一般要经过 5~10 年。外周关节的滑膜炎在组织学上与类风湿关节炎(RA)难以区别。肌腱末端病为本病的特征之一。

本病发病隐袭。患者逐渐出现腰背部或骶髂部疼痛和/或晨僵,半夜痛醒,翻身困难,晨起或久坐后起立时腰部晨僵明显,但活动后减轻。部分患者有臀部钝痛或骶髂部剧痛,偶尔向周边放射。咳嗽、打喷嚏、突然扭动腰部疼痛可加重。疾病早期臀部疼痛多为一侧间断性或交替性疼痛,数月后多为双侧持续性疼痛。多数患者随病情进展,由腰椎向胸、颈部脊椎发展,并出现相应部位疼痛、活动受限或脊柱畸形。24%~75%的 AS 患者在发病初期或病程中出现髋关节和外周关节病变,其中膝、踝和肩关节居多,肘及手、足小关节偶有受累。外周关节病变多为非对称性,常只累及少数关节或单关节,下肢大关节的关节炎为本病外周关节炎的特征之一。髋关节和膝关节以及其他关节的关节炎或关节痛多出现在发病早期,较少或几乎不引起关节破坏和残疾。髋关节受累占 38%~66%,表现为局部疼痛、活动受限、屈曲挛缩及关节强直,其中大多数为双侧,而且 94%的髋部症状起于发病后前 5 年内。发病年龄较小及以外周关节起病者易发生髋关节病变。1/4 的患者在病程中发生眼色素膜炎,单侧或双侧交替,可反复发作甚至可致视力障碍。

本病的全身表现轻微,少数重症者有发热、疲倦、消瘦、贫血或其他器官受累。跖底筋膜炎、跟腱炎和其他部位的肌腱端病在本病中常见。神经系统症状来自压迫性脊神经炎或坐骨神经痛、椎骨骨折或不全脱位以及马尾综合征,后者可引起阳痿、夜间尿失禁、膀胱和直肠感觉迟钝、踝反射消失等症状。极少数患者出现肺上叶纤维化,有时伴有空洞形成而被误认为结核,也可因并发霉菌感染而使病情加剧。主动脉瓣闭锁不全及传导障碍见于 3.5%~10%的患者。AS 可并发 IgA 肾病和淀粉样变性。

临床上,AS 常需要和 RS(类风湿关节炎)相鉴别(表 2-8-53)。

表 2-8-53　强直性脊柱炎与类风湿关节炎的区别

项目	强直性脊柱炎	类风湿关节炎
男女比例	4：1～2：1	1：4～1：2
家族史	明显	不明显
发病年龄	10～30 岁	30～50 岁
HLA-B27	(＋)	(－)
类风湿因子	(－)	(＋)
病理	附着点炎	滑膜炎
骶髂关节炎	(＋)	(－)
关节受累	大关节、小关节不对称	小关节、多关节对称
脊柱	全部,上升性	颈椎
关节外表现	较少	较多
X 线	骨强直,骶髂关节炎	侵蚀性关节炎
病情进展	慢,总致残率:15%～20%,5%严重致残	快,总致残率 2～3 年内达 70%
治疗反应	NSAID 与 DMARD	NSAID 与 DMARD

【发病机制及病理生理】

1. 发病机制　目前 AS 的发病机制仍不明确,主要的研究假说有 HLA-B27 分子模拟假说,HLA-B27 异常形式的免疫识别假说,蛋白错误折叠、内质网应激与炎症反应假说等。这些假说仅从主要组织相容性复合体(MHC)基因方面研究 AS 发病的可能机制,均有所局限。

非 MHC 基因对 AS 发病机制的影响受到了众多学者的关注。研究证实,IL-23 作为炎症通路中的一个关键调节因子,与 AS 的发病有关,IL-23/IL-23R 的靶向治疗有望成为预防 AS 的有效方法,而抑制 Th17 的活动对治疗自身免疫性疾病具有潜在价值。

2. 病理生理　AS 的基本病理是肌腱附着点的纤维化和骨化,反复循环进展性的骨破坏与新骨形成,最终导致骨关节强直是其发病特点。其病理过程可分为 3 个环节:早期出现关节滑膜及周边部位的活动性炎症;继而出现软骨下骨侵蚀性骨质破坏所致的骨密度下降与骨质疏松;后期随着炎症下调、组织修复、骨质增生(修复性)的发生,并伴有韧带附着端的滑膜增生肥厚甚至骨化、肉芽组织生长。骨破坏和新骨形成的动态平衡受基因调控的相关细胞因子的影响,由此加速破骨和成骨的进程,促进了骨及软骨的修复。此种骨破坏和新骨形成的基因调控,可用分子模拟假说、HLA-B27 异常形式的免疫识别和蛋白错误折叠、内质网应激与炎症反应 3 种假说进行解释。

【康复评定】

1. 疼痛评定

(1) 总体疼痛评定:采用目测类比评分法,在纸上或尺上画一条长 10cm 的直线,左端表示无痛,右端表示剧痛,让患者根据自己体验到的疼痛程度用手指或笔在线上画出某一位置,再进行测量,以此反应疼痛程度。

(2) 夜间痛评定:具体评分标准见表 2-8-54。

表 2-8-54　夜间痛评定评分

评分	判定标准	评分	判定标准
0 分	总体上无疼痛	2 分	经常疼痛或断断续续疼痛,通常影响睡眠
1 分	有时有疼痛	3 分	夜间持续疼痛,严重影响睡眠

（3）脊柱痛评定：具体评分标准见表2-8-55。

表2-8-55 脊柱痛评定评分

评分	判定标准
0分	触诊和叩诊无疼痛
1分	触诊和叩诊或活动时有轻度疼痛
2分	触诊和叩诊或活动时有中度疼痛
3分	轻度触诊和叩诊或活动时有疼痛，并有中度到重度的活动受限
4分	轻度触诊和叩诊时及脊柱基本不动时也有不能耐受的疼痛

2. 功能检查与评定

（1）脊柱运动功能：除常规的颈椎、胸椎、腰椎的前屈、后伸、侧弯及旋转功能的测定外，常用的评定还有以下几项。

1）Schober试验（腰椎活动度试验）：令患者直立，在背部正中线髂嵴水平作一标记为零，向下5cm作一标记，向上10cm再作另一标记，然后令患者弯腰（双膝保持直立）测量2个标记间距离，若增加少于4cm（总数19cm）即为阳性（图2-8-8）。

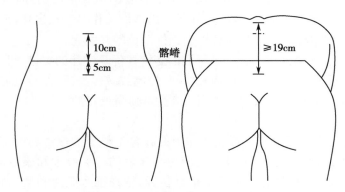

图2-8-8 腰椎活动度试验示意图

2）指地距离（脊柱前屈功能评定）：用以评定前屈功能。患者直立位，膝关节伸直，向前用力弯腰以中指指尖触地，测量中指尖与地面距离，正常为0~10cm，距离越大说明脊柱前屈功能障碍越严重。注意髋关节病变将影响结果。

3）脊柱侧屈评定：患者直立位，尽可能地侧屈脊柱，测量侧屈侧中指指尖与地面的距离。

4）下颌胸骨距：此法主要评定颈椎前屈功能。患者取坐位，颈部前屈，测量下颌至胸骨体上缘距离，正常为0cm，大于0cm为异常。

（2）胸廓活动度评定：患者直立，在第4肋间隙水平（女性乳房下缘）测量深吸气时的胸围差，差值<25cm则表示胸廓活动度减小，活动受限。

（3）Keitel功能试验：此试验是评定脊柱功能的试验，主要包括枕墙距、Schober-Wright征、指尖与地面距离、胸围呼吸差、单腿站立及下蹲等。具体评定方法见表2-8-56。最高分为18分，0分为正常，分数越高表示障碍越严重。

（4）其他功能评定：包括"4"字试验、骨盆分离挤压试验、四肢关节活动范围测量、肌力评定、心肺功能评定等，可根据情况选择运用。

3. 日常生活活动能力评定
日常生活活动能力评定主要通过直接测试患者的日常生活活动情况进行评定。可以采用改良Barthel指数、FIM量表等进行。

4. 社会参与能力评定
AS导致的关节结构异常、功能障碍及活动受限，可影响患者的工作、社会交往及休闲娱乐，降低患者的生活质量。因此根据患者的情况对其进行社会参与能力评定十分必要，如职业评定、生存质量评定（SF-36、WHOQOL-100等）。

表 2-8-56　Keitel 功能试验评分表

试验	评分		
	3	1	0
Schober-Wright 征/cm	<2	2~<4	≥4
指尖与地面距离/cm	>30	>10~30	≤10
枕墙距/cm	>3	>0~3	0
胸围呼吸差/cm	<2	2~<4	≥4
单腿站立	完全不能	单侧不能	双侧均能
下蹲	1/4 蹲	半蹲	全蹲

【康复治疗】

1. 治疗原则

（1）AS 患者治疗目标：①缓解症状和体征。消除或尽可能最大程度地减轻患者的症状,如背痛、晨僵和疲劳等。②恢复功能。最大程度地恢复患者身体功能,如脊柱活动度、社会活动能力和动作能力。③防止关节损伤。要防止累及髋、肩、中轴和外周关节的患者的新骨形成、骨质破坏、骨性强直和脊柱变形。④提高患者生活质量。主要包括社会经济学因素,患者的工作、病退、退休等。⑤防止并发症。防止患者出现如脊柱骨折、屈曲性挛缩等并发症,特别是颈椎部位的并发症。

（2）治疗方案及原则:AS 尚无根治方法。早期的病情评价是治疗的关键,可以控制症状、改善预后。通过非药物、药物和手术等综合治疗,缓解疼痛和僵硬,控制或减轻炎症,保持良好的姿势,防止脊柱或关节变形,必要时矫正畸形关节,以达到改善和提高患者生活质量的目的。

2. 具体治疗

（1）患者宣教:①对患者及其家属进行疾病知识的教育是整个治疗计划中不可缺少的一部分,有助于患者主动参与治疗并与医师合作。长期计划还应包括患者的社会心理和康复需要。②劝导患者合理地坚持进行体育锻炼,以取得和维持脊柱关节的最好位置,增强椎旁肌肉和增加肺活量。游泳是很好的有效辅助方法之一。③患者站立时应尽量保持挺胸、收腹和双眼平视前方的姿势;坐位也应保持胸部直立;应睡硬板床,多取仰卧位,避免促进屈曲畸形的体位。④对疼痛或炎性关节或软组织给予必要的物理治疗。⑤建议吸烟者戒烟,患者吸烟是功能预后不良危险因素之一。

（2）药物治疗

1）NSAID:可迅速改善患者腰背部疼痛和晨僵,减轻关节肿胀和疼痛及增加活动范围,对早期或晚期 AS 患者的症状治疗都是首选的。其种类繁多,对 AS 的疗效大致相当。NSAID 不良反应中较多见的是胃肠不适,少数可引起溃疡;其他较少见的有心血管疾病如高血压等,可伴头痛、头晕、肝肾损伤、血细胞减少、水肿及过敏反应等。医师应针对每例患者的具体情况选用一种 NSAID。同时使用 2 种及以上的 NSAID 不仅不会增加疗效,反而会增加药物不良反应,甚至带来严重后果。不管使用何种 NSAID,不仅为了达到改善症状的目的,同时希望能延缓或控制病情进展,因此通常建议较长时间持续在相应的药物治疗剂量下使用。要评估某个特定 NSAID 是否有效,应持续规则使用同样剂量至少 2 周。如一种药物治疗 2~4 周疗效不明显,应改用其他不同类别的 NSAID。在用药过程中应监测药物不良反应并及时调整。

2）生物制剂:抗肿瘤坏死因子 α(TNF-α)拮抗剂包括依那西普、英夫利西单抗和阿达木单抗。其治疗 AS 已经过多项随机双盲安慰剂对照试验评估,总有效率在 50%~75%。应用方法参照"RA 诊断及治疗指南",但英夫利西单抗的剂量通常比治疗 RA 用量大。

使用 TNF-α 拮抗剂治疗 6~12 周有效的患者建议可继续使用。一种 TNF-α 拮抗剂疗效不满意或不能耐受的患者可能对另一种制剂有较好的疗效。但其长期疗效及对 AS 中轴关节 X 线病变的影响,尚待继续研究。研究提示最初的反应好的患者似乎可持续至少 2 年疗效。使用 TNF-α 拮抗剂也可以减少葡萄膜炎的复发频率。虽然建议 TNF-α 拮抗剂应用于按照分类标准"诊断明确"的 AS 患者,但有研究提示对于临床缺乏放射学典型改变,符合 AS 分类标准中"可能"或 SpA 标准的患者,下列情况下也可选用:①已应用 NSAID 治疗,但仍有中重度的活动性脊柱病变;②尽管使用 NSAID 和一种其他病情控制药但仍有中、重度的活动性外周关节炎。

TNF-α 拮抗剂最主要的不良反应为输液反应或注射点反应,从恶心、头痛、瘙痒、眩晕到低血压、呼吸困难、胸痛均可见。其他的不良反应有感染机会增加,包括常见的呼吸道感染和机会感染(如结核),但与安慰剂对比差异无统计学意义。治疗前筛查结核可明显减少 TNF-α 拮抗剂治疗相关的结核发病率,现已成为常规。脱髓鞘病、狼疮样综合征以及充血性心力衰竭的加重也有报道,但发生率很低。用药期间患者要定期复查血常规、尿常规、肝功能、肾功能等。

3)柳氮磺吡啶:可改善 AS 的关节疼痛、肿胀和发僵,并可降低血清 IgA 水平及其他实验室活动性指标,特别适用于改善 AS 患者的外周关节炎。至今,柳氮磺吡啶对 AS 的中轴关节病变的治疗作用及改善疾病预后的作用均缺乏证据。通常推荐用量为每天 2.0g,分 2~3 次口服。剂量增至 3.0g/d 时疗效虽可增加,但不良反应也明显增多。本品起效较慢,通常在用药后 4~6 周才会起效。为了增加患者的耐受性,一般以 0.25g 剂量、每天 3 次开始,以后每周递增 0.25g,直至剂量达到 1.0g,每天 2 次。也可根据病情或患者对治疗的反应调整剂量和疗程,并维持 1~3 年。为了弥补柳氮磺吡啶起效较慢及抗炎作用欠佳的缺点,通常选用一种起效快的 NSAID 与其并用。本品的不良反应包括消化系统症状、皮疹、血细胞减少、头痛、头晕以及男性精子减少及形态异常(停药可恢复)等。磺胺过敏者禁用。

4)糖皮质激素:一般不主张口服或静脉全身应用糖皮质激素治疗 AS。因其不良反应大,且不能阻止 AS 的病程。顽固性肌腱末端病和持续性滑膜炎患者可能对局部皮质激素治疗反应好。对全身用药效果不好的顽固性外周关节(如膝)积液可行关节腔内注射糖皮质激素治疗,重复注射应间隔 3~4 周,一般不超过 2~3 次/年。同样,对顽固性的骶髂关节痛患者,可选择 CT 引导下的骶髂关节内注射糖皮质激素。类似足跟痛样的肌腱末端病也可局部注射糖皮质激素来进行治疗。

5)其他药物:部分男性难治性 AS 患者应用沙利度胺后,临床症状、ESR 及 CRP 均明显改善。初始剂量为每晚 50mg,此后每 10~14 天递增 50mg,至每晚 150~200mg 维持,国外有用 300mg/d 维持的报道。用量不足则疗效不佳,停药后症状易迅速复发。本品的不良反应有嗜睡、口渴、血细胞下降、氨基转移酶增高、镜下血尿及指端麻刺感等。因此患者在用药初期应定期查血常规、尿常规和肝功能、肾功能。对长期用药者应定期做神经系统检查,以便及时发现可能出现的外周神经炎。对上述治疗缺乏疗效的患者,AS 外周关节受累者可使用甲氨蝶呤和抗风湿植物药(参见 RA 诊断及治疗指南)等,但它们对中轴关节病变的疗效不确定,还需进一步研究。

(3)外科治疗:髋关节受累引起的关节间隙狭窄、强直和畸形是本病致残的主要原因。人工全髋关节置换术是最佳治疗选择,置换术后绝大多数患者的关节痛得到控制,部分患者的髋关节功能恢复正常或接近正常,置入关节的寿命 90% 能在 10 年以上。

(4)物理因子治疗:强直性脊柱炎物理治疗的主要作用在于减轻症状、维持关节活动度、防治畸形。

1)温热疗法:温热疗法可增加病变部位的血液循环,消炎消肿,解痉止痛,有助于缓解临床症状,多用于疾病的慢性期,常用方法有红外线疗法、蜡疗、超短波疗法、微波疗法、超声波疗法等。①红外线疗法:多采用患处局部垂直照射,灯距 50cm,温热量,每次 20~30min。②超短波疗法:多用两板状电极于患处对置或并置,温热量,每次 12~15min。如患处红肿、热、痛明显,则采用无热量,每次 10min。③微波疗法:多用非接触式辐射器,与体表距离为 10cm。治疗剂量与时间同超短波。④蜡疗法:多采用蜡饼法,每次 30~40min。治疗脊柱部位患者需要俯卧,有利于防治脊柱后凸畸形。

上述治疗每天 1 次,15~20 次为 1 个疗程。需注意的是,如患处红、肿、热、痛明显,除微波与超短波外,其余温热治疗应慎用。

2)电疗:常用方法有低频脉冲电疗法、音频电疗法、调制中频电疗法、药物离子导入疗法等。低、中频电疗法具有促进代谢、消炎止痛的作用,还可以锻炼肌力,改善受累关节的功能活动。药物离子导入疗法根据患者病情配制相关药液,药物离子既可以加强物理因子消炎镇痛作用,又具有与药物相似的疗效,同时可避免口服药物的不良反应,值得临床推广使用。①低中频电疗法:板状铅板电极或粘贴电极与患处对置或并置,耐受量,每次 20~30min。②药物离子导入疗法:可采用直流电或调制中频电流,将需要导入的药物置于与其离子极性相同的电极衬垫上,于患处对置或并置,耐受量,每次 20~30min。上述治疗每天 1 次,15~20 次为 1 个疗程。

3) 水疗法:水疗法非常适合强直性脊柱炎患者,不仅因为一定温度的水疗可以解痉镇痛,增加关节活动度,还可以借助水的浮力,有助于病变关节进行各种运动,从而增强肌腱、韧带的柔韧性,缓解或消除关节部位的炎症,临床尤其适合疼痛严重或关节受损不能负重的患者。脊柱病变广泛或病变累积多个关节的更适合选择全身水浴或矿泉浴。

(5) 运动疗法

1) 肌力训练:肌力训练主要练习腹直肌、腰背肌、肋间肌等。肌力训练过程中可采用辅助主动运动、抗阻力主动运动、主动运动等方式开展。训练时每个动作可持续 2~3s,每个动作重复 10 次为宜,每组训练 2~3 次。

2) 关节活动度训练:强直性脊柱炎患者一般脊柱和颈椎的关节活动受累最多,可采用主动屈伸、旋转运动进行锻炼。进行锻炼时患者可取仰卧位,双脚和头部作为支点,腰部用力向上挺。髋关节的活动可部分代偿腰椎功能,髋关节活动时可采用六向运动,包括前屈、外展、内旋、外旋、内收、后伸,这样可增大关节间隙。进行关节活动度训练时需密切关注患者耐受情况,遵循循序渐进的原则。

3) 全身有氧训练:全身有氧训练方式包括游泳、太极拳、骑车、步行、医疗体操等。游泳是最佳的有氧训练方式,游泳包括肢体运动和扩胸运动,可以有效维持脊柱正常的生理曲度,条件允许的患者可每天游泳 1 次。此外,打太极拳也是有效的有氧运动,通过打太极拳可提高身体平衡性能,增强肌力,提高机体免疫力,促进身心健康。

4) 推拿牵引:推拿可松解韧带组织的粘连,增强脊柱各关节功能;牵引可使关节周围韧带充分舒展,改善畸形,保持关节的稳定性和灵活性,抑制椎间韧带的钙化过程。

(6) 心理治疗:因强直性脊柱炎最终会导致脊柱的骨性强直,有较高致残率,从而影响人的正常生活,这给患者造成了沉重的心理压力,从而影响治疗康复效果。及时恰当的心理治疗可以帮助患者正确认识强直性脊柱炎的性质及特点,消除患者的抑郁、焦虑、自卑等心理障碍,树立起战胜疾病的信心,增强面对现实的勇气。本病患者常用的心理干预措施包括疾病知识的教育、心理的支持和疏导、自我放松技术、心理应激的处理以及心理咨询等。

【功能预后】

本病在临床上表现的轻重程度差异较大,有的患者病情反复持续进展,有的长期处于相对稳定状态。控制病情进展、降低致残率的关键在于早期诊断及合理、及时的治疗。仅局部受累的轻度 AS 患者可以保持几乎全部的功能和就业能力。然而部分患者会发展成严重的骨骼活动受限或危及生命的肌肉骨骼外并发症。疾病活动度通常存在个体差异。症状通常持续几十年。少数患者可出现疾病活动的"平息(burn-out)"期,并随后达到长期缓解。

研究证明有多个指标对判断 AS 的预后有参考价值,包括髋关节炎、腊肠样指或趾、NSAID 疗效差、ESR 升高($>30mm/h$)、腰椎活动度受限、骨关节炎和发病年龄<16 岁等。其他一些因素也可能与 AS 患者预后不良相关,如吸烟、进行性加重的放射学改变、活动性病变(由疾病活动指数评定)、功能障碍(自我报告评估)、受教育程度较低、存在其他与 SpA 相关的疾病(如银屑病、炎性肠病)、男性、有葡萄膜炎病史和各种涉及动柔度(能够快速、反复弯曲,扭转和伸展等)或身体振动的职业活动(如驾驶卡车或操作重型设备)。此外,诊断延迟,治疗不及时、不合理,以及不能坚持长期功能锻炼者预后差。

(谢 青)

参 考 文 献

[1] 周谋望.我国运动创伤康复的历史与展望.中国康复医学杂志.2019,34(8):885-887.

[2] 叶海霞,谭波涛,虞乐华.膝骨关节炎的康复评定进展.中国康复理论与实践.2019,25(12):1408-1413.

[3] 周谋望,刘楠,杨延砚.骨科物理康复治疗学.第 4 版.北京:人民军医出版社.2017.

［4］岳寿伟,何成奇.中华医学会物理医学与康复学指南与共识.北京:人民卫生出版社.2019.

［5］郝莹,郭峰.上肢截肢者大脑运动皮质区神经可塑性的研究进展.中国康复理论与实践.2019;7(25):801-804.

［6］COULTER ID,CRAWFORD C,HURWITZ EL,et al. Manipulation and mobilization for treating chronic low back pain:a systematic review and meta-analysis. Spine J. 2018;18:866-879.

［7］POURAHMADI M,HESARIKIA H,KESHTKAR A,et al. Effectiveness of slump stretching on low back pain:a systematic review and meta-analysis. Pain Med 2018;20:378-396.

［8］SANTIAGO P,ZACHARY SA,MITCHELL K,et al. Postetior Cruciate Ligament:Current Concepts Review. Arch Bone Jt Surg. 2018;6(1):8-18.

［9］SHAWN MG,DAVID JT,KENNETH LC,et al. The burden of meniscus injury in young and physically active population. Clin Sports Med. 2020;39:13-27.

［10］SETH LS,ZACHARY JD,TAYLOR ER,et al. Meniscus Injuries A Review of Rehabilitation and Return to Play. Clin Sports Med. 2020;39:165-173.

［11］SHIMOMURA K,HAMAMOTO S,HART DA,et al. Meniscal repair and regeneration:current strategies and future perspectives. J Clin Orthop Trauma. 2018;9(3):247-53.

［12］BLAKE MH,JOHNSON DL. Knee meniscus injuries:common problems and solutions. Clin Sports Med. 2018;37(2):293-306.

［13］JENNIFER AZ,MARIANNE C,INGE LK,et al. Defining Components of Early Functional Rehabilitation for Acute Achilles Tendon Rupture. (A Systematic Review). The Orthopaedic Journal of Sports Medicine. 2019;7(19):1-22.

［14］WEBSTER JB. Lower Limb Amputation Care Across the Active Duty Military and Veteran Populations. Physical Medicine and Rehabilitation Clinics of North America 2019;30(1):89-109.

［15］MEIKE AW,CHRISTIAN N,BRITTA M,et al. Psychometric Characterization of Incidental Feedback Sources During Grasping With a Hand Prosthesis. J Neuroeng Rehabil 2019;16(1):155.

［16］KAVYANI M,NASIRI E,KARIMI MT,et al. The effect of spinal bracing on stability in patients with adolescent idiopathic scoliosis. J Back Musculoskelet Rehabil. 2020;33(1):139-143.

［17］AULISA AG,GUZZANTI V,FALCIGLIA F,et al. Brace treatment of Idiopathic Scoliosis is effective for a curve over 40 degrees,but is the evaluation of Cobb angle the only parameter for the indication of treatment? Eur J Phys Rehabil Med,2019,55(2):231-240.

［18］YAGCI G,YAKUT Y. Core stabilization exercises versus scoliosis-specific exercises in moderate idiopathic scoliosis treatment. Prosthet Orthot Int. 2019,43(3):301-308.

第九章　神经系统疾病

第一节　脑　卒　中

　　脑卒中是由于脑部血液循环障碍所致的局限性或全面性脑功能损害的一组急性脑血管病的总称。脑卒中根据病理性质分为缺血性脑卒中（又称脑梗死）和出血性脑卒中。缺血性脑卒中包括脑血栓形成、脑栓塞、腔隙性脑梗死等；出血性脑卒中包括脑出血和蛛网膜下腔出血等。

　　【标准】

　　1. 急性卒中 Org10172 治疗试验（Trial of Org10172 in Acute Stroke Treatment，TOAST）分型　此分型是最为常用并被国际上广为接受的病因分类，意义在于了解患者的发病原因，以便有针对性的实施治疗和采取相应的二级预防措施。

　　（1）经典 TOAST 分型：1993 年，美国的 H. P. Adams 等在低分子量肝素（Org10172）治疗急性缺血性脑卒中的有效性及安全性的临床试验中，依据临床表现、影像学及辅助检查，提出 TOAST 分型，即将急性缺血性脑卒中分为大动脉粥样硬化型（LAA）、心源性栓塞型（CE）、小动脉闭塞型（SAA）、其他明确病因型（SOE）和不明原因型（SUE）等。

　　（2）改良版本 TOAST 分型

　　1）英国南伦敦改良 TOAST 分型（M-TOAST）：2001 年 Hajat 等又提出了改良 TOAST 分型即英国南伦敦改良 TOAST 分型：①颅外大动脉粥样硬化型；②颅内大动脉粥样硬化型；③高危险度心源性栓塞；④中危险度心源性栓塞；⑤小血管病变；⑥其他原因型；⑦多种可能因素型；⑧未定型。

　　2）SSS-TOAST 分型：2005 年美国 H. Ay 等基于 Screening Technology and Outcome Project in Stroke（STOP Stroke）Study 对经典 TOAST 进行了改良，称为 SSS-TOAST（Stop Stroke Study-TOAST）。2007 年 H. Ay 等又利用电脑软件设计了病因分类系统（CCS），对 2005 年的版本进行了修改。该分型沿用经典 TOAST 的 5 个亚型，每型依据证据（临床表现、影像学、实验室检查、病史等）的多少分为 3 个等级：肯定（evident）、很可能（probable）和可能（possible）。

　　3）新 TOAST 分型：2007 年韩国学者 Han S. W. 等提出了新的脑卒中分型，即"新 TOAST 分型"，它将缺血性脑卒中分为 5 类：①动脉粥样硬化性血栓形成，以此来取代大动脉病变，不再强调狭窄程度，而强调有无动脉粥样硬化血栓形成，即有无易损斑块；②心源性脑栓塞；③小血管病变；④不明原因的脑卒中；⑤其他明确病因的脑卒中。

　　2. A-S-C-O 分型　2009 年 2 月由法国、美国、瑞士、澳大利亚和德国的 5 位国际脑血管病专家共同撰写的 A-S-C-O 分型：A 为动脉粥样硬化血栓性；S 为小血管病；C 为心源性；O 为其他。每一个病因诊断又分为 5 级，即 0 代表无异常；1 代表与卒中相关的确定疾病；2 代表可能与卒中相关的疾病；3 代表疾病存在但是与卒中可能无关；4 代表未进行相关检查而无法分级。

【病因及特点】

1. **病因**　脑卒中常见病因有血管病变、心脏病及血流动力学改变、血液成分和血液流变学改变、各种栓子等。不同类型的脑卒中常见病因有所不同。

（1）脑血栓形成最常见的病因是动脉粥样硬化，其他病因包括动脉炎、血液系统疾病、血管痉挛等。

（2）脑栓塞最常见的病因是心源性的栓子，其他病因是非心源性栓子和来源不明的栓子。

（3）腔隙性脑梗死最常见的病因是高血压和糖尿病引起的脑部小血管病变。

（4）脑出血最常见的病因是高血压合并细、小动脉硬化，其他病因包括动脉瘤、动静脉畸形、血液病、脑淀粉样血管病、梗死后出血、抗凝或溶栓后、瘤卒中等。

（5）蛛网膜下腔出血最常见的病因是颅内动脉瘤，其他病因包括血管畸形、动脉硬化、出血性疾病、脑外伤等。

2. **各类型脑卒中的临床特点**　见表 2-9-1。

表 2-9-1　各类型脑卒中的临床特点

项目	缺血性脑卒中			出血性脑卒中	
	脑血栓形成	脑栓塞	腔隙性脑梗死	脑出血	蛛网膜下腔出血
发病年龄	中老年	任何年龄	中老年	中老年	青壮年
短暂性脑缺血发作史	常有	可有	可有	多无	无
常见病因	动脉粥样硬化	心房颤动	高血压	高血压、动脉硬化	动脉瘤、脑血管畸形
起病情况	安静状态	活动、情绪激动	安静状态	活动、情绪激动	情绪激动、剧烈活动
达峰时间	数小时或 1~2 天	数秒、数分钟	多为数分钟	数小时	数分钟
意识障碍	多无	可有	无	常有	多有
头痛、呕吐	多无	可有	无	多有	有

【发病机制及病理生理】

1. **缺血性脑卒中**

（1）发病机制：①脑血栓形成。颅内及颈部大动脉粥样硬化导致血管增厚、管腔狭窄闭塞和血栓形成，造成局部脑组织因血液供应中断而发生缺血、缺氧性坏死，引起相应的神经系统症状和体征。②脑栓塞。血液中的各种栓子（如心脏内的附壁血栓、动脉粥样硬化的斑块、脂肪、肿瘤组织或空气等）随血流进入颅内动脉后，使血管腔急性闭塞，引起相应供血区脑组织缺血坏死及脑功能障碍。③腔隙性脑梗死。在高血压、糖尿病等疾病的基础上，大脑半球或脑干深部的小穿支动脉血管壁发生病变，导致管腔闭塞，形成小的梗死灶。

（2）病理生理：急性脑梗死灶由脑组织发生不可逆性损害的缺血中心区和尚有大量存活的神经元的缺血半暗带组成。一般认为如在 6h 内恢复缺血半暗带的血流，该区的脑组织可存活，脑功能可恢复，否则就会发生不可逆性损害。

脑梗死灶的病理改变是一个逐步演变的过程。超早期（1~6h）组织变化不明显，可见部分血管内皮细胞、神经细胞及星形胶质细胞肿胀，线粒体肿胀空化；急性期（6~24h）缺血区脑组织轻度水肿，血管内皮细胞、神经细胞及星形胶质细胞呈明显缺血改变；坏死期（24~48h）大量神经细胞消失，胶质细胞坏死，炎性细胞浸润，脑组织明显水肿；软化期（3 天~3 周）病变区域液化变软；恢复期（3~4 周以后）小的梗死灶被肉芽组织取代，形成胶质瘢痕；大的梗死灶中央液化成囊腔，周围胶质纤维增生包裹，形成中风囊。

2. **出血性脑卒中**

（1）发病机制

1）脑出血：脑内动脉壁薄弱，中间肌细胞和外膜结缔组织较少，无弹力外层。长期高血压使脑细小动脉发生玻璃样变及纤维素性坏死,管壁弹性减弱。当血压骤升时,血管破裂出血。此外,在血流冲击下血管壁形成微小动脉瘤,血压剧烈波动时,微小动脉瘤导致脑出血。高血压脑出血以基底节区最常见。

2) 蛛网膜下腔出血:①原发性蛛网膜下腔出血。颅内动脉瘤、脑血管畸形、脑底异常血管网等病变血管,可自发破裂或因血压增高及其他诱因导致血管破裂,血液进入蛛网膜下腔,刺激脑膜引起脑膜刺激征。②继发性蛛网膜下腔出血。脑实质内出血、脑室出血、硬膜下或硬膜下血管破裂,血液流入蛛网膜下腔者。

(2) 病理生理:①脑出血。急性期出血侧半球肿胀、充血;出血灶中心充满血液或紫色葡萄浆状血块,血肿周围组织受压,水肿明显,较大的血肿可引起脑组织和脑室移位、变性和脑疝形成。急性期后血块溶解,吞噬细胞清除含铁血黄素和坏死组织,胶质增生,小出血灶形成胶质瘢痕,大出血灶形成中风囊。②蛛网膜下腔出血。流入蛛网膜下腔的血液多沉积在脑底部各脑池中,出血量大时血液填充各脑室,导致脑脊液回流障碍而出现急性梗阻性脑积水。蛛网膜及软脑膜发生无菌性炎症、增厚,可引起迟发性脑积水。

【主要功能障碍】

脑卒中造成的主要功能障碍,包括以下 3 个方面。

1. 功能与结构损伤

(1) 原发性障碍:原发性障碍是指脑卒中直接损害局部脑组织而引起的相应的功能障碍,如运动功能障碍(如瘫痪、不自主运动、肌张力异常、协调运动异常、平衡功能障碍、步态异常等)、感觉障碍、言语障碍、失认症和失用症、智力和精神障碍、吞咽功能障碍等。

1) 运动功能障碍

A. 瘫痪及肌张力障碍:由大脑皮质运动区及其下行的锥体束等损害所致。瘫痪肌肉折刀样肌张力增高(断联休克期为软瘫),腱反射亢进,浅反射消失,出现病理反射,肌萎缩轻。一般上肢比下肢瘫痪重,远端比近端重,上肢伸肌比屈肌重,下肢屈肌比伸肌重,精细的、后天获得的运动比粗大运动受损重。大脑皮质运动区局限性损害多表现为单瘫;皮质与内囊之间的损害多表现为上下肢瘫痪程度不一致的偏瘫;内囊及以下的损害多表现为上下肢瘫痪程度一致的偏瘫。

B. 不自主运动:为锥体外系损害所致。一般而言,苍白球、黑质病变可引起肌张力增高、运动减少及静止性震颤等帕金森综合征表现;尾状核、壳核病变产生肌张力降低、运动增多及舞蹈样运动、手足徐动症、扭转痉挛等。

C. 平衡及协调功能障碍:为小脑及其联系纤维、大脑额叶及额桥(小脑)束、顶枕颞桥(小脑)束、顶叶(本体感觉)、本体感觉、前庭损害等所致。患者姿势及步态的改变:表现为站立不稳,甚至难以坐稳;步态蹒跚、两足远离叉开、身体摇晃不稳,即姿势性共济失调,多见于小脑蚓部病变。上蚓部受损易向前倾倒,下蚓部受损易向后倾倒,小脑半球损害则行走时向患侧倾斜。

D. 肢体协调运动障碍:可表现为随意运动的协调性障碍,也可表现为辨距不良和意向性震颤,快速轮替运动异常。

2) 感觉障碍

A. 脑干型:延髓外侧和脑桥下部病变引起交叉性感觉障碍,即同侧面部及对侧半身感觉障碍;脑桥上部和中脑一侧病变则出现对侧面部及半身感觉障碍。

B. 丘脑型:丘脑损害引起对侧偏身(包括面部)完全性感觉缺失或减退,深感觉和触觉障碍重于痛温觉,远端重于近端,常伴发患侧肢体的自发痛。

C. 内囊型:内囊损害引起对侧偏身(包括面部)感觉缺失或减退,常伴有偏瘫及偏盲,称"三偏综合征"。

D. 皮质型:顶叶皮质损害引起病灶对侧的复合觉(精细感觉)障碍,而痛温觉障碍轻。

E. 特殊感觉障碍:枕叶病变可引起偏盲和象限盲。

3) 失语症

A. 运动性失语(又称 Broca 失语):病变累及优势半球 Broca 区(额下回后部)、相应的皮质下白质、脑室周围白质甚至顶叶及岛叶。患者的听理解相对好,语言表达不流利,语量少,复述差。

B. 感觉性失语（又 Wernicke 失语）：优势半球 Wernicke 区（颞上回后部）损害。患者的听理解差，语量多，言语流利，杂乱语、错语多，信息量少，答非所问，复述差。

C. 传导性失语：优势半球缘上回皮质或深部白质内的弓状纤维损害。患者的言语相对流利，语调正常，起始音费力，音素错误，复述差。

D. 经皮质运动性失语：优势侧 Broca 区的前、上部损害。患者的听理解及言语表达类似运动性失语，复述好。

E. 经皮质感觉性失语：优势侧颞、顶叶分水岭区损害。患者的听理解及言语表达类似感觉性失语，复述好。

F. 经皮质混合性失语：优势侧分水岭区大病灶。患者的听理解差，言语表达为非流利性，可有模仿性言语，复述相对好。

G. 命名性失语：优势半球颞中回后部或颞枕交界区损害。听理解好，命名不能，词提取困难，言语空洞，迂回语，言语流利，复述较好。

H. 皮质下失语：优势半球丘脑及基底节区损害。患者的听理解好，音量小，语调低，不主动讲话，找词困难或自发性言语受限制，复述好。

I. 完全性失语：优势侧大脑半球较大病灶。患者的听理解差，无功能性言语，可保留少量系列语，刻板言语，复述差。

4）构音障碍

A. 痉挛型构音障碍：因上运动神经元损伤所致构音相关肌群肌张力增高及肌力减弱而引起，又称中枢性构音障碍。患者主要表现为声母发音不清、说话缓慢费力、声音嘶哑、音量和音调缺乏控制、鼻音较重等。多见于脑卒中所致的痉挛性偏瘫、假性延髓麻痹的患者等，常伴有吞咽困难和强哭强笑等症状。

B. 弛缓型构音障碍：因支配发音相关肌肉的下运动神经元受损，引起受累肌肉弛缓无力、肌萎缩而不能正常说话，又称周围性构音障碍。患者主要表现为伴有呼吸音、鼻音过重、辅音不准、声母发音无力、空气由鼻孔逸出使语句短促等。多见于延髓麻痹、面神经麻痹、舌下神经麻痹、咀嚼肌麻痹的患者等。

C. 小脑型构音障碍：见于脑血管病等累及小脑或其传入、传出通路，造成构音肌群运动速度、范围、方向的控制失调，又称共济失调型构音障碍。患者表现为发音不清、语音语调不规则、间隔停顿不当、语速减慢、重音均等或过度等。多伴有肢体共济失调、眼球震颤等小脑体征。

5）吞咽功能障碍

A. 延髓麻痹：舌咽、迷走和舌下神经的核性或核下性损害。患者表现为进食或饮水时出现呛咳，液体从鼻孔流出。食物向咽部移动困难，常有食物及大量唾液滞留于口腔内。重症者口常张开，唾液外溢，不能讲话和吞咽，局部检查可见舌肌萎缩或有肌束震颤，咽反射消失。

B. 假性延髓麻痹：双侧大脑皮质或皮质脑干束损害更为多见。患者症状与延髓麻痹患者相似，但讲话困难比吞咽障碍更为明显。咽反射存在，常伴有强哭强笑等情感反应。

6）失用症与失认症（表 2-9-2、表 2-9-3）

7）智力和精神障碍：双侧大脑皮质、皮质下白质、基底节区等部位多发病灶，或重要部位的单一病灶可引起智力下降或血管性痴呆，多见的类型是多发性梗死性痴呆和皮质下动脉硬化性脑病。脑卒中患者可出现不同程度的焦虑和抑郁表现。

8）意识障碍：脑干上行性网状激活系统损害，或弥漫性的大脑皮质损害可引起意识障碍。意识水平下降的意识障碍包括嗜睡、昏睡和昏迷；伴有意识内容改变的意识障碍包括意识模糊、谵妄；特殊类型的意识障碍包括去皮质综合征、无动性缄默症及植物状态等。

9）脑积水：多见于蛛网膜下腔出血和脑出血的患者。急性脑积水患者表现为头痛、呕吐、意识障碍等，慢性脑积水患者主要表现为智力减退、大、小便障碍和下肢活动障碍。

10）大、小便障碍：意识障碍、智力减退、旁中央小叶受损及焦虑患者可出现大、小便障碍。

表 2-9-2　失用症的分类、评价方法与病灶部位

分类	评价方法	病灶部位
肢节运动失用、口腔颜面失用、步行失用、眼球运动失用、手指失用、躯干失用	根据相应部位,让患者完成某一项日常习惯的动作(如屈肘、握拳、睁眼、闭眼、伸出舌头、起立、走路等)	涉及优势半球均有可能,额叶(前运动区中心)
观念运动失用	让患者完成简单的动作(如敬礼)或使用物品(如划火柴)	以优势半球的顶叶为主,也有的位于两侧半球
观念失用	让患者完成一个连续的动作(如写信、装信、封信、贴邮票、邮信等)	优势半球的顶叶、枕叶呈弥漫性脑病
构成失用	让患者照医者给的样子画或摆出一个平面及立方体的图形或积木构型 1. 完成图形 2. 搭积木 3. 用火柴杆组图形 4. 临摹几何图形 5. 自画、临摹画房子、人物、钟表 6. 写字(听写、抄写)	优势半球、劣势半球顶叶
穿衣失用	观察患者穿、脱衣服	劣势半球顶叶、枕叶

表 2-9-3　失认症的分类、评价方法与病灶部位

分类		评价方法	病灶部位			
			脑叶	优侧	劣侧	两侧
视觉失认	物体失认	用日常用品或绘图卡片让患者说出名称和使用方法	枕叶	+	+	+
	相貌失认	找一些熟人、知名人士和各种表情的照片让患者辨认			+	
	颜色失认	让患者将颜色卡片分类并说出颜色的名称		+		
	形状失认	取圆形、三角形、菱形、正方形等图形卡片		+	+	+
视空间失认	半侧空间失认	直线等分、认图、画人像、绘画、删字试验、画钟表、画房子、阅读	顶叶、枕叶		+	
	地图辨认障碍	让患者在中国地图上指出自己的所在省、市的位置			+	
	地图的记忆障碍	让患者在所在地区地图上画出自己的位置和回家路线				+
听觉失认	环境音失认	让患者听到日常熟悉的声音,并回答是什么声音(雷声、雨声……)	颞叶		+	
	音乐失认	指出声音发自何处,随着音乐的节奏打拍子		+	+	+
触觉失认	触觉失认	让患者闭目,用手摸物体,识别物体的形状和材料(如金属、布、三角形、日常用品等)	顶叶	+	+	
	皮肤描画失认	让患者闭目,用铅笔或火柴杆在患者皮肤上写数字或画图		+	+	
身体失认	半侧身体失认	对自己一侧肢体认知障碍	顶叶		+	
	身体部位失认	检查者说出身体的某一部位让患者指出		+	+	
	手指失认	检查者说出"示指""小指"的名称,让患者指出手指		+		
	左右失认	辨别身体左右部位		+		

（2）继发性障碍

1）失用综合征：患者症状包括压疮、肺感染、关节挛缩、肌肉萎缩、肌力及肌耐力下降、骨质疏松、深静脉血栓、心肺功能下降、易疲劳、食欲减退及便秘、直立性低血压、自主神经不稳定、平衡及协调功能下降等。

2）误用综合征：患者症状包括肌肉及韧带损伤、骨折、异位骨化、肩痛及髋关节痛、肩关节半脱位、肩手综合征、膝过伸、痉挛加重、异常痉挛模式加重（优势肌和非优势肌肌张力不平衡加剧）、异常步态及尖足内翻加重与习惯化等。

（3）伴发疾患和障碍：心肺、骨关节肌肉疾患等伴发病引起的功能障碍。

2. 活动受限　因存在上述功能障碍，患者多不同程度地丧失了生活自理、交流等能力。

3. 参与限制　因存在功能和活动能力的障碍，限制或阻碍了患者参与家庭和社会活动，降低了生活质量。

【康复评定】

康复评定应包括脑卒中情况、并发症、功能与结构损伤、活动受限、参与限制、环境因素及个人因素等方面。先进行上述问题的筛查式评定，对发现的障碍再使用标准、有效的评定工具进行详细评定。要与患者和家属/陪护人员共享评价结果，共同讨论预后及康复措施。脑卒中不同时期重点评定内容不同。

1. 病情不稳定的急性期主要评估内容

（1）生命体征及神经系统症状与体征：监测患者的意识、体温、呼吸、脉搏、血压情况，以及神经系统症状与体征有无恶化等。

（2）脑卒中和冠心病复发的危险因素：了解患者发生脑卒中的病因，有哪些危险因素及其控制情况。

（3）伴发病情况：了解患者有无伴发病及其控制情况，以及伴发病对脑卒中病情稳定、并发症发生及康复治疗有什么影响。

（4）并发症的风险：通过临床症状、一般体格检查、实验室检查，以及患者的意识和认知状况评估、简单吞咽评估、皮肤和压疮评估、深静脉血栓的危险评估等，了解脑卒中早期并发症（如高血糖、癫痫、中枢性高热、消化道出血、血压波动、肺炎、泌尿系感染、营养不良等）、失用综合征（如压疮、关节挛缩、深静脉血栓等）与误用综合征（如关节疼痛、关节松弛等）等的发生情况及发生风险。

2. 病情稳定后进行的康复需求评定

（1）并发症防治方面的评定：失用综合征（如压疮、关节挛缩、深静脉血栓等）与误用综合征（如关节疼痛、肩关节半脱位等），以及大、小便障碍、营养不良、肺炎、泌尿系感染等并发症的发生情况及发生风险评定。

（2）功能与结构损伤评定：包括吞咽与言语功能障碍、运动功能障碍、认知功能障碍、失认症与失用症、心理与精神障碍、感觉障碍等的评定。

（3）活动受限评定：如 ADL/IADL、交流能力等的评定。

（4）参与限制评定。

（5）环境因素及个人因素评定：在患者康复过程中，需要定期进行再评定，修改康复目标与措施。患者出院时要进行居家康复/社区康复需求分析、确定康复方案；进行患者生活环境评估，确定生活环境改造方案；鼓励患者尽快融入社会。

【康复治疗】

脑卒中康复的目标是通过以运动疗法、作业疗法为主的综合措施，最大限度地促进患者功能障碍的恢复，防治失用综合征和误用综合征，减轻后遗症；充分强化和发挥残余功能，通过代偿和使用辅助工具等，提高患者生活自理能力；通过生活环境改造，精神心理再适应等使患者最大限度地回归家庭和社会。

1. 脑卒中康复的原则

（1）脑卒中康复的适应证和禁忌证多是相对的。对于可以完全自然恢复的轻症患者（短暂性脑缺血发作和可逆性缺血性脑疾病）一般无须康复治疗；但高龄体弱的患者在卧床输液期间，有必要进行一些简单的预防性康复治疗（如关节被动活动），以防止出现失用性并发症。对于重度痴呆、植物状态等重症患者,即使强化康复治疗也难以取得理想的效果,重点是加强护理,防治并发症。介于上述两者之间的患者才是康复治疗的适应证。一般认为病情过于严重或不稳定者(如意识障碍、严重的精神症状、病情进展期或生命体征尚未稳定等),或伴有严重合并症或并发症者(如严重感染、急性心肌梗死、重度失代偿性心功能不全、不稳定型心绞痛、急性肾功能不全等),由于不能耐受、配合康复治疗或有可能加重病情等,不宜进行主动性康复训练;但抗痉挛体位、体位变换和关节被动运动等预防性康复手段,只要不影响抢救,所有患者均可进行。一旦这些禁忌证情况稳定、得到控制或好转,则多又会成为主动康复的适应证。

(2) 康复医疗是一个从急性期至后遗症期的连续过程,既要注意急性期预防性康复,恢复期促进恢复的康复,又要注意后遗症期的维持和适应性康复。应该充分利用社区资源进行社区康复。

(3) 由有经验的、多学科康复组实施康复以确保最佳的康复效果。应采用标准化的评价方法和有效的评价工具。采取目标指向性治疗(goal-directed treatment),在充分进行预后预测的基础上,由患者、家属和专业人员共同制订实用可行的家庭和社会复归目标。以证据为基础的干预应以功能目标为基础。

(4) 由于脑卒中患者障碍的复杂性及单一治疗效果的局限性,应采用综合的治疗和刺激手段。治疗环境应尽可能与家庭及社区的环境相近。治疗小组成员之间应加强交流与协作,避免脱节与相互矛盾。康复过程由学习和适应构成,宜让患者反复练习难度分级的各种任务,以便学会(重获)丧失的技能。患者要与环境相互适应,必要时采取适当的补偿策略。应及时纠正心理障碍,激发患者的康复欲望(动机)和康复训练的兴趣等。对患者和家属进行针对性的教育和培训,使家属积极参与康复计划。

(5) 康复评价和干预应从急性期开始,一旦患者神志清楚,病情稳定,就应该开始主动性康复训练,以便尽可能地减轻失用(包括健侧)。由于患者的某些误用很难纠正,故早期正确的训练非常重要。应首先着眼于患侧的恢复性训练,防止习得性失用(learned nonuse),不宜过早地应用代偿手段。康复训练要达到足够的量才能取得最佳效果,但宜从小量开始,在不引起或加重异常运动反应的前提下,逐渐增加活动量,可采取少量多次的方法,以免患者过度疲劳或引起危险。

(6) 进行伴发病和危险因素的管理对确保康复效果和患者生存至关重要。

2. 脑卒中临床管理措施 脑卒中临床管理措施主要包括4个方面。

(1) 原发病(脑卒中)的治疗:主要由神经内外科医师实施,目的是挽救患者生命、减轻脑损伤、尽早使患者病情稳定并苏醒,以利于下一步主动康复的实施。

(2) 伴发病医学管理:由相应专科医师实施,目的是使伴发病稳定,不妨碍康复的实施。

(3) 康复治疗

1) 预防性康复:由康复小组实施。目的:①通过预防性康复措施减少失用综合征和误用综合征等继发性并发症;②对已经出现的失用性和误用性并发症进行康复治疗。

2) 恢复性和补偿性康复:由康复小组实施,目的是通过恢复性和补偿性康复措施,改善患者的功能、活动和参与水平。

3) 维持性康复:主要由患者本人及陪护者实施,目的是通过维持性康复措施,维持已获得的功能和能力,防止功能退化。

(4) 二级预防:由神经内外科医师、康复医师实施,目的是预防脑卒中复发、冠状动脉事件、冠心病导致的死亡等。

3. 功能、活动和参与障碍恢复的机制

(1) 神经功能的恢复:又称内在性恢复,是指对患侧或已出现功能受损的神经控制的恢复过程。早期主要通过脑水肿改善、坏死组织吸收、局部循环改善等,使大脑梗死灶中半暗带区尚未坏死的神经元恢复功能,因为是原有的神经组织恢复原有的神经功能,所以患者表现为可以与病前一样的方式完成运动和任务;而康复后期主要依赖脑的可塑性改变,因为是病灶以外的神经组织获得病前没有的神经功能(即病灶部分原有的功能),所以患者表现为以新的方式进行运动,通过不同的技巧完成任务(代偿)。

(2) 活动和参与的恢复:活动和参与的恢复有赖于神经功能的恢复和补偿性恢复。首先随着神经功能的恢复,患者的活动和参与能力也出现不同程度的恢复。当神经功能恢复不足以使活动和参与能力得到良好的恢复时,就要充分利用补偿性康复手段,主要是帮助患者学会充分使用健侧、其他可利用的残存功能以及手段(包括残存功能强化、代偿、技巧、辅助工具、环境改造、适应环境等)来完成或实现生活活动和参与活动。随着科学技术的发展和经济水平的提高,补偿性康复手段会越来越丰富,在改善活动和参与能力方面的作用会越来越突出。几乎所有的活动和参与能力均可通过单纯的补偿性恢复来实现。补偿性恢复也常伴有一定的神经系统的可塑性改变。

4. 预后预测与康复措施选择 脑卒中后瘫痪肢体运动功能的预后与初始的瘫痪程度密切相关。发病时的 ADL 水平和运动功能,以及 1 周内的改善情况是最重要的预后预测因子。神经功能预后的决定因素主要是脑损伤程度,神经功能恢复会在相对较短的时间内出现平台期;活动和参与能力预后的决定因素是神经功能恢复程度和复数影响因子(如年龄、认知功能、病前的功能状态、伴发病及并发症情况、临床及康复干预情况、家庭和社会支持程度、补偿性康复手段应用情况等),因为神经功能恢复达平台期后,通过补偿性康复手段仍可使活动和参与能力进一步改善,所以活动和参与能力恢复时间相对较长。

目前针对功能恢复和能力恢复的方法很多,因为每位患者每天的治疗时间和费用限制,可选择的治疗方法有限,同时每位患者的功能和能力恢复的潜力不同,为了避免造成资源浪费或延误患者可能的恢复,建议利用标准的评估进行预后预测,决定恰当的治疗层次,确定干预措施。

目前尚缺乏较准确地预测个体功能和能力预后的方法,发病时间越短、病情越复杂预测预后越困难。目前的预后预测多是通过医师个人经验和/或延长观察时间来判断。康复的目的是使患者恢复有实际意义的活动能力。轻中度功能障碍者,功能恢复良好的可能性较大,建议把功能恢复策略作为重点;而重度功能障碍者,恢复实用功能的可能性不大,建议把补偿策略作为重点。

当施加的康复治疗措施没有改善患者功能和/或能力时,区分是采用的康复措施不当,还是患者已没有恢复潜力非常重要。

5. 主要康复措施

(1) 急性期:急性期在此是指神经系统病情尚未稳定的时期。因严重合并症或并发症不能耐受主动康复训练者以及因严重精神症状、意识障碍等不能配合康复训练者,康复处理基本同此期。此期应积极处理原发病和伴发病,以便尽可能挽救生命、减轻脑损伤、使患者病情尽早稳定并苏醒;实施脑卒中二级预防,预防脑卒中复发。本期康复的目的主要是防治并发症,尤其是通过预防性康复手段预防失用性和误用性并发症。主要医疗和康复措施包括:

1) 一般临床处理:①患者生命体征、卒中类型及程度、神经学症状与体征变化情况;②脑卒中早期并发症(如高血糖、癫痫、中枢性高热、消化道出血、血压波动、肺炎、泌尿系感染、营养不良等)发生情况及发生风险;③伴发病情况,配合专科医师对脑卒中、伴发病给予相应的处理,防治并发症。

2) 脑卒中二级预防:开始二级预防,预防脑卒中复发、冠脉事件、冠心病导致的死亡。

3) 防治失用性与误用性并发症。

A. 保持抗痉挛体位:目的是预防或减轻以后易出现的痉挛模式。患者取仰卧位时,头枕枕头,不要有过伸、过屈和侧屈。患肩垫起防止肩后缩,患侧上肢伸展稍外展,前臂旋后,拇指指向外方。患髋垫起以防止后缩,患腿股外侧垫枕头以防止大腿外旋。本体位是护理上最容易采取的体位,但容易引起紧张性迷路反射及紧张性颈反射所致的异常反射活动。患者取健侧侧卧位时,头用枕头支撑,不让向后扭转;躯干大致垂直,患侧肩胛带充分前伸,肩屈曲 90°~130°,肘和腕伸展,上肢置于前面的枕头上;患侧髋、膝屈曲似踏出一步置于身体前面的枕头上,足不要悬空。患者取患侧侧卧位时,头部用枕头舒适地支撑,躯干稍后仰,后方垫枕头,避免患肩被直接压于身体下,患侧肩胛带充分前伸,肩屈曲 90°~130°,患肘伸展,前臂旋后,手自然地呈背屈位。患髋伸展,膝轻度屈曲。健侧上肢置于体上或稍后方,健腿屈曲置于前面的枕头上。注意足底不放任何支撑物,手不握任何物品。

B. 体位变换:主要目的是预防压疮和肺感染,此外由于仰卧位强化伸肌优势,健侧侧卧位强化患侧屈肌优势,患侧侧卧位强化患侧伸肌优势,不断变换体位可使肢体的伸屈肌张力达到平衡,预防痉挛模式出现。一般每 60~120 分钟变换体位一次。

C. 关节被动运动:主要是为了预防关节挛缩,此外可能有促进肢体血液循环和增加感觉输入的作用。先从健侧开始,然后参照健侧关节活动范围做患侧。一般按从肢体近端到肢体远端的顺序进行,动作要轻柔缓慢。重点进行肩关节外旋、外展和屈曲,肘关节伸展,腕和手指伸展,髋关节外展和伸展,膝关节伸展,足背屈和外翻。在急性期每天做1~2次,每次每个关节做2~3遍,达到关节最大活动范围时要短时间停留进行关节牵伸,以后视患者肌张力情况确定被动运动次数,肌张力越高被动关节运动次数应越多。较长时间卧床者尤其要注意做此项活动。

自助关节被动运动在老年人、肌张力高者、伴有关节疼痛者等往往不能保持正常的活动范围,把被动关节活动作为补充是必要的;在软瘫期,无论是日常护理还是进行关节被动活动时不要牵拉患侧肩关节,以免造成肩部韧带、关节囊松弛,引起肩关节半脱位;在患者进行肩关节被动上举运动时,要使手掌心面向内侧或头顶侧,以免发生肩部撞击,引起肩痛;过多的肩关节被动运动有增加肩痛和肩关节半脱位的风险。

D. 饮食管理:有意识障碍和吞咽障碍者经口进食易发生吸入性肺炎,通常需靠静脉补充营养,如3天后仍不能安全足量地经口进食,可鼻饲营养。此外,要加强口腔护理,还要避免水电解质紊乱、低蛋白血症等营养不良现象的发生。

E. 大、小便管理:此期患者易出现尿潴留、残余尿增多、失禁及便秘等,必要时可予导尿,帮助排便可应用开塞露、缓泻剂等。注意预防泌尿系感染和压疮。

F. 呼吸管理:肺炎是脑卒中急性期和卧床患者的常见并发症,对卧床、存在意识障碍和吞咽障碍等易发生误吸性肺炎的患者,要强化口腔护理、注意营养摄入方式、勤翻身拍背、采用振动排痰及改善肺通气的物理治疗等,防治呼吸系统并发症。

G. 预防静脉血栓:在静脉血栓风险筛查的基础上,采用弹力袜、肢体循环促进装置、下肢主被动运动等预防措施,必要时可应用低分子量肝素等。

H. 对家属进行脑卒中及其康复知识的宣教和培训:由于翻身和关节被动运动只能预防压疮、肺炎和关节挛缩,并不能预防失用性肌萎缩等其他失用,也没有明显促进功能恢复的作用,所以积极创造条件,帮助患者早下床、早活动是必要的。

康复早期介入、床旁康复、NICU康复等已成为共识,大多数国外指南建议脑卒中患者发病24小时内开始活动,但活动的目的是预防并发症,而不是促进恢复。近年来,国外学者提出"超早期康复"(very early mobilization)的概念,主张脑卒中患者发病24h之内采取直立位、站立及行走等,尽管有研究认为超早期康复可以减少并发症、促进功能恢复,但目前多数研究发现患者发病24h内下床活动的后果倾向于恶化预后、增加患者死亡率和依赖性,尤其是重症脑梗死、脑出血、分水岭梗死、血管未完全再通的患者。哪种类型的患者是超早期康复的适应证尚需大量研究。为此,建议在患者病情稳定前主要采取预防并发症的被动活动。

(2) 恢复期:恢复期在此是指病情已稳定,功能开始恢复的时期。一般而言,患者意识清楚、生命体征稳定且无进行性加重表现后1~2天,就应该开始主动性康复训练。不伴有意识障碍的轻症脑卒中,病后第2天患者就可在严密观察下开始主动训练,但开始活动量要小。加拿大脑卒中医疗最佳实践建议第4版制定的开始主动性康复的标准还包括以下方面。①患者有最低限度的功能:有进行康复的精力、体力;最低能遵循一步指令,必要时可予以交流支持;有充分的注意力、短时记忆力、洞察力。②患者无行为异常:无自伤、伤人。

由于蛛网膜下腔出血和脑栓塞近期再发的可能性大,在未行手术治疗的蛛网膜下腔出血患者,要观察1个月左右才能谨慎地开始康复训练。在脑栓塞患者康复训练前要查明栓子来源并给予相应处理,在向患者及家属交代有关事项后再开始训练比较稳妥。

主动性康复训练应遵循瘫痪恢复的规律,先从躯干、肩胛带和骨盆带开始,按翻身、坐位、站位和步行,以及肢体近端至远端的顺序进行。一般把多种训练放在1天内交替进行,但要有所偏重。此期要应用各种偏瘫康复技术促进患者功能的恢复。关于患侧肢体训练,在软瘫期要设法促进肌张力和主动运动的出现;在出现明显痉挛后要降低痉挛,促进分离运动的恢复,改善运动的速度、精细程度和耐力等。要注意非瘫痪侧肌力维持和强化。

1) 床上翻身训练:这是最基本的躯干功能训练之一。患者双手手指交叉在一起,上肢伸展,先练习前方上举,再练习伸向侧方。在翻身时,交叉的双手伸向翻身侧,头和躯干翻转,至侧卧位,然后返回仰卧位,再向另一侧翻身。每日进行多次,必要时可给予患者帮助或让其利用床栏练习。注意翻身时头一定要先转向该侧。向患侧翻身较容易,患者很快就可独立完成。

2）桥式运动:目的是训练腰背肌群和伸髋的臀大肌,为站立做准备。患者取仰卧位,双腿屈曲,足踏床,慢慢地抬起臀部,维持一段时间后慢慢放下(双桥式运动);在患者能较容易地完成双桥式运动后,让患者悬空健腿,仅患腿屈曲,足踏床抬臀(单桥式运动)。如能很好地完成本动作,就可有效地防止站位时因髋关节不能充分伸展而出现的臀部后突。训练早期多需训练者帮助固定下肢并叩打刺激臀大肌收缩。

3）坐位训练:坐位是患者最容易完成的动作之一,也是预防直立性低血压,完成站立、行走和一些日常生活活动所必需的。在上述训练开始的同时就应进行。

由于老年人和较长时间卧床者易出现直立性低血压,故在首次取坐位时,不宜马上取直立(90°)坐位。可用起立平台或靠背架,依次取 30°、45°、60°、80°坐位(或平台直立位),如前一种体位能坚持 30min 且无明显直立性低血压表现,可过渡到下一项。如已能取 80°坐位 30min,则以后取坐位和站位时可不考虑直立性低血压问题。理论上应避免床上半坐位,以免强化下肢伸肌优势。

坐位训练包括坐位平衡训练和耐力训练。在平衡训练的同时耐力也随之得以改善。进行坐位训练时,要求患者双足踏地或踏在支持台上,这对预防足内翻非常必要。此外,一定要让患者在无支撑或无扶助下练习,否则难以取得好的效果。

静态平衡训练要求患者取无支撑下床边或椅子上静坐位,髋关节、膝关节和踝关节均屈曲 90°,足踏地或支持台,双足分开约一脚宽,双手置于膝上。训练者协助患者调整躯干和头至中间位,当感到双手已不再用力时松开双手,此时患者可保持该位置数秒,然后慢慢地倒向一侧。随后训练者要求患者自己调整身体至原位,必要时给予帮助。静态坐位平衡在大多数患者很快就可完成,然后让患者双手手指交叉在一起,伸向前、后、左、右、上和下方并伴有重心相应的移动,此称为自动态坐位平衡训练。当患者在受到突然的推拉外力仍能保持平衡时(被动态平衡),就可认为已完成坐位平衡训练。此后坐位训练主要是耐力训练。

在坐位训练的同时,还要练习坐位和卧位的转换训练。练习从健侧坐起时,患者先向健侧翻身,健侧上肢屈曲置于身体下,双腿远端垂于床边后,头向患侧(上方)侧屈,健侧上肢支撑慢慢坐起。从患侧坐起时稍困难些,也要用健侧上肢支撑坐起,不过要求躯干有较大的旋转至半俯卧位。由坐位到卧位的练习动作正好相反。

4）站位训练:一般在进行自动态坐位平衡训练的同时开始站位训练。对一般情况较差、早期进行此训练有困难者,可先站起立平台;躯干功能较好、下肢功能较差者可用长下肢支具。也可利用部分减重支持装置进行站位平衡训练。

起立训练要求患者双足分开约一脚宽,双手手指交叉,上肢前伸,双腿均匀持重,慢慢站起。此时训练者坐在患者前面,用双膝支撑患者的患侧膝部,双手置于患者臀部两侧帮助患者重心前移,伸展髋关节并挺直躯干。坐下时动作相反。要注意防止仅用健腿支撑站起的现象。

静态站位平衡训练是在患者站起后,让患者松开双手,上肢垂于体侧,训练者逐渐除去支撑,让患者保持站位。注意站位时不能有膝过伸。患者能独自保持静态站位后,让患者重心逐渐移向患侧,训练患腿的持重能力。同时让患者将双手交叉的上肢(或仅用健侧上肢)伸向各个方向,并伴随躯干(重心)相应的摆动,训练自动态站位平衡。如在受到突发外力的推拉时仍能保持平衡,说明患者已达到被动态站位平衡。

患者在可独立站立片刻之后就可练习床椅转移。

5）步行训练:一般在患者达到自动态站位平衡、患腿持重达体重的一半以上,并可向前迈步时才开始步行训练。但由于老年人易出现失用综合征,有的患者靠静态站立持重改善缓慢,故某些患者步行训练可适当提早进行,必要时可使用下肢支具。不过步行训练量早期要小,以不致使患者过度费力而出现足内翻和尖足畸形并加重全身痉挛为度。对多数患者而言,不宜过早地使用手杖,以免影响患侧训练。

在步行训练前,先练习双腿交替前后迈步和重心的转移。多数患者不必经过平行杠内步行训练期,可直接进行监视下或少许扶持下步行训练。步行训练早期患者常有膝过伸和膝打软(膝突然屈曲)现象,应进行针对性的膝控制训练。如出现患侧骨盆上提的划圈步态,说明膝屈曲和踝背屈差。在可独立步行后,进一步练习上下楼梯(健腿先上,患腿先下)、走直线、绕圈、跨越障碍、上下斜坡及实际生活环境下的实用步行训练等。

近年提倡利用部分减重支持装置、下肢机器人提早进行步行训练,认为可帮助患者在步行能力和行走速度恢复方面均取得较好的效果。

6)作业治疗:一般在患者能取坐位姿势后开始。内容包括:①日常生活活动能力训练,如吃饭、个人卫生、穿衣、移动、洗澡及家务活动等,掌握一定的技巧后单手多可完成。必要时可应用生活辅助具,如粗柄勺子、带套圈的筷子、有吸盘固定且把手加长的指甲刀、穿袜器、四脚手杖和助行器等。从训练的角度出发,应尽量使用患手。②工艺活动,如用斜面磨砂板训练上肢粗大的运动,用编织、剪纸等训练两手的协同操作,用垒积木、书写、拧螺丝、拾小物品等训练患手的精细活动。经过一段时间的训练后,如预测瘫痪的利手恢复差,应开始利手转换训练。对患手达一定功能的慢性(发病6个月以上)脑卒中患者可试用强制性使用运动疗法(constraint-induced movement therapy),部分患者可取得明显效果。

7)物理治疗和针灸治疗:可根据患者情况选用功能性电刺激、生物反馈、康复机器人、脑机接口康复训练、经颅直流电刺激、经颅磁刺激、运动想象、虚拟现实及针灸等治疗。

8)对失语、构音障碍、认知功能障碍等也需进行针对性训练:结合患者情况应尽早地实施出院计划。在患者出院前,可先回家住几日,以适应家庭环境,发现问题并给予相应的指导和训练。为使患者适应社会环境,出院前可带患者集体购物、参加社区活动等。

(3)后遗症期:后遗症期是指患者功能恢复已达平台期,但通过技巧学习、使用辅助器具及与环境相互适应等仍可有一定的能力恢复的时期。经积极训练患者一般在发病3~6个月后进入后遗症期,对于早期活动少或较长时间卧床者,运动功能恢复可持续更长的时间。此期患者的运动耐力和日常生活活动能力仍可进一步提高。

此期出院回家的患者,由于活动空间限制、家属照顾过多或无暇顾及、患者主动性差等原因,在老年患者和移动能力较差的患者中易出现功能和能力的退化,甚至造成卧床不起,故参照原先的训练进行维持性训练是非常必要的。即使那些经训练仍不能恢复步行者,也至少应每日练习翻身和坐位,甚至是被动的坐位,这种最低限度的活动可明显地减少压疮、肺炎等合并症,减少护理工作量。相当一部分患者可通过上下楼梯、远距离步行等,使运动耐力不断提高,活动空间不断扩大,活动种类逐渐增多,生活质量得以提高。但要注意,所有的活动均要在安全的前提下进行,活动量也应逐渐增加,不可冒进。

对不能适应原来生活环境的患者,可进行必要的环境改造,如尽量住平房或楼房底层,去除门槛,台阶改为坡道或在两侧安装扶手,厕所改为坐式并加扶手,地面不宜太滑或太粗糙,所有用品要方便取放和使用等。

患者要定期到医院或社区康复机构接受再评价和指导,并力争恢复一定的工作。

6. 老年脑卒中患者的康复　与年轻患者相比,老年患者具有基础疾病多、并发症多,体质、耐力及配合度差,记忆力及学习能力差等特点。老年人的康复目标为提高生活自理能力和生活质量,减少卧床不起及对医疗机构、护理机构的依赖,从而减少社会和家庭的负担。

老年脑卒中患者康复原则如下。

(1)简化康复程序:对老年患者应适当简化康复程序,采取任务导向性训练,重点进行简单实用的基本动作训练,减少因卧床及活动减少所致的失用综合征发生,尽快恢复患者行走能力。

(2)应用辅助器具:应用支具、拐杖、助行器等辅助器具有利于老年患者尽早活动,同时增加活动的安全性。

(3)康复和生活管理:老年人对内外环境变化、康复刺激和压力的耐受性和适应能力下降,易发生安全事件。伴发病、并发症、睡眠情况、营养情况、情绪状态、环境因素等均会显著影响患者的康复过程,引起明显的病情波动。

7. 常见并发症的康复　脑卒中患者可出现多种并发症,在此仅介绍肩痛、Ⅰ型复合型区域性疼痛综合征和肩关节半脱位,其他并发症见有关章节。

(1) 肩痛:多在脑卒中后 1~2 个月时出现。起初表现为肩关节活动度终末时局限性疼痛,随着症状加重,范围可越来越广泛,可涉及整个患肩,甚至上臂和前臂。多为运动痛,重者表现为休息痛。预防和治疗措施如下。

1) 预防:包括合理的体位摆放、正确的肩关节活动、电刺激改善肩外旋、应用肩吊带、避免使用定滑轮活动肩关节、进行预防偏瘫肩损伤的宣教等。

2) 抗痉挛、恢复正常肩肱节律:正常情况下,当上肢外展时,肩胛骨的旋转和盂肱关节运动之间是 1:2 的运动关系。上肢外展超过 90°时,肱骨外旋是必要的,以便允许肱骨大结节在肩峰突起后方通过,否则两者撞击就会造成局部挤压损伤。在偏瘫患者,由于肌痉挛,当被动外展患侧上肢时,肩胛骨的旋转落后于肱骨的外展,肩峰突起及喙肩韧带和肱骨头之间的局部组织被机械地挤在前两者和肱骨头之间而受到损伤。在帮助和训练患者使患肩外展时,如不及时使上臂外旋,也会造成同样的损伤。降低肩胛骨周围肌肉的肌张力的方法见肩关节半脱位处理。

3) 增加关节活动范围:进行主动和被动活动以增加关节活动范围。注意被动活动要缓慢,外展至 90°时肱骨要外旋。

4) 其他:可应用类固醇、抗痉挛药物口服和局部注射,局部理疗。对于后遗症期伴有严重挛缩且肩胛骨固定的肩痛患者可行手术松解。

(2) Ⅰ型复合型区域性疼痛综合征:又称肩手综合征、反射性交感神经营养不良。其发生机制尚不清楚。可突然发生,亦可发展缓慢、隐蔽。据估计脑卒中患者的发生率为 12.5% ~70%。较典型的表现是肩痛、手水肿和疼痛(被动屈曲手指时尤为剧烈)、皮温升高,部分伴有足水肿。重症者晚期可出现手部肌肉萎缩,甚至挛缩畸形。

1) 预防:尽可能地防止引起肩手综合征的原因,避免患者上肢尤其是手的外伤(即使只是小损伤)、疼痛、过度牵张及长时间垂悬和腕部屈曲。

2) 治疗:患者在卧位时,患侧上肢可适当抬高。已有水肿者应避免在患侧静脉输液。治疗的主要目标是尽快地减轻水肿、疼痛和僵硬。①冷疗:把肿胀的患手反复地浸泡在冰水中,可逐渐减轻水肿。②主动活动和被动运动:可防治肩痛,维持各个关节的活动度,并能够增加静脉回流。③药物治疗:星状交感神经节阻滞对早期肩手综合征(SHS)多非常有效,但对后期患者效果欠佳。可口服或肩关节腔及手部腱鞘注射类固醇制剂,对肩手痛有较好的效果。对水肿明显者可间断口服利尿剂。消炎镇痛药物多无效。

(3) 肩关节半脱位:肩关节半脱位在偏瘫患者很常见,其原因:①以冈上肌为主的肩关节周围肌肉功能低下;②肩关节囊、韧带松弛、破坏及长期牵拉所致的延长;③肩胛骨周围肌肉瘫痪、痉挛及脊柱直立肌的影响等所致的肩胛骨下旋。肩关节半脱位表现为在放松坐位下可在患侧肱骨头和肩峰间触及明显的凹陷,X 线下可见肱骨头和肩关节盂之间的间隙增宽。在患侧上肢活动、全身用力或站起时可减轻或消失。预防和治疗措施如下。

1) 预防肩关节囊及韧带的松弛延长:软瘫期维持肩关节于正常位置的唯一组织是关节囊和韧带,但其在上肢重力的牵拉下,尤其是外力的牵拉下易延长、松弛,甚至破坏而出现肩关节半脱位,应对其加以保护。在上肢 Brunnstrom 分级 2 级以下者,取直立位时患侧上肢应给予支撑,如放在前面的小桌上、使用吊带、取 Bobath 姿势(坐位时)、他人扶持等。护理和治疗时应避免牵拉肩关节。卧位时注意防止肩胛骨后缩。

2) 纠正肩胛骨的位置:通过纠正肩胛骨的位置,进而纠正关节盂的位置,以恢复肩部的自然绞索机制。关键是抑制使肩胛骨内收、后伸和向下旋转的诸肌的肌张力。如手法活动肩胛骨,坐位上肢支撑,卧位防止肩胛骨后缩等。

3) 刺激肩关节周围起稳定作用的肌肉:即用徒手和电刺激等方法增加肩关节周围起稳定作用的肌肉的肌张力。

4) 维持全关节活动度的无痛性的被动运动范围:进行关节被动运动和自助被动运动,可防止出现肩痛和关节挛缩。在治疗中应注意避免牵拉损伤而引起肩痛和半脱位。

【功能预后】

1. 运动功能

（1）绝大多数脑卒中患者运动功能在发病1个月内恢复最快，2~3个月仍有明显恢复，3~6个月达平台期，但仍可再有一些恢复，某些患者的恢复可能持续1年，甚至1年以上，一般不超过2年。

（2）瘫痪程度较轻的患者恢复较快，持续时间较短；瘫痪程度较重者，恢复得较晚，持续时间也较长，但恢复初期仍较快。

（3）一般情况下，运动功能恢复的次序是先躯干后四肢、先下肢后上肢、先近端后远端、拇指功能恢复最慢，但有例外，少数手瘫痪的程度明显轻的患者，手功能恢复最快，肩部功能的恢复反而较慢。

（4）研究发现行走能力的恢复主要发生在发病后3个月内，54%~80%的患者在6个月时能独立步行。一般而言，步行的速度、耐力即使在后遗症期仍可有一定程度的恢复。但大部分患者可能都显示有某种程度的步态异常，而且步行速度越快越明显。

2. 日常生活活动的恢复

（1）日常生活活动能力是人们在独立生活中反复进行的必需的基本活动能力，包括衣食住行和个人卫生等基本动作和技巧。大多数日常生活活动能力的恢复主要发生在病后3~6个月内，原始损害非常严重的患者的改善可持续更长时间，晚期日常生活活动能力的恢复与生活辅助具应用、生活环境改善、适应及技巧的采用有关。

（2）某些出院患者日常生活活动能力有逐渐退化的表现，尤其是日常生活活动能力差的患者，除年龄因素外，主要与出现合并症及正确的训练减少有关。

3. 影响脑卒中功能结局的因素　主要包括年龄、合并症与继发性功能损害、病灶部位与严重程度、早期与综合康复治疗、家庭与社会的参与等因素。

（贾子善）

第二节　脑　外　伤

脑外伤（traumatic brain injury，TBI）被定义为"由外力导致脑功能发生改变或者出现脑病理学变化迹象"，即指由于头部受到钝力或锐器作用力后出现脑部功能的改变，如思维混乱、意识水平的改变、癫痫发作、昏迷、局部感觉或运动神经功能的缺损。

【临床分型】

1. 根据严重程度分型

（1）根据格拉斯哥昏迷量表（Glasgow coma scale，GCS）评分（表2-9-4）：GCS由Jennett和Teasdale在20世纪70年代早期开发，作为评估和记录损伤严重程度和意识水平的标准化手段。GCS包含了身体检查的3个组成部分，旨在定量地描述意识水平和损伤严重程度。这3种分量表的得分是基于患者最佳的运动、语言和视觉反应。总分13~15分为轻度，9~12分为中度，<9分为重度。但是，距离外伤的时间、血流动力学参数指标以及镇静剂或兴奋类药物常会影响GCS的得分。

（2）根据记忆缺失持续时间：在奥姆斯特德研究中，结合患者意识丧失和颅内病变的情况来判定损伤的严重程度。意识丧失或记忆缺失时间少于0.5h为轻度；0.5~24h为中度；超过24h或出现颅内血肿、挫裂伤、死亡为重度。

表2-9-4　格拉斯哥昏迷量表

活动		评分/分
睁眼	自发	4
	语言反应	3
	疼痛	2
	无反应	1
最佳运动反应	跟随运动指令	6
	定位	5
	回缩	4
	异常屈曲	3
	伸肌反应	2
	无反应	1
语言反应	切题	5
	不切题	4
	不适当语言	3
	无法理解的声音	2
	无反应	1

（3）根据昏迷时间、阳性体征和生命体征：我国于1960年首次制定了"急性闭合性脑外伤的分型"标准，经2次修订后已较为完善，目前将病情分为4型，成为国内公认的标准。①轻型：伤后昏迷时间小于0.5h，有轻微头痛、头晕等自觉症状，神经系统和脑脊液（CSF）检查无明显改变；②中型：伤后昏迷时间12h以内，有轻微的神经系统阳性体征，体温、呼吸、血压、脉搏有轻微改变；③重型：伤后昏迷12h以上，意识障碍逐渐加重或再次出现昏迷，有明显神经系统阳性体征，体温、呼吸、血压、脉搏有明显改变；④特重型：原发性脑损伤严重，伤后昏迷深，有去大脑强直或伴有其他部位的脏器损伤、休克等。

2. 根据损伤性质分型 根据伤后脑组织是否与外界相通，将脑外伤分为闭合性损伤和开放性损伤。前者常由钝器打击或间接暴力所致，硬脑膜完整，无脑脊液漏；后者多由锐器或火器直接暴力所致，常伴有头皮裂伤、颅骨骨折、硬脑膜破裂，导致脑脊液漏，并易造成颅内感染。

3. 根据损伤部位分型 损伤部位包括头皮、颅骨和脑组织。头皮损伤又分为头皮血肿、头皮裂伤和头皮撕脱伤；颅骨损伤包括颅盖骨折和颅底骨折。脑组织损伤根据病理机制又分为原发性损伤和继发性损伤，前者包括脑震荡、弥漫性轴索损伤、脑挫裂伤、原发性脑干损伤等；后者包括脑水肿、脑肿胀和颅内血肿等。此外复合伤在临床中十分常见，脑外伤常合并其他组织器官的损伤，包括四肢和脊柱的骨折、胸腹部脏器损伤、周围神经损伤等。

【病因】

脑外伤在全世界范围内属于多发性疾病，发病率居创伤的首位或仅次于四肢骨折，占全身各部位创伤的9%~21%，战争期间的发生率更高，致死率和致残率居于创伤的首位。交通事故、跌倒、暴力冲突是造成脑外伤的主要原因。随着社会经济水平不断提高，高速交通工具的应用更为普及，建筑业高速发展，加之出现的各种快速、刺激性的体育运动，以及自然灾害和暴力冲突的频发，使脑外伤的发病率呈持续升高的趋势。脑外伤是导致中青年男性致死、致残的第一大病因，老年和学龄前也是发病高峰年龄段。虽然脑外伤的总体死亡率有所下降，但是存活的患者中，轻度、中度和重度损伤患者分别有10%、66%、100%会遗留永久残疾。

【发病机制】

原发性损伤是由直接暴力所致的对大脑神经细胞、胶质细胞、血管及轴索的损害，包括引起挫伤、撕裂伤以及颅内出血的接触性损伤导致的脑组织局部破坏，或者加速/减速运动引起弥漫性轴索损伤或脑水肿从而导致的弥漫性脑组织破坏。原发性损伤可激活一系列有害反应，从而引起继发性损伤。继发性损伤包括系统性损伤和细胞损伤，持续时间可能为数小时到数周。系统性损伤包括脑水肿、颅内压增高和出血等，这些因素可能减少脑血流，引起脑缺血的发生。而缺血会导致一系列连锁反应，包括兴奋氨基酸毒性、钙超载、自由基生成、线粒体功能异常、炎性反应以及促凋亡基因激活等。以轴索分离为表现的轴索损伤是脑外伤恢复期最常见的病理变化，并且与患者的临床结局密切相关。除了轴索损害和神经元丢失，突触的可塑性损害和神经递质系统的异常，也是引起脑外伤患者神经功能障碍的重要原因。

【临床特点】

脑外伤后患者常出现意识变化、瞳孔变化和其他生命体征的变化，以及智力减退、精神异常、运动障碍等功能障碍。不同类型脑外伤的常见临床表现有：

1. 脑震荡 受伤后出现的一过性脑功能障碍，经过短暂的时间后可自行恢复。临床症状表现为昏迷不超过30min；可出现近事遗忘，不同程度的头痛、头晕、疲劳等；可出现一定程度的精神状态的改变。

2. 弥漫性轴索损伤 头部产生旋转加速度或角加速度，脑组织内部产生剪应力作用。伤后患者大多即刻昏迷，昏迷程度深，持续时间长，极少出现中间清醒期；无明确的神经系统定位体征。

3. 脑挫裂伤 患者存在意识障碍，可伴有不同程度的脑水肿和外伤性蛛网膜下腔出血，头痛常较严重。

4. 原发性脑干损伤 患者伤后立即出现昏迷，持续时间长，恢复慢；生命体征与自主神经功能紊乱；中脑损伤眼球固定，瞳孔大小、形态变化无常；脑桥损伤双侧瞳孔极度缩小，眼球同向偏斜；延髓损伤呼吸循环功能紊乱;去大脑强直或交叉性瘫、锥体束征阳性、脑神经功能障碍等。

5. **丘脑下部损伤**　患者可出现嗜睡症状,心脑血管功能可有各种不同变化,体温调节异常,糖代谢紊乱,水代谢紊乱。

【影像学特点】

1. **脑挫裂伤**　脑挫伤病理表现为脑内散在出血灶、静脉瘀血、脑血肿和脑肿胀等,如伴有脑膜、脑或血管撕裂,则为脑裂伤。二者常合并存在,故统称为脑挫裂伤。CT 图像上,低密度脑水肿区内,散布斑点状高密度出血灶,伴有占位效应。有的表现为广泛性脑水肿或脑内血肿。MRI 图像上,脑水肿 T_1WI 呈等或稍低信号,T_2WI 呈高信号;血肿信号变化与血肿期龄有关。

2. **脑内血肿**　多发生于额、颞叶,位于受力点或对冲部位脑表面区,与高血压性脑出血好发于基底节和丘脑区不同。CT 图像上呈边界清楚的类圆形高密度灶。MRI 图像上血肿信号变化与血肿期龄有关。

3. **硬膜外血肿**　多由脑膜血管损伤所致,脑膜中动脉常见,血液聚集硬膜外间隙。硬膜与颅骨内板粘连紧密,故血肿较局限,呈梭形。CT 图像上,颅板下见梭形或半圆形高密度灶,多位于骨折附近,不跨越颅缝。

4. **硬膜下血肿**　多由桥静脉或静脉窦损伤出血所致,血液聚集于硬膜下腔,沿脑表面广泛分布。CT 图像上,急性期见颅板下新月形或半月形高密度影,常伴有脑挫裂伤或脑内血肿,脑水肿和占位效应明显。亚急性或慢性血肿,呈稍高、等、低或混杂密度灶。CT 图像上等密度血肿,MRI 图像上常呈高信号,显示清楚。

5. **蛛网膜下腔出血**　CT 图像上表现为脑沟、脑池内密度增高影,可呈铸形。大脑纵裂出血多见,形态为中线区纵行窄带形高密度影。出血亦见于外侧裂池、鞍上池、环池、小脑上池或脑室内。蛛网膜下腔出血一般 7 天左右吸收,此时 CT 检查阴性,而 MRI 检查仍可发现高信号出血灶的痕迹。

6. **弥漫性轴索损伤（diffuse axonal injury，DAI）**　CT 平扫早期约 1/3 病例无阳性表现,其余病例为深部脑白质界限不清的低密度灶以及斑点状高密度出血、局部脑沟变浅,深部脑白质包括皮髓质交界、脑干、胼胝体,也可累及基底核、丘脑、顶盖、内外囊、穹窿、放射冠及小脑脚等。尽管 MRI 较 CT 分辨率和灵敏度增高,但对于微小病灶和轻型 DAI,假阴性仍不在少数。MR T_1WI 灵敏度类似于 CT,早期常为阴性或仅轻度肿胀,出血灶为不同程度低信号或高信号;$T_2WI/FLAIR$ 表现为典型部位的多灶性高信号,出血可为高或低信号。

【诊断和治疗原则】

根据创伤病史和体格检查,以及 CT 或 MRI 检查,诊断一般不会有困难。在影像学上,脑外伤可以表现为蛛网膜下腔出血、颅内血肿、硬膜外出血、硬膜下出血、弥漫性脑水肿、弥漫性轴索损伤等多种形式,但需注意的是,一定要重点根据临床表现及体格检查结果来判断病情并作出诊断。

脑外伤急性期治疗包括一般治疗、手术治疗和脑保护治疗等。一般治疗包括生命体征的维持、降低颅内压、抗感染、防治并发症等。手术治疗是重要的治疗手段,常用的手术方法有去骨瓣减压术、开颅血肿清除术等,具体手术治疗的指征、时机和方法可参考美国《脑外伤外科治疗指南》以及中国脑外伤外科手术专家共识。

【康复评定】

1. **全身状况的评定**　要注意评估患者的全身状况,包括生命体征、心肺功能、皮肤情况、营养情况、大小便情况等;了解患者是否存在并发症如癫痫、脑积水、压疮、下肢深静脉血栓等;了解患者既往病史,是否有高血压、冠心病、糖尿病等以及目前的用药情况;要了解患者是否有骨折等其他创伤,以及创伤愈合情况等。

2. **损伤严重程度的综合评定**　可以根据意识丧失（LOC）、意识改变（AOC）、创伤后健忘（PTA）的时间以及 GCS 评分和神经影像学改变综合评定患者的损伤严重程度（表 2-9-5）。

表 2-9-5 轻度、中度、重度脑外伤的特征

项目	轻度 TBI	中度 TBI	重度 TBI
LOC	<0.5h	0.5~24h	>24h
AOC	<24h	>24h	>24h
PTA	0~1d	>1~7d	>7d
GCS	13~15 分	9~12 分	<9 分
神经影像	正常	正常或者异常	正常或者异常

3. 功能障碍的评定

（1）意识障碍的评定：意识障碍是脑外伤最为常见的临床表现，初期多为昏迷，以后逐渐转为清醒，但有些严重者可能成为植物状态。植物状态（vegetative state，VS）是 Jennett 和 Plum 首先于 1972 年提出的，意指人严重脑损伤经过一段时间后仍缺乏意识活动，丧失语言，而仅保留无意识的姿态调整和运动功能的状态。微意识状态（minimally conscious state，MCS）是 1997 年由 Giacino 等提出的一种意识障碍，意指患者存在部分意识，如视追踪、听觉、疼痛觉、情感等反应。推荐使用昏迷恢复量表修订版（coma recovery scale-revised，CRS-R）评估，包括 6 个分项共 23 项测量指标，6 个分项包括听觉、视觉、运动、言语反应、交流和唤醒度，可用来区分不同的意识状态（植物状态、微意识状态及苏醒），明确预后并指导治疗方案（表2-9-6、表 2-9-7）。

表 2-9-6 昏迷恢复量表修订版（CRS-R）

分值	听觉	视觉	运动	言语反应	交流	唤醒度
6	—	—	会使用物件	—	—	—
5	—	识别物体	自主性运动反应	—	—	—
4	对指令有稳定的反应	物体定位：够向物体	能摆弄物体	—	—	—
3	可重复执行指令	眼球追踪性移动	对伤害性刺激定位	表达可理解	—	—
2	声源定位	视觉对象定位（>2s）	回撤屈曲	发声/发声动作	功能性（准确的）	睁眼
1	对声音有眨眼反应（惊吓反应）	对威胁有眨眼反应（惊吓反应）	异常姿势（屈曲/伸展）	反射性发声运动	非功能性（意向性的）	刺激下睁眼
0	无	无	无	无	无	无

表 2-9-7 CRS-R 的判断标准

项目	判断标准
VS	听觉≤2，且视觉≤1，且运动≤2，且言语反应≤2，且交流为 0
MCS	听觉 3~4，或视觉 2~5，或运动 3~5，或言语反应为 3，或交流为 1
优于 MCS	运动为 6，或交流为 2

意识障碍量表（disorders of consciousness scale，DOCS）也是一个评估意识障碍患者觉醒度和神经行为恢复的有效且可靠的评分表，包括 23 个项目，可用来评估患者的社会知识、味觉/吞咽、嗅觉、本体感觉、触觉、听觉、视觉等。评分是根据患者的反应，包括无反应、一般反应，或局部反应。DOCS 也可用于区分植物状态和微意识状态，并有助于判断康复预后。

（2）精神行为状态的判定与评定：行为和情感控制在脑外伤后很常见，表现为激越、攻击和失控行

为,也可出现精神病症状如幻觉、妄想等,部分患者表现为情感淡漠、启动不足及意志力缺乏等,此外抑郁、焦虑、应激障碍等症状也非常普遍。脑外伤患者的精神行为状态主要根据美国精神病学会《精神疾病诊断与统计手册》第 5 版(DSM-V)进行诊断。临床相关的评定量表有激越行为量表(agitated behavior scale)、外显攻击行为量表(overt aggression scale)、情感淡漠评分(apathy evaluation scale)、Hamilton 焦虑和抑郁量表、创伤后应激障碍筛查和诊断量表等。

　　Rancho Los Amigos 认知功能分级是用来评估脑外伤患者从昏迷到苏醒的过程中认知和行为恢复的描述性评分表。本表不涉及具体的认知障碍,是为用于治疗计划、跟踪恢复和预后水平级别而开发的,对于表述总体的认知和/或行为状态以及完善治疗方案是有用的。使用该量表可以将患者划分为以下 8 种级别中的一种,患者可能稳定在任何阶段或是随着时间发生变化(表 2-9-8)。

表 2-9-8　Rancho Los Amigos 认知功能分级

分级	特点	认知与行为表现
Ⅰ级	没有反应	患者处于深昏迷,对任何刺激都完全无反应
Ⅱ级	一般反应	患者对无特定方式的刺激呈现不协调和无目的的反应,与出现的刺激无关
Ⅲ级	局部反应	患者对特殊刺激起反应,但与刺激不协调,反应直接与刺激的类型有关,以不协调延迟方式(如闭着眼睛或握着手)执行简单命令
Ⅳ级	烦躁反应	患者处于躁动状态,行为古怪,毫无目的,不能辨认人与物,不能配合治疗,词语常与环境不相干或不恰当,可以出现虚构症,无选择性注意,缺乏短期和长期的回忆等
Ⅴ级	错乱反应	患者能对简单命令取得相当一致的反应,但随着命令复杂性增加或缺乏外在结构,反应呈无目的性、随机性或零碎性;对环境可表现出总体上的注意,但精力涣散,缺乏特殊注意能力,用词常常不恰当并且是闲谈,记忆严重障碍,常显示出使用对象不当;可以完成以前常常有结构性的学习任务,如借助帮助可完成自理活动,在监护下可完成进食,但不能学习新信息
Ⅵ级	适当反应	患者表现出与目的有关的行为,但要依赖外界的传入与指导,遵从简单的指令,过去的记忆比现在的记忆更深更详细
Ⅶ级	自主反应	患者在医院和家中表现恰当,能主动地进行日常生活活动,很少有差错,但比较机械,对活动回忆肤浅,能进行新的活动,但速度慢,借助结构能够启动社会或娱乐性活动,判断力仍有障碍
Ⅷ级	有目的反应	患者能够回忆并且整合过去和最近的事件,对环境有认识和反应,能进行新的学习,一旦学习活动展开,不需要监视,但仍未完全恢复到发病前的能力,如抽象思维,对应激的耐受性,对紧急或不寻常情况的判断等

　　(3)认知功能评定:简易精神状态检查(MMSE)和蒙特利尔认知评估量表(MoCA)是目前最为常用的两种认知功能障碍筛查量表,都是综合性的认知功能评定量表,操作简单,临床使用较广。但两者在内容上也有明显的差异,MMSE 侧重于定向力和语言功能的评定;而 MoCA 覆盖面更广,评定内容更全面,尤其在视空间、执行力方面占的权重更大,被认为更易于识别轻度认知功能障碍患者。

　　标准化的成套测验可用于认知某一领域的系统评定,如洛文斯顿作业疗法认知评定成套测验(Loewenstein Occupational Therapy Cognitive Assessment, LOTCA)主要用于知觉功能检查,韦氏成人记忆量表、Rivermead 行为记忆测验用于记忆功能的检查,执行缺陷综合征行为学评定用于执行功能的评定。也可选择某些特异性检查法,用于进一步明确特定领域的认知障碍,如持续作业测验、划消测验用于注意维持的评定,Stroop 测验用于注意选择的评定,Rey-Osterrieth 复杂图形测验用于非语言记忆评定,威斯康星卡片分类测验用于执行功能的评定。

　　(4)言语和交流能力评定:研究发现脑外伤患者的语言问题主要包括对话、叙述和"语用学"障碍,而很少出现典型的失语症。La Trobe 交流问卷用作交流能力的评估已被认可;社会融入意识检查(awareness of social inference test,TASIT)可用于脑外伤后社会感知能力的评估;交流效果指数测定(communicative effectiveness index,CETI)可以测定构音障碍患者在 16 种情景下的交流能力;交流效果评测量表(commu- nicative effectiveness survey,CES)可同时评测构音障碍患者及与之对话的正常人,能更客观地反映构音障碍患者的交流能力;失语症的评定可采用临床汉语言语测评方法、汉语失语成套测验(aphasia battery of Chinese,ABC)以及中国康复研究中心汉语标准失语症检查表等。

(5)吞咽功能评定:吞咽功能的临床检查包括患者主观上吞咽异常的详细描述,相关的既往史,有关的临床观察和物理检查等。洼田饮水试验是临床简单方便的吞咽功能检查方法,试验时患者取坐位,以水杯盛温水 30ml,嘱患者如往常一样饮用,注意观察患者饮水过程,并记录饮水所用时间,一般可分为下列 5 种情况:①一饮而尽,无呛咳;②2 次以上喝完,无呛咳;③一饮而尽,有呛咳;④2 次以上喝完,有呛咳;⑤呛咳多次发生,不能将水喝完。根据结果可将吞咽功能判定为正常、可疑或异常。

吞咽造影检查(VFSS)被认为是诊断吞咽障碍、评定口咽期功能的金标准。它通过 X 线透视下观察患者吞咽不同黏度混有钡剂的食物或液体,显示吞咽的动态过程,直观地了解吞咽功能有无异常,判断误吸的原因并评估其严重程度。软式喉内镜吞咽功能检查(FEES)临床应用也较多,与 VFSS 相比各有优缺点。FEES 通过内镜经一侧鼻腔抵口咽部,可直接观察舌、软腭和咽喉部的解剖结构及其功能。通过吞咽用亚甲蓝染色的流质、半流质及不同黏稠度的固体食物,观察患者的吞咽能力及发生误吸的情况。

(6)运动和平衡功能评定:脑外伤后患者运动障碍的临床表现多种多样,常出现痉挛性偏瘫或双侧偏瘫及平衡障碍,且可合并有几乎所有锥体外系损伤引起的运动障碍,包括肌张力障碍,舞蹈样动作,静止性、姿势性或意向性震颤等,其中以震颤和肌张力障碍最为常见。有关运动功能、肌力、肌张力、关节活动度、平衡功能的评定方法等可参考相关的章节。

4. ADL 能力评定　一般均用国际上公认的改良 Barthel 指数,也可应用北美地区广泛应用的功能独立性评定量表,其优点是不仅能评估躯体功能,还评定了语言、认知、社会功能,比改良 Barthel 指数更客观全面。

5. 家庭和社会环境的评定　要评估患者的家庭及其他赡养者的情况、经济和保险情况、住房或环境状况以及就业状况等社会问题。

6. 预后结局评定　格拉斯哥预后量表(Glasgow outcome scale,GOS)根据患者能否恢复工作、学习、生活自理能力等指标,将预后结局分为 5 个等级:死亡、植物状态、重度残疾、中度残疾、恢复良好。后来改良为格拉斯哥预后量表扩展版(extended Glasgow outcome scale,GOS-E),将结局进一步细化为 8 个等级(表 2-9-9)。

表 2-9-9　格拉斯哥预后量表分级扩展版(GOS-E)

分级	表现	分级	表现
1	死亡	5	较差的中度残疾(lower moderate disability)
2	植物状态	6	较好的中度残疾(upper moderate disability)
3	较差的重度残疾(lower severe disability)	7	较差的恢复良好(lower good recovery)
4	较好的重度残疾(upper severe disability)	8	较好的恢复良好(upper good recovery)

也可应用残疾等级量表(disability rating scale,DRS)(表 2-9-10)对脑外伤患者的残疾程度进行评估。该表从意识状态、功能水平、工作能力等几个方面进行了评估,可对患者的病情进展提供连续的信息,是作为预后判断的一个比较公认的量表,具有很高的可信度。残疾等级量表功能部分(DRS-F)附表(表 2-9-11)评定了患者在社区活动中躯体和认知两方面的功能状态,是用于评定脑损伤患者长期预后的较为敏感的量表,主要用于观察患者的功能独立性。残疾等级量表职业部分(DRS-E)附表(表 2-9-12)是用于评定脑损伤患者就业能力的较为简单的量表,主要用于评定患者的就业能力。

表 2-9-10 残疾等级量表（DRS）主体部分

项目	评分					
	0	1	2	3	4	5
睁眼反应	自发睁眼	呼唤睁眼	不睁眼			
语言反应	回答正确	回答错误	语无伦次	只能发声	不能发声	
运动反应	按指令运动	刺痛定位	刺痛躲避	刺痛肢曲	刺痛肢伸	不能活动
进食能力	完全	部分	少部分	完全不能		
排泄控制能力	完全	部分	少部分	完全不能		
整理个人卫生	完全	部分	少部分	完全不能		
一般功能状态	完全自立	特殊环境内自立	较少依赖	相当依赖	极大依赖	完全依赖
能否劳动	不限制	特定场所	现场保护	不能劳动		

注:0 分为无障碍;1 分为轻度障碍;2～3 分为部分障碍;4～6 分为明显障碍;7～11 分为障碍较重;12～16 分为障碍相当重;17～21 分为障碍极重;22～24 分为植物状态;25～29 分为重度植物状态;30 分为死亡。

表 2-9-11 残疾等级量表功能部分（DRS-F）

评分	表现
0.0	完全独立:生活能随心所欲,没有因为身体、智力、情感或交际障碍受到限制
1.0	特殊条件下能独立:当所需的条件(如器械辅助、建筑物、记事本)得到满足时能够达到功能独立
2.0	轻度依赖——有限的辅助:能够满足大部分自我所需,但因为身体、认知和/或情感障碍需要有限的辅助(如需要非固定性的助手)
3.0	中度依赖——中度辅助:能部分自我照料,但一直需要有他人辅助(如家庭陪护)
4.0	显著依赖:所有主要的活动一直都需要帮助和他人辅助
5.0	不能照顾自己,需要有全天候的陪护

表 2-9-12 残疾等级量表职业部分（DRS-E）

评分	表现	评分	表现
0.0	没有限制:在人才市场中能竞争相对较多的工作岗位	2.0	受照顾的工种,没有竞争力
1.0	选择性的工种,稍具有竞争力	3.0	失业

7. 生活质量评定 生活质量（QOL）涵盖的内容较广,主要包括躯体方面的功能活动和表现情况,社会活动的能力,执行角色的能力,心理上的困扰,健康问题的感受,躯体疼痛情况,精力和疲劳情况,心理上愉悦情况,睡眠情况,认知能力等。常用的评定方法有世界卫生组织生活质量测定量表（WHOQOL）、生活质量指数（QLI）、安康生活质量量表（QWB）、健康调查量表36（SF-36）、生活满意度量表（SWLS）等。

社区融合问卷（CIQ）衡量脑外伤患者的独立性和参与社交、家庭和社区活动的方式,可以评估患者融入社会的程度。CIQ 是一个包含 15 个项目的量表,每个项目都有多项选择评分。也有报道称其在评估社区中患者时会产生天花板效应。参与能力客观重组型评估工具（Participation Assessment with Recombined Tools-Objective,PART-O）可评估患者的参与度和社会功能。它来自 CIQ 和其他 2 个测试,参与目标和参与主观性。PART-O 最初包含 24 个项目,但后来被修订为 17 个项目。PART-O 已被用于研究涉及重返社会的干预措施的长期预后和有效性。

监护评分量表（Supervision Rating Scale,SRS）包含 13 个项目,用于描述和分类患者正在接受监护的水平。SRS 描述了患者接受监护的强度和持续时间,并指出了他们的护理负担。值得注意的是,按照正确的评估方法给出的评分是针对患者实际接受的护理,而不是感觉需要的护理。

生活满意度量表包含 5 个项目,评分从强烈同意到强烈反对共 7 分。它通过测量患者整体认知判断而不是情绪来评估对整体生活的满意度。5 分、10 分、15 分、20 分、25 分和 30 分被用作衡量结局的指标，分别代表从极不满意到极满意。

【急性期康复治疗】

1. 急性期康复模式和原则　脑外伤急性期康复涉及多学科、多部门的合作，可以多学科联合查房或会诊的形式在神经外科和重症医学科病房开展。多学科团队以神经外科医师或神经康复医师牵头，由物理治疗师、作业治疗师、言语治疗师、康复护士等共同参与。应在患者入院病情平稳后尽早进行评定，确定康复目标，制订康复治疗计划并实施。具备条件的医院可以建立类似于卒中单元的脑外伤单元，制订严格的质量安全制度及康复流程，并持续改进。

康复治疗计划的制订需充分考虑患者的专科情况及全身情况，排除相应的禁忌证，尽可能减少不良事件的发生。急性期康复主要针对脑外伤后的意识障碍、认知障碍、心肺功能障碍、言语障碍、吞咽障碍、运动障碍、日常生活能力障碍、心理情绪障碍等及相关并发症而开展。

虽一直提倡急性期康复，但对脑外伤患者的最佳康复治疗时机尚未有统一认识。研究认为，对于血流动力学、颅内压和颅内灌注压稳定的重度患者，在重症监护室即介入康复治疗，平均住院日可明显缩短，对近期和远期疗效均有益处。

从原则上来说，脑外伤导致患者在组织器官、日常生活能力、社会参与 3 个 ICF 框架层面上的任何受损或受限，均应为康复治疗的适应证。在脑外伤后急性期，经康复治疗可能使病情加重的任何情况均应为脑外伤后康复治疗的禁忌证，主要包括以下方面：导致颅内压力显著增高或降低、诱发自主神经不稳定伴肌张力发作、加剧血流动力学不稳定、导致体内炎症扩散、骨骼稳定性受损及损伤前合并的基础疾病等。患者首次康复治疗前，须进行超声血管检查，排除深静脉血栓形成。避免对置入 PICC 管侧的上肢进行大幅度被动活动，尤其是内收和外展动作。康复治疗前后需妥善处置相应管道。脑外伤患者可采用 0°~60° 头高位进行康复治疗，应避免头部前屈和侧屈，以减少颅内压增高的风险。在涉及较大体位变换训练时，须注意有无直立性低血压表现。

2. 急性期康复方法

（1）物理治疗：为了避免长时间静态定位卧床对呼吸系统、循环系统、皮肤等的不良影响，需要帮助患者模拟人体在健康状态的正常体位转换。对于存在意识障碍或处于镇痛镇静不能配合康复治疗的脑外伤患者急性期需要进行良肢位摆放，让患者处于感到舒适、对抗痉挛模式、防止挛缩的体位。脑外伤卧床期将患者摆放于良肢位时应尽量避免将患者长期摆放于头部有手术伤口一侧，避免挤压伤口。脑外伤卧床期患者应尽早在治疗师帮助下进行体位转移训练，并注意安全和保护管道。

患者意识清醒能配合治疗后应尽快进行肌力训练和有氧训练。上肢和下肢肌肉力量训练可改善需长期机械通气患者的肌肉力量、缩短机械通气时间。针对轻型脑外伤患者建议急性期适当休息，但不建议卧床时间超过 3 天，急性期建议低强度训练。对于肌肉力量小于 3 级的患者可进行辅助助力训练；肌肉力量等于 3 级的患者可进行抗重力训练；肌肉力量大于 3 级的患者可进行抗阻训练。抗阻训练可以借助滑轮、弹力带等工具。

为预防长期卧床所致的各种并发症，治疗师应尽早帮助患者进行转移训练和平衡训练。转移训练包括教会患者如何正确、安全地完成床边坐起和床椅转移，必要时可借助辅助器具进行训练，训练过程中要注意患者的安全。步行训练应在治疗师的指导下，在安全的环境下进行。急性期患者必要时可借助辅助器具，也可使用步态机器人等现代技术进行强化步行训练，改善脑外伤后患者的步态。手法治疗方面，前庭康复和神经促进技术在改善患者的平衡和步态方面的干预有效。

（2）作业治疗：急性期主要是功能性作业治疗，如上肢的运动功能及手指精细活动训练，转移活动的训练如床上移动、翻身、坐起、床椅转移等，以及日常生活活动能力训练如穿衣、如厕、进食、梳洗等。治疗师可根据患者的职业设计训练方案，以提高患者重返社会的能力。使用以目标为导向的作业治疗干预措施，可以提高患者日后的工作满意度、职业绩效和社会心理融入的自我评分，使患者日后能更快回归工作岗位。

（3）言语吞咽治疗：吞咽评定结果将决定患者的进食方式和策略。口颜面及舌肌功能训练有助于改善吞咽功能。补偿策略包括食物形状和质地的调整，姿势调整等能提升吞咽安全性的措施。电刺激和生物反馈治疗通过刺激相应肌肉、调节吞咽相关神经系统发挥治疗作用,同时需做好口腔清洁。意识清楚的患者应接受言语和构音评定,常用量表包括中国康复研究中心汉语标准失语症检查、西方失语症成套测试和中文版 Frenchay 构音障碍评定法等。患者病情允许时,应尽早针对障碍开始康复训练。

(4) 认知治疗与促醒:急性期认知障碍的治疗分为药物治疗及非药物治疗。目前尚无高质量的研究及共识来指导脑外伤后认知障碍的药物治疗。研究发现脑外伤后的最初几天内开始服用金刚烷胺类药物,可促进脑外伤患者的觉醒和功能恢复速度,并最终改善其注意力、视空间、执行和整体认知功能等。神经行为指南工作组推荐使用多奈哌齐(5~10mg/d)和利伐斯的明(3~6mg/d)在亚急性和慢性恢复期增强中重型脑外伤患者的注意力和记忆力。急性期脑外伤患者的早期认知训练是安全可行的。可参考GMT 训练方案并辅以其他针对性的训练策略进行干预。

(5) 辅助具治疗:脑外伤患者急性期使用康复辅具有利于维持良肢位的摆放,维持和改善关节活动度。如静态踝足矫形器可使小腿三头肌保持拉伸状态以维持关节活动度;腕手矫形器可预防由于肌力不平衡引起的屈指、拇指内收、屈腕等畸形;静态肘腕手矫形器可预防因去皮质强直引起的屈肘、屈腕、屈手指等畸形。辅具应根据治疗目的进行选择,同时宜个性化定制,以避免尺寸不符影响治疗效果,甚至带来不良后果。

3. 急性期常见并发症防治和康复

(1) 肌肉骨骼并发症:预防失用性萎缩最有效的方法是运动,通过运动促使肌肉收缩增加、诱导肌肉内蛋白合成增加、降解减少。运动的方式有主动、抗阻、辅助、被动运动等。神经肌肉电刺激也能诱发肌肉收缩,临床上常用于失用性肌萎缩的治疗,但疗效尚有争议。针对关节挛缩常用的康复治疗方法包括被动牵伸、夹板、系列石膏、肉毒毒素局部注射及外科矫形手术等,物理因子如蜡疗、磁热疗法、超声波及低频电疗等可改善软组织延展性。神经源性异位骨化目前治疗方法主要有口服非甾体抗炎药、二膦酸盐、局部放疗及运动疗法,对于严重限制关节活动度及造成局部卡压的异位骨化,待成熟后可以考虑手术切除。上述治疗方法尚没有关于具体剂量、治疗流程的精确推荐。脑损伤后导致关节活动度下降的原因主要有痉挛状态、关节挛缩、异位骨化等。针对上述原因可分别采用相应的康复治疗来预防和改善,痉挛状态可通过物理因子治疗、口服药物、局部注射及外科手术来改善。

(2) 呼吸系统并发症:肺部感染包括医院获得性肺炎(hospital acquired pneumonia,HAP)和呼吸机相关性肺炎(ventilator-associated pneumonia,VAP),是脑外伤患者最常见的院内感染。HAP/VAP 可导致患者的住院时间和机械通气时间延长、住院费用和死亡率增加。其危险因素主要包括意识障碍、高龄、吸烟、慢性肺部疾病、糖尿病、机械通气、质子泵抑制剂和糖皮质激素使用、低温治疗等。治疗首要原则是留取病原学标本后尽早开始经验性抗生素治疗,治疗 48~72h 后应评定患者的临床症状、体征、影像学改变、感染标志物等。获得明确的病原学结果后,应尽早根据体外药敏试验结果,抗菌药物 PK/PD 特点调整剂量、方式和频率等开展目标治疗以期达到最佳抗菌效果。疗程通常为 7~14 天。如果病情重、多重耐药感染等可适当延长。

针对此类患者应制订个性化的肺部感染防治策略包括口腔护理,气道管理,体位管理,注意手卫生,频繁翻身拍背,机械辅助排痰,对误吸高风险患者给予鼻肠管喂养代替鼻胃管以及加强营养支持等措施。根据患者病情及配合程度,可采用体位引流、胸廓松动训练、呼吸训练、咳嗽训练、运动训练、主动循环呼吸技术、气道廓清技术、物理因子治疗以及呼气正压仪、高频胸壁震荡设备和呼吸排痰训练器等一系列技术和设备帮助患者维持和改善胸廓的活动度,改善呼吸肌肌力和耐力,主动或被动有效清除痰液,保持呼吸道通畅提高通气效率,防止或减轻肺部感染。

(3) 泌尿系统并发症:尿路感染(urinary tract infection,UTI)是最常见的泌尿系的并发症,TBI 后发病率约为 53%。神经源性膀胱、残余尿>100ml 留置导尿或间歇性导尿等都是复杂性尿路感染潜在的诱发因素。清洁间歇导尿,膀胱训练和良好的护理并不能完全预防感染的发生。

尿路感染的治疗包括:①留尿培养和药敏试验后,可先经验性抗菌药物治疗,根据临床反应和尿培养结果随时调整用药。一般推荐治疗 7~14 天。②对留置导尿者应保持管路密闭和尿道口清洁,不建议常规使用膀胱冲洗预防感染。一旦确定感染,应立即更换尿管。③定期监测膀胱功能,如膀胱内压力、残余尿等,条件许可时应尽早拔出导尿管或改行清洁间歇导尿。④膀胱局部应用短波、超短波等物理因子治疗,10 天为 1 个疗程。⑤意识清醒患者配合体位变换训练,膀胱训练和生物反馈训练等均有助于排空膀胱,减少感染风险。

（4）循环系统并发症:在急性期,建议对严重 TBI 患者进行脑灌注压和脑血流监测,为了降低死亡率和改善预后,建议将血压和脑灌注压指标维持在一定范围。继发于 TBI 的高血压,在病因未查明之前,不建议盲目降压。除非收缩压>180mmHg 或平均动脉压>110mmHg。

部分患者出现心脏功能的异常改变或出现原有心脏病变加重,一般包括心律失常、心肌缺血等,称为脑心综合征。严重的心功能异常可直接或间接造成患者死亡。由于当病变好转后,心电图的改变也随之恢复,建议在急性期对 TBI 患者进行动态心电和心肌酶谱监测,并积极治疗原发病,且在治疗过程中需要注意对心脏的保护。

直立性低血压目前尚无特效药物治疗,重点在于预防和管理,包括去除药物等不利因素,适当增加液体和盐的摄入量;姿势变换时应缓慢;可适当运动如床旁踩车、起立床训练等。加强危险因素识别和管理,血压监测和宣教工作,防止跌倒、晕厥等意外事件发生。

深静脉血栓形成(DVT)常发生于下肢,血栓脱落可引起肺栓塞(pulmonary embolism,PE)。早期识别、早期诊断、规范治疗 DVT,可以有效降低静脉血栓栓塞症(VTE)的风险。建议根据临床判断进行综合诊断与风险评定,治疗须同时考虑 VTE 以及出血并发症发生风险。

（5）皮肤并发症:压疮诱发因素包括剧烈和/或长时间受压或压力联合剪切力、全身营养不良、皮肤局部潮湿、陷入昏迷状态、瘫痪状态等。筛查压疮的诱发因素,包括皮肤评定、营养筛查及预防医源性压疮的发生。对于已经发生的压疮,应进行创口的评定,并根据不同时期的处理原则进行治疗。压疮重在预防,主要措施有选择合适的支撑面;进行全身皮肤的评定;预防医疗器械相关性压力性损伤的高危因素;避免潮湿、摩擦及排泄物的刺激;保持皮肤和床面清洁干燥,及时更换;保证能量的摄入;宣讲压疮的危害及预防措施等。按照压疮的分期结果决定处理措施。①1 期压疮:整体减压,局部保护并动态观察效果。②2 期压疮:直径<2cm 的水疱可自行吸收,局部用透明薄膜。直径>2cm 的水疱使用消毒针吸收液体,表面用透明薄膜,观察渗液情况,薄膜 3~7 天更换一次。③3 期、4 期压疮:每次换药时伤口及周围要彻底清创。对于保守治疗无效的 3 期、4 期压疮,应考虑手术修复的必要性。

【恢复期康复治疗】

1. 意识障碍的康复　脑外伤后意识障碍的患者经急性期治疗后,部分病患者可完全恢复意识,但重度损伤者可持续昏迷或成为植物状态,或转为微意识状态。针对意识障碍患者的主要康复措施包括以下内容。

（1）常规治疗:对于外伤性损伤患者应及时实施止血、脱水、抗感染等治疗,必要时行手术清除血肿、去骨瓣减压等处理;脑积水患者应及时行脑脊液分流术;要预防和治疗呼吸道感染、尿路感染、压疮,防止关节挛缩、肌肉痉挛、肢体静脉血栓形成等;保证营养摄入,维持水电解质平衡;对合并有其他器官外伤或原发性高血压、糖尿病、冠心病的患者,须积极采取措施予以控制。

传统的康复治疗包括运动治疗和作业治疗,可有效预防并发症,增加患者与环境的接触,促进意识的恢复。中医治疗包括中药、针灸、按摩等治疗,可协助促醒、改善肢体运动、抑制痉挛等。康复护理是维持患者生存的关键,对患者的皮肤、呼吸道、营养及大、小便等采取全面管理,并提供感觉刺激,达到促进恢复的目的。

（2）药物治疗:现临床常用药物主要依据 2 个神经递质轴,即氨基酸轴(谷氨酸和 γ-氨基丁酸)和单胺轴(多巴胺/肾上腺素和 5-羟色胺)。金刚烷胺也是目前药物治疗选择中唯一有循证医学证据支持的。多个临床观察发现唑吡坦对意识障碍有促醒效果,部分患者服药后意识确实有显著改善,但扩大样本的研究在群体水平上未发现唑吡坦的显著疗效。其他药物可能对改善意识及缓解全身症状有益,可根据患者病情选用。

（3）其他治疗

1）环境刺激法:尽管缺乏有效的报告,但环境刺激法仍然广泛应用于临床中。具体方法是让患者有计划地接受自然环境刺激,如阳光、空气、温度等,有助于促通皮质与皮质下的联系。

2）操作刺激法：是一种条件反射法，也是行为治疗的一种方法，即对患者的某一行为作出反应，使患者从中吸取教训，调节其行为。

3）感觉刺激法：可让患者接受声、光、言语、音乐、面孔等刺激，改变其大脑皮质的抑制状态，达到自身调节而加快意识恢复的目的。

4）神经刺激：主要包括以下几种。①经颅直流电刺激：利用恒定、低强度直流电调节大脑皮质神经元活动的非侵入性技术，操作简单、副作用小，在意识恢复中也有广泛的应用。②重复经颅磁刺激：调节神经兴奋性，激活处于休眠状态的神经元网络和脑干上行网状激活系统，和脑电图相结合，是一种既可以检测意识水平又可以进行神经调控的有效手段。③正中神经刺激：右侧正中神经可作为一个通向中枢神经系统的外周入口。需要强调的是刺激必须从早期开始，慢性意识障碍患者可能需要数月甚至数年的治疗。

5）手术治疗：针对意识促醒领域也开展了许多手术治疗研究和尝试，其中以脑深部电刺激（deep brain stimulation，DBS）和脊髓电刺激（spinal cord stimulation，SCS）为代表的神经调控技术最为引人注目。多数研究显示，神经调控手术对患者意识及行为具有一定的改善作用，极有潜力成为一种治疗意识障碍的重要手段。

6）高压氧治疗：高压氧使大脑内毛细血管的血氧增加，可改善缺血半暗区的缺氧状态，促进侧支循环的生成，使神经细胞功能得以恢复。高压氧治疗开始要早，疗程也可能较长，同时要注意高压氧的禁忌证和副作用。

2. 精神心理障碍的康复　脑外伤后精神心理障碍的康复治疗以控制症状为主，药物选择要恰当，并结合心理和认知行为治疗。急性期出现谵妄的患者可给予肌内注射氟哌啶醇或口服非典型抗精神病药物，一般控制良好；慢性期精神病症状如对患者的康复治疗和日常生活造成影响，可给予非典型抗精神病药物治疗；急性激越患者需要医务人员及陪护人员严密的观察，减少刺激性诱因；持续激越或有进行性攻击行为的患者，需要更积极主动的治疗方法，包括药物、行为矫正技术等；对慢性激越患者多采用传统的行为治疗技术，以减少不合作行为。创伤后抑郁通常需要持久的综合治疗，包括药物治疗和心理治疗等。临床上常用三环类抗抑郁药和选择性5-羟色胺再摄取抑制剂。脑外伤后焦虑障碍首选认知行为治疗，对严重焦虑的患者，可选用选择性5-羟色胺再摄取抑制剂减轻症状。躁狂发作的患者可考虑给予丙戊酸钠或锂制剂治疗。

这类患者需要医务及陪护人员严密观察，减少刺激性诱因。持续激越或有攻击行为、失控行为的患者，需要更积极主动的非药物干预。大量的非药物干预措施已经被用于这类患者的康复中，其中包括基于操作性学习理论而具体定制的应变管理程序，积极行为干预侧重于通过个人和环境改变以主动预防和纠正不良行为，此外还包括认知行为治疗、音乐疗法，以及全面的神经损伤康复计划等措施。针对这类患者的家庭和陪护成员进行适当的行为和情感管理教育十分重要。

3. 认知障碍的康复　脑外伤相关的认知问题在所有损伤为严重程度水平的患者中都极为常见，并直接影响个体的残疾程度。它们也是患者重返工作岗位和独立生活的有力预测指标。认知问题表现在多个方面，通常影响患者的注意力、记忆力、反应时间、工作记忆和执行能力等。脑外伤病理生理学的局灶性和弥漫性损伤表现有助于解释为什么认知过程会如此普遍地受到损害。例如，累及额叶的局灶性损伤通常受脑挫伤的影响，可能导致通常依赖于前额叶皮质功能完整的执行能力受损。几乎所有的认知能力都依赖于相互关联的神经网络，而这些神经网络会被弥漫性轴索损伤所破坏，从而导致功能分离和低效。脑外伤相关认知障碍的广谱性，部分也是由于认知的相互关联性。

认知训练是针对脑外伤患者的认知障碍的一种有效康复治疗方法，对提高患者的定向力和视觉空间分辨力、掌握特定的技巧与技术、发挥代偿记忆、加强分析处理问题能力、促进功能活动等有明显的作用。目前开展的认知训练的方法主要有作业疗法、内隐记忆康复、无错性学习、认知行为训练、电脑辅助和虚拟认知康复、通过互联网进行远程控制的认知康复以及电磁刺激等。康复训练之前，应根据患者认知康复评定的结果，先对认知功能障碍进行分析和分类，然后再有针对性地制订康复计划。在康复训练过程中，还要根据患者认知缺陷的进展情况，按照循序渐进的原则，不断地调整训练难度和内容，反复重复，逐渐巩固训练成果，才能获得满意的康复效果。认知训练与心理治疗在一定程度上互相补充，也有互相重叠,两者可以相辅相成,以期取得最佳的康复效果。

药物治疗对脑外伤后认知障碍的康复也具有重要意义。目前主要用于改善脑外伤后认知障碍药物有作用于多巴胺能系统的药物(如溴隐亭、左旋多巴等),作用于儿茶酚胺能系统的药物(如盐酸金刚烷胺和盐酸美金刚等),作用于胆碱能系统的药物(如多奈哌齐、利凡斯的明、加兰他敏等),脑代谢激活剂(如胞磷胆碱等)。治疗过程中还应尽量避免使用对认知功能恢复有负性作用的药物,如部分抗癫痫药(如苯妥英钠、苯巴比妥等)、抗精神病药(如氟哌啶醇等)、镇静安眠药(如地西泮、氯硝西泮等)等,如必须使用的情况下,尽量选择负性作用较小的药物。

4. 言语和交流障碍的康复 由于很多脑外伤患者存在认知交流障碍,如对自身语言障碍不能确认(角色及地位定向障碍)、注意力不集中、逃避交流及治疗、交流信息量不够、对自身需求或目的表达不切题等,因此认知训练与语言训练同时兼顾十分重要。同时,可以试着对患者治疗时的会话进行录音,结合听者的反馈,对其说话的内容进行分析、指导,让患者逐渐形成逻辑性的会话方式。脑外伤患者还可以通过模仿其他人的说话而提高自身的交流能力。此外研究发现,将语言损伤程度相似的患者聚集在一起,进行某些交流主题的会话练习可能会使患者更容易接受,可取得理想的效果。而应用一些特定的技巧如手势、书写等方法,也有助于提高这些患者的语言交流能力。

5. 吞咽功能障碍的康复 脑外伤患者的口腔期吞咽障碍较卒中患者更为明显,因此,除咽期的训练以外,需要更多的进行口腔期的训练。此外,患者的认知障碍对吞咽功能的影响较大,最明显的例子是当患者注意力不集中的时候,很容易发生误吸。所以强化一些与进食有关的认知方面的训练可能会有助于患者吞咽障碍的恢复。具体治疗方法详见相关章节。

6. 运动功能障碍的康复 单纯锥体束损伤造成的偏瘫康复治疗与卒中后偏瘫康复治疗类似,急性期应注意良肢位摆放和关键被动活动,预防肩关节半脱位、肩手综合征、下肢静脉血栓等并发症;恢复期以诱发主动运动、控制肌张力、增强肌力训练为主。针对中枢性瘫痪造成的广泛性痉挛,临床上可使用盐酸替扎尼定进行治疗,而巴氯芬或乙哌立松也可选择应用;针对局部痉挛或痉挛性疼痛可选择肉毒毒素注射。双侧偏瘫的康复治疗较为困难,而且往往平衡问题突出,严重者可影响呼吸肌,所以需要强调平衡功能训练和呼吸训练。

脑外伤后锥体外系损伤较为多见,除适当的运动疗法或其他放松性训练用以降低肌张力外,目前仍以药物对症治疗为主。症状以肌张力增高为主时,可选用多巴丝肼等药物治疗;而肌张力多变时则不适合药物治疗。针对药物治疗效果不佳的某些顽固性锥体外系症状,也有外科手术治疗的报道,如丘脑切开术、齿状核定向切开术、小脑齿状核损毁术、小脑前庭电刺激等。但是以上药物或手术治疗尚缺乏循证医学证据。

脑外伤后平衡障碍康复治疗前需要分析造成平衡障碍的因素,针对这些因素进行单独治疗和整合治疗。例如,通过下肢负重训练提高身体支撑能力,纠正异常协同运动模式;进行正常姿势的控制训练,躯干与肢体协调功能的训练,前庭-视觉、躯体感觉功能训练等,以提高信息综合加工及反馈能力,必要时可应用辅助器具。

7. 恢复期常见并发症的康复 脑外伤的特殊并发症包括脑脊液漏、外伤性颈动脉闭塞、脑神经损伤、外伤性癫痫、颅内感染、脑积水、低颅压性头痛、颅骨缺损、脑外伤后综合征、垂体功能异常等,下面介绍几种康复过程中常见的并发症。

(1) 外伤性癫痫:外伤性癫痫发作通常分为3种类型,即急性癫痫发作(发病24h以内)、早期癫痫发作(24h~1周)和晚期癫痫发作(1周以后)。以部分性发作和全身性强直阵挛发作为主。硬膜下血肿、脑挫裂伤、严重的损伤(包括意识丧失或伤后记忆丧失>24h)、受伤时年龄超过65岁都是外伤性癫痫发作的独立危险因素。抗癫痫药物曾被用于预防外伤性癫痫的发生,但许多研究证实这些药物可能抑制早期癫痫的发作,但是并没有显示它们能降低晚期癫痫的发生率。对于明确的外伤性癫痫应合理使用抗癫痫药物治疗,抗癫痫药物以卡马西平、丙戊酸钠为宜。针对难治性癫痫,药物治疗无效时,可考虑手术治疗。

(2) 外伤性脑积水:创伤后脑积水有急、慢性之分,伤后2周之内发生者为急性脑积水,伤后3周~1年内发生者为慢性脑积水。急性脑积水表现为脑外伤后患者持续昏迷或意识一度好转又转差,骨窗外膨、张力增高,患者出现头痛、喷射性呕吐、视物模糊等症状。慢性脑积水表现为三联征,即认知障碍、步行困难及括约肌功能障碍,这些症状起病隐袭,并呈渐进性加重。急性脑积水应及时进行干预,部分轻症患者可无须任何治疗。对于脑室出血患者,应采用一系列措施,如脑脊液充分引流、血肿腔及脑室尿激酶液化冲洗、腰椎穿刺或置管恒压引流等治疗,如以上措施效果不好,可考虑行脑室-腹腔分流术治疗。对于明显影响患者功能和预后的慢性脑积水,应积极进行分流手术,一般预后较好。脑室-腹腔分流术具有简单、安全、术后缓解率高等优点,目前应用较广,但有感染和再梗阻的可能。

（3）颅骨缺损:脑外伤后颅骨缺损较为常见,大多是由治疗需要所造成的,如摘除粉碎性骨折的骨片或去骨瓣减压手术。小的颅骨缺损(直径<3cm)很少出现症状,可以不必修补。而面积较大者则可能由于颅内压不能维持正常的平衡和稳定,患者易出现头晕、头痛、局部触痛以及心理障碍等症状,长时间也容易使侧脑室向缺损区扩张变形,导致局部脑萎缩,而且也影响美观。因此,直径3cm以上的缺损一般在伤后3~6个月行颅骨修补术,感染伤口需在愈合1年以上修补。儿童不宜在5岁前修补,一般须等到10岁以后再进行修补。常用的修补材料有钛板、医用有机玻璃、仿生人造颅骨等。

（4）脑外伤后综合征:脑外伤后综合征是脑外伤患者在进入恢复期以后,长期存在的一组自主神经功能失调或精神性症状,包括头痛、神经过敏、易怒、注意力集中障碍、记忆力障碍、头晕、失眠、疲劳等症状。而患者的神经系统检查并无异常,神经放射学检查亦无阳性发现。如果这一组症状在脑外伤后3个月以上仍持续存在而无好转时,则可诊断为脑外伤后综合征。通常这类患者多为轻度或中度闭合性脑外伤,没有严重的神经系统损伤。对于没有发现任何器质性原因的脑外伤后综合征,治疗较为困难。有时症状可以是自限的,可以在更换环境或工作、得到安慰等情况下缓解。可适当地给予药物治疗头痛、头晕、焦虑、抑郁等症状,同时可助患者改善睡眠,使其生活规律,调节自主神经功能,并适当参加工作和体育锻炼。

（5）垂体功能障碍:中重型脑外伤患者常合并有脑干、下丘脑和垂体损伤,创伤后垂体功能减退是一种常见的,但却极易被漏诊的并发症。垂体前叶激素减退最常见的是生长激素和性激素的缺乏,但急性期糖皮质激素缺乏是致命的。垂体后叶功能障碍(尿崩症、抗利尿激素异常分泌综合征)持续时间通常小于1个月,应密切监测患者血钠水平和出入量。内分泌评定和管理往往需要多学科联合。对于存在创伤后前垂体功能减退(PTHP)危险因素的患者,应迅速诊断和治疗急性糖皮质激素缺乏,同时应在急性期后对垂体功能进行更全面的评定。建议存在PTHP危险因素的TBI患者在伤后3~6个月检测肾上腺轴、甲状腺轴、性腺轴相关激素。如发现缺乏,可考虑替代治疗。

（6）异位骨化:异位骨化是脑外伤常见的并发症,发病机制尚未完全清楚。脑外伤后症状性异位骨化最常见的部位为髋关节,约占2/3;其次是肘关节,接着是膝关节和肩关节,腕、踝、手、足等小关节几乎不受累。部分异位骨化患者无临床症状,仅在常规复诊时通过影像学发现异位骨。非甾体抗炎药可用于一级和二级预防,因脑外伤后异位骨化部位不能预测,放射治疗不适用于一级预防,但却是很好的二级预防手段。目前唯一有效的治疗方法是手术,手术可以显著改善患者关节活动度、缓解疼痛、改善护理困难及压疮。

【职业和家庭康复】

1. **职业康复**　对于脑功能损害较轻的患者,康复后能基本恢复伤前的状态,他们参加或重返工作岗位没有太大困难,因此此类患者的职业目标是重返工作岗位或伤前的理想职业。职业康复的主要任务就是帮助其过渡和逐渐适应未来的职业生活。而对于脑功能损害较重的患者,由于认知问题以及体能的限制,他们的职业选择会受到较大影响。职业康复人员要根据患者的就业意愿,与患者一起选择与现存能力相适合的就业目标,即对认知能力或体能要求不是特别高的职业或岗位,通过一些职业康复手段,促进其实现就业目标。

2. **家庭康复**　由于脑外伤患者多涉及长期康复的问题,因此家庭康复护理尤为重要。家庭护理人员对患者除进行一般的基础护理外,要学会一些基本的康复手段,以达到预防继发性残疾、减轻残疾程度的目的,从而使患者得到最大限度的康复,尽可能提高生活自理能力。

对于脑外伤患者,生活自理能力的提高至关重要。在日常生活中,移动是完成各种动作的基础,所以充分利用残存功能以获得移动的能力是使患者自立的第一步,移动包括床上移动(翻身、坐起)、轮椅移动及转移等。除移动障碍的康复外,还包括进食、修饰、穿脱衣、如厕等训练,同时要教会患者完成适当的家务劳动。对于有认知障碍的患者,在 ADL 训练中要有充足的耐心,同时应叮嘱家属减少不必要的帮助,应鼓励患者尽可能自己完成日常生活活动。

脑外伤后遗症患者,下肢功能障碍可以适量使用矫形器和电刺激等辅助用具,上肢辅助用具帮助改善日常生活能力,电子设备(如智能手机、智能平板)及其应用程序有益于这类患者的认知改善,提高生活质量。

【功能预后】

脑外伤的预后与很多因素相关,如年龄,病因,病情的严重程度,损伤的部位、性质和范围,其他器官组织的损伤情况,并发症,伤后是否救治及时得当,残疾情况,精神心理状况等。年龄被认为是独立的预后影响因素之一,研究表明,随着年龄的增长,结局不良的比例上升,良好结局的比例下降。环境因素包括家庭支持、环境设施、就业环境、周围人的态度以及政府所制定的相关政策等,这些因素会影响患者的活动能力及活动范围、情绪心理变化、婚姻状况、社会交往能力,以及上学或就业情况等。

由于脑外伤者存在较大的个体差异,使得临床医师在治疗时面临许多挑战,因为除运动问题之外,患者通常还会有认知和行为方面的问题,这增加了对患者整体管理的复杂性。脑外伤患者还可能存在感觉障碍,自主神经功能障碍,失用/误用/过用综合征,各种并发症和继发损害,其他组织器官的损伤,既往的疾病,以及家庭、职业、保险、法律等相关问题,因此脑外伤的康复治疗是一个长期的、多学科合作的过程,要有整体的理念,也需要患者、家属、陪护的积极参与,而且要持之以恒。仿照卒中单元的模式,积极推动脑外伤单元,尽早给脑外伤患者提供全面的、科学的医疗服务,对减轻残疾、改善预后、提高生活质量有重要的意义。

（张　皓）

第三节　脊　髓　损　伤

脊髓损伤是由各种原因引起的脊髓结构和功能的损害,会造成损伤平面以下运动、感觉和自主神经功能障碍。

【标准】

1. **脊髓损伤神经学分类国际标准**（International Standards for Neurological Classification of Spinal Cord Injury，ISNCSCI）

（1）用于描述脊髓损伤后神经功能障碍的首个分类系统为 Frankel 分级。1969 年 Frankel 等人根据其在英国 Stoke Mandeville 医院进行的为期 10 年的研究,发表了首个急性脊髓损伤分级系统。

（2）1984 年美国脊柱损伤协会(American Spinal Injury Association,ASIA)在芝加哥召开会议期间,以 Frankel 分级为基础组织专家定义了脊髓损伤神经学分类国际标准,随后于 1989 年进行了首次修订。

（3）1992 年 ASIA 与国际脊髓学会(International Spinal Cord Society,ISCoS)的前身,国际截瘫医学会(International Medical Society of Paraplegia,IMSoP)共同对 ASIA 脊髓损伤神经学分类标准进行了再次修订。1996 年正式将该标准命名为 ISNCSCI。

（4）经过过去数十年的持续修订,ISNCSCI 不断改进和优化,目前的最新版本为 2019 年修订的第 9 版。

2. **脊髓损伤后残存自主神经功能国际标准**（International Standards to Document Remaining Autonomic Function after Spinal Cord Injury，ISAFSCI）

（1）该标准于 2009 年首次公开发布,以此提高临床和科研工作人员对脊髓损伤患者自主神经功能评定的重视。

（2）2012 年经过首次修订后确定了 ISAFSCI 这一正式名称,并建议将其作为 ISNCSCI 的附加评定项目,用于脊髓损伤患者不同时期的管理和随访。

3. **脊髓独立性评定（Spinal Cord Independence Measure，SCIM）**

（1）由以色列 Loewenstein 康复医院的临床研究人员开发,用于评定脊髓损伤患者日常功能的进展情况。第 1 版 SCIM（SCIM Ⅰ）发布于 1997 年。

（2）随后在 2001 年进行修订的第 2 版（SCIM Ⅱ）曾以两位主要开发人员的名字命名,因此也称为 Catz-Itzkovich SCIM。

（3）2007 年,研究人员再次对 SCIM 进行修订形成第 3 版（SCIM Ⅲ）。

【病因及特点】

1. 病因

（1）脊髓损伤根据损伤原因可以分为创伤性和非创伤性脊髓损伤。

（2）创伤性脊髓损伤最常见的原因为机动车交通事故,其后依次为跌倒、体育休闲运动和暴力相关损伤。

（3）非创伤性脊髓损伤的病因多样,包括脊柱退变、肿瘤、血管病变、感染、炎症、代谢/营养因素、中毒/环境因素、发育/遗传因素等。

2. 创伤性脊髓损伤特点

（1）发病年龄较年轻,发病率最高的人群为 18~25 岁的年轻人。但近年来患者受损伤时的平均年龄在逐步上升,自 2010 年以来报告的平均年龄为 42.6 岁。造成这一趋势的可能因素包括年龄特异性发病率的改变、人群整体的老龄化、老年患者生存率的提高或转诊模式的改变等。

（2）患者性别比例为男性 80%,女性 20%。

（3）神经平面可为四肢瘫或截瘫;损伤可为完全性或不完全性;神经系统检查和分类以 ISNCSCI 为依据。

（4）损伤时年龄越小的患者合并症越少。

（5）损伤后可存在多种并发症,累及所有器官系统。

3. 非创伤性脊髓损伤特点

（1）患者发病年龄取决于具体病因,但整体年龄偏大。

（2）女性患者比例更高。

（3）截瘫更常见,不完全性损伤更常见,尽管以 ISNCSCI 为基础的体格检查可以用于部分非创伤性脊髓病变,但对于另一些情况则并不适用,如多发性硬化（横贯性脊髓炎例外）或肌萎缩侧索硬化。

（4）年龄相关的合并症发生率更高,可能对疾病管理和预后产生影响。

（5）有许多与创伤性脊髓损伤相同的并发症,但现有报道显示自主神经反射异常、直立性低血压、静脉血栓栓塞性疾病和肺炎患病率相对较低。

【发病机制及病理生理】

1. 创伤性脊髓损伤的发病机制包括在创伤时出现的原发性损伤,以及在随后的病理生理过程中造成的继发性损伤。

（1）原发性损伤是指机械性外力对脊髓组织造成的初始破坏和损伤,是由屈曲、伸展、轴向负荷、旋转和/或分离等力矩对脊柱和脊髓造成的主要机械性损伤。脊髓的物理损伤会导致神经组织的撕裂、挫伤、压缩、剪切和牵拉,可能造成创伤性的轴突横断。

（2）继发性损伤的发生与多种病理生理过程有关,包括血管灌注异常、水肿、自由基生成、脂质过氧化、局部离子浓度改变和钙离子内流引起的兴奋毒性、炎症和细胞死亡等。这些过程相互关联,并形成反馈环路,加速了脊髓损伤的进程。

（3）脊髓损伤后的病理生理过程在时间上可分为连续的阶段:损伤即刻（损伤后的最初几分钟到几小时）;急性期（损伤后 2 天以内）;继发性损伤或亚急性期（损伤后数天至数周）;慢性期（损伤后的几个月到几年）。后一阶段可进一步分为长达 6 个月的中间期和之后的晚期/慢性期。

2. 非创伤性脊髓损伤的发病机制及病理生理过程与具体造成脊髓损伤的病因有关。

【康复评定】

基于国际标准的脊髓损伤康复评定,应包括感觉及运动功能、自主神经功能、日常生活活动能力等的评定。所采用的评定工具分别为脊髓损伤神经学分类国际标准（ISNCSCI）、脊髓损伤后残存自主神经功能国际标准(ISAFSCI)和脊髓独立性评定(SCIM)。

1. 脊髓损伤神经学分类国际标准（ISNCSCI）

（1）通过脊髓损伤神经学分类国际标准(ISNCSCI)中的标准化的神经系统体格检查,可以获得感觉平面、运动平面和 ASIA 损伤分级(ASIA impairment scale,AIS),以及用于描述脊髓损伤的严重程度。

（2）感觉检查:包括必查项目和选查项目,必查项目是基于国际标准进行分类所必需的项目。

1）必查项目:通过对身体两侧每侧 28 个皮节(从 C_2 至 S_{4-5})的关键点进行检查,完成感觉检查的必查部分,通过骨性解剖标志可较易定位这些关键点。每个皮节的关键点见表 2-9-13。

表 2-9-13 感觉关键点(身体两侧进行检查)

平面	感觉关键点
C_2	枕骨隆突外侧 1cm(或耳后 3cm)
C_3	锁骨上窝(锁骨后方)与锁骨中线交点
C_4	肩锁关节
C_5	肘窝外侧(桡侧)(肘横纹外侧近端)
C_6	拇指近节指骨背侧
C_7	中指近节指骨背侧
C_8	小指近节指骨背侧
T_1	肘窝内侧(尺侧),肱骨内上髁近端
T_2	腋窝顶点
T_3	锁骨中线第 3 肋间隙,通过触诊定位第 3 前肋及其下方相应的第 3 肋间隙
T_4	锁骨中线第 4 肋间隙(乳头水平)
T_5	锁骨中线第 5 肋间隙(T_4 和 T_6 的中点)
T_6	锁骨中线第 6 肋间隙(剑突水平)
T_7	锁骨中线第 7 肋间隙(T_6 和 T_8 的中点)
T_8	锁骨中线第 8 肋间隙(T_6 和 T_{10} 的中点)
T_9	锁骨中线第 9 肋间隙(T_8 和 T_{10} 的中点)
T_{10}	锁骨中线第 10 肋间隙(脐)
T_{11}	锁骨中线第 11 肋间隙(T_{10} 和 T_{12} 的中点)
T_{12}	锁骨中线腹股沟韧带中点
L_1	T_{12} 和 L_2 感觉关键点之间的中点
L_2	大腿前内侧,腹股沟韧带中点(T_{12})与股骨内侧髁连线的中点
L_3	膝关节上方股骨内侧髁
L_4	内踝
L_5	足背第 3 跖趾关节
S_1	足跟(跟骨)外侧
S_2	腘窝中点
S_3	坐骨结节或臀下皱襞
S_{4-5}	肛周区域,皮肤黏膜交界处外 1cm 以内(记为 1 个平面)

2）在每个关键点检查2种感觉类型：轻触觉和针刺觉（锐/钝辨别觉）。在患者闭眼或视线被阻挡的情况下，使用逐渐变细的棉签丝在其皮肤表面划过不超过1cm（与感觉输入一致），进行轻触觉检查。使用打开的一次性安全别针进行针刺觉（锐/钝辨别觉）检查，尖端检查锐痛觉，钝端检查钝感觉。使用3分法对每个关键点的轻触觉和针刺觉分别进行评分（以患者脸颊的感觉作为正常参照进行对比），记录为：①0＝丧失；②1＝改变（受损或部分感知，包括感觉过敏）；③2＝正常或未受损（与脸颊相同）；④NT＝无法检查。

3）肛门深压觉（deep anal pressure，DAP）：通过将检查者的示指插入患者的肛门，对直肠壁施加轻柔的压力，检查肛门深压觉。或者使用拇指在插入的示指上轻轻挤压肛门，以施加压力。始终将感知的压力分级为存在或消失。该项检查中患者在肛门区域感觉到的任何可重现的压觉，均表明为感觉不完全性损伤。对$S_{4\sim5}$存在轻触觉或针刺觉的患者，不一定需要评估肛门深压觉。

4）选查项目：①关节运动觉和位置觉。可以检查的关节包括拇指指间关节、小指近端指间关节、腕关节及踇趾趾间关节、踝关节和膝关节等；②深压觉/深部疼痛觉。通过紧压腕关节、手指、踝关节或足趾等不同部位皮肤3~5s进行检查。

（3）运动检查：也包括必查项目和选查项目。

1）必查项目：检查$C_5\sim T_1$及$L_2\sim S_1$肌节对应的10对关键肌肌力（表2-9-14）。

表2-9-14　关键肌

平面	肌群	平面	肌群
C_5	肘屈肌（肱二头肌、肱肌）	L_2	髋屈肌（髂腰肌）
C_6	腕伸肌（桡侧腕长伸肌、桡侧腕短伸肌）	L_3	膝伸肌（股四头肌）
C_7	肘伸肌（肱三头肌）	L_4	踝背屈肌（胫前肌）
C_8	中指指屈肌（指深屈肌）	L_5	踇趾伸肌（踇长伸肌）
T_1	小指外展肌（小指展肌）	S_1	踝跖屈肌（腓肠肌、比目鱼肌）

2）每块肌肉的肌力使用6分法进行分级（0~5级）。0级：完全瘫痪；1级：可触及或可见肌肉收缩；2级：无重力情况下，可进行全关节活动范围主动运动；3级：对抗重力情况下，可进行全关节活动范围主动运动；4级：肌肉处于特定体位，可对抗重力和适度阻力进行全关节活动范围主动运动；5级（正常）：肌肉处于特定体位，可对抗重力及如正常人的充分阻力进行全关节活动范围主动运动；5^*级（正常）：不存在明显的抑制因素（如疼痛、失用）时，对抗重力和被认为是正常的充分阻力的情况下，可进行全关节活动范围主动运动；NT：无法检查（即由于制动、严重疼痛患者不能进行分级、肢体截肢或挛缩超过关节活动范围的50%）。

3）ISNCSCI中的肌力检查与传统的徒手肌力评定（MMT）存在着不同之处：①用于脊髓损伤分类的所有徒手肌力检查均在仰卧位进行；②在对肌力分级为0~5级时，不推荐使用"＋"和"－"；③在不能进行检查时（如由于肢体制动），使用"NT"（无法检查）；④尽管徒手肌力检查时存在肌肉无力，但检查者认为肌肉为正常神经支配，无力是由于非神经源性原因所致时，如失用或疼痛，使用"5^*"。

4）随意肛门收缩（voluntary anal contraction，VAC）：检查肛门外括约肌是否存在可重复的环绕检查者手指的随意收缩，评级为存在或消失。建议给予患者的指令为"紧紧夹住我的手指，如同排便时憋住一样"。如果存在随意肛门收缩，那么患者为运动不完全性损伤。应该注意区分随意肛门收缩和反射性肛门收缩。

5）选查项目：出于脊髓损伤评定的目的，可评定其他非关键肌，如膈肌、三角肌、指伸肌、髋内收肌和腘绳肌等。尽管这些肌肉的功能不用于判定运动平面和评分，也不用于区别AIS C级与AIS D级；但是目前的国际标准允许使用非关键肌判定运动不完全性损伤，即区别AIS B级与AIS C级。表2-9-15中列出了建议检查的非关键肌功能。

表 2-9-15　可用于指定运动平面以区别 AIS B 级和 AIS C 级的非关键肌功能(选查)

动作	神经根平面
肩关节:前屈,后伸,外展,内收,内旋,外旋 肘关节:旋后	C_5
肘关节:旋前 腕关节:掌屈	C_6
手指:近端指间关节屈曲,伸展 拇指:屈曲,伸展,拇指平面外展	C_7
手指:掌指关节屈曲 拇指:对掌,垂直手掌平面内收、外展	C_8
手指:示指外展	T_1
髋关节:内收	L_2
髋关节:外旋	L_3
髋关节:伸展,外展,内旋 膝关节:屈曲 踝关节:内翻,外翻 足趾:跖趾关节、趾间关节伸展	L_4
蹬趾和足趾:远、近端趾间关节屈曲,外展	L_5
蹬趾:内收	S_1

(4) 神经学分类:使用下述顺序确定脊髓损伤患者的 ASIA 损伤分级(AIS)分级(表 2-9-16)。

1) 确定身体两侧的感觉平面(即针刺觉和轻触觉均未受损的最远端皮节)。

2) 确定身体两侧的运动平面[即肌力至少为 3 级,并且其近端关键肌功能均为正常(5 级)的最远端关键肌]。在没有肌节用于检查的部位,如果感觉平面以上可检查的关键肌功能也正常,运动平面可以假定为与感觉平面一致。

3) 确定神经损伤平面[即感觉正常和存在抗重力运动功能(3 级或 3 级以上),并且其近端的感觉和运动功能均正常(未受损)的最远端脊髓节段。神经损伤平面是在步骤 1 和步骤 2 中确定的所有感觉和运动平面中最为近端的平面]。

4) 确定损伤为完全性损伤或不完全性损伤(即骶残留存在与否),如果随意肛门收缩="无",且全部 $S_{4\sim5}$ 感觉评分=0,肛门深压觉="无",损伤为完全性损伤;否则,损伤为不完全性损伤。

5) 确定 ASIA 损伤分级(AIS)(表 2-9-16)。

表 2-9-16　ASIA 损伤分级

分级	类别	定义
A	完全性	$S_{4\sim5}$ 节段无感觉和运动功能保留
B	感觉不完全性	在神经损伤平面以下,包括 $S_{4\sim5}$ 节段保留感觉功能,但无运动功能;并且身体两侧运动平面以下距离超过 3 个节段无运动功能保留
C	运动不完全性	在神经损伤平面以下保留运动功能,并且神经损伤平面以下超过一半关键肌的肌力<3 级(0~2 级)
D	运动不完全性	在神经损伤平面以下保留运动功能,并且神经损伤平面以下至少一半(一半或以上)关键肌的肌力≥3 级
E	正常	感觉和运动功能均正常,并且患者之前存在神经功能缺陷

A. 是否为完全性损伤? 如果"是",为 AIS A 级。

B. 是否为运动完全性损伤? 如果是,为 AIS B 级;如果否,为 AIS C 级或 AIS D 级(否="随意肛门收缩或如果患者为感觉不完全性损伤,身体某侧运动平面以下距离超过 3 个节段保留运动功能")。

C. 是否神经损伤平面以下至少 1/2(1/2 或 1/2 以上)的关键肌肌力为 3 级或 3 级以上? 如果否,为

AIS C 级;如果是,为 AIS D 级。

  D. 注意:评定损伤平面以下运动残留的范围,用于区分 AIS B 级和 AIS C 级时,应使用身体每侧的运动平面;而区分 AIS C 级和 AIS D 级(根据肌力大于或等于 3 级的关键肌所占的比例)时,使用神经损伤平面。

  E. 如果所有节段的感觉和运动功能均正常,为 AIS E 级。

  2. **脊髓损伤后残存自主神经功能国际标准(ISAFSCI)**　脊髓损伤后残存自主神经功能国际标准(ISAFSCI)用于记录脊髓损伤患者的心率、血压、排汗、体温调节、呼吸、膀胱、肠道及性功能等的情况。

  (1) 一般自主神经功能(表 2-9-17)

表 2-9-17　一般自主神经功能

器官/系统	结果	异常情况	检查标记
心脏的自主神经调控	正常		
	异常	心动过缓 心动过速 其他心律失常	
	不详		
	不能评定		
血压的自主神经调控	正常		
	异常	安静状态下收缩压<90mmHg 直立性低血压 自主神经反射异常	
	不详		
	不能评定		
排汗的自主神经调控	正常		
	异常	损伤平面以上出汗增多 损伤平面以下出汗增多 损伤平面以下出汗减少	
	不详		
	不能评定		
体温调节	正常		
	异常	体温升高 体温降低	
	不详		
	不能评定		
支气管-肺系统自主神经和躯体神经调控	正常		
	异常	不能自主呼吸,完全需要呼吸机支持 自主呼吸受损,部分需要呼吸机支持 自主呼吸受损,不需要呼吸机支持	
	不详		
	不能评定		

  (2) 下尿路、肠道和性功能(表 2-9-18)

  3. **脊髓独立性评定(SCIM)**　脊髓独立性评定(SCIM)包含自我照护、呼吸和括约肌管理、移动 3 个领域内的 19 个日常生活相关项目。理想情况下,应该通过观察法对 SCIM 进行评分。最好由相关领域具有评定和治疗经验的团队成员对各个子量表进行评分。但也可以通过单个团队成员或访谈的形式对 SCIM 进行评分。量表满分为 100 分,分数越高代表独立性越好,对辅助的依赖程度越低。具体评定项目见表 2-9-19。

表 2-9-18　下尿路、肠道和性功能

器官/系统		评分	器官/系统		评分
下尿路	需要排空膀胱的感知		性功能	性唤起　　心理性	
	防止漏尿(尿失禁)的能力			(勃起或润滑)　反射性	
	膀胱排空方式(详细说明)			性欲高潮	
肠道	需要排便的感知			射精(限于男性)	
	防止漏便(大便失禁)的能力			月经来潮的知觉(限于女性)	
	自主括约肌收缩				

注:下尿路、肠道和性功能部分的评分标准为 2=正常功能;1=神经功能减低或改变;0=完全失去控制;NT=由于先前存在的或伴发的问题不能评估。

表 2-9-19　脊髓独立性评定(SCIM)

分类	评定项目	分类	评定项目
自我照护	1. 进食	移动	9.床上移动和预防压疮活动
	2A. 沐浴:上半身		10. 床-椅转移
	2B. 沐浴:下半身		11. 轮椅-厕所-浴盆转移
	3A. 穿脱衣服:上半身		12. 室内移动
	3B. 穿脱衣服:下半身		13. 中等距离移动(10~100m)
	4. 修饰		14. 室外移动(超过 100m)
呼吸和括约肌管理	5. 呼吸		15. 上下楼梯
	6. 括约肌管理:膀胱		16. 轮椅-汽车间转移
	7. 括约肌管理:肠道		17. 地面-轮椅间转移
	8. 使用厕所		

【康复治疗】

1. 治疗原则

(1) 急性期(损伤后 2 周以内):脊髓损伤急性期康复治疗干预的重点是预防继发性并发症、维持四肢关节活动度、维持适当的体位摆放、被动和主动辅助下运动,以及针对呼吸管理和气道清理进行治疗干预等。在无禁忌证的情况下,开始向直立体位和早期离床活动过渡。

(2) 康复期(损伤后 2 周以上):脊髓损伤康复期除上述训练外,治疗的重点是改善运动能力和日常生活活动能力(ADL)。活动包括床上训练和垫上训练、转移训练、减压技术训练、轮椅训练,以及必要的步态训练等。在这些方面的训练通常伴随着增强力量、灵活性和耐力的练习。

2. 肢体功能康复训练

(1) 关节活动度训练

1) 脊髓损伤患者下肢易发生髋关节屈曲和踝关节跖屈挛缩,并可造成严重的功能后果,如影响坐轮椅等。四肢瘫患者易发生肩带紧张,在 C_5、C_6 四肢瘫患者中尤为严重,同时由于肘屈肌痉挛,容易发生屈曲和旋后挛缩。

2) 患者病情平稳后应立即开始每天进行关节活动度训练,以防止挛缩和维持功能。在无肌力和肌力较差的肌节进行被动关节活动,而在有一定肌力的肌节进行主动或辅助下主动运动训练。

(2) 体位摆放:适当的体位摆放对关节稳定和长期健康是必不可少的。应尽量减少进行使关节受压的动作(如肩关节过度伸展)。当患者在床上平卧时,应避免肩部直接受压,并给予双上肢充分的支撑。仰卧位时,四肢瘫患者的上肢应定期摆放在外展和外旋位,以避免挛缩。如果患者能耐受,仰卧位可避免髋关节伸展和膝关节屈曲。

（3）垫上活动和床上活动

1）渐进性的垫上活动从平衡和姿势稳定性训练开始,并以此为基础来训练坐、够取和转移。这些活动对力量和耐力训练也有帮助。练习活动和姿势类型以及需要的辅助量随着可获得的运动功能和脊髓损伤平面而变化。垫上练习的基本姿势包括肘部支撑下俯卧、肘部支撑下仰卧、长坐（双膝伸直）和短坐（类似于坐在椅子上）等。

2）这些技能同样也可运用到床上的灵活性训练中。虽然使用设备协助行动是有帮助的,但应避免患者过度依赖设备,训练应包括在没有设备的情况下达到最大程度独立性的策略。

（4）转移

1）正确的身体姿势,包括上肢和下肢位置,腿和脚的位置,以及正确的摆放是机体有效转移的重要前提。转移前轮椅应锁定并且应放置在适当的位置（相对另一个转移面成 $30° \sim 45°$,脚凳和扶手的位置不妨碍进行转移）。

2）根据可获得的运动功能和肌肉力量,转移训练的类型包括床和轮椅间的转移、厕所转移,汽车转移和高低位转移（例如,从地板到椅子的转移）等。痉挛、挛缩和肌肉骨骼疼痛会影响转移技术的选择和可行性。

3）神经损伤平面与转移能力

A. 在没有其他并发症情况下,大多数神经损伤平面位于 C_7 及 C_7 以下的患者应该能够进行独立的转移,至少是在同一水平面的独立转移。

B. 一部分神经损伤平面位于 C_6 患者可能可以使用滑动板进行独立转移。

C. 神经损伤平面位于 C_5 的患者和另一部分位于 C_6 的患者则可能需要借助或不借助滑动板在辅助下进行转移。

D. 神经损伤平面位于 C_4 或以上的运动完全性损伤的患者通常需要依靠护理人员操作的机械升降机进行转移。

4）转移的安全性应强调包括避免擦伤和皮肤保护,以及防止跌倒。转移过程是脊髓损伤患者发生与轮椅相关跌倒最常见的情况之一。

（5）减压和体重转移:减压和体重转移技术也有赖于神经损伤平面和功能能力。体重转移技术包括前向、侧向、俯卧支撑和后倾等。对于神经损伤平面为 C_4 及以上的运动完全性损伤患者,由陪护人员或动力系统通过倾斜（身体）或倚靠轮椅的方式来进行体重转移。神经损伤平面为 C_5 及以下的脊髓损伤患者可以进行前向和侧向体重转移。对于神经损伤平面为 C_7 及以下损伤的患者而言,可能可以进行俯卧支撑,因为其肱三头肌未受损,但会给肩关节和腕关节带来额外的压力。如前所述,与重复使用单一技术相比,组合技术更可取,可以尽量减少过度使用造成的伤害。坐位时需要定期进行体重转移（例如,每 $15 \sim 30min$ 进行 $1 \sim 2min$ 体重转移）。

（6）轮椅处方与轮椅运动训练:脊髓损伤的神经损伤平面、损伤程度、目前和预测的功能状态是决定轮椅和座椅选择的主要因素。痉挛和挛缩等因素也是重要的参考因素。此外,对患者的整体评估,包括认知功能、生活方式、目标和偏好等,在开具轮椅处方时都是需要参考的重要因素。

3. 神经源性膀胱

（1）分型

1）脊髓损伤后膀胱功能障碍可分为下运动神经元（lower motor neuron,LMN）或上运动神经元（upper motor neuron,UMN）综合征。

2）LMN 综合征发生在圆锥或马尾损伤的患者。骶部（ $S_{2\sim4}$ ）运动神经元或其轴突的损伤影响了向膀胱发出的运动传出信号,导致膀胱逼尿肌收缩减弱或消失（弛缓）。

3）UMN 综合征发生在脊髓头端至脊髓圆锥损伤的患者,表现为下行脊髓通路的中断和缺乏大脑皮质的抑制。

（2）临床表现

1）LMN 综合征临床表现包括尿潴留或膀胱排空不全,或两者兼有。

2）UMN 综合征主要表现为过度反射性排尿。

（3）康复评定：尿动力学检查是评价和鉴别神经源性膀胱的金标准，检查内容包括膀胱内压描记图、肌电图、尿道压力分析和影像尿动力学等。

（4）治疗

1）治疗目标重点在于实现膀胱的充分排空、低压储尿及低压排尿。

2）间歇导尿应该在具有熟练手功能或家属愿意护理的患者中进行。可训练运动平面在 C_7 及以下的患者进行自我间歇导尿。如果可行，这通常是膀胱管理的首选方案。间歇性导尿的禁忌证包括：①患者不能自己进行间歇导尿/家属没有愿意；②尿道解剖异常（狭窄、假通道）；③膀胱容量（<200ml）低；④患者不愿意/不能遵守导尿计划（认识不够、缺乏动力）；⑤摄入大量液体；⑥反复插拔导管出现不良反应；⑦膀胱充盈过程中容易出现自主神经反射异常的患者等。

3）留置导管适用于以下情况：①手功能差；②可用的辅助设备有限；③液体摄入量大；④认知障碍；⑤逼尿肌压力高；⑥其他膀胱管理方式无效。

4）耻骨上造瘘（与保留导尿）应用于：①尿道结构异常或不适；②经尿道导尿管插入困难；③尿漏引起的会阴皮肤破溃；④尿道功能不全；⑤对性功能的渴望；⑥前列腺炎、尿道炎或附睾-睾丸炎。

5）抗胆碱药可以抑制膀胱逼尿肌反射性收缩，如奥昔布宁和酒石酸托特罗定等。另一项选择是逼尿肌肌内注射 A 型肉毒毒素。如果药物保守治疗无效，膀胱扩容术可以促进挛缩的小膀胱实现低压储尿。进行膀胱扩容术的同时通过腹壁造口将尿流改道，也可以使间歇导尿操作变得更容易。

6）经尿道外括约肌切开术（transurethral sphincterotomy，TURS）即切开括约肌，使尿液从膀胱自由流出进入安全套。应保持膀胱有效收缩，以允许足够的尿液流出。并发症包括晚期瘢痕形成和排尿受限，以及勃起和射精功能障碍等。尿道支架是治疗尿道梗阻的替代方法。与 TURS 不同的是，由于括约肌没有被切开，其可能是可逆的。尿道支架已被有效地应用于反射性排尿的逼尿肌-括约肌协同失调（detrusor-sphincter dyssynergia，DSD）的男性患者。

7）植入式刺激器可用来刺激骶部副交感神经（$S_{2\sim4}$）。其与骶神经后根切断术联合进行，以增加膀胱容量和顺应性，减少尿失禁。虽然植入式刺激器在欧洲已被广泛使用，但美国目前可用的骶神经刺激器仅被批准用于治疗尿潴留和膀胱过度活动症。

8）利用肠管进行膀胱手术，为自我导尿的患者提供了更大的膀胱容量和膀胱壁顺应性。对于顽固性膀胱不自主收缩导致尿失禁的患者，有能力和动机进行间歇导尿的患者，有意愿从反射性排尿转换为间歇导尿的患者，或因 DSD 而继发肾积水或膀胱输尿管反流的上尿路情况恶化风险高的患者，可以考虑使用这种方法。对于女性截瘫患者，由于缺乏有效的外部收集装置，这可能也是一种选择。肾功能受损的患者应避免使用，因为其更容易出现液体和电解质失衡。严重的腹部粘连或盆腔转移也是禁忌证。

9）当膀胱扩大术不可行、尿道先天性畸形或功能受限而不能插导尿管、尿道狭窄和糜烂导致膀胱不能储尿以及因膀胱癌需要膀胱切除术时，可考虑使用尿流改道术，即在膀胱上方将输尿管横断，并与肠管（通常是回肠管）相连，连接到下腹壁的皮肤上，外用器具放在腹部用来收集尿液。当患者手功能不允许自我导尿时，其是膀胱成形术和可控性尿流改道术的替代方法。经皮回肠吻合术是尿流改道术的改良，为了保留输尿管膀胱连接，而不是将输尿管分开并连接到回肠段，再将回肠段连接到膀胱，然后连接到下腹壁。

4. 神经源性肠道功能障碍

（1）分型

1）神经源性肠道功能障碍的具体特点取决于损伤的解剖位置。损伤位于脊髓圆锥头侧时导致 UMN 肠道综合征，而脊髓圆锥或马尾损伤则产生 LMN 肠道综合征。

2）UMN 肠道综合征的特征是保留了肠道的反射性收缩（肠蠕动），允许肠道内容物持续推进，但是失去了大脑皮质控制。

3）LMN 肠道综合征也称"无反射性肠道功能障碍"，位于脊髓圆锥或马尾的损伤导致中枢位于骶段的躯体和自主神经反射弧消失,肠道弛缓。

（2）临床表现

1）UMN 肠道综合征导致患者自主排便困难或无法自主排便。

2）LMN 肠道综合征表现为大便推进及排出困难,括约肌张力也减弱或消失。

（3）临床处理

1）治疗目标是促进有效的胃肠道运输、实现规律和充分的直肠排空,避免大便失禁以及肛门直肠损伤。推荐足够的纤维（每天 15～30g）和液体（每天 1.5～2L 纯液体量）摄入量以促进排便的定时性和规律性。

2）UMN 综合征患者可以利用胃结肠反射和直肠肛门反射。胃的扩张可增加肠蠕动（胃结肠反射）,因此排便时间最好是餐后 20～30min。将上午排便时间安排在早餐后,而晚上排便时间安排在晚餐后。直肠刺激可以通过手指刺激、栓剂插入或使用微型灌肠剂实现。

3）LMN 综合征患者不存在胃结肠和直肠肛门反射。由于伴有直肠弛缓,患者需要学会定期进行手动排空粪便解除阻塞,防止大便失禁以及直肠过度扩张导致的远期并发症。当直肠刺激和排便的间隔时间过长,或者未能按计划在 24h 之内成功排便时,可以考虑使用润滑剂、渗透剂或刺激性泻药等以帮助排便。

4）对于难治性慢性便秘,可以考虑添加促胃肠动力药。如果保守治疗失败,可选择侵入性治疗方案。经肛门脉冲灌洗是在直肠内间歇性快速脉冲灌注温水,目的是冲散嵌塞的粪便及刺激肠蠕动。在更严重的情况下,可以在阑尾造口进行顺行结肠灌洗。

5. 自主神经反射异常

（1）定义及特征

1）在大多数高位胸脊髓和颈脊髓损伤患者中可能会经历的显著的高血压发作（收缩压达到 300mmHg）,被称为自主神经反射异常（autonomic dysreflexia,AD）。这些发作是由脊髓损伤平面以下的疼痛或非疼痛的感觉刺激所触发（如充盈的膀胱或肠道）。

2）据报告,AD 发生于 50%～90% 的颈脊髓和高位胸脊髓损伤患者,并且通常发生在 T_6 或 T_6 以上脊髓损伤的患者。

3）对于脊髓损伤慢性期患者,大部分 AD 是自限性的或甚至是无症状的。

4）AD 的经典表现是突发且严重的不受控制的高血压（收缩压较静息时升高 20mmHg 以上）,伴随心动过缓。临床上,患者的症状可能表现各异而并不特异,包括大量出汗、面部潮红、鼻塞、竖毛（起鸡皮疙瘩）、焦虑、不适、恶心等。值得注意的是,在血压显著升高时,这些症状表现可能十分轻微或缺如。

（2）发病机制:AD 是由损伤平面以下的有害刺激引起的,这些刺激在脊髓丘脑束和后柱中上传。进而通过刺激脊髓中间外侧灰质中的神经元来触发交感神经兴奋。在损伤平面以上的抑制性冲动被阻断,从而存在未受抵抗的交感神经流出（T_6～L_2）,其中儿茶酚胺过量释放,包括去甲肾上腺素、多巴胺-β-羟化酶和多巴胺等。

（3）临床处理

1）大部分 AD 发作可通过消除刺激性因素（即通过膀胱排空、排便、改变体位或其他措施等）由脊髓损伤患者或照顾者较容易地进行处理。然而,由于 AD 的发作表现严重,有的患者也经常需要使用药物干预措施或紧急住院治疗。对 AD 发作时反复和显著的血压升高（要区分脊髓损伤患者的此种高血压发作与身体健全者的高血压）,主要应注意其对血管内皮细胞可能造成的剪切损伤,会使患者将来容易发生心血管并发症。

2）美国截瘫退伍军人协会发布的《脊髓医学联盟急性自主神经反射异常治疗临床实践指南》针对 AD 的防治给出了如下建议。

A. 检查患者的血压;如果血压升高且患者仰卧,立即让患者坐起,因为直立姿势可以通过下肢的静脉汇集来降低血压。

B. 松开任何衣物或加压装置,使得血液进一步淤积到损伤平面以下,并消除潜在的有害感官刺激的触发因素。

C. 连续监测患者的血压和脉搏。

D. 从泌尿系统开始,快速查找诱因;如果没有留置尿管,则给患者导尿;在插入导尿管之前,将2%利多卡因凝胶(如果可获得)注入尿道并等待几分钟;如果患者有留置尿管,检查尿管全长是否有弯曲、折叠或阻塞,并检查留置尿管的正确位置。如果发现问题,立即纠正;如果尿管堵塞,用少量液体(如体温下的生理盐水)轻轻冲洗膀胱;避免手动挤压或轻拍膀胱;如果尿管不通畅并且血压仍然升高,取出并更换尿管;在更换尿管之前,将2%利多卡因凝胶(如果可获得)注入尿道并等待几分钟;监测患者在尿液引流期间的血压。

E. 如果AD的急性症状持续存在,包括持续升高的血压,则应怀疑是否有粪便嵌塞;如果收缩压在150mmHg或以上,在检查粪便嵌塞前应考虑进行药物治疗以降低收缩压且不引起低血压。

3) 在寻找AD诱因的同时,使用起效快和持续时间短的降压药。通常使用的药物是2%硝酸甘油软膏,涂抹于患者胸部或背部。这样做的好处是使药物在患者血压急剧下降或过度下降的情况下很容易被去除;也可以使用其他形式的硝酸盐(例如,在医院使用用于急性处理的硝普钠滴注)。任何形式的硝酸盐,包括硝酸甘油软膏,禁用于在过去24~48h内可能已服用磷酸二酯酶V型抑制剂(PDE5I)如西地那非的患者。

4) 如果怀疑粪便嵌塞,按照以下步骤检查直肠内是否有粪便:①检查者戴手套,将2%利多卡因凝胶等局部麻醉药直接注入直肠;②等待约5min,直到该区域的感觉减退。然后,将一根润滑过的手指插入直肠,检查是否存在粪便。如果存在,尽可能轻轻取出;③如果AD恶化,应立刻停止人工排便。再注射额外的局部麻醉药,约20min后重新检查直肠是否存在粪便;④如果仍未确定AD的诱因,需检查其他不太常见的原因。

5) 在AD发作结束后,至少监测患者的症状和血压2h,以确保不再复发。如果对上述治疗反应不佳和/或尚未确定反射异常的原因,则强烈考虑让患者到医院进行监测,维持血压药物控制,并寻找其他诱因。

6. 直立性低血压

(1) 定义及特征:直立性低血压(orthostatic hypotension,OH)表现为患者在采取直立姿势或在倾斜台上抬头倾斜的前3min内收缩压降低至少20mmHg或舒张压降低至少10mmHg。

(2) 发病机制:脊髓损伤相关直立性低血压的主要潜在病理生理机制是缺乏交感神经介导的反射性血管收缩,特别是在供应内脏区域和骨骼肌血供的大血管床中。下肢静脉淤积的重力作用伴随着其他血管床代偿性改变的缺乏,导致血压下降。静脉汇集导致心脏充盈压力降低,舒张末期充盈量和每搏输出量减少。由于反射性迷走神经抑制而可能发生心动过速,但不足以弥补交感神经反应的减弱。

(3) 临床处理

1) 对脊髓损伤后OH使用单一方法进行治疗通常无效。可以通过综合治疗和个性化管理来增加疗效。治疗的目标是减轻症状引起的功能障碍,而不是达到最佳的目标血压数值。

2) 虽然有效性证据有限,但可以采取一些具有可操作性的非药物措施来尽量减少血压下降的影响。少食多餐可以减少餐后血压下降。限制饮食中的酒精摄入量可能也会有帮助。患者在进餐前可能比在进餐后的1h内具有更大的功能能力,并且可以相应地将他们的活动调整到这个时间段。如果一天之中稍晚的时间血压升高,那么运动项目或物理治疗等体力活动可能在下午比清晨更容易耐受。有时脊髓损伤者中出现的夜间利尿作用可能导致血容量不足。

3) 抬高床头13~25cm(反向Trendelenberg睡姿)可能会减少夜间利尿作用、清晨直立性低血压、血容量不足和仰卧位高血压,但患者可能无法忍受夜间持续抬头倾斜的体位。应该避免患者体位的快速变化,在炎热的环境中也应该避免患者过度运动。检查患者所使用的药物是必不可少的,并且可能需要对其调整以减少低血压的副作用。如果患者在吃饭时服用血管活性药物,可能会导致不良反应。尽管盐负荷的获益尚未在脊髓损伤患者中得到充分证实,但患者自由摄入盐和水可以改善其血容量。

4) 可以使用腹带和弹力袜增加静脉压力,降低腿部和腹部血管床的容量,减少静脉淤积。反复调整体位和增加角度,例如使用斜床,在急性期可能是有用的。空间倾斜或倾斜的轮椅有利于患者适应逐渐增加的坐位角度,并且还允许根据症状作出反应而调整角度。目前,使用减重跑台训练来改善直立耐受性的证据不足。

5）部分证据支持功能性电刺激(FES)在脊髓损伤患者中治疗 OH 的作用。FES 诱导的腿部肌肉收缩可能会增加静脉回流,增加心输出量和每搏输出量,从而升高血压并减少低血压相关的症状。该反应似乎与剂量有关,而与刺激部位无关。生物反馈也已用于脊髓损伤患者 OH 的管理。

6）OH 的药物治疗有效性各异。对脊髓损伤相关的 OH 使用最多的药物包括氟氢可的松、麻黄碱和米多君等。其中,只有米多君已获得美国食品药品监督管理局(FDA)的批准,用于治疗神经源性 OH,在上市前安慰剂对照试验中证明其有效。其他辅助药物也已被用于治疗 OH,但效果不一,在脊髓损伤相关 OH 中几乎没有这些药物使用的公开经验。这些药物包括毒扁豆碱、重组人促红素、血管升压素类似物去氨加压素(DDAVP)和生长抑素类似物奥曲肽等。非甾体抗炎药如吲哚美辛或布洛芬,可能通过抑制前列腺素引起的血管收缩发挥一定作用。

7. 深静脉血栓形成和肺栓塞

（1）定义:静脉血栓栓塞症(venous thromboembolism,VTE)包括深静脉血栓形成(deep venous thrombosis,DVT)和肺栓塞(PE),是急性脊髓损伤后致残和致死的首要因素之一。

（2）风险评估:美国胸科医师学会和脊髓医学联盟制定了专门适用于脊髓损伤患者的血栓预防指南建议。但是,由于不同个体危险因素的差异,医院依从性不佳,对治疗效果存在质疑,患者潜在的并发症,以及缺乏高质量(Ⅰ类证据)的循证医学推荐等诸多因素,目前血栓预防措施的常规应用仍然存在很大的差异。在脊髓损伤血栓栓塞风险评估(spinal cord injury risk assessment for thromboembolism,SPIRATE)研究中,推荐对高龄、肥胖、弛缓性瘫痪和肿瘤患者进行积极的血栓预防措施。

（3）诊断:静脉造影是 DVT 诊断的金标准。但是,由于这一检查属于有创性操作且存在一定的副作用和风险,在 DVT 的诊断中已经逐渐被血管超声多普勒检查替代。当然,临床怀疑 DVT、病史/体格检查(如下肢肿胀、腿围增加、沿深静脉系统走行部位局限性压痛等)以及危险因素评估,都是正确诊断 DVT 的关键因素。当轻度临床怀疑 DVT 或受血管超声技术所限不足以进行诊断时,D-二聚体水平位于正常范围内可排除 DVT。

（4）临床处理

1）研究显示,患者血液的高凝状态开始于脊髓损伤发生后数小时内,并将持续至少 2 周。因此,血栓预防性药物治疗应在受伤后尽早开始,最佳起始时间为伤后 72h 以内。对于合并颅内出血、胸腔出血、腹腔出血或其他活动性出血灶的情况,在患者血流动力学及神经功能趋于稳定之前禁止使用血栓预防药物。而预防血栓的机械性措施则不受限制,应在受伤后尽早开始。目前尚未证实电刺激对预防 VTE 有效。

2）预防血栓的方法包括机械方法、药物方法或二者联合应用。尽管间歇气压治疗装置是目前广泛应用于预防脊髓损伤患者 VTE 的机械方法,但其疗效仍不确切。可供选择的药物包括普通肝素(unfractionated heparin,UFH)和低分子量肝素(low molecular weight heparin,LMWH)。与二者单独应用相比,机械方法与药物联合应用能够起到更有效的预防作用。

3）下腔静脉(inferior vena cava,IVC)滤器已经在包括脊髓损伤患者在内的创伤患者中得到了较为广泛的应用。不过,其在脊髓损伤患者中应用的客观标准尚未得到明确规定。IVC 滤器植入的临床指征包括:①充分抗凝后仍然发生 PE;②PE 诊断明确但存在抗凝禁忌;③脊髓损伤同时伴有长骨骨折;④存在游离的髂-股静脉血栓;⑤IVC 滤器植入还可应用于高位颈椎损伤、心肺储备差或充分抗凝后仍有 IVC 血栓形成的患者。

4）一旦明确静脉血栓栓塞症(DVT 或 PE)的诊断,除非患者存在严重的出血风险,否则应立即开始静脉应用普通肝素或皮下注射低分子量肝素。当国际标准化比率(international normalized ratio,INR)达到疗效范围(2~3)时,可逐渐用口服华法林代替注射用药,并继续服用华法林 6 周至 6 个月,具体疗程需根据每位患者的潜在获益及风险进行评估。

8. 压疮

（1）定义：国家压疮顾问小组（NPUAP）将压疮定义为由于压力或压力与剪切力的联合作用，皮肤和/或皮下组织的局部损伤，通常发生在骨突上。伤后早期最常见的压疮部位是骶骨，其次是足跟和坐骨。伤后2年最常见的压疮部位是坐骨、骶骨和股骨粗隆。

（2）风险评估：在压疮的预防和治疗中，多维评估是必不可少的。评估的方面包括评估患者整体情况、风险、皮肤/伤口、并发症、伤口愈合或恶化情况等。在缺乏最佳风险评估工具的情况下，常用的量表是 Braden 量表。NPUAP 于 2007 年对压疮分期进行了重新定义，共分为 4 期，以及可疑深部损伤和无法分期的损伤。

（3）临床处理

1）临床指南：ISCoS 已发布脊髓损伤患者压疮防治指南，NPUAP 同样也发布了脊髓损伤患者压疮管理指南。综合治疗计划的要素包括清洁、清创、敷料、手术、支撑面和减轻负荷的体位、身体一般状况、营养和其他系统因素等。如果溃疡在 2~4 周内没有愈合迹象，应重新评估和修改治疗计划。教育和加强预防措施对于减少复发至关重要。

2）营养支持：注意一般状况和全身并发症对潜在影响因素的管理至关重要。积极的营养支持和水合作用对溃疡愈合很重要；应根据需要提供补充摄入量，以确保患者有足够的蛋白质和热量摄入；应纠正已确定的营养缺陷。但是，常规使用微量营养素补充剂并没有被证明能促进愈合。

3）合并症治疗：应治疗干扰伤口愈合的合并症情况；尿液排泻和大便失禁需要被妥善处理；患者戒烟也很重要；可能需要全身抗生素来治疗存在感染的伤口；骨髓炎治疗包括抗生素治疗 6~12 周；清洁伤口是为了去除可见的残存组织，并在伤口最初出现后，去除多余的泥垢和渗出物；每次换药时都要清洁伤口，生理盐水是很好的清洁剂；冲洗是清洁伤口的首选方法，可使用注射器进行此操作，以产生轻微的压力，并防止伤口受伤；防腐剂（如聚维酮碘或过氧化氢）可能具有细胞毒性，应避免使用；脉冲灌洗疗法是一种水疗形式，对于存在大量渗出物和坏死组织的患者可能是首选的替代物。

4）伤口清创：伤口清创的方法取决于临床情况，应去除焦痂和失活组织。清创方法包括自溶法、酶法、机械清创法、锐利清创法或手术清创法等。应使用敷料，以保持创面持续湿润和周围皮肤干燥。敷料的作用是保护伤口不受污染或外伤，在预计会出现肿胀或出血时提供压迫，吸收引流和/或清创坏死组织。重要的是要根据特殊的伤口特点和所需的功能选择敷料，并在不同阶段相应地变换敷料，例如存在感染的Ⅳ期骶尾部压疮伴有黄色坏死性糜烂和渗出物，可用海藻酸钙绳治疗，以吸收伤口渗出物并促进自体清创；随着伤口愈合并形成红色的颗粒状基底，敷料的选择可能会变为水胶体糊剂和敷料，以填补伤口腔中的死角，并提供保湿的封闭性愈合环境；随着伤口进一步愈合，伤口变成粉红色并重新上皮化，水胶体敷料本身可用于保护新生上皮。

5）辅助疗法：包括电刺激、高压氧和使用负压伤口疗法（NPWT）等。NPWT 装置包括带有泡沫的抽吸泵和封闭敷料，可在处理的伤口上产生负压。该疗法旨在通过多种机制促进伤口愈合，包括减少细菌负荷和水肿，同时促进肉芽形成和改善局部循环。需要将伤口紧密密封并与解剖表面一致才能更加有效。

6）体位摆放：由于脊髓损伤显著限制了患者移动和改变体位的能力，因此需要适当的体位来减少组织负荷。受压的身体部位需要周期性的休息来缓解骨骼突出部位的压力。应为患者制订最适宜的床上转移计划；应避免使用封闭式切口或环形垫；应限制床头升高的时间，并建议设置符合医疗需要和其他指标的最低高度，因为升高床头会增加皮肤和床表面之间的剪切力和摩擦力。

7）手术治疗：对于复杂的全层压疮可能需要手术治疗，外科手术包括为伤口成功愈合做准备的手术（如外科清创术，或鼻窦或腔体切开术）或实现最终闭合的手术。

8）手术前评估：除考虑局部伤口因素外，一般评估对于正确选择适合手术的患者很重要，评估包括医疗状况、耐受手术的能力以及遵守术后所需持续护理的能力和动机等。术前应尽可能优化患者的局部和全身情况，包括戒烟、痉挛管理、感染治疗和营养优化等。黏膜皮肤或筋膜皮肤皮瓣术是首选手术方式。手术的要点包括切除溃疡、周围的瘢痕和潜在的坏死或感染的骨骼，缩小死角，增强愈合伤口的血供,分散骨骼的压力等。不建议进行预防性坐骨切除术,因为其不能防止复发,却可能导致继发性问题,包括在其他高危区域增加负重。术后患者通常在3~6周后开始逐步活动。一旦患者能够在不压迫手术部位的情况下承受髋关节屈曲90°的被动活动范围,可开始短时间(10~15min)的坐位练习,并谨慎逐渐进行,以确保不影响手术部位的愈合。术后应特别注意保持戒烟、营养支持和痉挛的处理。

9. 疼痛

(1) 分类:国际疼痛研究协会专业小组已经对脊髓损伤后疼痛提出了全面的分类,将脊髓损伤后疼痛分为以下几类:肌肉骨骼性伤害感受性疼痛、内脏性伤害感受性疼痛、损伤平面以上神经病理性疼痛、损伤平面神经病理性疼痛和损伤平面以下神经病理性疼痛等。

(2) 发病机制

1) 肌肉骨骼性伤害感受性疼痛:在脊髓损伤急性期和慢性期中均较常见,上肢疼痛大部分是由于过度使用造成的。脊柱肌肉骨骼性疼痛是由骨折、手术内固定、骨质疏松或肌肉痉挛所致,并且往往在胸椎外伤和损伤术后2周内的患者中更常见。

2) 内脏性伤害感受性疼痛:来源于膀胱、肠道或肾脏疾病,表现为痛性痉挛和钝痛,并且与恶心、自主神经反射异常和自主神经功能异常有关。T_6以上的脊髓损伤常伴有自主神经反射异常,表现为阵发性头痛、血压突然升高及脑出血。

3) 脊髓损伤神经病理性疼痛:和其他神经病理性疼痛综合征一样具有异质性(即不是所有患者均会出现这种类型的疼痛)。特别是损伤平面以下的疼痛(中枢性疼痛),是由穿过丘脑腹下侧核的初级躯体感觉传导通路受损所致,尤其是脊髓丘脑束。病变范围可大可小;感觉缺失程度亦可从轻微至完全性感觉缺失;疼痛可在损伤当时立即发作,或延迟发作,可以是持续性、阵发性,或者由外界刺激诱发;不同的疼痛特征可能有不同的潜在机制。损伤平面以上神经病理性疼痛常与压迫性神经病变(如腕管综合征)相关,而损伤平面以下神经病理性疼痛被认为继发于原始损害的中枢性疼痛。损伤平面神经病理性疼痛与神经根或脊髓的受压或损伤有关。损伤平面以上或损伤平面神经病理性疼痛最常见于颈椎损伤或中央索综合征,损伤平面以下神经病理性疼痛最常与前索损伤相关。

(3) 临床处理

1) 脊髓损伤后慢性疼痛会显著影响患者的日常生活活动,如睡眠、家务劳动、运动和工作等,并且患者表现为消极应对、生活质量下降及抑郁发病率显著增加。一些心理因素,如患者对自我效验感知、活动相关疼痛、恐惧和认知应对,均与患者的躯体功能能力高度相关。而其他因素,如年龄、性别、疼痛持续时间,与患者的躯体功能能力无关。治疗的主要目标通常是改善患者的生活质量并帮助其早日重返社会,需要指导患者对疼痛的应对技能,以及对患者进行认知行为治疗。

2) 目前研究的定性评价表明,药物干预方式对脊髓损伤后疼痛几乎无效。可能由于样本量小(研究效力不足),一些药物治疗方法未能证明显著获益。对于伴有焦虑的患者推荐使用普瑞巴林,而对于伴有抑郁的患者推荐使用抗抑郁药(如度洛西汀)。此外,可使用阿片类药物作为二线治疗。氯胺酮只用于住院患者,并且需要与苯二氮䓬类药物联合应用,以避免可能出现的幻觉效应。

3) 一般情况下,脊髓损伤患者物理治疗的目标是尽量维持或在可能的情况下改善肌力、关节活动度、平衡功能及协调功能。作业治疗的目标是通过进行简单和复杂的日常生活活动改善功能。然而,这些疗法很少直接针对神经病理性疼痛。在疼痛过渡区和痛觉过敏区使用脱敏疗法(使用不同质地的物品逐渐接触感觉过敏和异常性疼痛的皮肤,如棉、毛等),旨在降低皮肤敏感性,但这种方法通常效果不满意。口服药物治疗似乎更有效,但对皮肤感觉过敏症状的疗效欠佳。

4) 当保守治疗对脊髓损伤所产生的致残性疼痛无效时,应该考虑手术治疗。需要考虑手术治疗的疼痛类型包括持续性(稳定)烧灼痛、感觉迟钝性疼痛和间歇性阵发性抽痛(神经痛)、损伤平面以下疼痛(中枢性疼痛)。侵入性手术方式包括:①脊神经根切断术。最好进行经皮脊神经根切断术,可能对"单根痛"有效,特别是可以缓解单个神经根分布区域的异常性疼痛。②脊髓切断术。可能对根性疼痛或阵发性疼痛有效,但对稳定的持续性疼痛无效,并且其效果可能会随着时间的推移而下降。脊髓切断术有2种方式,一种是在损伤平面以上切除一个脊髓节段,另一种是将脊髓切断。这种手术方式似乎对T_{10}以下的脊髓损伤更有效,并且对持续性疼痛和阵发性疼痛均有效。对于损伤平面疼痛的患者,脊髓后根入髓区(dorsal root entry zone,DREZ)损毁是相当普遍的方式,尽管也有报道其可以用于缓解损伤平面以下、持续性感觉迟钝性疼痛患者。

10. 痉挛

(1) 定义:痉挛是导致脊髓损伤后功能进一步受损的并发症之一。Lance 对痉挛的定义是“速度依赖型紧张性牵张反射(肌张力)增加伴随腱反射亢进为特点的运动障碍,由牵张反射过度兴奋所致,为上运动神经元综合征的表现之一”。患者可能会出现不可预测的四肢肌肉抽动,疼痛性肌肉痉挛,肢体关节活动度受限,并导致关节挛缩。除了导致疼痛,痉挛还会因影响睡眠、妨碍梳洗和个人卫生活动而降低患者生活质量,最终影响其功能恢复及康复治疗的疗效。

(2) 临床处理

1) 口服药物:用于治疗痉挛的口服药物主要根据的三类作用机制:①模拟或加强 γ 氨基丁酸(gamma aminobutyric acid,GABA)的作用;②α-肾上腺素受体激动剂;③直接作用于骨骼肌。苯二氮䓬类和巴氯芬模拟或增加 GABA 的活性,GABA 为脊髓中间神经元释放的抑制运动神经元动作电位传导的神经递质。地西泮是苯二氮䓬类中最常用于治疗痉挛的药物。它并非直接与受体相结合,而是结合邻近的突触后 GABA,增强 GABA 介导的氯离子内流,导致细胞超极化。地西泮能够有效缓解屈肌痉挛、肌肉抽搐和腱反射亢进,然而增加剂量和用药频率后,镇静作用反而会限制其疗效。与地西泮不同,巴氯芬结构与 GABA 类似,直接与突触前和突触后的 GABA 受体相结合。尽管巴氯芬提高步行能力和日常生活活动能力的证据较少,但对减轻严重痉挛和降低屈肌张力有显著效果。口服药副作用的发生率从 10% ~75% 不等,主要症状包括嗜睡、失眠、眩晕和共济失调等。加巴喷丁结构与 GABA 类似,也对脊髓损伤后痉挛有效。

2) 局部注射:除了口服药物,局部肌内注射也常用于治疗痉挛。这些局部方法治疗上运动神经元综合征所致的痉挛症状是通过引起下运动神经元或其传导通路的损伤来实现的。肉毒毒素是强效的神经毒素,进行局部肌肉和筋膜注射时,渗透作用半径为 30mm。它主要作用于神经肌肉接头,抑制突触前乙酰胆碱释放,通过化学途径有效地造成肌肉失神经支配。局部注射后 24~72h 起效,一般可维持 12~16 周。对于脊髓损伤患者,肉毒毒素可以有效减少疼痛、降低张力,同时可以改善关节活动度、功能和步行能力。苯酚和乙醇也是用于治疗痉挛的化学去神经药物。它们的急性作用是作为钠通道阻滞剂,防止神经肌肉接头的突触前去极化从而导致局部瘫痪。其长效作用是通过长期反复给药导致神经元蛋白变性和纤维化,造成永久性失神经支配。与苯酚相比,乙醇的并发症报道较少见,包括皮肤坏死、感觉迟钝和肌无力等。其临床局限性在于局部注射只对注射部位的肌肉有效,而痉挛通常是全身性的并且对所有受累肌肉进行注射是不可行的。

3) 靶向治疗:当口服药物和局部肌内注射联合治疗无效时,或患者不能耐受与药物相关的副作用时,目前治疗的金标准是通过植入鞘内给药装置将巴氯芬直接输入脑脊液。程控药物泵植入患者腹壁皮下,通过隧道导管与鞘内相连接。这种靶向疗法可以显著减少药物剂量,在很大程度上减少镇静剂全身用药的副作用。此外,程控系统允许临床医师根据患者的需求精确调整一天之中的给药速度。

11. 骨质疏松

(1) 定义:脊髓损伤后的骨质疏松症是导致并发症发生和患者死亡的重要原因。骨质疏松症发生于神经损伤平面以下时,称为损伤平面下骨质疏松症(sublesional osteoporosis,SLOP)。25% ~46% 的脊髓损伤慢性期患者会发生脆性骨折,最常见的骨折部位是股骨远端和胫骨近端。

(2) 诊断:双能 X 射线吸收法(dual-energy X-ray absorptiometry,DEXA)是诊断 SLOP 和监测治疗效果的标准临床工具。

(3) 临床处理

1) 脊髓损伤患者应确保摄入充足而不过量的钙和维生素 D(饮食或营养补充剂)。维生素 D 缺乏症应予以识别和治疗。减少阳光照射、生活方式的改变和药物治疗,以及维生素 D 转化为活性形式的能力受损被认为是脊髓损伤患者中维生素 D 缺乏症的患病率增加的潜在因素。目前,还没有特异性针对脊髓损伤患者维生素 D 和钙补充的循证指南。

2) 双膦酸盐对骨有很强的亲和力,能抑制破骨吸收。有证据支持阿仑膦酸钠对运动完全性截瘫的 SLOP 患者有效。一些研究表明,双膦酸盐(包括最近报道的新药物如唑来膦酸)治疗脊髓灰质炎骨质疏松症具有积极的效果。然而,其他几项包括帕米膦酸二钠治疗与脊髓损伤相关的骨质疏松症试验的研究结果并没有显示出积极的结果。一般来说,这方面的研究受限于样本量较小和研究设计存在的问题,或者缺乏对混杂因素的充分考虑。因此需要更大规模的随机试验来确定双膦酸盐在预防和/或减少脊髓损伤相关性骨质疏松方面的作用。目前并没有明确的指导建议或共识意见。

12. 异位骨化

(1) 定义:异位骨化(heterotopic ossification,HO)的临床特征是在关节周围软组织内形成成熟的异位骨化灶。异位骨化可发生在脊髓损伤、脑外伤、烧伤和髋臼骨折后。

(2) 病理生理:虽然目前对异位骨化的潜在病理生理学机制的理解仍然有限,但已知原始间充质干细胞分化形成的成骨细胞在其中起主要作用。在脊髓损伤患者中,异位骨化通常发生在损伤平面以下的关节,最常见的部位为髋关节,然后按发生率由高到低依次为膝关节、肩关节、肘关节和手部关节。尽管严重者可导致关节活动受限和关节强直,但多数患者无明显症状,通常是被偶然发现和诊断出的。髋关节活动受限可影响患者坐姿和转移的独立性。

(3) 诊断:异位骨化的早期症状为非特异性炎性症状,包括红斑、肿胀和低热等。钙化的 HO 灶在普通 X 线上可见,但三相骨扫描仍然是在钙化灶成熟和钙化前诊断早期异位骨化的金标准。使用三相骨扫描诊断异位骨化 2~6 周后,在普通 X 线片上方可证实异位骨化。异位骨化的早期诊断是至关重要的,因为在形成可见的钙化灶之前开始治疗将更为有效。血清碱性磷酸酶升高在放射学发现 HO 证据之前就会出现,可用于监测异位骨化的活动。还有研究发现急性期脊髓损伤患者发生异位骨化之前会出现尿前列腺素 E_2 水平升高。

(4) 临床处理

1) 最重要的治疗是使用非甾体抗炎药(选择性和非选择性环氧合酶-2 抑制剂)和双膦酸盐类药物(如依替膦酸钠)。抗炎药能抑制原始间充质细胞分化为成骨细胞,而双膦酸盐可以防止已经形成的骨样组织继续钙化和成熟。

2) 吲哚美辛和罗非昔布均已在脊髓损伤患者中进行过疗效评价,并被证明伤后早期应用该药可以起到有效的异位骨化一级预防作用。

3) 依替膦酸钠和帕米膦酸二钠这两种双膦酸盐已经被研究用于治疗脊髓损伤后诊断明确的异位骨化。双膦酸盐可抑制非磷酸钙结晶向羟基磷灰石的转化。早期(骨扫描有阳性发现而 X 线上未见异常时)应用依替膦酸钠能抑制异位骨化的进展。一项研究还表明,帕米膦酸二钠也可以阻止手术切除后异位骨化的进展。

4) 为了恢复关节活动度,有时手术切除是有必要的,但术后复发也很常见,尤其当手术是在有活动性骨化的炎性阶段进行时。

【功能预后】

1. 运动功能

(1) 脊髓损伤后患者具有一定的自然恢复趋势。运动功能的最大恢复出现于脊髓损伤后最初的 3 个月,大多数恢复可持续至伤后 9 个月,但有的患者直至伤后 12~18 个月仍可能出现额外的恢复。

(2) 初始 ASIA 损伤分级更高(提示损伤更轻)的患者,将会出现更大程度和更快速的运动功能恢复。大多数运动功能恢复发生于运动平面以下的 1 个节段内。初始神经损伤平面以下超过 2 个脊髓节段,很少或不会出现运动功能恢复。

(3) 恢复步行功能是脊髓损伤患者的重要目标,同时也是他们康复治疗中的重要里程碑。步行功能恢复的有利预测因素包括:①年龄<50 岁;②损伤平面低于 T_9;③保留针刺觉;④AIS 分级 C 级或 C 级以上;⑤伤后 2 个月至少一侧股四头肌肌力可抗重力;⑥伤后 1 个月,下肢运动评分>10 分;⑦初始下肢运动评分 30 分或 30 分以上。

2. **AIS 分级** 流行病学研究结果表明,94.4%的初始评级为 AIS A 级的患者在伤后 5 年仍然为 AIS A 级。3.5%的患者可以从 AIS A 级改善至 AIS B 级,从 AIS A 级改善至 AIS C 级和 AIS D 级的患者仅各有 1.05%。初始评级为 AIS A 级(完全性脊髓损伤)的患者中仅有 20%可以在第 1 年内经历一定程度的自然恢复。15%~40%的初始评级为 AIS B 级的患者能转化为 AIS C 级,高达 40%的初始评级为 AIS B 级的患者转化为 AIS D 级,60%~80%的初始评级为 AIS C 级的患者转化为 AIS D 级。初始评级为 AIS A 级的患者在第 1 年内评分大约可提高 5 分,而初始评级为 AIS B 级的患者评分大约可提高 31 分。

(刘 楠)

第四节 周围神经损伤

除脑和脊髓以外的神经组织由于各种原因引起其支配区域出现的感觉、运动、营养及自主神经功能障碍称为周围神经损伤。

【标准】

1. 周围神经损伤 Seddon 分级(1943)

(1)神经失用(neurapraxia):神经传导功能障碍为暂时性的生理性阻断,神经纤维不出现明显的解剖学和形态上的改变,远端神经纤维不出现退行性改变。神经传导功能于数日至数周内自行恢复。

(2)轴突断伤(axonotmesis):又称轴突断裂。轴突在髓鞘内断裂,神经鞘膜完整,远端神经纤维发生退行性改变,经过一段时间后神经可自行恢复。

(3)神经断伤(neurotmesis):又称神经断裂。神经束或神经干完全断裂,或被瘢痕组织分隔,需通过手术缝接神经。缝合神经后可恢复功能或功能恢复不完全。

2. 周围神经损伤 Sunderland 分级(1978)

(1)第一度损伤:神经纤维的连续性保持完整,无沃勒变性。髓鞘损伤,损伤部位沿轴突的神经传导生理性中段,轴突没有断裂,不发生沃勒变性。神经无再生,无 Tinel 征(运动前移)。通常在 3~4 周内自行恢复。

(2)第二度损伤:轴突中断,但神经内膜管完整,损伤远端发生沃勒变性。轴突断裂,损伤远端发生沃勒变性,近端一个或多个结间段发生变性,神经内膜管保持完整。可自行恢复,轴突以每日 1~2mm 速度向远端生长。

(3)第三度损伤:神经纤维断裂,而神经束膜完整。轴突和内膜断裂,但神经束膜保持完整。由于神经内膜的破坏,导致结构紊乱。有自行恢复的可能性,但由于神经内膜瘢痕化,恢复常不完全。

(4)第四度损伤:神经束遭到严重破坏或断裂,但神经干通过神经外膜组织保持连续。神经束膜损伤,可保留部分神经外膜和神经束膜,发生神经干离断。很少能自行恢复,需手术修复。

(5)第五度损伤:整个神经干完全断裂。需手术修复才能恢复。

Sunderland 分类法中的第一度损伤相当于 Seddon 分级中的神经失用。第二、三、四度损伤与 Seddon 分类法中的轴突断裂相当,只是神经损伤程度上有所差异。第五度损伤相当于 Seddon 分类中的神经断裂。

【病因及特点】

根据损伤因素可以分为开放性损伤和闭合性损伤。

1. 开放性损伤 包括切割伤,如刀割伤、电锯伤、玻璃割伤等多为节后性损伤;挫裂伤,如钝器伤或机器压伤;火器伤,如枪弹伤;热力损伤和电烧伤及放射性烧伤。

2. 闭合性损伤 包括牵拉损伤,如产伤、交通事故引起的过度头肩分离导致的臂丛根性撕脱伤,多为节前性损伤;压迫性损伤,由各种原因引起的急、慢性神经干压迫,如骨折或关节脱位引起的局部神经压迫,也可见于周围神经慢性卡压性疾病,如腕管综合征;肢体缺血引起的急慢性神经损伤,常合并肢体骨骼肌缺血挛缩导致运动功能丧失。

【发病机制及病理生理】

周围神经断裂后即发生沃勒变性，失去传导功能。沃勒变性于1850年由Waller首先观察到，是指神经纤维受各种外伤断裂后，损伤平面以远神经纤维全长的轴突和髓鞘破坏而发生一系列变化。断端远侧的轴突由于得不到胞体的营养支持，很快发生变性、解体，使神经支配的靶器官与神经元之间的联系中断，整个神经通路崩溃。施万细胞在沃勒变性反应开始即参与损伤和再生的整个过程，与巨噬细胞一同吞噬变性的轴突髓鞘，增殖的施万细胞形成Bungner带，引导再生轴突的生长。断端近侧的轴突和髓鞘可有同样变化，但仅破坏1~2个郎飞结即停止。轴突断裂的胞体发生一系列改变，为修复断裂的轴突做准备。同时，施万细胞分泌表达多种生物活性物质，诱导轴突的延伸、髓鞘化及神经的再支配；还能稳定外周胶质细胞网络，短暂的黏附有利于轴突芽生和新生轴突的髓鞘化，调节自身的生存和凋亡。沃勒变性随之而来的损伤神经的修复再生过程可以概括为3个方面：①损伤神经近段轴突的芽生与延伸；②再生轴突的再髓鞘化；③再生轴突与相应的靶器官重建突触联系。

周围神经断裂7~10天后，近段神经轴突开始以每日长1~2mm的速度向远侧生长。如神经断端距离太远，近段轴突不能进入远段神经鞘，则在断端形成假性神经瘤。周围神经损伤后，支配的肌肉即刻瘫痪，肌细胞逐渐萎缩。细胞间纤维细胞增生，运动终板变形，以致消失，故早期修复神经对运动功能的恢复有利。周围神经损伤后，感觉神经分布区的各种感觉均丧失，还可出现肌营养不良性退变。

【临床特点】

1. 临床表现　周围神经损伤后患者主要表现为受损神经支配区域的运动障碍、感觉障碍、反射障碍、自主神经功能障碍等。运动障碍表现为弛缓性瘫痪、肌张力降低、肌肉萎缩等；感觉障碍表现为感觉减退或消失、感觉过敏，主观有麻木感、自发疼痛等；反射障碍表现为腱反射减弱或消失等；自主神经功能障碍可见由于泌汗中止、血管舒缩失常引起的皮肤干燥、脱屑、变薄、变光滑，皮肤发红或发绀，皮温低，无汗、少汗或多汗，指/趾甲呈黄色增厚、粗糙变脆等。

2. 临床检查要点　神经系统查体，可发现受损神经支配区域的运动功能障碍、感觉障碍、反射异常及自主神经功能障碍等。临床还常用到叩击试验（Tinel征）、汗腺功能检查、神经电生理检查、磁共振检查、超声影像检查、CTM（脊髓造影加计算机断层扫描）等。

（1）叩击试验（Tinel征）：周围神经损伤后，近侧断端可出现再生，再生的神经纤维开始呈枝芽状，无髓鞘，外界的叩击和加压可引起其支配区出现针刺性疼痛，并有麻痛感或放射痛。

（2）汗腺功能检查：常用碘淀粉试验和茚三酮试验。①碘淀粉试验：在检查部位涂抹2.5%的碘酒，干燥后铺上淀粉，若有汗液则变成蓝色。②茚三酮试验：将患手指腹压在茚三酮试纸上，出现蓝色指纹，则有汗液。

（3）神经电生理检查：周围神经损伤的神经电生理检查常有特征性的表现。

（4）磁共振检查：判断神经走行途径上有无占位或者狭窄，有助于明确卡压的定位；判断神经干的连续性及损伤范围，对诊断臂丛神经根性撕脱伤，MRI除能显示神经根的撕裂以外，还能同时显示合并存在的脊膜膨出、脑脊液外漏、脊髓出血、水肿等。以上2点为可能的神经探查及松解手术提供方向。

（5）超声影像检查：能有效区别神经组织及其周边病变是实质性或是囊性，还能探明积液水肿范围；较MRI具有检测周期短，检测成本低的优势。

（6）CTM（脊髓造影加计算机断层扫描）：臂丛神经根性撕脱伤，CTM可显示造影剂外渗到周围组织间隙中，硬脊膜囊撕裂，脊膜膨出，脊髓移位等。（神经电生理、超声影像、磁共振技术等技术在周围神经损伤后的康复评定方面有更多应用价值，在康复评定中详述。）

【康复评定】

周围神经损伤后，除通过详细的病史采集和体格检查以初步判断患者神经受损的部位和程度，还需进行以下一系列的康复评定，以便进一步确定神经受损的性质、判断预后、制订康复目标和计划、评价康复疗效。

1. 运动功能评定　周围神经损伤后运动功能评定时主要依据：皮肤完整情况、肌肉有无肿胀或萎缩、肢体有无畸形、姿势或步态有无异常、肢体周径测量、肌力和关节活动范围评定等。

（1）肌力评定：可用手法检查，如 Lovett 徒手肌力评定（MMT）；器械检查，如对上肢神经损伤可用握力计、捏力计、张力计、背腿胸测力计等计量器材对相应的肌肉力量进行定量测定。

（2）关节活动范围测定：测量患肢各关节各轴位运动的范围。常用测角器测定法。

（3）患肢周径测量：用尺或容积仪测量受累肢体周径，并与健侧肢体相对应的部位比较。

（4）运动功能恢复等级评定：英国医学研究会（BMRC）将周围神经损伤后的运动功能恢复情况分为6级（表2-9-20），是评定运动功能恢复最常用的方法。其对同时支配近、远侧肌肉的单根神经运动功能评价较准确。

表 2-9-20　周围神经病损后运动功能恢复评定表

恢复等级	评定标准	恢复等级	评定标准
0 级（M0）	肌肉无收缩	3 级（M3）	所有重要肌肉能抗阻力收缩
1 级（M1）	近端肌肉可见收缩	4 级（M4）	能进行所有运动，包括独立的或协同的运动
2 级（M2）	近、远端肌肉均可见收缩	5 级（M5）	完全正常

2. **感觉功能评定**　周围神经损伤后常用的感觉功能评定包括触觉、痛觉、温度觉、压觉、两点辨别觉、皮肤定位觉、皮肤图形辨别觉、实体觉、运动觉、位置觉、神经干叩击试验（Tinel 征）等。临床中常用的感觉功能评定量表有 BMRC 感觉功能恢复评定表、Mackinnon-Dellon 标准、Battiston 改良 Mackinnon-Dellon 法、美国手外科指南感觉分级法等，其中 BMRC 感觉功能恢复评定表（表2-9-21）最为常用。

表 2-9-21　周围神经病损后感觉功能恢复评定表

恢复等级	评定标准	恢复等级	评定标准
0 级（S0）	感觉无恢复	3 级（S3）	皮肤痛觉和触觉恢复，且感觉过敏消失
1 级（S1）	支配区皮肤深感觉恢复	4 级（S3⁺）	感觉达到 S3 水平外，两点辨别觉部分恢复
2 级（S2）	支配区浅感觉和触觉部分恢复	5 级（S4）	完全恢复

3. **反射检查**　反射检查时需患者充分合作，并进行双侧对比。常用反射有肱二头肌反射、肱三头肌反射、膝反射、踝反射等。

4. **自主神经检查**　（见临床检查部分）通过发汗试验对周围神经损伤患者的自主神经功能进行评价，感觉消失区与无汗区相符合。对神经损伤的诊断和神经功能恢复的判断有重要意义。

5. **神经干叩击试验**　（见临床检查部分）神经干叩击试验（Tinel 征）对神经损伤的诊断和神经再生进程的判断有较大意义。

6. **神经电生理评定**　对判断周围神经损伤的部位、范围、性质、程度和预后等均有重要价值。目前常用的电生理检测方法有肌电图、神经传导速度、强度-时间曲线等。

（1）肌电图检查：通过针极肌电图检查，了解瘫痪肌中自发、失神经电位的数量与种类，了解有无插入电位延长，随意运动时有无动作电位、电位数量（运动单位募集）等，从而可得出神经失用症、轴突断伤或神经断伤的判断，通过纤颤电位、正锋波数量减少，出现多相新生电位可判断神经可再生。由于神经损伤后的变性、坏死需经过一定时间，提示有轴突断伤的急性去神经变化（纤颤波、正锐波）在伤后 14~21 天内开始出现，因此临床一般在损伤 3 周后进行针极肌电图检查。

（2）神经传导速度测定：利用肌电图测定神经在单位时间内传导神经冲动的距离。一般也在损伤3 周后进行，可以确定神经的传导速度、复合肌肉动作电位（CMAP）和末梢潜伏时、感觉神经动作电位（SNAP）和潜伏时等。既可用于感觉神经也可用于运动神经的功能评定，以及确定受损部位。正常情况下，四肢周围神经的传导速度一般为 40~70m/s。神经损伤时，传导速度减慢。

（3）强度-时间曲线检查：通过时值测定和曲线描记判断肌肉为完全失神支配、部分失神经支配及正常神经支配，并能对神经损伤程度、恢复程度、损伤部位、病因等进行判断，对康复治疗有指导意义。

（4）体感诱发电位检查：体感诱发电位（SEP）是刺激从周围神经上行到脊髓、脑干和大脑皮质感觉区时在头皮记录的电位，具有灵敏度高、对病变进行定量估计、对传导通路进行定位测定等优点。对常规肌电图难以查出的病变，SEP 是有用的补充，如周围神经靠近中枢部位的损伤等。

7. 超声影像评估

（1）高频超声：追踪周围神经走行，检查其形态及周围组织损伤情况，明确多部位或多发神经损伤；在病因诊断，尤其神经卡压的病因鉴别方面具有独特优势。此外，可以鉴别周围神经损伤的轴突断伤与神经断伤，进行损伤程度粗略分级。还为周围神经实时动态显像提供了新的检测方法。

（2）超声造影（CEUS）：近年来，用超声造影对神经周围血流灌注情况进行检测，可以间接评定神经受损程度或再生状况。

8. 磁共振评定

（1）神经磁共振成像（MRN）：具有较高空间分辨率及软组织对比度，采用 MRN 技术对臂丛神经损伤进行评定，能无创、清晰、直观地显示臂丛神经的内部结构、走行及损伤部位、程度和范围等，还可粗略进行损伤分型以确定最佳手术方案。还有研究显示，高频 MRN 对上肢各种神经受压的诊断有较高特异度，在神经损伤后再生评估方面也有较高灵敏度。

（2）弥散张量成像（DTI）：可以清晰显示神经内部的微体结构及其病理表现，是评估周围神经损伤变性及再生的敏感且可靠方式，其中 FA（部分各向异性）还对损伤程度有提示意义。

（3）弥散张量纤维束成像（DTT）：是目前唯一可以直观显示白质纤维束走行方向的成像技术，在临床研究中有极大应用价值。

（4）其他磁共振技术（未来方向）：①MRI-3D 神经容积成像技术，通过对所得图像进行曲面多维重建及图像融合等，可以对复杂的解剖结构进行连续、清晰成像。②MRI 光谱学：通过对某些特定代谢物质进行识别与定量测定，达到间接评定周围神经损伤的作用。③MRI 成像技术中特殊造影剂（如超顺磁氧化铁颗粒、全氟化合物）的应用。

9. 显微镜技术

（1）离体组织光透明技术与光学显微镜结合：尚在动物实验领域。有研究者用其对周围神经损伤大鼠模型的沃勒变性及神经轴突再生过程进行观察。

（2）荧光立体显微镜技术：尚在动物实验领域。可以在活体内观察损伤神经轴突生长情况，提供了观察受损神经轴突再生微观过程的新窗口。

10. 日常生活活动能力评定　上肢受累患者，应注意测定其灵巧精细动作能力；下肢受累患者，应注意测定其行走能力及步态。

11. 家庭、职业等社会环境的调查　在整个康复过程中，应对患者进行多次检查与评定，以便及时掌握变化，修改康复计划。

【康复治疗】

周围神经损伤后常见的功能问题包括水肿、肌肉瘫痪、肌肉萎缩和挛缩、感觉丧失、关节挛缩、瘢痕形成、肌腱粘连等。

康复策略主要针对防治并发症（如炎症、水肿等）、保持肌肉质量、促进受损神经再生、迎接神经再支配、促进运动功能与感觉功能的恢复、解除心理障碍等。

在不同时期，康复的治疗目的和作用不同，早期为防治各种并发症（炎症、水肿等），恢复期则是促进受损神经再生，以促进患者运动功能和感觉功能的恢复，防止肢体发生挛缩畸形，最终改善患者的日常生活和工作能力，提高生活质量。康复治疗应早期介入，介入越早效果越好。治疗时根据疾病的不同时期进行针对性的处理。

1. 早期　尽量去除病因，减少神经损害，预防关节挛缩，为神经再生做好准备。具体措施包括以下几项内容。

（1）保持关节功能位：应用矫形器、石膏托甚至毛巾，将受累肢体各关节保持在功能位。如垂腕时将腕关节固定于背伸 20°~30°的功能位，足下垂将踝关节固定于背伸 90°的功能位等（表 2-9-22）。

表 2-9-22 常见周围神经损伤及其矫形器应用

神经损伤	功能障碍部位	矫形器
臂丛神经	肩关节	肩关节外展支具
臂丛神经	全上肢麻痹	肩外展支具、上肢组合支具
桡神经	指间关节、腕关节	上翘支具、Oppenheimer 支具
正中、尺神经	指关节伸直挛缩	正向屈指器
桡神经	指关节屈曲挛缩	反向屈指器
正中神经	拇对掌受限	对掌支具
正中神经	猿手畸形	对指支具、长拮抗支具
尺神经	爪形手	短拮抗支具、反向屈指器
腓总神经	下垂足、马蹄内翻足	足吊带、踝-足矫形器、踝支具
股神经	膝关节	膝-踝-足矫形器、膝矫形器、膝框支具
股神经	屈膝挛缩	膝矫形器、膝-踝-足矫形器膝铰链伸直位制动
胫神经	外翻足、踝背伸挛缩	踝-足矫形器、矫正鞋

（2）肢体肿胀处理：肢体水肿与神经损伤后血液循环障碍、组织液渗出增多有关。可采用抬高患肢、弹力绷带包扎、做轻柔的向心性按摩与受累肢体的被动活动、冰敷等措施来处理。

（3）受累肢体保护：由于受累肢体感觉缺失，易继发外伤，应注意保护受累部位，如戴手套、穿袜等。若出现外伤，应选择适当的物理因子进行物理因子治疗，如紫外线治疗等，促进伤口早期愈合。

（4）关节主被动运动：周围神经损伤后常易出现受累肢体的关节变形和畸形，这与伤后肿胀、疼痛、不良肢位、肌力不平衡等因素有关，应从早期开始对受累肢体各关节行全范围各轴向被动运动，每天至少1~2次，以保持受累关节正常活动范围。若受损程度较轻，则进行主动运动。

（5）物理因子的应用：早期应用超短波、微波、红外线等温热疗法，既有利于改善局部血液循环，促进水肿、炎症吸收，又有利于神经再生。有条件时可用水疗。

2. **恢复期**　在损伤或手术后，受累部位炎症水肿消退后进入恢复期，仍可选择性继续使用早期治疗措施。此期重点是促进神经再生、保持肌肉质量、增强肌力和促进感觉功能恢复、解除心理障碍，最终改善患者的日常生活和工作能力，提高生活质量。

（1）神经肌肉电刺激治疗：针对周围神经损伤后的肌肉瘫痪，尤其0~1级肌力，可采用神经肌肉电刺激治疗以保持肌肉质量，迎接神经再支配。失神经支配后的1个月内肌肉萎缩最快，宜及早进行，失神经后数月仍有必要持续使用此疗法。通常选用三角形电流进行电刺激，此外还可选用指数形波、调制中频电流、温热等进行治疗。

（2）肌力训练：受累神经支配的肌肉肌力为0~1级时，可进行被动运动、肌电生物反馈等治疗。受累神经支配的肌肉肌力为2~3级时，可进行助力运动、主动运动及器械性运动等，但应注意运动量不宜过大，以免肌肉疲劳，且随着肌力的增强，应逐渐减少助力。受累神经支配的肌肉肌力为3~4级时，可进行抗阻练习，以争取最大肌力恢复，同时可进行速度、耐力、灵敏度、协调性与平衡性的专门训练。

（3）ADL训练：应注意将肌力训练与功能性活动和日常生活活动训练结合。如上肢练习洗脸、梳头、穿衣、伸手取物等动作，下肢练习踏自行车、踢球动作等。治疗中可不断增加训练的难度和时间，以增强身体的灵活性和耐力。

（4）作业治疗：根据功能障碍的部位及程度、肌力及耐力的检测结果，进行有关的作业治疗。上肢周围神经损伤患者可进行木工、编织、泥塑、打字、修配仪器、套圆、拧螺丝等操作，下肢周围神经损伤患者进行踏自行车、缝纫机等练习。患者存在严重的功能障碍时，有时需要特殊的支具帮助，利用特制的工具进行上述练习。

（5）感觉训练：周围神经损伤后感觉异常包括触觉、痛觉、冷热觉、两点觉及实体感觉障碍等，可以利用有计划地接触各种刺激来加以训练。训练的原则是由大物体到小物体，由简单物体到复杂物体，由粗糙质地到纤细质地，由单一类物体到混合物体。如手部感觉训练，先进行触觉训练，选用软物（如橡皮擦）摩擦手指掌侧皮肤，然后进行振动觉训练。后期训练涉及对多种物体大小、形状、质地和材料的鉴别，可将一系列不同大小、不同形状、不同质地、不同材料的物体放在布袋中让患者用手触摸辨认，如钥匙、螺钉、回形针、扣子、硬币、橡皮块等。

（6）心理康复：运用医学心理学的知识和技术，通过对话的方式，帮助患者顺利进入"病人角色"。使患者正确认识伤病的发生、发展和治疗过程，了解功能恢复的前景，鼓励患者积极与医务人员配合，主动锻炼，而不是消极地等待治疗，从而加速康复过程。

（7）促进神经再生

1）药物治疗：目前经过临床严格批准的可以用于治疗周围神经损伤的药物仍然缺乏。临床上常选用以下一些药物：如神经生长因子、神经节苷脂、维生素 B_1、维生素 B_6、维生素 B_{12}、地巴唑等进行治疗。目前药物治疗的主要研究方向是寻找更有效的治疗药物。有报道以下一些药物（如类固醇激素、红细胞生成素、4-氨基吡啶等）具有潜在的治疗价值，它们主要通过促进髓鞘生长改善神经再生；FK506（Tacrolimus，他克莫司）通过抑制 T 细胞及结合 FK 蛋白调节机体免疫状态，抑制同种异体移植神经的瘢痕形成，提高神经再生效率；地塞米松可以减缓周围神经损伤时的炎性反应，促进神经修复再生；醋酸格拉替雷是抗免疫排斥药，对神经再生也有一定促进作用；尼莫地平作为钙通道阻滞剂，早期给予口服可有效促进面神经损伤术后恢复；加巴喷丁目前主要用于治疗癫痫以及神经源性疼痛，对神经组织损伤后修复也有促进作用；丙戊酸除治疗癫痫及稳定情绪外，对神经再生也有促进作用。

2）物理因子治疗：多种物理因子可以用于促进神经再生的治疗。其中电刺激疗法被使用广泛，电刺激除前面提到的用于保持肌肉质量的应用外，还能够通过促进髓鞘再生、运动和感觉神经元的再支配过程等，促进神经再生和功能恢复。临床可选用的物理因子还有超短波、微波、红外线、超声波、低能量激光等。

（8）手术治疗：对于开放性损伤，神经断裂患者需要进行急诊手术。保守治疗无效而又有手术指征的其他周围神经损伤患者应及时行手术治疗。闭合性神经损伤一般观察 3 个月，如没有神经再生及好转的迹象，须考虑行手术治疗。临床常用的手术方式有神经探查术、神经松解术、神经移植术、神经转位术等。除此，针对恢复神经支配目标难以实现，可以采取肌腱转位术、肌皮瓣移植手术等以重建肢体功能。

（9）组织工程法：采用组织工程学的基本原理和方法，以具有良好生物相容性的载体物质作为神经导管以修复周围神经损伤。神经导管是利用天然或人工合成材料制成的具有特定三维结构和生物活性的复合体，可用于桥接神经断端，具有防止结缔组织浸润形成瘢痕、黏附支持细胞、促进神经生长因子表达、保持轴突再生所需的神经营养生长因子浓度等优点，达到引导和促进神经再生的目的。除了神经移植术，长度在 3cm 以内的神经缺损可以选择神经套管桥接修复，通常有自体静脉套接、可降解的聚乙醇酸套管等，但目前尚没有大规模临床结果报道。

（10）细胞治疗：细胞治疗是再生医学的一个重要分支，亦是治疗周围损伤研究的热点方向。神经干细胞可以产生胶质细胞源性神经营养因子（GDNF）和神经营养因子-3（NT-3）等促进神经再生的营养因子，因而神经干细胞治疗神经缺损也是治疗选择之一，但是供体神经干细胞数量有限的事实制约了供体来源。目前间质干细胞，如骨髓干细胞和脂肪干细胞成为新的干细胞移植修复神经组织缺损的有效来源。

（11）基因治疗：基因治疗是应用基因工程和细胞生物学技术，将具有正常功能的基因导入患者体内并发挥作用，纠正患者体内缺乏的蛋白或抑制体内某些基因过度表达，从而促使损伤神经的再生。具体实施策略包括目的基因的确定、载体的选择、基因转染途径的选择及靶细胞基因位点的选择等。目前基因治疗中尚存在外源基因如何高效持续表达、病毒载体的安全性等问题，基因治疗还处于研究阶段。

【常见的周围神经损伤临床处理要点及康复】

1. 丛神经损伤

（1）临床表现及特点

1）$C_5 \sim C_7$ 神经根损伤与臂丛神经上、中干损伤的临床症状相似，称为上臂丛损伤。其表现为肩外展和屈肘功能障碍，伸腕、伸肘及屈腕肌力减弱，三角肌、肱二头肌明显萎缩，手活动正常等。肩关节外侧及前臂外侧感觉麻木，拇指及示指感觉麻木。

2）$C_8 \sim T_1$ 神经根损伤与臂丛神经下干损伤的临床症状相似，称为下臂丛损伤。其表现为手功能丧失或严重障碍，肩、肘、腕关节功能尚好，手内在肌萎缩。前臂内侧、上臂内侧及手尺侧半（手掌尺侧、环指尺侧及小指）感觉障碍。

3）全臂丛损伤常为 $C_5 \sim T_1$ 神经根性撕脱伤，表现为肩、肘、腕、指的运动障碍及整个上肢感觉障碍，肱二头肌、肱三头肌及肱桡肌反射消失等。可伴有或不伴有患侧 Horner 征阳性（瞳孔缩小，眼球内陷，眼睑下垂，半侧面部无汗）。

（2）临床处理要点及康复：臂丛神经损伤定位诊断明确后，可行以下治疗。

1）闭合性节后损伤，如不合并骨折及关节脱位，MRI 证实臂丛连续性无明显中断的情况下，应用矫形器预防或矫正畸形，上臂丛损伤多采用外展支具保护患肢，下臂丛损伤可用手腕支具保持腕关节在功能位。同时，根据残存肌力进行主动或被动活动患肢各关节，使用各种有效康复治疗方法进行肌力训练。选用温热电疗等方法，并配合 ADL 训练、感觉训练及作业治疗可促进功能的全面恢复。

2）节前损伤或保守治疗 3 个月无效的患者行手术治疗。节前损伤多为神经根性撕脱伤，因而无法直接修复。手术方式为神经探查术，神经转位术，肌肉、肌腱转移术等。臂丛神经上干或者上中干损伤以修复患者肩外展和屈肘功能为主要目的。如副神经功能及肱三头肌功能正常，副神经转位肩胛上神经、桡神经肱三头肌支转位腋神经修复肩外展功能；尺神经部分束支转位肌皮神经（Oberlin 手术）修复屈肘功能。膈神经转位臂丛上干前股修复屈肘功能术前应充分评估患者肺功能。全臂丛根性损伤时，除上述方法修复肩外展及屈肘功能以外，还可利用健侧 C_7 转位修复下干功能；除恢复部分屈指功能外，还应尽量争取恢复手部保护性感觉。神经转位及直接修复术后应制动 4 周。对受累肢体可选配矫形器保持关节功能；用超短波等温热疗法改善局部血液循环；采用神经肌肉电刺激或肌力训练等方法促进肌力恢复；还可采用适当 ADL 训练和作业治疗改善患者的日常生活和工作能力，提高生活质量。

2. 尺神经损伤

（1）临床表现及特点：尺神经损伤患者表现为手指内收、外展受限；由于尺侧腕屈肌及小指指深屈肌麻痹，尺侧屈腕力量下降，可见小指末节屈曲障碍；手掌尺侧、环指尺侧半及小指感觉障碍，可见爪形手畸形，体检小指夹纸试验及 Froment 征阳性，病程长者可见手部肌肉萎缩；手部精细动作障碍，抓握力量减弱。

（2）临床处理要点及康复：肘部尺神经卡压可行尺神经松解前置术，腕部卡压行腕尺管神经松解术。神经连续性中断需一期修复，术后出现爪形手及继发性手内部肌肉萎缩可行掌板紧缩术纠正畸形。由于尺神经较上肢其他神经损伤后恢复更为困难，手术后效果欠佳，故早期康复治疗尤为重要。可早期佩戴短拮抗支具或反向屈指器，维持掌指关节屈曲 45°，防止小指、环指掌指关节过伸畸形，并使蚓状肌处于良好位置。训练手指内收、外展和屈伸运动，手指夹物体等功能。作业治疗训练手的精细功能，如小指、环指与拇指的对掌抓捏动作、球状抓握、圆柱抓握与放松等。

3. 桡神经损伤

（1）临床表现及特点：在上臂桡神经损伤时，可出现肱三头肌、肱桡肌及腕伸肌和前臂指伸肌群的麻痹，表现为伸肘功能障碍，垂腕垂指，前臂旋后障碍；手虎口区及拇、示、中指近节麻木；上臂后群及前臂伸肌群萎缩。如肘关节及水平桡神经损伤可表现为垂腕垂指，前臂旋后障碍，伸肘功能正常；前臂中下段桡神经损伤则只表现为伸指障碍，伴或不伴虎口区及手指感觉障碍；腕部桡神经损伤仅出现虎口区及手指感觉障碍。

（2）临床处理要点及康复：桡神经闭合性损伤经保守治疗无效者，须行神经探查或修复术。在神经恢复期间患者须佩带支具使掌指关节及腕关节处于功能位并进行屈腕屈指力量锻炼;如恢复不满意,需行肌腱转位重建伸腕伸指功能,尺侧腕屈肌转位修复指总伸肌、掌长肌转位修复拇长伸肌。肌腱转位术后,患者应佩戴支具使掌指关节被动伸指,嘱患者主动做屈腕动作以恢复掌指关节背伸运动。桡神经不完全损伤一般功能恢复较好,康复治疗期间患者应佩戴桡神经功能训练支具,选用神经肌肉电刺激及其他肌力训练等方法促进肌力恢复。桡神经损伤康复重点是恢复运动功能,选用神经肌肉电刺激及其他肌力训练等方法促进肌力恢复。选用被动牵伸、按摩、超声波疗法、温热治疗等预防或治疗挛缩,同时鼓励患者积极开展伸腕、伸指肌锻炼。

4. 正中神经损伤

(1) 临床表现及特点:正中神经损伤常发生在腕部和肘部2个部位。腕部正中神经损伤表现为手掌桡侧半及拇、示、中指及环指桡侧半感觉障碍,拇指对掌运动障碍,屈指力量减弱,大鱼际肌萎缩,呈"猿手"畸形;肘部损伤正中神经损伤的表现,除上述腕部损伤特点外,还有拇、示指不能屈曲,中指屈曲受限,前臂屈肌萎缩等表现。

(2) 临床处理要点及康复:可行神经探查或修复术,恢复不佳者行拇指对掌功能重建术。康复治疗时,根据病情不同而选择支具、被动运动、主动运动及理疗方法,矫正猿手畸形,防治肌腱挛缩,训练手功能。对感觉减退的患者,可通过触摸各种不同形状、大小、质地的物体,改善和恢复患者感觉功能;对感觉敏感的患者,需采取脱敏治疗。同时教育患者保护感觉障碍区,避免损失。

5. 胫神经损伤

(1) 临床表现及特点:胫神经支配腓肠肌、腘肌、跖肌、比目鱼肌、趾长屈肌、拇长屈肌及胫骨后肌等,损伤后出现小腿屈肌及足底肌麻痹,足趾不能跖屈,踝关节不能跖屈和内翻,跟腱反射消失;还可出现小腿后侧肌肉萎缩,足底内外侧及足跟内侧、足趾跖面感觉丧失。

(2) 临床处理要点及康复:可行神经修复术,尽早进行药物治疗及康复治疗,可采用踝-足矫形器或矫正鞋预防足畸形,同时训练足跖屈动作。恢复足底保护性感觉对保肢尤为重要。重视患者宣教,防止足底压疮的发生。可采用 TENS、中频电疗、超声波、封闭等治疗控制灼性疼痛症状。

6. 腓总神经损伤

(1) 临床表现及特点:腓深神经分出肌支,支配胫前肌、趾长伸肌、拇长伸肌及第 3 腓骨肌;终末支支配拇短伸肌及趾短伸肌;腓浅神经分支支配腓骨长短肌。故腓总神经损伤可出现小腿伸肌、外翻肌群及足背伸肌瘫痪,踝关节不能背屈和外翻,足下垂,足趾不能背伸,胫前肌与小腿外侧肌肉萎缩,小腿远端外侧及足背外侧感觉障碍。

(2) 临床处理要点及康复:可行神经探查或修复术后,如恢复不满意,可考虑行肌腱转位术重建足背屈功能。常用定制的踝-足矫形器代偿背屈肌无力,保持踝关节 90° 中立位。选用适当运动疗法、神经肌肉电刺激能维持或增强足和足趾背伸肌力,促进神经修复。教育患者佩戴足吊带,预防跌倒等继发性损伤。

7. 腋神经损伤

(1) 临床表现及特点:腋神经损伤可因肩关节脱位、肱骨外科颈骨折、腋杖使用不当等引起,常表现为三角肌萎缩致肩峰及喙突外突、肱骨头容易触及;因仅有冈上肌作用,表现为肩外展无力;还有三角肌区皮肤感觉障碍等。

(2) 临床处理要点及康复:单纯腋神经损伤应行神经探查或者修复术,探查范围应从臂丛后束腋神经起始处,经四边孔至肱骨外科颈。如经松解及修复手术及康复后 3 个月无明显改善,可考虑行神经转位重建肩外展功能。需要注意的是,腋神经修复同时应一并修复可能存在的肩袖损伤,以确保最终疗效。

术后及康复期患者须佩带肩关节外展架,肩关节外展角度从最初的 45°～60°逐渐过渡到 90°直至关节上举肌力恢复。可选用被动运动、肩关节主动外展训练、抗阻外展训练、神经肌肉电刺激、短波治疗和药物治疗等方法促进神经再生,增强肌力,帮助肩部感觉恢复。治疗时应注意预防肩关节内收及内旋挛缩,防止肱骨头下方脱位。

8. 肌皮神经损伤

（1）临床表现及特点：肌皮神经损伤多为上臂近端刀刺伤或枪弹伤引起,因肱二头肌、肱肌和喙肱肌瘫痪表现为屈肘障碍,但肱桡肌和旋前圆肌可部分代偿屈肘功能;前臂桡侧狭长区域皮肤感觉障碍等。

（2）临床处理要点及康复：因为肌皮神经运动功能主要为屈肘,而肱桡肌在前臂旋前时也具有屈肘的作用。故单纯肌皮神经损伤不是绝对手术指征。如行手术治疗,可行神经探查松解或神经转位。术式可选择膈神经转位肌皮神经或 Oberlin 术式。术后康复可使用肘关节动力性支具。康复治疗重点是恢复肱二头肌的功能。早期肌力（<3 级）较弱时,可利用滑板或平滑桌面进行减重;肌力在 3 级以上时可进行抗阻肌力训练,如使用哑铃、沙袋、弹力带等,甚至日常生活中增加肱二头肌的使用来训练功能。

9. 坐骨神经损伤

（1）临床表现及特点：多因外伤或肌内注射不当引起,常为部分性损伤,早期可表现为完全性损伤,2~3 周后逐渐恢复部分功能。臀部或股部的坐骨神经损伤常有上述腓总神经或胫神经受损或两者同时受损的症状,同时还有股二头肌麻痹,膝屈曲乏力,股后肌群萎缩等表现。

（2）临床处理要点及康复：坐骨神经高位损伤患者往往预后不佳,应尽早行探查或修复术。单纯腓总神经损伤行松解或修复术后如踝关节运动无法恢复,可考虑行肌腱转位重建踝关节背屈功能。胫神经损伤后恢复足底感觉十分重要,一旦出现感觉运动障碍应尽早探查。应用踝-足矫形器、膝-踝-足矫形器或矫形鞋等,以防治膝关节、踝关节挛缩和足内、外翻畸形。对下肢肿胀者,可采用抬高患肢、顺序充气循环治疗、干扰电疗等治疗;对肌力和活动度下降者,可采用运动疗法、神经肌肉电刺激等治疗;对于神经性疼痛者可采用 TENS、感觉训练、封闭治疗等以缓解症状。

【功能预后】

目前周围神经损伤仍然是极具挑战性的临床事件,损伤后患者感觉运动功能障碍的恢复视原发性损伤的情况而定。功能结局与以下多方面因素有关:损伤部位、损伤类型、损伤程度、损伤与治疗介入的时间、患者的年龄等。

了解预后对于选取治疗方案很重要。如果预计神经恢复预后不好的患者,如神经完全性损伤、神经断裂者以手术配合康复治疗为主。对于预后好的患者,以保守临床治疗及康复治疗为主。

1. 周围神经损伤 Seddon 分级与预后

（1）神经失用主要是指脱髓鞘损伤,严重时可以产生传导阻滞和临床问题,但髓鞘受损后,施万细胞通常具有在神经的脱髓鞘区域再生髓鞘的能力,以及促进传导的能力。新髓鞘在形态和功能上与损伤前不完全一样,可能会持续存在传导速度减慢。尽管如此,大部分患者在 2~3 个月内可以取得实质性恢复。

（2）轴突断伤指轴突破裂但其支持结构譬如神经束膜（周围束）或神经外膜（神经的外层）至少有部分保留,这一级神经损伤的患者预后差异很大,取决于轴突再生的能力。存在神经支持结构损伤越重、越广泛的束状结构破坏、局部瘢痕和纤维化、神经瘤形成等的患者,轴突再生越困难,恢复的机会越小。

轴突受损程度对预后影响:小的轴突损伤预后较好。如果部分运动轴突保留,有可能通过末梢轴突发芽获得对失神经支配的肌肉纤维的再支配能力,区域可达原来的 5 倍;因此,相对轻的轴突损伤即使伤处没有轴突再生也有可能恢复,但如果发生大部分（>90%）轴突损伤,仅靠少量残存的轴突也难以通过扩大再支配区域产生足够的、为完成功能所需的肌力强度。

轴突从损伤部位生长到所支配肌的距离,是影响预后的一个重要因素。轴突断伤但还保留神经内管者,轴突可以在 1~2 周内穿过损伤节段并以 1~5mm/d 的速率沿远端神经再生,神经损伤部位离效应器近、年龄小的患者恢复好,反之亦然。在轴突管内能容纳轴突再生达肌肉纤维、且肌肉仍然存活才可以实现神经再支配。如果程度严重到运动轴突完全或接近完全损伤时,或 18 个月后轴突生长到达肌肉也难以恢复神经支配。此时,轴突管会变窄,肌肉会纤维化,挛缩也已经形成。因此,在完全性的、神经再支配距离长的轴突损伤时,譬如下干臂丛神经损伤,即使神经束损伤小,预后也很差。

（3）神经断伤指轴突和支持结构完全断裂,患者预后差,如果不行外科手术治疗恢复的机会极小。

2. 神经电生理检查参数与预后　电生理检查可以从病理生理角度对周围神经损伤特点（如是轴突还是脱髓鞘损伤）、损伤部位、损伤分级、预后等进行分类,对制订治疗计划尤其重要。但是该检查也有局限性,对检查时间的依赖性很强。损伤1周内的检查可以获得对损伤节段定位,以及部分关于损伤程度(完全损伤或是不完全损伤)分级的信息。损伤1周以后,重点关注运动神经,可以区别轴突损伤和神经失用以及损伤程度信息,在损伤后11天后就可能确定感觉纤维损伤的同类信息。伤后3~4周时检查,除了以上信息,可以评估异常的自发电位活动。伤后3~4个月时则可以检查神经再支配的信息。

多个电生理检查参数可以用于帮助判断周围神经损伤的预后,包括预测周围神经损伤结局的通用参数(表2-9-23)和特定神经损伤的最佳和最差预后参数组(表2-9-24)。

表2-9-23　预测周围神经损伤结局的通用参数

判断预后电生理参数	预后好	预后差
损伤远端肌肉运动单位募集	正常或减少	分散或消失
远端CMAP	正常或减少	消失
传导阻滞或传导减慢	有	消失
远端SNAP(损伤远端向背根神经节)	有	消失
远端SNAP(根撕脱伤)		有

注:此表中参数大多适用于周围神经损伤后7天至2~3个月内,在通过侧枝发芽实现神经再支配之前。缩写词:CMAP. 复合肌肉动作电位;SNAP. 感觉神经动作电位。

表2-9-24　特定神经损伤的最佳和最差预后参数组

神经	预后好	预后差
正中神经	有SNAPs;CSI 2.5~4.6;运动神经潜伏期<6.5ms	没有CMAPs、SNAPs
尺神经	经肘传导阻滞或传导减慢、正常CMAP波幅	CMAP小或没有、无传导阻滞
桡神经	BR募集正常或减少	BR募集分散或消失、示指伸肌CMAP没有
腓神经	胫前肌和趾短伸肌有CMAP	胫前肌和趾短伸肌没有CMAP
面神经	CMAP>对侧30%,有瞬目反射	CMAP<对侧10%

注:BR指肱桡骨肌;CSI指综合感觉指数。

值得提醒的是,不同的周围神经发生损伤,即使以上电生理结果相似预后也可能不同。因此判断预后时,还需要考虑以下一些因素。

(1)解剖特异性:神经在体内走行长度与伤后生长距离不同,如面神经,相较于近段尺神经、坐骨神经等,受伤后神经恢复再支配肌肉时所需生长距离短,预后不一样。

(2)功能差异性:每条神经支配肌的功能特性不同,如面神经支配肌的功能特性是只要相对小的力量,但要更细微、精细的动作控制;股神经支配肌不需要特别精细的控制,但需要足够大的膝伸肌力量以完成负重和功能转移活动。每条神经的不同节段所主导的功能及其功能重要性也不同,如尺神经损伤,远端支配肌的恢复对手功能的影响相对于近端支配肌(尺侧腕屈肌和指深屈肌)来说更关键;腓神经近端支配肌(胫前肌和腓骨长肌)比远端支配肌功能更重要,在关键部位就算只有很少几个厘米的神经再支配也可以获得很好的功能结局。

(3)运动神经与感觉神经:肌力对于功能影响很大,甚至可以直接量化,但感觉神经对某些功能也非常关键。例如,正中神经感觉支覆盖手的绝大部分区域,损伤后就算力量恢复很好,但如果没有足够的感觉恢复则手的整体功能也很难复原。

(4)不同神经损伤的机制和病理生理存在差异:正中神经常常在远端出现腕管部位的卡压问题,且以脱髓鞘损伤为主;相反,即使同样是慢性卡压,尺神经更易于发生轴突损伤;桡神经和坐骨神经很少发生持续、进展性的慢性卡压,但常伴随上肢或下肢的外伤同时发生损伤。基于以上差异,就算电生理检测时参数结果可能类似,但预后也可能不同。

(5)其他:有些神经损伤就算没有发生神经再支配,但有很好的治疗方法。例如,桡神经损伤,即使没有恢复桡神经支配肌的功能,进行肌腱转位手术也可以取得很好的功能结果;腓神经损伤,可以用定制的踝-足矫形器很好地代偿背屈肌无力。但是,对于严重的臂丛神经损伤、或完全性正中神经或尺神经损伤,尚缺乏很好的治疗方法。

（许　涛）

第五节　持续性植物状态

意识障碍是指人对周围环境及自身状态的识别和觉察能力出现障碍。慢性意识障碍是指患者发病后意识丧失连续超过 28 天的一种病理状态。根据觉醒和觉知程度不同,慢性意识障碍分为昏迷(coma)、植物状态(vegetative state,VS)、微意识状态(minimally conscious state,MCS)、脱离微意识状态(emergence from the minimally conscious state,EMCS)等多个水平。1972 年 Jennett 和 Plum 首先提出持续性植物状态这一名称,即各种原因导致的脑损伤后患者由昏迷转入觉醒而未清醒的状态。过去将植物状态超过 1 个月称为持续性植物状态(persistent vegetative state,PVS),外伤 3 个月和非外伤 12 个月后意识仍未恢复时则称永久性植物状态。由于 PVS 患者经常出现 1 年后延期意识恢复的情况,且对患者"处于植物状态"的描述具有贬义,因此近来对该名称的使用出现了一些变化。2010 年欧洲提出无反应觉醒综合征(unresponsive wakefulness syndrome,UWS),试图取代 PVS 的诊断。目前 Aspen 神经行为学工作组推荐使用"植物状态加患病时间"的命名,如外伤后植物状态 3 个月,主要目的是去除暗示预后的持续性、永久性等,以规避诊断风险和不必要的学术争论。

【病因】
1. **外伤性**　主要包括车祸伤、坠落伤等,是导致 PVS 的主要原因。
2. **非外伤性**　主要包括缺血缺氧性脑病、脑卒中等原因。

【发病机制】
完整的意识包括 2 个方面的内容:觉醒(awakeness)和觉知(awareness)。觉醒指警觉程度,临床上通过患者睁眼的行为进行诊断,解剖学基础是上行网状激活系统,是指从脑桥到中脑被盖、再通过丘脑向两侧大脑半球放射的一个神经元网络。觉知通常称为意识内容,包括感觉、注意力、记忆力、执行功能等多种组成成分,觉知与分布在整个大脑皮质的不同神经元网络有关,特别是额顶网络及其相关的大脑皮质。在生理状态下觉醒和觉知两者存在正相关性,例如睡眠时觉醒和觉知水平同时下降。但在某些生理或病理状态下两者也存在分离的现象,如在快动眼睡眠阶段,觉醒水平降低但觉知水平相对保存。严重脑损伤患者的脑干或大脑皮质等不同部位受到不同程度的损伤,一般认为丘脑-皮质和皮质-皮质连接的破坏是导致不同水平意识障碍的主要原因。PVS 患者皮质-丘脑-皮质环路损害,但脑干功能相对保留,主要的代谢障碍存在于额顶网络及丘脑。

【临床特点】
PVS 患者病程超过 28 天,临床恢复一定程度的觉醒水平,即存在睡眠-觉醒周期,但其行为学反应仍为反射性行为,对周围环境及自身缺乏觉知。

【诊断标准】
PVS 诊断标准如下。
1. 病程超过 28 天。
2. 存在睡眠-觉醒周期,能自动睁眼或在刺激下睁眼。
3. 认知能力丧失,无意识活动,不能执行命令。
4. 可以有无目的性的眼球跟踪运动。
5. 不能理解和表达语言。
6. 保持自主呼吸和血压。
7. 丘脑下部及脑干功能基本保存。

【康复评定】

1. 行为学评定   利用各种临床行为学量表对 PVS 患者进行意识评定是临床上最常用的方法,但需要区分患者的反应是对刺激本身的反射性反应,还是来自确切的知晓能力。在评定前务必排除镇静剂、肌松剂、抗惊厥药物、抗癫痫药物、抗精神药物等对患者意识水平的影响。由于量表分级较粗糙,且往往要靠评定人主观观察患者的临床表现,因此具有很大主观性。

(1) 格拉斯哥昏迷量表(GCS):GCS 量表是外伤和急救中心使用最广泛的意识评估工具,包括三部分内容,分别为睁眼功能、运动功能和语言能力。该量表得分范围是 3~15 分。但 GCS 量表不能有效地评估眼外伤患者、气管插管患者、机械通气患者、使用镇静剂患者等的意识水平。

(2) FOUR 量表(Full Outline of Unresponsiveness):FOUR 量表可以替代 GCS 量表来评估监护病房里严重脑损伤者的意识水平。此量表由 4 项分量表组成,分别为眼睛、运动、脑干反射和呼吸类型。该量表得分范围是 0~16 分,分数越低,表明患者死亡和残疾的可能性越大。

(3) 昏迷恢复量表修订版(CRS-R):昏迷恢复量表(Coma Recovery Scale,CRS)是 1991 年由肯尼迪约翰逊康复协会研究开发的,并在 2004 年进行了修订和出版,命名为昏迷恢复量表修订版。这个量表有 6 个分量表,分别是听觉、视觉、运动、言语反应、交流和唤醒度,得分范围 0~23 分,有 23 个条目,包括脑干、皮质下和皮质进程相关的分级安排的项目。每个分量表的最低项目代表反射功能,最高项目代表认知功能。

(4) WHIM 量表(Wessex Head Injury Matrix,WHIM):WHIM 量表分别评定患者的觉醒和觉知、视觉(如视觉追踪)、交流、认知(记忆和空间定位)和社会行为。WHIM 量表的设计用于探测患者各阶段的意识恢复变化,以及从昏迷恢复到脱离外伤后记忆缺失的变化。

(5) SMART 量表(Sensory Modality Assessment and Rehabilitation Technique,SMART):SMART 量表是根据包括视觉、听觉、触觉、嗅觉及味觉 5 种感觉通道,运动功能和交流反应水平来鉴定患者是否存在意识的。该量表由 29 条标准化的条目组成,分正式和非正式两部分评估内容。正式评估包括检测者对患者行为观察和感觉的评估。非正式评估内容是来自亲属和照顾者所观察到的患者的行为反应,以及有关患者发病前的兴趣爱好等。

(6) NCS-R 量表(Nociception Coma Scale-Revised,NCS-R):NCS-R 量表是用于评估刚从昏迷中恢复但尚不能与外界交流的患者意识水平的量表。这个量表包括运动反应、语言反应、视觉反应和由疼痛引起的面部表情 4 个分量表,得分范围是 0~12 分。NCS-R 量表是一个评估不能交流的严重脑损伤患者疼痛感觉的敏感量表,特别适用于从昏迷中恢复的患者。

(7) 中国南京持续植物状态评分量表:持续植物状态评分量表(Persistent Vegetative State,PVS)是 1996 年在国内首次提出的临床 6 项评分量表。2001 年进行了修订,在临床 4 项体征基础上增加了脑电图(EEG)、体感诱发电位(SEP)内容,并提出罗马数字 I[植物状态(VS)]、II[初步脱离植物状态,即最小意识状态(MCS)],III(脱离植物状态)概念,即 2001 修订版 PVS 评分量表。其后再修订形成 2011 年中国南京持续植物状态评分量表(CNPVSS),包含肢体运动、眼球运动、听觉功能、进食、情感 5 个部分,同时进一步细化了罗马数字 II 即 MCS 的内容。

2. 神经电生理学评定

(1) 脑电图:脑电图可反映大脑皮质锥体神经元突触后电位的时间同步性,亦是反映大脑功能状态的客观电生理指标,研究可分为时域分析和频域分析。时域分析常用于癫痫的诊断;频域分析主要分析脑电信号的频率特征,是目前定量脑电图的常用方法,可据此对患者意识水平进行分析。应用脑电图来检测患者意识水平的优点:①时间分辨率高;②费用低廉;③非侵入性;④可在床旁进行检查,利于临床推广。但存在如下缺点:①特异性差;②空间分辨率低;③PVS 患者常见的眼动和肌电伪迹会污染脑电节律背景,须应用复杂的校正方法。

正常健康成年人清醒状态下脑电波呈现一定的节律性,当脑组织受到严重创伤时脑电波节律性会发生异常改变,通常以脑电图的分级及分型判断患者大脑意识障碍的程度,意识障碍患者的脑电图多以弥漫性 θ 及 δ 活动为主要表现,还有少数特殊的脑电图类型如 α 昏迷、β 昏迷、纺锤昏迷、周期性复合波等。

目前一般认为良性脑电图的脑电频率中度偏慢,皮质-皮质下-丘脑环路的功能完好,预后相对较好;恶性脑电图一般呈现重度慢波或脑电波幅低(如弥漫性慢波、爆发性抑制、α 昏迷、θ 昏迷等)。该类患者对简单刺激反应稀少,对复杂刺激无反应,临床改善的概率渺茫。

有研究提出脑电波非线性分析能够量化患者大脑皮质受抑制的程度,通过检测脑电波信号的熵指数可直接度量其大脑皮质受抑制的程度,可作为意识障碍水平及预后判定的指标,应用前景较好,但该方法计算过程复杂,如与功能影像学结合,将可能定量评价患者的意识水平并准确进行预后预测。

正常成人的睡眠是一个动态的过程,可分为非快速眼动睡眠(NREM 期)与快速眼动睡眠(REM 期),并交替出现,每个阶段的睡眠在睡眠脑电图监测中又可出现不同特征性波形。有规律睡眠模式的出现可反映残存的大脑功能,因此睡眠脑电图在 PVS 患者中的诊断及预后价值越来越多地得到研究者的重视。

(2)诱发电位:诱发电位(evoked potential,EP)可用于检测 PVS 患者脑干及大脑通路的完整性,尽管并不能提供准确的脑干损伤的定位信息,但可提供患者预后的相关信息。

躯体感觉诱发电位(somatosensory evoked potential,SEP;简称体感诱发电位)检测中 N20 成分反映刺激对侧正中神经后 30ms 内原始体感皮质处理信息的能力。SEP 可反映大脑皮质下体感通路及原始体感皮质的激活,对急性严重脑损伤患者的预测价值高于瞳孔反射、运动反应、GCS 量表、脑电图及 CT 成像等。很多研究表明无论在患者昏迷的急性期还是慢性期,N20 成分的出现均可作为患者意识恢复的有效预测指标,且双侧 N20 成分的缺失在缺氧性脑损伤昏迷的急性期对不良结局的预测价值更高。

脑干听觉诱发电位(brainstem auditory evoked potential,BAEP)是由声刺激 10ms 内引起的神经冲动在脑干听觉传导通路上的电活动,在排除患者外周听觉损伤后 BAEP 缺失可作为患者不良结局的预测因素,但其出现并不能提示良性结局。中潜伏期听觉诱发电位(MLAEP)指刺激后 10~50ms 出现的电活动,可反映丘脑及原始听觉皮质的激活。MLAEP 缺失被认为是缺氧性昏迷患者不良结局的有力预测指标。

(3)事件相关电位评定:事件相关电位(event-related potential,ERP)是通过平均叠加技术从头颅表面记录脑诱发电位来反映认知过程中大脑的神经电生理改变,可客观地对患者进行床旁感觉及认知功能的评价,具有诊断及评估预后的价值。

经典的 ERP 成分包括 P1、N1、P2、N2、P3(P300)等,其中 P1、N1、P2 为事件相关电位的外源性(生理性)成分,受刺激物理特性影响;N2、P3 为事件相关电位的内源性(心理性)成分,不受刺激物理特性的影响,与被试者的精神状态和注意力有关。广义上讲,事件相关电位还包括 N4(N400)、失匹配负波(mis-match negativity,MMN)、关联性负变(contingent negative variation,CNV)等。在意识障碍领域主要研究的是听觉 ERP 分析,主要成分波有 N100、MMN、P300 和 N400 等。ERP 的内源性成分如 P300、N400 等,在刺激之后出现相对较晚,反映出大脑皮质更为复杂的认知处理过程,因此相对更具诊断及预测的价值。但是目前根据 ERP 技术各种成分的出现或其波幅、潜伏期来评估及预测 PVS 患者结局仍未得到相对一致的结果,仍需更大规模的试验来验证,其中 MMN、P300、N400 等均在该领域显示出巨大的潜在价值。

(4)经颅磁刺激同步脑电:经颅磁刺激同步脑电(transcranial magnetic stimulation-electroencephalogram,TMS-EEG)技术是经颅磁刺激结合高密度 EEG 以及神经导航系统直接测量脑活动,以取代测量由 TMS 刺激诱发的肌肉活动及行为学反应。通过这种方式单脉冲经颅磁刺激诱发局部大脑皮质神经元放电,并同时用 EEG 记录刺激局部皮质及远隔部位的电位反应情况,分别反映出大脑皮质局部反应性及远程皮质有效连接情况。

经颅磁刺激诱发电位(TMS evoked potential,TEP)来源于 TMS 线圈刺激下的大脑皮质(局部激活),并通过特异性短程(半球内)和长程(跨胼胝体连接)激活同侧及对侧半球,在大部分永久性 VS 患者中其皮质局部激活及皮质连接严重损害,但在大部分 MCS 患者中会部分保留。有研究表明患者的临床诊断与 TEP 间存在一定关联:对侧 TEP 的缺失在 VS 和 MCS 间存在显著性差异,但同侧 TEP 出现/缺失在两组患者中未出现显著差异。目前认为 TMS-EEG 可在个体水平鉴别 VS 和 MCS。

TMS-EEG 的优点是可独立于运动功能测量大脑皮质的反应来反映意识情况,因此也适用于脑损伤后运动功能严重损伤的患者。但是 TMS-EEG 也存在技术上的限制,即需要特殊功能的放大器以克服由 TMS 产生的磁场在 EEG 中出现的伪迹。近些年 TMS-EEG 技术在 VS 和 MCS 鉴别诊断中应用相对较多,并在一定程度上优于传统电生理手段,但相关随访研究较少,以后可通过随访研究以确定此技术在意识障碍患者预后方面的价值。

3. 功能神经影像学评定

（1）正电子发射计算机体层显像仪（positron emission computed tomography，PET）评定：PET 扫描是借助微量放射性核素标记生命代谢中必需的物质（如蛋白质、核酸、葡萄糖等）来反映机体的代谢活动的技术。最常见的 PET 扫描是以氟代脱氧葡萄糖（FDG）作为指示剂，通过成像技术获取氟代脱氧葡萄糖浓度在各组织中的时空差异，以此分析机体生理生化及代谢变化。PET 技术利用放射性核素示踪剂，揭示细胞水平的代谢，可观察脑区是否有代谢活动，而不像功能核磁共振仅观察脑局部血流变化。

（2）功能磁共振成像（functional magnetic resonance imaging，fMRI）评定：功能磁共振有很多成像方法，包括弥散成像、灌注成像，以及目前最为常用的血氧水平依赖技术等。血氧水平依赖技术利用氧合血红蛋白和去氧血红蛋白对磁场的不同影响来成像，神经兴奋时，兴奋区域去氧血红蛋白含量增加，成像增强，所以功能磁共振可直接反映脑内神经的兴奋情况，可对活动的大脑皮质区域进行准确、可靠的定位，空间分辨率达 2mm。

弥散张量成像（diffusion tensor imaging，DTI）技术是 MRI 新技术，能无创性地检测活体组织内水分的扩散特性，显示脑组织的完整性和微观结构，发现传统 MRI 技术显示正常组织的结构性损害等。有研究指出 DTI 技术可作为 VS 和 MCS 鉴别诊断的手段，并可在一定程度预测患者的临床结局。

（3）近红外光谱技术（near infrared spectroscopy）评定：近红外光谱技术是利用近红外光来检测组织血氧变化的光学脑成像技术，可测量大脑皮质的含氧血红蛋白、脱氧血红蛋白，以及总血红蛋白的浓度变化，具有重量轻、便携的特点，可适合于对患者关键皮质进行长时间的床边监测。

【康复治疗】

1. 治疗原则　PVS 患者康复治疗干预的重点是适当的体位摆放，四肢被动活动维持关节活动度，预防继发性并发症，以及在维持康复训练的基础上应用各种综合的促醒康复技术，促进患者意识的恢复。

2. 肢体功能康复训练

（1）关节活动度训练：对 PVS 患者进行除严禁活动部位以外的各关节的所有方向的被动活动训练，每天 2 次。手法应轻柔，切勿过快、过猛，以防止软组织损伤和骨折。该训练可以维持患者肢体的关节活动度，并且有效预防失用导致的肌肉萎缩、骨质疏松、关节挛缩及改善肌张力等，还可以防止下肢深静脉血栓形成，为患者意识恢复后的肢体功能恢复打下良好的基础。

（2）体位摆放

1）卧床：患者应长期使用气垫床，每天佩戴支具至少 2 次。

2）仰卧位：应避免肩部直接受压，并给予双上肢充分支撑，肩关节外展外旋位，肘关节伸展，腕关节背伸 20°～30°，手指微屈曲；髋关节稍外展，双侧大腿下垫楔形垫，防止外旋，膝关节避免屈曲挛缩和过度伸展，可利用木制或金属架置于床尾患者足部上方，被服搭在框架上避免直接压迫患者足部，踝关节保持中立位。

3）侧卧位：躯干与床面略成直角，后部可用枕头支持；位于下部的上肢肩胛骨前伸，肩关节屈曲 90°，前臂旋后，腕关节背伸；在胸壁和上肢之间放一个枕头，另一侧上肢放于其上；肩胛带部位同上，肘关节伸展，前臂旋前，腕关节背伸 20°～30°；双下肢之间放一个枕头使呈稍迈步位，屈髋、屈膝，踝关节保持背屈位。

4）体位：患者定时变换体位，一般每 2 小时翻身一次，每次翻身时应注意检查皮肤有无压红，以防止压疮形成。

（3）被动坐位训练或起立床训练：患者生命体征平稳时，可对其进行辅助下被动坐位训练；或进行固定在起立床上不同角度的站立训练，角度逐渐增加，并且密切注意患者的血压和心率等情况。每个角度的适应性训练一般为 1 周，每次 20 分钟，每天 2 次。这种训练既改善了患者的呼吸、循环、消化、泌尿等系统的功能，又有利于钙质沉积以增强骨关节承重能力，还能通过本体感觉刺激反馈性地提高大脑皮质的兴奋性。

（4）床边卧位康复踏车训练：对肢体无痉挛的患者进行康复踏车训练，辅助进行肢体的被动活动，维持关节活动范围,选择被动训练模式,每次 20min,每天 2 次。

3. 药物治疗

(1) 多巴胺类药物:多巴胺通路在各种各样的功能中发挥作用,包括行为、情绪、语言、运动控制、下丘脑功能及觉醒等方面。多巴胺受体激动剂可以增加多巴胺的产生,增强多巴胺受体的活动,并且抑制多巴胺的再吸收。有研究显示增强多巴胺通路的药物能改善中重度脑损伤患者认知的警觉性和意识。

(2) GABA 能药物:GABA 能药物有助于脑复苏的可能机制是药物作用于广泛分布于大脑的 GABA-A 或 GABA-B 受体,调节脊髓的部分活动,从而通过增强谷氨酸受体活动、抑制大脑皮质的超负荷、减少过度紧张来增强大脑皮质的活动。

(3) 三环类抗抑郁药:三环类抗抑郁药可降低去甲肾上腺素和 5-羟色胺的再吸收,增加细胞外的这些神经递质的浓度和功能。在这些区域,依赖于这些神经递质水平的正常化和突触的反馈促使大脑功能的改善。

4. 感官及环境刺激疗法　根据人体发育的规律,听觉、视觉、味觉和嗅觉等刺激是非常重要的。感官和环境刺激有助于促进大脑皮质与皮质下的联系,因此患者的大脑皮质功能有可能经过多种刺激得到恢复。

(1) 听觉刺激:给患者戴上耳机,播放各种动物的叫声或各种自然环境音,以及播放患者生病前最喜爱的音乐或轻松的广播节目等,音量 20~50dB,以正常人能听清楚为宜;通过家属的亲情呼唤,让患者最亲密的人呼唤他的名字、昵称,诉说他最难忘的人和事等。每次 30min,每天 5 次。

(2) 视觉刺激:将病房光线调暗,用强光、弱光和彩色光线交替对患者进行光线刺激,每次 30min,每天 5 次。有条件的病房可以使用电脑播放多媒体影像资料或虚拟现实技术设备同时对患者进行听觉、视觉刺激。当患者能看到物体并能把注意力集中到该物体上时,可尝试视觉追踪,让患者的眼睛随着刺激物而移动。

(3) 触觉刺激:指导患者家属或护理人员用棉签、软毛刷等持续地擦刷患者皮肤;对患者的四肢和躯干进行叩击敲打、按摩;用在热水或冷水中浸泡过的金属汤匙对患者皮肤进行冷热交替刺激;用具有一定硬度并且较细的金属丝,在患者四肢敏感部位如足底、手指等,以一定的压强、不损伤皮肤为度,进行疼痛刺激。每次 30min,每天 5 次。

(4) 嗅觉刺激:取味道较鲜明的液体或半固体等进行嗅觉刺激,如芥末油、香精、香水、花露水、沐浴露、醋、酒以及患者最喜欢的食物等。嗅觉刺激在患者洗漱擦身后进行为宜,物品刺激时间不超过 10s;将具有醒脑开窍作用的中草药制成香枕,置于患者头下,使其散发出的中药气味,能刺激鼻腔中的嗅神经,直接进入大脑产生作用。

(5) 味觉和口腔刺激:当患者能控制唾液,排除易于发生吸入肺内的危险时,可尝试进行味觉刺激。用沾有酸、甜、咸、苦等味道的溶液的棉签刺激患者舌头的前半部分,并告知对应的味觉感受。在日常口腔护理中,可对口周、嘴唇、口腔进行刺激,使用棉签对口腔进行按摩,同时进行被动吞咽功能训练,如口腔冰刺激、吞咽器官的被动运动(吞咽电刺激仪器)等。

(6) 神经易化技术刺激:使用 Rood 技术,快速擦刷、拍打、挤压、冷热交替等方法刺激患者皮肤,尤其是较为敏感的部位如手、脚、面部等,以诱发运动;使用本体感神经肌肉易化法(PNF)进行被动活动,采用快速牵拉、轻叩肌腹、冷热刺激和挤压关节等,对患者进行皮肤感觉刺激及本体感觉刺激,通过关节深感觉进行促通,可对大脑产生作用。

(7) 环境刺激:若患者生命体征稳定,所带管路较少时,可以安排患者每天到病房外如楼道内、医院花园、社区健身广场、海边等环境更丰富的地方,让患者能够综合感受到声、光、触觉、空气、湿度、温度变化等环境刺激。每次 20~30min,每天 1~2 次。

5. 神经调控技术

(1) 脑深部电刺激(deep brain stimulation,DBS):DBS 的机制可能是丘脑 DBS 旨在通过激活植物状态相应的神经网络来增强醒觉和意识水平,若这个大网络内部或丘脑和该网络间的连接被破坏,DBS 就不太可能通过丘脑对该网络产生明显作用。丘脑板内核可能是与高级皮质区特异连接的核团,当前部和中线部核团损伤时,功能保留程度较高;若叠加板内核区损害则常导致严重残疾,甚至植物状态。因此,丘脑中央核群(特别是板内核)在意识障碍的病理机制中可能发挥着核心作用。外伤性病灶常多且散在,从而使更多的神经连接得以保留,所以 DBS 对外伤患者可能会更有效。

(2) 脊髓刺激疗法(spinal cord stimulation,SCS):SCS 的机制可能是 SCS 在上行网状激活系统起始部的脉冲刺激,可增强意识冲动的活动,改善神经传导状态,使脑电活动增加。调节颈部交感神经节的活动可增强脑血流,提高脑糖代谢水平,并促进神经递质儿茶酚胺多巴胺(DA)和去甲肾上腺素(NA)的释放,并激活部分蛋白酶增强生物信号调制。

(3) 经颅磁刺激(transcranial magnetic stimulation,TMS):TMS 是指通过放置在头部表面的"8"字线圈来进行非侵入性刺激,通过调制大脑皮质神经元的膜电位来影响和改变大脑功能的技术。TMS 在意识障碍领域的研究尚处于起步阶段。有研究报道 TMS 可调节神经兴奋性,激活大脑皮质网络处于休眠状态的神经元,刺激脑干网状激活系统,促进重度脑损伤意识障碍患者的意识恢复。目前国内也有一些个案研究应用 TMS-EEG 来评估 TMS 对意识障碍患者的促醒作用,其研究结果表明 TMS 在促醒中的潜在价值。

(4) 经颅直流电刺激(transcranial direct current stimulation,tDCS):tDCS 是一种非侵入性脑刺激技术,利用低强度、恒定微电流(1~2mA)调节大脑皮质神经细胞活动,阳极刺激提高皮质神经元的兴奋性而阴极刺激降低兴奋性。在 tDCS 治疗过程中,电极片的放置位置非常关键,它决定电流的方向和空间分布,对治疗疗效具有重要影响。近些年不少研究将 tDCS 作用于意识障碍患者,发现 tDCS 治疗具备一定的改善意识水平的效果。目前也有一些研究应用 TMS-EEG 技术评估 tDCS 的促醒作用,结果表明 tDCS 刺激可改善意识障碍患者大脑皮质的兴奋性。

(5) 正中神经电刺激(median nerve stimulation,MNS):MNS 属于周围神经电刺激,对患者产生促醒作用的主要机制:①增加双侧脑血流量,改善脑缺血半暗带的血液供应;②增强脑电活动,改善神经电生理;③直接兴奋脑干网状结构和大脑皮质;④影响神经递质的分泌,有利于改善临床症状。通过这些机制从而使患者逐渐觉醒并恢复相应的神经功能,如意识、运动、言语等功能等。

(6) 经皮耳迷走神经刺激(transcutaneous auricular VNS,taVNS):经皮电刺激迷走神经能够调控中枢神经系统,可能的机制是刺激后丘脑、后扣带/楔前叶、脑默认模式网络等均被 taVNS 显著激活。目前仅有极少量关于 taVNS 的研究报道,所以关于治疗参数尚无参考,应谨慎使用。

6. 高压氧疗法　高压氧治疗是指患者在大于 1 个标准大气压的高压氧舱内间断吸入 100% 氧气的治疗方法。

高压氧治疗患者的机制可能与以下因素有关:①能改善脑细胞的供氧,使部分处于功能可逆状态的脑细胞恢复功能;②促进轴索侧支发芽,建立新的突触联系,促使其神经功能得到恢复;③在高压氧环境下颈动脉血流减少,而椎动脉血流增加,使脑干网状激活系统血供增多,加速苏醒;④在高压氧环境下,血管收缩,血流量减少,血管通透性降低,阻断缺氧、水肿、代谢障碍的恶性循环,减轻脑水肿;⑤促进毛细血管再生和微循环建立,加快脑功能恢复;⑥降低血黏稠度,有利于血液循环;⑦在脑内病灶区域产生反盗血现象,使病灶区域血流量相对增多。

高压氧治疗包括加压、稳压吸氧和减压 3 个步骤。多人舱采用压缩空气加压,压力一般为 0.2~0.25MPa,采用间歇吸氧,患者通过面罩、氧帐等吸氧;单人舱采用纯氧加压,治疗压力通常为 0.2MPa,稳压后患者直接呼吸舱内的氧气。一般每天治疗 1 次,7~10 天为 1 个疗程,2 个疗程之间间隔 5~7 天,必要时可缩短或延长间隔,总疗程依据病情酌情个体化调整。

7. 中国传统康复疗法

(1) 中药治疗:中药促醒可用补阳还五汤、通窍活血汤、安宫牛黄丸、紫雪、至宝丹、苏合香丸、安脑丸等。

(2) 针刺治疗:针刺具有醒脑开窍,改善大脑的血液循环,促进脑神经细胞的恢复与再生,刺激处于"休眠"状态的神经细胞,以及解除大脑皮质抑制的作用。经络穴位的强刺激,可激活脑干网状觉醒系统的功能,促进 PVS 患者的意识恢复。治疗时选用头针感觉区、运动区,以及百会、四神聪、神庭、本神、人中、合谷、内关、神门、三阴交、劳宫、涌泉、十宣等穴位。

【功能预后】

过去通常将患者持续时间大于 1 个月的植物状态称为持续植物状态,创伤性脑损伤后超过 12 个月、非创伤性脑损伤超过 3 个月的植物状态称为永久性植物状态。但是研究发现 PVS 患者经常出现 1 年后的延期意识恢复的情况,因此近些年对意识障碍的命名有所更新。一般来讲无论病因如何,VS 患者的死亡率都比 MCS 患者高,此外非外伤性脑损伤患者的死亡率较外伤性脑损伤患者偏高。同样,无论病因如何,MCS 患者的功能恢复都比 VS 患者要好,外伤性患者比非外伤性患者具有更大的功能恢复的可能性。目前对意识障碍患者意识水平评定及预后判定的手段主要依靠患者的临床表现及各种评定量表,具有主观性强、准确度低的特点,考虑到患者的预后与其临终决定及治疗方案的制订等相关,因此联合建立客观的预后评价方法很有必要。目前研究的趋势已从单一指标的预测过渡到多指标联合应用,并同时结合行为学、神经电生理学及神经影像学等手段以进行意识障碍患者意识恢复结局预测的评价,通过不同的客观评定手段以发现意识障碍患者残存的认知功能。

（宋为群）

第六节　肌　病

一、进行性肌营养不良

进行性肌营养不良(progressive muscular dystrophy,PMD)是一组遗传性肌肉变性疾病,临床特征主要为缓慢进行性加重的对称性的肌肉无力和萎缩,无感觉障碍;遗传方式主要为常染色体显性、隐性和 X 连锁隐性遗传;电生理表现主要为肌源性损害、神经传导速度正常;组织学特征主要为广泛的肌纤维萎缩,伴肌纤维变性、坏死、再生,严重萎缩者伴有脂肪及结缔组织增生;治疗方面主要为对症治疗,目前尚无有效的根治办法。

【分类】

根据遗传方式、起病年龄、萎缩肌肉的分布、病程进展速度和预后,进行性肌营养不良至少可以分为 9 种类型:假肥大性肌营养不良,包括迪谢内肌营养不良(DMD)和贝克肌营养不良(BMD);面肩肱型肌营养不良(FSHD);肢带型肌营养不良(LGMD);埃默里-德赖弗斯肌营养不良;先天性肌营养不良(CMD);眼咽型肌营养不良;眼肌型肌营养不良;远端型肌营养不良(distal muscular dystrophy)。在这些类型中,DMD 最常见,其次为 BMD、FSHD 和 LGMD。

【病因和发病机制】

进行性肌营养不良各种类型的基因位置、突变类型和遗传方式均不相同,致病机制也不一样。实际上各种类型均是一种独立的遗传病。

1. **假肥大性肌营养不良**　假肥大性肌营养不良包括 DMD 和 BMD,是 X 连锁隐性遗传性疾病,致病基因位于染色体 Xp21。

2. **面肩肱型肌营养不良**(facioscapulohumeral muscular dystrophy,FSHD)　面肩肱型肌营养不良基因定位于 4 号染色体长臂末端(4q35),在此区域有一与 KpnI 酶切位点相关的 3.3kb 重复片段。正常人该 3.3kb/KpnI 片段重复 10~100 次,而面肩肱型肌营养不良患者的该片段重复通常少于 8 次,故通过测定 3.3kb/KpnI 片段重复的次数则可作出基因诊断。

3. **肢带型肌营养不良**(limb girdle muscular dystrophy,LGMD)　肢带型肌营养不良是一类具有高度遗传异质性和表型异质性的常染色体遗传性肌病,根据遗传方式,常染色体显性遗传的称为 LGMD1,常染色体隐性遗传的称为 LGMD2。肢带型肌营养不良的发病与肌膜蛋白和近膜蛋白的异常有关,直接影响肌细胞膜上的抗肌萎缩蛋白-糖蛋白复合体的结构和功能,如 α、β、γ、δ-肌聚糖(sarcoglycan)之间相互联结,组成跨肌膜复合体,并与 β-肌养蛋白聚糖和抗肌萎缩蛋白相互作用。复合体内各蛋白之间紧密结合,互相关联,作用为连接膜内骨架蛋白和膜外基质以保持肌细胞膜的稳定性。任何一种蛋白的缺失均会影响整个膜结构的稳定,导致肌细胞的坏死。

4. 眼咽型肌营养不良（oculopharyngeal muscular dystrophy，OPMD） 眼咽型肌营养不良基因位于染色体 14q11.2-13，蛋白产物为多聚腺苷酸结合蛋白 2[Poly(A)binding protein 2，PABP2]基因。PABP2 蛋白存在于细胞核中，对信使 RNA 起增加 Poly(A)的作用。*PABP2* 基因 1 号外显子上的 GCG 重复突变增加是发病的原因：正常人仅为 6 次复制，而眼咽型肌营养不良患者重复 8~13 次，编码异常的多聚丙氨酸链，重复的次数越多患者症状越重。

5. 埃默里-德赖弗斯肌营养不良（Emery-Dreifuss muscular dystrophy，EDMD） 埃默里-德赖弗斯肌营养不良基因位于染色体 Xq28 和 1q21-23，分别编码 emerin 和核纤层蛋白 A/C（laminA/C），该蛋白主要位于骨骼肌、心肌、平滑肌核膜。该基因异常导致核膜稳定性受损，造成骨骼肌和心肌的损害。

【临床表现】

1. 假肥大性肌营养不良 根据抗肌萎缩蛋白疏水肽段是否存在以及蛋白空间结构变化和功能丧失程度的不同，本型又可分为迪谢内肌营养不良（Duchenne muscular dystrophy，DMD）和贝克肌营养不良（Becker muscular dystrophy，BMD）2 种类型。

（1）迪谢内肌营养不良（DMD）

1）DMD 是我国最常见的 X 连锁隐性遗传的肌病，女性为致病基因携带者，所生男孩 50% 发病，无明显地理和种族差异。

2）DMD 患者通常 3~5 岁隐袭起病，突出症状为骨盆带肌肉无力，表现为走路慢、脚尖着地、易跌跤。由于患者的髂腰肌和股四头肌无力而上楼、蹲下和站立困难；背部伸肌无力使站立时腰椎过度前凸；臀中肌无力导致行走时骨盆向两侧上下摆动，呈典型的"鸭步"。由于腹肌和髂腰肌无力，患者自仰卧位起立时必须先翻身转为俯卧位，其次屈膝关节和髋关节，并用手支撑躯干成俯跪位，然后以双手及双腿共同支撑躯干，再用手按压膝部以辅助股四头肌的肌力，身体呈深鞠躬位，最后双手攀附下肢缓慢地站立。上述动作称为 Gower 征，为 DMD 的特征性表现。随症状加重患者会出现跟腱挛缩、双足下垂、平地步行困难等表现。

3）患者的肩胛带肌、上臂肌往往同时受累，但程度较轻。由于肩胛带松弛形成游离肩。因前锯肌和斜方肌萎缩无力，举臂时肩胛骨内侧远离胸壁，两肩胛骨呈翼状竖起于背部，称为"翼状肩胛"，在两臂前推时最明显。

4）90% 的患儿有肌肉假性肥大，触之坚韧，为 DMD 的首发症状之一，其中以腓肠肌假性肥大最明显。因萎缩肌纤维周围被脂肪和结缔组织替代，故肌肉体积增大而肌力减弱。

5）大多患者伴心肌损害，如心律不齐、心脏扩大、心瓣膜关闭不全等。约 30% 的患儿有不同程度的智力障碍。患者的面肌、眼肌、吞咽肌、胸锁乳突肌和括约肌不受累。

6）患儿病情发展至 12 岁时，通常不能行走，须坐轮椅，这是鉴别 DMD 和 BMD 的主要依据。晚期患者的下肢、躯干、上肢、髋和肩部的肌肉均明显萎缩，腱反射消失；因肌肉挛缩致使膝、肘、髋关节屈曲不能伸直；最后因呼吸肌萎缩而出现呼吸变浅，咳嗽无力，多数患者在 20~30 岁因呼吸道感染，或心力衰竭而死亡。

（2）贝克肌营养不良（BMD）：呈 X 连锁隐性遗传，与 DMD 是等位基因病。患者多在 5~15 岁起病，临床表现与 DMD 类似。首先累及骨盆带肌和下肢近端肌肉，有腓肠肌假性肥大，逐渐波及肩胛带肌；但病情进展缓慢，患者病情较轻，12 岁尚能行走，心脏很少受累，智力正常，存活期长，可接近正常生命年限。

DMD 和 BMD 均有血清 CK 和 LDH 显著增高。肌电图为肌源性损害。肌肉 MRI 检查示变性肌肉呈"虫蚀现象"。抗肌萎缩蛋白基因诊断可发现基因缺陷。抗肌萎缩蛋白免疫学检查的确诊率为 100%。

2. 面肩肱型肌营养不良（FSHD）

（1）FSHD 是常染色体显性遗传疾病，多在青少年期起病。

（2）患者常为面部和肩胛带肌肉最先受累，面部表情少，眼睑闭合无力，吹口哨、鼓腮困难，逐渐延至肩胛带（翼状肩胛）、三角肌、肱二头肌、肱三头肌和胸大肌上半部。肩胛带和上臂肌肉萎缩十分明显，常不对称。患者因口轮匝肌假性肥大嘴唇增厚而微翘，称为"肌病面容"，可见三角肌假性肥大。

（3）FSHD 的病情进展缓慢，逐渐累及躯干和骨盆带肌肉，可有腓肠肌假性肥大，视网膜病变和听力障碍。大约 20% 的患者须坐轮椅,生存年限接近正常。

（4）肌电图为肌源性损害,血清 CK 正常或轻度升高。印迹杂交 DNA 分析可通过测定 4 号染色体长臂末端 3.3kb/KpnI 重复片段的多少来确诊。

3. 肢带型肌营养不良（LGMD）

（1）该病为常染色体隐性或显性遗传疾病,散发病例也较多。

（2）患者 10~20 岁起病,首发症状多为骨盆带肌肉萎缩、腰椎前凸、鸭步、下肢近端无力出现上楼困难等,可有腓肠肌假性肥大。

（3）逐渐发生肩胛带肌肉萎缩,抬臂和梳头困难,翼状肩胛,面肌一般不受累。

（4）血清 CK 明显升高,肌电图呈肌源性损害,心电图正常。

（5）病情缓慢发展,患者起病后 20 年左右丧失劳动能力。

4. 眼咽型肌营养不良（OPMD）

（1）该病为常染色体显性遗传疾病,也有散发病例。

（2）患者 40 岁左右起病,首发症状为对称性上睑下垂和眼球运动障碍,逐步出现轻度面肌、眼肌无力和萎缩,吞咽困难,构音不清。

（3）血清 CK 正常或轻度升高。

5. 埃默里-德赖弗斯肌营养不良（EDMD）

（1）该病为 X 连锁隐性遗传性疾病,患者 5~15 岁缓慢起病。

（2）临床特征为疾病早期患者出现肘部屈曲挛缩和跟腱缩短,颈部前屈受限,脊柱强直而弯腰、转身困难等症状。

（3）受累肌群主要为肱二头肌、肱三头肌、腓骨肌和胫前肌,继之骨盆带肌和下肢近端肌肉无力和萎缩,腓肠肌无假性肥大。患者的智力正常。

（4）心脏传导功能障碍,表现为心动过缓、晕厥、心房颤动等,心肌损害明显,血清 CK 轻度增高。

（5）病情进展缓慢,症状轻重不等,重者不能行走,轻者无明显症状。

6. 其他类型

（1）眼肌型肌营养不良（ocular muscular dystrophy）:又称 Kiloh-Nevin 型,较为少见。此病为常染色体显性遗传性疾病,患者 20~30 岁缓慢起病,最初表现为双侧眼睑下垂伴头后仰和额肌萎缩,其后累及眼外肌,可出现复视,易误诊为重症肌无力。本型无肢体肌肉萎缩和腱反射消失。

（2）远端型肌营养不良（distal muscular dystrophy）:较少见,多呈常染色体显性遗传。患者 10~50 岁起病,肌无力和萎缩始于四肢远端、腕踝关节周围和手足的小肌肉。伸肌受累明显,亦可向近端发展。无感觉障碍和自主神经损害。

（3）先天性肌营养不良（congenital muscular dystrophy,CMD）:在出生时或婴儿期起病,表现为全身严重肌无力、肌张力低和骨关节挛缩等。患儿面肌可轻度受累,咽喉肌力弱,哭声小,吸吮力弱。可有眼外肌麻痹,腱反射减弱或消失。可伴有中枢神经系统的畸形。

【康复评定】

进行性肌营养不良患者的临床表现主要为骨骼肌进行性萎缩,肌力逐渐减退,丧失活动能力等,运动功能障碍是进行性肌营养不良患者贯穿始终的核心表现,运动功能评价指标目前主要聚焦于肌力、步行能力、关节活动度和活动能力。

为进一步确定肌肉受累程度,确定康复目标,制订康复计划,评价康复疗效,作出预后判断,还需要对患者进行一系列的康复评定。

1. **肌力评定**　DMD、BMD 及 LGMB 主要表现为骨盆带肌肉（髂腰肌、股四头肌、背部伸肌及臀中肌等）无力,逐渐累及肩胛提肌、前锯肌等;FSHD 常为面部（口轮匝肌等）和肩胛带肌肉（三角肌、肱三头肌、肱二头肌和胸大肌上半部等）受累;眼咽型肌营养不良首发症状为对称性上睑下垂和眼球运动障碍,逐步出现面肌及眼肌无力;EDMD 受累肌群主要为肱二头肌、肱三头肌、腓骨肌和胫前肌,继之骨盆带肌和下肢近端肌肉受累。

2. **关节活动度评定** 进行性肌营养不良患者随着肌力的逐步下降,关节活动度也随之下降,出现关节挛缩和骨骼畸形,还会因肌肉挛缩导致膝、肘、髋等关节活动受限,将严重影响患者的生活质量。维持进行性肌营养不良患者的关节活动度是康复干预的主要目标。国际上多采用测量被动关节活动度评价进行性肌营养不良患者的关节功能状况,但缺乏相应的标准化测试方法和信度研究。

3. **患肢周径测量** 因萎缩肌纤维周围被脂肪和结缔组织替代,故患肢体积可能增大。

4. **步行能力评定** 步行能力评定是评价可步行阶段进行性肌营养不良患者的重要指标。

(1)6分钟步行试验(6-minute walk test,6MWT):是目前国际公认的测定步行耐力的方法。随着肌力的逐步下降,患者运动的灵活性和敏捷性也会随之降低,姿势转换消耗的时间会增加,步行速度降低。

(2)运动性能计时测定(time motor performance evaluations):常用来评价进行性肌营养不良患者的运动灵活度,包括从卧位起立、登上四级台阶以及10米走跑的消耗时间测定。目前通常使用10米步行测试进行性肌营养不良患者的步行速度。

进行性肌营养不良性肌病患者中可以见到典型的步态进展模式。肌病患者的早期特征之一是腰部脊柱过度前凸,使重力线持续位于髋关节的后方以代偿伸髋肌无力。由于髋外展肌无力,导致躯干在支撑相时必须处于承重下肢的外侧,即"臀中肌倾斜",此时典型的步态是左右摇摆的"鸭步"。当伸膝肌无力变得明显并足以引起膝关节屈曲时,踝关节将逐渐处于跖屈位,在足跟着地时产生伸膝动作,使重力线在支撑相后期位于膝关节前方以稳定膝关节。

5. **活动能力评定** 活动能力主要反映患者在日常生活中完成任务的能力,近年来针对活动能力的评价已成为进行性肌营养不良肌病患者功能中的最主要的指标。比较常用的评价工具有神经肌肉疾病运动功能评估量表(Motor Function Measure,MFM)和北极星移动评价量表(North Star Ambulatory Assessment,NSAA)。

【康复治疗】

1. **治疗原则** 进行性肌营养不良迄今无特异性治疗方法,只能对症治疗及支持治疗。康复治疗的主要原则包括预防和延缓关节挛缩以延长步行时间;维持剩余肌力以减缓肌力衰退;预防呼吸系统感染延缓呼吸功能恶化;配置合适的矫形器和轮椅等辅助用品。对于病情进展较快的患者,不鼓励其进行较为剧烈的活动,以免加重病情。进行性肌营养不良属于慢性发育性疾病,尤其需要重视在家庭、社区环境中的康复干预,使康复成为患者日常生活的组成部分。

2. **康复治疗方法**

(1)肌力训练:上、下肢肌群及躯干核心肌群肌力训练,可使用弹力带、握力球等;提高和维持肌力,可根据肌力评价结果,利用简便的训练器材进行肌力训练;提高肌肉耐力,维持肌肉延展性,主要涉及颈部、肩胛带、骨盆带周围肌肉等。

(2)关节活动度训练:依据肌力评定结果,制订关节活动度训练方法,如预防关节挛缩可以采用按摩肌肉萎缩部位,牵伸挛缩的肌腱及韧带,增大关节活动度等方法。

(3)平衡功能训练:包括平衡板训练、平衡木训练等;行走跨越障碍训练、绕桩行走训练、行进间弯腰拾物训练等;以上训练均可提高患者的活动能力。

(4)呼吸功能训练:包括胸廓牵拉训练、呼吸肌伸展训练、呼吸肌抗阻训练等。

(5)活动能力训练:根据患者NASS活动能力评估状态,制订针对性功能训练项目,提高患者由于肌力下降带来的活动能力受限。推荐患者进行门诊康复治疗每周1~3次,家庭康复注重与日常生活活动结合。

(6)体能训练:鼓励患者积极参与各类有氧活动,如广播操、慢跑、快走、骑自行车等,可提高心肺功能,同时注意呼吸肌的训练。

(7)心理治疗:由于病情的变化和功能的逐渐受损,患者会产生焦虑、绝望等心理问题,应及时给予他们适当的训练干预。康复医师及治疗师在治疗过程中,要不断地鼓励患者,帮助他们树立信心。

(8)ADL训练:帮助患者建立自我康复意识,提高独立生活能力,降低生活的依赖性,达到最大限度生活自理。主要内容包括穿衣、修饰、进食、大小便管理、洗澡、床上翻身、卧坐转移、床椅转移、坐站转移等。应根据患者的功能状态选择相应的训练方法。

【功能预后】

进行性肌营养不良是一组遗传性肌病,因此早期检出基因携带者,对其的婚配、孕育进行指导,对胎儿进行产前诊断,早期人工流产高风险胎儿就显得非常重要。由于进行性肌营养不良没有特效的治疗方法,患者的病情会逐渐加重,多数预后较差。DMD 患者一般至 12 岁左右不能行走,20 多岁时死于呼吸衰竭或心力衰竭;LGMD2C、LGMD2D、LGMD2E、LGMD2F 和先天性肌营养不良患者通常也预后不良。FSHD、BMD、眼肌型、眼咽型和远端型肌营养不良患者的预后较好,生存时间可接近正常。

二、强直性肌病

肌强直是指骨骼肌在随意收缩或受物理刺激收缩后不易立即放松,电刺激、机械刺激时肌肉兴奋性增高,而重复骨骼肌收缩或重复电刺激后骨骼肌松弛,症状消失,寒冷环境中肌强直加重;肌电图检查呈现连续的高频后放电的强直电位现象。

肌强直的原因不清,可能与肌膜对某些离子的通透性异常有关。例如,在强直性肌营养不良中,肌膜对钠离子的通透性增加,而在先天性肌强直中,则是肌膜对氯离子的通透性减退。

（一）强直性肌营养不良

强直性肌营养不良(myotonic dystrophy,MD)是一组以肌无力、肌强直和肌萎缩为特点的多系统受累的常染色体显性遗传病。除骨骼肌受累外,还常伴有白内障、心律失常、糖尿病、秃发、多汗和性功能障碍等表现。不同的患者病情严重程度相差很大。

【病因和发病机制】

根据基因突变的不同,MD 分为 MD1 型和 MD2 型。MD1 型的致病基因位于 19 号染色体长臂(19q13.2),编码萎缩性肌强直蛋白激酶(dystrophia myotonica protein kinase,DMPK)。该基因的 3′端非翻译区存在一个三核苷酸串联重复序列即 p(CTG)n 结构,正常人的 p(CTG)n 结构中 n 拷贝数为 5~40,而强直性肌营养不良患者的 n 拷贝数为 50~2 000,称为(CTG)n 动态突变。该异常扩展了的 p(CTG)n 会影响基因的表达,对细胞有毒性损害而导致患者发病。该病的外显率为 100%。MD2 型则是由 3 号染色体长臂(3q21.3)编码锌指蛋白 9(zinc finger protein 9,ZNF9)的基因第一内含子重复序列异常扩增所致。

【临床特点】

1. **发病年龄及起病形式**　患者多在 30 岁以后起病,起病隐袭,进展缓慢,肌强直通常在肌萎缩之前数年或同时发生。患者病情严重程度差异较大,部分患者无自觉症状,仅在查体时才被发现有异常。可有阳性家族史。

2. **肌强直**　患者肌肉用力收缩后不能即刻正常松开,且遇冷加重。主要影响手部动作、行走和进食等,如用力握拳后不能立即将手伸直,需重复数次才能放松,或用力闭眼后不能睁开;或开始咀嚼时不能张口。用叩诊锤叩击患者四肢肌肉、躯干甚至舌肌时,可见局部肌丘形成,持续数秒后才能恢复原状,这些症状有重要的诊断价值。

3. **肌无力和肌萎缩**　肌肉萎缩往往先累及手部和前臂肌肉,继而累及头面部肌肉,尤其颞肌和咬肌萎缩最明显。患者面容瘦长、颧骨隆起,呈"斧状脸",颈消瘦而稍前屈,而成"鹅颈"。呼吸肌受累引起肺通气量下降。部分患者有构音障碍、足下垂及跨越步态。

4. **其他表现**　大多在成年患者较明显,病变程度与年龄密切相关。

（1）白内障:成年患者中常见,且常伴有视网膜色素变性。

（2）内分泌症状:①男性睾丸小,生育能力低;女性月经不规律,卵巢功能低下,过早停经,甚至不孕。②35% 的患者出现糖耐量异常,常伴糖尿病。③患者常有心悸症状,甚至出现晕厥。

（3）胃肠道:可出现胃排空慢、胃肠蠕动差、假性肠梗阻、便秘等。有时因肛门括约肌无力可出现大便失禁。

（4）其他:部分患者有智力低下、听力障碍、多汗、肺活量减少、颅骨内板增生、脑室扩大等症状。男性常有秃顶。

（二）先天性肌强直

先天性肌强直（congenital myotonia，CM）首先由 Charles Bell（1832 年）和 Leyden（1874 年）报道，1876 年丹麦医师 Thomsen 详细描述了其本人及家族四代的患病情况，故又称 Thomsen 病。CM 是常染色体显性遗传疾病，主要临床特征为婴幼儿发病，肌肉肥大和用力收缩后放松困难等。

【病因和发病机制】

Thomsen 病是由位于染色体 7q35 的氯通道（chloride channel，CLCN）基因突变所致。该基因编码的骨骼肌电压门控性氯通道蛋白（chloride channel protein），是一组跨膜蛋白，对骨骼肌细胞膜内外的氯离子的转运起重要作用。当 CLCN 基因点突变引起氯离子通道蛋白主要疏水区的氨基酸替换（第 480 位的脯氨酸变为亮氨酸，P480L），使氯离子的通透性降低从而诱发肌强直。

【临床特点】

1. **起病年龄** 多数患者自婴儿期或儿童期起病，也有在青春期起病者。肌强直及肌肥大进行性加重，在成年期趋于稳定。

2. **肌强直** 患者全身骨骼肌出现普遍性肌强直。患者肢体僵硬，动作笨拙，静态起动较慢，如久坐后不能立即站立，站久后不能马上起步，握手后不能放松等，但多次重复运动后症状减轻。在寒冷的环境中上述症状加重。叩击肌肉可见肌丘或局部肌肉收缩出现持久性凹陷，称为叩击性肌强直。

3. **肌肥大** 全身骨骼肌普遍性肌肥大，酷似"运动员"。肌力基本正常，无肌肉萎缩，感觉正常，腱反射存在。

4. **其他** 部分患者可出现精神心理症状，如易激动、情绪低落、孤僻、抑郁及强迫观念等。心脏不受累，患者一般能保持工作能力。

【康复评定】

1. **系统性评价** 对疾病的活动度、器官损伤程度、生活质量及并发症预防等进行评估。

2. **运动功能评定** 与肌病典型的近端重于远端模式不同，CM 患者的远端肌肉可能会更大程度受影响，尤其是疾病早期，会出现明显的踝背屈肌、内翻肌和外翻肌受累所致的足下垂，以及手指屈肌无力，罕见显著萎缩；同时其显著特征是肌强直，在同一患者的不同肌肉中可能存在不同程度的肌无力和肌强直。常伴有颜面肌肉、颈肌及颞肌受累。

（1）肌力评定：由于肌无力是肌病的突出症状，因此肌力测定至关重要。徒手肌力评定是一种非常粗糙的肌力检查方法。手提式测力计是测量肌力的定量设备也有一定的局限性。

临床上可通过观察患者的重复性动作，如蹲站、反复踮足站立或抗阻抬举上肢过头顶等；观察患者是否存在 Gower 征，即患者从低平面站起时，通过推动膝部并使双手在大腿上上移以代偿伸膝伸髋肌无力。

（2）肌强直评定：肌强直是一种肌肉延迟放松或持续收缩的状态，通过要求患者紧握检查者的手指并尝试迅速放松可以提示是否存在动作强直，肌强直患者的手指会很难伸直。此外，通过用叩诊锤轻叩鱼际导致局部鱼际肌不自主收缩可诱发叩击性肌强直。除非肌力大量丧失，患者普遍存在肌腱反射，这是与神经源性疾病鉴别的重要因素。

（3）步行能力评定

1）6 分钟步行试验（6MWT）。

2）运动性能计时测定：常用来评价运动灵活度，包括从卧位起立、登上四级台阶以及 10 米步行测试的消耗时间测定等，因较早出现的踝背屈和外翻肌无力症状，CM 患者可能会在步行时伴有跨阈步态，并在脚掌接触地面时拍打地面，这个现象与神经源性疾病非常相似。

（4）活动能力评定：活动能力主要反映患者在日常生活中完成任务的能力，比较常用的评定工具有神经肌肉疾病运动功能评估量表（MFM）和北极星移动评价量表（NSAA）。

3. **特殊评定** 如不良疲劳和日间嗜睡等级评定，可以应用 Epworth 嗜睡量表（ESS）、日间嗜睡量表（DSS）、Chalder 疲劳量表（CFS）和 Krupp 疲劳程度量表（KFSS）等。

（1）Epworth 嗜睡量表（ESS）：ESS 是由澳大利亚学者 Johns 设计用来评定患者白天嗜睡程度的量表，现已被广泛应用于全球。该量表共 8 个问题，每一个问题回答打瞌睡的可能性为"从不""轻度""中度""重度",评分分别为 0~3 分,评估患者在 8 种不同的情况下入睡的可能性。总分最高为 24 分,分数越高表明患者嗜睡的危险性越高。ESS 总分>9 分则认为患者存在白天嗜睡。ESS 量表简体中文版总的 Cronbach α 值可靠性系数为 0.81,重测信度是 0.68。

（2）日间嗜睡量表（DSS）:DSS 包括来自斯坦福大学睡眠问卷和觉醒评估的 5 个项目,这 5 个项目的 Cronbach α 值可靠性系数为 0.72,反映了适合于研究和实践应用的内部一致性水平。

（3）Chalder 疲劳量表（CFS）:CFS 由 Trudie Chalder 等人研制,用来测定疲劳症状的严重性,还可以评估临床疗效。CFS-14 由 14 个条目组成,每个条目都是一个与疲劳相关的问题,回答为"是"或"否"。14 个条目分别从不同角度反映疲劳的轻重,共分为 2 类:条目 1~8 反映躯体疲劳,条目 9~14 反映脑力疲劳。疲劳总分值为躯体疲劳及脑力疲劳之和,其中躯体疲劳最高分值 8 分,脑力疲劳分值最高为 6 分,总分值最高为 14 分,分值越高,反映疲劳越严重。

（4）Krupp 疲劳程度量表（KFSS）:KFSS 于 1989 年由美国学者 Krupp 等研制,是目前广为人知、应用最广泛的量表之一,侧重量化患者的疲劳程度及其对生活工作的影响。KFSS 由 9 个条目组成,7 个分值点评价自 1 分至 7 分为"非常不同意"逐渐过渡为"非常同意",对不同的疲劳以及不同程度的疲劳具有较高的灵敏度,得分越高表示疲劳程度越重。

【康复治疗】

1. **治疗目标**　缓解患者因肌无力和肌强直引起的骨骼肌症状,减轻心脏、肺脏、眼睛、内分泌等伴发症状;帮助患者维持肌力、功能和独立性;必要时可通过使用适当的支具、助行器和其他辅助设备,帮助患者延长功能性活动能力,改善生活质量等是目前该病治疗的主要目标。

2. **康复治疗**

（1）运动疗法:缓解肌肉痉挛,维持关节活动度。鼓励患者积极主动地参与治疗,但应避免疲劳及抗阻运动。内容包括松弛训练、关节活动度训练、平衡训练、步态训练、呼吸功能训练等。

（2）物理因子治疗:缓解肌肉痉挛、肌肉疼痛等不适症状。

（3）康复辅助器具:足下垂使用足踝矫正器、颈部无力使用颈托、垂腕使用护腕、下肢无力使用轮椅出行等。

（4）ADL 训练:帮助患者建立自我康复意识,提高独立生活能力,降低生活的依赖性,达到最大限度生活自理。主要内容包括穿衣、修饰、进食、大小便管理、洗澡、床上翻身、卧坐转移、床椅转移、坐站转移等。应根据患者的功能状态选择相应的训练方法。

（5）其他治疗:有心脏传导阻滞的患者可安装心脏起搏器;对于出现中枢性或阻塞性睡眠呼吸暂停综合征的患者给予呼吸机非侵入式辅助通气;钠通道阻滞剂对肌肉强直症状有一定效果,但存在严重的心脏副作用,不宜常规使用;出现肌肉疼痛患者可以给予三环类抗抑郁药和非糖皮质激素类消炎药物。

【功能预后】

MD 具有显著的临床特征及遗传学特征,目前尚无根治的治疗方法,仅为对症治疗。CM 治疗主要是通过适当活动和避免各种刺激来改善患者的症状,CM 本身并不影响患者寿命。

三、多发性肌炎和皮肌炎

多发性肌炎（polymyositis,PM）和皮肌炎（dermatomyositis,DM）是一组多种病因引起的弥漫性骨骼肌炎症性疾病,发病与细胞免疫和体液免疫异常有关。其主要的病理特征是骨骼肌变性、坏死和淋巴细胞浸润。患者的临床表现为急性或亚急性起病,出现对称性四肢近端为主的肌肉无力伴压痛,血清肌酸激酶增高,血沉增快,肌电图呈肌源性损害,用糖皮质激素治疗效果好等特点。PM 病变仅限于骨骼肌,DM 则同时累及骨骼肌和皮肤。

【病因和发病机制】

PM 和 DM 发病机制与免疫失调有关。部分 PM 和 DM 患者的血清中可以检测到 Jo-1 抗体、SRP 抗体、Mi-2 抗体、抗核抗体等多种抗体,肌肉病理检查发现肌肉组织内有活化的淋巴细胞浸润,外周血淋巴细胞对肌肉抗原敏感并对培养的肌细胞有明显的细胞毒作用,这些均说明本病是一种自身免疫性疾病。PM 的发病主要与细胞毒性介导的免疫反应有关,T 淋巴细胞可直接导致肌纤维的破坏,而细胞间黏附因子、白细胞介素-1α 与炎性细胞的浸润密切相关。DM 的发病则主要与体液免疫异常有关,肌组织内微血管直接受累,其上可见 IgM、IgG 和 C3、C5b-9 膜攻击复合物形成。由此推测 DM 可能是一种补体介导的微血管病,肌纤维的损害是继发改变。目前尚不清楚可直接诱发 PM 和 DM 的自身免疫异常因素,推测可能是某种病原体感染改变了肌纤维或内皮细胞的抗原性,从而引发免疫反应,或病毒感染后启动了机体对某些病毒肽段的免疫应答,而这些肽段与肌细胞中的某些蛋白的肽段结构相似,通过交叉免疫启动了自身免疫反应进而攻击自身的肌细胞。

遗传因素可能也会增加 PM 的易患性。在高加索人中,约半数 PM 患者与 *HLA-DR3* 相关,而 *HLA-DR52* 几乎见于所有的 PM 患者,此外还有一些家族性多发性肌炎案例的报道,说明遗传因素参与了发病。此外,病毒直接感染可能是 PM 发病的一个因素,部分患者在发病前有流感病毒 A 和 B、HIV、ECHO、柯萨奇等病毒的感染史。

【临床特点】

炎症性肌病通常急性或亚急性起病,发病年龄不限,但儿童和成人多见,女性多于男性,病情逐渐加重,几周或几个月达高峰;患者发病前可有低热或感冒史;发病率为(2~5)/10 万。

1. **肌肉无力**　该病的首发症状通常为四肢近端无力,常从盆带肌开始逐渐累及肩带肌肉,患者表现为上楼和起蹲困难、双臂不能高举、梳头困难等;颈肌无力出现抬头困难;咽喉肌无力表现为构音、吞咽困难;呼吸肌无力则出现胸闷、气短等;常伴有关节、肌肉疼痛;眼外肌一般不受累;肌无力可持续数年;查体可见四肢近端肌肉压痛、无力,晚期出现肌肉萎缩和关节挛缩。

2. **皮肤损害**　DM 患者可见皮肤损害,常表现为皮疹,多先于或与肌肉无力同时出现,少数患者的皮疹在肌无力之后发生。典型的皮疹为眶周和上下眼睑水肿性淡紫色斑和四肢关节伸面的水肿性红斑(Gottron 征),其他皮肤损害还包括日光过敏性皮疹、面部蝶形红斑等。

3. **其他表现**　有的患者出现消化道受累、心脏受累、肾脏受累等;少数患者合并类风湿关节炎、系统性红斑狼疮、进行性系统性硬化等其他自身免疫性疾病;还有少数患者可能伴发恶性肿瘤,如乳腺肿瘤、肺癌、卵巢癌和胃癌等。

【康复评定】

1. **系统性评定**　炎症性肌病的评定是一个复杂的过程,需要从整体的角度进行系统性评价,包括疾病的活动度、患者的器官损伤、生活质量及并发症预防等。

国际肌炎临床评估协作组(International Myositis Assessment Clinical Study group,IMACS)提出应用核心评价体系来进行评估,此评价体系是未来炎症性肌病规范化评估的方向(表 2-9-25)。

表 2-9-25　国际肌炎临床评估协作组(IMACS)评价体系

核心指标	结果测量	最低临床改善标准
1. 医师对疾病活动程度的总体评估	VAS,0~10	临床缓解定义为 6 个核心指标中至少 3 个指标改善超过 20%,且 2 个或以下指标加重少于 25%,但不包括 MMT8
2. 患者对疾病活动度		
3. 徒手肌力评定 8	MMT8	
4. 健康评估问卷	HAQ	
5. 血清肌酸激酶水平	CPK,ASAT,ALAT,LDH	4 项中至少 2 项
6. 肌肉外器官受累评估-肌炎活动度视觉模拟评分(MYOACT)	MDAAT	评估包括 6 个部分:一般情况、皮肤、骨骼、胃肠道、肺和心血管

注:复发或恶化定义为①VAS 恶化≥2.0cm 和 MMT 恶化≥20%;②MYOACT-VAS 恶化≥2.0cm;③在连续 2 次随访中,6 个核心指标中任何 3 个指标恶化≥30%。

目前,IMACS 建议的肌病评价体系在临床上应用并不十分广泛,离规范化评估仍有相当的距离。其原因主要有以下几方面。

(1) 肌酸激酶水平与肌肉力量、躯体功能的相关性不高。

(2) 不能明确导致肌力评定、躯体功能结果的原因:是疾病活动期症状还是疾病损伤所致。

(3) 躯体功能评估的结果不能很好地区分是疾病活动期症状还是疾病损伤所致。

(4) 炎症性肌病在合并其他结缔组织病(如类风湿关节炎或骨关节炎等)时,如何区分关节病变的原因仍较困难。

(5) IMACS 评价体系尚未包含对肾脏病变进行评估的项目。

(6) IMACS 评价体系的各条目无法进行量化。

2. 肌力评定 患者通常表现为四肢近端无力,从盆带肌开始逐渐累及肩带肌肉;颈肌无力致抬头困难,咽喉肌无力致构音和吞咽困难;晚期有明显的肌肉萎缩。

3. 步行能力评定

(1) 6 分钟步行试验(6MWT)。

(2) 运动性能计时测定:常用来评价运动灵活度,包括从卧位起立、登上四级台阶以及 10 米步行测试的消耗时间测定。

4. 活动能力评定 活动能力主要反映患者在日常生活中完成任务的能力,比较常用的评价工具有神经肌肉疾病运动功能评估量表(MFM)和北极星移动评价量表(NSAA)。

【康复治疗】

患者运动能力下降的原因包括肌肉内细胞因子浓度升高、全身炎症反应、肌肉内小血管的炎症反应、机体活动量减低和糖皮质激素治疗导致体重增加和蛋白分解。而运动锻炼可以减轻患者的全身炎症反应,降低糖皮质激素的不良影响,增加肌肉容积和神经肌肉功能,减少脂肪累积。康复训练对于急性活动期患者和慢性稳定期患者均是安全的。

1. 肌力训练 运动可以改善特发性炎症性肌病(IIM)患者的肌肉力量、功能、氧代谢能力以及疾病的临床活动。导致这些效应的分子机制尚不完全清楚,但可能与炎症和纤维化相关基因的下调,肌肉组织中与有氧代谢相关基因的上调有关。

运动训练强度应适应患者的疾病活动情况和肌肉损伤程度,有氧运动应从低强度开始,随着肌肉功能的改善而缓慢增加。为避免骨折和肌腱断裂,对于骨质疏松症患者或长期接受大剂量皮质类固醇治疗的患者,应格外小心地进行运动负荷。伴发类风湿关节炎和进行性关节损伤的患者不应进行剧烈运动,以防止进一步损伤承重关节。

定期评估患者的肌肉功能和疾病活动情况非常重要,至少每 3 个月对活动性疾病患者进行一次评估,以及对慢性期患者每年进行 1 次或 2 次评估。有活动性疾病的患者最好在有经验的物理治疗师的监督下与临床主治医师密切合作进行锻炼,而有慢性、稳定性疾病的患者可以在健身房或社区康复中心进行锻炼。然而,对于处在疾病活动期的患者,应根据疾病活动情况、疲劳性和肌肉功能来调整训练程序。

2. 关节活动度训练 患者由于关节疼痛导致关节活动受限,因此早期活动对于预防关节屈曲挛缩尤其重要,尤其是对于青少年 DM 患者来说。训练时应先进行被动关节活动度训练,再逐渐过渡至主动训练。

3. 呼吸肌训练 呼吸肌的训练和胸部物理治疗对患者功能改善意义重大。

4. 作业训练 可以帮助患者更快适应原来的家庭环境和工作环境。

5. 物理因子治疗 可帮助患者缓解疼痛,减轻肌肉萎缩,增强肌力。

6. ADL 训练 帮助患者建立自我康复意识,提高独立生活能力,降低生活的依赖性,达到最大限度生活自理。主要内容包括穿衣、修饰、进食、大小便管理、洗澡、床上翻身、卧坐转移、床椅转移、坐站转移等。应根据患者的功能状态选择相应的训练方法。

7. 心理治疗 具有安慰支持作用、疏导作用和暗示作用,帮助患者改变或消除心理障碍。

【功能预后】

特发性炎症性肌病患者的预后一般良好,但如果并发相关恶性肿瘤则预后不良和死亡率增加。最近的系列报道强调,只有 20%~40% 接受治疗的患者能达到 PM/DM 的缓解,而 60%~80% 的患者将经历多环或慢性的持续病程。PM/DM 患者的死亡率仍然是普通人群的 2~3 倍,伴有癌症、肺部疾病、心脏疾病等并发症,以及感染是最常见的导致患者死亡的原因。

(张锦明)

第七节　重症肌无力

重症肌无力(myasthenia gravis,MG)是一种神经肌肉接头传递障碍的获得性自身免疫性疾病,病变部位在神经肌肉接头(neuromuscular junction,NMJ)的突触后膜,该膜上的乙酰胆碱受体(acetylcholine receptor,AChR)受到损害后,数目会减少。MG 主要的临床表现为骨骼肌易疲劳,活动后症状加重,休息和应用胆碱酯酶抑制剂(cholinesterase inhibitors)治疗后症状明显减轻。

【病因和发病机制】

重症肌无力发病原因复杂,发病机制尚未完全阐明。

1. **自身免疫系统**　自身免疫系统异常是造成症状出现的主要原因,MG 患者体内许多免疫指标出现异常。有些患者症状消失后,免疫指标却一直得不到改善,这也是 MG 患者容易复发的一个重要因素。

2. **环境因素**　环境因素也是 MG 产生的主要原因之一,如环境污染造成免疫力下降,过度劳累,病毒感染,药物诱发某些基因缺陷等。

3. **遗传因素**　遗传因素也是造成 MG 反复的原因,MG 的发病与一些非相容性抗原复合物基因有很大关系,如与抗原特异性 T 细胞、免疫球蛋白、细胞因子、凋亡等基因有关。

【临床表现】

1. **临床特征**

(1) 发病年龄:任何年龄均可发病,从数月龄到 70~80 岁的患者都可见。但有 2 个发病年龄高峰:20~40 岁和 40~60 岁。前者女性多于男性,约为 3:2;后者男性多见,年龄大者易合并胸腺瘤。少数患者有家族史。

(2) 病程:起病呈进展性或缓解与复发交替性发展,偶有亚急性起病,进展较快。病程长短不一,多数病例迁延数月、数年至数十年,靠药物维持。少数病例可自然缓解。

(3) 骨骼肌易疲劳,肌无力呈波动性:大多数患者表现为肌肉持续收缩后出现肌无力甚至瘫痪,休息后症状减轻或缓解。大多数患者晨起肌力正常或肌无力症状较轻,而下午或傍晚肌无力症状明显加重,称为"晨轻暮重"现象。

(4) 受累骨骼肌的分布和特点:全身骨骼肌均可受累,脑神经支配的肌肉较脊神经支配的肌肉更容易受累。肌无力常从一组肌群开始,逐步累及其他肌群,直到全身骨骼肌。首发症状常为一侧或双侧眼外肌无力,如上睑下垂、斜视和复视等,重者眼球运动明显受限,甚至眼球固定,但瞳孔括约肌不受累。若面部肌肉和口咽肌受累,则出现表情淡漠、苦笑面容;连续咀嚼无力、构音障碍、饮水呛咳、吞咽困难等。若累及胸锁乳突肌和斜方肌,则表现为颈软、抬头困难、转颈、耸肩无力等。四肢肌肉受累以近端为重,表现为抬臂、梳头、上楼梯困难,腱反射通常不受影响,感觉正常。呼吸肌受累出现呼吸困难者为重症肌无力危象,这也是本病导致患者死亡的直接原因。

(5) 胆碱酯酶抑制剂治疗有效:这是重症肌无力患者重要的临床特征。

(6) 重症肌无力危象:一些患者在发病早期迅速恶化或在进展过程中病情突然加重,出现呼吸肌的受累,以致不能维持正常的换气功能,称为重症肌无力危象(myasthenic crisis);但在诊断该危象时,应注意与其他两种危象相鉴别。

1) 重症肌无力危象占 95%,为疾病发展严重的表现,注射新斯的明后显著好转为本危象特点。

2）胆碱能危象（cholinergic crisis）占 4%，系因应用胆碱酯酶抑制剂过量引起的呼吸困难，除此之外常伴有瞳孔缩小、汗多、唾液分泌增多等药物副作用现象。注射新斯的明后无效，症状反而更加重。

3）反拗性危象（brittle crisis）占 1%，在服用胆碱酯酶抑制剂期间，因感染、分娩、手术等因素导致患者突然对胆碱酯酶抑制剂治疗无效，而出现呼吸困难；且注射新斯的明后无效，也不加重症状。

2. **临床分型**　依骨骼肌受累的范围和病情的严重程度，国内外均采用 Osserman 分型法分为以下类型。

（1）成年型重症肌无力可分为 5 个类型。

1）Ⅰ型即单纯眼肌型（15%~20%）：病变始终仅限于眼外肌，出现上睑下垂和复视。

2）Ⅱa 型即轻度全身型（30%）：可累及眼、面、四肢肌肉，患者生活多可自理，无明显咽喉肌受累。

3）Ⅱb 型即中度全身型（25%）：四肢肌群受累明显，除伴有眼外肌麻痹外，还有较明显的咽喉肌无力症状，如说话含糊不清、吞咽困难、饮水呛咳、咀嚼无力等，但呼吸肌受累不明显。

4）Ⅲ型即急性进展型（15%）：急性起病，常在数周内累及延髓肌、肢带肌、躯干肌和呼吸肌等，致其严重无力，伴重症肌无力危象，须做气管切开，患者死亡率高。

5）Ⅳ型即晚发全身肌无力型（10%）：常由Ⅰ、Ⅱa、Ⅱb 型发展而来，症状同Ⅲ型，患者常合并胸腺瘤，死亡率高，预后较差。

6）Ⅴ型即肌萎缩型：较早伴有明显的肌萎缩表现者。

（2）儿童型重症肌无力：约占我国重症肌无力患者的 20%，大多数此型患者仅限于眼外肌麻痹，双眼睑下垂可交替出现。约 1/4 患者可自然缓解，仅少数患者会累及全身骨骼肌。

1）新生儿型：女性 MG 患者约有 10% 可将 AChR 的 IgG 抗体经胎盘传给胎儿，患儿出生后表现为哭声低、吸吮无力、肌张力低和动作减少等，经治疗多在 1 周至 3 个月内痊愈。

2）先天性重症肌无力：患者出生后短期内出现肌无力，可以是单纯的眼外肌麻痹，也可伴有全身肌无力。此类患者对胆碱酯酶抑制剂治疗效果不佳，但病情发展缓慢，可长期存活。可有明确的家族史。

（3）少年型重症肌无力：指 14 岁后至 18 岁前起病的重症肌无力患者，多为单纯眼外肌麻痹，部分伴吞咽困难及四肢无力。

【康复评定】

1. **临床评定**

（1）MG 定量评分体系（quantitative MG scoring system，QMG）：QMG 主要测量患者的肌力与耐力，包括眼肌、延髓、呼吸、颈部、肢体 5 个方面，分为没有（none，0 分）、轻度（mild，1 分）、中度（moderate，2 分）、重度（severe，3 分）4 个等级。完成 QMG 量表约需 25min，使用时要求有测试设备，如手持握力计和秒表等。

（2）MG 特异性肌力测试（MG-specific manual test，MG-MMT）：MG-MMT 主要用来测量患者的肌力与功能情况，共有 18 个条目，主要包括眼球、延髓、颈部、肢体等 18 个肌肉组。得分从轻到重依次为 0~4 分。经过临床实践检验，MG-MMT 与 QMG 有很强的相关性，且具有良好的信度。与 QMG 相比，MG-MMT 花费时间较少，医师可独立完成评价。

（3）眼肌、延髓肌、面肌、呼吸肌评分（ocular bulbar facial respiratory score，OBFR）：OBFR 主要用来测试患者的延髓功能，特别适合肌肉特异性酪氨酸激酶（MuSK）抗体阳性的患者。测试包括面部肌肉的肌力、腭收缩力、舌的体态、吞咽功能及呼吸功能 5 个方面。OBFR 有助于医师对患者病情进行快速判断，当总分大于 3 分时，表明延髓功能异常。

（4）肌无力肌力评分（myasthenic muscle score，MMS）：MMS 评价 9 个方面的肌力情况，包括躯体、四肢、颈部、脑神经支配的肌肉等。MMS 总分为 0~100 分，得分提高 20 分则表示肌力改善或治疗有效。

（5）MG 残疾程度量表（Disability Scale for Myasthenia Gravis）：MG 残疾程度量表通过记录患者症状的重复度来评价其严重程度和残疾程度，包括眼睑下垂、复视、吞咽困难、构音障碍、咀嚼困难、肩胛肌无力、骨盆肌无力、颈肌无力等方面，分为 0 分（没有症状体征）到 4 分（持续无力）5 个等级。

2. **ADL 评定**　ADL 是患者维持生存及适应生存环境，每天必须进行的、最基本的活动，反应患者在家庭和在社区的最基本的能力,因而是 MG 患者康复中非常重要的内容。最大限度地改善患者的自理能力,首先要进行 ADL 评定。常用的评定工具有 Barthel 指数评定、PULSES 评定等。

3. **生存质量评定**　生存质量评定能评估患者多个领域的情况,包括疾病或治疗对患者躯体、心理和社会功能的影响。目前生存质量测评量表在慢性疾病中的应用越来越广泛,近几年开始把生存质量应用于 MG 患者的评价及疗效观察,其中最常用的是 SF-36。

【康复治疗】

由于 MG 的发生率较低,MG 的研究大多与药物治疗有关,而相关运动疗法和活动指导的研究较少。运动疗法已被证明对运动神经元病、运动神经根病和周围神经疾病、神经肌肉接头疾病和肌病有益,包括肌力训练、有氧运动、呼吸训练以及其他干预(如平衡训练、灵活性训练等)。

轻度到中度有规律的有氧运动,可以改善 MG 患者的功能状态和生活质量,也可以提高应对能力;而 MG 患者的力量训练可能会受限于泼尼松等药物,从而限制峰值力量;呼吸训练对提高 MG 患者生活质量和减少疲劳非常有效。

1. **肌力训练**　早期肌力和关节活动度训练可以改善患者的肢体循环,主动训练则可以增强肌力,因此当患者有部分肌力恢复时应鼓励其主动活动。肌力训练时要选择阻力原则和超量负荷原则。根据患者现有肌力的水平选择肌力训练的方式,包括被动 ROM、辅助主动 ROM、主动 ROM、抗阻训练等。

2. **关节活动度训练**

(1) 健肢主动活动:要尽可能带动患肢一起运动。

(2) 患肢主动活动:先做患肢被动活动,再到助力活动进而做主动活动。应当注意运动幅度逐渐增加,不能引起疼痛和损伤,避免过度疲劳。鼓励 MG 患者尽量用健肢协助患肢做被动活动。

3. **肢体功能训练**　根据患者的情况可选择床旁坐位训练、立位训练、身体转移训练、行走训练和爬楼梯锻炼等。可采用床边坐立→坐床边椅上→床边站立的方式循序渐进地进行康复训练。当患者下肢肌力恢复到可以站立时,可使用助行器或推着轮椅在室内步行以锻炼下肢的功能。

(1) 坐起训练:患者应按顺序循序渐进地进行,先抬高床头→扶助坐起→自助坐起→双腿下垂于床边→坐位平衡训练→站立训练。坐起训练不仅是早期康复的一部分,也可有效改善直立性低血压。

(2) 行走训练:最开始训练时,应有他人扶持患者,再逐渐过渡到让患者独自行走,同时注意纠正其行走时的动作和教其正确用力。训练时患者可主动做屈膝和踝关节背伸动作,如迈步训练、上下台阶训练等。在行走训练时应注意保护好患者,预防跌倒,选择较轻、坚韧且长短适宜的拐杖。

(3) 使用轮椅训练:协助者在轮椅后面,用两手握住轮椅扶手或背,再用足踏住下面的横轴以固定轮椅,轮椅放在 MG 患者的健侧,患者上下时挂上手闸;患者坐到轮椅上后即可训练椅上活动,如前后方向活动和左右旋转等。

4. **身体协调性训练**　MG 患者进行身体协调性训练对其日常生活功能的恢复具有重大意义。适合 MG 患者的身体协调性训练包括:

(1) 手脚反向动作:单脚站立,双手摆动与提起脚方向相反运动。

(2) 站蹲撑立:先站立后蹲下,然后双手撑地双脚向后蹬直,双脚再收回原地,最后站起。

5. **呼吸功能训练**　呼吸控制和呼吸肌训练是肺康复计划中主要的手段。以呼吸肌功能锻炼为主的肺康复治疗取得了一定的效果后,可以使患者的呼吸肌尤其是膈肌增强,改善呼吸,提高呼吸效率,促进排痰。训练方法主要有有效咳嗽、缩唇呼吸、腹式呼吸和主动呼吸循环技术(active cycle of breathing techniques,ACBT)等。

6. **心理治疗**　对于患者的焦虑、抑郁等心理问题,应及时给予适当的干预。积极有效的干预具有安慰支持和暗示作用,可以帮助患者减轻或消除心理障碍。

7. **ADL 训练**　根据患者的功能状态,合理制订个性化的 ADL 训练内容。

8. **其他康复训练措施**　神经肌肉电刺激疗法(neuromuscular electrical stimulation)是低频电治疗中的一种,即通过刺激神经纤维激活运动神经元、增加肌肉的血流量与收缩力,从而阻止肌肉萎缩并发展成危重症多神经肌病(CINM),减少机械通气的时间。功能性电刺激脚踏车训练系统能有效促进肌肉的康复。

【功能预后】

重症肌无力患者预后较好,小部分患者经治疗后可完全缓解,大部分患者可应用药物维持及改善症状,绝大多数患者能进行正常的学习、工作和生活。

(张锦明)

第八节　帕金森病

帕金森病(Parkinson disease,PD),又称震颤麻痹(paralysis agitans),由英国医师 James Parkinson(1817 年)首先描述,是一种老年人常见的缓慢进展性运动障碍性疾病。临床特征是静止性震颤、肌强直、运动迟缓和姿势平衡障碍等。很多疾病或因素可以产生类似 PD 的临床症状,临床上称为帕金森综合征(Parkinsonism)。其中有明确病因者称为继发性帕金森综合征(secondary Parkinsonism),而同时伴有帕金森症状的其他中枢神经系统变性疾病则称为症状性帕金森综合征(symptomatic Parkinsonism)。

【诊断标准】

中国帕金森病的诊断标准(2016 版)与 2015 年世界运动障碍病协会(Movement Disorder Society,MDS)公布的帕金森病最新临床诊断标准一致:帕金森综合征的确诊是帕金森病治疗的先决条件。帕金森综合征的诊断基于 3 个核心运动症状,即必备运动迟缓和至少存在静止性震颤或肌强直项中的 1 项。

1. **临床确诊的帕金森病具备条件**

(1) 不存在绝对排除标准。

(2) 至少存在 2 条支持标准。

(3) 没有警示征象。

2. **临床很可能的帕金森病具备条件**

(1) 不符合绝对排除标准。

(2) 如果出现警示征象则需要通过支持标准来抵消:如果出现 1 条警示征象,必须需要至少 1 条支持标准抵消;如果出现 2 条警示征象,必须需要至少 2 条支持标准抵消;如果出现 2 条以上警示征象,则诊断不能成立。

3. **支持标准**

(1) 对多巴胺能药物治疗具有明确且显著的有效应答,具体表现:①药物剂量增加时症状显著改善,减少时症状显著加重。以上改变可通过客观评分(治疗后帕金森病综合评价量表-Ⅲ评分改善超过 30%)或主观描述(由患者或看护者提供的可靠而显著的病情改变)来确定。②明确且显著的开/关期症状波动;必须在某种程度上包括可预测的剂末现象。

(2) 出现左旋多巴诱导的异动症。

(3) 临床体格检查记录的单个肢体静止性震颤(既往或本次检查)。

(4) 存在嗅觉丧失或心脏间碘苄胍显像(MIBG)闪烁显像法显示存在心脏去交感神经支配。

4. **绝对排除标准**　出现下列任何一项即可排除 PD 诊断。

(1) 明确的小脑异常,如小脑性步态、肢体共济失调,或者小脑性眼动异常(持续凝视诱发的眼震、巨大的方波急跳、超节律扫视)等。

(2) 向下的垂直性核上性凝视麻痹,或者选择性的向下的垂直性扫视减慢。

(3) 患者在发病的前 5 年内,被诊断为很可能的行为变异型额颞叶痴呆或原发性进行性失语。

(4) 发病超过 3 年仍局限在下肢的帕金森综合征的表现。

(5) 采用多巴胺受体拮抗剂或多巴胺耗竭剂治疗,且剂量和时间过程与药物诱导的帕金森综合征一致。

（6）尽管病情至少为中等严重程度，但对高剂量的左旋多巴治疗缺乏可观察到的治疗应答。

（7）明确的大脑皮质性的感觉丧失（如在主要感觉器官完整的情况下出现皮肤书写觉和实体辨别觉损害），明确的肢体观念运动性失用或者进行性失语等。

（8）突触前多巴胺能系统功能神经影像学检查正常。

（9）明确记录的可导致帕金森综合征或疑似与患者症状相关的其他疾病，或者基于整体诊断学评估，专业评估医师感觉可能为其他综合征，而不是帕金森综合征。

5. 警示征象

（1）患者在发病5年内出现快速进展的步态障碍，且需要规律使用轮椅。

（2）患者发病5年或5年以上，运动症状或体征完全没有进展；除非这种稳定是与治疗相关的。

（3）早期出现的球部功能障碍，表现为严重的发音困难、构音障碍或吞咽困难等。

（4）吸气性呼吸功能障碍。

（5）患者在发病5年内出现严重的自主神经功能障碍，如直立性低血压、严重的尿潴留或尿失禁等。

（6）患者在发病3年内由于平衡损害导致的反复（>1次/年）摔倒。

（7）患者发病10年内出现不成比例的颈部前倾（肌张力障碍）或手足挛缩。

（8）患者病程超过5年却未出现任何一种常见的非运动症状。

（9）其他原因不能解释的锥体束征。

（10）双侧对称性的帕金森综合征。

【发病机制】

PD的病因尚不清楚，发病机制十分复杂。目前公认PD是遗传易感性、环境毒素、机体衰老、氧化应激线粒体功能缺陷、蛋白酶体功能异常、细胞凋亡、兴奋性氨基酸毒性、胶质细胞增生和炎症反应等多种因素共同作用的结果。遗传因素和高龄在PD的发病中占有重要地位，已克隆到PD的致病基因有*PARK1~PARK21*，携带率占总PD患者的5%~10%。60岁以上人群PD发病率约1%，85岁以上人群发病率约4%，并随年龄增长而升高。环境暴露于有毒物质，特别是结构类似于1-甲基-4-苯基-1,2,3,6-四氢吡啶（MPTP）的杀虫剂、除草剂，可能导致PD发病风险增加。

PD的主要病理改变是黑质致密部多巴胺（DA）能神经元丢失和路易体（Lewy body）形成。同时蓝斑的去甲肾上腺素（NA）能神经元，脑干的中缝核5-羟色胺（5-HT）能神经元、苍白球壳核、尾状核及丘脑底核也有较明显的改变。

PD最显著的生物化学特征是患者大脑内DA含量减少，基底节中DA含量减少的程度与黑质致密区DA能神经元丢失的严重程度密切相关，也即与PD患者的症状严重程度常相一致。

【临床表现】

1. 发病年龄　多在50岁以后起病，30岁以前发病者较少，男女比例约为3:2。

2. PD主要有四大症状　静止性震颤（tremor）、强直（rigidity）、运动不能（akinesia）及姿势平衡障碍（postural reflex impairment）。同时常有认知功能下降、情绪障碍、嗅觉减退、便秘、睡眠行为异常和抑郁等非运动症状。

3. 本病起病缓慢，逐渐进展　首发症状可以是震颤，也可以是运动不能或强直。常从一侧肢体起病，经过一段时间后再扩展到另一侧肢体。双侧受累时严重程度两侧并不完全一致。

【药物治疗】

临床上对PD患者的运动症状和非运动症状采取综合治疗，包括药物、康复、手术、心理治疗及护理等。药物治疗是整个治疗过程中的主要治疗手段，手术治疗则是药物治疗的一种有效补充手段，康复治疗要贯穿治疗全程。

1. 常用抗帕金森病药物　包括复方左旋多巴制剂复方左旋多巴（多巴丝肼）；多巴胺受体激动剂如普拉克索、吡贝地尔；MAO-B抑制剂如司来吉兰、雷沙吉兰；COMT抑制剂如恩他卡朋、托卡朋；NMDA拮抗剂如金刚烷胺；抗胆碱药苯海索等。

2. 药物治疗原则及策略　见图2-9-1、图2-9-2、图2-9-3。

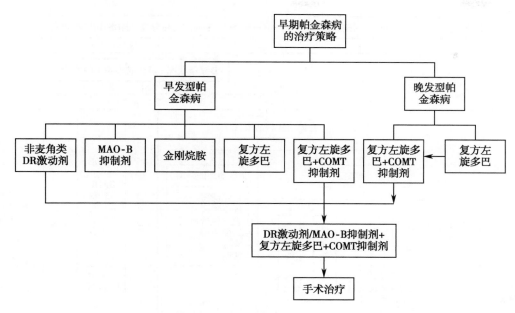

图 2-9-1　帕金森病的治疗策略

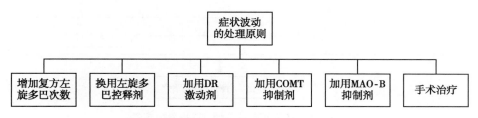

图 2-9-2　症状波动的处理原则

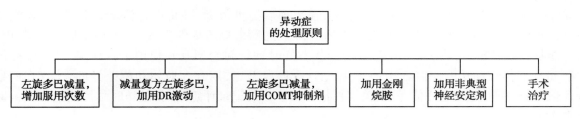

图 2-9-3　异动症的处理原则

（1）药物治疗方案应个体化，即根据患者的年龄、症状类型和严重程度、功能受损的状态、所给药物的预期效果不良反应，以及患者的职业、经济状况等选择药物。

（2）复方左旋多巴是目前治疗帕金森病的金标准药物。

（3）对于早发型 PD 患者，应尽可能首选非左旋多巴类药物，疗效不佳时可加用或换用左旋多巴类药物治疗。晚发型 PD 患者或伴有智力障碍的患者可考虑首选左旋多巴类药物治疗。

（4）药物均须从小量开始、缓慢增量；可进行"剂量滴定"来确定最佳用量，以达到用最小有效剂量维持最佳效果。

（5）当单药治疗不能维持疗效时，可考虑联合用药，但应权衡利弊，不能随意加减药物，更不能突然停用药物；当联合应用多种抗帕金森药物出现不良反应（如精神症状）时，应逐步减量或停药，一般根据"后上先撤"的原则。

【康复流程】

基于 ICF 分类的 PD 康复流程图见图 2-9-4。

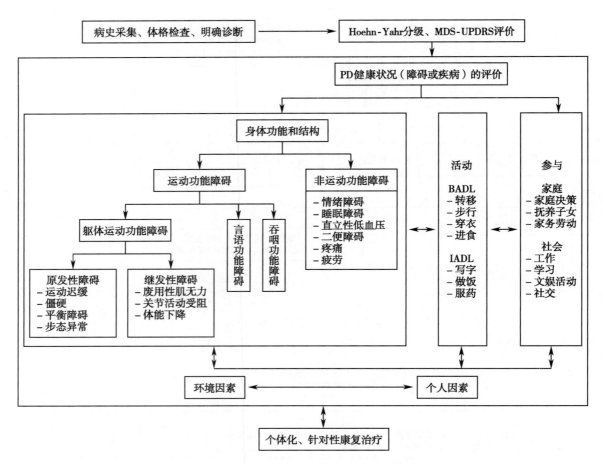

图 2-9-4　基于 ICF 分类的 PD 康复流程图

【康复评定】

　　准确的康复评定为制订和调整治疗方案、预测预后提供依据,并可以评测治疗效果,监控病情发展,方便与患者及团队其他卫生专业人员沟通。由于抗帕金森药物的摄入,一天中不同时间段 PD 患者的功能状态差异较大,建议在 PD 患者功能状态好时进行问卷调查和使用工具评定,在运动受限时(关期)进行肢体运动功能评估。开、关期运动均受限及开、关期存在肢体功能差异的,建议在两期都进行评估,如平衡可在开期评估一次,关期评估一次。建议记录评定时间,随访时尽可能选在同一时间进行再次评定。

　　1. **Hoehn-Yahr(H-Y)分级量表**　H-Y 分级量表可作为疾病严重程度的评定量表。根据 PD 患者的症状和严重程度分为 1~5 级(表 2-9-26)。

表 2-9-26　Hoehn-Yahr 分级

分级	残疾特征	分级	残疾特征
1	单侧疾病	3	轻中度双侧疾病,有姿势平衡障碍,独立生活
1.5	单侧+躯干受累	4	严重残疾,仍可独自行走或站立
2	双侧疾病,无平衡障碍	5	无帮助时只能坐轮椅或卧床
2.5	双侧患病,有轻度平衡障碍,但可自行恢复		

　　2. **帕金森病综合评价量表**(Unified-Parkinson Disease Rating Scale,UPDRS)　UPDRS 是 2008 年由世界运动障碍病协会(MDS)赞助修订的新版帕金森病综合评价量表。该量表可对疾病严重程度进行全面和详细的评定,内容包括四大部分(表 2-9-27)。

表 2-9-27　MDS-UPDRS

项目	分数
第一部分(Part Ⅰ):日常生活中的非运动症状(nM-EDL)	

1.1 认知功能损害
0:正常,没有认知功能损害
1:轻微,患者或照料者觉察到有认知功能损害,但并未对日常活动或社会交往产生具体影响
2:轻度,临床上已有明显的认知功能损害,但仅对日常活动或社会交往产生轻微影响
3:中度,认知功能损害影响了患者的日常活动或社会交往,但患者仍能进行这样的活动
4:重度,认知功能损害使得患者无法进行正常的日常活动或社会交往

1.2 幻觉和精神症状
0:正常,没有幻觉或精神症状
1:轻微,有错觉或非具象幻觉,但患者对其有自知力
2:轻度,与环境刺激无关而形成的具象幻觉,患者对其有自知力
3:中度,患者有具象的幻觉且自知力丧失
4:严重,患者有妄想或偏执

1.3 抑郁情绪
0:正常,没有抑郁情绪
1:轻微,每次出现抑郁情绪的时间不超过1天,对患者的日常活动及社会交往没有影响
2:轻度,抑郁情绪会持续几天,但不会影响患者的日常生活或社会交往
3:中度,抑郁情绪影响了患者的日常活动及社会交往,但患者仍能从事这样的活动
4:重度,抑郁情绪已使患者无法进行日常活动及社会交往

1.4 焦虑情绪
0:正常,没有焦虑情绪
1:轻微,有焦虑的感觉但每次持续时间不超过1天,对患者的日常生活及社会交往也没有影响
2:轻度,焦虑情绪每次持续的时间超过1天,但对患者的日常生活及社会交往没有影响
3:中度,焦虑情绪影响了患者的日常活动及社会交往,但患者仍能从事相关的活动
4:重度,焦虑情绪已使患者无法进行日常活动及社会交往

1.5 淡漠
0:正常,没有淡漠感
1:轻微,患者和/或照料者察觉到有淡漠感,但对患者日常生活和社会交往没有影响
2:轻度,淡漠感影响了患者个别的活动或社会交往
3:中度,淡漠感影响了患者大部分的日常活动和社会交往
4:重度,患者变得被动与退缩,完全丧失主动性

1.6 多巴胺失调综合征的特征
0:正常,没有这类问题
1:轻微,有这类问题存在,但通常不会对患者或其家庭或其照料者造成困扰
2:轻度,有这类问题存在,但通常对患者个人和家庭生活仅造成一些困扰
3:中度,有这类问题存在,且通常对患者个人和家庭生活造成许多困扰
4:重度,有这类问题存在,且使患者不能进行日常活动或社会交往,或是不能维持以往的个人和家庭生活

项目	分数

1.7　睡眠问题

在过去1周内,您是否有晚上入睡困难或是难以保持整晚持续的睡眠? 早上醒来您觉得休息得如何?

0:正常,没有睡眠问题

1:轻微,有睡眠问题,但通常可以休息一整夜

2:轻度,有睡眠问题,有时不能保持整晚处于睡眠状态

3:中度,有睡眠问题,且难以保持整晚都处于睡眠状态,但通常还是能睡眠一多半的时间

4:重度,我通常整夜大部分时间不能入睡

1.8　白天嗜睡

在过去1周内,您是否在白天不能总是保持清醒状态?

0:正常,没有白天嗜睡

1:轻微,有白天想睡的情况存在,但我可以忍住并保持清醒

2:轻度,当我独自一人和放松的情况下有时候会睡着,例如,在看书或看电视时

3:中度,我有时候在不应该睡的情况下睡着,例如,在吃饭或与人谈话的时候

4:重度,我经常在不该睡的情况下睡着,例如,在吃饭或与人谈话的时候

1.9　疼痛和其他感觉

在过去的1周内,您是否有身体不适的感觉,如疼痛、刺痛或是抽痛?

0:正常,没有不适的感觉

1:轻微,我有不适的感觉,但我可以毫无困难地做事和与人相处

2:轻度,这些不适的感觉使我在做事和与人相处时有一定的困扰

3:中度,这些不适的感觉给我造成很大的困扰,但我仍能做事或人相处

4:重度,这些不适的感觉使我无法做事或与人相处

1.10　排尿问题

在过去的1周内,您是否有控制排尿的困难? 例如,尿急、尿频,或尿失禁?

0:正常,没有排尿的问题

1:轻微,我有尿频或尿急,但这些并不影响我的日常活动

2:轻度,排尿问题对我的日常活动造成一些影响,但我没有尿失禁

3:中度,排尿问题对我的日常活动造成很大影响,包括尿失禁

4:重度,我无法控制排尿且需要使用尿垫或放置导尿管

1.11　便秘问题

在过去1周内,您是否有便秘问题,以致造成排便困难?

0:正常,没有便秘

1:轻微,我有便秘。排便时我需要额外用力,但这个问题并没有干扰我的生活或使我不适

2:轻度,便秘使我的生活有一些困扰或使我感到不适

3:中度,便秘使我的生活有很大困扰或让我感到很不舒服。但我仍能做事

4:重度,我通常需要他人帮助才能排便

1.12　站立时头晕

过去的1周内,当您从坐位或卧位站起时,是否感到有眩晕或头昏眼花的感觉?

0:正常,没有眩晕或头昏眼花的感觉

1:轻微,出现过眩晕或头昏眼花的感觉,但并不影响我做事

2:轻度,眩晕或头昏眼花的感觉使我站立时需要扶住东西,但并不需要坐回去或躺下来

3:中度,站立时眩晕或头昏眼花使我需要坐下来或躺下以免晕倒或跌倒

4:重度,眩晕或头昏眼花会使我晕倒或跌倒

项目	分数

1.13　疲乏

在过去 1 周内,您是否常常感到疲乏? 这种感觉并不是困倦或悲伤

0:正常,没有疲乏感

1:轻微,有疲乏感,但这并不影响我做事或与人相处

2:轻度,疲乏感使我做事或与人相处有一定的困难

3:中度,疲乏感使我做事或与人相处有很大困难,但这并不会让我无法做事

4:重度,疲乏感使我无法做事或与人相处

第二部分(Part Ⅱ):
日常生活中的运动
症状(M-EDL)

2.1　言语

在过去 1 周内,您觉得说话有问题吗?

0:正常,没有问题

1:轻微,我说话声音小,含糊或不顺畅,但别人不需要我重复

2:轻度,别人偶尔需要我重复说一遍,但不是每天都这样

3:中度,我说话不清楚,以至于每天都会有人要求我重复说,但大部分内容他们还是能理解

4:重度,别人大部分时间或完全不能听懂我讲话

2.2　唾液与流涎

在过去 1 周内,当您清醒或睡觉时,是否通常会有唾液增多?

0:正常,没有问题

1:轻微,口内唾液轻微但确切增多,可能有夜间流涎

2:轻度,中等程度的唾液过多,可能有轻微流涎

3:中度,唾液明显过多伴流涎

4:重度,明显流涎,须用纸巾或手帕持续擦拭

2.3　咀嚼与吞咽

在过去 1 周内,您吃药丸或吃饭通常有问题吗? 您是否需要将药物切碎或碾碎,或是将食物做成软食、切碎或是搅拌后才能进食以免呛咳?

0:正常,没有问题

1:轻微,我知道我咀嚼缓慢或是吞咽时要费点劲,但我并不呛咳,食物也不需要特殊准备

2:轻度,由于有咀嚼或吞咽的问题,我的药丸需要切碎或是我的食物需要特殊准备,但在过去 1 周内我没有呛到

3:中度,在过去 1 周内我至少呛了 1 次

4:重度,由于有咀嚼和吞咽的问题,我需要鼻饲饮食

2.4　进食

在过去 1 周内,您在进食和使用餐具上通常有无困难? 例如,您用手拿食物或使用刀叉、汤勺、筷子有困难吗?

0:正常,没有问题

1:轻微,我进食慢,但不需要帮助,而且进食时食物也不会洒出来

2:轻度,我进食慢,偶尔饭会洒出来。准备食物时偶尔需要帮助,如切肉

3:中度,我在进食时经常需要帮助,但还是有一些可以独立完成

4:重度,我进食时大部分或全部需要帮助

2.5　穿衣

在过去 1 周内,您穿衣通常有无困难? 例如,您是否穿衣缓慢或需要别人帮忙扣扣子、拉拉链、穿脱衣服或首饰?

0:正常,没有问题

1:轻微,我动作缓慢但不需要帮助

2:轻度,我动作缓慢,有少数情况需要帮助(如扣扣子、戴手镯)

3:中度,我在许多情况下需要帮助

4:重度,我穿衣时大部分或全部需要帮助

续表

项目	分数

2.6　卫生清洁

在过去 1 周内,您在洗漱、沐浴、刮胡子、刷牙、梳头或是做其他个人卫生时,是否常常觉得动作缓慢或是需要帮助?

0:正常,没有问题

1:轻微,我动作缓慢但不需要帮助

2:轻度,我在一些个人卫生清洁方面需要他人帮助

3:中度,我在许多个人卫生清洁方面需要他人的帮助

4:重度,我在个人卫生清洁方面大部分或全部都需要他人帮助

2.7　书写

在过去 1 周内,您的字迹别人是否常常感到难以辨认?

0:正常,没有问题

1:轻微,我写字慢、笨拙或不工整,但所有的字迹是清晰可辨的

2:轻度,我的某些字不清楚且难以辨认

3:中度,我的许多字不清楚且难以辨认

4:重度,我的大部分或全部字迹无法辨认

2.8　嗜好和其他活动

在过去 1 周内,您在做您爱好或喜欢做的事情时是否经常感到有困难?

0:正常,没有问题

1:轻微,我的动作有一点慢,但还是能轻松地做这些活动

2:轻度,我做这些活动时有一些困难

3:中度,我做这些活动时有很大困难,但还是会经常做这些活动

4:重度,我无法做,或很少做这些活动

2.9　翻身

在过去 1 周内,您在床上翻身是否经常感到有困难?

0:正常,没有问题

1:轻微,我翻身是有一点困难,但我不需要帮助

2:轻度,我翻身困难且偶尔需要别人的帮助

3:中度,我翻身常常需要别人的帮助

4:重度,如果没有别人的帮助,我根本无法翻身

2.10　震颤

在过去 1 周内,您是否经常有抖动或震颤?

0:正常,我没有抖动或震颤

1:轻微,我有抖动或是震颤,但它不影响活动

2:轻度,抖动或震颤仅影响我的很少一些活动

3:中度,抖动或震颤影响了我的许多活动

4:重度,抖动或震颤影响了我大部分或所有的活动

2.11　起床、下车或是从较低的椅子上站起来

在过去 1 周内,您在起床、下车或是从较低的椅子上站起来是否常常感到困难?

0:正常,没有问题

1:轻微,我动作慢或笨拙,但我通常能一次完成

2:轻度,我需要尝试 1 次以上才能完成,或偶尔需要帮助

3:中度,我有些时候需要帮助才能完成,但大多数情况下我可以自己完成

4:重度,我大部分情况下或完全需要别人的帮助

2.12　行走与平衡

在过去 1 周内,您在行走和保持平衡上是否常常有困难?

0:正常,没有问题

1:轻微,我稍微有点慢或是可能走路拖步,但我不需要助行器

2:轻度,我走路偶尔需要助行器,但我不需要别人的帮助

3:中度,我通常需要使用助行器(拐杖或助步车)走路以免摔倒,但并不经常需要别人的帮助

4:重度,我通常需要别人的帮助才能走路以免摔倒

续表

项目	分数

2.13 僵住

在过去 1 周内,您平时走路时,是否会突然停住或僵住,就好像是脚被粘在地上的感觉?

0:正常,没有问题

1:轻微,我有短暂的僵住,但能很容易地再走起来。我没有因为行走时僵住而需要别人的帮助或需要助行器(拐杖或助步车)

2:轻度,我有行走时僵住且再走起来有困难,但我不需要别人的帮助或助行器(拐杖或助步车)

3:中度,当我僵住时再走起来很困难。由于僵住,我有时需要助行器或是别人的帮助

4:重度,由于僵住,我在大部分或全部的时间里需要助行器或别人的帮助

第三部分(Part Ⅲ):运动功能检查

3.1 言语

0:正常,没有言语问题

1:轻微,患者丧失正常的音调、发音或音量,但所有的字句仍能很容易听懂

2:轻度,患者丧失正常的音调、发音或音量,有少数字句不清楚,但总体上语句还是能较容易听懂

3:中度,患者语言难以理解。尽管不是所有的语句都难以听懂,但至少是有一些已很难听懂

4:重度,患者大部分的语言难以听懂或难以理解

3.2 面部表情

0:正常,正常的面部表情

1:轻微,轻度的面具脸,仅有瞬目频率的减少

2:轻度,除瞬目频率减少外,下面部也有表情减少,也即口周的运动减少,如自发性微笑减少,但嘴唇没有分开

3:中度,有面具脸,嘴唇在嘴部不动时有时会张开

4:重度,有面具脸,嘴唇在嘴部不动时大多数情况下是张开的

3.3 僵直

1:轻微,只有在加强试验时才能发现有僵直

2:轻度,不需要加强试验即可发现有僵直,但关节的活动范围不受限且可轻松达到

3:中度,不需要加强试验即可发现有僵直;需要用力才能使关节的活动范围不受限

4:重度,不需要加强试验即可发现有僵直,且关节的活动范围受限

颈部
左上肢
右上肢
左下肢
右下肢

3.4 对指试验

左手
右手

0:正常,没有问题

1:轻微,有下列情形之一:a) 手指拍打动作的正常节律被 1 次或 2 次中断或迟疑打断;b) 动作轻微变慢;c) 手指拍打的幅度在接近第 10 次时减小

2:轻度,有下列情形之一:a) 在手指拍打的过程中有 3~5 次的停顿。b) 动作轻度缓慢;c) 手指拍打的幅度在拍打次数到一半时即开始减小

3:中度,有下列情形之一:a) 在手指拍打的过程中有 5 次以上的停顿或是至少有 1 次较长时间的冻结(僵住);b) 动作中度变慢;c) 手指拍打的幅度从拍打的第 1 次即开始逐渐减小

4:重度,由于动作的迟缓、中断或是幅度的减小,患者不能或是几乎不能完成此项动作

项目	分数
3.5 手部运动(握拳试验) 给评分者的指导语:双手分别测试。向患者示范动作,当开始测试患者时应停止示范指导患者曲肘紧握拳,手掌面对评分者。嘱患者充分打开手掌并以最快的速度反复伸掌握拳 10 次。如果患者没有握紧拳头或是没有充分打开手掌,要提醒患者 0:正常,没有问题 1:轻微,有下列情形之一:a) 伸掌握拳动作的正常节律被 1 次或 2 次中断或迟疑打断;b) 动作轻微变慢;c) 伸掌握拳动作的幅度在接近第 10 次时减小 2:轻度,有下列情形之一:a) 在伸掌握拳的过程中有 3~5 次的停顿。b) 动作轻度缓慢;c) 动作的幅度在任务进行到一半时即开始减小 3:中度,有下列情形之一:a) 在伸掌握拳的过程中有 5 次以上的停顿或是至少有 1 次较长时间的冻结(僵住);b) 动作中度变慢;c) 动作的幅度从第 1 次即开始逐渐减小 4:重度,由于动作的迟缓、中断或是幅度的减小,患者不能或是几乎不能完成此项动作	左手 右手
3.6 手部旋前旋后(轮替试验) 0:正常,没有问题 1:轻微,有下列情形之一:a) 手掌翻转动作的正常节律被 1 次或 2 次中断或迟疑打断;b) 动作轻微变慢;c) 手掌翻转动作的幅度在接近第 10 次时减小 2:轻度,有下列情形之一:a) 在手掌翻转的过程中有 3~5 次的停顿。b) 动作轻度缓慢;c) 动作的幅度在任务进行到一半时即开始减小 3:中度,有下列情形之一:a) 在手掌翻转的过程中有 5 次以上的停顿或是至少有 1 次较长时间的冻结(僵住);b) 动作中度变慢;c) 手掌翻转的幅度从第 1 次旋前旋后动作即开始逐渐减小 4:重度,由于动作的迟缓、中断或是幅度的减小,患者不能或是几乎不能完成此项动作	左手 右手
3.7 脚趾拍地运动 0:正常,没有问题 1:轻微,有下列情形之一:a) 脚趾拍地动作的正常节律被 1 次或 2 次中断或迟疑打断;b) 动作轻微变慢;c) 脚趾拍地动作的幅度在接近第 10 次时减小 2:轻度,有下列情形之一:a) 在脚趾拍地的过程中有 3~5 次的停顿。b) 动作轻度缓慢;c) 动作的幅度在任务进行到一半时即开始减小 3:中度,有下列情形之一:a) 在脚趾拍地的过程中有 5 次以上的停顿或是至少有 1 次较长时间的冻结(僵住);b) 动作中度变慢;c) 脚趾拍地的幅度从第 1 次动作即开始逐渐减小 4:重度,由于动作的迟缓、中断或是幅度的减小,患者不能或是几乎不能完成此项动作	左脚 右脚
3.8 腿部灵活性 0:正常,没有问题 1:轻微,有下列情形之一:a) 足部抬高踏地动作的正常节律被 1 次或 2 次中断或迟疑打断;b) 动作轻微变慢;c) 动作的幅度在接近第 10 次时减小 2:轻度,有下列情形之一:a) 在足部抬高踏地的过程中有 3~5 次的停顿。b) 动作轻度缓慢;c) 动作的幅度在任务进行到一半时即开始减小 3:中度,有下列情形之一:a) 在足部抬高踏地的过程中有 5 次以上的停顿或是至少有 1 次较长时间的冻结(僵住);b) 动作中度变慢;c) 动作的幅度从第 1 次即开始逐渐减小 4:重度,由于动作的迟缓、中断或是幅度的减小,患者不能或是几乎不能完成此项动作	左腿 右腿

项目	分数

3.9　从椅子上站起来(站立平衡试验)

　　0:正常,没有问题,可以快速毫不迟疑地站起来

　　1:轻微,站起来的速度比正常慢;或是需要尝试 1 次以上;或是需要往前坐才
　　　能站起来。但是不需要扶扶手

　　2:轻度,自己手扶扶手即可轻松站起来

　　3:中度,需要扶扶手,但容易再跌回椅子上;或是需要尝试 1 次以上才能扶着
　　　扶手站起来,但还是不需要别人帮助

　　4:重度,没有别人帮助的情况下站不起来

3.10　步态

　　0:正常,没有问题

　　1:轻微,轻微的步态损害但可以独立行走

　　2:轻度,有明显的步态损害但还可以独立行走

　　3:中度,需要辅助工具才能安全地行走(拐杖或助行器),但不需要别人的
　　　帮助

　　4:重度,完全不能行走或是只有在别人的帮助下才能行走

3.11　姿势的稳定性

　　0:正常,没有问题,后退一两步即恢复站立

　　1:轻微,需要后退三到五步,但不需要别人帮助即恢复站立

　　2:轻度,需要后退五步以上,但仍不需要别人帮助即恢复站立

　　3:中度,可以安全地站立,但缺乏姿势平衡反射;如果不接住会跌倒

　　4:重度,姿势非常不稳,倾向于自发失去平衡或是轻微地触碰肩膀即可跌倒

3.12　姿势

　　0:正常,没有问题

　　1:轻微,不是很直,但对于老年人来讲可能是正常的

　　2:轻度,肯定存在身体前倾,脊柱侧凸或倾向一侧,但患者可在提醒后将姿势
　　　矫正回来

　　3:中度,驼背,脊柱侧凸或倾向一侧,且不能被患者矫正回来

　　4:重度,身体屈曲,脊柱侧凸或倾向一侧导致严重的姿势异常

3.13　全身自发性的运动(身体动作迟缓)

　　0:正常,没有问题

　　1:轻微,全身性活动和自发性运动轻微变慢或减少

　　2:轻度,全身性活动和自发性运动轻度变慢或减少

　　3:中度,全身性活动和自发性运动中度变慢或减少

　　4:重度,全身性活动和自发性运动严重变慢或减少

3.14　手部的姿势性震颤

　　0:正常,没有震颤

　　1:轻微,有震颤,但幅度小于 1cm

　　2:轻度,震颤的幅度至少有 1cm,但小于 3cm

　　3:中度,震颤的幅度至少有 3cm,但小于 10cm

　　4:重度,震颤的幅度至少有 10cm

3.15　手部的动作性震颤

　　0:正常,没有震颤

　　1:轻微,有震颤,但幅度小于 1cm

　　2:轻度,震颤的幅度至少有 1cm,但小于 3cm

　　3:中度,震颤的幅度至少有 3cm,但小于 10cm

　　4:重度,震颤的幅度至少有 10cm

项目	分数
3.16　静止性震颤的幅度	左上肢
肢体评分	右上肢
0:正常,没有震颤	左下肢
1:轻微,最大震颤幅度不超过 1cm	右下肢
2:轻度,最大震颤幅度大于 1cm 但小于 3cm	嘴唇/下颌
3:中度,最大震颤幅度在 3~10cm	
4:重度,最大震颤幅度大于 10cm	
嘴唇/下颌评分	
0:正常,没有震颤	
1:轻微,最大震颤幅度不超过 1cm	
2:轻度,最大震颤幅度大于 1cm 但不超过 2cm	
3:中度,最大震颤幅度大于 2cm 但不超过 3cm	
4:重度,最大震颤幅度大于 3cm	

3.17　静止性震颤的持续性

0:正常,没有震颤

1:轻微,静止性震颤出现的时间占所有检查时间的 25% 及以下

2:轻度,静止性震颤出现的时间占所有检查时间的 26%~50%

3:中度,静止性震颤出现的时间占所有检查时间的 51%~75%

4:重度,静止性震颤出现的时间占所有检查时间的 75% 以上

第四部分(Part Ⅳ):运动并发症　A. 异动症(不包括关期肌张力障碍)

4.1　出现异动症的时间

0:正常,没有异动症

1:轻微,占清醒时间的 25% 及以下

2:轻度,占清醒时间的 26%~50%

3:中度,占清醒时间的 51%~75%

4:重度,占清醒时间的 75% 以上

B. 运动波动

4.2　出现关期的时间

0:正常,没有关的时间

1:轻微,占清醒时间的 25% 及以下

2:轻度,占清醒时间的 26%~50%

3:中度,占清醒时间的 51%~75%

4:重度,占清醒时间的 75% 以上

4.3　运动波动对生活功能的影响

0:正常,没有运动波动或是运动波动对日常活动或社会交往没有影响

1:轻微,运动波动对很少一些活动有影响,患者在开期可以进行的各种活动和社会交往在关期也可以完成

2:轻度,运动波动对许多活动有影响,但患者在开期可以进行的各种活动和社会交往在关期也可以完成

3:中度,运动波动对患者的活动产生影响,以至于患者在开期可以进行的活动和社会交往在关期有些不能完成

4:重度,运动波动对患者的活动产生影响,以至于患者在开期可以进行的活动和社会交往在关期大部分不能完成

续表

项目	分数
4.4　运动波动的复杂性 　　　　0:正常,没有运动波动 　　　　1:轻微,关期的到来总是能或绝大部分时间可以预测(>75%) 　　　　2:轻度,关期的到来大部分时间可以预测(51%~75%) 　　　　3:中度,关期的到来有些时候可以预测(26%~50%) 　　　　4:重度,关期的到来几乎不能预测(≤25%) C."关期"肌张力障碍 　4.5　痛性关期肌张力障碍 　　　　0:正常 　　　　1:轻微,占关期时间的25%及以下 　　　　2:轻度,占关期时间的26%~50% 　　　　3:中度,占关期时间的51%~75% 　　　　4:重度,占关期时间的75%以上	

3. **其他**　Berg平衡量表(BBS)、5次坐立试验(FTSTS)、起立-行走计时试验(TUG)、帕金森病患者特异性指数(patient specific index for Parkinson's disease,PSI-PD)、冻结步态问卷(Freezing of Gait Questionnaire,FOG-Q)、10米步行试验(10MWT)等也应用于PD运动功能评定。

4. **言语障碍的评定**　常用改良Frenchay构音障碍评定法(modified Frenchay dysarthria assessment,mFDA)进行评定。

5. **吞咽障碍的评定**　同其他病因所致吞咽障碍的评定方法,包括吞咽障碍筛查、临床评定和仪器评定。

(1)吞咽困难筛查的建议

1)建议在第一次神经内科就诊时,寻找怀疑存在吞咽障碍的症状或体征。如果检测到症状或体征,建议进行筛查试验。建议在每次随访时重新评估,每年至少1次。

2)出现下列至少1种情况时怀疑帕金森病患者有吞咽障碍:进餐时间延长、吞咽后咳嗽、噎住、吞咽后声音变化、吞咽后食物黏附或持续留在喉咙中的感觉、吞咽药片困难、流口水、呼吸障碍、肺部感染、体重减轻(非故意减重),对下列任何1个问题回答"是"的患者:"您是否有过吞咽食物/液体困难的经历?""您有没有被食物噎住过?"

3)吞咽障碍问卷(SDQ)是筛查PD患者吞咽障碍最合适的自我报告测试。慕尼黑PD吞咽困难测试(MDT-PD)、帕金森病的吞咽临床评估(SCAS-PD)、帕金森病的拉德布口腔运动清单(POMP)也是用来筛查帕金森病患者吞咽障碍有效的问卷工具。

(2)PD患者吞咽障碍临床评估工具:筛查提示存在吞咽障碍的患者,应由经过专门训练的治疗师进行临床吞咽检查。临床吞咽检查包括:

1)脑神经全面检查。

2)"空吞咽"测试。

3)指令和/或反射性咳嗽测试。

4)各种食物和液体稠度的吞咽评价。

5)检查影响吞咽效率和安全性降低的体征或症状。

认知和言语的评估应同步进行。需要注意的是,存在症状波动的患者,应在"开期"进行检查。对于存在颅颈运动障碍的患者,最好在"开期"和"关期"两个阶段都进行临床评估,以确定患者进食或饮水的最安全时刻。植入DBS的患者应在打开刺激器治疗阶段进行测试。如果强烈怀疑DBS对吞咽有不利影响,应在打开和关闭刺激器两种情况下对患者进行评估。两种情况下的评估应在足够的间隔时间;在怀疑不同的DBS。和药物状态之间存在不利相互作用的患者中,也应在不同的DBS/药物状态的组合下进行测试。

（3）吞咽障碍的仪器检查：当临床评估提示存在吞咽障碍时，患者应进行仪器检查以评估吞咽具体情况，建议将软式喉内镜吞咽功能检查（FEES）或吞咽造影检查（VFSS）作为一线诊断工具。怀疑有食道疾病的患者应接受进一步检查，如上消化道内镜检查、吞咽钡餐、食道测压、与酸和反流相关的检查。如果基于 FEES 或 VFSS 怀疑食管上括约肌运动受损，应考虑咽食管测压和/或环咽肌肌电图检查。口咽吞咽电生理评价可进一步揭示帕金森病患者吞咽障碍的病理生理基础，为治疗提供有用的线索。

6. **流涎** 可采用 UPDRS-Ⅱ第 2 项唾液和流涎进行评定，也可用帕金森病流涎临床量表（Sialorrhea Clinical Scale for Parkinson's Disease，SCS-PD）或流涎严重程度和频率量表（Drooling Severity and Frequency Scale，DSFS）对流涎严重程度进行评定。

7. **认知功能评定** 常采 MMSE 或 MoCA 进行评定，也可采用帕金森病认知结局量表（Scales for Outcomes in Parkinson's Disease-Cognition，SCOPA-COG）以及帕金森病认知评定量表（Parkinson's Disease-Cognitive Rating Scale，PD-CRS）进行认知功能评定。

8. **精神情绪评定** 常用汉密尔顿抑郁量表（HAMD）、汉密尔顿焦虑量表（HAMA）以及医院焦虑和抑郁量表进行评定，也常应用帕金森病睡眠量表（Parkinson's Disease Sleep Scale，PDSS）进行临床研究应用。

9. **日常生活能力评定** 包括基础性日常生活活动（BADL）和复杂的工具性日常生活活动（IADL）两部分。

10. **参与能力和生活质量评定** 采用 39 项 PD 生活质量问卷（Parkinson's Disease Questionnaire，PDQ-39）和健康调查量表 36（SF-36）进行评定。

【康复治疗】

1. **康复护理**

（1）患者不宜睡床垫较软的床，以减轻挛缩，同时利于床上翻身活动。

（2）有直立性低血压的患者，应逐渐改变体位、穿弹力袜、使用腹带、采用高盐饮食，必要时还可用药物治疗。

（3）给予患者营养膳食指导，适当低蛋白饮食。

（4）指导患者进行胸廓扩张训练、呼吸训练、腹式呼吸训练等，预防肺不张与肺炎。

（5）有便秘的患者应用大便软化剂、容积成型剂、西沙必利或必需时用栓剂。

（6）有膀胱问题的患者应定时排尿，必要时间歇导尿，膀胱反射亢进时可用抗胆碱药（如盐酸奥昔布宁）。

（7）对患者进行服药指导，餐前 1h 或饭后 1.5h 口服复方左旋多巴，饭前服用抗胆碱药，促进口腔及咽部运动。

2. **康复治疗原则** PD 患者不同时期康复目标不同。

（1）早期阶段：此时的康复目标是防止患者因为担心跌倒而不活动，可采用常规训练来改善患者的运动功能如力量、灵活性、活动度、平衡能力、步行能力、耐力等；注意提高患者的心肺功能、言语及吞咽功能；学会代偿性策略，维持和提高患者的耐抗力；同时注意帮助患者和家属调整心理状态及延缓疾病进展，提高患者的日常生活能力和生活质量。

（2）中期阶段：此时的目标是维持或鼓励上述领域的活动，提高患者的室内生活自理度，尽量减少辅助；预防和减少继发性损伤障碍的发生，预防失用综合征。

（3）晚期阶段：此时的治疗目标是维持重要功能，预防肌肉萎缩、关节挛缩、压疮、肺炎等并发症；提高患者坐位下的耐力，减轻照料者负担。

3. **躯体运动功能的康复** 康复训练应遵循个体化和针对性原则，给予患者适当强度的训练。

（1）基本康复训练方法

1）放松训练：常用深呼吸法和想象放松法，也可进行有节奏的躯干旋转和推拿按摩等方法来改善僵硬的肌群。

2）关节活动范围训练：帮助患者进行躯干与四肢各个关节全范围的主动或被动活动,柔和的 ROM 与牵张练习,重点是屈曲肌群的牵伸和胸廓的扩张运动,股四头肌与髋伸肌的等长练习等。

3）肌力训练：重点训练核心肌群及四肢近端肌群。

4）姿势训练：重点为躯干屈曲姿势的矫正;强化背部和颈部伸肌、臀部及腹部肌肉从而使站立姿势更笔直。

5）平衡训练：重点是控制重心和稳定极限的训练,强调动态稳定作业的训练。

6）步态训练：重点在于矫正躯干前倾姿势,改善由于追赶身体重心所致的慌张步态;强调步态重塑和运动控制的再学习,可以帮助克服姿势不稳的问题。可以训练患者注重脚的位置以便为姿势和步态提供一个更稳定的基础。教会患者步行时双眼直视前方、身体直立;起步时足尖要尽量抬高,先足跟着地再足尖着地;跨步动作要尽量慢而步幅要大,双上肢在行走时做前后摆动;转弯时转较大弧度的圈而非旋转,以避免失去平衡及姿势稳定,从而减少跌倒的风险。

7）转移训练：包括床上活动、转移训练等,患者应学习通过身体活动从椅子上站起,有时可能需要升降椅。

8）手功能活动：训练重点是进行够取、抓握和操控物体的训练,提高患者手部活动的速度、稳定性、协调性和准确性。

（2）作业治疗：以牵张进行上肢的 ROM 活动;精细动作协调与训练,可应用彩色木栓或小球进行手的精巧度训练;手动自行车有助于训练交互运动;摇椅有助于活动;以及配合一些适应性设备如尼龙搭带,升高的便桶,抓杆,有手柄的餐具与钥匙把手等的应用训练。

（3）特异性康复训练方法

1）双重任务训练：通常为步行的同时进行另一项运动或认知任务训练。但对于 PD 中晚期患者,应尽量避免或减少双重任务。

2）外部提示策略训练：利用视觉、听觉、本体觉或触觉等外部提示,帮助患者启动运动或促使运动继续进行,有助于改善起步困难和冻结步态。听觉提示可以是节奏感强的进行曲、节拍器或口令等;视觉提示主要为类似斑马线的线条、人行道的瓷砖或地板图案等。也可采用步态辅助设备如拐杖或助步车为患者运动提供稳定支持。

（4）生物反馈训练：包括肌电、呼吸、皮阻、心率变异性等多项生理指标的生物反馈训练,可改善肌肉僵硬、失眠、情绪障碍等;盆底肌生物反馈训练可改善大、小便障碍和性功能。

（5）运动训练注意事项：康复训练期间应考虑患者症状波动问题,要了解波动可以通过调整药物来部分纠正,注意详细了解患者的病情(如疾病严重程度、症状类型等)、治疗反应情况(如治疗是否有效、起效时间、作用维持时间、"开期"延长和"关期"缩短时间、有无不良反应或并发症)等,在"开期"时帕金森病患者处于最佳状态,可以对其进行体能训练以取得最佳效果。

4. 言语功能训练　包括呼吸训练、发声训练和调音训练。重点针对言语产出的呼吸系统(腹式和胸式呼吸)、发声系统(声带和喉)和调音系统(唇、舌、齿、下颌和软腭等)进行训练,改善音强、音调和音质,以改善言语清晰度。励-协夫曼语音治疗(Lee Silverman Voice Treatment, LSVT)被认为是针对 PD 患者特异且有效的语音治疗技术,通过对患者声带和喉部的控制训练,以及延长元音最大持续发声时间训练,达到改善音强、音调和音质的效果。

5. 吞咽功能康复　进行全面吞咽评定,依据各期障碍特点进行针对性训练。

（1）口腔期障碍唇、舌和下颌的运动功能训练。咽期障碍以发声训练为主,治疗性唱歌和 LSVT 训练,增加 PD 患者颏下的肌肉力量和舌骨喉复合体运动,能更好地清除咽喉部的食团,减少咽喉部的残留,改善咳嗽能力,减少误吸风险。对于轻度吞咽障碍患者可以改变食物性状如使用增稠剂;对于吞咽疲劳者应减少每口的食物量;对于口中不咽或吞咽启动慢者,应连续多次吞咽;对吞咽障碍较重且有明显误吸风险或摄食不足的患者,应尽早使用管饲;对于需长期管饲者建议经皮内镜下胃造瘘喂养。

（2）对于流涎的患者,应提醒其充分闭合口唇和增加吞咽唾液的频率;重度流涎的患者可采用超声引导下唾液腺肉毒毒素注射方法。肉毒毒素注射部位一般选择双侧腮腺及下颌下腺进行多点注射。治疗剂量为 50~100U。

6. 重复经颅磁刺激（repeated transcranial magnetic stimulation，rTMS）　rTMS 在 PD 患者治疗中的应用最早由 Pascual-Leone 等报道。随后的研究中用不同频率、不同强度的 rTMS 均取得了一定的临床疗效和 PD 患者评分的改善。rTMS 治疗 PD 患者的机制可能与调节大脑皮质的兴奋性有关，如改善丘脑基底节区的血液循环，影响脑内儿茶酚胺的代谢，促进同侧内源性多巴胺释放，使同侧尾状核周围多巴胺增多，并可以抑制大脑内神经系统多巴胺的分解；同时还可调节患侧纹状体苍白球直接环路和间接环路的兴奋性，改善运动障碍等临床症状。目前证据显示 rTMS 可改善 PD 患者运动迟缓和冻结步态，改善异动症，改善言语清晰度；改善工作记忆和执行功能等认知障碍；缓解抑郁等情绪障碍、疼痛和失眠等。

一组欧洲专家评估了发表于 2014 年以前的，以及截至 2018 年底的关于重复经颅磁刺激治疗效果的数据，更新了重复经颅磁刺激治疗的循证指南［Evidence-based guidelines on the therapeutic use of repetitive transcranial magnetic stimulation(rTMS)：An update(2014-2018)］，认为双侧 M1 区 HF-rTMS 对 PD 患者运动症状的可能有效（B 级证据）；左侧 DLPFC HF-rTMS 可能对 PD 患者具有抗抑郁疗效（B 级证据）。中国专家共识推荐：rTMS 高频或低频刺激辅助运动皮质或运动皮质改善帕金森病运动症状（Ⅰ、Ⅱ、Ⅲ级证据）。rTMS 高频刺激左侧背外侧前额叶皮质(l-DLPFC)治疗 PD 合并抑郁症（Ⅱ、Ⅲ级证据）。

7. 经颅直流电刺激（transcranial direct current stimulation，tDCS）　tDCS 是一种非侵入性、利用弱电流（1~2mA）调节大脑皮质神经元活动的技术。不少研究发现，使用恰当的电极位置，tDCS 可以改变视觉、躯体感觉以及前额叶皮质神经元的兴奋性和功能特性。因此，它是一项能够诱导大脑皮质功能可塑性改变的技术，近年国内外均有 tDCS 治疗 PD 方面的报道，但多是小样本研究，且部分缺少对照组，得到的结果虽然有阳性结果，但是部分实验结果经统计学分析无统计学差异，所以需要在临床工作中展开多中心大样本量的研究以提供更多的证据来证明 tDCS 的价值。

（张巧俊）

第九节　阿尔茨海默病

阿尔茨海默病（Alzheimer's disease，AD）是一种进行性发展的神经退行性疾病，临床表现为认知和记忆功能不断恶化，日常生活能力进行性减退，伴有各种神经精神症状和行为障碍。

【诊断标准】

1. 诊断标准的演变　AD 的第一个诊断标准 NINCDS-ADRDA（National Institute of Neurological and Communicative Disorders and Stroke and the Alzheimer Diseases and Related Disorders Associations）是 1984 年由美国神经语言障碍与卒中研究所和阿尔茨海默病与相关疾病协会工作组联合制订的。此后，随着对 AD 病理生理机制理解的逐渐深入和临床研究的需要，先后推出了国际工作组发布于 2007 年、更新于 2014 年的诊断标准，以及美国国立老化研究院和阿尔茨海默病协会于 2011 年制定的 NIA-AA 诊断标准。

2011 年美国国家老年化研究所（National Institute of Aging，NIA）和阿尔茨海默病协会（Alzheimer's Association，AA）对 NINCDS-ADRDA 进行修订，将 AD 视为一个包括轻度认知障碍（mild cognitive impairment，MCI）在内的连续的疾病过程，并将生物标志物纳入 AD 痴呆的诊断标准中，将 AD 分为 3 个阶段，即 AD 临床前阶段、AD 源性轻度认知障碍和 AD 痴呆阶段，被称为 NIA-AA 标准，并得到广泛应用。NIA-AA 标准旨在对 AD 患者做到早期识别、诊断和干预。

2018 年 1 月，美国 FDA 在 2011 年 NIA-AA 的 AD 系列诊断标准的基础上提出了加入 AD 的生物标志物组合作为 AD 临床试验应用诊断标准，简称为 ATN 标准。ATN 标准中的生物标志物包括：Aβ（A）；病理性 Tau，包括总 Tau、磷酸化 Tau（T）和神经变性（N）。其旨在为基础和临床研究人员提供标准化观察指标组合，希望将 AD 病理所导致的轻度认知障碍从非 AD 导致 MCI 人群中区分开来，甚至可以识别出更早年龄阶段（30~50 岁）的 AD 病理相关的主观认知损害人群，从而实现早期干预。

我国于 2010 年发布了《中国痴呆与认知障碍诊治指南》，并于 2015 年进行修订。

2. AD 痴呆阶段的临床诊断标准

（1）很可能的 AD 痴呆

1）核心临床标准：①符合痴呆诊断标准；②起病隐袭，症状在数月至数年中逐渐出现；③有明确的认知损害病史；④表现为遗忘综合征（学习和近记忆下降，伴 1 个或 1 个以上其他认知域损害）或者非遗忘综合征（语言、视空间或执行功能三者之一损害，伴 1 个或 1 个以上其他认知域损害）。

2）排除标准：①伴有与认知障碍发生或恶化相关的卒中史，或存在多发或广泛脑梗死，或存在严重的白质病变；②有路易体痴呆的核心症状；③有额颞叶痴呆的显著特征；④有原发性进行性失语的显著性特征；⑤有其他引起进行性记忆和认知功能损害的神经系统疾病，或非神经系统疾病，或药物过量或滥用证据。

3）支持标准：①在以知情人提供和正规神经心理测验得到的信息为基础的评估中，发现进行性认知下降的证据；②找到致病基因（*APP*、*PS1* 或 *PS2*）突变的证据。

（2）可能的 AD 痴呆：有以下任一情况时，即可诊断。

1）非典型过程：符合很可能的 AD 痴呆诊断标准中的第 1 条和第 4 条，但认知障碍突然发生或病史不详，或认知进行性下降的客观证据不足。

2）满足 AD 痴呆的所有核心临床标准，但具有以下证据：①伴有与认知障碍发生或恶化相关的卒中史，或存在多发或广泛脑梗死，或存在严重的白质病变；②有其他疾病引起的痴呆特征，或痴呆症状可用其他疾病和原因解释。

3. AD 源性 MCI 的临床诊断标准

（1）符合 MCI 的临床表现：①患者主诉，或者知情者、医师发现的认知功能改变；②1 个或多个认知领域受损的客观证据，尤其是记忆受损；③日常生活能力基本正常；④未达痴呆标准。

（2）发病机制符合的 AD 病理生理过程：①排除血管性、创伤性、医源性引起的认知功能障碍；②有纵向随访发现认知功能持续下降的证据；③有与 AD 遗传因素相关的病史。

【病因】

AD 病因迄今不明。AD 可分为家族性 AD 和散发性 AD。遗传因素在家族性 AD 占主导地位，散发性 AD 有多种假说。

1. 基因突变

（1）家族性 AD：呈常染色体显性遗传，目前公认的是 21 号染色体的淀粉样前体蛋白（amyloid precursor protein，*APP*）基因、位于 14 号染色体的早老素 1（presenilin 1，*PS1*）基因及位于 1 号染色体的早老素 2（presenilin 2，*PS2*）基因突变。

（2）散发性 AD：载脂蛋白 E（*APOE*）ε4 等位基因是首个发现的散发性 AD 易感基因，研究显示携带 1 个 *APOE*ε4 等位基因的人群，其罹患 AD 的风险约是正常人的 3.2 倍，而携带 2 个 *APOE*ε4 等位基因者罹患 AD 痴呆的风险高达 14 倍。其他候选基因众多，但都未能肯定。

2. 危险因素　高龄、低教育程度、膳食因素、吸烟史、女性雌激素水平降低、高血糖状态、高胆固醇状态、高同型半胱氨酸状态、血管因素等。

【发病机制】

1. 机制　AD 的发病机制迄今不明，最重要的机制是 Aβ 学说，即 AD 发病与脑内 β 淀粉样蛋白异常沉积有关，而 β 淀粉样蛋白对其周围的突触和神经元具有毒性作用，可破坏突触膜，最终引起神经细胞死亡。其中以胆碱能神经元受损最为明显，可导致 AD 患者脑内乙酰胆碱（acetylcholine，ACh）水平迅速下降。另一重要学说是 tau 蛋白学说，认为过度磷酸化的 tau 蛋白影响了神经元骨架微管蛋白的稳定性，从而导致神经原纤维缠结形成，进而破坏神经元及突触的正常功能。近年来也有学者提出了神经血管假说、细胞周期调节蛋白障碍、氧化应激、炎性机制、线粒体功能障碍等多种假说。

2. 阿尔茨海默病病理改变　阿尔茨海默病病理改变包括三大病理特征。

（1）老年斑（senile plaques，SP）：SP 是含 β 淀粉样蛋白以及早老素 1、早老素 2、α1 抗胰糜蛋白酶、载脂蛋白 E、α2 巨球蛋白和泛素等的细胞外沉积物。老年斑的核心是 β 淀粉样物质，老年斑在大脑皮质广泛分布，通常是从海马和基底前脑开始，逐渐累及整个大脑皮质和皮质下灰质。

（2）神经原纤维缠结（neurofibrillary tangles，NFT）：NFT 在电镜下呈螺旋样细丝，主要组分是淀粉样蛋白和过度磷酸化的 tau 蛋白神经原纤维缠结在细胞内形成，数目和分布直接影响患者痴呆的严重程度。

（3）其他：广泛神经元缺失，代之以星形胶质细胞增生和小胶质细胞增生。

【临床表现】

1. AD 是最常见的神经系统变性疾病，约占老年期痴呆患者的 50%~70%。

2. AD 发病率随年龄增长急剧增高。在欧美国家 65 岁以上人群发病率为 4%~8%，我国为 3%~7%；在 85 岁老年人中，发病率则高达 50%。女性高于男性。

3. 隐袭起病，患者逐渐出现记忆力减退、认知功能障碍和非认知性神经精神症状，还会有行为异常和社交障碍。

4. 通常病情呈进行性加重，伴有不同程度的记忆缺失、认知障碍；患者会逐渐丧失独立生活能力，在发病后 10~20 年因并发症而死亡。

5. AD 包括 2 个阶段，即痴呆前阶段和痴呆阶段。

（1）痴呆前阶段：患者记忆力轻度受损，学习和保存新知识的能力下降，注意力、执行能力、语言能力和视空间能力轻度受损，但不影响基本日常生活能力和社会交往。

（2）痴呆阶段：包括轻、中、重 3 个程度。①轻度：以记忆障碍为主。首先出现的是近事记忆减退，随着病情的发展，出现远期记忆减退。部分患者出现视空间障碍，如外出后找不到回家的路，面对生疏和复杂的事物容易出现疲乏焦虑和消极情绪；部分患者出现人格方面的障碍，如不爱清洁、不修边幅、暴躁、易怒、自私多疑等。②中度：患者出现记忆障碍的同时工作、学习新知识和社会接触能力全面减退；逻辑思维、综合分析能力减退；言语重复、计算力下降；明显的视空间障碍，甚至在家中找不到自己的房间；也常常出现失语、失用、失认等；常有较明显的行为和精神异常；人格改变，易激惹、兴奋欣快、言语增多，或沉默寡言，甚至随地大小便等。③重度：除上述各项症状逐渐加重外，还有情感淡漠、哭笑无常、言语能力丧失、不能完成日常简单的生活事项；终日无语而卧床，四肢出现强直或屈曲瘫痪，大小便失禁；常可并发全身系统疾病的症状，如肺部及尿路感染、压疮以及全身性衰竭症状等，患者最终因并发症而死亡。

【康复评定】

全面的神经心理学评估量表不仅有利于筛查 AD，同时还有助于实现对 AD 患者的早期诊断，并进行早期干预和观察干预效果。评估认知功能的量表很多，临床中根据目的不同选择使用。下面介绍一些临床常用的神经心理学评估量表。

1. **筛查量表**　筛查量表简单易行，灵敏度高，对于筛查阳性异常患者需再进一步评定和诊断。常用筛查量表有以下几种。

（1）简易精神状态检查量表（Mini-mental Status Examination，MMSE）：MMSE 是在国内外被广泛使用的认知功能筛查工具，具有灵敏度高、易操作等优点。缺点主要是受患者教育程度的影响大，对轻度认知功能障碍的检出不敏感等。该表由 10 题组成，共 30 项，可以测查定向力（时间和地点）、记忆力（即刻记忆和延迟回忆）、注意计算力、语言能力（命名、复述、听理解、阅读、书写）和视空间能力等。正确回答 1 项 1 分，量表总分范围为 0~30 分。国外常将痴呆的划界分定为 ≤24 分，对高学历的人可提高到 27 分。国内常用上海精神卫生中心标准，即根据患者受教育程度，按文盲组 ≤17 分，小学组 ≤20 分，初中及以上组 ≤24 分的划分进行结果评定（表 1-6-10）。

（2）蒙特利尔认知评估量表（Montreal Cognitive Assessment，MoCA）：由 Nasreddine 等人于 2005 年构建的一个简短认知筛查工具，能够较好地识别 MCI 患者。量表共 14 项，筛查内容包括注意与集中、执行功能、记忆、语言、视空间结构技能、抽象思维、计算力和定向力等。总分 30 分，分数越高提示认知能力越好。国内多参照国外，以 26 分为分界值。MoCA 识别 MCI 患者和轻度 AD 患者的灵敏度明显高于MMSE。MoCA 详见表 1-6-11。

（3）画钟测验（Clock Drawing Test，CDT）：画钟测验包括临摹和自画 2 种。自画时要求患者在空白的纸上"画出一个钟表的表盘，填上所有的数字，并指示出 11 时 10 分（或 8 时 20 分等）"。评分方法有多种，包括 3 分法、4 分法、5 分法、10 分法等。其中国内最常用的是 4 分法：①画出闭锁的圆，1 分；②表盘上包括全部 12 个正确的数字,1 分;③将数字安放在正确的位置,1 分;④将指针安放在正确的位置,1 分。该测验在一定程度上能够反映患者的执行功能。画钟测验有很好的信度和效度,对痴呆的灵敏度和特异度均在 85% 以上,而且简便、快捷,对环境和文化程度的要求少,作为认知筛查工具已经得到广泛应用。

2. **总体认知功能评定量表**　总体认知功能评定量表都为成套测验,由多个测验题目组成,覆盖多个认知域,能较全面地了解患者的认知功能状态和特征,常用于对筛查为阳性患者的进一步评估或者用于临床研究。

(1) 韦氏成人智力量表(Wechsler Adult Intelligence Scale,WAIS):由 Wechsler 于 1955 年编制,国内由龚耀先等人修订。该量表包括 11 个分测验,其中 6 个分测验组成言语量表(verbal scale),5 个分测验组成操作量表(performance scale)。因子分析发现测验负荷 3 种主要智力因素:A 因素(言语理解)、B 因素(知觉组织)和 G 因素(记忆/注意),言语量表项目主要负荷 A 因素,操作量表项目主要负荷 B 因素,此外,算术、数字广度和数字符号分测验主要负荷 G 因素。评估首先得到各测验的原始分,然后查得对应的量表分,计算量表分总分,最后根据被试患者的年龄和文化查得对应的智商,IQ<70 被认为有智力缺损。

(2) 阿尔茨海默病评估量表(Alzheimer Disease Assessment Scale,ADAS):用于评定 AD 患者特征性的认知和精神行为症状的严重程度及治疗变化。ADAS 分为认知(ADAS-cog)和非认知(ADAS-ncog)两部分。认知部分由 11 个条目组成,包括单词回忆测验、命名、命令、结构性练习、意向性练习、定向力、单词辨认测试、回忆测验指令、口语能力、找词困难、语言理解能力等,可以评价患者的记忆力、定向力、语言能力、运用能力、视空间结构能力等,评分范围为 0(无损害)~70 分(严重损害)。非认知部分由 10 个条目组成,包括恐惧、抑郁、分心、不合作、妄想、幻觉、步态、运动增加、震颤、食欲改变等,每个条目的评分范围从 0(无)~5 分(重度),评价患者的心境、激越和精神病样表现。该量表对痴呆的早期诊断以及痴呆的分期都适用,尤其在抗痴呆药物临床试验中应用较多,是美国 FDA 认可的抗痴呆药物疗效的主要评估工具之一。但该量表耗时长(平均 60min)且测验需要被试患者有一定的阅读书写能力,不能用于文盲的评估。

(3) Mattis 痴呆评估量表(Mattis Dementia Rating Scale,DRS):该量表包括 37 道题目,分为 5 个因子。①注意力:分辨数字广度、执行比较复杂的口头指令,数出随机排列的 7 的个数,读一组词语和图片匹配等;②启动保持:言语流畅性、语言复述、两手交替运动和复制交替的字母等;③概念形成:词语归类、图片相似性等;④结构能力:临摹平行线、四边形内的菱形等;⑤记忆力:定向力、句子延迟回忆、词语即刻再认、无意义图案即刻再认等。总分 144 分,测试耗时 30~45min,分数越高代表认知能力越好。量表有较好的信度和效度,在国外应用广泛。国内将评分结果划界分为文盲组≤90 分(满分 124 分),小学组≤115 分,初中及以上组≤120 分,对痴呆的灵敏度在 85% 以上,特异度在 90% 以上。

(4) 严重损害量表(Severe Impairment Battery,SIB):由 Saxton 等人于 1990 年编制,适用于晚期痴呆患者,具有良好的信度和效度,能够反映重度痴呆患者的认知和功能差异以及随时间的发展变化,广泛应用于临床。该量表包括很多简单容易的问题和一步指令,如"请坐""您的名字是""命名茶杯"等,检查中可以给予肢体提示,也可以多次重复问题,以利于患者的理解。量表共 50 题,可以测查定向、记忆、语言、运用、注意、视知觉结构、呼名回应和社会交往等 9 个因子。总分 133 分,耗时约 20min。

3. **记忆力评估量表**

(1) 韦氏记忆量表(Wechsler Memory Scale,WMS):WMS 是应用较广的成套记忆测验。国内版由龚耀先等修订,量表由 10 个分测验组成,可以测查多种记忆功能,可以对长时记忆、短时记忆和瞬时记忆进行评估,同时包括言语性记忆和非言语记忆材料。量表的计分方法同韦氏成人智力量表,根据每一分测验的粗分(原始分)查得量表分,再根据量表总分,结合被试患者的年龄,换为记忆商。在实际使用中可以成套应用,也可选取其中的某一分测验来检查某一记忆能力,如常选用逻辑(理解)记忆分测验测查言语性记忆,选取视觉再生分测验测查视觉性记忆等。

(2) 临床记忆量表:1984 年由中国科学院心理研究所的许淑莲等设计编制,是我国自行设计编制的第一个记忆量表,并建立了常模,经过了标准化。量表包括五部分内容:①指向记忆;②联想学习;③图像自由回忆;④无意义图形再认;⑤人像特点联系回忆。同韦氏记忆量表相似,评估结果以记忆商表示。临床记忆量表有很好的信度和效度,内容涉及言语性记忆和视觉性记忆。

4. 语言功能评定量表　多数认知评定的量表都包括评估语言的题目，如 MMSE、ADAS-cog、WAIS 等，可以选用项分测验（如 WAIS 的词汇分测验）作为测查语言的工具。也可采用专门测查语言功能的量表。国内常用北京大学第一医院汉语失语成套测验量表，国外常用波士顿诊断性失语症检查（Boston Diagnostic Aphasia Examination，BDAE）和西方失语症成套测验（Western Aphasia Battery，WAB）。

北京大学第一医院汉语失语成套测验（Aphasia Battery in Chinese，ABC）是在参考 WAB 的基础上，结合汉语的特点编制而成的，编成时间是 1988 年。其内容以国内常见词句为主，测查语言的 6 个方面：谈话（问答、系列语言），理解（是/否题、听辨认、口头指令），复述（词复述、句复述），命名（词命名、列名、颜色命名、反应命名），阅读（视读、听字辨认、字画匹配、读指令并执行、读句选答案），书写（写姓名和地址、抄写、系列书写、听写、看图书写、写病情），还包括其他神经心理学检查（注意、视空间能力运用、额叶功能和计算）。最后，将每项的得分以百分比标成一条曲线，勾画出语言损害的特征轮廓，据此作出失语分类诊断，帮助定位和定性。

5. 执行功能评估量表　执行功能包括多方面的能力，不同的测验侧重点不同。

（1）威斯康星卡片分类测验（Wisconsin Card Sorting Test，WCST）：WCST 于 1948 年由 Berg 等人首先发表，1993 年 Heaton 等人制定了计算机版本，可在电脑上呈现和完成。该测验需要 4 张刺激卡片和 128 张反应卡片，主试者将刺激卡置于前方，要求被试患者将反应卡依次放在刺激卡下方，主试者掌握分类原则（颜色→形状→数量）并告诉被试患者"对"或者"错"，被试患者根据主试者的反应来推测应根据何种原则将卡片分类。如被试患者连续 10 次正确地放了卡片，主试者可改变分类原则；当被试患者完成正确分类 6 次或用完 128 张反应卡时则结束测验，并要求被试患者报告分类的原则。测量指标包括：①完成分类数。测查结束后所完成的归类数，提示认知功能，用来测量被试患者掌握分类概念的程度。②正确应答数。测查过程中正确的应答数目，即符合所要求应对原则的所有应答。③错误应答数。测查过程中错误的应答数目，即不符合所要求应对原则的所有应答。④正确应答百分比，即正确应答数所占总应答数的百分比。⑤完成第一个分类所需应答数。完成第一个分类所需要的应答数，高分提示抽象概括能力差，特别是最初概念形成能力差。⑥概念化水平百分数。整个测查过程中，连续完成 3~10 个正确应答的总数占总应答数的百分比，低分提示概念形成的洞察力较差。⑦持续性应答数，指明知根据某一属性来分类是错误的，但是还继续用这一属性来分类。⑧持续性错误数，指在分类原则改变后，被试患者不能放弃旧的分类原则，固执地继续按原来的分类原则进行分类，它可反映概念形成，校正的利用和概念的可塑性等方面的问题。⑨持续性错误的百分数。持续性错误占总应答数的百分比，高分提示患者额叶功能损伤。⑩非持续性错误，即总错误数与持续性错误数之差，高分提示患者注意力不集中或思维混乱。WCST 被认为是反映执行功能的标准测验。

（2）连线测验：由 Partington 等人于 1938 年开发，分 A、B 两部分，A 部分要求被试患者按顺序连接纸上的 25 个数字；B 部分包括 1~13 共 13 个数字和 A~L 共 12 个字母，要求被试患者按顺序交替连接这些数字和字母，即 1-A2B3C……12-1-13。测量指标是时间，时间越长提示能力减退越明显。A 部分反映知觉运动速度，而 B 部分除包含知觉运动速度外，还包含概念和注意转换能力。

（3）Stroop 色词测验（SCWT）：WCST 是一种较为客观的检测方法，主要用于评估受试者的抽象思维能力，可反映注意、抽象概括、工作记忆、定式转移、抑制控制等执行功能的多个成分。

6. 日常和社会功能的评定　评定患者日常和社会功能的测验很多，测验题目总体覆盖两部分功能：基础性日常生活活动（BADL）和复杂的工具性日常生活活动（IADL）。前者指独立生活所必需的最基本功能，如穿衣、吃饭、如厕等；后者包括复杂的日常或社会活动，如出访、工作、家务能力等。IADL 需要更多认知功能的参与，痴呆早期即受累及。目前国内常用的 2 个量表如下。

（1）社会功能调查表（functional activity questionnaire，FAQ）：由 Pfeffer 等人于 1982 年编制，又称 Pfeffer 门诊患者功能缺损调查表（Pfeffer Outpatient Disability Questionnaire，POD）。由主试者根据知情者提供的信息对患者的 10 项功能进行评定（表 2-9-28），每项功能均为 0~3 分，分为 4 级评定。总分范围 0~30 分，分数越高表示能力越差。FAQ 主要评定一些需要复杂认知功能参与的社会性活动，与认知功能的水平显著相关，以≥5 分为分界值。

表 2-9-28　社会功能调查表（FAQ）

项目	评分
票证使用（交通卡、卡折、老年证或其他证件等）	0　1　2　3
票据支付（如各种账单）	0　1　2　3
自行购物（独自到商店买衣服、杂货和家庭用品）	0　1　2　3
技巧性活动（需要一定技巧的运动或业余爱好，如下棋或打扑克）	0　1　2　3
简单家务（如烧水、泡茶、关炉灶）	0　1　2　3
准备饭菜（饭菜搭配合理）	0　1　2　3
新鲜事物了解（能够了解最近发生的事）	0　1　2　3
注意和理解（理解和讨论电视剧、报纸、书刊等）	0　1　2　3
记得约定（记住约会时间、家庭节日、就医时间、吃药等）	0　1　2　3
独自外出（能够拜访邻居，自己乘公共汽车等）	0　1　2　3

注：0 分=正常；1 分=有些困难，自己尚能完成；2 分=需要帮助；3 分=完全依赖别人，当患者从来不做但现在能做评定为 0，从来不做但现在做有困难评定为 1。

（2）日常生活活动量表（activity of daily living，ADL）：该量表共 20 项，前 8 项测查 BADL，后 12 项评估 IADL，每项评分标准为 4 级，1 分=自己完全可以做；2 分=有些困难，自己尚能完成；3 分=需要帮助；4 分=根本没法做。总分 20~80 分，分数越高表示能力越差。划界分 23 分。ADL 具体内容见表 2-9-29。

表 2-9-29　日常生活活动量表

项目	评分
吃饭	1　2　3　4
穿脱衣服	1　2　3　4
洗漱	1　2　3　4
上下床、坐下或站起	1　2　3　4
室内走动	1　2　3　4
上厕所	1　2　3　4
大小便控制	1　2　3　4
洗澡	1　2　3　4
自己搭乘公共汽车（知道乘坐哪一路车，并能独自去）	1　2　3　4
在住地附近活动	1　2　3　4
自己做饭	1　2　3　4
吃药（能记住按时服药，并能正确服药）	1　2　3　4
一般轻松家务（扫地、擦桌）	1　2　3　4
较重家务（擦地擦窗，搬东西等）	1　2　3　4
洗自己的衣服	1　2　3　4
剪脚趾甲	1　2　3　4
购物	1　2　3　4
使用电话	1　2　3　4
管理个人钱财	1　2　3　4
独自在家（能独自在家待一天）	1　2　3　4

7. 精神行为症状的评估

(1) 阿尔茨海默病行为病理评定量表(Rating Scale of the Behavioral Pathology in Alzheimer's Disease, BEHAVE-AD):用于评定患者的行为和精神症状及严重程度,分为症状评定和总体评定两部分,包括偏执和妄想、幻觉、攻击、活动异常、昼夜节律紊乱、情感障碍、焦虑和恐惧等,对每项症状按 4 级评分。

(2) 神经精神症状问卷(NPI):NPI 于 1994 年由 Cummings 等人编制,为 12 项内容评价痴呆常见的精神行为症状(妄想、幻觉、激越、抑郁、焦虑、淡漠、欣快、脱抑制行为、异常动作、夜间行为紊乱、饮食异常等),还可评定症状的发生频率和严重程度。①症状发生频率为 4 级评定(1~4 分):1 分=偶尔,少于每周 1 次;2 分=经常,大约每周 1 次;3 分=频繁,每周几次但少于每天 1 次;4 分=十分频繁,每天 1 次或更多或者持续。②症状严重程度为 3 级评定(1~3 分):1 分=轻度,可以觉察但不明显;2 分=中度,明显但不十分突出;3 分=重度,非常突出的变化。③该项症状引起照料者的苦恼程度为 6 级评定(0~5 分):0 分=不苦恼;1 分=极轻度苦恼,照料者无须采取措施应对;2 分=轻度苦恼,照料者容易应对;3 分=中度苦恼,照料者难以单独应对;4 分=重度苦恼,照料者难以应对;5 分=极度苦恼,照料者无法应对。对患者的评价和照料者的评价分开计算。NPI 详细内容见表 1-6-12。

8. 神经电生理检查

(1) 脑电图(EEG):AD 患者早期 EEG 可以正常,亦可显示出与年龄相关的脑电减弱表现,特异度不高。AD 患者 90% 可有 EEG 异常,主要表现为 α 波减少、θ 波增高、平均频率降低、波与波的比值降低、功率的相对值和绝对值都增加的特征。EEG 有助于 AD 的鉴别诊断。

(2) 诱发电位和事件相关电位:AD 患者常存在视通路神经元变性,使其视觉诱发电位异常。闪光视觉诱发电位(FVEP)P2 潜伏期在 AD 患者中可选择性延长,对 AD 诊断准确度为 62%(灵敏度 80%,特异度 53%)。

事件相关电位(ERP)是一种特殊的诱发电位,反映认知过程中大脑的神经电生理改变,以及反映心理活动过程的某些方面,如注意、记忆、智能等,和认知有密切关系,又称作“认知电位”。ERP 的检测可以客观地评价大脑认知障碍的程度,也可用于疗效观察、预测病情发展和预后。狭义的 ERP 是指 P300。P300 为事件相关电位的第 3 个正相波,一般是在给刺激后的 300ms 左右出现,P300 波幅与注意的程度密切相关,P300 是大脑皮质间的综合活动的一种表现,与复杂的心理加工过程有关,尤其是与识别心理过程关系更密切。P300 潜伏期延长对诊断 AD 及 MCI 的灵敏度及特异度均达 80%,结合心理学测试及临床评估后灵敏度可达 96%,特异度仍达 80%。

【康复治疗】

AD 的治疗包括药物治疗、康复护理和康复治疗。同时注意控制危险因素,如心脑血管疾病、血压情况、血脂情况、2 型糖尿病、体质量、吸烟与饮酒情况、饮食情况、教育水平、体力活动与脑力活动、脑外伤等。

1. 药物治疗 国内外有关的 AD 治疗指南基本一致推荐乙酰胆碱酯酶抑制剂(如多奈哌齐、卡巴拉汀和加兰他敏等)及 NMDA 受体拮抗剂(美金刚)为 AD 的一线治疗药物。明确诊断 AD 的患者可以选用 ChEIs 治疗(A 级推荐);明确诊断的中重度 AD 患者可以选用美金刚或美金刚与多奈哌齐、卡巴拉汀联合治疗;对出现明显精神行为症状的重度 AD 患者,尤其推荐 ChEIs 与美金刚联合使用(A 级推荐);对于合并精神行为异常的 AD 患者,给予相应对症治疗。如针对幻觉、妄想等症状可应用阿立哌唑、喹硫平、奥氮平和利哌酮等。因可能增加心脑血管事件、肺部感染等不良事件,应小剂量应用,症状控制后尽早减量或停用。合并抑郁焦虑的 AD 患者可应用选择性 5-HT 重摄取抑制剂(SSRIs)以及苯二氮草类药物进行抗抑郁药治疗。目前中药提取物作为 AD 治疗药物尚缺少足够的循证医学证据。

2. 康复护理

(1) 日常生活护理:照顾者应尽可能让患者自己料理生活。对于无法自理的患者,照顾者要掌握使其舒适和安全的日常护理技巧,包括床上擦浴、床上洗头、口腔护理、排泄护理等。

(2) 饮食护理:为患者提供营养丰富、易于消化的清淡食品;同时特别要关注进食安全性问题。

(3) 环境改善:为患者提供安全的生活环境,如房屋地面减少障碍物、避免经常改动家居环境、尽量保持之前的装饰格调等,以保持和唤醒记忆;卫生间的设施应安全、方便、易冲洗。应监督和帮助患者服药及做好药物的管理。

（4）安全护理:尽量避免患者单独外出。如果要外出,一定让患者携带联系卡,联系卡应标注清楚患者的住址和电话,以防走失时备用。

（5）其他:家庭和社会的关爱对于 AD 患者非常重要。

3. 康复训练　康复治疗目标是维持或改善患者的记忆力、认知、言语等功能,预防和减少继发性损伤、意外的发生,调整患者和家属的心理状态,促进患者回归家庭和社会。

康复治疗内容包括运动功能训练、认知功能训练、记忆功能训练、注意力训练、解决问题能力的训练、定向能力训练、失认症的训练、失用症的训练、吞咽功能训练等,以及提供心理支持、环境改造等。

（1）运动康复训练:针对 AD 患者运动康复训练的常用技术如下。①维持关节活动度和增强肌力的训练;②增强肌肉协调能力和改善日常生活能力的训练;③平衡和步行功能训练;④有氧运动,以增强肌肉耐力和心肺功能;⑤运动再学习方案,改善运动技能和认知功能;⑥医疗体操、太极拳等。

（2）认知疗法

1）记忆训练:可反复让患者辨认熟悉的生活场景,如卧室厕所等;反复手把手地教患者做一些力所能及的家务,如整理床铺、擦桌子、扫地等;根据患者的病情、文化程度及往日的喜好,设立记忆任务和进行位置（Loci）记忆法训练。记忆任务包括顺叙数字、倒叙数字、图形记忆、词组记忆、数字运算等。

2）益智训练:根据患者的兴趣爱好、既往工作背景、家庭背景等,选择适合患者的活动进行锻炼,如围棋、象棋、扑克、音乐、绘画、书法、读书看报等。可制订活动时间表,让患者有规律、定时定量地进行锻炼。

3）策略训练:针对不同事情运用不同策略,如用想象、联系、分类等不同方法进行相应训练。

4）日常生活能力训练:照顾者应尽可能让患者自己料理生活。选择患者熟悉的、常用的生活内容来训练其日常生活自理能力,如进食、穿衣、洗漱、沐浴、如厕、家务等,训练内容从简单到复杂,注意循序渐进。

（3）回忆疗法:通过诱导患者回忆可引起并保持正性情感反应的事件,从而为其提供刺激快乐以及社会互动;将个体一对一训练及小组训练相结合,应至少每星期 1 次;应用个人相片或纪念物、新闻剪报以及旧的录音带等作为激发手段,让患者谈论自己过去的经历或历史事件,从而增强其对生活的体验。该疗法是目前较为流行的针对痴呆状态的社会心理干预措施之一。

（4）确认疗法:通过与患者的交流,不管听者是否真正同意内容,都应使患者感到他们的意见被承认和尊重,因为这是患者感情的真实体现,不应使患者感到被边缘化或被排斥,从而减少对患者的不良刺激。此疗法的关键是要"同意"患者,但也可以通过交流让患者去做一些他们没有意识到已经改变的事情。

（5）环境疗法:为 AD 患者设置一个安全舒适的环境,如①家庭式氛围;②应配合患者长期记忆相对保留的特点,尽量使家庭装修风格同前相似;③保证患者活动区域尽可能安全;④如果患者存在徘徊症状,应隐藏出口或使出口的门不易打开。

（6）刺激疗法:通过为患者安排丰富多彩的日间活动,从听觉、嗅觉、触觉、味觉、视觉等多个方面刺激患者感官,从而减缓其病情发展速度,提高其生活质量。可使用如音乐刺激、芳香疗法、光照疗法、触觉疗法（通过按摩、触摸、推拿、拥抱等手段来改善痴呆患者的认知、情绪状态）等。

（7）定向能力训练:包括时间定向、地点定向、空间定向能力训练,尽可能随时纠正或提醒患者正确的时间、地点概念,减少患者因定向能力错误引起的不安。

（8）重复经颅磁刺激（rTMS）:近年来,国内外学者就 rTMS 对认知功能的影响进行了大量的探索研究,证实 rTMS 对脑内神经递质及其传递、不同脑区内多种受体包括 5-HT、NMDA 等受体及调节神经元兴奋性的基因表达有明显影响。临床观察显示用 20Hz 高频 rTMS 刺激前额叶（左侧或右侧 DLPFC）,能改善 AD 患者的失语症、单侧忽略、行为命名能力和使 MMSE 评分提高。有一些对照研究显示低频 rTMS 对 AD 患者认知功能没有作用。此外高频 rTMS 联合认知疗法也显示出对一些临床认知量表的改善作用。

这些研究都提示高频 rTMS 对 AD 患者认知功能的影响值得进一步研究,但是由于这些研究的患者数量较少、缺乏安慰剂对照研究,目前尚不足以给出推荐意见。

（9）经颅直流电刺激（tDCS）：当前国内外研究已使用 tDCS 改善 AD 功能或缓解症状,tDCS 可改善 AD 情景记忆、学习记忆能力并且具有长时效应,但关于阴极和阳极刺激对认知功能的疗效差异还需要更多的研究。tDCS 可能会影响认知训练的效果,值得注意的是目前的研究表明在患者进行认知训练时予以 tDCS 效果更佳。也有研究发现 tDCS 可以减轻神经精神疾病的症状,促进患者的康复。但目前 tDCS 治疗 AD 的研究数量较少且较局限,还有待进一步深入研究。

（张巧俊）

第十节 脊髓灰质炎后遗症

脊髓灰质炎是一种急性传染病,由脊髓灰质炎病毒引起,该病毒属微小 RNA 病毒科肠道病毒属,通常通过消化道进入人体。脊髓灰质炎病毒通过污水、受污染的河流和苍蝇传播,并可能通过摄入受污染的水或食物或经手-口传播而感染。脊髓灰质炎患者发病初期通常以轻微的胃肠道症状或流感样疾病为主,症状包括发热、嗜睡、头痛、恶心、呕吐、便秘和咽喉痛等。如果患者不能从这些最初的症状中恢复过来,就会发展成以影响中枢神经系统为主的疾病,严重时病毒可损害脊髓前角细胞和脑干,症状包括头部、颈部和脊柱的不适和疼痛。随后的下运动神经元细胞死亡会导致运动单元的破坏和肌肉麻痹或完全瘫痪。该病毒还可影响上肢运动神经元和导致自主神经紊乱,并伴随中枢呼吸抑制。脊髓灰质炎已经存在了数千年,随着脊髓灰质炎疫苗的出现,现在绝大多数国家和地区已经根除了脊髓灰质炎。WHO 在 2015 年和 2019 年分别宣布了全球消灭 Ⅱ 型和 Ⅲ 型脊髓灰质炎野病毒,目前仅剩 Ⅰ 型野毒株致病。

【临床表现】

脊髓灰质炎临床上分为隐性感染、顿挫型、无瘫痪型和瘫痪型,其中会导致患者瘫痪或残疾的以瘫痪型为主。该病潜伏期一般为 5~14 天,症状发作可分为前驱期、瘫痪前期、瘫痪期、恢复期和后遗症期。前驱期时患者主要表现为上呼吸道炎症和肢体疼痛症状。瘫痪前期的特征是患者出现发热、脑膜刺激征和肌肉疼痛、痉挛等症状,通常持续 3~4 天,随后进入瘫痪期。瘫痪期患者的肌肉会陆续出现瘫痪,瘫痪程度取决于受损脊髓节段和部位,瘫痪呈进行性加重,腱反射减弱或消失。瘫痪部位不对称、不规则、可累及任何肌群,以四肢多见,下肢多于上肢。四肢大肌肉瘫痪多于手足小肌肉,下肢伸肌瘫痪多于任何屈肌。瘫痪期过后 1~2 周患者会进入恢复期。恢复部位顺序一般自远端至近端。前 3~6 个月患者恢复速度较快,以后减慢,2 年后进入后遗症期。后遗症期患者的细胞功能恢复已经停止,死亡的细胞会被胶质细胞代替,其支配的肌肉功能也随之不能再恢复。脊髓灰质炎患者因肌肉挛缩和患肢肌群肌力失去均衡,负重力线紊乱,导致肢体和躯干畸形,常见有马蹄足、足内翻和外翻、膝过伸和膝屈曲畸形、髋部畸形、骨盆倾斜、脊柱前凸和侧凸等症状。

【康复评定】

脊髓灰质炎患者的后遗症主要是肢体运动功能障碍,康复的主要目标也在于改善肢体的运动功能。由于患者的年龄、病变部位、瘫痪程度、心理状态及主观要求不同,因此康复治疗方案的选择也应该是个体化的,对患者进行全面康复的评定是必要的。

1. 肌力检查   常用徒手肌力测定法,按 Lovett 分级法进行检查。由于关节的活动是由多块肌肉共同作用的,关节畸形也会影响肌力的发挥,检查时应注意患者肌肉的代偿活动和假性瘫痪。

2. 关节活动度的测定   可以用长臂或短臂量角器、方盘量角器等进行测量。先进行主动活动度测量,后进行被动活动度测量,对关节畸形内翻、外翻度数也应进行测量。

3. 肢体畸形的测量

（1）肢体长度测量:测量下肢长度可以从髂前上棘通过髌骨中点量至内踝,或分段测量大腿或小腿的长度。大腿长度由髂前上棘至膝关节内侧间隙;小腿长度由膝关节内侧间隙至内踝。上肢长度测量由肩峰量至中指尖端为全长。

（2）肢体周径检查：测量上肢时，分别取肘横纹上方和下方各 10cm 处，用皮尺测量周径；测量下肢时，分别取髌骨上方和下方各 10cm 处，皮尺测量周径。

4. 步态评定　通常以观察法进行评定，评定时应仔细观察患者的全身姿势，各关节的位置，行走速度及步幅，行走时的协调性、灵活性、稳定性及使用辅助器具的能力。常见的步态有以下几种。

（1）臀大肌步态：臀大肌麻痹时，患者常使躯干用力后仰，形成仰胸凸腹的步态。

（2）鸭步步态：髋外展肌麻痹时不能维持髋的侧向稳定，患者会在站立期使躯干向患侧弯曲，以防止对侧髋部下沉，形成行走时身体左右摇摆的步态。

（3）股四头肌步态：当臀大肌或者小腿三头肌麻痹时会减弱膝关节的稳定性，患者最常用的姿势就是手扶膝行走。

（4）小腿三头肌步态：当小腿三头肌麻痹时，患者会呈足跟畸形，即足跟着地，足不能跖屈，称为跟行步态。

（5）胫前肌步态：胫前肌麻痹时足下垂，患者迈步时需要通过增加髋和膝的屈曲使足离地，形成跨栏步态。

（6）短腿步态：如患者一侧下肢缩短 3cm，可出现同侧骨盆和肩下垂，又称为斜肩步态。

（7）疼痛步态：各种原因引起患肢负重疼痛时，患者往往出现对侧迈步呈跳跃式快速前进，步幅缩短，又称短促步态。

5. 日常生活能力和工作能力的评定　脊髓灰质炎后遗症导致的肢体运动功能障碍，会对患者的日常生活工作带来影响，部分病变会影响患者的上肢功能，导致进餐、个人卫生、书写等方面的障碍，但此类患者人数较少。绝大多数患者的功能障碍在于转移、行走及体力劳动。

6. X 线评定　X 线检查有利于进一步明确患者骨关节畸形的程度，如脊柱侧凸的角度，骨盆倾斜的程度，髋关节发育的程度，膝内翻、外翻的程度，马蹄内翻足的骨的畸形改变等，还可以准确测量下肢的长度。特别是对计划实施的骨性矫治手术有指导意义，术后的 X 线检查还可以作为手术成败的客观评价指标。

7. 残疾评定　脊髓灰质炎患者的残疾分级，可参照中国对运动系统残疾的分级标准作如下划分。

（1）一级残疾：患者的四肢功能严重障碍或两肢功能极严重障碍，同时另一肢严重障碍。

（2）二级残疾：患者的两肢功能极严重障碍或三肢功能严重障碍；脊柱严重软弱，不能保持走位的患者。

（3）三级残疾：患者的一肢功能严重障碍，同时另两肢功能中度障碍；患者的四肢功能中度障碍；脊柱软弱坐立有困难的患者。

（4）四级残疾：患者的一肢功能中度障碍或两肢功能轻度障碍；两腿长度相差 3cm 以上的患者；有足内翻、外翻和马蹄畸形或髋脱位的患者。

【康复治疗】

1. 畸形的预防　脊髓灰质炎患者的原发症状是瘫痪，各种畸形则是继发产生的，其中的影响因素包括肌力的不平衡、软组织的挛缩、异常的姿势负重、肢体的失用等。早期及时预防对防止畸形的发展是非常有效的。

常采用的手段包括：①体位摆放。推荐的体位为踝关节中立位，无内外翻；髋膝伸直，但避免膝过伸、髋外旋；腕关节中立位，避免屈曲下垂。②被动活动。手法牵伸对预防畸形有很强的指征，应在急性期过后尽早进行。被动活动可保持关节的活动范围，能最大限度地减少关节僵硬和挛缩等畸形的发生。③应用矫形器及辅助器械。根据患者瘫痪的具体情况和发生的部位，可选用沙袋、夹板、支具等维持体位。对于畸形已经明显的患者，应先用石膏或牵引矫正，再用辅助器械将患肢保持于功能位。下肢支具及助行器有利于稳定关节、改善步态、降低能耗。

2. 主动练习　瘫痪期过后，肌肉会表现出神经再支配的征象，患者即可开始进行主动练习，发挥残存肌肉代偿作用并促进肌肉神经再支配。推荐进行中等强度较高频率的抗阻训练刺激，可以同时兼顾局部和全身。大强度练习则可能造成肌肉过度疲劳和功能损害。

3. **手术治疗**　脊髓灰质炎后遗症的手术治疗是帮助患者康复的重要措施之一,根据手术目的可分为4类。

（1）矫正畸形:恢复生理性负重力线,适用于髋关节屈曲、踝关节马蹄内翻、外翻等畸形。

（2）肌力平衡的重建:常用的方法是肌腱止点的转位手术,以解决肌肉不均衡的瘫痪。

（3）关节稳定术:如足部三关节固定、跗间关节固定等。

（4）肢体长度均衡术:可解决患肢短缩跛行,重建肢体长度。

4. **术前及术后康复**

（1）手术前的康复应该是让患者进行全身锻炼以提高整体功能,锻炼移位的肌肉以提高手术效果,进行各种牵引以最大限度减少挛缩畸形,确保手术效果。康复宣教指导患者进行等长收缩锻炼可在手术后预防肌肉萎缩。

（2）手术后康复

1）恢复关节活动度:手术后因固定和肌腱移位、肢体延长等因素导致发生挛缩的风险较高,要注意预防和恢复。石膏固定期间,可帮助患者被动活动未被固定的关节;对于累及关节面的手术,术后2周后视手术情况每天暂时拆除外固定,患者进行适当的被动活动。拆除固定后,患者即可开始进行肢体主-被动运动、肢体牵伸及松动术治疗,尽可能达到理想的关节活动范围。局部热疗有助于软组织可塑性,但要视术区情况而定。

2）增强肌力:脊髓灰质炎患者接受各种肌腱移位术后,肌腱滑动发生粘连、肌肉收缩角度改变都会导致肌肉有效运动减少。术后如有固定,应先进行未被固定关节的肌群的主动和抗阻练习,被固定区域内的肌群肌腱除缝合初期不宜承受张力者,其余均应作等长练习。去除固定后,按照肌力水平从弱到强依次进行电刺激、肌电生物反馈、助力运动、主动运动和抗阻练习。

3）重建动作的协调性:患者在平衡和重建肌力的手术术后需要这种练习。协调性和收缩速度是在高级神经活动下形成的条件反射,移位术后,是新信号重建的过程。如果是协同肌之间的肌腱移位,则术后协调功能恢复比较容易;而拮抗肌之间的移位则比较难恢复,需要通过经常性重复训练反复练习才能实现。

4）改善步态:手术后的步态训练主要是训练患者充分利用术后肌群和骨关节条件的改善来改善步态,建立新的步行习惯。患者可在反馈镜的辅助下进行,从改善站立姿势开始,依次练习重力转移、单腿站立、缓慢的原地踏步,然后是练习行走,并尽量做到身体正直,支撑期和摆动期匀称。

5）全身练习:全身练习包括健康肢体、腹背肌和呼吸肌练习,以维持整体健康,预防并发症的发生。

5. **脊髓灰质炎后综合征**　全球消灭脊髓灰质炎的工作已接近完成,但根据国际脊髓灰质炎卫生组织的数据,全世界有2 000万人患有脊髓灰质炎后综合征(post-polio syndrome,PPS)。脊髓灰质炎后遗症是指儿时患过急性麻痹性脊髓灰质炎的患者,运动功能部分或全部恢复并稳定若干年(至少15年)后,再次出现新的神经肌肉症状和体征,表现为原来受累或未受累的肌肉出现新的无力或无力加重、肌肉萎缩、疲劳或疼痛、不耐受寒冷等。同时,大多数患者感到功能变差,表现在日常生活活动、移动、上肢功能、呼吸量等方面存在困难。PPS的特点完全不同于脊髓灰质炎后遗症,是一种继发性运动神经元疾病,在患者功能稳定15~30年后出现,多数在急性脊髓灰质炎后20~40年出现,平均35年。随着PPS患者逐渐增加,该病症逐渐受到重视。

目前国内尚无关于该病的流行病学资料。据国外研究,脊髓灰质炎后遗症患者PPS患病率在20%~60%,已引起高度重视。PPS患者最常见的症状是疲劳、肌肉力量衰退和疼痛三联。运动训练、认知行为疗法、物理因子治疗及支具辅具的应用能有效改善患者症状,提高功能。

（1）运动疗法:运动疗法是PPS患者康复管理的基础,目的是改善其日常生活能力和适应能力。大多数脊髓灰质炎后综合征患者都能从适当的体育活动中获益,尤其是从个体化的训练中获益更多。PPS患者在步行或完成日常活动时,消耗的能量较多,应保证活动不要超过疲劳阈值。但并没有证据表明过度使用后的无力会对PPS患者的肌肉造成永久性的损害。进行中等强度的有氧训练、低强度的肌力训练对PPS患者的肌力和心肺功能有积极作用。

对于肌肉力量接近正常且没有运动单元神经再支配征象的 PPS 患者,建议进行高强度的阻力训练。推荐中度麻痹和有运动单元神经再支配征象的患者进行次最大耐力训练,可增加肌肉力量和耐力。重度瘫患者应避免肌肉训练,但在这些患者中需要选择一种适合心血管调节的体育活动,建议进行有氧运动,包括功率自行车,跑步机步行和游泳。

（2）支具辅具:PPS 患者应配合使用合适的矫形器,以减少下肢肌肉的过度负荷。矫形器和辅助器具对 PPS 患者具有重要作用。矫形支具可以限制不必要的运动,支持关节和肌肉,减少体重的影响,特别是在腿和脚部位的矫形支具作用更显著。支具的使用可以提高患者灵活性,减少疼痛,减少肌肉、关节、肌腱和韧带功能正常部分的过度使用。使用辅助器具可以保持 PPS 患者日常生活和社会生活中的独立性,帮助其适应生活方式的改变。新材料的膝-踝-足矫形器、踝-足矫形器可以使患者的最大步行距离显著增加,步态效率明显提高。除矫形器外,PPS 患者还可以使用增加功能性活动的辅助设备,如拐杖、手动和电动轮椅及电动滑板车等。尽管辅助设备的使用常会使 PPS 患者产生负面的情绪,但新技术的发展,包括新的轻型和坚固的材料的应用,都可以使矫形器和辅助设备有更好的效果并更易被患者接受。

（3）物理因子治疗:水疗不仅对脊髓灰质炎后遗症患者有效,也对 PPS 患者的疼痛和肌肉功能产生积极影响。此外,由于 PPS 患者要适应步态不稳和逐渐出现的无力感等下肢功能缺陷,必然会增加对上肢功能的依赖。因此 PPS 患者可能会由于过度使用而出现肩袖损伤,保守治疗时可适当应用物理治疗。

（4）心理治疗和社会康复:PPS 患者需要调整影响疼痛的心理因素和社会因素,包括疼痛强度、干预结果测量、心理状态、社会支持、疼痛应对等。通过卫生保健专业人员和社会支持来解决社会态度、无障碍环境等可影响生活质量的因素。医师要明确告知 PPS 患者存在的问题,使其获得朋友、家人的支持和帮助。还应指导患者利用网站咨询有关康复、自我管理、社会福利、残疾设备、住房、休闲生活等方面的知识和建议。

（谷　莉）

第十一节　多发性硬化症

多发性硬化症(multiple sclerosis,MS)是一种好发于青壮年时期的慢性进行性的,以中枢神经系统白质脱髓鞘为主要病理改变的自身免疫性疾病,以髓鞘脱失、神经胶质增生、不同程度的轴索病变和进行性神经功能障碍为主要特点。其特点是病灶多发,常累及脑室周围白质、视神经、脊髓、脑干和小脑,尤以侧脑室体部和脊髓前角多见。病程中常有缓解与复发,即具有时间和空间的多发性。多发性硬化症的病因尚不明确,可能是遗传易感个体与环境因素作用而发生的自身免疫过程。MS 图鉴由 MS 国际联合会编制,估计全球中位患病率为 35/100 000,发病率为 4/100 000。MS 发病地域性强,纬度越高发病率越高,欧洲北部、北美等地区发病率为(30~60)/100 000,亚洲<5/100 000。2020 年我国首次统计出国内 MS 发病率为成人 0.288/100 000,儿童 0.055/100 000,高纬度和高海拔地区的居民更容易发生。多发性硬化症患者经药物治疗后预后显著改善,但残留神经功能缺损仍是影响患者生活质量的重要因素。免疫抑制剂可用于延缓疾病进展和恶化,康复治疗则用于维持和改善功能状态。自发病初期至疾病发展阶段,专业化的康复训练可以减轻多发性硬化症患者的病情和功能障碍。

【临床表现】

MS 的主要表现为反复发作的视力下降、复视、肢体感觉障碍、肢体运动障碍、共济失调、膀胱或直肠功能障碍等。MS 的病程呈现复发与缓解现象,缓解期最长可达 20 年,复发次数可达 10 余次或数十次。通常每复发一次,均会残留部分症状和体征,且这些症状和体征会逐渐积累而使患者的病情加重。与 MS 治疗决策有关的病程分类可见表 2-9-30。

表 2-9-30　与 MS 治疗决策有关的病程分类

临床病程分类	临床表现
复发缓解（R-R）型	临床最常见,约 2/3 的患者在疾病早期会出现多次复发和缓解,可急性发病或病情恶化,之后可恢复,两次复发间病情稳定
继发进展型	约 50% 的 R-R 型患者经过一段时间可转为此型,病情呈进行性加重而不再缓解,出现渐进性神经症状恶化,伴或不伴有急性复发
原发进展型	约占 10%,此型患者起病年龄（40~60 岁）偏大,发病后轻偏瘫或轻截瘫症状在相当长时间内缓慢进展,呈进行性神经症状恶化,出现小脑或脑干症状,常有进展性脊髓病,MRI 造影显示增强病灶较继发进展型少,脑脊液也较少炎性改变
进展复发型	少见,患者发病后病情逐渐进展,并间有复发
良性型	约占 10%,患者的病程可呈现自发缓解

【康复评定】

多发性硬化症患者的空间和时间多发性特点决定其功能障碍的复杂性。

1. **运动功能评价**　运动功能评价包括肌力、肌张力、关节活动度、肢体协调性、平衡功能和行走能力等。

2. **残疾状态量表（Disability Status Scale，DSS）**　DSS（表 2-9-31）最早由 Kurtzke 于 1955 年建立。其中,0 级代表正常,10 级代表死亡,但该量表无法区别疾病严重程度的微小变化。20 世纪 80—90 年代,Kurtzke 制定扩展残疾状态量表（expanded disability status scale,EDSS）（表 2-9-32）,该量表以 Kurtzke 功能评定量表（表 2-9-33）为基础,进一步将 DSS 共分为 20 级,级数越大表示残疾越重。

表 2-9-31　残疾状态量表（DSS）

级别	标准
0	神经系统检查正常
1	无功能障碍,有轻微体征（指鼻实验不准,Babinski 征阳性,振动觉减退）
2	轻度功能障碍（肌力稍弱,不灵活,轻度步行障碍,轻度视力障碍）
3	中度功能障碍（不完全性单瘫,中度偏瘫,中度膀胱或眼部症状或各种轻度障碍并存）
4	重度功能障碍,但步行、日常生活活动能维持,性生活正常
5	有步行障碍,但短距离仍能步行
6	需手杖、拐杖,借助矫形器步行
7	只能坐轮椅生活,但自己尚能驱动和转移
8	卧床不起,上肢可活动
9	终日卧床,不能做任何动作
10	死于多发性硬化症

表 2-9-32　扩展残疾状态量表（EDSS）

级别	标准
0.0	神经检查正常［所有的功能系统（faction system,FS）评分都为 0］
1.0	没有残疾,只有 1 个功能系统的轻度异常体征（1 个 FS 1）
1.5	没有残疾,有超过 1 个功能系统的轻度异常体征（>1 个 FS 1）
2.0	累及 1 个功能系统的轻度残疾（1 个 FS 2,其他是 FS 0 或 1）

续表

级别	标准
2.5	累及 2 个功能系统的轻度残疾(2 个 FS 2,其他是 FS 0 或 1)
3.0	累及 1 个功能系统的中度残疾或累及 3~4 个功能系统的轻度残疾;行走不受限
3.5	行走不受限,1 个功能系统的中度残疾(1 个 FS 3,其他是 FS 0 或 1),合并有 1~2 个系统的评分为 2;或 2 个功能系统的评分为 3;或 5 个功能系统的评分为 2(其他是 0 或 1)
4.0	行走不受限;即使有累及 1 个功能系统的较为严重的残疾(1 个 FS 4 或 2 个 FS>3 或 1 个 FS 3 加 2 个 FS 2 或 5 个 FS 2),其他系统为 0~1 分,但生活自理,不休息独立行走超过 500m
4.5	行走不受限;每天大多数可以站立,能完成正常工作,但活动部分受限并需要少许帮助;特点是累及 1 个功能系统的相对严重的残疾(评分 4 分,或超过前几步总和的分级),其他系统为 0~1 分;不休息独立行走超过 300m
5.0	残疾严重,影响日常生活和工作;不休息独立行走 200m;1 个功能系统的评分为 5 分,或重于 4.5 分的表现,其他系统为 0~1 分
5.5	不休息独立行走 100m;残疾严重,影响日常生活和工作;1 个功能系统的评分为 5 分,或重于 5 分的表现,其他系统为 0~1 分
6.0	间歇行走,或一侧辅助(或他人辅助)下行走 100m,中间休息或不休息;或 2 个以上的神经功能系统评分为 3⁺
6.5	双侧辅助下可以行走 20m,中途不休息;2 个以上的神经功能系统评分为 3⁺(如行走不能超过 20m,应评为 7 分)
7.0	辅助下行走不超过 5m,活动限于轮椅上,可独立推动轮椅;轮椅上的时间超过 12h;1 个以上的功能系统评分为 4⁺,少数情况下锥体束评分为 5 分
7.5	几乎不能行走,活动限于轮椅上,辅助下才能挪动,不能整天待在标准的轮椅上,需要自动轮椅;1 个以上的功能系统评分为 4⁺
8.0	活动限于床、椅、轮椅,每天有一定时间在轮椅上活动;生活可以部分自理,上肢功能正常;多个功能系统的评分为 4⁺
8.5	每天大多数时间卧床;生活部分自理,上肢保留部分功能;几个功能系统评分为 4⁺
9.0	卧床不起,可以交流、吃饭,大多数功能系统评分为 4⁺
9.5	完全卧床不起,不能正常交流、吃饭,大多功能系统评分为 4⁺
10.0	死于多发性硬化症,直接死因为呼吸麻痹、昏迷,或反复痛性发作

表 2-9-33 Kurtzke 功能评定量表

级别	评分	标准
I 椎体系功能	0	正常
	1	异常体征不伴残疾
	2	轻度功能受限,容易疲劳,或 1 组或 2 组肌肉肌力 4 级
	3	轻或中度的截瘫或偏瘫(2 组以上肌肉肌力 4 级,或 1 组或 2 组肌肉肌力 3 级),严重单瘫(1 组肌肉肌力 2 级以下)
	4	明显的截瘫或偏瘫(2 个肢体肌力 2 级)、中度的四肢瘫(3 个以上肢体肌力 3 级)、严重单瘫,1 个肢体肌力 0 级或 1 级
	5	截瘫(下肢全部肌群肌力 0~1 级)、偏瘫、明显的四肢瘫(3 个以上肢体肌力 2 级)
	6	四肢瘫(四肢全部肌群肌力 0 级或 1 级)

续表

级别	评分	标准	
II 小脑功能	0	正常	
	1	仅有体征,无残疾	
	2	轻度共济失调	
	3	中度躯干共济失调,中度肢体共济失调	
	4	全部肢体和躯干严重的共济失调	
	5	因共济失调无法完成共济运动	
III 脑干功能	0	正常	
	1	仅有体征	
	2	中度眼震和/或其他轻度的脑神经损害	
	3	重度眼震和/或明显的眼球运动障碍和/或其他中度的脑神经损害	
	4	明显的构音障碍和/或其他重度的脑神经损害	
	5	无法吞咽或讲话	
IV 感觉功能	0	正常	
	1	仅1个或2个肢体轻度振动觉或图形觉减退	
V 大小便功能	0	正常	
	1	轻度尿频、尿急或尿潴留	
	2	中度尿频、尿急或大小便潴留,或稍有尿失禁	
	3	经常尿失禁	
	4	需要持续导尿	
	5	小便功能丧失	
	6	大小便功能丧失	
VI 视觉功能	0	正常	
	1	视神经盘苍白和/或小盲点和/或最差眼视敏度 1.0 以下但在 0.67 以上	
	2	大盲点和/或最高视敏度 0.67~0.34	
	3	大盲点或中度视野损害和/或最高视敏度 0.33~0.2	
	4	重度视野损害和/或最高视敏度 0.2~0.1;3+最高视敏度低于 0.3	
	5	最高视敏度 0.1 以下;4+较好眼的最高视敏度在 0.3 以下	
	6	5+较好眼的最高视敏度在 0.3 以下	
VII 大脑功能	0	正常	
	1	仅有情绪改变	
	2	轻度的智力下降	
	3	中度的智力下降	
	4	明显的智力下降(慢性脑病综合征)	
	5	痴呆或慢性脑病症状严重或失能	
VIII 其他功能	0	无	
	1	有关 MS 任何神经病学发现	

【康复目标】

1. 最大限度地恢复患者受损的神经功能。

2. 最大限度地恢复患者功能性活动能力的水平,并尽可能地恢复他们的社会活动能力。

3. 康复应与其他治疗相结合,共同致力于降低多发性硬化症复发的危险性。

【康复原则】

康复治疗宜早期参与,康复的原则和目的在疾病的发作期和缓解期不同。

1. 发作期康复训练原则

(1) 在患者病情有所缓解时,即应开始康复训练。

(2) 最早以被动活动训练为主,保持各关节的正常活动范围。

(3) 在原发疾病稳定后,就应让患者有计划地开始进行主动的康复训练。

(4) 由于过度疲劳可能是多发性硬化症复发的诱因,因此训练强度应以患者略感疲劳为度。

(5) 有必要在疾病早期对患者进行健康宣教,使患者及早认识到康复训练的必要性。

2. 缓解期康复训练原则

(1) 应逐步增加康复训练的强度和时间。持续有规律的康复训练可以帮助患者恢复肌肉的张力,增加肌肉耐力和骨骼的强度。

(2) 注重提高患者日常生活能力的训练,鼓励有能力的患者多参与家庭活动和必要的社会劳动。

【康复治疗】

1. 肌肉痉挛　MS 患者下行运动通路脱髓鞘,节段性脊髓反射亢进,因而肌肉痉挛常见。轻度患者在肢体活动时会感到肌肉发僵、不灵活,重度患者则会感到痉挛、疼痛。病程长的患者可出现关节挛缩、异位骨化、压疮及大小便障碍等。肌肉痉挛治疗的目标是帮助患者改善功能、缓解疼痛、使其易于护理,而非完全去除痉挛。治疗手段包括:

(1) 去除诱因:应首先明确何种伤害性刺激可以加重痉挛,如泌尿系统感染。

(2) 药物治疗:轻度肌肉痉挛无须药物治疗,重度肌肉痉挛应予药物治疗,通常采用单一药物进行治疗,如巴氯芬,该药的疗效最佳,副作用则为无力、镇静和幻觉。也可使用口服地西泮给药;其他治疗方法还包括苯酚注射运动点阻滞、鞘内注射巴氯芬、运动点注射 A 型肉毒毒素等。

(3) 运动训练:在 MS 患者的发病早期就可以开始运动训练,水中运动训练是缓解肌肉痉挛的有效方法。使用促通手法治疗时 PNF 的节律性活动和慢逆转技术是训练重点。此外,还应坚持关节被动活动、持续牵伸以抑制肌紧张。

(4) 支具矫形器:存在重度痉挛或关节挛缩的患者,应辅以支具或矫形器,以达到稳定关节、改善功能的目的。

2. 肌无力　80%~90% 的 MS 患者存在精力不足和易疲劳现象。下肢的疲劳感先于上肢且重于上肢,常和痉挛并存。这种疲劳可随体力活动、高温度、高湿度而加重,休息后可恢复。运动训练虽不能阻止病损对运动系统的影响,但可维持患者的一般情况和预防肌肉失用性萎缩。肌肉力量的增加可以改善患者的移动能力和平衡功能,提高其日常生活活动能力,缓解疲劳。训练方式包括有氧运动、抗阻运动。训练频率可先从每周 2 天开始,并根据患者的适应情况逐渐进阶。对热敏感的患者应在凉爽的环境下进行锻炼,并且在锻炼过程中应备有冷却风扇。当患者症状加重时,无论是症状每日变化或复发,运动计划均需要修改或暂停,直到症状稳定。MS 患者应考虑跌倒的风险,存在跌倒高风险的患者应在监督下以坐姿(如卧骑自行车、负重器械)进行有氧运动和抗阻运动。

3. 关节活动度受限　治疗重点是维持正常关节活动范围,纠正畸形。可采用主、被动运动的方法。针对挛缩可采用牵伸及支具辅助的固定,必要时可考虑手术松解。

4. 共济失调　当 MS 患者的小脑受累时,可出现共济失调,给步行和日常生活带来极大不便。共济失调是 MS 最复杂、最顽固的症状,常与其他残疾并存。躯干性共济失调可以影响患者的站位和坐位平衡。药物治疗对于共济失调通常无效,目前主要采用 Frenkel 训练法,即在卧位、坐位、站位和行走 4 个方面反复训练,增加小脑传入信息。视觉反馈、PNF 中的慢逆转技术及节律稳定技术可以提高患者的稳定性。近期研究显示,MS患者采用便携式虚拟现实视觉反馈设备可以改善行走能力。其他治疗方法如丘脑切开术或丘脑电刺激也有一定疗效,但临床应用应慎重。康复治疗确实无效时再考虑外科手术。

5. **认知障碍**　一半以上的MS患者的常见症状是认知障碍,对经济、社会和患者的生活质量都有影响。认知功能障碍与中枢神经系统病变相关,可发生在病程发展的任何时间,对各年龄段患者的影响都一样。信息处理是最受影响的领域,应对患者进行简单的工具评估。药物治疗可以延缓MS患者认知功能障碍进展。肌内注射干扰素β1a和1b有助于患者维持认知功能,包括信息处理速度、视空间能力、记忆力和执行功能。康复管理包括预防、康复和重建。预防包括在早期使用疾病修正治疗和采取健康行为,如戒烟、注意饮食和锻炼、营养剂补充和减肥等。康复是指以神经可塑性和重建的脑功能网络生长的代偿策略和恢复方法。

6. **构音和吞咽障碍**　MS患者中,当小脑受累或假性延髓麻痹时会导致构音和吞咽的障碍。构音障碍在于患者对某些单词发声困难和严重的发音器官运动性失用,因此要求患者说话时语速放慢,以便有时间用舌肌补偿其他发音器官的失控。对患者进行看图朗诵字、词训练,反复刺激,可提高其交流能力。吞咽困难在于患者不能正确运用唇、舌、软骨等,不能协调完成吞咽动作。由于患者的舌肌控制能力较差、活动范围较小、动作不协调,使吞咽动作不能在正常位置进行,咽反射迟钝,食物进入咽部时不能引起咽反射,从而导致呛咳。调整进食姿势、头的控制、保持平衡、手眼协调和咀嚼肌的随意控制可帮助患者改善症状。对于存在重度吞咽困难不能进食的患者,应予鼻饲或胃造瘘。

7. **膀胱、直肠功能障碍**　应完善尿动力学检查,可参照脊髓损伤患者神经源性膀胱直肠的管理模式进行大、小便管理。

（谷　莉）

参 考 文 献

［1］赵斌,蔡志友.阿尔茨海默病.北京:科学出版社,2018.

［2］倪莹莹,王首红,宋为群,等.神经重症康复中国专家共识(上).中国康复医学杂志,2018,33(1):7-14.

［3］张爱民,王玉明,宫慧明,等.脊髓灰质炎后综合征的概念及病理生理机制.中国康复理论与实践,2017,23(5):497-500.

［4］GIACINO JT,KATZ DI,SCHIFF ND,et al. Comprehensive systematic review update summary:Disorders of consciousness:Report of the Guideline Development,Dissemination,and Implementation Subcommittee of the American Academy of Neurology;the American Congress of Rehabilitation Medicine;and the National Institute on Disability,Independent Living,and Rehabilitation Research. Neurology,2018,91(10):461-470.

［5］CAVINATO M,GENNA M,FORMAGGIO E,et al. Behavioural and electrophysiological effects of tDCS to prefrontal cortex in patients with disorders of consciousness. Clin Neurophysiol,2019,130(2):231-238.

［6］ZHANG Y,LI R,DU J,et al. Coherence in P300 as a predictor for the recovery from disorders of consciousness. Neurosci Lett,2017,653:332-336.

［7］MEOLA G,CARDANI R. Myotonic dystrophy type 2 and modifier genes:an update on clinical and pathomolecular aspects. Neurol Sci,2017,38(4):535-546.

［8］VITA G,VITA GL,MUSUMECI O,et al. Genetic neuromuscular disorders:living the era of a therapeutic revolution. Part 2:diseases of motor neuron and skeletal muscle. Neurol Sci,2019,40(4):671-681.

［9］SVENSSON J,ARKEMA EV,LUNDBERG IE,et al. Incidence and prevalence of idiopathic inflammatory myopathies in Sweden:a nationwide population-based study. Rheumatology(Oxford),2017,56:802-810.

［10］VAN THILLO A,VULSTEKE JB,VAN ASSCHE D,et al. Physical therapy in adult inflammatory myopathy patients:a systematic review. Clin Rheumatol,2019,38(8):2039-2051.

［11］SUSSMAN WI,MAUTNER K,MALANGA G. The role of rehabilitation after regenerative and orthobiologic procedures for the treatment of tendinopathy:a systematic review. Regen Med,2018,13(2):249-263.

［12］BEKOOIJ TJS,GILHUIS HJ,DAWSON L,et al. Dysautonomia as the Presenting Symptom in Anti-Muscle-Specific Kinase Antibody Myasthenia Gravis. J Neuromuscul Dis,2019,19;1-4.

［13］WANG X,WANG J. Apolipoprotein Eε4 modulates cognitive profiles,hippocampal volume,and resting-state functional connectivity in Alzheimer's disease. J Alzheimer's Dis,2017,45:781-795.

［14］ SCOTT,ROONEY,HANI,ALBALAWI,LORNA,et al. Exercise in the management of multiple sclerosis relapses:current evidence and future perspectives. ［J］. Neurodegenerative disease management,2020,10:103-115.

［15］ GIUSEPPE COSENTINO,MICOL AVENALI,ANTONIO SCHINDLER,et al. A multinationalconsensus on dysphagia in Parkinson's disease:screening,diagnosis and prognostic value. Journal of Neurology,2022,269:1335-1352.

［16］ JEAN-PASCAL LEFAUCHEUR,ANDRÉ ALEMAN,CHRIS BAEKEN,et al. Evidence-based guidelines on the therapeutic use of repetitive transcranial magnetic stimulation(rTMS):An update(2014-2018). Clinical Neurophysiology,2020,131:474-528.

［17］ DI TELLA S,PAGLIARI C,BLASI V,et al. Integrated telerehabilitation approach in multiple sclerosis:A systematic review and meta-analysis. Journal of telemedicine and telecare. 2020,26:385-399.

第十章 内科疾病

第一节 冠 心 病

冠状动脉粥样硬化性心脏病(coronary atherosclerotic heart disease)简称冠心病,是指冠状动脉粥样硬化使血管腔狭窄或阻塞,或因冠状动脉痉挛导致心肌缺血、缺氧或坏死而引起的心脏病。

【分型】

根据病理解剖和病理生理变化,近年来将冠心病分为急性冠脉综合征和慢性冠脉综合征两大类:前者包括不稳定型心绞痛、非 ST 段抬高的心肌梗死和 ST 段抬高的心肌梗死;后者包括稳定型心绞痛、冠脉正常的心绞痛(X 综合征)、无症状心肌缺血和缺血性心力衰竭。

【临床表现】

1. **症状** 冠心病的典型临床症状为心绞痛。通常表现为发作性胸骨后闷痛、紧缩压榨感,可放射至左肩、下颌部,呈间断性或持续性,伴有出汗、恶心、呼吸困难、窒息感,甚至晕厥。

(1)稳定型心绞痛:通常有诱因,如运动、情绪紧张、寒冷和饱餐。胸痛持续时间数分钟到 10 余分钟,含硝酸甘油可较快获得缓解。

(2)急性冠脉综合征:发作可以无诱因,胸痛范围广,疼痛较剧烈,持续时间较长,发作较平时频繁,含服硝酸甘油缓解可不明显。

(3)不典型的心绞痛:可表现为牙痛、咽痛、上腹隐痛、消化不良、胸部针刺样痛或仅有呼吸困难。

2. **体征** 冠心病发作时常见心率增快、血压升高、表情焦虑、皮肤冷或出汗,有时出现第四或第三心音奔马律。可有暂时性心尖部收缩期杂音,是乳头肌缺血引起二尖瓣关闭不全所致。

3. **辅助检查** 发现冠心病最常用的检查方法包括常规心电图、心电图负荷试验、核素心肌显像及冠状动脉 CT 检查等无创辅助检查,有创性检查为冠状动脉造影和血管内超声等。

【治疗】

1. **药物治疗**

(1)硝酸酯类药:为较强的血管扩张药,能增加冠状动脉血流。同时,全身静脉扩张减轻心脏前负荷和后负荷,降低心肌需氧量,从而改善胸痛症状。

(2)抗血小板聚集药:长期给予低剂量阿司匹林能改善冠心病患者预后。

(3)HMG-CoA 还原酶抑制药(他汀类):他汀类药能显著降低 LDL-C 水平。

(4)β 受体拮抗剂:能降低血压、减弱心肌收缩力、减慢心率,从而降低心肌氧耗量。

(5)钙通道阻滞药:通过扩张血管平滑肌降低血压,减轻后负荷,尤其作为血管痉挛性心绞痛的首选药。

2. **冠状动脉血运重建术**

(1)经皮冠状动脉介入治疗(PCI):明确存在心肌缺血,仅仅使用药物治疗无法改善心绞痛症状的情况下适用于行 PCI。

（2）冠状动脉旁路移植术（CABG）：左冠状动脉主干病变、冠状动脉三支病变的患者基本上适用于行 CABG。

【危险因素】

动脉粥样硬化斑块的稳定性是影响冠心病发生和发展的主要决定因素,而高血压、血脂异常、糖尿病、吸烟、精神应激等因素均可导致斑块不稳定,是冠心病发病的危险因素。体力活动不足与肥胖也可增加冠心病的罹患风险。

【康复分期】

冠心病康复通过综合的干预手段,包括药物、运动、营养、教育、心理和社会支持,改变患者的不良生活方式,帮助患者培养并保持健康的行为,控制冠心病的各种危险因素,抑制和逆转冠状动脉粥样硬化的发展等。通过改善患者症状、提高患者功能使其生理和心理达到最佳水平,减少残疾并促使其回归社会的同时,最终使得再发心血管事件风险和心血管死亡风险减小,延长患者寿命的同时提高患者的生存质量。

根据冠心病康复治疗的特征,国际上将冠心病康复治疗分为 3 期。

1. Ⅰ期（院内康复期） 指急性心肌梗死或急性冠脉综合征住院期康复。CABG 或经皮冠状动脉腔内成形术后早期康复也属于此列。发达国家此期已经缩短到 3~7 天。此期目的是缩短住院时间,促进日常生活及运动能力的恢复,避免卧床带来的不利影响（如运动耐量减退、低血容量、血栓栓塞性并发症等）,减少再入院。

2. Ⅱ期（院外早期康复或门诊康复期） 一般在出院后 1~6 个月进行。PCI、CABG 后常规 2~5 周进行。在Ⅰ期康复基础上,此期康复计划增加了每周 3~5 次心电图和血压监护下的中等强度运动,包括有氧运动、抗阻运动及柔韧性训练等。推荐运动康复次数为 36 次,不低于 25 次。

3. Ⅲ期（院外长期康复） 为心血管事件后的院外患者提供预防和康复服务,是Ⅱ期康复的延续。这个时期,部分患者已恢复到可重新工作和恢复日常活动。此期关键是维持已形成的健康生活方式和运动习惯。

【康复适应证】

1. Ⅰ期 患者生命体征稳定,无明显心绞痛,安静心率<110 次/min,无心力衰竭、严重心律失常和心源性休克,血压基本正常,体温正常。

2. Ⅱ期 与Ⅰ期相似,患者病情稳定,运动能力达到 3 代谢当量（MET）以上,家庭活动时无显著症状和体征。

3. Ⅲ期 临床病情稳定者,包括陈旧性心肌梗死、稳定型劳力性心绞痛、无症状冠心病、冠状动脉分流术、腔内成形术和支架置入术后。

4. 其他 心脏移植术后,安装起搏器后、心力衰竭、室壁瘤等现在正在被逐步列入适应证的范畴。

【康复禁忌证】

一般指的是参与运动训练的禁忌证。凡是可能因为运动训练诱发新的不稳定情况出现,或者加重原有疾病的情况都是运动禁忌。如患者不能配合或不同意参加也属于禁忌。运动训练的禁忌证有:

（1）不稳定型心绞痛。

（2）静息心电图显示缺血性改变。

（3）休息时收缩压≥200mmHg 或舒张压≥110mmHg。

（4）有症状的直立性低血压,血压降低>10mmHg。

（5）严重的主动脉狭窄。

（6）急性全身性疾病或发热。

（7）没有控制的房性和室性心律失常。

（8）失代偿的充血性心力衰竭。

（9）未装起搏器的三度房室传导阻滞。

（10）急性心包炎和心肌炎。

（11）近期的血栓形成。

（12）血栓性静脉炎。

（13）未控制的糖尿病（空腹血糖>22.0mmol/L）。

（14）严重的骨关节疾病。

（15）其他代谢性疾病：如急性甲状腺炎、高钾血症、低钾血症、血容量减少等。

【康复评定】

1. **心脏康复评定的目的**　识别和评估危险因素以进行危险因素控制；了解是否有运动诱发不良事件的风险；给患者制订个体化的、安全有效的康复方案。按康复分期不同进行评定的重点和内容有所区别。需强调康复评定是一个动态的过程，在康复程序开始、进行过程中及结束后均需根据患者的实际情况进行评定以了解康复治疗的效果、确定治疗的安全性及进行相应的康复治疗程序调整。

2. **Ⅰ期心脏康复评估**　患者早期病情评估的目的是进一步明确冠心病诊断，了解患者目前症状及药物治疗情况，明确冠心病的危险因素，制订干预计划。早期评估的内容包括目前的疾病、过去疾病情况、目前症状、体征、社会状况和职业情况。危险因素的评估是早期评估的重要内容，应包括吸烟情况、血脂情况、血压情况、体力活动水平、生活压力和心理状况、体重、血糖情况、饮酒情况或其他嗜好等。此外，还必须评估患者进行运动及学习的意愿以及患者对心脏康复的预期。

3. **Ⅱ期及Ⅲ期心脏康复评估**

（1）病史询问：包括冠心病诊断和手术治疗病史（需注意左心室功能评估）、是否有合并症（如外周动脉疾病、脑血管疾病、肺部疾病、肾病、糖尿病、肌肉骨骼疾病、神经肌肉疾病、抑郁及其他持续存在疾病）、冠心病的症状、用药情况（包括剂量、次数和依从性）、心血管危险因素、生活方式、习惯偏好、进行教育的障碍等。

（2）体格检查：包括心肺系统检查（如心率、心律、血压、心肺听诊、下肢触诊、水肿情况及动脉搏动）、心血管手术和操作后伤口检查、骨科和神经肌肉状态检查、认知能力检查等。

（3）实验室检查和辅助检查：实验室检查包括空腹和餐后血糖、糖化血红蛋白、低密度脂蛋白、高密度脂蛋白、三酰甘油、肌钙蛋白、心肌酶、脑钠肽等；辅助检查包括心电图、超声心动图、运动试验、冠脉造影等。

（4）运动负荷试验：所有冠心病患者在进行系统的运动训练前都需要进行运动负荷试验以评估运动耐量、运动血流动力学反应、运动诱发的症状、运动诱发的心肌缺血和心律失常情况。运动负荷试验是进行运动危险性分层的必要检查，同时对个体化运动处方的制订具有重要的作用。

（5）问卷和量表评估：包括营养和饮食问卷、体力活动量表、尼古丁依赖量表、标准化的心理评测、普适性生活质量评定量表等。

4. **心肺运动试验（CPET）**　CPET是运动试验的一种形式，综合应用呼吸气体监测技术、计算机技术、活动平板或踏车技术，实时检测在不同负荷条件下，机体氧耗量和二氧化碳排出量的动态变化。客观定量评价心脏储备功能和运动耐力，是制订患者运动处方的依据。临床常选用踏车及运动平板为运动模式。基于踏车的安全性、方便性，选用踏车的比例更高，常采用运动功率逐渐增加的方案。踏车运动试验方案按照增加运动负荷的方式，可分为连续递增运动负荷和分级递增运动负荷两类。连续递增运动负荷方案又称Ramp方案，在整个运动过程中，连续不断加大运动负荷，直至运动终点。分级递增运动负荷是运动强度分成不同的等级，每隔一定时间增加一次运动负荷，一直增加到极量运动为止，常用的有Bruce方案和Naughton方案。CPET的主要用途是检测运动耐力、判断心脏疾病的严重程度、评估是否需要心脏移植及手术风险、鉴定残障能力、评价治疗效果、预测高危患者的疾病发展，以及进行运动员的运动测试。对于冠心病患者，CPET可用于判断冠心病患者运动康复的危险分层和评估治疗效果，帮助判断预后，评估运动耐力测试及制订运动处方。

（1）CPET 适应证：适用于病情稳定，无明显步态和骨关节异常，无感染及活动性疾病的患者，患者精神正常，主观上愿意接受检查，并能主动配合者均为适应证。

（2）CPET 禁忌证：病情不稳定者均属于禁忌证（表 2-10-1）。临床上稳定与不稳定是相对的，取决于医师和技师的经验和水平，以及实验室的设备和设施条件。

表 2-10-1　CPET 禁忌证

禁忌证	具体情况
绝对禁忌证	1. 未控制的心力衰竭或急性心力衰竭
	2. 严重的左心功能障碍
	3. 血流动力学不稳的严重心律失常（如室性或室上性心动过速、多源性室性期前收缩、快速型心房颤动、三度房室传导阻滞等）
	4. 不稳定型心绞痛
	5. 近期心肌梗死后非稳定期
	6. 急性心包炎、心肌炎及心内膜炎
	7. 严重未控制的高血压
	8. 急性肺动脉栓塞或梗死
	9. 全身急性炎症或传染病
	10. 下肢功能障碍
	11. 确诊或怀疑主动脉瘤
	12. 严重主动脉瓣狭窄
	13. 血栓性脉管炎或心脏血栓
	14. 精神疾病发作期间或严重神经症
相对禁忌证	1. 严重高血压（收缩压≥200mmHg 或舒张压≥120mmHg）
	2. 肺动脉高压
	3. 中度瓣膜病变
	4. 心肌病
	5. 明显心动过速或过缓
	6. 中度、重度主动脉瓣狭窄或严重梗阻性心肌病
	7. 心脏明显扩大
	8. 高度房室传导阻滞及高度窦房传导阻滞
	9. 严重冠状动脉左主干狭窄或类似病变
	10. 严重肝、肾疾病
	11. 严重贫血
	12. 未能控制的糖尿病、甲状腺功能亢进、骨关节病
	13. 水、电解质紊乱
	14. 慢性感染性疾病
	15. 运动导致恶化的神经肌肉疾病、骨骼肌肉疾病或风湿性疾病
	16. 晚期妊娠或妊娠有合并症者
	17. 病情稳定的心力衰竭患者
	18. 明显骨关节功能障碍，运动受限或可能由于运动而使病变恶化

（3）CPET 关键指标解读

1）VO_{2max} 和 VO_{2peak}：VO_{2max} 是指人体在极量运动时最大耗氧能力，代表人体供氧能力的极限水平，即当功率增加，VO_2 不增加，形成平台。实际测试中，有的受试者不能维持功率继续增加而达到最大运动状态，没有平台出现，这种情况被称为 VO_{2peak}，通常以 VO_{2peak} 代替 VO_{2max}。正常人运动时 VO_{2peak} 随年龄、性别、体重、活动水平及运动类型的不同而变化。凡是影响血液系统中氧携带能力（血红蛋白、氧分压等）、心功能循环状态(心率、每搏输出量等)、组织摄氧能力(线粒体密度及功能、组织血液灌注等)的因素均可导致 VO_{2max} 下降,低于预测值的 84% 时定义为 VO_{2max} 降低。

2) 无氧阈(anaerobic threshold,AT):运动中当有氧代谢已无法满足机体能量需求时,细胞动用无氧代谢,引起乳酸堆积,至机体缓冲系统失代偿时,乳酸浓度急骤增加,其急骤增加起点时的 VO_2 称为 AT,即尚未发生乳酸酸中毒时的最高 VO_2 值。AT 和 VO_{2max} 有关,是反映心肺功能、最大有氧运动能力、运动耐力的良好指标。

3) 代谢当量:代谢当量(metabolic equivalent,MET),音译为梅脱,是以安静、坐位时的能量消耗为基础,表达各种活动时相对能量代谢水平的常用指标,是评估心肺功能的重要指标。1MET 相当于耗氧量 $3.5ml/(kg \cdot min)$ 或相当于 $1kcal/(kg \cdot h)$($1kcal = 4.184kJ$)的代谢率。

5. 6 分钟步行试验

(1) 适应证:6 分钟步行试验适用于心脏功能是 Ⅱ~Ⅲ 级的患者。

(2) 禁忌证:重症和病情不稳定(参照心肺运动试验的禁忌证),受试者不能理解运动方式或不配合。

(3) 操作方法:应在室内进行,选择平坦无障碍的场地,沿着一条长直线且平坦封闭的过道步行,过道应该是硬质地面且无人干扰。嘱患者在主观安全和无症状的前提下,尽力行走 6min,测定行走的距离。行走过程必须在长 30m 的过道上进行,过道长度应标明,每 3m 应有标识(如橙色交通锥),在起始和结束处应标注颜色鲜艳的标记。受试者应穿着舒适的服饰和适合走路的鞋子,在测试过程中应使用他们一贯的行走辅助工具(如拐杖、助行器),受试者可在清晨或下午较早的时间测试,测试之前进食清淡的食物。测试开始前 2h 不应进行剧烈运动。医师在测试前及测试过程中使用标准的指导语言。

(4) 测定结果:即为 6 分钟步行试验的总距离,按距离长度分为 4 个等级。距离少于 300m 为 1 级;300~374.9m 为 2 级;375~449.5m 为 3 级;450m 及以上为 4 级。级别越低,表明心功能越差,达到 3 级与 4 级者,说明心脏功能接近或已达到正常。

【康复治疗】

1. 治疗原理

(1) Ⅰ期康复:通过适当活动,减少或消除绝对卧床休息所带来的不利影响。过度卧床休息可导致以下对机体不利的影响。

1) 血容量减少,导致每搏输出量和心输出量降低,心率代偿性加快。

2) 回心血量增加,心脏前负荷增大,心脏射血阻力相对增高,心肌耗氧量相对增加。

3) 血流较缓慢,血液黏滞性相对增加,发生下肢静脉血栓和肺栓塞的概率增加。

4) 横膈活动降低,通气及换气功能障碍,排痰困难,容易合并坠积性肺炎。

5) 运动耐力降低。

6) 胰岛素受体敏感性降低,葡萄糖耐量降低。

7) 患者对疾病的恐惧和焦虑情绪增加,肾上腺皮质激素分泌增加。

(2) Ⅱ~Ⅲ期康复

1) 外周效应:指心脏之外的组织和器官发生的适应性改变,是公认的冠心病和各类心血管疾病康复治疗机制。①肌肉适应性改善:长期运动训练后肌肉毛细血管密度和数量增加,运动时毛细血管开放的数量和口径增加,肌肉运动时血液—细胞气体交换的面积和效率相对增加,外周骨骼肌氧摄取能力提高,动静脉氧差增大。②骨骼肌氧利用能力和代谢能力改善:肌细胞线粒体数量、质量和氧化酶活性提高,骨骼肌氧利用率增强。肌细胞胰岛素受体开放数量增加,葡萄糖进入细胞的速率和数量增加,从而改善运动能量代谢效率,血流需求相对减少。③交感神经兴奋性降低,血液儿茶酚胺含量降低。④肌肉收缩的机械效率提高,定量运动时能量消耗相对减少。⑤最大运动能力提高:由于定量运动时心脏负荷减轻,心肌耗氧量降低,最大运动能力相应提高。外周效应需要数周时间才能形成,停止训练则丧失,因此训练必须持之以恒。

2）中心效应：指训练对心脏的直接作用，主要为心脏侧支循环形成（冠脉生物搭桥），冠状动脉供血量提高，心肌内在收缩性相应提高。动物实验已经获得积极的结果，但是临床研究尚有待进行。

3）危险因素控制：①改善脂质代谢异常；②改善高血糖及糖耐量异常；③控制高血压；④改善血液高凝状态；⑤帮助戒烟。

2. **康复方案**

（1）Ⅰ期康复（住院期心脏康复）

1）内容：①早期的评估和活动，确定并了解心血管危险因素及自我照顾的能力；②全面的出院计划，必须包括关于后续治疗选择的讨论、家庭康复程序和正式的院外康复程序。

2）活动方式：为日常生活活动、床边坐位、站立上肢活动、下肢体操活动、步行和爬楼梯等。在开始的2天内，活动通常限制为呼吸运动、简单的上肢和下肢关节活动和部分自我照顾活动。接下来的2~3天，根据心血管状态，逐步开始离床坐、短距离步行和其他的日常活动（包括沐浴和着装等）（表2-10-2）。

表2-10-2 住院期心脏康复计划方案

步骤	代谢当量（MET）	活动类型	反映适合水平的心率（与静息心率比较）
第一步	1	被动运动 缓慢翻身、坐起 床边椅子坐立 床边坐便	增加5~15次/min
第二步	2	床边坐位热身 床旁行走	增加10~15次/min
第三步	3	床旁站立热身 大厅走动5~10min,2~3次/d	增加10~20次/min
第四步	3~4	站立热身 大厅走动5~10min,3~4次/d 上一层楼梯或固定踏车训练 坐位淋浴	增加15~25次/min

3）危险因素控制：Ⅰ期康复的另一个重要的内容是评估患者的危险因素并采用多种手段帮助患者控制危险因素。需要控制的危险因素包括吸烟、血脂异常、高血压、高血糖、体力活动缺乏、心理社会因素和超重及肥胖等。危险因素的控制方法为健康教育、培养健康生活方式及药物治疗。

4）制订出院计划：给予出院后的日常生活及运动康复的指导，告诉患者出院后应该和不应该做什么；评估出院前功能状态，如病情允许，建议出院前行运动负荷试验或6分钟步行试验，客观评估患者运动能力，为指导日常生活或进一步运动康复计划提供客观依据；并告知患者复诊时间，重点推荐患者参加院外早期心脏康复计划（Ⅱ期康复）。

（2）Ⅱ期康复（院外早期心脏康复）

1）内容：评估和管理心血管疾病发展的危险因素；对运动中出现心血管事件的危险性进行分层并给予适当的监护；实施二级预防计划。二级预防必须达到以下目的：完全停止吸烟；改善血脂情况；控制高血压；认识并治疗心理社会功能障碍；改善营养以及形成体力活动的习惯。患者血压控制在<140/90mmHg。如患有糖尿病或慢性肾病，则血压控制在<130/80mmHg，患者LDL-C控制在<100mg/dl。控制BMI在18.5~24.9kg/m^2。控制糖尿病，糖化血红蛋白（HbA1c）应<7%。

2）冠心病患者的危险分层：为保证运动的安全，对患者在运动中可能出现的急性心血管并发症的危险进行分层。根据患者的临床表现和运动试验的结果,将患者分为低危、中危和高危 3 层(表 2-10-3),低危患者运动康复时无须医学监护,中危患者可间断医学监护,高危患者须严格连续医学监护。

表 2-10-3 冠心病患者危险分层

危险分层	运动或恢复期症状及心电图改变	心律失常	再血管化后并发症	心理障碍	左心室射血分数	功能储备(MET)	血肌钙蛋白浓度
低危	运动或恢复期无心绞痛症状或无心电图缺血改变	无休息或运动引起的复杂心律失常	急性心肌梗死(AMI)溶栓血管再通,PCI 或 CABG 后血管再通且无合并症	无心理障碍(抑郁、焦虑等)	>50%	≥7.0	正常
中危	中度运动(5~6.9MET)或恢复期出现心绞痛症状或心电图缺血改变	休息或运动时未出现复杂室性心律失常	AMI、PCI 或 CABG 后无合并心源性休克或心力衰竭	无严重心理障碍	40%~49%	5.0~7.0	正常
高危	低水平运动(<5MET)或恢复期出现心绞痛症状或心电图缺血改变	休息或运动时出现复杂室性心律失常	AMI、PCI 或 CABG 后合并心源性休克或心力衰竭	严重心理障碍	<40%	≤5.0	正常

注:低危指每 1 项都满足时为低危,高危指存在任何 1 项为高危,其余为中危。

3) 运动处方的制订及实施:运动处方的制订需遵循 FITT(frequency,intensity,timing,type)原则。通常情况下建议患者每周运动 3~5 次。每次运动时间达到靶强度的时间至少为 15~20min。运动方式要包括有氧耐力训练和抗阻训练。有氧运动一般选择大肌群的活动,如步行、慢跑、骑自行车等。在选择的时候应考虑患者的职业和休闲活动的需要,以有氧训练为主,抗阻训练为补充。

A. 有氧训练:设定运动强度常用的方法有心率储备法、无氧阈法、目标心率法、自我感知劳累程度分级法。①心率储备法:此法不受药物(β 受体拮抗剂等)的影响,临床上最常用。方法如下:目标心率(次)=(最大心率-静息心率)×运动强度(%)+静息心率。②无氧阈法:无氧阈水平相当于最大摄氧量的 60% 左右。此水平的运动是冠心病患者最佳运动强度,此参数需通过运动心肺试验获得,需一定设备和熟练的技术人员。③目标心率法:在静息心率的基础上增加 20~30 次/min,体能差的增加 20 次/min,体能好的增加 30 次/min。此方法简单方便,但欠精确。④自我感知劳累程度分级法:多采用 Borg 自觉疲劳评分表(6~20 分),通常建议患者在 12~16 分范围内运动(表 2-10-4)。

B. 抗阻训练:冠心病患者康复训练每周应有 2 次的抗阻训练。与有氧运动比较,抗阻运动引起的心率反应性较低,主要增加心脏的压力负荷,从而增加心内膜下血流灌注,获得较好的心肌氧供需平衡。同时提高基础代谢率,增强骨骼肌力量和耐力,改善运动耐力。冠心病的抗阻运动形式多为循环抗阻力量训练,即一系列中等负荷、持续、缓慢、大肌群、多次重复的抗阻力量训练,每次训练 8~10 组肌群,躯体上部和下部肌群可交替训练,每周 2~3 次或隔天 1 次。初始推荐强度:上肢为一次最大负荷量(one repetition maximum,1RM)的 30%~40%,下肢为 50%~80%,注意不要憋气,避免 Valsalva 动作。抗阻运动的时期选择:PCI 后至少 3 周,且应在连续 2 周有医学监护的有氧训练之后进行;心肌梗死或 CABG 后至少 5 周,且应在连续 4 周有医学监护的有氧训练之后进行;CABG 后 3 个月内不应

表 2-10-4 Borg 自觉疲劳评分表

Borg 评分	自觉疲劳程度
6	
7	非常轻松
8	
9	很轻松
10	
11	轻松
12	
13	稍费力
14	
15	费力
16	
17	很费力
18	
19	非常费力
20	

进行中到高强度上肢力量训练,以免影响胸骨的稳定性和胸骨伤口的愈合。

（3）Ⅲ期康复（院外长期心脏康复）

1）目的:该阶段的心脏康复内容与Ⅱ期康复相似,主要目的为巩固Ⅱ期康复成果,控制危险因素,改善或提高体力活动能力和心血管功能,恢复发病前的生活和工作。此期可以在康复中心完成,也可以在社区进行。

2）治疗方案:全面康复方案包括有氧训练、循环抗阻训练、柔韧性训练、医疗体操、作业训练、放松性训练、行为治疗、心理治疗等。有氧训练是最重要的核心。每次训练都必须包括准备活动、训练活动和结束活动。每周总运动量的能量消耗在 700~2 000cal,合适运动量的主要标志:运动时稍出汗,轻度呼吸加快但不影响对话,早晨起床时感舒适,无持续的疲劳感和其他不适感。

3）随访:患者需定期在门诊复诊以便医务人员了解患者康复状况并进行相应的调整,也可以通过电话和网络的途径继续指导患者康复。

（陆　晓）

第二节　慢性充血性心力衰竭

充血性心力衰竭（congestive heart failure,CHF）是指心血管疾病发展至一定的严重程度,心肌收缩力减弱或舒张功能障碍,心输出量减少,不能满足机体组织细胞代谢需要,同时静脉血回流受阻,静脉系统淤血,引发血流动力学、神经体液的变化,从而出现一系列的症状和体征。CHF 可以由多种心脏疾病引起,包括缺血性心脏病、心肌梗死、高血压心脏病、瓣膜性心脏病、心肌病及先天性心脏病等。

【分类】

根据心力衰竭（简称心衰）发生的时间、速度,分为慢性心力衰竭和急性心力衰竭;根据心力衰竭的部位,可分为左心衰竭、右心衰竭和全心衰竭;根据心脏收缩或舒张功能障碍的性质,分为收缩性心力衰竭和舒张性心力衰竭。慢性充血性心力衰竭是以心功能长期障碍（临床上左心衰竭最为常见,次则为全心衰竭,而单纯右心衰竭较少见）导致循环功能衰竭为特征的临床综合征,本节以 CHF 为主进行归纳。

【临床表现】

1. **症状**　心衰的症状主要表现为劳力性呼吸困难或喘息、咳嗽（特别是夜间咳嗽）、体力活动能力显著减退,容易疲劳、心悸,偶伴头晕、胸闷等。由于心衰是严重心脏病的表现,因此症状还包括各种原发心脏疾病的表现。严重时可伴发绀、呼吸急促等。心衰急性发作时可出现端坐呼吸、咳粉红色泡沫样痰等。

2. **体征**　心衰体征包括口唇发绀、颈静脉怒张、下肢凹陷性水肿、肺底部可闻及啰音、心界扩大、心率加快,合并心房颤动时则心律绝对不齐,第三心音奔马律、各种原发心脏疾病的异常心音、肝脾肿大、肝颈逆流征阳性等。部分患者可出现胸水征、腹水征。发作期间肺部可有湿啰音。

3. **辅助检查**　心衰的检查（表 2-10-5）大致分为 3 类。

（1）心脏病病因检查:导致心衰的基础心脏病很多,治疗方法也各不相同,如甲状腺疾病等导致激素水平异常可用激素进行调节;心肌梗死等缺血性心脏病导致心功能低下可考虑血行再建;结节性心肌病可以用免疫抑制剂;缓慢性心律失常可安装起搏器;感染性心内膜炎伴有瓣膜病变的可使用抗生素或外科治疗等,因此心脏病病因的检查非常重要。但是如果对治疗方案的制订没有影响,冠状动脉造影和心肌活检等有创检查不推荐作为常规检查。为明确心衰原因,冠脉检查建议进行 MRI 延迟增强显像、核医学负荷心肌灌注显像以及冠脉 CT;心肺运动负荷试验不仅能根据 ST 段变化反映心肌缺血症状,还能观察运动时的主观症状以评价运动耐量;心脏 MRI 检查可以反映心室射血分数等心功能指标,如果使用造影剂,还能无创性地用于评估心肌缺血、心肌存活及心肌纤维化。

（2）评价心衰的控制情况:①慢性心衰时控制体液平衡很重要,所以应当进行患者宣教,指导患者限制水分摄入和监测体重等。②可疑心衰加重时,应进行血浆 BNP、胸部 X 线及经胸超声心动图等检查。

表 2-10-5　心衰检查

分类	检查项目
心脏病诊断相关的检查	内分泌检查 安静时心电图 经胸超声心动图检查 经食管超声心动图检查 心肺运动负荷试验 冠状动脉造影 心脏 CT 心脏核医学检查 心脏 MRI 心肌活检
评价心衰控制情况的检查	血液检查 血浆 BNP、NT-proBNP 浓度 胸部 X 线 经胸超声心动图检查(多普勒) Swan-Ganz 导管检查
评价心衰严重程度(心衰预后)的检查	血液检查(肾功能、血钠浓度、血中去甲肾上腺素浓度等) 血浆 BNP、NT-proBNP 浓度 评价左心室收缩功能 经胸壁超声心动图检查 心脏核医学检查 心脏 MRI 心肺运动负荷试验

注:BNP 为脑钠肽;NT-proBNP 为 N 端脑钠肽前体;Swan-Ganz 导管为血流导向气囊导管。

（3）评价心衰的严重程度:①心衰代表性预后影响因素包括左心室收缩功能、肾功能、血浆钠离子浓度以及血浆 BNP、NT-proBNP 等。②纽约心脏病学会(New York Heart Association,NYHA)心功能分级是目前应用最广泛且容易理解的分级方法,但缺点是各级间区别不明显,又容易受到患者及医师的主观影响,缺少细化的定量性。③运动负荷试验可以根据摄氧量对患者活动能力进行定量评价。最大摄氧量可通过心肺运动负荷试验进行测定,最大摄氧量用于评估心衰的严重程度,也可用于评价心脏移植适应证。

【诊断】

心衰的诊断是依据综合病因、病史、症状、体征及客观检查而作出的。首先患者应有明确的器质性心脏病的诊断,其次患者由心衰引起的症状和体征则是诊断的重要依据。由于心输出量减少引起的疲乏、无力等症状无特异性;但由左心衰竭肺淤血引起不同程度的呼吸困难、右心衰竭体循环淤血引起的颈静脉怒张、肝大、水肿等症状对诊断心衰具有重要价值。

【治疗】

1. **休息**　根据病情适当安排患者的作息。轻度心衰患者,可限制其体力活动,以保证有充足的睡眠和休息。较严重的心衰者应以卧床休息为主。当心功能改善后,应鼓励患者根据个体情况尽早地逐渐恢复体力活动。对有兴奋、烦躁不安的患者,可酌情给予镇静剂如地西泮、氯氮平等,但对老年或重症患者尤其有肺气肿者应慎用。

2. **控制钠盐摄入**　减少钠盐的摄入,可减少体内水潴留,减轻心脏的前负荷,是治疗心力衰竭的重要措施。

3. **利尿剂**　利尿剂可帮助排出体内潴留的液体,减轻全身各组织和器官的水肿,减少过多的血容量,减轻心脏前负荷。常用的利尿剂包括噻嗪类、袢利尿剂、保钾利尿剂、碳酸酐酶抑制剂等。

4. **肾素-血管紧张素-醛固酮系统抑制剂**　血管紧张素转化酶抑制剂除发挥扩血管的作用以改善心力

衰竭时的血流动力学、减轻淤血症状外,更重要的是降低心衰患者代偿性神经-体液的不利影响,限制心肌内小血管的重塑,以达到维护心肌的功能、推迟充血性心力衰竭的进展、降低远期死亡率的目的。常用药物包括血管紧张素转化酶抑制剂如卡托普利、依那普利、贝那普利等;血管紧张素受体拮抗剂如氯沙坦、缬沙坦、替米沙坦等;醛固酮受体拮抗剂如螺内酯。

5. β受体拮抗剂　尤其是选择性β受体拮抗剂,可对抗心力衰竭患者因交感神经激活引起的不利影响,长期应用可延缓病情进展、减少心衰复发和降低猝死率等。常用药物包括美托洛尔、比索洛尔、卡维地洛等。

6. 正性肌力药　正性肌力药包括洋地黄类、肾上腺素受体兴奋剂和磷酸二酯酶抑制剂等,这些药物均有促进心肌收缩力增强的作用,短期内应用对心力衰竭患者有一定作用。其中洋地黄类有地高辛、毛花苷 C 和毒毛花苷 K 等;肾上腺素受体兴奋剂有多巴胺、多巴酚丁胺等;磷酸二酯酶抑制剂有米立农等。

7. 血管扩张剂　静脉滴注硝普钠或酚妥拉明可以降低肺循环压力,但应注意勿引起低血压;也可舌下含服硝酸甘油或异硝酸山梨醇用以降低肺循环静脉压。

8. 其他处理　其他处理方法包括吸氧、减少静脉回流、应用激素类药物等。

【康复评定】

1. 功能评定

(1) 心衰分期(表 2-10-6)

表 2-10-6　心衰分期

心力衰竭分期	定义
A 期(前心衰阶段)	患者为心衰高危人群,无心脏结构或功能异常,无心衰症状和/或体征
B 期(前临床心衰阶段)	患者已发展成器质性心脏病,但从无心衰症状和/或体征
C 期(临床心衰阶段)	患者有器质性心脏病,既往或目前有心衰症状和/或体征
D 期(难治性终末期心衰阶段)	患者器质性心脏病不断进展,虽积极地内科治疗,但休息时仍有症状,且需要特殊干预

(2) NYHA 心功能分级(表 2-10-7)

表 2-10-7　NYHA 心功能分级

分级	标准
Ⅰ级	有心脏疾病,身体活动不受限的患者,平常的身体活动后也不会感到疲劳、气促(心衰症状)
Ⅱ级	有心脏疾病,身体活动轻、中度受限的患者,安静状态下无症状,平常的活动后即出现心衰症状
Ⅲ级	有心脏疾病,身体活动高度受限的患者,少于平常的活动即可出现心衰症状
Ⅳ级	有心脏疾病,身体活动限制在安静状态或接近安静状态的患者,安静状态下或者轻微的身体活动即出现心衰症状

2. 心衰患者运动适应证和禁忌证　据统计,心衰患者运动相关的死亡风险约为 1/60 000h。运动康复对于高交感活性的心衰患者更是存在一定风险。因此,必须严格把握慢性心衰患者运动的康复适应证与禁忌证。NYHA 心功能分级中Ⅰ～Ⅲ级的稳定性心衰患者均应考虑接受运动康复。参照 2011 年欧洲心血管预防与康复学会和心力衰竭协会共同发布的共识中所列慢性心力衰竭患者运动试验和训练禁忌证。

对于符合运动康复标准的心衰患者必须按表 2-10-8 进行危险分层,表 2-10-8 根据 2013 年美国心脏协会(American Heart Association,AHA)运动试验和训练标准进行总结,以判断运动中是否需要心电图监测、血压监测及监测次数,争取以最小风险取得最大获益。

表 2-10-8　美国心脏协会危险分层标准

危险级别	NYHA 心功能分级	运动能力	临床特征	监管及心电图、血压监护
A	Ⅰ级	>6MET	无症状	无须监管及心电图、血压监护
B	Ⅰ级或Ⅱ级	>6MET	无心力衰竭表现,静息状态或运动试验≤6MET 时无心肌缺血或心绞痛,运动试验时收缩压适度升高,静息或运动时出现阵发性或持续性室性心动过速,具有自我调节运动强度能力	只需在运动初期监管及心电图、血压监护
C	Ⅲ级或Ⅳ级	<6MET	运动负荷<6MET 时发生心绞痛或缺血性 ST 段压低,收缩压运动时低于静息状态,运动时非持续性室性心动过速,有心搏骤停史,有可能危及生命	整个运动过程需要医疗监督指导和心电图及血压监护,直至确立安全性
D	Ⅳ级	<6MET	失代偿心力衰竭,未控制的心律失常,可因运动而加剧病情	不推荐以增强适应为目的的活动,应重点恢复到 C 级或更高级,日常活动需根据患者评估情况由医师确定

（1）适应证

1）运动试验适应证:临床症状稳定 2 周以上的慢性心衰患者。

2）运动训练适应证:NYHA 心功能分级 Ⅰ~Ⅲ级的稳定性心衰患者。

（2）禁忌证

1）运动试验禁忌证:①急性冠脉综合征早期(2 天内);②致命性心律失常;③急性心力衰竭(血流动力学不稳定);④未控制的高血压;⑤高度房室传导阻滞;⑥急性心肌炎和心包炎;⑦有症状的主动脉狭窄;⑧严重梗阻性肥厚型心肌病;⑨急性全身性疾病;⑩心内血栓。

2）运动训练禁忌证:①近 3~5 天静息状态进行性呼吸困难加重或运动耐力减退;②低功率运动负荷出现严重的心肌缺血(<2MET,或<50W);③未控制的糖尿病;④近期栓塞;⑤血栓性静脉炎;⑥新发心房颤动或心房扑动。

（3）心衰患者运动训练可增加风险的因素:①过去 1~3 天内体重增加>1.8kg;②正接受间断或持续的多巴酚丁胺治疗;③运动时收缩压降低;④NYHA 心功能分级Ⅳ级;⑤休息或劳力时出现复杂性室性心律失常;⑥仰卧位时静息心率≥100 次/min;⑦先前存在合并症而限制运动耐力。

3. 6 分钟步行试验　该试验测定心衰患者 6min 内可完成的步行距离,是一种能简便评定心衰患者运动耐力的试验,主要用于不适用步行平板或功率性自行车进行运动负荷试验的患者。该试验使用长 30m 的水平封闭走廊,患者按要求尽可能地持续行走,6min 内尽可能走长的距离,最终用步行的距离定量评定患者的运动能力。该试验适合中、重度心衰患者,可重复进行试验,更适合于无条件完成心肺运动试验的基层医院。详见本章第一节。

4. 心肺运动试验　在对慢性心力衰竭患者实施运动康复前,应遵循 AHA 声明常规进行运动试验。心肺运动试验(CPET)是运动试验的一种形式,综合应用呼吸气体监测技术、计算机技术和活动平板或踏车技术,实时检测在不同负荷条件下,机体氧耗量和二氧化碳排出量的动态变化。该试验能客观定量评价心脏储备功能和运动耐力,是评定心衰患者心脏功能的金标准,也是制订心衰患者运动处方的依据。具体试验方法见本章第一节。

慢性心力衰竭患者的 CPET 的反应,常常是减少的 VO_2,无氧阈下的 VO_2 小于峰值耗氧量预计值的 40%,峰值氧脉搏<85% 的峰值预计值并常伴有平台出现,VE/VCO_2 斜率增加,氧摄取效率斜率(OUES)减小,呼吸储备增加,血氧饱和度正常。VE/VCO_2 斜率≥45.0 且 VO_{2peak}<10.0ml/(kg·min),预示患者未来 4 年内的预后特别差(表 2-10-9)。

表 2-10-9　心衰患者 CPET 参数与预后分层

VE/VCO$_2$ 斜率	VO$_{2peak}$/(ml·kg^{-1}·min^{-1})	VE/VCO$_2$ 斜率	VO$_{2peak}$/(ml·kg^{-1}·min^{-1})
通气分级 Ⅰ：<30.0	Weber 运动心功能 A 级：>20.0	通气分级 Ⅲ：36.0～<45.0	Weber 运动心功能 C 级：10.0～<16.0
通气分级 Ⅱ：30.0～<36.0	Weber 运动心功能 B 级：16.0~20.0	通气分级 Ⅳ：≥45.0	Weber 运动心功能 D 级：<10.0

5. 生活质量评定　生活质量(QOL)强调生活的满足感、幸福感，不仅包括生活的量，还包括生活的质。生活的质可理解为由身体健康度、躯体功能、性功能、躯体症状、药物等所引起的症状、情绪、认知、社会功能、日常生活活动、自立性、满足度、幸福感、生活水平等，因为其受各种因素影响，所以是一个综合性的复杂概念。QOL 的改善不只是心血管疾病，也是所有疾病康复的最大目的之一。

心脏康复领域最常用的健康相关 QOL 的评估方法是 SF-36。SF-36 由生理功能(physical functioning, PF)、生理职能(role physical, RF)、躯体疼痛(bodily pain, BP)、一般健康状况(general health perceptions, GH)、精力(vitality, VT)、社会功能(social functioning, SF)、情感职能(role emotional, RE)和精神健康(mental health, MH)8 个分量表组成。这 8 个分量表各有侧重，被归纳成生理方面的 QOL 概要评分(physical component summary, PCS)、精神方面的 QOL 概要评分(mental component summary, MCS)、职能/社会方面的 QOL 概要评分(role/social component summary, RCS)。8 个分量表也可单独使用。

SF-36 是不限定疾病的综合性量表，可对特定疾病患者同时使用特殊量表和 SF-36，或者是使用各种疾病特有的 HRQL 评价量表。心血管系统疾病的代表性 HRQL 评价量表是针对心衰患者的明尼苏达心力衰竭生活质量问卷(Minnesota Living with Heart Failure, MLHF)。MLHF 由 21 个问题组成，内容是评估关于最近 4 周因心衰导致日常生活受到的影响。在心血管疾病领域较常用的代表性 QOL 问卷有疾病影响问卷(Sickness Impact Profile；自己填写或面谈，136 项，需要时间为 30min)、MacMaster 健康指数调查问卷(MacMaster Health Index Questionnaire；自己填写，45 项，所需时间为 20min)、Nottingham 健康量表(Nottingham Health Profile；自己填写，45 项，所需时间为 10min)等。

【康复治疗】

心衰患者康复治疗的主要目的是在药物治疗的基础上应用运动疗法，尽可能减轻呼吸困难症状、延长寿命、提高生活质量，并保持一定的社会交往和工作能力。康复治疗可以降低心衰患者的安静心率和亚极量运动时的心率，改善通气功能，改善运动肌肉的血流量，提高最大摄氧量(提高 18%~25%)、运动耐力(提高 18%~34%)和无氧阈，改善与运动有关的症状、体力活动能力及生活质量，延长生存期。

1. 治疗原理

(1) 改善骨骼肌失健：大肌群的节律性运动可改善骨骼肌代谢、增加毛细血管数量(密度)、提高骨骼肌肌氧化活性、提高骨骼肌收缩效率，使运动时血液循环效率提高，相对减轻对心脏射血的要求。

(2) 改善自主神经功能：长期训练使血液中儿茶酚胺的浓度下降、交感神经兴奋性下降、心率减慢、心肌耗氧下降，从而有利于心功能的改善。

(3) 改善内脏功能：腹式呼吸训练有利于对肝脏、脾脏的按摩，减少内脏的淤血。

(4) 改善血液流变学：减少静脉血栓的形成和预防肺炎。

(5) 改善运动能力：最大摄氧量明显提高，安静时和亚极量运动时心率降低，下肢最大血量和动静脉氧差增大，血管阻力下降，亚极量运动时骨骼肌乳酸生成明显降低，运动耐力提高。

2. 临床应用

(1) 适应证：康复治疗适用于稳定性慢性心力衰竭患者，NYHA 心功能 Ⅰ~Ⅲ级的患者。

(2) 禁忌证：康复治疗不适用于不稳定性心脏病、合并发热性疾病、急性左心功能不全、运动中血压下降和恶性心律失常、合并栓塞、肺炎等的患者。原发疾病禁忌活动者均应列入禁忌范畴。

3. 康复方案　康复治疗包括运动、心理、营养、教育，以及针对原发疾病的治疗。

(1) 制订运动处方：根据心衰患者的实际情况制订个体化的运动处方，主要是有氧运动。早期的康复治疗还包括呼吸运动、坐位及放松运动，具体方法与心肌梗死的康复治疗方法相似。

运动处方的要素包括运动种类、运动强度、运动时间和频率，其中运动强度是制订运动处方的重要内容,直接关系运动的安全性和有效性。慢性心力衰竭患者运动具有一定的危险性,掌握合适的运动强度更是制订及执行心衰患者运动处方的关键。

1）有氧运动方式:有氧运动是指人体在氧气充分供应的情况下进行的训练。即在运动过程中,人体吸入的氧气与需求相等,从而达到生理上的平衡状态。简单来说,有氧运动是指大肌群、动力性、周期性运动。运动时间较长（约30min或以上）,运动强度在中等或中上的程度（最大心率值的60%~80%）。有氧运动种类包括走路、踏车、游泳、骑自行车等。

2）有氧运动强度

A. 以心率为标准确定运动强度:心衰患者的运动目标心率从50%~60%最大心率（heart rate max, HRmax）开始。此外,心率储备法是按照HRR（HRR=HRmax-静息心率）的百分数开具处方,范围为40%~70% HRR,多为60%~70% HRR。以60% HRR为例,运动时目标心率=（最大心率-静息心率）×60%+静息心率。针对中国慢性心力衰竭患者,建议从40% HRR开始逐步递增。

B. 以VO_{2peak}为标准确定运动强度:该标准范围为50%~80% VO_{2peak}不等。其中70%~80% VO_{2peak}最为常用。对一些体力衰弱或起初不适应有氧运动的患者可选择60%~65% VO_{2peak}。针对中国慢性衰竭患者,建议从50% VO_{2peak}开始逐步递增。

C. 以AT为标准确定运动强度:该方法同样安全有效。沈玉芹等以AT前10W（J/s）为标准制订运动处方,对慢性心力衰竭患者进行了3个月运动康复,安全有效。针对中国慢性心力衰竭患者,推荐以AT为标准的运动强度。

D. 主观用力程度分级（RPE）:是衡量运动强度十分有效的指标,推荐RPE 10~14。

根据VO_{2peak}或AT制订运动强度的方法,按照1MET=3.5ml/（kg·min）换算得到MET。MET是心脏康复中极为重要的指标,是把运动试验结果与实际生活中的各种活动定量联系起来的唯一方法。从而可以为患者开出合适的运动处方。如以2mile/h（1mile=1 609.344m）的速度行走,运动强度则达到2.5MET。

3）训练方法:训练方法分为连续有氧运动和间歇有氧运动2种。连续有氧运动步骤为热身运动→运动→整理运动,运动阶段平稳进行。间歇有氧运动步骤为热身运动→运动→整理运动,运动阶段呈运动、间歇、运动、间歇交替。连续有氧运动和间歇有氧运动均可增加VO_{2peak},但是间歇运动可以提高最大无氧能力。因此间歇有氧运动更安全,可在运动训练早期采纳。间歇有氧运动强度分高强度与低强度,根据患者的运动能力选择。

高强度间歇有氧运动可在踏车上进行,步骤:①先做5~10min热身运动;②然后4min有氧运动（90%~95% VO_{2peak}）;③然后3min间歇（低强度）;④最后5~10min整理运动。低强度间歇有氧运动可在功率自行车上进行,强度为50%峰值运动负荷（峰值运动负荷由运动试验测得）,运动时间/间歇时间比不等,可为30s/60s、20s/90s和10s/80s,可把运动初期的3组运动强度降低,以作热身运动。

4）训练时间:运动训练开始时应该为5~10min,每运动2~4min,间隔休息1min。运动时间可以按1~2min的节奏逐渐增加,直到30~40min。运动采用小强度,负荷的增加应该小量、缓慢。过快地增加负荷可明显降低患者对运动的耐受性。开始训练时运动时间过长往往产生过度疲劳。

5）运动程序:包括准备活动时间、主运动时间及结束活动时间。准备活动与结束活动时间必须充分,最好不少于10min,以防止发生心血管意外。针对体力衰弱的慢性心力衰竭患者,建议延长热身运动时间,通常为10~15min,主运动时间为20~30min。有些患者的活动量很小,持续活动的总时间只有数分钟,运动中心率增加不超过20次/min,可以不要专门的准备和放松活动。

（2）抗阻运动可作为有氧运动的有效补充:抗阻运动训练不加重左心室重构,而可改善肌肉收缩力,可更好地提高心衰患者的亚极量运动耐力。抗阻运动训练可直接改善心衰患者骨骼肌超声结构的异常和神经-肌肉功能,而并非简单增加肌肉体积。有研究证实有氧运动与抗阻运动结合可增加运动康复效果。危险级别为B级和C级的心衰患者经过3~4周有氧运动后建议进行抗阻运动,几周至数月内逐渐增加运动训练强度,上肢从40%单次运动完成的最大负荷量（1RM）增加至70% 1RM,下肢从50% 1RM增加至70% 1RM。

建议分3阶段对心衰患者进行抗阻训练。①第1阶段为指导阶段,主要是掌握正确方法,提高患者肌肉间协调性。②第 2 阶段为抗阻/耐力训练阶段,提高患者局部有氧耐力和肌肉间的协调性。③第 3 阶段为力量训练阶段,提高患者肌肉的体积和肌肉间的协调性。具体运动强度、重复次数、训练频次(表 2-10-10)。

表 2-10-10　慢性稳定性心力衰竭患者抗阻/耐力训练

训练阶段	强度	重复次数/次	频率/(次·周$^{-1}$)
指导阶段	<30% 1RM,RPE<12	5~10	2~3
抗阻/耐力训练阶段	30%~40% 1RM,RPE 12~13	12~25	2~3
力量训练阶段	40%~60% 1RM,RPE<15	8~15	2~3

在不具备抗阻运动训练特殊器械情况下,可采用哑铃、杠铃、弹力带等简单易行的方法代替。

(3) 呼吸肌训练:CHF 呼吸肌衰竭是呼吸困难的关键因素之一,选择性的呼吸肌训练有助于改善由于呼吸限制运动能力的心脏病患者的运动功能。进行抗阻呼吸训练可以提高膈肌耐力,增加氧化酶和脂肪分解酶活性。呼吸肌训练和力量训练后,呼吸肌耐力增加、最大持续肺通气能力提高、肺活量提高、呼吸肌肌力明显提高、亚极量和极量运动能力明显提高、日常生活中的呼吸困难改善。呼吸肌训练的方法包括主动过度呼吸、吸气阻力负荷和吸气阈负荷。吸气阻力负荷是最常用的方法,即采用小口径呼吸管或可调式活瓣的方式增加呼吸阻力。

(4) 心功能分级和运动水平

1) Ⅰ级:患者平时无自觉症状,可适应一般体力活动,仅在剧烈运动或过度疲劳时才有心悸和呼吸困难。最大持续活动水平为 50cal(1cal=4. 184 0J),间断活动时为 66cal,最大 MET 为 6.5,主观劳累计分在 13~15。可采用上述所有活动方法。

2) Ⅱ级:患者轻度活动无不适,一般活动时出现心悸、疲劳和呼吸困难。心脏常有轻度扩大。最大持续活动水平为 25cal,间歇活动时为 40cal,最大 MET 为 4.5,主观劳累计分为 9~11。可采用上述各种方法,但活动强度应明显较小,活动时间不宜过长,活动时的心率增加一般不超过 20 次/min。

3) Ⅲ级:患者轻度活动时迅速出现心悸和呼吸困难,心脏中度增大,下肢水肿。最大持续活动水平为 20cal,间歇活动时为 27cal,最大 MET 为 3.0,主观用力计分为 7。以静气功、腹式呼吸、放松疗法为宜,可做不抗阻的简单四肢活动,活动时心率增加不超过 10~15 次/min。每次运动的时间可以达到 30min,至少每周活动 3 次。

4) Ⅳ级:患者静息时有呼吸困难和心悸,心脏明显增大,水肿明显。最大持续活动水平为 15cal,间歇活动时 20cal,最大 MET 为 1.5。只做静气功、腹式呼吸和放松疗法之类不增加心脏负荷的活动。可做四肢被动活动。活动时心率和血压一般应无明显增加,甚至有所下降。世界卫生组织提出可以进行缓慢的步行,每次 10~15min,1~2 次/d,但必须无症状。

(5) 注意事项

1) 运动处方制订要特别强调个体化原则。要充分意识到心衰患者心力储备能力已经十分有限,避免造成症状急性加重。

2) 在考虑采用运动训练之前应该进行详尽的心肺功能和药物治疗的评定。

3) 活动时应强调动静结合、量力而行,不可引起不适或症状加重,禁忌剧烈运动,并要有恰当的准备和结束活动。

4) 活动必须循序渐进,并要考虑环境因素对活动量的影响,包括温度、场地、衣着等。避免在过热(>27℃)或过冷(<18℃)时训练。

5) 避免情绪性高的活动,如有一定竞赛性质的娱乐活动。

6) 治疗时需有恰当的医学监护,当患者出现疲劳、心悸、呼吸困难以及其他症状时应暂停活动,并查明原因。

7) 严格掌握适应证,特别注意排除不稳定性心脏病患者。

8）运动疗法只能作为综合治疗的一部分,而不能排斥其他治疗。

（6）运动处方的实施:分3阶段实施运动康复方案。①第1阶段在心电图、血压等监护下进行,多在医院完成,也可远程监护。②第2阶段须在医务人员指导下进行,包括运动康复知识的培训、营养指导、疾病知识的培训及让患者了解依从性的重要性,可以在医院进行。③第3阶段为家庭运动计划,如果成功完成前两阶段运动训练,未出现任何负面事件,安全性便已确立,可制订家庭运动计划,电话随访或门诊随访。

4. 运动处方效果判断　①可根据 CPET 判断心衰患者心肺储备功能及运动耐力改善情况,同时可根据 CPET 结果调整运动处方;②可根据临床随访结果判断运动处方对临床终点事件的影响;③可根据心脏超声心动图评判运动处方对左心室重构的影响;④可根据情绪量表及生活质量量表评估运动处方对患者情绪及生活质量的影响。

（陆　晓）

第三节　糖　尿　病

糖尿病(diabetes mellitus)是以高血糖为特征的内分泌代谢性疾病,是由于胰岛素分泌和/或作用缺陷所引起的碳水化合物、蛋白质脂肪代谢紊乱,可造成多系统损害。

【分型】

糖尿病根据病因学证据分为4大类,即1型糖尿病、2型糖尿病、妊娠糖尿病和特殊类型糖尿病。1型糖尿病为胰岛素分泌的绝对缺乏;2型糖尿病为胰岛素抵抗和胰岛素代偿反应不足;妊娠糖尿病是在妊娠期间被诊断为糖尿病或糖调节异常,不包括已经被诊断为糖尿病患者妊娠时的高血糖状态;特殊类型糖尿病是病因学相对明确的高血糖状态。

部分患者仅表现血糖升高但未达到糖尿病诊断标准,空腹血糖、餐后2h血糖或服糖后2h血糖介于正常与糖尿病诊断标准之间,称为糖调节受损(impaired glucose regulation,IGR),包括空腹血糖受损(impaired fasting glucose,IFG)和糖耐量受损(impaired glucose tolerance,IGT)2种情况。

【病因】

糖尿病是遗传因素与环境因素共同作用的结果。1型糖尿病的发病因素包括遗传、病毒感染、化学毒性物质、饮食因素和自身免疫;2型糖尿病的发病因素包括遗传、老龄化、现代生活方式、营养过剩体力活动不足、子宫内环境以及应激、化学毒物等。

【临床表现和诊断标准】

1. 代谢紊乱综合征　代谢紊乱综合征表现为"三多一少",即多尿、多饮、多食、体重减轻。1型糖尿病患者常有明显症状,2型糖尿病患者多因疲乏无力、视物模糊、皮肤瘙痒及慢性并发症而就诊发现,也可在体检或因其他疾病就诊化验时发现。

2. 并发症和伴发疾病

（1）急性并发症指糖尿病酮症酸中毒、高血糖高渗状态和感染。

（2）慢性并发症可遍及全身各重要器官,包括大血管病变、微血管病变、神经病变和糖尿病足等。

3. 诊断标准　糖尿病诊断是基于空腹血糖(FPG)、任意时间的血糖值或口服葡萄糖耐量试验(OGTT)中2h血糖值(2h PG)。空腹指至少8h内无任何热量摄入;任意时间指一天内任何时间,无论上一次进餐时间及食物摄入量。患者常同时具有糖尿病症状,即多尿、烦渴多饮和难以解释的体重减轻。

FPG:3.9～6.1mmol/L(70～108mg/dl)为正常;>6.1～6.9mmol/L(110～125mg/dl)为IFG;≥7.0mmol/L(126mg/dl)应考虑糖尿病。

OGTT:2h PG<7.8mmol/L(139mg/dl)为正常糖耐量;7.8～<11.1mmol/L为IGT;≥11.1mmol/L(200mg/dl)应考虑糖尿病(表2-10-11)。

表 2-10-11　糖尿病诊断标准

单位:mmol/L

诊断标准	静脉血浆葡萄糖水平
1. 糖尿病症状加随机血糖 或	≥11.1
2. 空腹血糖(FPG) 或	≥7.0
3. OGTT 2h 血糖	≥11.1

注:需再一次予以证实。随机血糖指不考虑用餐时间,一天中任意时间的血糖,不能用来诊断 IFG 或 IGT。

【康复评估】

糖尿病的康复评估根据国际功能、残疾和健康分类(ICF),可分为功能障碍、活动受限、参与受限3个层面(表2-10-12)。

表 2-10-12 糖尿病的康复评估

ICF 分类	障碍	评估方法	评估目的和项目
功能障碍	视力障碍	视力、视野、眼压、眼底检查	白内障、青光眼及网膜病的诊断和治疗经过的把握
	肾功能障碍	尿液检查、血液生化检查(肌酐、血尿素氮、血清钠、白蛋白等)、肾功能检查、肾活检	肾病的诊断、肾病严重程度的判断
	神经障碍	问诊、腱反射、感觉测试、振动觉、神经传导速度	知觉异常、直立性低血压,或有排尿障碍的症状、消化道症状等,末梢神经症的诊断,自律神经症的诊断
	循环系统障碍	血压测定、心电图、胸部 X 片、超声心动图、血流测定	高血压的诊断、冠心病、心律失常、心功能不全的有无、闭塞性动脉硬化症的诊断
活动受限	ADL 障碍	BI、FIM	治疗计划的制订及训练效果的判断
	步行障碍	步行速度、步行距离、异常步态有无	步行能力的判断、判断下垂足装具的适应性
	自我管理能力低下	自己注射、自我血糖测定、手法的检查	伴有视力障碍、神经障碍、脑血管障碍者自我管理方法的再设定
参与受限	参与能力受限	生活质量评定、劳动力评定和职业评定	生活质量、劳动、就业和社会交往等能力的评估

【康复治疗】

糖尿病康复治疗强调早期治疗、长期治疗、综合治疗及治疗措施个体化。目的在于减轻糖尿病症状,预防和延缓并发症的发生、发展,提高糖尿病患者的生活质量,以及降低死亡率。糖尿病治疗的5个要点为医学营养治疗、运动治疗、药物治疗、血糖监测和糖尿病教育。

1. **医学营养治疗** 任何糖尿病及糖尿病前期患者都需要接受个体化的医学营养治疗,依据自身情况制订基于治疗目标和效果的营养处方。糖尿病患者的饮食应该严格控制每日总热量和卡路里的摄取量,合理搭配三大营养素,保证维生素及电解质摄取,保持有规律饮食时间并终身维持。

2. **运动治疗** 运动是糖尿病治疗中重要的因素,有助于改善糖尿病患者胰岛素的敏感性,改善血糖、血压和血脂;帮助患者减轻并保持体重、促进身体脂肪有益的重新分布、减轻心血管危险因素。因此,运动应当作为一种治疗处方给糖尿病患者。

(1) 运动康复适应证:①非显著高血糖的非胰岛素依赖型糖尿病、IGT、单纯性肥胖和无并发症的糖尿病患者;②有微量白蛋白尿、无眼底出血的单纯性视网膜病、无明显自律神经障碍等轻度并发症者;③无酮症酸中毒的胰岛素依赖型糖尿病患者。

(2) 运动康复禁忌证:①FPG>16.7mmol/L(300mg/dl);②糖尿病酮症酸中毒;③增殖性视网膜病;④肾病(肌酐>1.768μmol/L);⑤严重心脑血管疾病(不稳定型心绞痛、严重心律失常、血压超过 180/120mmHg、一过性脑缺血发作等);⑥合并急性感染;⑦低血糖症及血糖波动过大。

(3) 运动处方的制订:运动处方包括运动类型、运动强度、运动持续时间和运动频率等。糖尿病患者执行运动处方时应基于每个人的健康程度和平时的运动习惯。

1) 运动类型:推荐每次 20~60min 的有氧运动,以中、低强度的节律性运动为好,可选择步行、慢跑、骑自行车、游泳等,以及全身肌肉都参与活动的中等强度的有氧体操,如医疗体操、健身操、木兰拳、太极拳等。还可适当选择娱乐性球类活动,如门球、保龄球、羽毛球等。其中步行是目前国内外最常采用的运动方式,应作为首选。有氧耐力训练和力量性训练也是糖尿病患者运动方式的良好选择,完善的力量性练习方案可以动员全身更多的肌群参与运动。2 型糖尿病患者的最佳运动方案为有氧耐力训练与间歇力量性训练相结合,尤其对于血糖控制不良的患者。

2）运动强度:运动强度应根据患者的治疗目标量身定制。2 型糖尿病患者运动时的运动强度以中等强度较为适宜,对于有氧运动来说合理的强度应该是其最大摄氧量的 50%~85%,身体状况欠佳的患者应从最大摄氧量的 40%~50% 开始。运动时的运动强度直接关系 2 型糖尿病和肥胖糖尿病患者的锻炼效果,应注意区别对待。运动强度较低的运动,能量代谢以利用脂肪为主;运动强度中等的运动,则有明显的降低血糖和尿糖的作用。肥胖糖尿病患者运动时以较低的运动强度为好,即相当于最大摄氧量的 40%~50% 或(220-年龄)×(50%~60%)最大心率,以利于体内脂肪的利用和消耗。

3）运动持续时间:开始阶段可以稍短,5~10min/次,以后随机体对运动的逐步适应,视患者身体条件的不同逐渐延长。每次运动前应进行 5~10min 的准备活动,运动后进行至少 5min 的放松活动。运动中有效心率的保持时间必须达到 10~30min。由于运动时间和运动强度影响运动量的大小,所以当运动强度较大时,运动持续时间应相应缩短;强度较小时,运动持续时间则适当延长。对于年龄小、病情轻、体力好的患者,可采用前一种较大强度、短时间的配合;而年老患者和肥胖者采用运动强度较小、持续时间较长的运动较为合适。

4）运动频率:每周 3~4 次为佳,如果每次的运动量较大,可间隔 1~2 天,但不要超过 3 天。如果每次运动量较小且患者身体允许,则每天坚持运动 1 次最为理想。

（4）运动疗法注意事项:必须在严格控制饮食的基础上实施运动治疗,最好在餐后 1~3h 内实施运动锻炼;运动前胰岛素或口服降血糖药减量;胰岛素注射部位原则上以腹壁脐旁为好,避开运动肌群,以免加快该部位的胰岛素吸收从而诱发低血糖;运动疗法以集体教育指导效果为佳,要循序渐进、持之以恒、养成终身运动的习惯;患者要定期测量体重、体脂量、肌力,以及血糖和血脂等代谢指标,以评价运动疗法的效果。

（5）运动中特殊情况的处理:糖尿病血管并发症包括大血管和微血管并发症。前者主要指累及心脏、大脑、肢体等处的大血管,如冠心病、糖尿病性心肌病、高血压、脑血管疾病及闭塞性动脉硬化症等。糖尿病合并心血管疾病并非运动的绝对禁忌证,但应尽可能在有监督的心脏康复计划下进行运动。对于糖尿病合并自主神经病变的患者应先判断其是否适合进行运动治疗,并且运动的实施应在专业人员的指导和监督下进行。

此外,运动治疗过程中应对治疗药物进行相应的调整。本着血糖"宁高勿低"的原则,以避免低血糖事件为首要原则。对于脆性糖尿病,由于运动的生理效应和患者的异常血糖反应相互叠加,对偶发血糖反应异常的患者,可以进行临床观察,暂不作特别处理;对频发血糖反应异常的患者,建议其首先去糖尿病诊疗中心就诊,积极寻找及消除引起血糖反应异常的原因。

3. 药物治疗　糖尿病的治疗药物包括调血糖药物和胰岛素及其类似物。1 型糖尿病患者和妊娠糖尿病患者需要胰岛素及其类似物治疗;2 型糖尿病患者调血糖药物包括有磺酰脲类促泌剂、非磺酰脲类促泌剂、双胍类、噻唑烷二酮类、α 糖苷酶抑制剂、肠促胰高血糖素样肽 1 类似物及二肽基肽酶Ⅳ抑制剂等。部分 2 型糖尿病患者往往也需要用胰岛素治疗。

4. 血糖监测　对于胰岛素注射次数少、仅采用口服药物或医学营养治疗的患者,自我检测血糖有助于治疗成功;每日多次胰岛素注射或采用胰岛素泵治疗的患者,应该进行每天至少 3 次的自我血糖检测。

5. 糖尿病教育　糖尿病患者自被确诊糖尿病之日起就需要按照国家标准对其进行糖尿病自我管理教育。教育措施包括制订个体化的教育计划、培训教育团队、设置多样化的教育场所、对患者进行评估、制订教育的内容和方法、评价教育的成效并提高教育效率。

（陆　晓）

第四节　慢性阻塞性肺疾病

慢性阻塞性肺疾病(chronic obstructive pulmonary disease,COPD)简称慢阻肺,是一种常见的、可以预

防和治疗的疾病,其特征是持续存在的呼吸系统症状和气流受限,通常与显著暴露于有害颗粒或气体中引起的气道和/或肺泡异常有关。

【标准】

1. 慢性阻塞性肺疾病全球策略 慢性阻塞性肺疾病全球倡议(Global Initiative for Chronic Obstructive Lung Disease,GOLD)成立于1998年,自其2001年制订第1版《慢阻肺诊断治疗和预防的全球策略》以来,就成为指导全球多个地区有关COPD诊疗的依据,且每年都会更新。2019年修订版相较于GOLD 2018最重要的改变是在慢阻肺稳定期章节增加了慢阻肺初始药物治疗方案和随访期药物调整策略,并强调了可将嗜酸性粒细胞作为慢阻肺患者吸入激素治疗获益的生物标志物。2019年11月5日发布的GOLD 2020主要变化:改进了非药物治疗措施;增加了嗜酸性粒细胞作为评价吸入性糖皮质激素受益的生物标志物更多的信息;明确了对COPD急性加重的诊断。此外,GOLD 2020不再提及哮喘和COPD重叠(ACO),而是强调哮喘和COPD是不同的疾病,尽管它们可能具有一些共同的特征和临床特征(如嗜酸性粒细胞增多症,具有一定程度的可逆性)。

2. 肺康复 南美国胸科学会(ATS)/欧洲呼吸学会(ERS)将肺康复定义为:肺康复是一种针对慢性呼吸系统疾病患者的、基于证据的、多学科的、综合性的干预方法。患者有临床症状,并且通常伴有日常活动的下降。在患者的个体化治疗中加入肺康复,旨在通过稳定或者逆转疾病的系统损害,以达到减轻临床症状、优化功能状态、增加参与度以及减少健康护理费用。综合肺康复项目包括患者评估、运动训练、健康教育和心理社会支持。

1997年美国胸科医师学会(ACCP)/美国心肺康复学会(ACCVP)发表了第1个肺康复(Pulmonary Rehabilitation,PR)指南,2007年ACCP/ACCVP对指南进行了更新,对于肺康复的推荐总结如下(表2-10-13)。

表2-10-13 2007 ACCP/ACCVP肺康复指南推荐总结

推荐内容	推荐级别
下肢肌肉的运动锻炼方案是COPD患者肺康复项目的必须组成部分	1A
肺康复可以改善COPD患者的呼吸困难症状	1A
肺康复可以改善COPD患者的健康相关的生命质量	1A
肺康复可以减少COPD患者的住院天数以及其他医疗服务的使用	2B
COPD患者的肺康复性价比高	2C
肺康复改善COPD患者的生存率的证据不充分	未推荐
COPD患者应用综合性肺康复方案可获得心理社会方面的益处	2B
6~12周的肺康复可从多方面受益,该受益在12~18个月内逐渐下降	1A
一些获益,如健康相关的生命质量的改善在12~18个月后仍优于对照组	1C
长期的肺康复项目(12周)将获得比短期肺康复更持续的益处	2C
肺康复后的维持策略对于长期结局有一定的效果(注:患者对肺康复的长期参与是未来一个非常重要的议题。少部分接受基于社区的锻炼维持计划的患者会接受并坚持长期康复)	2C
高强度的下肢运动锻炼对COPD患者的生理获益比低强度锻炼更大	1B
低强度和高强度的运动锻炼均可使COPD患者获得临床方面的益处	1A
在肺康复项目中增加力量训练可增加肌力和肌肉量	1A
目前的科学证据不支持COPD患者在肺康复中常规使用合成代谢类药物	2C
非支持性的上肢耐力训练对COPD患者有益,应纳入肺康复项目(注:已证实非支持性上肢训练可改善上肢训练能力、减少上肢活动时的通气量和摄氧量。暂时无法确定最佳的上肢训练方式)	1A
科学证据不支持将吸气肌锻炼作为肺康复的必要组成部分常规应用	1B

续表

推荐内容	推荐级别
患者教育应该作为肺康复的一部分,其内容应包括关于合作性的自主管理和对于慢阻肺加重的预防和处理知识	1B
极少有证据支持将心理干预作为单一的治疗手段	2C
严重的活动性低氧血症患者进行肺康复期间应辅助氧疗	1C
无活动性低氧血症的患者高强度运动时进行氧疗可能改善患者的运动耐量	2C
严重 COPD 患者运动锻炼时辅助无创通气可额外适度获益	2B
目前尚无充足的证据支持在 COPD 患者肺康复的过程中常规进行营养补充	未推荐
除 COPD 外,肺康复也有益于一些其他慢性呼吸系统疾病的患者	1B

【病因】

1. **吸入有毒气体或颗粒**　吸入因吸烟、生物燃料所引起的室内被污染的空气、长期暴露于职业性粉尘和化学烟雾环境、生活在室内外空气被污染的地方等。

2. **遗传性 α_1 抗胰蛋白酶缺乏**　遗传性 α_1 抗胰蛋白酶缺乏是最重要的易感危险因素。

3. **感染**　儿童期严重的呼吸道感染与成年后肺功能的下降及呼吸道症状有关。既往肺结核病史与40 岁以上成人气流受限相关。

4. **其他**　任何可能影响胚胎和幼儿肺部发育的原因,如低体重儿、呼吸道感染等,也是潜在可导致慢阻肺的危险因素。

【发病特点】

1. 主要临床表现有呼吸困难、慢性咳嗽、慢性咳痰等症状。

2. 好发于 40 岁以上的人群,特别是有慢阻肺家族史的人群。

3. 呼吸困难渐进性(随着时间加重),典型表现为劳力时加重,并持续存在。

4. 慢性咳嗽、间歇性咳嗽、干咳或咳痰。

5. 危险因素暴露史,如吸烟、吸入烹饪或取暖燃料产生的烟雾、吸入职业性粉尘和化学物质。

6. 肺功能检查是确诊慢阻肺的必备条件,应用支气管舒张剂后,$EV_1/FVC<70\%$ 表明患者存在持续性气流阻塞,即慢阻肺。

【发病机制】

1. **炎症机制**　气道、肺实质和肺血管的慢性炎症是慢阻肺的特征性改变,中性粒细胞、巨噬细胞、T 淋巴细胞等炎症细胞参与了慢阻肺的发病过程。

2. **蛋白酶、抗蛋白酶失衡机制**　蛋白酶对组织有损伤、破坏作用;抗蛋白酶对弹性蛋白酶等多种蛋白酶具有抑制功能,其中 α_1 抗胰蛋白酶(α_1-AT)是活性最强的一种。蛋白酶增多或抗蛋白酶不足均可导致组织结构破坏,产生肺气肿。

3. **氧化应激机制**　许多研究表明慢阻肺患者的氧化应激增加。氧化物主要有超氧阴离子、羟根、次氯酸、过氧化氢和一氧化氮等。

4. **其他机制**　如自主神经功能失调、营养不良、气温变化等都有可能参与慢阻肺的发生、发展。

上述机制共同作用,最终产生 2 种重要病变。①小气道病变包括小气道炎症、小气道纤维组织形成、小气道管腔黏液栓等,使小气道阻力明显升高。②肺气肿病变使肺泡对小气道的正常拉力减小,小气道较易塌陷;同时肺气肿使肺泡弹性回缩力明显降低。这种小气道病变与肺气肿病变共同作用,造成慢阻肺特征性的持续性气流受限。

【病理生理】

慢阻肺特征性的病理生理变化是持续性气流受限致肺通气功能障碍。随着病情的发展,肺组织弹性日益减退、肺泡持续扩大、回缩障碍,导致残气量及残气量占肺总量的百分比增加。肺气肿加重导致大量肺泡周围的毛细血管受肺泡膨胀的挤压而退化,致使肺毛细血管大量减少、肺泡间的血流量减少,此时肺泡虽有通气功能,但肺泡壁无血液灌流,从而导致生理无效腔气量增大;也有部分肺区虽有血液灌流,但肺泡通气不良,不能参与气体交换,导致功能性分流增加,从而产生通气与血流比例失调。同时,肺泡及毛细血管大量丧失,弥散面积减少,进而导致换气功能发生障碍。肺通气和换气功能障碍引起缺氧和二氧化碳潴留,可引发不同程度的低氧血症和高碳酸血症,最终导致患者出现呼吸衰竭。

【康复评定】

1. 生理功能评定 慢阻肺评估是根据患者的临床症状、急性加重风险、肺功能异常的严重程度及并发症情况进行综合评估,目的是确定疾病的严重程度,包括气流受限的严重程度、患者的健康状况和未来急性加重的风险程度,最终目的是指导治疗。

(1)临床症状评估:常采用改良版英国医学研究委员会呼吸问卷(Breathlessness Measurement using the Modified British Medical Research Council,mMRC)对慢阻肺患者呼吸困难严重程度进行评估,或采用慢阻肺患者自我评估测试(COPD Assessment Test,CAT)问卷进行评估。

(2)气流受限程度评估:①临床常用时间肺活量(FEV)、深吸气量(IC)、呼吸峰流速(PEFR)、呼气中期最大流速(MMFR)、气道阻力和弥散功能等肺功能指标来评价慢阻肺严重程度和治疗效果。②通气功能检测常用第 1 秒用力呼气量(FEV_1)、用力肺活量(FVC)及 FEV_1/FVC 等指标。其中,FEV_1 由于易于操作且检测效果稳定,因此作为 COPD 肺功能检查的基本项目被广泛应用;FEV_1/FVC 对早期慢阻肺敏感,能首先确定是否存在气流受限。因此,临床上应用 FEV_1 占预计值百分比作为气流受限严重程度的判断指标(表 2-10-14)。③FEV_1 亦有一定的局限性,与慢阻肺的部分临床指标(如呼吸困难、生活质量)及预后指标(如病死率等)无显著相关性;部分慢阻肺患者应用支气管扩张剂后临床症状明显改善,但 FEV_1 无显著改善。

表 2-10-14 气流受限严重程度的肺功能分级(吸入支气管舒张剂后)

分级	气流受限程度	FEV_1 占预计值%	分级	气流受限程度	FEV_1 占预计值%
GOLD 1 级	轻度	≥80%	GOLD 3 级	重度	30%~<50%
GOLD 2 级	中度	50%~<80%	GOLD 4 级	极重度	<30%

(3)急性加重的风险评估:慢阻肺患者在过去的 1 年中急性加重频率≤1 次,即为低风险;在过去的 1 年中急性加重频率≥2 次,或因急性加重而住院 1 次即为高风险。

(4)并发症评估:慢阻肺患者常见的并发症包括心血管疾病、骨骼肌功能障碍、代谢综合征、骨质疏松、抑郁和肺癌等。慢阻肺常发生于长期吸烟的中老年人,因此患者常不同程度合并与吸烟、老龄相关的其他疾病。慢阻肺患者亦可增加罹患其他疾病的风险。

(5)其他方面

1)呼吸困难评定:评价慢阻肺患者呼吸困难的程度对了解疾病的严重程度和评价疗效有重要意义。目前国际上主要采用呼吸困难评分量表、基础呼吸困难指数(BDI)和短暂呼吸困难指数(TDI)、Borg 评分表等来进行评定。部分特异性量表亦用于临床,常用的有肺功能状态和呼吸困难问卷(PFSDQ)、呼吸障碍问卷(BPQ)、Cincinnati 呼吸困难问卷(UCDQ)等。

2)夜间呼吸评定:慢阻肺患者常引起低通气,因此睡眠时呼吸往往更困难。可采用睡眠研究的方法对其睡眠深度、气流、胸壁运动频率和深度等进行评定。睡眠研究方法可判断病变性质及严重程度,还可鉴别阻塞性或中枢性抑制性病变。

3)支气管分泌物清除能力评定:患者采用坐位或卧位,要求患者咳嗽或辅助(腹部加压等)咳嗽,测定其最大呼气压,如大于等于 0.88kPa(90mmH$_2$O)表示具有咳嗽排痰能力。

2. 运动功能评定 通过运动试验,可评估患者的心肺功能和运动能力、掌握患者运动能力的大小、了解其在运动时是否需要氧疗,从而为患者制订安全、适量、个体化的运动治疗方案。试验中可逐渐增加运动强度,直至患者的耐受极限,为确保安全,试验过程中应严密监测患者的生命体征。

（1）活动平板或功率自行车运动试验：通过让患者进行活动平板或功率自行车运动试验，可获得最大吸氧量、最大心率、最大 MET 值、运动时间等相关量化指标来评定患者运动能力。也可以通过试验中患者主观劳累程度分级等半定量指标来评定患者运动能力。

（2）6 分钟步行试验：不能进行活动平板运动试验的患者，可以让其进行 6 分钟步行试验（中途可休息），即让患者以能达到的最快速度尽最大能力步行 6min，然后记录其在规定时间内所能行走的最长距离。同时可监测患者的心电图、血氧饱和度，以判断患者的运动能力及运动中发生低氧血症的可能性。

（3）呼吸肌力测定：呼吸肌是肺通气功能的动力泵，主要由膈肌、肋间肌和腹肌组成。呼吸肌力测定是呼吸肌功能评定 3 项指标中最重要的一项，包括最大吸气压（MIP 或 PImax）、最大呼气压（MEP 或 PEmax）以及跨膈压的测量。它反映吸气和呼气期间可产生的最大能力，代表全部吸气肌和呼气肌的最大功能，也可作为咳嗽和排痰能力的一个指标。

3. **日常生活活动能力评定**　根据自我照顾、日常活动、家庭劳动及购物等活动，将呼吸功能障碍患者的日常生活活动能力分为 6 级。

（1）0 级：虽存在不同程度的肺气肿，但是活动如常人，对日常生活无影响、无气短。

（2）1 级：一般劳动时出现气短。

（3）2 级：平地步行无气短，速度较快或上楼、上坡时，同行的同龄健康人不觉气短而自己感觉气短。

（4）3 级：慢走不到百步即有气短。

（5）4 级：讲话或穿衣等轻微活动时亦有气短。

（6）5 级：安静时出现气短，无法平卧。

4. **参与能力评定**　参与能力评定主要进行生活质量评定和职业评定。用于评价患者总体生活质量的为总体量表，如健康状况问卷（GHQ）、疾病影响程度测定量表（SIP）、健康质量指数（QWB）等。评价与某疾病相关的特异生活质量的为疾病特异性量表，常用的有慢性呼吸系统疾病问卷（CRQ）、圣乔治呼吸疾病问卷（SGRQ）和肺功能状态量表（PFSS）等。

5. **营养状况评估**　慢阻肺患者趋向于分解代谢状态、多数营养不良，尤其是慢阻肺晚期患者。许多研究已经证实低体质量指数（BMI）对慢阻肺病死率是一个有意义的预测值。体质量增加即无脂肪体质量增加，可减少低 BMI 患者的死亡危险。$BMI<21kg/m^2$ 与慢阻肺患者病死率增加相关。

6. **心理评估**　慢阻肺患者普遍存在焦虑、抑郁、沮丧或其他心理健康障碍，其中焦虑症状发病率高达 40%。临床上多采用量表对慢阻肺患者心理状态进行评估，如抑郁自评量表（SDS）、焦虑自评量表（SAS）、汉密尔顿抑郁量表（HAMD）、Beck 抑郁问卷（BDI）等。也可用医院焦虑抑郁量表（HADS，共 14 项）进行临床筛选，<8 分为无心理障碍；8~10 分为可能存在心理异常；>10 分为病理状态。国内有学者参考国外的圣乔治呼吸问卷（SGRO）并结合我国国情，制订了慢阻肺生命质量（QOL）测评问卷（包含 8 项抑郁及 7 项焦虑症状），可方便快捷地评估慢阻肺患者心理状态。

【康复治疗】

1. **慢阻肺稳定期康复方式**

（1）运动训练：运动训练是肺部康复的基础。

1）上肢运动训练：肺康复的循证医学指南中已经将上肢运动训练的推荐级别定为 1A 级。上肢的部分肌肉（如胸大肌、胸小肌和背阔肌等）具有辅助呼吸和维持上肢姿势的双重作用。可以采用的训练方式有手摇车、提重物、上肢循环测力器（arm cycle er-geometer）、免负荷训练（free weights）和弹力带训练（elastic bands）等。上肢康复训练可使这些具有双重作用的肌肉得到锻炼，增强它们用于辅助呼吸的力量，从而减轻上肢活动时的慢阻肺症状；同时可增加前臂运动能力、减少通气需求、提高患者日常生活活动（activities of daily living，ADL）的能力及自我管理能力。

2）下肢运动训练：下肢运动训练是肺康复关键性的康复内容，下肢运动训练作为慢阻肺患者肺康复内容，推荐级别为 1A 级。国内外研究证明，下肢运动训练可减轻慢阻肺患者的呼吸困难症状；改善患者的整体体能、精神状态和肺功能指标；增加患者的活动耐力。常用运动方式有步行、跑步、爬楼梯、平板运动、功率自行车、游泳、登山、各种体操等，还可采取多种方式的联合应用。其中最常用的耐力训练是骑自行车和行走。最佳的运动处方为高强度(>60%最大功率)且相对长期的锻炼。

3) 腹肌训练:腹肌是人体主要的呼气肌。慢阻肺患者常有腹肌无力的症状,会使腹腔失去有效的压力,从而减少膈肌的支托及减少外展下胸廓的能力。腹肌训练常用方法有卧位腹式呼吸抗阻训练、吹蜡烛训练和吹瓶训练等。

4) 全身运动训练:全身运动训练主要包括上下肢和躯干肌肉的运动,可以为步行、原地踏步、慢跑、太极拳、游泳、体操、八段锦、太极拳和六字诀呼吸操等。

(2) 呼吸肌运动训练:呼吸肌包括吸气肌肉和呼气肌肉。主要的吸气肌肉为膈肌,负责吸气约70%的功能,辅助吸气肌肉为胸锁乳突肌。主要的呼气肌肉是腹部肌肉,其中最重要的是腹横肌。

1) 吸气肌肉训练:吸气肌肉训练可显著改善慢阻肺患者的吸气肌肉力量和吸气肌肉耐力,还可提高患者的6分钟步行距离,改善患者的呼吸困难症状及生活质量。

吸气肌肉训练方法的重点是让患者快速吸气,提高吸气肌肉的收缩速率,同时延长呼气时间。保证慢阻肺患者有足够的呼气时间,可以减少患者的呼气末肺容积和肺的过度膨胀。增加深吸气量,能减少因活动导致的动态高充气,改善患者活动后的呼吸困难症状和疲劳感。常见的训练方法有快速吸鼻、鼓腹吸气、阻力吸气等。

2) 呼气肌肉训练:正常呼吸情况下,呼气是被动的过程,不需要呼吸做功。但在呼吸困难的情况下,呼气活动就变成主动的过程,呼气肌肉的力量会影响患者的呼气做功。呼气肌肉的训练方法是锻炼腹部肌肉,可以采用简单的缩唇呼气、主动缩腹和呼气阻力呼气。训练的关键是缓慢呼气。特别是慢阻肺的患者更需要缓慢呼气,否则将导致呼气做功明显增加,但因呼气受限,呼气气流不会明显增加。主动缩腹的呼气动作与快速吸鼻的吸气动作联合起来,就是腹式呼吸。腹式呼吸是中国传统养生学中常用的呼吸训练方法,也称为调息训练,即有意识地快速鼓腹吸气后主动缩腹缓慢呼气。

3) 其他呼吸肌肉锻炼方法:如缩唇呼吸训练、对抗阻力呼吸训练、吸气末停顿呼吸锻炼、全身性呼吸体操方法等。

(3) 提高运动康复效果的方法

1) 运动前使用支气管扩张剂:研究表明与安慰剂比较,运动前使用噻托溴铵的慢阻肺患者第1天的次极量踏车运动时间较往常增加70.7s;规律使用至第6周的患者,比安慰剂组的患者次极量踏车运动时间增加235.6s。

2) 运动期间存在低氧血症者在吸氧下运动康复:在保证总运动功率一致的情况下,没有低氧血症的慢阻肺患者在吸氧下进行次极量运动试验7周,每周3次,每次45min,结果显示吸氧组的患者运动耐受力增加程度比吸空气组的患者好。因此,指南推荐:运动诱发严重低氧血症的患者,在康复运动训练期间应该采用氧疗(推荐级别1C级);运动未诱发低氧血症的患者,在高强度运动训练期间采用氧疗可进一步改善运动耐力(推荐级别2C级)。

3) 肺功能极重度障碍者在吸氧联合无创通气下进行肺康复:一些肺功能严重损害的慢阻肺患者常常由于活动后的气促症状而对活动产生恐惧心理。无创正压通气(noninvasive positive pressure ventilation,NPPV)不但能提供压力支持,减少患者的呼吸做功,增加患者的肺通气量,从而减缓呼吸肌疲劳和改善患者的运动耐力;而且还能提供呼气末正压(PEEP),从而减轻患者运动过程中的高充气状态,提高患者的运动强度。NPPV已成为肺康复中常用的应用方法。

4) 其他:如运动康复前后用红外线照射运动康复的肌肉,从而促进血液循环、提高运动耐力和加快吸收运动期间肌肉局部产生的乳酸;使用药物雾化,减轻患者运动后的呼吸困难,有利于提高运动强度;联合主动运动和被动运动;联合主动运动和针灸或电刺激等。

(4) 运动处方的要素:运动训练应有一份完整、合理、有效和安全的适合慢阻肺患者的运动训练处方。完整的运动处方应该包括以下3个方面。

1) 运动强度:指南中的随机对照研究结果证明,慢阻肺患者下肢低强度和高强度训练均可以产生临床获益(推荐级别1A级),且高强度训练可以比低强度训练产生更大的生理学获益(推荐级别为1B级)。目前大多数运动训练强度是通过极量或次极量运动平板(Bruce或改良的Bruce方案)评定心肺运动功能来界定的,通常将>70% VO_{2max} 运动量作为高强度运动;50% ~ 70% VO_{2max} 为中等强度运动;<50% VO_{2max} 为低强度运动,但无统一规定。目前肺康复运动处方中多建议采用中至高强度训练,但是高强度训练患者不容易完成导致依从性较差,因此为保证训练效果和训练的安全,建议高强度康复训练应选择在康复中心由专业治疗师指导完成。

2)运动时间和频度:ATS(美国胸科学会)和 ERS(欧洲呼吸学会)建议慢阻肺患者的运动训练计划应持续 8 ~ 12 周,每周 2 ~ 5 次,每次至少 20 ~ 30min。大部分的医学研究均采用每周 2 ~ 3 次的运动频度,但是对于老年重度患者,考虑到自身耐受条件和依从性,一般采用较低强度运动,运动频度可以设定每周 3 次以上。目前关于比较运动频度方面的研究较少,最佳运动时间和频度的设定需要有更多的临床试验来予以证实。

3)运动周期:观察肺康复效果的运动周期多设置为 8 ~ 12 周,即 8 ~ 12 周的康复运动就可以显示出肺康复效果。但是,即使经过严格的肺康复治疗后,患者在肺康复期间所取得的康复效果会随着肺康复的停止而逐渐减弱。故为了维持长期效果,对于慢阻肺等慢性呼吸系统疾病的患者建议采用长期康复,且持续时间越长康复效果越好。通过上级医院住院—上级医院门诊—社区医疗机构—家庭的肺康复模式将可使患者长期得益。

4)慢阻肺运动康复处方的制订原则:①统一运动方式,有利于康复效果的观察;②康复运动方式以简单有效为前提;③康复运动方式需有广泛的可行性,不受空间、时间的影响,可以在医院、社区和家庭随时随地开展;④康复运动方式必须安全,利于监管和休息;⑤避免发生交叉感染。

5)家庭肺康复:家庭康复是继医院、门诊肺康复项目之后更为简单可行的有效干预措施,它可显著提高稳定期慢阻肺患者的运动耐力、改善患者的呼吸困难状、减少其急性加重次数和住院次数,以及提高患者的生活质量水平。家庭肺康复已被 GOLD 认定为是有效的肺康复方式之一。为了提高患者的依从性,家庭肺康复需要将室内和室外模式相结合、全身运动和呼吸操相结合。

(5)气道分泌物的清除

1)气道分泌物被清除的条件:气道分泌物能否被清除取决于两方面:一方面是分泌物是否能刺激气道黏膜引起咳嗽反射;另一方面是患者的咳嗽反射是否能产生足够的咳嗽气体流速,将分泌物清除。前者与气道分泌物的流动性和黏膜纤毛运动能力有关,后者与吸气肌肉、呼气肌肉和声门是否能关闭有关。

2)提高气道分泌物流动性的方法:提高气道分泌物的稀释度、诱发分泌物的自身振荡位移、恢复或改善气道黏膜纤毛运动能力等几种方法均能提高气道分泌物的流动性。

3)提高吸入气体湿度的方法:使用超声雾化和喷射雾化的方式可以提高气体的湿度。

4)提高气道分泌清除能力的方法:外源性呼气相正压有利于提高气道分泌清除能力。

5)咳嗽能力的康复:咳嗽时,需要深吸气后声门关闭,再突然剧烈呼气。咳嗽能力涉及吸气肌肉功能、呼气肌肉功能和声门能否正常闭合。咳嗽能力的康复包括吸气肌肉功能康复、呼气肌肉功能康复和咳嗽方法。

(6)作业治疗

1)提高运动能力的作业治疗:通过有针对性地选择能提高全身耐力和肌肉耐力的作业活动,改善患者的心肺功能,帮助其恢复活动能力。这是作业治疗和物理治疗都必须涉及的部分。

2)提高 ADL 能力的作业治疗:慢阻肺患者往往因为呼吸问题和精神紧张,而不能独立完成日常生活自理。

A. 有效呼吸作业:让患者学会日常活动中的有效呼吸,练习主要是教会患者如何将正常呼吸模式即腹式呼吸与日常生活协调起来,以及如何正确运用呼吸,增强患者的呼吸信心,避免生活中的呼吸困难。

B. 自我放松作业:让患者学会日常活动中的自我放松。一种方式是指导患者学会在进行各项日常活动时,身体无关肌群的放松;另一种方式是选择可以让患者全身肌肉放松、调节精神紧张、转移注意力的作业治疗活动。

常用的方法:①缓慢、深长地呼吸;②坐位或行进中双上肢前后自然摆动,有利于上肢和躯干肌肉放松;③园艺治疗中的养殖花草;④在树林、草地上悠闲地散步;⑤养鸟活动及音乐疗法等,都可以达到调整情绪,放松肌肉的作用;⑥传统医学中的松静功、坐位或立位放松法等。

C. 环境改造:为了增强患者生活独立的信心,减少对他人的依赖,治疗师应该了解患者功能状况的信息,必要时通过家庭、周围环境的改造,使患者可以发挥更大的潜能,完成生活的独立。

D. 职业前作业治疗:康复治疗的最终目的是让患者回归家庭,重返社会。职业治疗就是患者重返工作岗位的前期准备。可以通过模拟患者从前的工作岗位和工作环境,让患者在治疗师的指导下进行工作操作。如果患者已经不适合以前的职业,治疗师可以根据患者的兴趣,选择一些患者可以胜任的工作让其加以练习熟悉,并向有关部门提出建议帮助患者康复后从事该类工作。

(7) 慢阻肺患者焦虑与抑郁的心理康复

1) 心理治疗的意义:临床证实,呼吸困难的发作频率和程度与慢阻肺患者的心理状态有密切的关系。不良心理刺激会加剧慢阻肺患者的呼吸困难,并导致全身残疾。有积极社会支持的慢阻肺患者比没有社会支持的患者较少存在沮丧和焦虑。

2) 心理支持与治疗:慢阻肺患者应该从支持系统中得到帮助去解决他们关心的问题,不管是通过个体的或者组织的形式,对消极的心理进行治疗可以给患者的生活质量带来明显的改善。目前国内外常用的方法有催眠疗法、运动疗法、自我暗示疗法、放松疗法、认知心理及行为治疗、社会干预等。其中认知行为治疗是目前心理社会干预策略中的重要模式。研究显示,对轻到中度抑郁症患者单独进行心理治疗即可取得与药物治疗相同的效果,而对于严重抑郁症患者需要进行药物治疗或与心理治疗联合进行。将放松训练整合到患者的生活中去(如选择一些放松精神和心灵的音乐给患者在家里听),以帮助患者控制呼吸困难和疼痛。放松训练包括镇定练习、预想即将到来的压力、预演需要解决的问题等,可以舒缓患者焦虑的情绪。

3) 综合性肺康复治疗:综合性肺康复作为一项有效的、重要的非药物治疗措施,目前尚无统一模式。综合性肺康复主要包括运动训练、呼吸肌训练、氧疗、教育、营养支持、心理和行为干预等。气功、内养功、太极拳、太极剑等是我国所特有的运动方式,不仅能调整患者的呼吸比,还能缓解患者的紧张、焦虑情绪。有学者认为肺康复宣教除了对慢阻肺患者有治疗作用外,还能提高患者家属的认识,使家属与医务人员一起帮助患者积极参与肺康复。慢阻肺患者进行全身有氧锻炼及呼吸肌肉力量训练等后,抑郁症状得到明显缓解,抑郁评分显著下降。

(8) 营养支持:虽然在慢阻肺中导致患者体重丢失和肌肉萎缩的病因复杂而且现在并没有统一的解释,但是不同的生理和药理干预已经被用于治疗脂肪组织和非脂肪量(FFM)的消耗。大部分营养支持介入治疗的周期是 2~3 个月。

1) 热量的补充:适当的蛋白质摄入可刺激蛋白质合成,用以保持和储存 FFM。Gosselink R(2000)的研究报告显示,营养补充结合指导下的运动训练可以增加体重不足的慢阻肺患者的体重和 FFM。FFM 和脂肪组织的增加比率是 2:1。

2) 生理性介入:力量训练可以通过胰岛素样生长因子 I(IGF-I)或者 IGF-I 信号的靶器官来刺激蛋白质合成用以选择性的增加 FFM。

3) 药物的介入:合成的类固醇已经被广泛研究,既可以作为单独的治疗手段,也可以结合其他肺功能康复来使用。一般来说,类固醇药物的治疗周期是 2~6 个月。

4) 对肥胖患者的特殊考虑:与肥胖有关的呼吸问题包括低肺容量的呼吸性机制、呼吸系统顺应性的降低、增加下气道阻力,以及呼吸模式和呼吸驱动的改变等。对肥胖患者的特殊治疗包括营养指导、限制热量的饮食计划、鼓励减肥和身体支持等。虽然没有确定肥胖患者关于肺功能康复后获得大量体重减少的目标,但是肥胖患者的全面康复可以减轻他们的体重、提高其身体功能状态和生活质量。

2. 慢阻肺急性加重期康复方式

(1) 早期肺康复的必要性和可行性:慢性阻塞性肺疾病急性加重(简称慢阻肺急性加重;acute exacerbations of chronic obstructive pulmonary disease,AECOPD)是慢阻肺自然病程的重要事件,表现为患者原有的呼吸系统症状加重,且超过了正常的日间波动范围。

慢阻肺急性加重后,患者会出现呼吸困难加重,甚至出现低氧血症,在休息状态下也需要吸氧治疗。患者的运动耐力会下降,需要数周才能恢复到加重前的运动耐力。慢阻肺急性加重后患者的运动耐力下降除与感染的毒性症状、炎症反应对骨骼肌的抑制、气促等几项因素有关外,还与活动减少所导致的骨骼肌萎缩有关,因此应该让患者尽可能进行康复运动,以避免骨骼肌的萎缩。大量随机对照研究及 meta 分析表明慢阻肺急性加重患者进行低强度的早期肺康复不仅是安全、可行的,还可以减少患者的再次住院率及病死率,对其以后的病情恢复、活动能力提升、运动耐力以及生活质量的提高都有益处。

(2) 针对病因进行康复:慢阻肺急性加重的治疗需要评估导致急性加重的原因和预防再次急性加重。其中误吸是慢阻肺急性加重的常见原因之一,发生率在 21% ~ 56%。可让患者先行洼田饮水试验,如吞咽功能在 2 级或 2 级以上,则再进行放射性核素试验,当支气管树发现有核素显影即可明确诊断存在误吸。患者一经确诊,即可开始进行吞咽功能的康复,还要注意预防误吸的再次发生。

(3) 肺康复方法的选择:慢阻肺急性加重早期的运动康复环境需要注意安全,运动强度要以患者的舒适度为宜,保证运动康复期间不出现低氧血症。

1) 物理治疗:物理治疗具有减轻患者临床症状、提高呼吸功能、改善机体运动能力及减轻心肺负担的作用。主要技术包括物理因子治疗,如超短波疗法、短波疗法、分米波疗法、紫外线疗法、直流电离子导入疗法、超声雾化吸入等。

2) 气道廓清技术方法:①评估患者自主和反射性咳嗽的能力;②辅助咳嗽技术;③哈咳技术。

3) 排痰技术方法:①体位引流(postural drainage);②敲打(percussion);③振动(vibration);④震颤(shaking)。

4) 呼吸训练方法:①体位摆放;②膈肌呼吸训练;③缩唇呼吸练习;④深慢呼吸训练。

5) 运动训练技术:①床上运动,最多次数的空中踏车、最多次数的拱桥、最多次数的拉伸起坐;②下地运动,原地站立或原地踏步;③呼吸操,用力吸鼻+鼓腹、缩唇呼气+缩腹;④咳嗽:用力吸鼻+鼓腹后,双手按压脐部+弯腰+咳嗽动作。

(李红玲)

第五节　支气管哮喘

支气管哮喘(bronchial asthma)简称哮喘,是一种以慢性气道炎症和气道高反应性为特征的异质性疾病。哮喘是世界上最常见的慢性疾病之一,一般认为发达国家哮喘患病率高于发展中国家,城市高于农村。

【标准】

2014 年欧洲呼吸学会(ERS)与美国胸科学会(ATS)发布了首部成人与学龄期儿童重度哮喘管理指南。2019 年 9 月 26 日 ERS 与 ATS 又联合发布了重度哮喘的管理指南,文章主要针对重症哮喘的临床管理提供指导建议,重点介绍了临床关注的六个大问题,并给予了相应推荐。

问题一:重度哮喘的成人与儿童(本指南中,年龄>5 岁)是否应该使用抗 IL-5 单克隆抗体?

建议对严重不受控制的成人嗜酸性粒细胞性哮喘患者,使用抗 IL-5 附加治疗(工作组给予此条件性建议,因为研究中重度哮喘的纳入标准与 ERS/ATS 定义不一致)。

问题二:在患有重度哮喘的成人和儿童中,是否应使用特定的生物标志物指导抗 IL-5 或 IL-5R α 单克隆抗体治疗?(呼出气一氧化氮水平、外周血或痰中嗜酸性粒细胞和血清骨膜蛋白。)

建议将血嗜酸性粒细胞计数界值($\geq 0.15 \times 10^9$/L)用于指导患有严重哮喘和既往有哮喘急性发作史的成人患者使用抗 IL-5 治疗(有条件推荐,低质量证据)。

问题三:除 IgE 水平外,是否应使用一种特定的生物标志物来指导重症哮喘的成人和儿童使用抗 IgE 单克隆抗体?(呼出气一氧化氮水平、外周血或痰中嗜酸性粒细胞和血清骨膜蛋白。)

患有重度哮喘的成人或青少年,考虑使用奥马珠单抗时,建议:①对于患有重度过敏哮喘的成人或青少年,使用血嗜酸性粒细胞计数≥0.26×10⁹/L进行识别,更能受益于抗 IgE 治疗(有条件推荐,证据质量低)。②对于患有重度过敏哮喘的成人或青少年,使用 FeNO 界值≥19.5ppb 进行识别,更能受益于抗 IgE 治疗(有条件推荐,证据质量低)。

问题四:重度哮喘患者应该吸入长效毒蕈碱受体拮抗剂吗?

对于患有不受控制的重度哮喘的成人、青少年及儿童,除 GINA 步骤4~5 或 NAEPP 步骤5 的治疗方法外,建议添加噻托溴铵治疗(强烈推荐,质量等级中等)。

问题五:患有重度哮喘的成人与儿童应该使用大环内酯类药物(阿奇霉素、克拉霉素)吗?

建议不要在患有严重不可控哮喘的儿童和青少年中长期使用大环内酯类药物治疗(有条件推荐,证据质量低)。

问题六:对于患有重度哮喘的成人与儿童是否应该使用抗 IL-4/13 治疗?

建议对患有重度嗜酸性粒细胞性哮喘的成人及无论嗜酸性粒细胞水平如何的严重糖皮质激素依赖型哮喘的成年人,度匹鲁单抗(dupilumab)作为附加治疗(有条件推荐)。

【病因】

1. 遗传因素　哮喘是一种复杂的、具有多基因遗传倾向的疾病,发病具有家族集聚现象,亲缘关系越近,患病率越高。目前采用 GWAS(基因组关联研究)鉴定出了多个哮喘易感基因,如 *YLK40*、*IL6R*、*PDE4D*、*IL33* 等。

2. 环境因素　环境因素包括变应原性因素,如室内变应原(尘螨、家养宠物、蟑螂等)、室外变应原(花粉、草粉等)、职业性变应原(油漆、活性染料等)、食物(鱼、虾、蛋类、牛奶等)、药物(阿司匹林、抗生素等)和非变应原性因素,如大气污染、吸烟、运动、肥胖等。

【发病机制】

哮喘的发病机制尚未完全阐明,目前可概括为气道免疫-炎症机制、神经调节机制及其相互作用。

1. 气道免疫-炎症机制

(1) 气道炎症形成机制:气道慢性炎症反应是由多种炎症细胞、炎症介质和细胞因子共同参与、相互作用的结果。根据变应原吸入后哮喘发生的时间,可分为早发型哮喘反应、迟发型哮喘反应和双相型哮喘反应。早发型哮喘反应几乎在吸入变应原的同时立即发生,15~30min 达高峰,2h 后逐渐恢复正常。迟发型哮喘反应约在接触变应原6h 后发生,持续时间长可达数天。约半数以上的患者会出现迟发型哮喘反应。

(2) 气道高反应性(airway hyper responsiveness,AHR):AHR 是指气道对各种刺激因子如变应原、理化因素、运动、药物等呈现的高度敏感状态,表现为患者接触这些刺激因子时气道出现过强或过早的收缩反应。AHR 是哮喘的基本特征,可通过支气管激发试验来量化和评估,有症状的哮喘患者几乎都存在 AHR。

2. 神经调节机制　神经因素是哮喘发病的重要环节之一。支气管受复杂的自主神经支配,除肾上腺素能神经、胆碱能神经外,还有非肾上腺素能非胆碱能(NANC)神经系统。哮喘患者 β 肾上腺素受体功能低下,而患者对吸入组胺和醋甲胆碱的气道反应性显著增高则提示存在胆碱能神经张力的增加。NANC 神经系统能释放舒张支气管平滑肌的神经递质如血管活性肠肽、一氧化氮及收缩支气管平滑肌的介质如 P 物质、神经激肽等,两者平衡失调则可引起支气管平滑肌收缩。此外,从感觉神经末梢释放的 P 物质、降钙素基因相关肽、神经激肽 A 等可导致血管扩张、血管通透性增加和炎症渗出,此即为神经源性炎症。神经源性气道炎症能通过局部轴突反射释放感觉神经肽而引起哮喘发作。

【临床特点】

1. 主要特征包括气道慢性炎症、气道对多种刺激因素呈现的高反应性、多变的可逆性气流受限,以及随病程延长而导致的一系列气道结构的改变,即气道重构。

2. 临床表现为反复发作的喘息、气急、胸闷或咳嗽等症状,常在夜间及凌晨发作或加重,多数患者可自行缓解或经治疗后缓解。根据全球和我国哮喘防治指南提供的资料,经过长期规范化治疗和管理,80% 以上的患者可以达到哮喘的临床控制。

【康复评定】

1. 临床辅助检查

（1）痰嗜酸性粒细胞计数：痰嗜酸性粒细胞计数可作为评价哮喘气道炎症的指标之一，也是评估糖皮质激素治疗反应性的敏感指标。

（2）胸部 X 线/CT 检查：哮喘发作时胸部 X 线可见两肺透亮度增加，呈过度通气状态，缓解期则多无明显异常。部分患者胸部 CT 可见支气管壁增厚、黏液阻塞。

（3）特异性变应原检测：体内变应原试验包括皮肤变应原试验和吸入变应原试验。

（4）动脉血气分析：由于过度通气可使 PCO_2 下降，pH 上升，表现为呼吸性碱中毒。若病情进一步恶化，可同时出现缺氧和 CO_2 滞留，表现为呼吸性酸中毒。当 PCO_2 较前增高，即使在正常范围内也要警惕严重气道阻塞的发生。

（5）呼出气一氧化氮（FeNO）检测：FeNO 测定可以作为评估气道炎症和哮喘控制水平的指标，也可以用于判断吸入激素治疗的反应。

2. 肺功能检查

（1）通气功能检测：哮喘发作时呈阻塞性通气功能障碍表现，用力肺活量（FVC）正常或下降；第 1 秒用力呼气容积（FEV_1）、一秒率（FEV_1/FVC）以及最高呼气流量（PEF）均下降；残气量及残气量与肺总量比值增加。其中以 $FEV_1/FVC<70\%$ 或 FEV_1 低于正常预计值的 80% 为判断气流受限的最重要指标。缓解期上述通气功能指标可逐渐恢复。病变迁延、反复发作者，通气功能可逐渐下降。

（2）支气管激发试验（BPT）：BPT 用于测定气道反应性。观察指标包括 FEV_1、PEF 等。结果判断与采用的激发剂有关，通常以使 FEV_1 下降 20% 所需吸入的醋甲胆碱或组胺累积剂量（PD20-FEV_1）或浓度（PC20-FEV_1）来表示，如 FEV_1 下降≥20%，判断结果为阳性，提示存在气道高反应性。BPT 适用于非哮喘发作期、FEV_1 在正常预计值 70% 以上患者的检查。

（3）支气管舒张试验（BDT）：BDT 用于测定气道的可逆性改变。常用吸入支气管舒张剂有沙丁胺醇和特布他林。当吸入支气管舒张剂 20min 后重复测定肺功能，如 FEV_1 较用药前增加≥12%，且绝对值增加≥200ml，判断结果为阳性，提示存在可逆性的气道阻塞。

（4）呼吸流量峰值（PEF）及其变异率测定：哮喘发作时 PEF 下降。PEF 平均每日昼夜变异率（连续 7 天，每日 PEF 昼夜变异率之和/7）>10%，或 PEF 周变异率｛（2 周内最高 PEF 值−最低 PEF 值）/［（2 周内最高 PEF 值+最低 PEF 值）×1/2］×100%｝>20%，提示存在气道可逆性的改变。

3. 运动功能评定　运动试验可评估支气管哮喘患者的心肺功能和运动能力，为患者制订安全、适量、个体化的运动治疗方案。

（1）恒定运动负荷法：本法是指在恒定代谢状态下测定受试者的心肺功能，即在 6min 或 12min 步行时间内监测受试者心率和摄氧量。本法是呼吸疾患康复中最常用的评定运动功能的方法。

（2）运动负荷递增法：本法是指按一定的运动方案，每间隔一定时间增加一定负荷量，最终根据终止条件结束运动。终止条件有极限运动试验，需监测受试者的心率、呼吸率、血压、ECG、VO_2、PO_2、PCO_2、SaO_2、呼吸商等，从肺功能数据中评估最大运动耐受能力。

（3）耐力运动试验：本法是指分别于训练计划开始前和完成时，用运动耐力的标准测量进行评估，如在步行器或固定自行车上用次最大负荷（由开始的渐进练习试验测得）测定耐力，常选用最大负荷的 75%~80% 作为固定负荷，并记录其速度与时间。

运动功能评定测试中，停止试验的指征：①重度气短；②血氧分压下降超过 2.67kPa 或血氧分压小于 7.33kPa；③二氧化碳分压上升超过 1.33kPa 或二氧化碳分压大于 8.66kPa；④出现心肌缺血或心律失常的症状与体征；⑤疲劳；⑥收缩压上升超过 2.67kPa 或收缩压大于 3.33kPa，或在增加负荷时血压反而下降；⑦达到最大通气量。

（4）呼吸肌力测定：呼吸肌力测定包括最大呼气压力（MEP 或 PEmax）、最大吸气压力（MIP 或 PImax）以及跨膈压的测量。它反映呼气与吸气期间可产生的最大能力，代表全部吸气肌和呼气肌的最大功能，也可作为咳嗽与排痰能力的一个指标。

4. 日常生活活动能力评定 日常生活活动能力反映了人们在家庭和在社区的最基本的能力,哮喘反复发作将影响患者的购物、家务劳动等日常生活能力。评定的范围包括运动、生活自理、交流、家务活动等方面。

5. 生活质量评定 哮喘反复发作最终会影响患者的生活质量、劳动生产能力、就业和社会交往等能力。生活质量评定量表可分为主观的(subjective quality of life,SQOL)与客观的(objective quality of life,OQOL)2 种,可根据实际情况选用。

6. 心理功能评定 哮喘患者主要表现为自卑、抑郁、沮丧甚至绝望,从而影响儿童的心理发育,表现出如自尊心强、自卑、缺乏主见、与他们的同伴关系不好等。对成人而言,由于哮喘会影响他们的工作、生活和学习,故也会产生心理问题。对哮喘患者进行心理功能评定,可以了解其心理状态,有利于哮喘患者的康复治疗。

【**康复治疗**】

1. 支气管哮喘稳定期康复

(1) 避免引起支气管哮喘急性发作的诱因

1) 过敏原的筛查及脱离:常见的引起哮喘的过敏原有花粉、真菌、尘螨、动物皮毛、曲霉、鸡蛋、牛奶等。是否脱离过敏原是影响哮喘治疗和预后的最重要因素之一。

2) 其他与哮喘相关的危险因素和并发症:①焦虑、抑郁等情绪;②阿司匹林、乙酰半胱氨酸、非甾体抗炎药、β 受体拮抗剂、血管紧张素转化酶抑制剂等药物;③运动;④吸烟等。这些因素都需要患者注意预防。对于存在鼻窦炎、鼻息肉、胃食管反流、阻塞性睡眠呼吸暂停低通气综合征和甲状腺疾病等并发症的患者,进行积极有效的治疗可提高哮喘治疗的效果和预后水平。

(2) 健康教育:教育是哮喘管理中一个主要部分。哮喘的教育分为卫生保健专业人员的教育、患者的教育和其他对哮喘患者有影响的人的教育 3 个方面。

1) 卫生保健专业人员的教育:教育的内容如下。①了解该地区的哮喘状况及哮喘常见的促/诱发因素;②密切社区的卫生条件和教育与医疗护理及医疗与护理之间的联系;③患者目前的治疗方法及使用的药物;④还有哪些其他的足够便宜能购买的并可以在我们的气候条件下保持稳定的治疗药物;⑤能使吸入装置和药物标准化;⑥谁负责患者的教育;⑦哮喘患者如何进行安全有效的康复治疗。

2) 患者的教育:患者教育的目标是给哮喘患者及其家属提供适宜的信息和训练,以使患者能够保持良好的状态并能和卫生保健专业人员一起制订与调整治疗计划。教育的内容包括:

A. 掌握自我防治的方法:①了解哮喘的促/诱发因素,并结合每个人的具体情况,找出各自的促/诱发因素,以及避免诱因的方法;②简单了解哮喘的发病原因与机制;③明确哮喘发作的先兆症状及相应的处理方法;④学会在家中自行监测病情变化,学会如何测定和记录呼气峰流速;⑤学会哮喘发作时进行简单的紧急自我处理方法;⑥了解常用药物的作用、剂量、用法及副作用,尤其要掌握正确的吸入技术;⑦知道何种情况下到医院就诊。

B. 与医师共同制订防止复发、保持长期稳定的治疗方案,相信通过长期、适当、充分的治疗,完全可以有效地控制哮喘的发作。

C. 缓解期与康复医师共同制订康复训练计划,鼓励患者进行呼吸练习,参加体育锻炼,如户外步行、慢跑、游泳、踏车、爬山、上下楼梯、做呼吸操、练太极拳等以增强机体的抗病能力,平时注意生活的规律性及情绪的调整,克服心理障碍。

3) 其他人的教育:对于一般公众的哮喘教育是有意义的,它能使公众认识哮喘的症状并能鼓励那些有哮喘的人寻求医疗帮助,并且遵从他的哮喘管理计划。

(3) 呼吸锻炼

1) 哮喘患者的呼吸方式及机制:典型的哮喘患者的呼吸方式表现为"喘息性吸气"和"被动性呼气",呼吸表浅频率快、胸锁乳突肌和斜方肌等呼吸辅助肌活动较多,呼气相延长并伴有呼气相的哮鸣音,具有气道高反应性和可逆性气流受限的特征。

2) 呼吸锻炼的方式:①缩唇呼吸,即指的是用鼻子吸气,然后将嘴唇呈缩状慢慢呼气的方法。吸气和呼气的比例在前期可为 1∶2,反复锻炼后慢慢地达到 1∶4。②腹式呼吸:也被称为横膈呼吸。研究证明膈肌每下降 1cm,肺通气量可增加 250~300ml。腹式呼吸能够使每次通气量、呼吸频率、动脉氧分压上升,使呼吸频率、每分通气量减少。

　　3)呼吸锻炼治疗方案:方案的制订要考虑如下因素,哮喘发作时的恢复体位、哮喘发作时的呼吸方法、哮喘稳定期的呼吸锻炼和呼吸锻炼疗效的评估。

　　(4)理疗和传统康复

　　1)理疗方法:常见的哮喘理疗方法有超短波治疗法、超声雾化吸入疗法、超声波疗法、紫外线疗法、高压氧治疗等。

　　2)传统方法:有中医穴位按摩、中药穴位敷贴疗法等。

　　(5)运动疗法:对于慢性呼吸障碍的患者,运动康复有助于提高患者全身的耐力、改善心肺功能、防止恶性循环的发生。支气管哮喘缓解期的患者应选择适当的运动疗法进行康复锻炼,并长期坚持、循序渐进。具体可参考慢阻肺康复章节。

　　(6)作业治疗:通过作业治疗可改善患者的心肺功能及心理状态,提高患者的自理能力及劳动能力。根据病情,主要选择 ADL 作业(如家务劳动训练)、职业技能训练等。每日 1 次,每次每设计项目 20~40min,每周 5 次,连续 4 周。

　　(7)心理治疗:心理治疗通常可采用支持性心理治疗及认知疗法,通过对患者的鼓励、安慰与疏导使患者正视其所患的疾病,从而度过心理危机。

　　(8)重症哮喘个体化治疗策略

　　1)特异性免疫治疗:特异性免疫治疗法又称为脱敏疗法,是针对 IgE 介导的过敏性疾病的一种确切有效的治疗方法。

　　2)支气管热成形术:虽然目前有各种各样的支气管哮喘治疗方法及药物,但仍有 5%~10% 的重症哮喘患者不能得到有效的控制。支气管热成形术是近年来研究出的一种重症哮喘的非药物性、安全且有效的介入治疗技术,可明显减少患者的哮喘药物使用剂量、降低住院率、改善生活质量。

　　3)其他:如抗 IgE 治疗可显著改善重症哮喘患者的症状和肺功能情况,减少口服激素和急救用药,降低哮喘严重急性发作的风险;生物标志物指导的治疗有助于减少急性发作和/或减少吸入性糖皮质激素(ICS)剂量。

　　2. 支气管哮喘急性加重期肺康复治疗管理　哮喘发作的治疗取决于哮喘加重的严重程度以及患者对治疗的反应。对急性发作的患者,除需要尽快缓解症状、解除支气管痉挛所致的气流受限和改善低氧血症外,同时还需要确定长期治疗方案预防再次急性发作。

　　(1)药物治疗

　　1)支气管舒张药:①β_2 肾上腺素受体激动剂(简称 β_2 受体激动剂),可分为短效 β_2 受体激动剂如沙丁胺醇、特布他林、非诺特罗等,长效 β_2 受体激动剂如丙卡特罗、沙美特罗、班布特罗等;②茶碱类:氨茶碱可分为口服及静脉用药;③抗胆碱药:吸入抗胆碱药有异丙托溴铵。

　　2)抗炎药:抗炎药包括糖皮质激素和色甘酸钠。①糖皮质激素:可分为吸入、口服、静脉用药。吸入剂有 2 种,即倍氯米松和布地奈德;口服剂有泼尼松和泼尼松龙;静脉用药有琥珀酸氢化可的松、地塞米松、甲泼尼龙。②色甘酸钠。

　　3)白三烯调节剂:白三烯调节剂有扎鲁司特和孟鲁司特。

　　4)其他药物:其他药物有如酮替芬、阿司咪唑、氯雷他定等。

　　(2)急性发作期的物理治疗:①穴位感应电疗法;②直流电离子导入疗法。

　　(3)急性发作期的传统疗法:①中医穴位按摩;②中药穴位敷贴疗法。

　　(4)氧疗:氧疗的目标氧浓度为 93%~95%。

(李红玲)

参 考 文 献

[1]葛均波,徐永健.内科学.9 版.北京:人民卫生出版社,2018.

[2]美国心肺康复协会.美国心脏康复和二级预防项目指南.5 版.周明成,洪怡,译.上海:上海科学技术出版社,2017.

［3］弗罗恩菲尔特,蒂安.心血管系统与呼吸系统物理治疗:证据到实践.5 版.郭琪,曹鹏宇,喻鹏铭,译.北京:北京科学技术出版社,2017.

［4］全国卫生专业技术委员会资格考试用书编写专家委员会.康复医学与治疗技术.北京:人民卫生出版社,2016.

［5］中华医学会心血管病学分会心力衰竭学组,中国医师协会心力衰竭专业委员会,中华心血管病杂志编辑委员会.中国心力衰竭诊断和治疗指南.中华心血管病杂志,2018,46(10):760-789.

［6］中华医学会糖尿病学分会.中国 2 型糖尿病防治指南(2017 年版).中华糖尿病杂志,2018,10(1):44-67.

［7］葛均波,徐永健,王辰.内科学.9 版.北京:人民卫生出版社,2018.

［8］张鸣生.呼吸康复.北京:人民卫生出版社,2019.

［9］YANG L A,BROWN J L,GEORGE J,et al. COPD-X Australian and New Zealand guidelines for the diagnosis and management of chronic obstructive pulmonary disease:2017 update. Med J Aust,2017,207(10):436-442.

［10］BURD C,GRUSS S,ALBRIGHT A,et al. Translating knowledge into action to prevent type 2 diabetes:medicare expansion of the national diabetes prevention program lifestyle intervention. Milbank Q,2020,98(1):172-196.

［11］VENDITTI E M. Behavioral lifestyle interventions for the primary prevention of type 2 diabetes and translation to Hispanic/Latino communities in the United States and Mexico. Nutr Rev,2017,75(suppl 1):85-93.

［12］MARATHE P H,GAO H X,CLOSE K L. American diabetes association standards of medical care in diabetes. Journal of Diabete,2017,9:320-324.

［13］CARBONE S,DEL BUONO M G,OZEMEK C,et al. Obesity,risk of diabetes and role of physical activity,exercise training and cardiorespiratory fitness. Prog Cardiovasc Dis,2019,62(4):327-333.

［14］ECKSTEIN M L,WILLIAMS D M,O'NEIL L K,et al. Physical exercise and non-insulin glucose-lowering therapies in the management of type 2 diabetes mellitus:a clinical review. Diabet Med,2019,36(3):349-358.

第十一章　外科疾病

第一节　周围血管和淋巴疾病

周围血管指的是除心脏的冠状动脉、胸腹的主动脉和颅内动脉以外的所有血管,而周围血管和淋巴疾病,主要是因为一些基础性问题或创伤后导致的身体外周血液循环、淋巴组织回流出现阻碍或者异常病变。患者通过专科检查确诊后,需要进行系统评估,在治疗基础性疾病的同时,还需要进行长期针对性治疗。同时合并多种危险因素的患者,需定期随访相关指标,防止病情复发及严重并发症的发生。

1. **外周动脉疾病**　许多病理过程可导致非心脏血管的动脉闭塞,从而引发血流减少,继而出现动脉供血不足的症状,这类疾病被定义为外周动脉疾病(peripheral artery disease,PAD)。由于相对于肌肉组织代谢的供血不足,可能无症状或可能表现为受累肌群疼痛、肢体溃疡、跛行和静息痛等症状和体征。

踝肱指数(ankle-brachial index,ABI)是血管外科最常用、最简单的一种检查方法,通过测量踝部胫后动脉或胫前动脉以及肱动脉的收缩压,得到踝部动脉压与肱动脉压之间的比值。ABI≤0.9对动脉狭窄/闭塞具有灵敏度和特异度,并且有助于诊断PAD。下肢外周动脉疾病是影响行走的常见原因,也是最常引起下肢创伤和截肢的原因。该病也与其他部位的动脉粥样硬化有关。因此PAD患者发生心脑血管事件及相关死亡的风险会显著增加。

2. **慢性静脉疾病**　慢性静脉疾病是指静脉存在长期的形态(如静脉扩张)或功能性(如静脉反流、梗阻)异常,并表现出提示需进一步检查或治疗的症状及体征,包括肢体疼痛、静脉扩张、水肿、皮肤色素沉着和静脉性溃疡等。慢性静脉功能不全可导致患者慢性失能、生存质量下降和较高的卫生保健成本。静脉瓣膜功能不全的检测标准是双功能超声提示持续时间异常的静脉血反流。

3. **淋巴水肿**　淋巴水肿是一种进行性的淋巴系统疾病,因损伤、感染或先天性淋巴系统异常所致间质液和纤维脂肪组织的异常蓄积,通常是由淋巴管或淋巴结受损引起淋巴转运能力降低造成的。常累及单个肢体,且不可逆转。淋巴水肿的典型特点是腋窝淋巴结清扫后同侧上肢或下肢的缓慢进行性肿胀、皮肤改变、肢体疼痛和不适、关节活动度受限以及非凹陷性水肿。

【发病机制及病理生理】

1. **外周动脉疾病**　外周动脉疾病一般发生在下肢,绝大部分是由动脉粥样硬化造成的腹主动脉分叉远端的血管管腔闭塞引起的。肢体的血供与需求不平衡,无法满足持续的代谢需要,会出现缺血性症状。它的作用机制包括内皮损害、动脉血管平滑肌增生、易栓症、炎症、交感神经张力增加和其他代谢异常等。

2. **慢性静脉疾病**　慢性静脉疾病的发病机制包括肌肉泵功能不全、静脉瓣关闭不全(反流)及静脉血栓形成或梗阻时发生静脉高压,静脉高压与毛细血管和淋巴微循环的组织学、超微结构变化有关,并产生重要的生理变化,包括毛细血管渗漏、纤维蛋白沉积、红细胞与白细胞隔离、血小板增多和炎症等。严重静脉高压和组织缺氧的临床表现包括水肿、色素沉着过度、皮下组织纤维样变性和溃疡形成等。

3. **淋巴水肿** 淋巴水肿是一种低输出性淋巴血管系统功能衰竭（即淋巴运输减少），有 4 个常见因素导致水肿：①毛细血管内压增加；②血液蛋白质胶体渗透压降低；③毛细血管通透性增加；④淋巴系统受损。从病理生理学的观点来看，任何水肿的发生都可以通过一个或者多个水肿因素来解释，最终都会导致滤过增加和淋巴回流减少。

【流行病学】

1. **外周动脉疾病** 世界范围内下肢 PAD 的患病率为 3%～12%。55 岁以上成人中大约有 20% 存在 PAD，2010 年全世界共有 2.02 亿人患 PAD。任何导致动脉狭窄或闭塞的疾病都可引起下肢缺血的症状，包括动脉瘤、动脉夹层、动脉栓塞及其他，但最常见的原因还是动脉粥样硬化症。PAD 的危险因素与促进冠状动脉粥样硬化发生的危险因素相似，美国心脏病学会/美国心脏协会（American College of Cardiology/American Heart Association，ACC/AHA）有关 PAD 的指南指出，下列人群的 PAD 患病率较高：①年龄≥70 岁；②年龄为 50～69 岁，且具有吸烟史或糖尿病病史；③年龄为 40～49 岁，伴有糖尿病，且至少具有动脉粥样硬化的一个其他危险因素；④下肢症状提示劳累性跛行或静息时缺血性疼痛；⑤下肢脉搏检查异常；⑥已知其他部位存在动脉粥样硬化（如冠状动脉、颈动脉、肾动脉等疾病）。

2. **慢性静脉疾病** 高达 50% 的人存在慢性静脉异常，下肢静脉血栓形成研究报道的慢性静脉异常概率介于 20%～80%。最常见的危险因素包括年龄增长、静脉疾病家族史、BMI 增加、吸烟史、下肢创伤史、既往静脉血栓形成及妊娠等。与诱发事件下肢深静脉血栓形成（deep venous thrombosis，DVT）相关的最重要因素包括近端 DVT、DVT 的初始治疗中抗凝不充分、残余静脉血栓和复发性 DVT 等。

3. **淋巴水肿** 淋巴水肿发病率约为 1.5‰，其中 1/3（0.5‰）为原发性淋巴水肿，2/3（1‰）为继发性淋巴水肿。在世界范围内，淋巴水肿的最常见病因是丝虫病。发达国家地区大部分淋巴水肿病例都是继发性的，常由恶性肿瘤或其治疗所致。淋巴结清扫术可能是发生淋巴水肿最强的预测指标，不论癌症为何种类型，均会使淋巴水肿的发生风险增加。对于已接受腋窝淋巴结清扫的患者，放疗是一个附加的危险因素。现代的乳腺癌治疗不要求清扫腋窝淋巴结，并且由于前哨淋巴结活检和优化放疗等肿瘤治疗技术的进步，继发性淋巴水肿人数呈逐渐下降趋势。

【临床表现】

1. **外周动脉疾病** 患者通常无主诉，临床表现取决于动脉狭窄或闭塞的部位和严重程度。患者可能主诉存在活动后发生但休息后缓解的肢体疼痛（即间歇性跛行）、非典型疼痛、抬高位加重而下垂时减缓的前足持续疼痛（即静息痛）或是伤口不愈合、溃疡，甚至严重肢体缺血（即坏疽）等症状。大多数上肢 PAD 患者没有症状，常因手臂血压不对称而被发现。锁骨下动脉近端阻塞导致血流减少时，患者在活动手臂时可能会出现头晕甚至晕厥，可能原因是椎动脉血液逆流以满足手臂骨骼肌的需求，这称为锁骨下动脉盗血综合征。

2. **慢性静脉疾病** 慢性静脉疾病患者的症状和体征的严重程度往往与静脉瓣功能障碍和静脉阻塞的程度有关。患者最常见的症状是下肢不适（即腿部乏力、沉重感）、疼痛及肢体肿胀。体格检查发现包括异常静脉扩张（即毛细血管扩张、网状静脉及静脉曲张）、下肢水肿、皮肤色素沉着、皮炎、湿疹、脂肪皮肤硬化症及溃疡等。静脉功能不全和静脉性溃疡患者可能同时存在动脉疾病，必须注意识别。

3. **淋巴水肿** 淋巴水肿一般起病隐匿，典型特点是腋窝淋巴结清扫后同侧上肢或腹股沟淋巴结清扫后同侧下肢的缓慢进行性肿胀，其他症状包括肢体沉重感、皮肤改变、活动受限、活动能力下降、紧张性疼痛、精神紧张及非凹陷性水肿等。起病时患肢的肿胀通常以"柔软"和"可凹性"为特点。随着淋巴水肿加重，皮肤增厚在临床上变得明显，皮肤变得干燥而坚实，可凹性因皮肤纤维化和脂肪沉积而减轻。Stemmer 征阳性是淋巴水肿的关键诊断依据。第 2 足趾或示指基底部非凹陷性皮肤褶皱增厚，检查者无法捏起患肢的皮肤即为阳性体征，94% 的下肢原发性淋巴水肿患者都会出现此征象。Stemmer 征阳性提示皮下淋巴淤积性蛋白质纤维化。

【诊断】

1. **外周动脉疾病** 具有危险因素者或症状疑似 PAD 者都应接受心血管评估。检查应包括肢体皮肤视诊、腹部检查、所有外周脉搏搏动触诊、血管杂音听诊、肢体神经检查，以及常规实验室检查包括全血细胞计数和分类计数、全套代谢指标、血脂、同型半胱氨酸、脂蛋白 a 和 C 反应蛋白检测等。多个机构的指南都建议对风险较高者行踝肱指数(ABI)筛查。ABI 是静息状态下多普勒探头探测到的踝动脉收缩压除以肱动脉收缩压的比值,出现至少一种症状或其他体格检查结果符合 PAD 的患者需要测定该指标。ABI <0.9 时诊断 PAD 的灵敏度、特异度分别为 90% 和 95%。在无症状或具有轻至中度症状的患者中,可以通过开展运动试验发现 ABI 异常或行动脉造影来诊断 PAD。症状不典型或脉搏检查结果不确定时,ABI(运动或不运动)≤0.9 可诊断 PAD。一般情况下存在 PAD 危险因素或 PAD 症状史,再结合体格检查结果即可以诊断 PAD。动脉造影是血管影像学检查诊断 PAD 的金标准。

2. **慢性下肢静脉疾病**　诊断慢性下肢静脉疾病需对患者进行全面的体格检查,包括动静脉疾病临床体征评估、下肢脉搏检查及神经系统评估等详细的检查。双功能超声结合了 B 超实时成像以及多普勒血流评估,是诊断静脉梗阻或静脉反流的首选检查。若患者存在符合 PAD 的溃疡或症状(如跛行),则一般也需进行 ABI 检查来排除动脉疾病。慢性下肢静脉疾病的诊断包括患者存在典型症状(如腿部疼痛、乏力、沉重感等),确诊证据为双功能超声发现静脉反流,表现为表浅静脉或穿通静脉逆流持续时间超过 500ms、深静脉逆流时间超过 1 000ms。血栓形成后综合征的诊断主要基于临床信息,如果患者有明确的 DVT 病史并且还有明显的慢性静脉功能不全症状/体征,就可以做出血栓形成后综合征的临床诊断。

3. **淋巴水肿**　淋巴水肿通常通过准确的既往史和体格检查就可以诊断。详细的病史包括发病年龄、累及部位、相关症状、症状(如疼痛)的进展、既往史(如感染、放疗)、手术史、旅行史和家族史等,还应记录诱发淋巴水肿的任何药物(如非甾体抗炎药),这些信息对于评估疑似淋巴水肿患者非常重要。体格检查应评估患者的血管系统、皮肤和软组织,并进行淋巴结触诊。如果根据病史、体格检查和肢体测量无法立即明确淋巴水肿的诊断,影像学检查有助于鉴别淋巴水肿与非淋巴原因的水肿。淋巴水肿的鉴别诊断包括慢性静脉功能不全、急性深静脉血栓形成(DVT)、血栓形成后综合征(post-thrombotic syndrome,PTS)、肢体肥大、脂肪水肿、其他全身性疾病所致外周性水肿、药物性水肿和肿瘤等。

【评价分级】

1. **外周动脉疾病**　间歇性跛行的严重程度分级可采用 Fontaine 分级和 Rutherford 分级。Fontaine 分为 1~4 级:①1 级无症状,ABI<0.9;②2 级间歇性跛行;③3 级日常性静息性疼痛;④4 级局部组织坏死。Rutherford 分级为 0~6 级:①0 级无症状;②1 级轻度跛行;③2 级中度跛行;④3 级严重跛行;⑤4 级缺血性静息痛;⑥5 级小范围组织坏死;⑦6 级大范围组织坏死。

2. **慢性静脉疾病**　国际采用临床-病因-解剖学-病理生理学(clinical-etiological-anatomical-pathophysio-logical,CEAP)标准对疾病严重程度进行临床分级(0~6 级),进展程度高的慢性静脉疾病统称为慢性静脉功能不全(即 CEAP 分级的 4~6 级)。静脉临床严重程度评分(venous clinical severity score,VCSS)是专门针对该病的量表,对 CEAP 分类有补充作用。Villalta 临床量表用于评估血栓形成后综合征(PTS),对于静脉疾病的 5 种症状(疼痛、痉挛、沉重感、感觉异常和瘙痒)和 6 种临床体征(皮肤水肿、皮肤硬化、色素沉着过度、皮肤发红、静脉扩张及小腿按压疼痛)根据严重程度打分,有助于及早识别 PTS 患者并予以治疗。

3. **淋巴水肿分级**　淋巴水肿严重程度可对单侧水肿进行分级。①1 级(轻度)与健侧相比的体积增加量达 25%;②2 级(中度)体积增加>25%~50%;③3 级(重度)体积增加>50%~100%;④4 级(特重度)体积增加>100%~200%;⑤5 级(极重度)体积增加 200% 以上。

淋巴水肿分期通常使用 Campisi 分期系统,也可采用国际淋巴学学会的分期系统。①潜伏期:淋巴系统出现已知损伤,但查体未见水肿,有潜在淋巴水肿风险;②第一期:可逆淋巴水肿,无蛋白质纤维化,皮肤无组织改变;③第二期:永久性(症状明显,不可逆)淋巴水肿伴轻微并发症,皮下蛋白质纤维化,可通过足趾上出现的 Stemmer 征识别,轻微皮肤改变,典型表现的淋巴水肿一般是二期淋巴水肿;④第三期:永久性(症状明显,不可逆)淋巴水肿伴严重并发症,大量皮下蛋白质纤维化,严重的皮肤改变,如皮肥厚、角化过度、乳头状瘤病、甲床改变、淋巴囊肿、淋巴瘘、湿疹、溃疡、指/趾间霉菌病、频繁复发的丹毒和血管肉瘤等。

【康复治疗】

1. **外周动脉疾病**　PAD 患者的冠状动脉、脑血管、肾血管病变的风险增加,所以外周动脉疾病(PAD)被视为冠状动脉性心脏病的危险因素。为了降低心血管疾病进展与并发症的风险,推荐二级预防策略,包括抗血小板治疗、戒烟治疗、控制高血压、调节血脂、控制血糖、抗栓治疗和增加运动等。戒烟和循序渐进式步行锻炼计划可减缓疾病进展,并减轻 PAD 症状和功能损害。对于能参与运动治疗的患者,建议进行监督下运动,一次训练至少应进行 30~45min,1 周至少 3 次,持续至少 12 周。每次训练时运动量要足够大,强度要足以引出跛行症状。其他疗法包括间歇性机械(非充气型)加压治疗、脊髓刺激和高压氧治疗。对于 6 个月至 1 年的保守治疗无效、或晚期 PAD(如静息痛、缺血性溃疡或坏疽)患者,最佳治疗方案是血运重建(经皮介入或外科手术)。

2. 外周静脉疾病 慢性静脉疾病患者的治疗目标是改善症状、减轻水肿、治疗脂性硬皮病以及治愈溃疡等。对于所有具有慢性静脉疾病症状的患者,建议采用抬腿、腿部锻炼(屈踝和步行)以增强腓肠肌力量,以及使用加压袜。

(1) 加压治疗:对于伴有严重的水肿、渗出、湿疹或溃疡的静脉功能不全患者,推荐加压疗法。当选择加压绷带时,建议使用多层加压绷带,而不是单层绷带。间歇性充气加压泵或淋巴水肿的综合消肿治疗可以缓解中至重度血栓形成后综合征的症状。加压治疗的禁忌证包括外周动脉疾病(PAD)、急性下肢浅静脉或深静脉血栓形成、急性或慢性心力衰竭等。当患者存在急性蜂窝织炎、感染或组织坏死等症状时也禁止使用加压治疗。在缠绕加压绷带之前,应先治疗蜂窝织炎和深静脉血栓。

(2) 药物治疗:建议静脉性溃疡患者使用阿司匹林治疗,可以加快慢性静脉性溃疡的愈合。对于不能耐受、不依从或禁忌使用加压治疗(如闭塞性动脉疾病)的患者,建议使用七叶皂苷。

(3) 静脉治疗:对于症状较重、静脉影像学检查提示近端静脉狭窄或闭塞的患者,血管腔内治疗或手术治疗可以减少复发性溃疡和皮肤改变的发生,改善慢性静脉疾病患者的生存质量。若患者接受一段时间的保守治疗后仍持续存在静脉疾病症状(疼痛、酸痛、肿胀等)和体征(毛细血管扩张、网状静脉、静脉曲张、皮肤改变、溃疡等),且证实引起症状的原因包括反流,则适合采用静脉消融治疗。对于存在毛细血管扩张、网状静脉和静脉曲张的患者,建议采用硬化疗法(而不是激光疗法)作为初始治疗。隐静脉反流患者应接受隐静脉消融术,以降低复发率。对于隐静脉和其他静脉干,建议采用静脉腔内消融术(射频消融或静脉腔内激光消融术)而非外科静脉剥离术。复发性或难治性静脉性溃疡患者有时需要外科治疗。对于不能耐受、不依从或有加压疗法禁忌证(如闭塞性动脉疾病)的患者,建议采用马栗种子提取物治疗。

3. 淋巴水肿

(1) 治疗目标:由于基础疾病通常不能被纠正,淋巴水肿的治疗目标为减轻患者水肿及其症状,减轻与水肿相关并发症,维持或恢复患者功能、体能或工作能力。

(2) 综合消肿治疗(complex decongestive therapy,CDT):CDT 是通过保守治疗的方法改善各种肿胀症状,尤其是淋巴水肿,是国际上公认的对淋巴水肿有效的保守治疗方法。CDT 治疗分 2 个阶段。手法淋巴引流(manual lymph drainage,MLD)配合加压治疗是物理消肿治疗的基础。MLD 可以刺激淋巴管收缩和排空能力、改善淋巴流向,并增加旁路通道的淋巴回流。而加压治疗方法是通过加大间质组织压力以减少液体滤出,并促进毛细血管重吸收。加压后进行运动也能促进淋巴回流。强化期可进行每天 2 次、每次 45min 的 MLD,通常持续 2~4 周;待患肢周径和体积改善达到平台期即水肿维持期时,治疗目的是巩固并优化疗效,治疗手段包括清醒时穿戴加压衣物、必要时在夜间进行自我加压包扎、皮肤护理、持续锻炼等,以及每周到门诊进行 1 次或 2 次 MLD,并根据需要进行自我 MLD。每 6 个月监测 1 次。

(3) 补充治疗措施:补充治疗措施包括运动锻炼、抬高肢体、呼吸训练、减轻体重、低剂量激光治疗、间歇充气加压装置(IPC)、皮肤护理、冷疗和患者指导等。无效的治疗方法包括使用利尿剂、抗凝剂、血小板聚集抑制剂、肝素等和水蛭治疗,不建议用于治疗。

(4) 手术治疗:手术治疗仅用于内科治疗继发性淋巴水肿无效的患者,或合并反复发作蜂窝织炎的患者。外科手段包括淋巴管移植和移位术、淋巴静脉吻合术、淋巴结移植、淋巴-淋巴吻合术、组织抽吸术等。目前临床尚未就最佳手术干预方式及手术时机达成共识。

(5) 并发症治疗:蛋白质纤维化也就是淋巴淤积性纤维化,在 MLD 治疗的同时可联合松解术和超声治疗、冲击波治疗让硬化组织变柔软,但蛋白质纤维化的总体改善效果不是很理想。治疗继发性淋巴水肿时,可对蛋白质纤维化区域行负压抽吸术。淋巴水肿最常见的并发症是丹毒,当感染严重的革兰氏阳性球菌蜂窝织炎、淋巴管炎或菌血症时,需要静脉滴注抗生素。待急性期感染控制后,再进行综合消肿治疗,以防止感染扩散。慢性感染患者或每年发生超过 3 次蜂窝织炎的患者应继续使用口服抗生素来延长治疗时间。

(6) 预防:一级预防是最大程度减少淋巴结清扫范围、改善放疗技术及采用一些新的外科技术,如前哨淋巴结活检。二级预防是最大程度减轻水肿程度并延缓疾病进展速度。对于没有禁忌证的淋巴水肿患者,建议使用 CDT 作为淋巴水肿的初始治疗,包括淋巴引流、多层加压包扎、抬高患肢、治疗性锻炼及皮肤护理等,以及在某些情况下使用外部间歇充气加压装置(IPC)治疗。

【功能预后】

1. 外周动脉疾病　大多数无症状的 PAD 患者病程为良性,吸烟或者合并糖尿病或肾功能不全的 PAD 患者,疾病可能快速进展,有可能导致截肢或生存情况较差。年龄增长、男性、吸烟及合并心血管疾病等都是疾病进展的预测因素。对于有所改善并且进展较好的患者,可每年进行 1 次血管检查。如果患者通过 6 个月至 1 年的运动疗法和辅助药物治疗未能带来满意的疗效时,建议介入治疗。

2. 慢性静脉疾病　疾病进展与静脉瓣膜功能不全的程度有关,高危预测因素包括首次深静脉血栓发生于髂静脉、BMI≥35kg/m²、诊断深静脉血栓时 Villalta 评分对应的严重级别为中重度等。深静脉血栓和急性肺栓塞是静脉血栓栓塞的两种严重的并发症。对于存在愈合缓慢的溃疡、持续性皮炎、顽固性或复发性蜂窝织炎的患者,应转诊至合适的亚专科医师。

3. 淋巴水肿　规范的 CDT 治疗可使患肢体积减小的范围为 33% ~68% ,甚至高达 90% ,但需要患者较好治疗依从性来维持长期效果。对于合并癌症晚期的患者,CDT 治疗有加速转移的风险,但并不是治疗的禁忌证,治疗目的应以对症缓解症状及患者意愿为主。

第二节　烧　伤

烧伤一般指热力,包括热液(水、汤、油等)、蒸气、高温气体、火焰、炽热金属液体或固体(如钢水、钢锭)等所引起的组织损害,损害部位主要是皮肤和/或黏膜,严重者也可伤及皮下或/和黏膜下组织,如肌肉、骨、关节,甚至内脏等。皮肤烧伤后发生的局部和全身反应,取决于烧伤面积、部位和烧伤深度。

【病因】

临床常见的烧伤病因包括电烧伤、化学烧伤和放射性烧伤。电烧伤也可导致皮肤损伤,通常可发生深层组织(肌肉和骨)的严重损伤。低电压电流沿着最小电阻通路穿过人体组织时可产生损伤。高电压电流会在电流接触的人体部位产生明显损伤。电损伤可导致周围神经损伤、认知损伤、脊髓损伤,严重时可导致心跳、呼吸骤停。化学损伤常见于接触酸碱性物质后,如清除方法不当可使损伤持续进展。放射性烧伤主要取决于暴露时间及辐射强度,反应表现为轻度红斑、水疱到皮肤脱落等。

【分类】

烧伤可根据损伤程度进行如下分类。

1. Ⅰ度烧伤:又称一度烧伤、红斑性烧伤,仅伤及表皮的一部分,但生发层健在,皮肤仅有红斑,没有水疱,不留瘢痕。

2. Ⅱ度烧伤:又称二度烧伤,损伤可累及表皮层的全层及部分真皮层。浅Ⅱ度烧伤指伤及整个表皮和部分乳头层,不留瘢痕;深Ⅱ度烧伤深及真皮乳头层以下,但仍残留部分真皮及皮肤附件,常留有瘢痕。

3. Ⅲ度烧伤:又称三度烧伤、焦痂性烧伤,一般指全程皮肤的烧伤,表皮、真皮及皮肤附件全部毁损,创面修复依赖于手术植皮或皮瓣修复。

4. Ⅳ度烧伤:又称四度烧伤,烧伤深及肌肉、骨骼,甚至内脏器官,创面修复依赖于手术植皮或皮瓣修复,严重者须截肢。

【烧伤评定】

全面而准确地评估烧伤面积大小,有助于指导治疗和决定是否及何时应将患者转诊至烧伤中心。评估成人烧伤面积的常用方法是 Lund-Browder 图表法和"九分法",对儿童来说,则推荐使用 Lund-Browder

图表法,因为其考虑了儿童的生长发育对体表面积相对百分比的影响。目前我国临床一般采用九分法（表 2-11-1）计算患者烧伤面积。当烧伤面积不规则和/或不均匀时,则手掌法比较实用。

表 2-11-1 九分法

单位:%

部位	占成人体表面积		占儿童体表面积	
头颈	发部	3	9	9+（12-年龄）
	面部	3		
	颈部	3		
双上肢	双上臂	7	18	9×2
	双前臂	6		
	双手	5		
躯干	躯干前	13	27	9×3
	躯干后	13		
	会阴	1		
双下肢	双臀	5	46	9×5+1-（12-年龄）
	双大腿	21		
	双小腿	13		
	双足	7		

除烧伤面积评定外,还需对烧伤严重程度进行评定。

1. **轻度烧伤** 面积在 9% 以下的 Ⅱ 度烧伤。

2. **中度烧伤** 烧伤面积在 10%~29%（小儿为 5%~15%）或 Ⅲ 度烧伤面积在 10% 以下（小儿 5% 以下）,大部分需住院治疗。

3. **重度烧伤** 成人烧伤面积在 30%~49%（小儿为 16%~25%）或 Ⅲ 度烧伤面积在 10%~20%（小儿 10% 以下）;或成人烧伤面积不足 31%（小儿不足 16%）,但有下列情况之一者:①全身情况严重或有休克;②复合伤(严重创伤、冲击伤、放射伤、化学中毒等);③中、重度吸入性损伤。均需住院治疗。

4. **特重烧伤** 总面积在 50% 以上;或 Ⅲ 度烧伤面积 20% 以上,通常预后不良。

【烧伤治疗】

1. **烧伤创面的急性期治疗** 任何疾病的紧急评估都是从 A（airway,气道）、B（breathing,呼吸）、C 评价（circulation,循环）开始,早期处理主要包括液体复苏、抗感染及清创治疗。烧伤创面护理的长远目标就是重建皮肤完整性、功能及外观。而复苏后的即刻目标就是预防感染、舒缓疼痛、准备创面移植、预防挛缩和瘢痕、维持力量和功能。

2. **创面愈合** 当创面愈合时间超过 2 周,则可能形成肥厚性瘢痕,为避免瘢痕形成,早期应进行良好的局部创面护理、清创及植皮工作。

（1）创面护理:一般可预防感染,使用生物或合成敷料进行创面护理。

（2）清创:烧伤严重,可通过清创术移除焦痂,以暴露可用组织,并为覆盖准备创面基底,一般清创方式包括机械清创、水疗及药物酶清除等。

（3）植皮:早期移植治疗可显著缩短住院时间,改善植皮存活率、外观和功能状况,可采用同种异体移植、自体移植、生物工程皮肤等方法。在移植中,自体移植是金标准,自体移植实施前,生物工程替代物可被用来临时覆盖创面,或是作为新生真皮的基底,再在其上实施自体移植。接受自体移植的创面要干净,没有任何失活的组织或残留物,没有感染迹象。异体移植的组织来源于非人类物种,用于闭合创面、调节代谢需求和降低体液挥发。

【康复治疗】

烧伤后皮肤等组织器官的损伤、长期制动、并发症等,可引起一系列问题,有效的康复处理能促进创面愈合、保护关节功能、减少挛缩、抑制肥厚性瘢痕形成、预防并发症等。

1. 早期创面治疗 烧伤创面愈合以前,物理治疗的目的主要是预防和控制感染,促进肉芽和上皮生长,加速创面愈合,为早日进行功能训练奠定坚实的基础。

(1) 水疗:可根据患者自身情况,采用盆浴或淋浴,以清除坏死组织和分泌物、保持创面清洁。水中可加入高锰酸钾溶液等起到消毒灭菌作用,水温通常以 37~39℃ 为宜,时间为 15~20min,每天或隔日一次。

(2) 光疗

1) 光电浴、红外线照射疗法:主要作用是使创面干燥结痂,减少血浆渗出,预防和控制创面感染。大面积烧伤时采用全身或局部电光浴,1~2 次/d,持续 30~60min,必要时可进行较长时间治疗。小面积烧伤时,采用红外线照射,每次 30~60min,1~4 次/d。

2) 紫外线疗法:创面的坏死组织或脓性分泌物较多、肉芽生长不良时,可用中或强红斑量照射;当分泌物减少或脱痂露出新鲜肉芽组织时,应减量至阈红斑量;浅平而新鲜的创面,可用亚红斑量紫外线照射,1 次/d。

(3) 短波及超短波:主要用于局部烧伤的治疗,短波、超短波穿透较深,能穿透敷料,可促进坏死组织分离、脱落,有消除炎症、镇痛和促进组织再生的作用。通常采用微热量,1~2 次/d,每次 15min;若创面合并有蜂窝织炎,采用无热量,能起到消炎消肿的作用,每次治疗 10min,1 次/d,疗程视具体病情而定。

2. 关节功能障碍预防

(1) 体位:挛缩是烧伤的一个常见并发症,恰当体位是预防挛缩的基本原则,并有助于预防其他并发症,如压疮和挤压性神经病变。挛缩预防是基于组织拉长的原则,患者通常将患处处于非牵拉的缩短定位,以肢体屈曲和内收位常见。让患者保持正确的体位,可以预防关节挛缩,一般采用抗挛缩体位,应注意避免四肢长期屈曲和双下肢避免内收,当患者不能自觉维持正确体位时,可使用毛巾垫、枕头或矫形器牵引等维持肢体恰当的位置上。挛缩不仅局限于关节,其他部位如唇和口部的软组织也需要牵拉练习以及治疗性的装置,以维持组织的长度和功能。

(2) 夹板:夹板常应用于烧伤,可促进正确的体位、预防关节挛缩、保护移植的皮肤或脆弱的创面、有助于所需的运动。夹板可由多种不同的材料制成,低温热塑夹板最为常用,因其有以下优势:可在床旁的热水中加热,并立即在患者身上适配;低温下可变形,具有良好的易塑性和调整性。

(3) 运动:运动的主要目的是维持关节的活动范围、防止关节挛缩、保持肌肉力量和功能运动。保持关节活动范围的运动应尽早开始,让患者进行主动或助力运动,只有患者不能主动运动时才进行被动运动。若无禁忌,急性期就应开始关节活动以防形成体位畸形。

部分情况需慎用功能训练:①手背部烧伤,运动疗法均应受到限制,应立即用夹板固定并在治疗师的指导和监督下训练;②穿着压力衣治疗时,不能直接观察创面的张力变化,容易造成创面撕裂;③肌肉关节或肌腱暴露时不能进行运动,即使轻柔的关节活动也应避免,否则可能导致肌腱或关节囊断裂,或关节结构移位;④关节深部疼痛,提示关节存在病理性变化,查出原因前应停止关节活动;⑤皮肤移植术后 5~7 天内须禁止关节被动运动。

3. 吞咽障碍预防 吞咽障碍是大面积烧伤时的一个常见问题,会发生营养输送的障碍,从而影响愈合和恢复。肌肉无力、吸入性损伤、气管切开、药物治疗、口腔运动功能障碍,以及其他多重因素都与吞咽障碍的产生有关。因此,对于烧伤患者需早期进行吞咽评估及吞咽造影。

(1) 口腔阶段的吞咽功能障碍:口腔阶段的吞咽功能障碍通常是因为口腔活动范围受限、咀嚼无力及因烧伤创面或瘢痕形成导致的口腔闭合障碍。

(2) 食管功能异常:食管功能异常是插管或气管切开的并发症。

（3）咽部阶段的吞咽障碍：咽部阶段的吞咽障碍通常是由吸入性损伤、气管切开并发症、气管插管或烧伤的瘢痕所导致的。咽部吞咽障碍具有极高的误吸风险。治疗措施主要包括气管导管的摆放大小和位置、选择合适食物及体位（包括头颈的位置）。这些措施可以有效降低误吸风险。

4. 肢体功能训练

（1）康复目标：烧伤早期运动康复目标是维持或达到正常的关节活动度。完整康复运动康复计划和目标是提高肌力及心肺耐力、改善柔韧性、改善平衡功能和肌力、实现功能重建、缓解焦虑和增强自我意识。

（2）手功能康复：手功能康复是烧伤后运动康复的重点之一，早期应使用夹板以维持手部的体位，防止关节囊韧带肌腱的短缩。掌指关节过伸和指间关节屈曲会导致手内在肌变形，导致爪形手。夹板可对暴露的关节提供保护。当关节囊受到损伤，关节有挛缩风险，建议将关节维持在功能位。对于暴露的肌腱，需要用夹板保持松弛位，同时应该保持肌腱的湿润。烧伤后 6 周瘢痕组织形成，此时可进行主动性的关节活动。皮肤愈合后，就应戴压力手套，有助于控制水肿，还可应用被动练习和瘢痕抑制来帮助重建和维持正常的活动度。

（3）步行训练：患者病情平稳后，应早期开始步行训练，不仅可降低关节挛缩、体能下降和深静脉血栓形成的风险外，早期步态训练，还有助于维持平衡下肢关节活动和肌肉力量耐力。皮肤移植是步态训练的相对禁忌证，需待移植物可耐受下垂体位时才可进行步态训练。

【并发症治疗】

1. 肥厚性瘢痕

（1）病因和特点：肥厚性瘢痕是皮肤真皮损伤后形成的病理结构，以结缔组织过度增生、胶原过度沉积为病理特征，主要影响是毁容和关节挛缩。

（2）治疗

1）压力治疗：压力治疗是目前公认的预防和治疗肥厚性瘢痕最有效的方法，持续施以与毛细血管压力相等或更大的压力，可减少局部的血液供给和组织水分，阻碍胶原纤维的形成、毛细血管的增生和肌成纤维细胞的收缩，并能使胶原纤维重新排列。预防性加压原则上是创面愈合后越早开始越好，且必须持续加压，每天包扎 23h 以上，坚持 0.5~3 年，甚至更长时间，直至瘢痕成熟为止。压力治疗的方法主要有弹性包裹、管型加压绷带、紧身衣等，对于高低不平部位，可使用轻薄的弹性物塑成体表形态，支具下的缝隙部位可垫以可塑的弹性物质以保持压力。

2）夹板治疗：合适的夹板配合压力治疗，对烧伤后的瘢痕特别是手部瘢痕，有明显的预防和治疗作用，既能控制瘢痕的发展，又能减少手指畸形的发生。

3）硅胶治疗：硅胶治疗能使肥厚性瘢痕在短时间内变薄变软，目前已被广泛使用。一般采用硅胶膜贴敷的方法，需持续使用疗程大于 3 个月，直至瘢痕消退为止。硅胶还可以作为皮肤与夹板间的连接，使其固定在充分的伸展位，可以起到预防润滑皮肤、防止瘢痕发展的作用；硅胶填充在面部时，可作为压力治疗的垫衬，使凹凸不平的区域也能获得充分的压力。

4）放射性治疗：放射性治疗可阻断细胞分裂，减少肥厚性瘢痕的形成，故在瘢痕形成早期具有一定的疗效。单独的放射治疗效果不如结合手术的治疗效果，且此方法不宜常用于大面积肥厚性瘢痕，患者可能产生全身副作用。

5）药物治疗：糖皮质激素是目前常用的治疗药物，临床一般用地塞米松注射瘢痕区域，可有效改善瘢痕形成。

6）手术治疗：手术切除仅用于严重功能障碍者，大面积的肥厚性瘢痕会发生挛缩，行切开或部分切开可以松解挛缩。在手术同时从切口边缘注入糖皮质激素，术后配合压力治疗或放疗，可减少复发。

2. 异位骨化

（1）病因：异位骨化不是简单的组织钙化，而是长时间炎症状态后在异常部位（如关节）形成板层骨。异位骨化的原因为促炎症性激发事件诱导出现骨祖细胞，但其确切机制尚属未知。异位骨化主要与创伤性脑损伤、脊髓损伤、创伤、烧伤、外科手术和长时间制动相关。

（2）发病特点：烧伤患者异位骨化的发生率为0.1%~20%，具体取决于烧伤面积及所研究的患者队列。异位骨化出现时间可早至伤后30天，所有大关节都可发生，但最常见于肘关节或膝关节。早期创面切除和植皮可减轻高代谢反应和炎症反应，可降低其发生率。植皮前或植皮后、长时间制动都被视为危险因素。

（3）临床表现：异位骨化一旦形成，会出现显著的并发症，导致活动度较少，引起神经病变、无力、疼痛及僵硬，会增加患者住院时间和花费。首发表现包括活动度减小、疼痛及肿胀。X线片可能发现病理性骨形成。

（4）治疗：治疗措施包括持续高强度理疗、使用非甾体抗炎药、使用试验性药物（如双膦酸盐）及早期手术切除异位骨化。

（5）预防：及早进行被动活动或主动活动可预防异位骨化。

3. **疼痛** 烧伤可引起严重疼痛，因此需要充分控制疼痛。爆发性疼痛时可联合使用长效麻醉药与短效药物。由于烧伤患者的药物代谢较快，药物量应较大。患者自控镇痛泵有助于更好地控制疼痛。还须考虑烧伤患者由于其他原因引起的各种不适，如神经性疼痛、肌筋膜疼痛、瘙痒症、睡眠剥夺等，应积极针对性治疗这些疾病，尤其不能因为疼痛而限制活动。

4. **心理问题** 受伤后的心理问题并发症是阻碍烧伤幸存者康复和重新融入社会的主要障碍。烧伤后常见的心理社会问题主要有创伤后应激、抑郁、焦虑、睡眠障碍和社会融入障碍。针对以上问题，需要对烧伤患者进行密切监视，及时介入进行干预治疗，帮助患者重新融入社会，包括回归个人工作、学习生活和社会活动等。

（潘　钰）

参 考 文 献

［1］MAZARI F A K,KHAN J A,SAMUEL N,et al. Long-term outcomes of a randomized clinical trial of supervised exercise,percutaneous transluminal angioplasty or combined treatment for patients with intermittent claudication due to femoropopliteal disease. Br J Surg,2017,104(1):76-83.

［2］SIGVANT B,LUNDIN F,WAHLBERG E. The risk of disease progression in peripheral arterial disease is higher than expected：a meta-analysis of mortality and disease progression in peripheral arterial disease. Eur J Vasc Endovasc Surg,2016,51(3):395-403.

［3］STANOJCIC M,ABDULLAHI A,REHOU S,et al. Pathophysiological response to burn injury in adults. Ann Surg,2018,267(3):576-584.

［4］ORCHARD G R,PARATZ J D,BLOT S,et al. Risk factors in hospitalized patients with burn injuries for developing heterotopic ossification—a retrospective analysis. J Burn Care Res,2015,36(4):465-470.

［5］RICHARD R,JONES J,PARSHLEY P. Hierarchical decomposition of burn body diagram based on cutaneous functional units and its utility. J Burn Care Res,2015,36(1):33-43.

［6］SERGHIOU M A,NISZCZAK J,PARRY I,et al. One world one burn rehabilitation standard. Burns,2016,42(5):1047-1058.

［7］JACOBSON K,FLETCHALL S,DODD H,et al. Current concepts burn rehabilitation,part Ⅰ:care during hospitalization. Clin Plast Surg,2017,44(4):703-712.

［8］DODD H,FLETCHALL S,STARNES C,et al. Current concepts burn rehabilitation,part Ⅱ:long-term recovery. Clin Plast Surg,2017,44(4):713-728.

［9］BURNETT E,GAWAZIUK J P,SHEK K,et al. Healthcare resource utilization associated with burns and necrotizing fasciitis. Burn Care Res,2017,38(6):e886-e891.

［10］GREENHALGH D G. Management of burns. N Engl J Med,2019,380(24):2349-2359.

［11］ZELEN C M,ORGILL D P,SERENA T E,et al. A prospective,randomised,controlled,multi-centre comparative effectiveness study of healing using dehydrated human amnion/chorion membrane allograft,bioengineered skin substitute or standard of care for treatment of chronic lower extremity diabetic ulcers. Int Wound J,2015,12(6):724-732.

第十二章 儿科疾病

第一节 儿童脑性瘫痪

脑性瘫痪(cerebral palsy,CP)简称"脑瘫",是一组持续存在的中枢性运动和姿势发育障碍、活动受限综合征,是由发育中的胎儿或婴幼儿脑部非进行性损伤所致。脑瘫的运动障碍常伴有感觉、知觉、认知、交流和行为障碍,以及癫痫和继发性肌肉骨骼问题。

【标准】

1. **脑瘫粗大运动功能分级系统（Gross Motor Function Classification System，GMFCS）**

（1）1989 年粗大运动功能测试量表(Gross Motor Function Measure,GMFM)被设计用于评价患儿粗大运动状况。

（2）1997 年 Palisano 等人基于 GMFM 制定了 GMFCS,根据患儿运动功能受限随年龄变化的规律设计的一套分级系统,通过评价脑瘫儿童在日常环境(家庭、学校和社区)中的粗大运动能力,确定其不同的运动水平级别。

（3）2008 年 Palisano 等发布了 GMFCS 扩展修订版(GMFCS-Extended and Revised,GMFCS-E & R),对 GMFCS 6~12 岁组的内容进行修改,并增加了 12~18 岁组相关内容。其各个级别内容表述的清晰和准确性已被认同。

2. **国际功能、残疾和健康分类：儿童和青少年版（International Classification of Functioning, Disability and Health：Children and Youth Version，ICF-CY）**

（1）《国际功能、残疾和健康分类》(ICF)最初版本于 2001 年发布,是国际分类家族(Family of International Classification,FIC)的一员,为健康状况与健康相关状况的描述提供了标准化的语言。

（2）2007 年 10 月基于 ICF 基本原理与体系,正式发布 ICF-CY。ICF-CY 是针对性地开发更适用于儿童与青少年的类目和编码,并于 2013 年完成中文版的翻译与标准化。

（3）2015 年 WHO 和 ICF 研发部门合作,经由官方开发流程,由来自不同国家的 26 位脑瘫专家讨论分析,正式发布了 5 个脑瘫 ICF-CY 核心分类组合版本:综合版、简明通用版(0~18 岁)、3 个年龄段简明版(6 岁以下、6~<14 岁、14~18 岁)。

【病因及特点】

1. **病因** 可分为出生前因素、围产期因素和出生后因素。

（1）出生前因素:出生前因素即出生前脑发育障碍或损伤所致,主要包括遗传因素、母体因素、宫内感染、宫内生长迟缓、绒毛膜羊膜炎、先天性畸形等。

（2）围产期因素:围产期因素包括围产期感染、早产、新生儿脑卒中和其他(如胎盘功能不全、缺氧缺血、胎粪吸入、Rh 或 ABO 血型不合、葡萄糖-6-磷酸脱氢酶缺乏症等)。

（3）出生后因素：出生后因素可与产前、产时因素重叠，但创伤、感染、惊厥、缺氧缺血性脑病、颅内出血、脑积水、胆红素脑病、中毒等被认为是主要因素。

2. **特点** 《中国脑性瘫痪康复指南（2015）》将脑瘫分为6型。

（1）痉挛型四肢瘫（spastic quadriplegia）：以锥体系受损为主，包括皮质运动区损伤。本型的特征是牵张反射亢进。表现为四肢肌张力增高；上肢后伸、内收、内旋；拇指内收；躯干前屈；下肢内收、内旋、交叉、膝关节屈曲、剪刀步、尖足、足内外翻；圆背坐；腱反射亢进、踝阵挛、折刀征和锥体束征等。

（2）痉挛型双瘫（spastic diplegia）：症状同痉挛型四肢瘫，主要表现为双下肢痉挛及功能障碍重于双上肢。

（3）痉挛型偏瘫（spastic hemiplegia）：症状同痉挛型四肢瘫，主要表现为一侧肢体痉挛及功能障碍。

（4）不随意运动型（dyskinetic）：以锥体外系受损为主，主要包括舞蹈性手足徐动（chroeo-athetosis）和肌张力障碍（dystonic）。本型肌张力可高可低（安静时降低，兴奋时增高），且可随年龄改变。本型最明显特征是非对称性姿势，患儿头部和四肢出现不随意运动，同时夹杂许多多余动作且难以自我控制。患儿还具有对刺激敏感、表情奇特、挤眉弄眼、颈部不稳定、发音障碍、流涎、摄食困难等症状。腱反射正常、紧张性迷路反射（+）、非对称紧张性颈反射（+）。

（5）共济失调型（ataxia）：以小脑受损为主，以及伴有锥体系、锥体外系损伤。主要特点是由运动感觉和平衡感觉障碍造成的不协调运动。患儿肌张力可偏低、头部活动少、身体僵硬、可有意向性震颤及眼球震颤。患儿还存在平衡障碍，站立时重心在足跟部，双足间距离宽；运动笨拙、不协调、分离动作差、动作慢；行走时步态蹒跚、醉汉步态且方向性差。闭目难立征（+）、指鼻试验（+）、腱反射正常。

（6）混合型（mixed types）：具有2型以上的特点。

【发病机制及病理生理】

脑瘫的发病机制分为累及锥体系、锥体外系或小脑的损伤，以及中枢神经系统发育障碍及先天畸形。

1. **累及锥体系、锥体外系或小脑的损伤** 累及锥体系、锥体外系或小脑的损伤常以单独部位病变的临床表现为主，还可表现为多部位损伤的特点。

（1）锥体系损伤：锥体系损伤多为大脑皮质（灰质）、锥体束（白质）不同部位损伤，可引起躯干及肢体的随意运动障碍，主要为痉挛型脑瘫，临床可见全身性瘫痪或不同部位的瘫痪。

（2）锥体外系损伤：锥体外系损伤主要损伤部位为基底节、丘脑及海马等部位，可引起随意运动障碍、肌张力障碍（肌强直、痉挛扭转等）、肌张力突然变化或忽高忽低，临床多见不随意运动型脑瘫，锥体外系损伤多累及全身。

（3）小脑损伤：发生的部位不同，可导致共济失调、平衡障碍、震颤等，临床多见共济失调型脑瘫，累及全身。

2. **中枢神经系统发育障碍及先天畸形** 中枢神经系统发育障碍及先天畸形主要包括脑干神经核结构改变、灰质神经元结构改变、白质神经纤维变化、髓鞘形成障碍、轴突受损、先天性小脑发育不全等。病变可累及语言中枢、听觉中枢或视觉中枢及传导路，可伴有语言障碍、听觉障碍或视觉障碍。如果白质广泛软化，皮质及皮质下神经元受累，可伴有认知、智力发育落后及癫痫等。

【康复评定】

基于国际标准脑瘫康复评定，包括粗大运动功能分级，以及基于身体功能、身体结构、活动和参与、相关环境等因素的多领域评定。所采用的评定工具分别为脑瘫粗大运动功能分级系统（GMFCS）和脑瘫ICF-CY核心分类组合。

1. **脑瘫粗大运动功能分级系统（GMFCS）** GMFCS是根据患儿运动功能随年龄变化的规律所设计的一套分级系统，以自主运动为依据，尤其强调坐、转换及移动能力，能客观反映患儿的粗大运动功能发育情况。GMFCS分为5个年龄组，包括0~<2岁、2~<4岁、4~<6岁、6~<12岁和12~18岁，每个年龄组根据患儿运动功能的表现分为5个级别，Ⅰ级为最佳，Ⅴ级为最差（表2-12-1）。

表 2-12-1 GMFCS 各级别最高能力描述

级别	GMFCS 各级别最高能力描述
Ⅰ	能够不受限制地行走;在完成更高级的运动技巧上受限
Ⅱ	能够不需要使用辅助器具行走;但是在室外和社区内的行走受限
Ⅲ	使用辅助移动器具行走;在室外和社区内的行走受限
Ⅳ	自身移动受限;孩子需要被转运或者在室外和社区内使用电动移动器具行走
Ⅴ	即使在使用辅助技术的情况下,自身移动仍然严重受限

2. 脑瘫 ICF-CY 核心分类组合 脑瘫 ICF-CY 核心分类组合在考虑到脑瘫儿童和青少年发育轨迹的基础上,5 个版本所含类目数不同、各有优势。使用者可根据不同需求,选择对应版本的核心分类组合。

(1)综合版核心分类组合:完整详细描述 0~18 岁脑瘫的功能状态,包括 135 个类目(二级类目 130 个、三级类目 5 个),包括身体结构类目 7 个、身体功能类目 34 个、活动和参与类目 58 个、环境因素类目 36 个。在制订跨专业的康复计划时,使用综合版最为有效,有助于不同专业成员获得患者功能的详细评定。

(2)简明通用版核心分类组合:描述 0~18 岁脑瘫最常见的功能领域,具有较强使用价值,可广泛地用于临床工作、流行病学研究以及医疗管理建档等工作。

(3)特定年龄段简明版核心分类组合:分别描述了 3 个年龄段患儿最常见的功能领域,类目数量不同,可针对性地用于不同年龄组患者的评估与治疗中。

(4)ICF-CY 框架下脑瘫的评定

1)身体功能与结构:包括运动功能、神经肌肉骨骼和运动相关功能、发声和语言功能、感觉功能和疼痛、精神功能、结构的评定。

A. 运动功能评定:①运动反射功能评定。深反射包括肱二头肌反射、肱三头肌反射、桡骨膜反射、膝腱反射、跟腱反射、髌阵挛和踝阵挛;由不良刺激引起的反射包括逃避反射、浅反射(主要检查腹壁反射和提睾反射);原始反射检查常用觅食反射、吸吮反射、手与足握持反射、拥抱反射、张口反射、跨步反射、踏步反射、侧弯反射等;病理反射包括 Babinski 征、Oppenheim 征、Gordon 征和 Hoffmann 征。②不随意运动反应功能评定:包括姿势反射(非对称性紧张性颈反射、对称性紧张性颈反射、紧张性迷路反射)、矫正反射、保护性伸展反射、平衡反射(倾斜反射、立位平衡反射)。③不随意运动功能评定:不随意收缩包括不随意运动、手足徐动症、肌张力障碍;震颤包括眼球震颤、意向性震颤等,通过儿童神经系统检查方法进行评定。④随意运动控制功能评定:平衡功能评定包括简易评定法(静态平衡、动态平衡)、Fugl-Meyer 平衡功能评定法等;协调功能评定包括观察法、协调性试验等。⑤步态功能评定:定性分析通过观测及目测观察异常步态,判断患儿是否存在如痉挛步态、偏瘫步态、臀大肌步态、臀中肌步态、不对称步态等;定量分析通过足印法、三维步态分析系统进行评定。

B. 神经肌肉骨骼和运动相关功能的评定:①关节和骨骼功能评定。关节活动度用量角器(较大关节用普通量角器或方盘式、电子量角器,手指关节用半圆量角器)评定;定期进行 X 线检查,测量股骨头偏移百分比(migration percentage,MP)以预测脑瘫儿童髋关节脱位与半脱位的风险(MP 值<33% 为正常,33% ~ 50% 为髋关节半脱位,>50% 为全脱位),可应用髋臼指数(acetabular index,AI)、头臼宽度指数(acetabular head index,AHI)、沈通(Shenton)线、中心边缘角(center-edge angle,CEA)、Sharp 角等评定髋关节脱位的程度。GMFCS 等级越高,下肢运动功能越差,越易发生髋关节脱位。髋关节监测包括临床体格、影像学、下肢长度和围度、关节活动度、疼痛、肌力、运动功能评定。在影像学检查中,GMFCS Ⅰ级的脑瘫通常无需骨盆 X 线片复查,Ⅱ级需要在 2 岁和 6 岁时进行骨盆 X 线片复查,Ⅲ~Ⅴ级需每年 1 次骨盆 X 线片复查。②肌肉功能评定。肌力评定包括 6 级分法徒手肌力评定(MMT)、器械评定(等长肌力评定、等张肌力评定、等速肌力测定);肌张力评定包括静息性肌张力评定(触诊肌肉感知其硬度),以及使用改良 Ashworth 痉挛量表(MAS)评定姿势性肌张力(主动或被动姿势变化时观察肌张力变化)和运动性肌张力(身体运动时主动肌与拮抗肌之间肌张力的变化)(表 2-12-2);肌耐力评定包括负重抗阻强度评定等;运动性肌肉疲劳度评定包括表面肌电评定等。

表 2-12-2 改良 Ashworth 痉挛量表

级别	评级标准
0	无肌张力增高
1	肌张力轻度增高:被动运动患侧肢体在 ROM 终末呈现最小阻力或突然卡住
1⁺	肌张力轻度增高:被动运动患侧肢体在 ROM 后 50% 内突然卡住,然后出现较小的阻力
2	肌张力较明显的增高:被动运动患侧肢体在大部分 ROM 内均有阻力,但仍能比较容易地进行被动运动
3	肌张力显著增高:被动运动患侧肢体在整个 ROM 内均有阻力,被动运动困难
4	僵直:患侧肢体呈僵直状态,不能完成被动运动

C. 发声和语言功能评定:①语言精神功能评定。S-S(sign-significate relations)语言发育迟缓评定法可用于脑瘫语言发育迟缓的评定。②言语功能评定:汉语沟通发展评定量表(Chinese Communicative Development Inventory-mandarin Version,CCDI)的 2 个分量表分别用于评定 8~16 月龄和 16~30 月龄患儿的言语功能;构音障碍评定法评定患儿的构音障碍;Peabody 图片词汇测验评定 2 岁 6 月龄~18 岁儿童和青少年的词汇能力、智力水平。

D. 感觉功能和疼痛评定:包括视功能(视觉诱发电位、眼科检查等)、本体感觉(3 岁以上儿童可使用儿童感觉统合发展评定量表)和疼痛评定(2 月龄~7 岁儿童使用儿童疼痛行为 FLACC 量表)。

E. 精神功能评定:①智力功能评定。韦氏智力量表(WIS)中,韦氏幼儿智力量表(Wechsler Preschool and Primary Scale of Intelligence,WPPSI)用于 3~6 岁儿童;韦氏儿童智力量表(Wechsler Intelligence Scale for Children,WISC)用于 6~16 岁儿童;贝利婴儿发展量表(Bayley Scales of Infant Development,BSID)中的智力量表用于从初生到 30 月龄的脑瘫的早期智力评定;中国比奈测验用于 2~18 岁脑瘫的智力评定;Griffith 精神发育量表是诊断性量表,用于 0~7 岁儿童的发育评定,包括认知功能的评估。②气质和人格功能评定:包括失眠严重程度(睡眠障碍评定量表)和气质、性格的评定(少儿气质性格量表)。

F. 结构评定:根据临床表现,应用解剖学知识对口腔结构、肢体各部位的结构进行评定。

2)活动与参与的评定:包括粗大运动功能、精细运动功能、日常生活活动功能、交流能力、主要生活领域的评定。

A. 粗大运动功能评定:①粗大运动功能分级系统(GMFCS),见上文。②粗大运动功能评定量表(GMFM):分为 88 项和 66 项,主要评定患儿粗大运动功能随时间或干预而出现的改变,以及标准相当于 5 岁及以下正常儿童的运动功能。③Peabody 运动发育量表(Peabody Developmental Motor Scale,PDMS)粗大运动部分:可对 6~72 月龄所有儿童的粗大运动功能进行评定,可反映患儿相对于同龄正常儿童的粗大运动技能水平。12 个月以下测试反射、固定和移动能力;12 个月及以上测试固定、移动和物体控制能力。④Alberta 婴儿运动量表(Alberta Infant Motor Scale,AIMS):可对 0~18 月龄儿童正常运动发育、运动发育迟缓及可疑异常运动模式进行监测。⑤格塞尔发育量表(GDS)、贝利婴儿发展量表(BSID)、Griffith 精神发育量表等也可用于粗大运动功能的评定。

B. 精细运动功能评定:包括手的精细运动功能、上肢精细运动功能、脚和脚趾完成移动和操纵物体的协调动作。①PDMS 精细运动部分:用于评定 6~72 月龄的所有儿童的精细运动功能发育水平,可反映患儿相对于同龄正常儿童的精细运动技能水平。②脑瘫儿童手功能分级系统(Manual Ability Classification System,MACS):用于 4~18 岁患儿在日常生活中双手操作物品能力的分级评定。③精细运动功能评定量表(Fine Motor Function Measure Scale,FMFM):用于评定患儿的精细运动功能水平,区分不同类型患儿精细运动功能的差别,也可评定患儿精细运动功能随月龄增长而出现的变化。④上肢技能质量评定量表(Quality of Upper Extremity Skills Test,QUEST):用于评定 18 月龄~8 岁患儿上肢运动技能质量。⑤精细运动分级(Bimanual Fine Motor Function,BFMF):用于评定各年龄段患儿的精细运动功能,可同时判断单手和双手功能,特别是单手功能。

C. 日常生活活动功能评定:包括各种日常生活活动的自理能力。①儿童功能独立性评定量表(WeeFIM):基于在独立生活中最必要的基本活动,对儿童功能独立性(躯体、言语、认知和社会功能)进行评定。②残疾儿童能力评定量表中文版(Chinese Version of Pediatric Evaluation of Disability Inventory,PEDI):用于评定6月龄~15岁儿童及能力低于15岁水平的患儿的日常生活活动能力(自理能力、移动能力和社会功能),以及功能变化与年龄的关系;在评定早期或轻度功能受限情况更具优势,包含看护人员的评分;能有效地评定残疾儿童每个领域或能区的损伤情况,判断康复疗效、制订康复计划和指导康复训练。

D. 交流能力评定:包括理解能力与表达能力的评定。①理解能力评定:GDS、BSID中的智力量表、S-S语言发育迟缓评定和构音障碍评定法均可用于理解能力的评定。②表达能力的评定:需要从说的能力、表达能力和理解能力三个方面入手,例如,可以通过口语进行表达事实或讲故事方面的评定。可用的量表还包括了GDS、S-S语言发育迟缓评定和构音障碍评定法。

E. 主要生活领域的评定:包括评定患儿的教育情况、游戏能力评定。

3)环境评定:包括产品和技术评定、矫形器和辅助用具评定、支持和相互联系情况评定、亲属态度评定等。

A. 产品和技术评定:评定患儿可能的食物、进食和营养情况。

B. 矫形器和辅助用具评定:对患儿所应用的各类矫形器和辅助用具进行适应性、适合程度、应用后的效果进行评定。评定时应结合患儿的身体功能与结构,根据活动、参与等需求目标,对预选的辅助器具进行评定。

C. 支持和相互联系情况评定:①家庭对患者支持情况,通过调查问卷、与儿童及其家长交谈(必要时家访),了解患者家庭对康复治疗的认识、家庭康复情况、居住环境、自制辅具情况等。②卫生专业人员情况:询问和观察卫生专业技术人员,对患儿的支持情况、治疗技术等。

D. 亲属态度评定:评定直系亲属家庭成员对患者疾病的认识、对治疗目标的要求等,以及对治疗的积极或消极影响。

【康复治疗】

康复治疗的目的在于帮助脑瘫患儿在运动、认知、言语语言、社会适应等方面得到最大程度改善,充分发挥残存功能;促进患儿身心健康发展,提高其生活质量,并积极融入社会。

1. 治疗原则

(1)早期发现异常、早期干预:婴儿出生后应定期体检,一旦发现发育神经学异常表现(反射异常、运动模式异常、运动发育落后等)应立即开始早期干预。

(2)遵循循证医学:加强基础及临床研究,遵循循证医学,避免未经科学验证而盲目强调某种方法的"奇妙性",避免药物、仪器设备及临床治疗方法的滥用。

(3)综合性康复:以功能为核心,采取多种康复手段,满足患儿身心发育需求,促进其全面发育。

(4)康复治疗与日常生活相结合:重视培训家长和看护者,开展家庭康复。

(5)康复训练与游戏相结合:将游戏贯穿于康复训练,使治疗活动充满趣味,增加患儿康复训练的兴趣和主动性。

(6)集中式康复与社区康复相结合:由专业康复工作者指导,将康复治疗融于患儿的社区环境和日常生活中,让家长积极参与,促进患儿全面康复效果。

(7)早期开展教育康复:重视开展特殊教育、学前教育及小学教育,与家长及教育机构紧密配合,为患儿提供适龄、适当教育。

2. 康复治疗方法

(1)物理治疗:物理治疗包括物理因子治疗、运动疗法。

1)物理因子疗法:物理因子疗法是应用电、声、光、磁和热动力学等物理因子结合现代科学技术治疗疾病的方法,旨在直接引起局部组织的物理、化学、生理、病理变化,从而产生不同的作用如神经反射作用、经络作用、体液作用和组织适应等,达到治疗的目的。亦可用于儿童疾病的治疗。

A. 电疗法:儿童常用低频电疗法。①经皮神经电刺激疗法:可兴奋神经肌肉组织,促进局部血液循环,用于治疗痉挛性脑瘫;②神经肌肉电刺激疗法:用于治疗失用性肌萎缩等;③痉挛肌电刺激疗法:用于刺激痉挛肌的拮抗肌,通过拮抗肌的收缩使痉挛肌张力下降;④功能性电刺激疗法:改善中枢神经系统对运动功能的控制能力,用于治疗患儿的站立、步行与手功能障碍;⑤小脑电刺激疗法:可促进患儿脑组织功能代偿和结构修复。

B. 水疗法:水疗法指通过水的温度刺激、机械刺激和化学刺激进行治疗,既是一种运动疗法,又是一种物理因子疗法,利以各种方式作用于患儿,通过水的作用来完成治疗过程。常用的有涡流浴、气泡浴、蝶形槽浴和步行浴等,其中步行浴在浴槽内可进行各种体位训练。水疗最好安排在运动治疗、言语治疗、作业治疗之前。

C. 生物反馈疗法:①降低神经肌肉兴奋性的松弛训练适用于肌张力高的患儿;②提高神经肌肉兴奋性的功能性训练适用于肌张力低下的患儿;③提高认知功能的训练适用于智力低下、精神发育迟滞、语言发育迟缓的患儿。

D. 传导热疗法:儿童常用石蜡涂抹法,适用于肌肉痉挛的患儿。

E. 冷疗法:用于缓解肢体痉挛及肌肉骨骼系统疼痛。最常用的方法是将治疗部位浸泡于冰水混合物中(温度为0℃)。

F. 经颅磁刺激法:经颅磁刺激法对脑瘫的治疗效果逐渐得到证实,最主要的风险是可能诱发癫痫发作,风险程度随剂量参数和个体因素的不同而变化。

2)运动疗法:基于儿童运动发育的规律,以主动运动、诱发运动为主;抑制异常运动模式,同时诱导正常运动模式;促进患儿运动协调性、维持正常姿势;促进左右对称的姿势和运动,并对患儿的功能障碍进行处理。运动疗法主要选择采用多种技术与方法的联合运用,要点在于对头部控制的训练、翻身训练、坐位训练、爬行训练、站立训练、步行训练等,要注意避免过度治疗。以下重点介绍国际认可、具有高循证依据的几项康复治疗方法。

A. 强制性诱导运动疗法(constraint-induced movement therapy,CIMT):用于脑瘫所致不对称性上肢功能障碍的治疗,包括3个主要部分:①重复性任务导向训练;②坚持增强行为策略;③限制健侧、强迫使用患侧。重点在于限制健侧肢体,同时强化使用患侧肢体,提高患侧上肢自发使用,防止出现患侧忽略。健侧限制通常采用悬吊带、无指手套等方法。

B. 任务导向性训练(task-oriented training,TOT):强调制订"功能性任务",基于运动控制理论,应用有针对性的主动任务性训练,以改善运动功能。要求患儿通过主动的尝试,获得完成目标任务的方法(而不是单一的肌肉激动模式),以解决功能性任务内的问题并适应环境的改变;结合CIMT或双手训练,可以有效改善脑瘫患儿的手功能,提高生活自理能力。

C. 情景聚焦疗法(context-focused therapy):通过改变任务或环境的限制,鼓励脑瘫患儿在自然环境下训练,允许使用代偿的运动策略,以促进患儿的功能表现。

D. 身体素质训练(fitness training):以增加下肢肌肉力量、改善心血管功能为主的身体素质训练(下肢肌肉力量训练、有氧训练、无氧训练、混合训练等)对脑瘫患儿有积极的疗效,可以改善患儿的粗大运动功能,提高身体素质。

(2)作业治疗:针对患儿的上肢、手功能障碍,以及脑瘫伴随问题(如行为异常、学习障碍、精神发育迟滞等),通过姿势控制训练、上肢功能训练、认知功能训练、感觉统合治疗、辅助器具和矫形器使用、环境改造等方法,使患儿逐渐认识自己存在的功能障碍,学会和养成对自身问题的处理能力。

矫形器可根据患儿的脑瘫类型、年龄、瘫痪部位等的不同,以及不同的矫正目的进行配备;并根据功能活动所需,脑瘫患儿通常可采用日常生活辅助器具、治疗性辅助器、矫形器等辅助器具来提高运动功能、改善日常生活自理能力、预防继发畸形等。目前康复治疗提倡制作和采用简单易行的辅助器具。近年来,随着人工智能的快速发展,辅助器具领域相继出现高端智能康复机器人,能联合虚拟现实技术与人机交互界面,不仅可以增加康复训练的趣味性、提高患者依从性,还有助于提高康复疗效、节省人力成本。但由于康复机器人价格昂贵,对部分地区及家庭而言,并非首选的康复手段。无论是常规康复辅助器具或高端智能康复机器人,对改善脑瘫患儿的功能独立性以及其他相关功能的证据水平均较低。

（3）言语治疗:根据患儿具体的言语功能障碍特征,制订相应的言语治疗方法。常用方法包括日常生活交流能力的训练、进食训练、构音障碍训练、语言发育迟缓训练、构音器官运动训练、构音训练、利用语言交流辅助器具进行交流的能力训练、小组语言训练等。

（4）药物治疗:药物治疗主要针对脑瘫患儿的并发损害。必要时可选择抗感染药物、抗癫痫药物、降低肌张力的药物（地西泮、巴氯芬口服或鞘内注射等）、抑制不自主运动的药物（左旋多巴和盐酸苯海索等多巴胺类药物）、神经肌肉阻滞剂、各类神经生物制剂等。其中 A 型肉毒毒素（BTX-A）主要用于局部痉挛或肌张力障碍,缓解因痉挛造成的运动障碍、卫生护理困难等情况。肉毒毒素注射的主要目的是通过降低脑瘫患儿痉挛肌肉的过度活动,创造一个时间窗,以提高患儿运动和活动表现能力。注射前应根据脑瘫患儿临床症状及异常姿势找出相关痉挛靶肌群,并确定注射部位、明确相关危险因素和总剂量等。BTX-A 最大作用时长为 16~22 周,重复注射应至少间隔 3 个月,参考注射适宜年龄为不小于 2 周岁。脑瘫患儿经肉毒毒素注射后,需结合针对性的功能康复,可提高患儿的运动功能、改善临床症状、延缓手术时机。肉毒毒素联合其他康复治疗的具体方案取决于患儿的治疗目标、存在的主要症状、损伤的严重程度,以及是否需要应用康复技术获得新技能,或采用补偿性技术改变任务或环境需求以成功达到治疗目的。

（5）髋关节管理:需要重视患儿的髋关节管理,早期姿势体位控制或行预防性手术可预防髋脱位;若已发生髋脱位,0~6 月龄时采用 Pavlik 吊带治疗;>6~18 月龄采用手法复位结合髋人字石膏治疗;>18 月龄采用切开复位及 Salter 骨盆截骨术,术后需要进行石膏或下肢矫形器固定,帮助下肢维持外展状态,牵伸痉挛肌肉。患儿在髋关节术前、术后需进行康复治疗,以恢复髋关节及下肢的正常活动,同时持续开展其他功能障碍康复治疗。髋关节术后家庭康复应指导家长为患儿提供正确的外展位睡姿和抱姿、佩戴正确的髋关节矫形器。

（6）矫形外科手术与康复:脑瘫患儿手术治疗通常是保守治疗无效时选择的干预方法,但不能替代康复治疗。手术治疗（如肌腱延长、肌腱转移、旋转截骨术等）的目的在于缓解肌肉痉挛、平衡肌力、矫正畸形、调整肢体负重力线、改善功能、矫正局部畸形和挛缩、减少疼痛等。患儿 6 岁之前一般不进行治疗挛缩畸形的矫治手术。适龄后须严格掌握手术适应证,个性化手术方案的选择应基于脑瘫患儿的临床症状,且术前、术后要进行综合康复治疗,以维持手术效果、进一步改善功能。良好的体位摆放以及合适的支持表面,可减少脑瘫患儿术后压力性溃疡或压疮风险。

（7）心理康复与教育:提倡医疗康复与教育康复相结合,即使在医疗机构进行康复治疗,也要尽可能不间断教育。鼓励家长的合作和参与。

（8）家庭康复:家庭康复是医疗机构康复的延伸,可选择强化目标导向运动训练,建立运动丰富的游戏环境,利用虚拟现实游戏,开展以家庭康复为基础的早期、强化、丰富而具体的目标导向干预,提高患儿对康复治疗的接受性与主观能动性。

（9）其他治疗:如传统医学康复治疗、马术治疗、多感官刺激治疗、游戏及文体治疗、音乐治疗、虚拟现实康复训练治疗、运动想象治疗及镜像疗法/镜像视觉反馈疗法等。

（10）脑瘫共患癫痫康复治疗:应尽早全面控制癫痫临床发作及高度失律或睡眠癫痫等严重痫性放电,以防患儿进一步发生癫痫性脑损伤。癫痫频繁发作期间应暂时回避有可能加重癫痫发作的康复治疗。对继续存在突发意识丧失、强直阵挛或失张力等全面性痫性发作的患者,需转诊癫痫中心就诊,尽早控制其发作,减少躯体意外伤害。脑瘫共患癫痫康复治疗需注意:①遵循循序渐进原则,考虑患者病情和体质承受能力;②一旦出现癫痫复发或发作加重,应立即暂停所有康复治疗,以控制癫痫发作为主;③持续存在发作间期癫痫样放电的脑瘫患儿,需定期进行脑电图随访及发育、认知功能评估。

（11）成年期康复治疗:成年脑瘫患者仍面临运动功能障碍、肌张力异常、步态异常、睡眠障碍等,且可能存在慢性疾病。因此,成年期康复治疗不仅仅针对脑瘫疾病本身的症状,还需要培养患者健康的生活方式。积极的身体活动可改善成年脑瘫患者各项身体功能,预防慢性疾病的发生,提高其社会参与度,培养积极、健康的生活方式。

【功能预后】

脑瘫患儿的功能预后与脑损伤的部位、程度、是否合并其他功能障碍、开始干预的年龄、治疗的依从性等均相关。患儿的临床表现各异,预后差别很大,但在临床中,可以通过以下指标粗略地判断脑瘫患儿的功能预后。

(1) 以下 7 项可用于 1 岁以上患儿,判断其步行预后:①非对称性紧张性颈反射;②颈翻正反射;③对称性颈紧张性反射;④伸肌伸张反射;⑤紧张性迷路反射;⑥足放置反射;⑦拥抱反射。上述 7 项,每项有反应为 1 分。分值为 2 分或以上提示预后不良,0 分提示预后好,1 分提示预后要慎重考虑。

(2) 偏瘫患儿多在 18~21 个月会走。

(3) 2 岁前出现降落伞反射者、能独坐的大部分可行走;2 岁前不能坐,但能翻身,可能在 6 岁前获得独立步行能力。

(4) 2 岁时不能坐,不能爬,基本上丧失独立行走的能力。

(5) 2 岁以上患儿的 GMFCS 分级稳定性较好,可估计患儿的运动发育预后:Ⅰ级、Ⅱ级为轻度脑瘫;Ⅲ级为中度脑瘫;Ⅳ级、Ⅴ级为重度脑瘫。

(6) 3 岁前如患儿还没有形成优势手,或上肢仍不能超过躯干中线活动,则上肢功能预后不良,智力与上肢功能指数相齐平。

(7) 4 岁不能独坐或 6 岁仍不能独立跪立行走,是将来不能独立行走的可靠指标。

(8) 康复干预介入的越早,预后越好。

(9) 躯体、功能和认知损害越严重,语言言语障碍发生率越高、程度越重。

(10) 不能控制的癫痫会加重各种形式的交流困难。

第二节　儿童精神发育迟滞

精神发育迟滞(mental retardation,MR)也称为智力障碍(intellectual disability)或智力发育障碍(intellectual developmental disorder),是一组以智力发育障碍为突出表现的疾病。精神发育迟滞是指个体在发育时期内的智力明显低于同龄儿童正常水平,同时伴有社会适应行为缺陷的发育障碍性疾病。精神发育迟滞并非单一的疾病,原因很多,表现各有不同,因而迄今尚缺乏全面准确的定义。

【标准】

1. 国际疾病分类第十一次修订本(international classification of diseases-11,ICD-11)

(1) 为了对世界各国人口的健康状况和死因进行分析,1853 年国际统计学会开始编制国际统一的疾病名称和死因分类,此后,基本上每 10 年修订一次。

(2) 1990 年正式通过 ICD 的第 10 次修订版本,并自 1993 年 1 月 1 日起生效,ICD-10 中使用的是"精神发育迟滞(mental retardation)"。

(3) 2018 年 6 月 18 日世界卫生组织发布 ICD-11 作为健康与医疗服务信息最新国际标准,2019 年 5 月 25 日,瑞士日内瓦召开的第 72 届世界卫生大会审议通过了 ICD-11。ICD-11 将 ICD-10 的"精神发育迟滞(mental retardation)"更名为"智力发育障碍(disorders of intellectual development)",ICD-11 更强调适应性行为的功能水平测试,当智力和适应性行为功能在不同水平时,必须进行全面的临床评估及判断。根据智力和适应性行为水平低于平均值的标准差值来划分严重程度,分为轻度、中度、重度、极重度、暂时的、未特指的 6 种。

2. 精神疾病诊断与统计手册(第 5 版)(Diagnostic and Statistical Manual of Mental Disorders-5,DSM-5)

(1) DSM 是一本在美国及其他国家最常用来诊断精神疾病的指导手册,由美国精神病学会(American Psychiatric Association,APA)出版,第 1 版(DSM-1)于 1952 年出版。

（2）DSM-5 是 2013 年 5 月 APA 推出的美国精神疾病分类与诊断标准的第 5 版。DSM-5 使用"智力障碍（intellectual disability）"来代替 DSM-4-TR 中使用的"精神发育迟滞（mental retardation）"。DSM-5 中的诊断分条目列出，可操作性较 ICD-11 强。DSM-5 强调诊断应该基于临床评估及标准化的智力和适应功能评测的结合，只要有 2 项或 2 项以上测试低于人群标准，就可以诊断为智力障碍。但对 5 岁以下儿童发育商（development quotient，DQ）≤75 的，不诊断为智力障碍而诊断为智力发育迟滞，需要一段时间后再评估。DSM-5 中智力障碍的严重水平是通过适应功能，而非智商（intelligence quotient，IQ）水平来定义的，分为轻度、中度、重度和极重度。

【病因及特点】

1. **病因**　精神发育迟滞的病因复杂多样，涉及范围广，包括生物学因素、社会心理因素及其他因素等可能导致脑功能发育受阻或大脑组织结构的损害的因素。

WHO 将造成精神发育迟滞的病因分为 9 类：①感染和中毒；②脑的机械性损伤和缺氧；③代谢、营养和内分泌疾病；④脑的先天性发育畸形、遗传代谢性疾病；⑤染色体畸变；⑥其他围产期因素；⑦伴发于精神疾病；⑧社会心理因素；⑨特殊感官缺陷。

精神发育迟滞致病因素多且复杂，部分病例可查明病因，但仍有许多病因未明，且多种致病因素可同时存在、交互作用。

2. **特点**

（1）WHO 报告全球严重的精神发育迟滞患病率为 0.4%，轻度精神发育迟滞患病率高达 3%。我国于 1988 年对 0~14 岁儿童进行了抽样调查发现儿童智力低下患病率为 1.2%，农村儿童患病率高于城市儿童，前者为 1.41%、后者为 0.7%。DSM-5 给出的智力障碍患病率约为总人口的 1%。患病率因地区、年龄而异。通常经济文化水平落后地区高于发达地区，偏远农村高于城市。

（2）我国 1988 年的抽样调查中发现 0~14 岁的精神发育迟滞儿童中男性患病率为 1.24%，女性为 1.16%。在国外多数研究报道中，男性患病率也略多于女性，轻度患病率的男女比例为 1.6:1，重度患病率的男女比例为 1.2:1。

（3）临床特征：根据 IQ 高低来衡量智力低下的严重程度，根据韦氏智力量表测试的 IQ 结果将智力低下分为 4 级。①轻度：IQ 为 50~69 分；②中度：IQ 为 35~49 分；③重度：IQ 为 20~34 分；④极重度：IQ<20 分。我国 1988 年的抽样调查中发现 0~14 岁的精神发育迟滞儿童中轻度占 60.6%；中度占 22.7%；重度占 9.6%；极重度占 7.1%。智力障碍程度越重者，伴有躯体先天畸形更常见，死亡率也越高。DSM-5 给出的严重智力障碍患病率约 6%。

（4）精神发育迟滞的特殊类型：唐氏综合征（又称 21 三体综合征）、脆性 X 综合征、结节性硬化、苯丙酮尿症、半乳糖血症、先天性甲状腺功能减退症等。

【发病机制及病理生理】

1. **颅脑器质性病变所致精神发育迟滞的发病机制**

（1）神经元、神经胶质细胞损伤：缺氧性病变、感染、机械性损伤等病因可造成神经元、神经胶质细胞坏死和凋亡，不同神经元对损伤的耐受程度不同。病理生理过程包括水肿、再灌注损伤、自由基生成过多等。

（2）神经纤维束损伤：机械损伤、营养不良、代谢性疾病等病因可造成神经纤维束损伤，包括皮质脊髓束、枕额束、扣带束、胼胝体束等。病理生理过程包括脱髓鞘损伤、钙内流造成的兴奋性毒性改变等。

2. **非颅脑器质性病变所致精神发育迟滞的发病机制**　非颅脑器质性病变所致精神发育迟滞的发病机制及病理生理过程与各病因相关。

【康复评定】

1. **智力评定**　智力测试应由专业训练过的技术人员审慎使用，在用于诊断时应使用诊断性量表进行个别性测验。目前国内常用的量表包括格塞尔发展量表、韦氏幼儿智力量表、韦氏儿童智力量表修订版、贝利婴儿发展量表、中国比奈测验量表等。

（1）格塞尔发展量表（Gesell Developmental Schedules，GDS）：适用于评定 0~6 岁婴幼儿及学龄前儿

童。500 余个项目、63 个检查场面分布在应人能、应物能、言语能和运动能 4 个能区:①应人能也称个人社会交往行为,即对所处的社会文化环境的个人反应;②应物能也称适应行为,包括手眼协调、对周围事物的探究和分析综合能力;③言语能包括对他人语言的模仿和理解能力;④运动能包括粗大动作行为与精细动作行为,如坐、走、跑等姿势;平衡能力;以及抓握与操纵物体的能力。不同月龄儿童通过测试的标准各不一样,处于第 4 周、16 周、28 周、40 周、52 周、18 个月、24 个月和 36 个月等 8 个年龄段的婴儿变化最大。这 8 个年龄段是发育过程中的转折年龄,因此这个量表按上述 8 个年龄段分成 8 张分量表,其他年龄段婴儿评定时参考这 8 张分量表,根据婴儿在测试项目中的得分和实际年龄可以推算出每一能区各自的发育商(DQ)。DQ≥80 为正常。如果 4 个能区 DQ 均低于 65,则为严重精神发育迟滞可疑。

(2) 韦氏智力量表(WIS):韦氏智力量表由美国医学心理学家大卫·韦克斯勒(David Wechsler)于 1939 年首次编订出版,是目前世界上应用最广泛的智力测验量表。如今已更新至第 4 版,测验共分为 3 套,即韦氏成人智力量表(Wechsler Adult Intelligence Scale,WAIS)、韦氏儿童智力量表修订版(Revised Wechsler Intelligence Scale for Children,WISC-R)、韦氏幼儿智力量表(WPPSI)。其中 WAIS 适用于 16 岁以上的成人;WISC-R 适用于 6~16 岁儿童;WPPSI 适用于 2.5~7.5 岁儿童。总 IQ 在 70 分以下则考虑为智力障碍。

1991 年我国学者对 WISC-R 作进一步修订,称为中国韦氏儿童智力量表(C-WISC)。WPPSI 是 WISC-R 向低龄幼儿的延伸,项目与测验形式和 WISC-R 基本相同。1986 年湖南医科大学精神卫生研究所龚跃先等完成全国范围的标准化修订,并命名为中国修订韦氏幼儿智力量表(C-WYCSI)。

WISC 包含了言语和操作两部分,可以分别度量个体的言语能力和操作能力。言语分测验包含的项目有常识、类同、算术、词汇、理解、背数等;操作分测验包含的项目有图画补缺、图片排列、积木图案、物体拼配、译码、迷津等。其中,背数和迷津是备用测验,当某个分测验由于某种原因不能施测时,可以用之替代。整个测验需 50~70min。测验结果以离差智商(DIQ)表示,可得到语言 IQ、操作 IQ 与总 IQ。

目前最新韦氏儿童智力量表第 4 版(WISC-Ⅳ)中文版,修订内容包括常模的取样及题目的本土化。WISC-Ⅳ由 14 个分测验组成,包括保留的 10 个分测验和 4 个新增的分测验。新增的分测验是图画概念、字母数字排序、矩阵推理和划消。语言 IQ、操作 IQ、抗干扰指数分别被言语理解指数、知觉推理指数、工作记忆指数、加工速度指数所代替。测验通常都是一次完成,对于容易疲劳或动作缓慢者也可分次完成;对于有时间限制的项目,以反应的速度和正确性记分;不限时间的项目,按反应的质量给予不同的分数。测量结果为总 IQ、言语理解指数、知觉推理指数、工作记忆指数、加工速度指数。WISC-Ⅳ的结构更完善、操作更简便、测评更精确。

(3) 贝利婴儿发展量表(BSID):本量表由 Bayley 编制与修订,是国际公认的婴幼儿发育量表,用于评估 2~30 个月婴幼儿智力发育水平。我国湖南医科大学对量表进行了翻译、建模、修订和标准化,形成了贝利婴儿发展量表-中国城市修订版(BSID-CR)。BSID-CR 由 3 个部分组成:①智力量表(mental scale)测定感知觉准确性、言语功能、记忆能力与简单解决问题能力。具体测试项目为对铃声反应、用言语表达要求、用棍子够取玩具等。②运动量表(motor scale)测定粗大和精细运动能力,如行走、拾物等。③婴幼儿行为记录(infant behavior record)观察记录婴幼儿在测评过程中表现的社会化、协作性、胆怯、紧张与注意力等行为。评定结果以智力发育指数(mental developmental index,MDI)、心理运动发育指数(psychomotor developmental index,PDI)表示。

(4) 斯坦福-比奈智力量表(Stanford Binet Intelligence Scale):斯坦福-比奈智力量表于 1916 年发布,后经多次修订,1986 年发布了斯坦福-比奈智力量表第 4 版(Stanford Binet Intelligence Scale:Fourth Edition,SB-Ⅳ)。SB-Ⅳ适用年龄从 2 岁至成人,包含 15 个分测验,分属于 4 个认知领域,采用离差智商计算方法得出 IQ。1982 年我国吴天敏修订出版了《中国比奈测验指导书》,中国比奈测验适用于 2~18 岁的被试者,共 51 个题目,难度由易到难,结果也采用离差智商计算法得出 IQ。

2. 社会适应性评定　适应性行为(adaptive behavior)是指一个人处理日常生活及其在社会环境中生存的能力。美国精神发育缺陷协会把适应性行为定义为有效地满足个人环境中的自然和社会需要的能力,主要包括发挥和保护独立性的程度、圆满完成所接受的个人与社会责任的程度。并对"适应社会的能力"提出了10个具体的标准：交流和沟通、生活自理、家居情况、社会交往技巧、社区参与、自律能力、保证健康和安全能力、学业水平、空闲时间、就业（工作）情况等。以上10项适应能力中，至少有2项缺陷，才被认为有适应性行为能力的缺陷。社会适应性行为的评定量表主要是对一个人的日常生活自理能力和社会交往能力进行较充分的客观判断。国外常用的社会适应性行为评定量表有Nihira 1969年编制、1974年修订的美国智力迟滞协会的适应性行为评定量表（AAMD-ABS），以及由美国Vineland训练学校Doll校长制订并多次修订的温兰社会成熟量表（Vineland Social Maturity Scale）。1980年日本三木要正教授修订了温兰社会成熟量表，称其为S-M社会生活能力检查表。目前，国内临床评定社会适应性行为量表主要有下列2种。

（1）婴儿—初中生社会生活能力量表（Normal Development of Social Skills from Infant to Junior High School Children）：此量表为1988年北京医科大学左启华教授等对日本"S-M社会生活能力检查表"在国内的修订版，用于评定6个月~15岁儿童社会生活能力，协助精神发育迟滞诊断。全量表共132个项目，涉及各年龄段的6个领域，测评一个儿童约需15min。结果评定：≤5分为极重度，6分为重度，7分为中度，8分为轻度，9分为边缘，10分为正常，11分为高常，12分为优秀，≥13分为非常优秀。

1）独立生活能力（self-help，SH）：包括进食、衣服脱换、穿着、料理、大便、个人和集体清洁卫生情况（如洗脸、刷牙、洗头、剪指甲、打扫和装饰房间）等。

2）运动能力（locomotion，L）：包括走路、上楼梯、过马路、串门、外出玩耍、到经常去的地方、独自上学、认识交通标志、遵守交通规则、利用交通工具到陌生的地方去等。

3）作业操作（occupation，O）：包括抓握东西、乱画、倒牛奶、准备和收拾餐具、使用糨糊、剪图形、开启瓶盖、解系鞋带、使用螺丝刀、使用电器、使用煤气灶、烧水、做菜、使用缝纫机、修理家具等。

4）交往（communication，C）：包括叫名字转头、说话、懂得简单指令、说出自己的名字、说出所见所闻、交谈、打电话、看并理解简单文字书、看小说、阅读报纸、写便条、写信和日记、查字典等。

5）参加集体活动（socialization，S）：包括做游戏、同小朋友一起玩、参加班内值日、参加校内外文体活动、组织旅游等。

6）自我管理（self-direction，SD）：包括总想自己独自干事情、理解"以后"能忍耐、不随便拿别人东西、不撒娇磨人、能独自看家、能按时就寝、控制自己不随便花钱、有计划买东西、关心幼儿和老人、注意避免生病、独立制订学习计划等。

（2）儿童适应性行为评定量表：1994年由原湖南医科大学姚树桥、龚耀先编制，分城市和农村2个版本，包括感觉运动、生活自理、语言发展、个人取向、社会责任、时空定向、劳动技能和经济活动等8个分量表，共59个项目228种行为，适用于3~12岁儿童。儿童适应性行为评定量表是一种能力评定量表，用于评定儿童适应性行为的发展水平，诊断或筛查智力低下儿童，帮助制订智力低下儿童的教育和训练计划。评定时可按手册规定实施，评定结果以适应性行为离差智商（DIQ）表示，DIQ反映被评定儿童的总适应性行为水平，判断其有无适应性行为缺损。

1）独立功能因子：由感觉运动、生活自理、劳动技能及经济活动4个分量表组成，评定与自助有关的行为技能。

2）认知功能因子：包括语言发展和时空定向2个分量表，评定言语功能、日常认知应用技能和认知功能关系密切的行为技能。

3）社会/自制因子：包括个人取向和社会责任2个分量表，评定个人自律、遵守社会规范等方面的行为。

【康复治疗】

1. 治疗原则　对于精神发育迟滞患者的治疗以康复训练、教育为主，有一部分病因明确的遗传代谢病可选择相应的药物或其他疗法治疗，促进其智力发育、技能发展，提高其社会适应性。治疗的关键在于早发现、早干预。康复训练内容包括日常生活技能和社会适应能力两大方面。按照障碍的严重程度设定不同的康复训练目标。康复训练、教育是促进患儿智力和社会适应能力发展的重要方法。

康复训练的原则：①尽早筛查、尽早诊断、尽早干预、尽早康复；②综合评定，全面康复；③由简到难，个体化训练,循序渐进;④三方(家庭、学校、社会)共同参与,持之以恒。

2. 物理治疗　与智力发育相比,精神发育迟滞儿童的运动发育较好。但其在发育早期仍表现出不同程度的大运动发育落后,平衡反应、协调性运动等也往往较同龄儿童落后。因此,评定精神发育迟滞儿童的粗大运动发育水平,并予针对性的物理治疗,促进其运动发育也是必要的,特别是在儿童发育早期。

3. 作业治疗　精神发育迟滞儿童往往有精细运动发育落后,动作的灵巧性及自理能力不同程度地落后于同龄儿童。通过洗漱、进食、穿衣、书写等日常活动相关的作业训练,可以提高其生活自理能力及社会适应能力。

4. 言语语言治疗　精神发育迟滞的儿童可能存在不同程度的语言发育障碍,在系统地评定其语言能力的基础上,根据诊断、评定的结果,确定语言功能障碍的类型,设立康复目标、选择合适的康复治疗,并定期复评以评估康复训练的效果。语言康复包括以下 5 个阶段的训练,根据患者的评定结果有针对性地进行选择。

(1) 前语言能力训练:前语言阶段指孩子说出第一个有真正意义的词之前的那段时期。此阶段的儿童可进行以下康复治疗:①引导儿童进行无意识交流;②训练使其通过眼神或不同的哭叫声表达情感与需求;③训练其听觉敏锐度,让其能辨别不同的语音、语调和语气;④训练其从发单音节逐渐到发连续音节;⑤能了解一些基础的交际规则,使其对声音刺激作出动作反馈;⑥教授使其理解一些具体概念的词。

通过这一阶段的训练,使儿童达到以下语言相关认知目标:①发展视听觉注意;②训练对语音等知觉信号的感知与理解;③提升语音识别与发音能力;④促进有意识的交流及感知因果的能力。

(2) 词语的理解与表达能力训练:此阶段训练的主要目的是通过词汇训练扩大其词汇量,加深其理解常用词汇的词义,使其能将想表达的或感知到的内容转化成语言。此阶段可进行以下训练,即学习儿童生活相关的常见名词、动词,如称谓、食物、餐具、衣物、玩具、身体部位、动物、交通工具等名词以及日常常见动作的动词等。训练应从儿童的能力、需求及兴趣出发,选择合适的词汇,反复刺激训练;引导其理解、表达。

通过这一阶段的训练,使儿童达到以下目标:①提升语言理解力,建立语音与实体间的联系;②积累核心词汇,增加词语种类,扩充词汇量;③能够运用简单词语表达,并结合手势等进行简单交流。

(3) 词组的理解与表达能力训练:此阶段的康复训练目标是使儿童掌握日常生活中常见词组、认识词组组成部分间的语义关系、可以用 2 个或以上的词与人流畅地交流等。康复训练包括:①学习简单的词组形式,如主谓词组、动宾词组、并列词组等,再到较难的词组结构;②进行词组的表达训练;③进行较难词组的拓展训练。

通过这一阶段的训练,使儿童达到以下目标:①持续增加词汇量与词语的种类;②语音逐渐稳定,能发大部分的语音;③掌握基础的语法结构,再到常见的句法结构;④理解词组的语义关系;⑤提升语言探索能力。

(4) 句子的理解与表达能力训练:此阶段康复的主要目标是通过日常语言中常见句式、语句的训练,使其理解句子各成分间的关系、熟悉语法结构,并用于语言表达,提升语言理解和表达能力。康复训练包括:①学习主谓宾的基本句式;②学习较难的词组形式;③学习各种常用句式并进行替代、转化训练;④对与句子结构相关的抽象词进行拓展训练;⑤用所学句式进行语言表达训练。

通过这一阶段训练,使儿童达到以下目标:①掌握基础的句式、句型;②拓展理解能力,包括部分抽象词语;③发展自发模仿和交谈;④能主动在生活、游戏中运用语言;⑤能使用学习的句式结构,并进行扩展。

(5) 短文的理解与表达能力训练:此阶段训练目标是通过短文理解与表达的训练,将之前所学的词语、词组、句子综合运用;提升、巩固语法认识;提升儿童语用能力,将所学用于生活和游戏中。康复训练包括:①学习较复杂的句式;②学习句与句间的正确连接;③学习用多句连贯地叙述事件或表达意图;④学习用句群连贯表达意图。

通过这一阶段训练,使儿童达到以下目标:①掌握大部分的语法知识,并能理解与运用;②理解力提升,能部分理解部分词语间的抽象关系;③建立语言体系,发展阅读、书写能力;④能用语言表达需求、问候、描述事件等。

5. 感觉统合训练　感觉统合训练通过治疗引导孩子对各种感觉刺激作出适当反应。训练包含前庭觉、本体觉、触觉、视觉、听觉等多感官刺激的全身性运动,通过训练改善中枢神经系统在处理多种感觉刺激上的能力。训练中,治疗师往往同时给予儿童视、听、触、前庭、肌肉、关节等多种感觉刺激,并将这些刺激与运动相结合,训练大脑对感觉信息筛选、整合的能力。

6. 教育　教育是精神发育迟滞儿童的主要治疗手段之一,需要教师、家长、治疗师等共同参与、实施。根据精神发育迟滞儿童智力障碍严重程度的不同,确定康复目标并开展针对性的教育。教育的重点是将日常生活技能、劳动技能等融入其中,通过教育提升精神发育迟滞儿童的生活自理能力,提高其社会适应性。

(1) 轻度精神发育迟滞儿童可以进行日常生活技能、劳动技能、自我安全保护和应对突发事件的能力训练,使其能生活自理,成年后自食其力,回归正常的生活。轻度精神发育迟滞的儿童教育可以在特殊学校,也可以在普通学校。

(2) 中度精神发育迟滞儿童可以进行基本的日常生活技能、简单的劳动技能与部分的社会适应能力的训练,使其生活能基本自理,成年后能有基本生活能力,可以表达基本的需求与愿望。中度精神发育迟滞儿童可以在特殊学校接受教育。

(3) 重度精神发育迟滞儿童可以进行基本日常生活技能的训练,使其尽可能减少对他人的依赖,减轻陪护人员的工作。

(4) 极重度精神发育迟滞儿童几乎无法接受相关训练。

【功能预后】

精神发育迟滞患儿的预后与其功能障碍的严重程度、诊断结果,以及开始治疗与教育的时间等密切相关。

1. 轻度精神发育迟滞儿童经过康复训练和教育可获得生活自理能力和劳动实践技能,长大后可进行家务劳动、从事简单的工作,但依赖性强、缺乏主见、易受他人影响、不善于应对外界的变化,但能在指导下适应社会。

2. 中度精神发育迟滞儿童经过康复训练和教育,可以掌握基本的生活自理能力、简单的人际交往能力、基本的防卫能力和简单的劳动技能。

3. 重度精神发育迟滞儿童经过长期的康复训练与教育,可以有一定的防卫能力,养成简单的卫生习惯,但生活需要依赖他人。成年后可以在监督之下完成最简单的体力劳动。

4. 极重度精神发育迟滞儿童生活不能自理,需完全依赖他人。

第三节　儿童孤独症

孤独症谱系障碍(autism spectrum disorder,ASD)是一组起病于婴幼儿时期,以社会交流障碍、狭隘兴趣、刻板重复行为为主要特征的神经发育障碍性疾病。

【标准】

1. 国际疾病分类(ICD)

(1) ICD 是 WHO 制定的国际统一的疾病分类方法,用编码的方法进行表示,是所有临床及科研的诊断分类标准。1893 年 Jacques Bertillon 教授提出了《国际死亡原因分类》,即为 ICD 第 1 版,此后基本上每 10 年修订一次。

(2) 1990 年 WHO 正式通过 ICD 的第 10 次修订版本,并自 1993 年 1 月 1 日起生效,2005 年 WHO 出版了 ICD-10 修订本,ICD-10 中明确了 ASD 的诊断标准。

(3) 2018 年 6 月 18 日 WHO 正式发布了 ICD-11 的版本,其中对 ASD 的诊断标准进行了修订,对 ASD 的分类也在向精神疾病与统计手册第 5 版(DSM-5)靠拢。

2. 精神疾病诊断与统计手册(DSM)

(1) DSM 由美国精神病学会(APA)出版,是一本在美国及其他国家中最常用来诊断精神疾病的指导手册。第 1 版(DSM-1)于 1952 年出版,第 2 版(DSM-2)于 1968 年出版,前 2 版中将孤独症(又称自闭症)归为儿童期精神分裂症。

（2）1980 年《精神疾病诊断与统计手册》第 3 版(DSM-3)首次将婴儿期自闭症(infantile autism)列入。之后在 1987 年第 3 版修订版(DSM-3-R)、1994 年第 4 版(DSM-4)、2000 年第 4 版修订版(DSM-4-TR)中对自闭症的诊断标准进行了更新,对自闭症的定义进行了修改,并将研究的结果更新到标准中,体现了研究的延续性,但自闭症被归为广泛性发育障碍。第 4 版修订版(DSM-4-TR)中首次出现了孤独症谱系障碍这一术语。

（3）2013 年 5 月 23 日正式发布的《精神疾病诊断与统计手册》第 5 版(DSM-5)继续沿用 DSM-4-TR 中孤独症谱系障碍这一术语,将其归为神经发育障碍之一,取代了之前的广泛性发育障碍,明确了 ASD 的诊断标准,并加入了对 ASD 障碍程度的分级描述,这是目前的最新版本,也是目前 ASD 最重要、最权威的诊断标准之一。

3. 中国精神疾病分类方案与诊断标准（Chinese Criteria Mental Disorders，CCMD）

（1）第 1 版由中华医学会组织编制,1981 年我国第一个方案正式公布,并在后续几年进行部分修订,1989 年由中华神经精神科学会发布第 2 版。

（2）第 3 版于 2001 年由中华医学会精神病学分会公开发布,参考了 ICD-10 的内容和分类原则,将儿童孤独症归于广泛性发育障碍中,并明确其诊断标准。

【病因及特点】

1. 病因 ASD 的病因尚不完全清楚,研究结果表明可能与遗传因素、环境因素、生物学、免疫因素、神经心理学等有关。

（1）遗传因素:遗传因素在 ASD 的发病中起了重要作用。研究表明 ASD 的遗传效应约为 80%。研究发现 ASD 的遗传风险大多数是多基因的,涉及多个单核苷酸多态性,目前发现的与 ASD 相关的基因包括 *SHANK3*、*1q21*、*3q29*、*7q11.23*、*15q11.2～13.1*、*15q12*、*15q13*、*16p11*、*17q12*、*22q11.2* 和 *Xq* 等。

（2）环境因素:产前、围产期及新生儿相关因素与 ASD 的相对风险增加有关,包括早产、极低出生体重(<1 500g);围产期缺氧、母亲产前/围产期感染(TORCH)、孕期暴露于杀虫剂等理化因子;孕期使用药物、孕妇肥胖、孕妇患有妊娠糖尿病;父母生育年龄偏高;化学品中毒、重金属超标等因素可能加强个体的遗传易感性,增加 ASD 的发生概率。

（3）生物学因素:研究发现 ASD 儿童的大脑结构发育异常,ASD 患者早期大脑灰质和白质体积较大,尤其是额叶和颞叶皮质明显过度生长,但之后 ASD 患者的生长轨迹速率变平,成年 ASD 患者的灰质和白质体积可能会减少。也有 ASD 患者中神经生化改变的报道,5-羟色胺、谷氨酸和 γ-氨基丁酸等神经递质的异常在 ASD 中起着关键作用。

（4）免疫因素:研究发现免疫失调可能与 ASD 的发生、发展有关联。有数据表明,脑内免疫细胞中的小胶质细胞功能障碍可能会导致 ASD 的发病。孕妇围产期被巨细胞病毒、风疹病毒感染会激发自身免疫,引起母体炎性反应,导致胎儿中枢神经损伤,也可能是 ASD 的诱发因素。

（5）神经心理因素:1985 年 Baron-Cohen 提出 ASD 患者有"心理理论"能力的缺陷,"心理理论"能力缺陷主要表现为社交障碍。研究发现 ASD 患者往往存在"社会脑"相关区域、镜像神经元系统的低激活;共情化、社会认知功能低,系统化认知相对较强。这些理论能较好地解释 ASD 患者缺乏共情能力、交流障碍、狭隘兴趣等症状。

2. 特点

（1）发病情况:目前我国尚无全国 ASD 流行病学调查数据,但有报告显示,我国目前 ASD 儿童约有 300 万,患病率约为 1%。美国 1975 年自闭症发病率为 1/5 000,2018 年美国疾病控制和预防中心公布的数据显示其发病率为 1/59,ASD 发病率的上升可能与诊断工具的改进、对疾病认识的提高和/或发病率的增加有关。

（2）性别比例:ASD 发病率男性高于女性,男女比例为(4～8):1。

（3）孤独症谱系障碍:孤独症谱系障碍是一组行为症候群,包括孤独症、Asperger 综合征、儿童瓦解性精神障碍和广泛性发育障碍未分类型等。

（4）共患疾病：ASD 患者常伴有多种其他疾病，如精神发育迟滞、言语和语言发育障碍、注意缺陷多动障碍（attention deficit and hyperactivity disorder，ADHD）、营养问题、饮食行为问题、胃肠道问题（胃食管反流、慢性便秘、腹痛、持续性腹泻、肠道炎症等）、睡眠障碍、癫痫、焦虑障碍等，DMS-5 开始承认 ASD 共病诊断。

（5）早期识别困难，造成诊断延误：少数 ASD 患者能在 3 岁前被识别，但大多数都在 3 岁后才被诊断，错过了最佳干预时机。美国、加拿大等发达国家早期识别仍存在不足，包括我国在内的发展中国家对 ASD 的认识和诊断干预水平较发达国家滞后，早期干预率较低。

【发病机制】

尽管目前各领域的专家们针对 ASD 的病因及发病机制开展了很多研究，试图阐明 ASD 的本质，但遗憾的是要找到 ASD 的明确病因、阐明发病机制还尚需时日。

1. **细胞学异常**　研究发现突触功能异常、钙离子信号传递异常等导致的神经细胞兴奋异常、神经信号传导通路异常可能与 ASD 发病相关。

2. **组织学异常**　脑组织结构异常，如额叶、颞叶、小脑、胼胝体，与 ASD 的早期社会行为及语言发育异常有关。

3. **系统功能异常**　母体免疫失调和出生后免疫失调可能与 ASD 发病相关。

【康复评定】

孤独症是一种复杂的疾病，病因及发病机制尚未阐明，缺乏具有诊断意义的生物标志物或基因检测，临床诊治与评估有赖于患者详细的病史、体格检查结果以及对患者特征性行为的观察，因此评估应尽可能由多学科团队完成，应该包括精神科医师、心理学医师、儿科医师、康复医师、作业治疗师、听力和语言治疗师以及特殊教育者等。评定应包括使用诊断评定工具来评定患者的行为与发育情况，还包括对其病史、家庭及社会环境的评定。

1. **ASD 患者的评定**

（1）病史：包括患者母亲产前、围产期健康状况；家族史、既往史；目前的健康状况及 ASD 核心特征表现（在多个环境，如诊室、家庭、公共场所中患者的自发行为）。着重记录患者的孕产史及发育史，包括是第几胎、母孕期有无感染、高热、外伤等；出生时有无窒息、脑损伤、胆红素脑病史等；出生记录和新生儿筛查结果；常规儿童保健体检及任何早期出现的异常表现；既往的辅助检查（包括实验室及器械检查、发育相关评定及 ASD 筛查等）、治疗及用药史等；教育情况（适龄儿童）。

家族史：家族中有无 ASD、精神分裂、情绪障碍或其他精神及行为问题家族史。

（2）体格检查：包括身高、体重、头围，注意皮肤是否有咖啡牛奶斑、神经纤维瘤等表现；神经系统检查；有无出生、发育缺陷、先天性异常或畸形等。

（3）辅助检查：根据患者的临床表现选择相关的辅助检查，如脑电图、磁共振成像、代谢测试等。

（4）评定：通过与儿童的互动与观察，评定其社交和沟通技能、重复和刻板行为、感觉敏感性等，重点关注 ICD-11 或 DSM-5 诊断标准相关的特征，或 ASD 诊断评估工具中涉及的相关表现。

1）诊断标准及严重度分级

A. 美国《精神疾病诊断与统计手册》第 5 版（DSM-5）中对 ASD 的诊断标准如下，必须符合以下 4 项标准。

a. 在多个情景下持续存在的社交沟通和社会互动缺陷，但不能用一般发育迟缓解释，符合以下 3 项。①社会-情感互动缺陷：轻者表现为异常的社交接触和不能进行来回对话；中度者表现为缺乏分享兴趣、情绪和情感，社交回应减少；重者完全不能主动发起社会交往或对社交互动完全没有反应。②社会交往的非言语交流行为缺陷：轻者表现为言语交流和非言语沟通整合困难；中度者表现为眼神接触和肢体语言异常，或理解和使用非言语交流的缺陷；重者完全缺少面部表情或手势。③建立和维持与其发育水平相符的人际关系缺陷（与抚育者之间的关系除外）：轻者表现为难以调整自身行为以适应不同的社交场景；中度者表现为玩想象性游戏和交友困难；重者明显对他人缺乏兴趣。

b. 行为、兴趣或活动内容狭隘、重复,至少符合以下各项中的 2 项:①语言、动作或物体使用刻板或重复(如简单刻板的动作、回声语言、反复使用物体、怪异词句)。②过分坚持某些常规、仪式化的言语或非言语行为,或对变化过分抵抗(如运动性仪式行为、固守常规或食物、重复提问或对微小变化感到极度痛苦)。③高度狭隘、固定的兴趣,其在强度和关注度上均存在异常(如对不寻常的物品的强烈依恋或沉迷,过度局限或持续的兴趣)。④对感觉刺激反应过度或反应低下,对环境中的感觉刺激表现出异常兴趣(如对疼痛、热、冷感觉麻木,对某些特定声音或物体有负面反应,过多地嗅或触摸某些物品,沉迷于光线或旋转事物)。

c. 症状必须在儿童发育早期出现(但对儿童社交需求未超出其受限能力时,其症状可能不会完全显现)。

d. 所有症状共同限制和损害了日常功能。

B. DSM-5 还对 ASD 患者临床表现的严重程度作出了分级,根据其临床表现共分 3 级:一级(需要帮助)、二级(需要高强度的帮助)、三级(需要非常高强度的帮助)。具体分级标准如下。

a. 一级(需要帮助):①社会交流。当现场缺乏支持,社会交流缺陷引起可察觉到的功能受损;发起社交困难;对他人的社交示意的反应显得不正常或不成功;可能表现出社交兴趣降低。②狭隘兴趣和重复刻板行为。仪式和重复行为在某一个或多个场合中显著影响患者功能;若他人试图中断其重复刻板行为或将其从狭隘兴趣中转移出来,会表现抵抗。

b. 二级(需要高强度的帮助):①社会交流。明显的言语和非言语社会交流技巧缺陷;即使给予现场支持也表现出明显社交受损;较少发起社交互动,对他人的社交示意反应较低或异常。②狭隘兴趣和重复刻板行为。重复刻板行为和/或迷恋或固定的仪式频繁出现,即使随意观察也可明显发现;在很多场合下影响患者的功能;当这些行为被中断时表现明显的痛苦反应或挫折反应;较难从其狭隘兴趣中转移出来。

c. 三级(需要非常高强度的帮助):①社会交流。严重的言语和非言语社会交流技能缺陷导致严重功能受损;极少发起社交互动,对他人的社交示意反应低下。②狭隘兴趣和重复刻板行为。迷恋、固定的仪式和/或重复行为,显著影响各方面功能;当这些行为被中断时表现明显的痛苦反应;很难从其狭隘的兴趣中转移出来或很快又回到原有兴趣中去。

2) ASD 诊断量表:ASD 诊断观察量表第 2 版(Autism Diagnostic Observation Schedule,ADOS™-2)与孤独症诊断访谈问卷修订版(Autism Diagnostic Interview-Revised,ADI®-R)是孤独症的诊断量表,要求测试人员受过专门的训练,有丰富的临床经验,且操作达标后才可在实际中使用这些量表。

A. ASD 诊断观察量表第 2 版(ADOS™-2):ADOS™-2 是半定式的诊断工具,共分为 4 个模块,根据受试者的发育和表达性语言水平不同而选择不同模块进行评估。每个模块均包含不同的活动组合,4 个模块相结合可用于从前语言阶段到语言流利的儿童、青少年及成人的评估。每一个模块有不同的评分项目,评分标准因不同项目而异,按 0~3 四级评分,最终根据评分而进行编码分析,得出诊断结论。ADOS™-2 适用于 12 个月及以上的孤独症或非孤独症患者,评定一般需要 40~60min,主要进行社会交往、游戏、交流、行为和兴趣的评定。

B. 孤独症诊断访谈问卷修订版(ADI®-R):ADI®-R 是一种评估儿童和成人 ASD 的临床诊断工具。它是面对父母和养育者的标准化访谈问卷,共包括 6 个部分,即患者的家庭背景、发现异常的时间和各种里程碑的发育情况、言语和交流、社交发展和游戏、兴趣和行为、多种非特异的行为和特殊技能。它侧重于对患者社会交往、交流能力以及兴趣的评定。ADI®-R 适用于 2 岁以上的儿童和成人,评定一般需要 90~150min。

ADOS™-2 侧重于目前的行为表现,而 ADI®-R 时间跨度大,侧重于向父母和养育者收集患者发育迟缓、发育偏离的各方面信息,两者结合使用可以相互补充,因此 ADOS™-2 与 ADI®-R 常被联合用于孤独症谱系障碍的诊断。

3) 筛查量表

A. 改良版幼儿孤独症筛查量表(Modified Checklist for Autism in Toddlers,Revised,M-CHAT-R):该量

表由儿童的照看者根据儿童的日常表现来进行勾选回答,适用于筛查 16~30 月龄的婴幼儿。量表共由 20 个问题组成,每题回答"是"或"否","是"为 0 分,"否"为 1 分;带 * 的题"是"为 1 分,"否"为 0 分,最终计算总分。总分 0~2 分为低风险,3~7 分为中等风险,8~20 分为高风险。对于评定为中等风险的儿童需进行复筛,高风险的儿童需进行 ASD 的进一步评定及诊断。

B. 儿童 ASD 评定量表(Childhood Autism Rating Scale,CARS):CARS 适用于 2 岁以上人群,主要由父母根据问题回答,共 15 个问题,包括与他人关系、模仿能力、情感反应、肢体动作、使用物体、对变化的反应、视觉反应、听觉反应、味嗅觉反应、害怕与紧张、语言交流、非语言交流、活动程度、智力与一致性、总体印象等内容。每个问题有 4 级评分(1~4 分)。总分<30 分为非孤独症;总分 30~35 分,且高于 3 分的项目少于 5 项,为轻中度孤独症;总分≥36 分,且得分高于 3 分的项目至少有 5 项,为重度孤独症。完成评定时间为 20~30min。

4) 发育评定:ASD 患者除社会交流障碍、狭隘兴趣、刻板重复行为等核心症状外,运动发育异常也是普遍存在的表现,一般出现在发育早期,甚至在婴儿期就显现出来。越来越多的研究证实 ASD 儿童运动发育能力普遍低于同龄正常发育儿童,主要涉及粗大运动、精细运动、协调性运动等。可使用贝利婴儿发展量表、Peabody 运动发育量表、格塞尔发展量表、丹佛发育筛查测验(DDST)等进行评定。

A. 贝利婴儿发展量表(第 4 版):该量表对于婴幼儿的评估分为五大领域,即认知、语言、身体动作、社会性情绪、适应性行为。其中认知、语言、身体动作为专业人员评定,社会性情绪、适应性行为则由家长填写相应的问卷进行反馈。

B. Peabody 运动发育量表:该量表是一种运动发育量表,适用于 0~6 岁儿童的运动技能评定。量表包括粗大运动、精细运动评定,由 6 个亚测验组成,包括反射、姿势、移动、实物操作、抓握和视觉-运动整合等,共 249 项。结果用粗大运动发育商、精细运动发育商和总运动发育商等来表示。

C. 格塞尔发展量表:该量表用于 0~6 岁儿童智力发育评定。它从适应性、大运动、精细动作、语言、个人社交 5 个行为能区来评定,结果用发育商来表示。发育商>85 分为正常;75~85 分为临界水平;<75 分为发育迟缓。

D. 丹佛发育筛查测验:丹佛发育筛查测验从粗大动作、精细动作、语言、身边处理及社会适应能力 4 个能区对 0~6 岁的儿童进行测试,结果分为正常、可疑、异常及无法解释 4 种。

5) 智力评定:智力评定主要用韦氏儿童智力量表(WISC)、韦氏幼儿智力量表(WPPSI)、斯坦福-比奈智力量表、Peabody 图片词汇测验等来进行评定。

A. 韦氏儿童智力量表(WISC):WISC 于 1949 年出版,1974 年修订即为 WISC-R。WISC-R 适用于 6~16 岁的儿童,包括 6 个言语分测验,即常识、类同、算术、词汇、理解、背数;6 个操作分测验,即图画补缺、图片排列、积木图案、物体拼配、译码、迷津。其中背数和迷津 2 个分测验是备用测验,整个测验完成需 50~70min。目前,我国常用最新韦氏儿童智力量表第 4 版(WISC-Ⅳ)中文版,修订内容包括常模的取样及题目的本土化。WISC-Ⅳ由 14 个分测验组成,包括保留的 10 个分测验和 4 个新增的分测验。新增的分测验是图画概念、字母数字排序、矩阵推理和划消。测验通常都是一次性完成,对于容易疲劳或动作缓慢者也可分次完成。测量结果为总 IQ、言语理解指数、知觉推理指数、工作记忆指数、加工速度指数。

B. 韦氏幼儿智力量表(WPPSI):WPPSI 适用于 2.5~7.5 岁幼儿的智力测评。它的 11 个测验项目中有 8 项(常识、词汇、算术、类同、理解、图画补缺、迷津和积木图案)与学龄儿童智力量表的性质相同,只有背诵语句、动物房及几何图形 3 项是新建立的。

C. 斯坦福-比奈智力量表(Stanford Binet Intelligence Scale):该量表有 90 个项目。它是最早对施测和记分提供详细指导语的量表,并引入了智商(IQ)的概念,实现了将测验标准化。量表适用于 2 岁以上人员,评定较费时。

D. Peabody 图片词汇测验(Peabody Picture Vocabulary Test,PPVT):PPVT 适用于 2.5~18 岁的儿童与青少年的词汇能力评定,测试能部分反映其智力水平,主要结果侧重于言语能力。

2. **家庭**　询问家长患者最初出现症状的时间;孕产史、出生史;运动、言语、行为发育史;是否有睡眠障碍、异常饮食和自残;家族史,包括家族三代的精神疾病、心理疾病病史;重点关注家庭养育环境,孩子的主要照顾者,家庭与孩子的互动模式;是否有过暴力或创伤;是否入园或上学、能否适应学校的生活;是否有住院或与亲人分离的经历;是否使用药物等。

3. 社会环境 患者所处地区的社会服务资源,结合患者所处的社会环境,设计适合家庭需求的干预方案与措施。

4. 共病 除 ASD 症状的纵向变化之外,评估共同发生的身心健康状况也至关重要。医师必须积极询问这些情况的体征和症状。排除其他情况(如听力障碍),评估共病情况(如注意缺陷多动障碍、癫痫等),并寻找潜在的病因(如遗传综合征)。

【康复治疗】

1. 治疗原则 儿童 ASD 治疗以康复与教育干预为主、药物干预为辅。主要针对行为、社交、语言和认知功能的康复与教育,即进行行为干预、行为矫正、语言和言语治疗、职业训练等。药物仅为对症处理,改善核心症状的药物证据不足。治疗原则为早期干预、科学系统、个体化干预、家庭社区共参与、持之以恒。

(1)早期干预:对于 ASD 应当早期诊断、早期干预。干预越早效果越好,不仅确诊患者应立即进行干预,对于疑似的患者也应当及时进行干预。

(2)科学系统:应当使用有循证医学依据的方法对患者进行系统的康复与教育干预,既包括针对 ASD 核心症状的干预,也包括促进患者身心发育、提高认知及生活自理能力、提高社会适应能力、减少滋扰行为等方面的训练。

(3)个性化干预:针对儿童 ASD 患者在社交、认知、行为、运动及共患病等方面的问题,可在充分评估的基础上开展有计划的一对一或小组个性化干预。小组训练时也应根据患者评定结果,将类似发育水平和干预目标的患者分为一组进行训练。

(4)家庭社区共参与:在患者成长过程中,家庭生活占据了大部分的时间,强调和鼓励家庭、抚养人积极参与;给予患者家庭全方位的支持和教育,积极推广应用世界卫生组织推行的家长技能培训,指导家庭选择科学的训练方法,提高家庭参与程度。结合所在地的社区训练中心,尽可能地就近干预,实现社区、家庭共同积极参与的干预模式。

(5)持之以恒:ASD 患者的干预是伴随终身的,要保证干预频率,强调家庭与多学科医疗团队、学校老师合作,将干预融入每日的日常生活中。

2. 干预措施 目前干预措施主要与心理、行为及教育等相关,多涉及行为分析、教育及人际关系发展等相关理论体系、综合治疗体系(如结构化教育)等。

(1)行为分析疗法(applied behavior analysis,ABA):ABA 是一种行为训练,运用行为主义原理,通过正性强化、负性强化、区分强化、消退、分化、泛化训练、惩罚等措施,矫正 ASD 患者的异常行为,促进其正确行为能力的发展。ABA 对儿童和成人在学校、工作场所、家庭和诊所等各种环境中的心理障碍有效。ABA 通过回合训练法进行训练,主要有以下特点:①对患者的行为与能力进行评定,根据评定设定相应的目标;②将目标技能分解,进行分解训练,一定时间内只进行某项任务的训练;③使用强化物对孩子的反应进行强化,强化随着孩子的进步逐渐隐退;④运用提示和渐隐技术,根据孩子的能力给予提示或帮助,当孩子所学逐渐掌握、熟练后再逐渐减少帮助;⑤完成后,稍微停顿后再给出下一个任务指令。

早期强化行为干预(early intensive behavioral intervention,EIBI):EIBI 是遵循 ABA 治疗模式的早期干预方法,有以下特点:①针对多个发育方向的个性化综合课程;②采用多种行为分析策略来增加和减少目标行为;③在 ABA 方面和 ASD 干预方面受过高级培训的专业人员监督下进行;④通过比对典型的神经发育过程来确定需要干预的行为;⑤父母/其他照料者经过培训后在 ABA 专业人员监督下协助进行训练;⑥采用一对一和集体干预的方式进行;⑦以家庭和中心为基础,并推广到其他治疗或教育场所进行干预;⑧每周持续治疗 20~40h;⑨在学龄前或学龄期间开始并持续不少于 2 年的干预。

(2)早期介入丹佛模式(early start Denver model,ESDM):ESDM 建立在 ABA、人际关系发展干预(RDI)等基础上,将行为干预技术整合其中,适用于发育年龄为 12~48 月龄的 ASD 患者。ESDM 的特点是在自然环境和活动中,以发育为框架进行以人际关系为基础的干预活动。ESDM 制订了各发育年龄段的目标技能作为教学目标,使用发育课程评定表,提供基本教学流程,还配有教学准确度评定和资料收集系统,以保证不同干预者实施干预活动的一致性和可靠性。

ESDM 干预强调的是自然环境,可以在诊室中,也可以在孩子家中;可以由专业的治疗团队实施,也可以由培训过的家人进行。它的核心特点包括:①在自然环境和活动中运用行为分析策略;②结合正常发育顺序制订教学目标;③父母及养育者积极参与;④强调人和人之间的互动与正向影响;⑤在活动中共同、平等参与;⑥在积极情感为基础的关系中开展语言、沟通及适应性的学习。

(3)关键反应训练(pivotal response training,PRT):PRT 是从应用行为分析疗法的回合式教学法中延伸而来的,强调在自然环境中运用行为分析疗法的原理与技术,提高 ASD 患者的学习动力、注意力、自我管理、主动社交发起和共情等关键技能。这些关键技能的进步可能影响患者其他方面的技能与行为,使其全方位的能力得到提升。PRT 强调对家长的培训和评估,使家长能较好地掌握 PRT 技术;强调家长参与,使其能在自然环境中应用,提高儿童的能力。

PRT 操作技巧包括以下几个方面:①用简短清晰的指令或问题为儿童技能发生、发展提供条件;②培养孩子对外界事物和人多发面的注意力、共同注意力;③分享控制权;④穿插训练新旧技能,保持孩子的学习动力与自信心;⑤运用有条件奖励的方法;⑥运用自然的奖励物促进语言与行为的持续发展;⑦奖励儿童的合理努力提高学习动力。

(4)人际关系发展干预(relationship development intervention,RDI):RDI 是人际关系训练的方法之一。通过循序渐进的人际关系训练,发展患者的共同注意能力,提高其人际交往能力,最终希望孩子懂得分享经验,体验交往乐趣。实施步骤:①通过评定,确定孩子的人际关系发展水平。②根据评定结果,参照正常儿童人际关系发展的规律和顺序,逐步开展训练。③通过循序渐进、多样化的游戏训练项目,激发孩子兴趣,诱发孩子的主动性和沟通的动机,提升孩子的互动能力。训练多由父母、训练老师或治疗师主导,训练内容包括各种互动游戏。训练中要求训练者表情丰富、夸张,但不失真实;语调抑扬顿挫,富有变化。强调在非语言的沟通和生活环境中干预,确保教导的技巧有实际交流意义,让孩子察觉乐趣来自与社交同伴分享的经验,而非来自游戏或玩具。

(5)地板时光(floor time):地板时光疗法是一种系统的、以发展为导向、以家庭环境和人际互动为主的自闭症干预和治疗模式。

地板时光也是以人际关系、社会交往为主要训练内容的干预方法,强调以孩子的活动和兴趣为导向、促进孩子情感体验的形成、提高其解决问题的能力和社会交往的能力、促进孩子人际关系和智力的发展。父母或抚养者都可以通过学习成为"地板时光"的实施者。

(6)孤独症以及相关障碍患者治疗教育课程(treatment and education of autistic and related communication handicapped children,TEACCH):TEACCH 考虑到孤独症儿童的优势,即视觉辨别与记忆优于听觉的辨别与记忆,充分利用 ASD 儿童的视觉优势,通过对训练场所特别的布置、物品特别的摆放,运用实物、图片、表格、数字、文字等可视性强的媒介来增进孩子对训练内容的理解与掌握;设定程序时间表,按程序时间表进行活动与训练。同时运用行为矫治技术,帮助他们提升运动、认知、语言、交流等方面的能力。

(7)针对性的技能干预

1)运动能力训练:运动能力训练包括粗大运动、精细运动、手眼协调等功能训练。针对 ASD 患者运动能力评定结果,选择针对性的治疗措施,也可以融合在前述行为分析疗法、社交干预等疗法中。ASD 患者运动能力的训练一般涉及姿势控制、步态、平衡功能、手眼协调能力和精细运动能力,通过针对性的训练,运动能力会有所改善。

2)语言能力训练:包括常规训练(发音训练、口舌肌力训练、灵活性训练等)、呼吸训练、交流及沟通训练。儿童综合行为治疗(comprehensive behavioral treatment for young children)、语言表达训练(language training production)、自然情境教学法(natural teaching strategies)、关键反应训练(pivotal response training)、脚本法(scripting)、社会技能训练(social skills package)、以故事为基础的干预(story-based intervention)、ESDM、RDI、TEACCH 等这些有效的循证实践干预方法可用于 ASD 的语言能力训练。

(8)感觉统合训练:感觉统合训练能改善孤独症儿童在前庭感觉处理、本体感觉处理、触觉感觉处理及其他感觉处理中存在的感觉调节、感知与感觉运动失调的情况。根据评估结果,了解儿童感觉处理特点,并给予适当的感觉输入,提升感觉统合能力。在感觉调节方面,帮助儿童调整活动水平、觉醒程度、情绪反应,并帮助孩子集中注意力;在感知与感觉运动方面,提升儿童的姿势控制、平衡、双侧协调、力度的调整、触觉的辨别等。感觉统合训练可以整体提高患者对周围环境的适应能力及运动能力,减少社交障碍、冲动和自伤行为。

3. 家长教育　当孩子的表现一定程度上符合 ASD 的表现时,专业人员应告知家长孩子的问题所在,并耐心解释后续评定及早期行为干预的必要性。专业人员还需对家长进行科普,社区也应开展家长培训,指导家长如何在日常生活中给予孩子反馈与强化,中断孩子的异常行为,建立共同注意;帮助家长了解 ASD,接受患者患 ASD 的现实,树立战胜困难的信心;帮助家长制订努力的目标,使其能在日常生活活动中随时随地开展干预训练,共同促进孩子的康复。

4. 合并症　ASD 患者往往合并存在多种其他疾病,称为“共病”。因此,应将识别 ASD 患者“共病”纳入常规诊疗中,必要时建立多学科协作或转诊。ASD 常见的“共病”有精神发育迟滞、言语和语言发育障碍、注意缺陷多动障碍(ADHD)、营养问题、饮食行为问题、胃肠道问题(便秘、慢性腹泻、胃食管反流、肠道炎症等)、睡眠障碍、癫痫、焦虑障碍等。

(1)精神发育迟滞:对于 ASD 患者应常规评估其智力发育水平,以评判是否共患精神发育迟滞。共患精神发育迟滞的 ASD 患者,应进行康复、教育及行为干预,治疗目标为改善 ASD 的核心症状,促进认知、语言等智力发育。

(2)言语和语言发育障碍:ASD 患者可能合并存在语言表达困难、构音困难、语调异常、语言理解能力落后等言语和语言发育障碍。应常规评定 ASD 患者语言发育水平,以评判其是否合并存在言语和语言发育障碍。共患言语和语言发育障碍的患者,需将言语治疗作为 ASD 整体康复的一部分。

(3)ADHD:学龄前 ASD 儿童合并存在 ADHD 或合并轻中度 ADHD 的 ASD 学龄儿童,首选行为干预。若经充分行为干预后多动、冲动以及注意缺陷等症状仍显著影响学习、生活,或 ASD 合并严重 ADHD 者,应考虑转诊至专科医院或使用药物治疗。临床上用于 ADHD 的药物有哌甲酯和托莫西汀,50%~60%的患者使用后症状会改善。药物治疗前须先确认行为干预有效执行,并去除环境等因素影响,再根据治疗目标权衡利弊进行选择,并定期监测药物的效果及可能出现的不良反应。

(4)营养与饮食行为问题:ASD 患者可出现偏食与误食问题,长期可出现营养不良。首先,父母的饮食态度、方式与 ASD 患儿的行为相关,若父母饮食结构合理、习惯良好,能直接影响 ASD 患者的饮食行为与营养摄入情况。其次,家庭共餐是培养 ASD 患者与家庭关系的重要渠道。在营养干预上,对于处于婴儿期的患者可以母乳喂养为主,母乳不但营养丰富,哺乳过程也是母亲与患儿良好的交流过程。偏食与误食使 ASD 患者愿意接受的食物类型有限,但可通对其偏好食物的分析,逐步拓展至相似食物,增加食谱种类。

(5)胃肠道问题:对于便秘的患者,可进行如厕行为管理、增加膳食纤维及益生菌、增加运动等来改善便秘;必要时可选用水溶性纤维素或泻剂;对于慢性腹泻的患者,应先确定腹泻的原因,对于肠道感染者予抗感染治疗;对于食物过敏、乳糖不耐受、摄入过多饮料等所致的腹泻者通过饮食调整来缓解症状。对于食管反流的患者,可以在进食习惯和作息方面进行调整,如避免进食引发症状的食物、少食多餐、入睡前避免进食、睡眠时抬高头部,慢性和重症食管反流建议至专科就诊。

(6)睡眠障碍:合并睡眠障碍的患者首先要进行健康教育及睡眠行为管理,帮助患者建立作息规律;强调日间规律体育锻炼,保证户外活动时间;睡觉前限制看屏幕(电视、平板、手机等)时间,营造安静夜间睡眠氛围;对于夜间觉醒的患者需要一些策略帮助其继续入睡。在健康教育、睡眠行为管理无效时,可考虑药物治疗,但目前药物治疗证据不足。

(7)癫痫:合并癫痫的患者建议常规做脑电图检查。ASD 合并癫痫的患者的处理同单纯癫痫患者,应建议转诊至儿童神经内科或癫痫诊治的专科就诊,由专科医师根据脑电图及发作类型选择相应的抗癫痫药物。临床医师须注意观察患者在长期抗癫痫药物治疗中的效果及不良反应。

(8)焦虑障碍:有一定认知及言语能力的 ASD 患者合并焦虑障碍时,可进行认知行为治疗。认知行为治疗包括情绪识别、情绪管理和逐级暴露等。严重者,如行为干预、心理治疗无效者,应及时转诊,由专科医师根据病情给予系统治疗。

5. 药物治疗　目前 ASD 的药物治疗多为辅助性对症措施。FDA 批准可用于 ASD 患者核心症状的药物仅有阿立哌唑。阿立哌唑有助于改善患者的核心症状。

一般 0~6 岁患儿以康复训练为主,不推荐使用药物;如果患者某些行为问题突出,且其他干预无效时,严格把握适应证谨慎选择药物。药物使用的原则包括根据药物的作用与副作用,权衡患者发育情况,慎重选择。考虑使用药物治疗时,须征得其监护人同意,并签署知情同意书;尽量单一、对症治疗,遵循逐渐增加剂量原则。

【功能预后】

早发现、早干预可以显著改善 ASD 儿童的预后。对于严重的 ASD 儿童,2 岁左右能确诊并实行早期干预,将显著改善其预后;中度的 ASD 儿童,6 岁之前干预会有不同程度的效果。12 岁左右神经系统发育基本完成,程度较轻的 ASD 儿童,6~12 岁还有干预的机会。ASD 预后还与其伴发疾病相关,如患儿伴发精神发育迟滞、癫痫等疾病时,预后较差。

（杜　青）

参 考 文 献

[1] 李晓捷,唐久来. 以循证医学为依据的脑性瘫痪早期诊断与早期干预. 华西医学,2018,33(10):1213-1218.

[2] 中华医学会儿科学分会康复学组. 儿童脑性瘫痪肉毒毒素治疗专家共识. 中华儿科杂志,2018,56(7):484-488.

[3] 邱霞,姜志梅,张霞,等. 脑性瘫痪《国际功能、残疾和健康分类(儿童与青少年版)》核心分类组合介绍. 中国康复医学杂志,2016(2):222-227.

[4] 陈静,GARRALDA M E,程文红. ICD-11 精神与行为障碍(草案)关于神经发育障碍诊断标准的进展. 中华精神科杂志,2017,50(6):411-413.

[5] 肖茜,张道龙. ICD-11 与 DSM-5 关于智力发育障碍诊断标准的异同. 四川精神卫生,2019,32(3):266-269.

[6] 李晓捷. 儿童康复学. 北京:人民卫生出版社,2018.

[7] 中华医学会儿科学分会发育行为学组,中国医师协会儿科分会儿童保健专业委员会,儿童孤独症诊断与防治技术和标准研究项目专家组. 孤独症谱系障碍儿童早期识别筛查和早期干预专家共识. 中华儿科杂志,2017,55(12):890-897.

[8] 中华医学会儿科学分会发育行为学组,中国医师协会儿科分会儿童保健专业委员会,儿童孤独症诊断与防治技术和标准研究项目专家组. 孤独症谱系障碍患者常见共患问题的识别与处理原则. 中华儿科杂志,2018,56(3):174-178.

[9] 陈艳妮,肖农,张一然. 科学关注孤独症谱系障碍儿童的干预及全方位发展. 中国实用儿科杂志,2019,34(8):617-621.

[10] 杜青,何宏祥. 孤独症谱系障碍儿童语言和社交沟通障碍相关问题. 中国实用儿科杂志,2019,34(8):632-637.

[11] CHIU H C,ADA L. Constraint-induced movement therapy improves upper limb activity and participation in hemiplegic cerebral palsy:a systematic review. Journal of Physiotherapy,2016,62(3):130-137.

[12] NOVAK I,MORGAN C,ADDE L,et al. Early,accurate diagnosis and early intervention in cerebral palsy:advances in diagnosis and treatment. JAMA Pediatr,2017,171(9):897-907.

[13] BORTONE I,LEONARDIS D,SOLAZZI M. Serious game and wearable haptic devices for neuro motor rehabilitation of children with cerebral palsy. Converging clinical and engineering research on neurorehabilitation Ⅱ. Cham:Springer International Publishing,2017.

[14] BARRÍA,SCHIARITI V,ANDRADE A. Comprehensive environmental intervention for cerebral palsy based on the international classification of functioning,disability and health converging clinical and engineering research on neurorehabilitation Ⅱ. Cham:Springer International Publishing,2017.

[15] VASUDEVAN P,SURI M. A clinical approach to developmental delay and intellectual disability. Clin Med(Lond),2017,17(6):558-561.

[16] COONEY P,JACKMAN C,COYLE D,et al. Computerised cognitive-behavioural therapy for adults with intellectual disability:randomised controlled trial. Br J Psychiatry,2017,211(2):95-102.

[17] SHEEHAN R,HASSIOTIS A. Digital mental health and intellectual disabilities:state of the evidence and future directions. Evid Based Ment Health,2017,20(4):107-111.

[18] KOVER S T. Distributional cues to language learning in children with intellectual disabilities. Lang Speech Hear Serv Sch, 2018,49(3S):653-667.

[19] IWASE S,BÉRUBÉ N G,Zhou Z L,et al. Epigenetic etiology of intellectual disability. Journal of Neuroscience,2017,37(45):10773-10782.

[20] MILA M,ALVAREZ-MORA M I,MADRIGAL I,et al. Fragile X syndrome:an overview and update of the FMR1 gene. Clin Genet,2018,93(2):197-205.

[21] KVARNUNG M,NORDGREN A. Intellectual disability & rare disorders:a diagnostic challenge//POSADA DE LA P M,TARUSCIO D,GROFT S C. Rare diseases epidemiology:update and overview. Cham:Springer International Publishing,2017:39-54.

[22] MARRUS N,HALL L. Intellectual disability and language disorder. Child Adolesc Psychiatr Clin N Am,2017,26(3):539-554.

[23] BERTELLI M O,COOPER S A,SALVADOR-CARULLA L. Intelligence and specific cognitive functions in intellectual disability:implications for assessment and classification. Curr Opin Psychiatry,2018,31(2):88-95.

[24] GLASSON E J,BUCKLEY N,CHEN W,et al. Systematic review and meta-analysis:mental health in children with neurogenetic disorders associated with intellectual disability. J Am Acad Child Adolesc Psychiatry,2020,59(9):1036-1048.

[25] CASTILLON C,GONZALEZ L,DOMENICHINI F,et al. The intellectual disability PAK3 R67C mutation impacts cognitive functions and adult hippocampal neurogenesis. Hum Mol Genet,2020,29(12):1950-1968.

[26] SAPPOK T,DIEFENBACHER A,WINTERHOLLER M. The medical care of people with intellectual disability. Dtsch Arztebl Int,2018,116(48):809-816.

[27] NEWCOMB E T,HAGOPIAN L P. Treatment of severe problem behaviour in children with autism spectrum disorder and intellectual disabilities. Int Rev Psychiatry,2018,30(1):96-109.

[28] GAYLORD A,OSBORNE G,GHASSABIAN A,et al. Trends in neurodevelopmental disability burden due to early life chemical exposure in the USA from 2001 to 2016:a population-based disease burden and cost analysis. Mol Cell Endocrinol,2020,502:110666.

[29] WILL M N,CURRANS K,SMITH J,et al. Evidenced-based interventions for children with autism spectrum disorder. Curr Probl Pediatr Adolesc Health Care,2018,48(10):234-249.

[30] SUBRAMANYAM A A,MUKHERJEE A,DAVE M. Clinical practice guidelines for autism spectrum disorders. Indian J Psychiatry,2019,61(Suppl 2):254-269.

[31] ZWAIGENBAUM L,BRIAN J A,ANGIE L. Early detection for autism spectrum disorder in young children. Paediatr Child Health,2019,24(7):424-443.

[32] BRIAN J A,ZWAIGENBAUM L,ANGIE L. Standards of diagnostic assessment for autism spectrum disorder. Paediatr Child Health,2019,24(7):444-460.

[33] HOWES O D,ROGDAKI M,FINDON J L,et al. Autism spectrum disorder:consensus guidelines on assessment,treatment and research from the British Association for Psychopharmacology. J Psychopharmacol,2018,32(1):3-29.

[34] BEJARANO-MARTÍN Á,CANAL-BEDIA R,MAGÁN-MAGANTO M,et al. Early detection,diagnosis and intervention services for young children with Autism Spectrum Disorder in the European Union(ASDEU):family and professional perspectives. J Autism Dev Disord,2019,50(9):3380-3394.

第十三章 其他疾病

第一节 精神疾病康复

精神疾病的康复包括了精神病康复、精神症状康复、心身疾病康复等,是疾病康复的重要组成部分。其康复的最终目标是让患者能够重新回归家庭、社会和工作岗位,减轻家庭、社会的负担。

1. **精神疾病** 或称精神障碍(mental disorder),在各种生物学、心理学及社会环境因素影响下,以大脑功能失调导致认知、情感、意志和行为等精神活动出现不同程度障碍为临床表现的疾病。

2. **精神病** 精神病是指可造成社会功能障碍和现实检验能力下降的一组重度精神障碍。临床上多以幻觉、妄想为突出表现,病程长短不一,部分患者会出现持久的功能损害。常见的是精神分裂症、偏执性精神病和急性短暂性精神病等。

3. **精神症状** 精神疾病的临床表现称为精神症状。每一种精神症状均有其明确的定义。异常的精神活动通过人的外显行为如言谈、书写、表情、动作行为等表现出来。

4. **心身疾病** 心身疾病也称为心理生理疾病,是一组与心理紧张有关的躯体疾病,没有器质性病变或确定的病理、生理过程,心理社会因素在疾病的发生、发展、治疗和预后中有相对重要的作用。

5. **心身医学** 心身医学指研究特殊的社会、心理因素与正常或异常生理功能之间的关系,把精神医学与行为医学的方法运用到病原学、症状学、病程和预后中,并探讨其相互作用,提倡医疗照顾的整体观念,即生物-心理-社会医学模式。

6. **精神残疾** 精神残疾系指精神病患者患病 1 年以上未痊愈,同时导致对家庭、社会应尽职能出现一定程度的障碍(中国残疾人实用评定方案)。这里是指精神病的病期,而不是病程。不论治疗与否,只要符合上述条件,均应判定为精神残疾。要判定精神残疾必须有社会功能的缺陷。智力残疾本身也是精神残疾,但智力残疾现在已经单独列为一类。

7. **精神康复** 康复是指躯体功能、心理功能和职业能力的恢复。康复医学在精神卫生领域的开展即为精神康复(psychiatric rehabilitation),是指利用一切可能取得的条件和时机,运用现代医学科学的先进手段,丰富患者的治疗方法,使患者在生活、人际交往和职业训练等方面得到最大限度的恢复;并想方设法预防和减少患者精神残疾的程度;同时培养具有代偿性的生活和工作技能,改善患者接触的环境,使其保持乐观的情绪,树立战胜疾病的信心,防止精神衰退,同时也可减轻家庭、社会和国家的负担。

【**常见的精神症状**】

1. **感知觉障碍**

(1) 感觉障碍:①感觉过敏指对外界刺激感受性增高;②感觉迟钝(减退)指对外界刺激感受性降低;③感觉倒错指对外界刺激产生与正常人不同性质或相反的异常感觉;④内感性不适指躯体内部产生的各种不舒适和/或难以忍受的异样感觉,患者难以描述性质,也不能指出明确的局部定位。

（2）知觉障碍：①错觉是对客观事物的一种错误感知；②幻觉指没有现实刺激作用于感觉器官时出现的知觉体验，是一种虚幻的知觉。按幻觉涉及的感官、感觉通路分为幻听、幻视、幻嗅、幻味、幻触、内脏幻觉等；按幻觉体验的来源分为真性幻觉和假性幻觉；按幻觉产生的条件分为功能性幻觉、反射性幻觉、入睡前幻觉和心因性幻觉等。

（3）感知综合障碍：感知综合障碍是指患者对客观事物能够正确认识，但是对部分属性如大小比例、形状结构、空间距离、物体的动静等产生错误的知觉体验。感知综合障碍包括时间感知综合障碍、空间感知综合障碍、视物变形症、体型（自身）感知综合障碍、非真实感以及运动感知综合障碍等。

2. 思维障碍

（1）思维形式障碍

1）思维奔逸：思维奔逸指思维联想速度加快、数量增多和转换加速，是躁狂症的典型症状。

2）思维迟缓：思维迟缓指联想抑制、联想速度减慢、数量减少和转换困难，可见于抑郁症。

3）思维散漫：思维散漫指思维的目的性、连贯性和逻辑性障碍，联想松弛、缺乏主题、东拉西扯等，可见于精神分裂症。

4）思维贫乏：思维贫乏指联想数量减少、概念与词汇贫乏、谈话言语单调，严重的患者甚至可以什么问题都回答不知道。常见于精神分裂症单纯型或晚期阶段的精神衰退、脑器质性精神障碍及精神发育迟滞。

5）思维破裂：思维破裂指联想断裂，患者说的各句话虽完整，但在思维联想的结构上却十分明显地缺乏连贯性和逻辑性，句与句之间缺乏可以理解的联系。可见于精神分裂症。

6）病理性赘述：病理性赘述指思维活动停滞不前、迂回曲折，主题转换带有黏滞性、停留在某些枝节问题上面、抓不住主要环节、联想枝节过多、做不必要的过分详尽的累赘的描述，且无法使患者讲得扼要一点，一定要按他原来的方式讲完。多见于癫痫、脑器质性及老年性精神障碍。

7）思维中断：思维中断又称思维阻滞，指患者在既无意识障碍，又无外界干扰等情况下，思维过程突然出现中断。具体表现为说话时突然停顿，片刻之后又重新说话，但不能连接原来的话题。若患者认为自己的思维没有了，被人用某种技术抽取了、偷走了，则称为思维被夺（thought deprivation）。两种症状均为诊断精神分裂症的重要症状。

8）思维插入和强制性思维：思维插入（thought insertion）指患者感到有某种不属于自己的思想被强行塞入。若患者体验到强制性地涌现大量无现实意义的联想，称为强制性思维（forced thinking）。两种症状往往突然出现，又迅速消失。患者出现这两种症状对诊断精神分裂症有重要意义。

9）思维化声：思维化声又称思维鸣响，指患者觉得自己的思想变成了言语声，别人也能听到；觉得自己的思想一出现，即为尽人皆知，为思维扩散；如果觉得自己的思想是通过广播而扩散出去，为思维播散或称思维被广播（thought broadcasting）。这三种症状均见于精神分裂症。

10）语词新作：语词新作指概念的融合、浓缩以及无关概念的拼凑。患者用自创的符号、图形、文字或语言来表达一种离奇的、只有他自己才懂的意义，见于精神分裂症青春型。

（2）思维内容障碍

1）被害妄想：被害妄想指患者坚信某个人或某个组织用种种方式加害自己，是精神分裂症和偏执型障碍患者最为常见的症状之一。

2）关系妄想：关系妄想指患者认为环境中无关的事件、物体、人物都与自己有关，多见于精神分裂症。

3）夸大妄想：夸大妄想指患者坚信自己有非凡的才智、地位、权势、财富和足以改变人类命运的发明创造等，多见于精神分裂症。

4）疑病妄想：疑病妄想严重时为虚无妄想，见于抑郁发作、精神分裂症、更年期、老年期精神障碍。

5）钟情妄想：钟情妄想指患者坚信自己被异性钟情，即使遭到对方严词拒绝，仍毫不置疑，可见于精神分裂症。

6）嫉妒妄想：嫉妒妄想指患者坚信自己的配偶对自己不忠实，而另有外遇的病态信念。患者往往会伴随着激动情绪,甚至攻击行为。临床上以男性较多,经常出现在 40 岁左右、过去没有精神疾病的人。嫉妒妄想可见于精神分裂症、老年痴呆。

7）物理影响妄想:物理影响妄想指被控制妄想,患者体验到自己被某种力量或作用所取代,身不由己,是精神分裂症典型症状。

8）虚无妄想:虚无妄想又称否定妄想,系指患者坚信自己体内某些脏器或整个自身,甚至自己周围的部分或整个世界均不复存在。虚无妄想多见于抑郁症、精神分裂症、胞器质性精神障碍等精神疾病。

9）超价观念:超价观念指占主导地位的错误意识,其发生多有事实根据;明显影响患者行为及其他心理活动;形成有性格与现实基础,内容较符合客观实际基础或有强烈情感需要。超价观念见于人格障碍和心因性精神障碍。

3. 注意障碍

（1）注意增强:患者对一定的对象予以过分的注意,即使细枝末节也不轻易放过。临床常见 2 种类型,一种是对外界对象的过分注意;一种是对自身状况的特别注意。

（2）注意减退:注意减退又称注意涣散,指主动(随意)注意和被动(不随意)注意的兴奋性均减退。

（3）注意转移:注意转移又称随境转移,指被动注意的兴奋性增强、稳定性降低,患者容易受外界环境影响而不断转换注意对象。

（4）注意狭窄:注意狭窄指患者的注意范围显著缩小,被动注意减弱。

（5）注意迟钝:注意迟钝指患者主动注意和被动注意均减弱。

4. 记忆障碍

（1）记忆增强:记忆增强是指患者病态性的记忆增强,对发病之前不能回忆且不重要的事情都能回忆起来。

（2）记忆减退:记忆减退是指记忆的 3 个基本过程普遍减退,即认知(再认)的障碍。

（3）遗忘:①顺行性遗忘是指患者发病之后经验记忆的丧失,不能回忆起记忆缺失之后一段时间的经历;②逆行性遗忘是指患者对过去的事情遗忘了,新的记忆还是能够形成;③界限性遗忘指患者对过去生活中某一阶段的明确事件与经历,完全不能回忆。

（4）错构:错构是指患者在回忆往事时,常混淆事情发生的时间、地点和情节。

（5）虚构:虚构指患者在意识清晰背景下出现对既往事件或个人经历的错误叙述。

5. 智力障碍

（1）精神发育迟缓(精神发育不全):精神发育迟缓是指个体在发育成熟前(通常指 18 岁以前),由于精神发育迟滞、智力发育障碍或受阻,而导致的智力(又称智能)功能明显低于同龄水平,同时伴有社会适应困难为主要特征的一种综合征。

（2）痴呆:痴呆是一种综合征,指患者后天由于各种原因引起的脑器质性病变所致的智能、记忆和人格障碍,但没有意识障碍。

（3）假性痴呆:假性痴呆大都是伴随意识障碍而出现的暂时性脑机能障碍,并非真正的智能缺损,它常突然发生,也可突然消失,一般维持时间较短。

6. 定向力障碍　　意识障碍的一个重要标志。患者在出现意识障碍时几乎必然有定向障碍,即对时间、空间和人物的误认和错误定位。

7. 情感障碍

（1）情感性质改变

1）情感高涨:情感高涨指一种高兴愉快的心境,强烈程度与现实环境明显不相称;其乐观情绪具有很强的感染力,容易引起周围人的共鸣。

2）情感低落:情感低落指患者情绪异常低落,心境抑郁。

3）焦虑:焦虑是指一种缺乏明显客观原因的内心不安或无根据的恐惧。

4）恐惧:恐惧是一种人类及生物心理活动状态,通常称为情绪的一种。

（2）情感波动性改变

1）情感不稳定：情感不稳定（lability of affect）指患者心境表达失控、不稳和异常波动,常见于器质性脑病综合征、早期分裂症、神经症和人格障碍的某些类型。

2）情感淡漠（情感平淡）：情感淡漠指患者对一些能引起正常人情感波动的事情,以及与自己切身利益有密切关系的事情,缺乏相应的情感反应。

3）易激惹：易激惹是一种反应过度的状态,包括烦恼、急躁或愤怒等,可见于疲劳、慢性疼痛,或作为情感异常的临床特征。

（3）情感协调性改变

1）情感倒错：情感倒错是一种情感体验与表情之间不协调不配合或相反的表现。

2）情感幼稚：情感幼稚是指者情感缺乏节制、极易流露出来,如同小孩一般表现。

8. 意志障碍

（1）意志增强：意志增强指意志活动的增多,不同的精神障碍患者表现不尽相同。

（2）意志减退：意志减退亦称意志活动减退,为意志活动呈显著持久的抑制。临床表现为行为缓慢,生活被动,疏懒,不想做事;不愿和周围人接触交往,常独坐一旁,或整日卧床;不想去上班,不愿外出,不愿参加平常喜欢的活动和业余爱好等。

（3）意志缺乏：意志缺乏的患者对任何活动都缺乏明显的动机,没有什么确切的企图和要求。

9. 动作行为障碍

（1）精神运动性兴奋

1）协调性精神运动性兴奋多见于情感性精神障碍躁狂发作。

2）不协调性精神运动性兴奋多见于精神分裂症的青春型和紧张型,也可见于意识障碍的谵妄状态时。

（2）精神运动性抑制

1）木僵：木僵指患者不言不语、不吃不喝、不动,言语活动和动作行为处于完全的抑制状态,大小便潴留。

2）蜡样屈曲：蜡样屈曲指患者的姿势经常固定不变,肢体任人摆布,即使四肢悬空或放在极不舒适的位置也能维持很久而不主动改变,如同蜡做的人一般。

3）缄默：缄默是一种特种症状,指言语器官无器质性病变,智力发育也无障碍而表现沉默不语。

4）违拗：违拗是指意志行为障碍中,精神运动性抑制的一种,包括主动性违拗和被动性违拗。

5）刻板动作：刻板动作是指随意、重复、刻板、没有功能的（常是节律性的）运动,亦称刻板性运动障碍。其本身不能构成任何已知的精神或神经科诊断。

6）模仿动作：模仿动作指患者毫无目的、毫无意义地模仿周围人的动作,常和模仿言语有同样性质并经常同时出现的一种症状。

7）作态：作态主要见于精神分裂症。

10. 意识障碍

（1）嗜睡：嗜睡指患者的意识水平降低,如不予刺激,患者会昏昏入睡,但呼叫或推醒后能够简单回答,停止刺激后患者又进入睡眠。此时,患者的吞咽、瞳孔、角膜反射皆存在。

（2）意识混浊：意识混浊是一种意识损害,指患者从完全清醒到昏迷这一连续过程的中间意识障碍阶段。其觉察、定向和知觉紊乱继发于脑器质性或其他躯体疾病。

（3）昏睡：昏睡指患者的意识水平更低,对周围环境及自我意识均丧失,但强烈的刺激下可以有简单或轻度反应。此时角膜反射减弱,吞咽反射和对光反射存在。

（4）昏迷：昏迷即意识完全丧失,是最严重的意识障碍,亦是高级神经活动的高度抑制状态。颅内病变和代谢性脑病是常见的两大类病因。

（5）朦胧状态：朦胧状态指意识清晰程度减低,同时意识活动范围极度缩小。

（6）谵妄状态：谵妄状态时不仅有意识障碍,且有动作增加,患者定向力全部或部分丧失,思维零乱,对周围环境不能正确辨认等。患者常有幻觉,多为视幻觉,亦可有前庭幻觉、听幻觉、触幻觉等。

（7）梦样状态：梦样状态时患者意识清晰度降低，有梦境及幻想体验，并且常为梦境遭遇的直接参加者，内容形象模糊不清，以假性幻觉为主；患者对外界刺激反应迟钝或不起反应，与周围环境缺乏联系，可有梦呓一样的自语，偶尔可出现兴奋不安。见于癫痫、感染和中毒性精神障碍。

11. 自知力障碍 判断是否有自知力的标准如下。

（1）患者意识到出现别人认为异常的现象。

（2）患者认识到这些现象是异常的。

（3）患者认识到这些异常是自己的精神疾病所致。

（4）患者认识到治疗这些症状是必需的。多数精神病患者的自知力不完全，神经症患者的自知力多数存在。

【脑器质性精神障碍】

1. 谵妄 谵妄是一组表现为急性、一过性、广泛性的认知障碍，尤以意识障碍为主要特征的综合征。因急性起病、病程短暂、病变发展迅速，故又称为急性脑病综合征。

2. 痴呆 痴呆是指较严重的、持续的认知障碍。临床上以缓慢出现的智能减退为主要特征，伴有不同程度的人格改变，但没有意识障碍。因起病缓慢，病程较长，故又称为慢性脑病综合征。

3. 遗忘综合征 遗忘综合征是由脑器质性病理改变所导致的一种选择性或局灶性认知功能障碍，以近事记忆障碍为主要特征。患者无意识障碍，智能相对完好。

【躯体疾病所致精神障碍】

由脑以外的各种躯体疾病，如躯体感染、内脏器官疾病、内分泌疾病、营养代谢疾病等影响脑功能所产生的一类精神障碍。病因主要为：①能量代谢障碍；②中枢神经系统缺氧；③毒性物质；④水和电解质代谢紊乱；⑤中枢神经生化改变；⑥应激反应。

临床表现的共同特点：①精神症状与原发躯体疾病发生的时间有先后关系，病情在程度上有平行关系；②一般在躯体疾病的急性期或严重阶段出现精神障碍；③急性躯体疾病常引起急性脑病综合征；④慢性躯体疾病引起慢性脑病综合征；⑤从急性到慢性可有抑郁、狂躁、幻觉、兴奋、木僵等精神症状，并在整个过程中具有多变和错综复杂的特点。

【精神分裂症及其他精神病性障碍】

精神分裂症是一组病因未明的精神病，多起病于青壮年。常缓慢起病，具有感知、思维、情感、行为等多方面的障碍和精神活动的不协调。患者一般无意识障碍，智能尚好。

【神经症性障碍】

1. 神经症 神经官能症又名神经症或精神神经症，是一组精神障碍的总称，包括神经衰弱、强迫症、焦虑症、恐怖症、躯体形式障碍等。

2. 惊恐障碍 惊恐障碍又称急性焦虑症，特点为突然发作的、不可预测的、反复出现的、强烈的惊恐体验。

3. 恐惧症 恐惧症是指患者对某种客观事物或情境产生异乎寻常的恐惧和紧张，并常伴有明显的自主神经症状。

4. 广泛性焦虑障碍 广泛性焦虑障碍特征为广泛且持续的焦虑，不局限于特定的外部环境。症状高度变异，但以下主诉常见：总感到精神紧张、发抖、肌肉紧张、出汗、头重脚轻、心悸、头晕、上腹不适。患者常诉自己及亲人很快会生病或灾难临头，以女性多见。广泛性焦虑障碍的临床表现为缓慢起病，以精神或持续存在的焦虑为主要临床相。

5. 强迫障碍 强迫障碍是以强迫观念、强迫冲动或强迫行为等强迫症状为主要表现的一种神经症。

6. 神经衰弱 神经衰弱指患者长期处于紧张和压力下，出现精神易兴奋和脑力易疲劳，常伴有情绪烦恼、易激惹、睡眠障碍、肌肉紧张性疼痛等。

【康复评定】

1. 精神障碍的分类系统

（1）国际疾病分类系统的精神障碍分类：ICD-10 和 ICD-11 主要精神障碍分类类别参见表 2-13-1。

表 2-13-1　ICD-10 及 ICD-11 主要精神障碍分类类别

ICD-10 主要精神障碍分类	ICD-11 主要精神障碍分类
F00~F09　器质性（包括症状性）精神障碍	7A00~7A43　神经发育障碍
F10~F19　使用精神活性物质所致的精神及行为障碍	7A50~7A53　精神分裂症和其他原发性精神障碍
F20~F29　精神分裂症、分裂型及妄想性障碍	7A60~7A73　心境障碍
F30~F39　心境（情感性）障碍	7B00~7B05　焦虑和恐惧相关障碍
F40~F48　神经症性、应激性及躯体形式障碍	7B10~7B15　强迫及相关障碍
F50~F59　伴有生理障碍及躯体因素的行为综合征	7B20~7B25　应激相关障碍
F60~F69　成人的人格与行为障碍	7B30~7B36　分离障碍
F70~F79　精神发育迟缓	7B40~7B42　躯体忧虑障碍
F80~F89　心理发育障碍	7B50~7B55　喂食及进食障碍
F90~F98　通常起病于儿童及少年期的行为与情绪障碍	7B60~7B61　排泄障碍
F99　未特定的精神障碍	7B70~7D61　物质相关及成瘾障碍
	7D70~7D73　冲动控制障碍
	7D80~7D81　破坏性行为及品行障碍
	7D90~7D92　人格障碍
	7E00~7E06　性欲倒错障碍
	7E10~7E11　做作性障碍
	7E20~7E21　神经认知障碍
	7E30　与其他疾病相关的精神和行为障碍

（2）美国精神障碍分类系统：《精神疾病诊断与统计手册》第 3 版（DSM-3）于 1980 年出版，1994 年出版了第 4 版（DSM-4）。虽然主要通行于美国，但因其有详细的诊断标准，所以具有巨大的国际影响。DSM-4 系统将精神障碍分为十七大类。

DSM-4 与 DSM-5 系统精神障碍分类参见表 2-13-2。

表 2-13-2　DSM-4 与 DSM-5 系统精神障碍分类

DSM-4 系统精神障碍分类	DSM-5 系统精神障碍分类
1. 通常在婴儿、儿童和少年期首次诊断的障碍	1. 神经发育障碍
2. 谵妄、痴呆、遗忘及其他认知障碍	2. 精神分裂症谱系及其他精神病性障碍
3. 由躯体情况引起、未在他处提及的精神障碍	3. 双相及相关障碍
4. 与成瘾物质使用有关的障碍	4. 抑郁障碍
5. 精神分裂症及其他精神病性障碍	5. 焦虑障碍
6. 心境障碍	6. 强迫及相关障碍
7. 焦虑障碍	7. 创伤及应激相关障碍
8. 躯体形式障碍	8. 分离障碍
9. 做作性障碍（factitious disorder）	9. 躯体症状及相关障碍
10. 分离性障碍（dissociative disorder）	10. 喂食及进食障碍
11. 性及性身份障碍	11. 排泄障碍
12. 进食障碍	12. 睡眠-觉醒障碍
13. 睡眠障碍	13. 性功能失调
14. 未在他处分类的冲动控制障碍	14. 性别烦躁
15. 适应障碍	15. 破坏性、冲动控制即品行障碍
16. 人格障碍	16. 物质相关及成瘾障碍
17. 可能成为临床注意焦点的其他情况	17. 神经认知障碍
	18. 人格障碍
	19. 性欲倒错障碍
	20. 其他精神障碍
	21. 药物所致的运动障碍及其他不良反应
	22. 可能成为临床关注焦点的其他状况

（3）中国精神障碍分类系统（Chinese Classification and Diagnostic Criteria of Mental Disorders，CCMD）：中华神经精神科学会 2000 年出版了《中国精神障碍分类与诊断标准》第 3 版（CCMD-3），主要类别如下。

1）器质性精神障碍。

2）精神活性物质与非成瘾物质所致精神障碍。

3）精神分裂症和其他精神病性障碍。

4）心境障碍（情感性精神障碍）。

5）癔症、严重应激障碍和适应障碍、神经症。

6）心理因素相关的生理障碍。

7）人格障碍、习惯和冲动控制障碍、性心理障碍。

8）精神发育迟滞与童年和少年期心理发育障碍。

9）童年和少年期多动障碍、品行障碍、情绪障碍。

10）其他精神障碍及心理卫生情况。

2. 精神疾病的诊断

（1）诊断原则

1）对于具体病理，首先应考虑患者躯体疾病的有无，注意删除器质性原因。

2）在诊断范围上，进行由广到窄的分析和鉴别，如先确定是精神病还是神经症；在精神病中，先鉴别是器质性还是功能性精神病；然后根据患者的年龄、性别、临床症状、病程规律等来进行疾病单元的分类。

3）优先考虑常见病、多发病，然后才考虑罕见病。

（2）诊断流程

1）首先确定患者是否有器质性因素。

2）在诊断"功能"性精神障碍的过程中，要考虑是精神病性（有幻觉、妄想、现实检验能力丧失等）的，还是非精神病性的（神经症性，没有上述重性精神病的特征）。

3）要考虑人格因素和心理应激因素与疾病的关系。

（3）诊断标准

1）症状标准：分必备指标和伴随指标。

2）严重程度标准：①社会功能受损的程度；②精神功能受损的程度；③自知力受损的程度；④精神痛苦的强烈程度。

3）病程标准：不包括症状轻微的前驱期，如精神分裂症规定的 3 个月、躁狂发作规定的 1 个星期、抑郁发作规定的 2 个星期等，都是从符合症状标准或严重程度标准的时候开始计算。

4）排除标准：前 3 项总称为阳性诊断标准，排除标准又叫阴性标准。

3. 精神分裂症的诊断标准（应用 ICD-11 主要精神障碍分类）

（1）症状学及病程标准：在持续至少 1 个月的精神病性发作期的大多数时间内（或大多数日子里的某些时间）存在下述第 1 项中的综合征、症状和病症至少 1 条，和/或下述第 2 项中的症状和病症至少 2 条。

1）至少存在下述中的 1 条

A. 思维鸣响、思维被插入、思维被夺及思维被广播。

B. 被控制、被影响或被动妄想，明显地与躯体或肢体运动、特殊思维、行为或感觉有关；妄想性知觉。

C. 言语幻觉，指对患者的行为持续不断的评论或声音；对患者进行相互讨论；或来自躯体某些部分的言语性幻觉。

D. 其他持久的与文化不相应和完全不可能的妄想，如具有某种宗教或政治身份、具有超人的力量和能力（如具有控制气候的能力或能与来自另一个星球的人交流信息）。

2）至少存在下述中的 2 条

A. 任何形式的、持久的幻觉,每天都发生,至少持续 1 个月;并伴有短暂的或未充分形成的无明显情感内容的妄想;或伴有持久的超价观念。

B. 思维过程中断或插入无关语,导致言语不连贯或不切题,或语词新作。

C. 紧张症行为,如兴奋、特殊姿势或蜡样屈曲、违拗、缄默和木僵。

D. "阴性"症状如显著的情感淡漠、言语贫乏,以及情绪反应迟钝或不适切(必须明确这些情况不是由抑郁或抗精神病药物引起)。

(2) 排除标准:需除外的疾病如下。

1) 分裂型障碍(7A52):强度或持续时间未满足精神分裂症、分裂情感性精神障碍或妄想症的诊断要求。

2) 急性短暂性精神障碍(7A53):其特征在于在没有其他精神障碍病史的个体中,在没有前驱症状的情况下出现精神病症状的急性发作,并且在 2 周内达到其最大严重性。发病通常与社会和职业功能迅速恶化有关。症状可能包括妄想、幻觉、思维过程紊乱、混乱或迷惑、情感和情绪失调。患者可能存在紧张性精神运动障碍。患者在每天,甚至 1 天之内,症状通常会在性质和强度方面迅速变化。这段时间不超过 3 个月,最常见的是从几天到 1 个月。

4. 精神残疾的评定

(1) 精神残疾评定的主要目的

1) 确定患者有无残疾及残疾的等。

2) 确定患者的社会功能的状况及主要问题。

3) 根据患者的主要问题及环境状况,确定康复方案和康复程序。

4) 实施康复干预后的效果评定,并据此做出下一步的康复措施。

(2) 精神残疾评定总的原则

1) 进行康复评定前,要收集好背景资料,包括与精神障碍和躯体疾病有关的各种信息。

2) 应确定患者现在的社会功能情况和可能影响其社会角色表现的环境因素。

3) 评定包括临床观察与询问及量表,两者不可偏废。

4) 量表评定时,要使用标准化的、有信度和效度测定、易于掌握和管理的 1 种以上的量表;要在不同环境重复测试。

5) 精神残疾的不同方面应由不同的人员进行评定,只依靠精神科医务人员是不够的,还应包括社会工作者、心理工作者及职业治疗师,在可能时应包括患者的照料者及患者本人。

(3) 精神残疾的评定方法

1) 量表评定

A. 精神病学评定:如精神状态现症检查(PSE)、阴性症状量表(SANS)、Wing 的慢性精神分裂症分类量表等。

B. 躯体残疾的评定:除躯体疾病外,要特别注意精神药物的不良反应,特别是锥体外系症状及迟发性运动障碍(TD)的评定。

C. 社会功能评定:社会功能评定是残疾评定的中心和主要环节。WHO 提供的社会功能缺陷筛选表(SDSS)应用比较广泛,共分 10 个问题,主要了解患者最近 1 个月的社会功能情况,主要包括职业工作、婚姻职能、父母职能、社交功能、家庭职能、家庭外的社会生活、对自己的照料、对外界的兴趣与关心和责任心及对将来的计划等。SDSS 采用 0~2 计分法,0 为无异常,1 为确有功能障碍,2 为严重的功能障碍。其评定的精神残疾的等级如下。①一级精神残疾(极重度):有 3 个或 3 个以上问题被评为 2 分者;②二级精神残疾(重度):至少有 2 个问题被评为 2 分者;③三级精神残疾(中度):只有 1 个问题被评为 2 分者;④四级精神残疾(轻度):有 2 个或 2 个以上问题被评为 1 分者;⑤无精神残疾:只有 1 个问题被评为 1 分或各题均为 0 分者。

2) 对亲属的评定:对亲属的评定包括对家庭的评估和其他社交网的评估。

3）对生活质量的评定：对生活质量的评定包括生活环境、家庭关系、社交关系、工作情况、业余活动、经济情况、安定情况与健康情况等方面。

4）工作/职业能力的评定：工作/职业能力的评定包括基本职业技能和专业职业技能的评定；也可以使用工作评定量表。

5）对康复服务的评定：对康复服务的评定主要评定康复服务机构服务的质量。

5. ICF 对精神功能分类的描述　国外利用 ICF 模式来分析精神病患照护需求的研究显示，精神病患的照护需求往往与性别、年龄、诊断、症状、病房种类无关，而与精神病患的功能表现程度有关，即精神病患的功能表现越低则需要较多的照护需求，可能消耗的资源越多。

而 ICF 模式所强调的"活动与参与"概念，对于提升医疗机构内的精神病患功能表现有明显的助益。临床研究显示，精神医疗机构若能在照护流程中提供较多的活动参与机会给精神病患，除能提高其功能表现之外，亦可避免或减缓其功能退化所产生其他后续的照护问题；也能借由在精神医疗机构内所营造的"治疗环境"，让精神病患避免机构化的产生，减少环境因子的限制与阻碍，提升其回归家庭、社会与职场的机会。

此外，ICF 模式是一个可以有效促进功能状态（functional status）的理论架构。它提供了一个可以描述人类健康功能与限制的架构，并可通过这样一个资源整合平台，将原本临床各自所用的评定工具加以整合，并提供共通语言形式的信息给临床治疗与照护的专业人员，作为拟定照护计划时的一个重要依据。

ICF 的精神功能核心要素是关于大脑的功能兼有总体精神功能，如意识、精力和驱力；以及特定精神功能，如记忆、语言和计算精神功能。参见表 2-13-3。

表 2-13-3　ICF 精神功能分类核心要素与编码

类别	核心要素与编码
一、总体精神功能（b110~b129）	110 意识功能：b1100　意识状态、b1101　意识连续性、b1102　意识质量 b114 定向功能：b1140　时间定向、b1141　地点定向、b1142　人物定向 b117 智力功能 b122 总体心理社会功能 b126 气质和人格功能：b1260　外向、b1261　随和、b1262　严谨、b1263　精神稳定性、b1264　经验开放性、b1265　乐观、b1266　自信、b1267　可信赖性
二、特定精神功能（b140~b189）	b140 注意力功能：b1400　持续注意力、b1401　转移注意力、b1402　分配注意力、b1403　分享注意力 b144 记忆功能：b1440　短期记忆、b1441　长期记忆、b1442　记忆撷取 b147 心理动作功能：b1470　心理动作控制、b1471　心理动作功能质量 b152 情绪功能：b1520　情绪适当性、b1521　情绪调节、b1522　情绪范围 b156 知觉功能：b1560　听觉、b1561　视觉、b1562　嗅觉、b1563　味觉、b1564　触觉、b1565　视觉空间感 b160 思维功能：b1600　思维步调、b1601　思维形式、b1602　思维内容、b1603　思维控制 b164 高级认知功能：b1640　抽象、b1641　组织和规划、b1642　时间管理、b1643　认知弹性、b1644　洞察力、b1645　判断力、b1646　解决问题 b167 语言精神功能：b1670　语言接受、b1671　语言表达、b1672　整合性语言功能 b172 计算功能：b1720　简单计算、b1721　复杂计算 b176 排序复杂动作的精神功能 b180 自我和时间经验功能：b1800　自我经验、b1801　身体意象、b1802　时间经验

【康复治疗】

1. 精神病躯体治疗（表2-13-4）

表 2-13-4　常见精神病的特征与治疗对照

项目	阿尔茨海默病	精神分裂症	躁狂症	抑郁症	神经症
流行病学	老年期；女性多	成年早期；男性多	急性亚急性；春末夏初；多在30岁左右发病	急性亚急性；秋冬季；40~49岁；持续6~8个月	
病因	脑萎缩；ACh明显减少；遗传	遗传；心理社会因素；躯体生物学；脑结构异常；神经生化异常（多巴胺）	遗传；5-羟色胺功能增强	5-羟色胺功能减弱	
临床表现	起病隐匿；持续进行性；无缓解；8~10年；认知功能减退和非认知性精神症状 1. 轻度：近期记忆障碍，时间定向障碍，有一定自知力，人格改变 2. 中度：不能独立生活，远期记忆也受损，尚能记住自己名字，地点定向障碍，言语功能障碍，失认和失用 3. 重度：记忆力、思考等严重受损，忘记自己的姓名、年龄，不认识亲人，大小便失禁，肌张力增高，肢体屈曲	1. 前驱期：情绪改变，异常观念，对自我和外界感知改变，多疑敏感，食欲改变 2. 显症期：感知觉障碍（幻听、幻视），在意识清晰状态下出现评论性幻听、争论性幻听或命令性幻听；妄想（被害、关系），被动体验，思维破裂等；情感迟钝淡漠，情感反应与外界刺激不相符，意志减退，缺乏主动性，或有的患者意志加强（冲动伤人），但无定向、记忆和智能障碍；自知力缺乏 分类：单纯型、紧张型、偏执型、青春型	"三高"：情感高涨、思维奔逸、活动增多；夸大妄想，睡眠需求减少	"三低"：情感低落、思维迟缓、意志活动减退；兴趣缺乏，快感缺失，活动减少或烦躁不安，莫名担心，自责自罪，自杀观念和行为，睡眠障碍，躯体疼痛	焦虑、抑郁、恐惧、强迫、疑病没有明确的器质性病变，患者感到痛苦却无法摆脱（有自知力） 包括恐惧症、惊恐障碍、广泛性焦虑障碍、强迫障碍、分离性障碍、躯体形式障碍、神经衰弱、应激相关障碍
诊断	CT、MRI提示脑萎缩。简易职能状态检查MMSE和评定量表ADAS	持续1个月或以上	持续1周	持续2周	
治疗	胆碱酯酶抑制剂（多奈哌齐），美金刚	氯丙嗪、氟哌啶醇、奥氮平、氯氮平、利培酮、喹硫平，联合苯二氮䓬类药物	锂盐、卡马西平、丙戊酸钠、氯丙嗪，联合苯二氮䓬类药物	氟西汀、帕罗西汀、米氮平、丙米嗪、吗氯贝胺、安非他酮	

（1）精神病药物治疗

1）原则：系统而规范；早期、足量、足疗程、一般单一用药、个体化用药；小剂量逐渐到有效推荐剂量。

2）选药：神经阻滞药（氯丙嗪、氟哌啶醇）；非经典药物（奥氮平、氯氮平、利培酮）。既往治疗有效的药物，本次治疗仍有效。

3）疗程：急性治疗期至少6周、巩固治疗期3~6个月和维持治疗期1年以上。

4）合并用药：苯二氮䓬类、情绪稳定剂、抗抑郁药等。

5）安全原则：掌握好适应证和禁忌证；小剂量开始，逐渐加大到有效剂量；注意减量，维持治疗，预防复发；注意药物相互作用；注意用药个体化原则。

（2）抗精神病药物

1）第一代抗精神病药：①对阳性症状有效；②价格低廉；③锥体外系不良反应（EPS）高发和高催乳素血症；④须逐渐增加调整剂量；⑤对阴性症状疗效不理想。

2）第二代抗精神病药：①对阳性症状疗效与传统药相似，对阴性症状优于传统药；②EPS和高催乳素血症发生率低；③安全性较高；④使用方便；⑤价格较昂贵。

3）药物的选择：①适应证，如精神分裂症及其他精神障碍（躁狂、急性抑郁）；②禁忌证，如重要器官功能受损、严重感染、严重内分泌紊乱及药物过敏史。

4）常用精神病药物：分为抗抑郁药、心境稳定剂及抗焦虑药，参见表2-13-5。

表 2-13-5　临床常用精神病药物

分类	概述	禁忌证	副作用	其他
抗抑郁药	抗抑郁药是一类治疗各种抑郁状态的药物，不会提高正常人的情绪	心、肝、肾功能不全，青光眼、前列腺肥大及孕早期	循环系统、中枢神经系统（CNS）、消化系统及性功能障碍	分为三环类抗抑郁药（TCA）、单胺氧化酶抑制剂、选择性5-HT再摄取抑制剂（SSRI），以及其他递质机制的抗抑郁药
心境稳定剂	心境稳定剂（又称抗躁狂药）是治疗躁狂以及预防躁狂或抑郁发作的药物	心、肾功能不全，肌无力、低钠血症及孕早期	神经-肌肉及消化系统不良反应	
抗焦虑药	抗焦虑药主要包括苯二氮䓬类、丁螺环酮和坦度螺酮	心、肾功能不全，药物过敏和依赖、孕早期、青光眼、呼吸抑制	嗜睡、眩晕、过量后呼吸抑制、依赖性	适应证：各类神经症及失眠

2. 精神病电击疗法

（1）电抽搐治疗（ECT）：ECT又称电休克治疗，是以一定量的电流通过大脑，引起患者意识丧失和痉挛发作，从而达到治疗目的的一种方法。

（2）改良电痉挛治疗（MECT）：MECT以一定量的电流通过大脑，引起患者意识丧失和痉挛发作，从而达到治疗目的的一种方法。通电前先给予患者麻醉剂和肌肉松弛剂，使得通电后不发生抽搐。

（3）适应证：①严重抑郁、有强烈自伤、自杀企图及行为者；②嫉妒、兴奋、躁动、冲动伤人者；③拒食、违拗和紧张性木僵者；④精神药物治疗无效或对药物治疗不能耐受者。

（4）禁忌证：脑器质性疾病、心血管疾病、骨关节疾病、出血或不稳定的动脉瘤畸形、急性的全身感染、发热、严重的呼吸系统疾病、严重的肝脏和肾脏疾病、老年人、儿童及孕妇。

3. 精神病心理干预治疗

（1）概述：心理干预治疗是指在心理学理论指导下，以良好合适的医患关系为基础，应用语言和非语言交往的心理学技术，解除患者各种心理痛苦或行为障碍，以增强患者适应环境的心理整合能力，从而达到恢复心身健康的有计划、有步骤的过程。心理治疗目的一是改善患者的身心功能；二是促进健康人格发展和潜能发挥的功能。

（2）治疗者：①知识准备包括培训与资质；②治疗者心理条件包括共情的能力、对人性理解的能力、内在动力、积极关注的能力、好奇心、自省的能力、在各种价值观下工作的能力、相对健康稳定的人格以及较丰富的人生经验等。

（3）心理治疗的种类：①按治疗对象分个别治疗、夫妻治疗、家庭治疗、集体治疗等；②按理论流派分精神分析、行为主义、人本主义、系统论等。

4. 精神疾病的生理-心理-社会医学模式的治疗

（1）生理-心理-社会医学模式治疗精神疾病的宗旨：生理-心理-社会医学模式的治疗宗旨是实现精神病患者的健康人状态，修复并最终使精神病患者具有正常人的心理特质和社会功能，表现出完整的生理、心理和社会良好状态。无论从患者生理功能的恢复，还是心理健康的再塑，以及社会适应能力的培养，都必须以心理干预治疗贯穿始终，时刻体现心理干预治疗的技术和方法，心理能力也最终成为评价精神病康复的关键指标。

精神病康复期患者在康复过程中，已经拥有了正常人的心理感受和体验，表现出了社会人的特质。但同时，其精神病病史和治疗过程中种种令其不堪的回忆都会成为他们在回归社会时沉重的负担，强烈的病耻感和由此带来的自尊心降低和不良的情绪体验会成为精神病患者康复期常见的心理状态，外在和内在的心理压力会随时影响患者的治疗依从性、寻求治疗的行为和社会适应功能。因此，在精神病康复期对患者开展心理干预治疗是最有意义和成效的。

（2）精神病康复期心理干预治疗的临床准备

1）诊断精神病患者是否处于康复期：针对精神病康复期的患者开展的有计划的心理干预治疗有明显的常规心理干预治疗特点，它要求心理干预治疗的对象具备精神病康复期的身心状态，只有在确诊精神病患者处于康复期之后，相应开展的针对康复期患者的心理干预治疗才有可能取得成效。精神病康复期确诊时的临床表现为精神症状基本消除、病情稳定，排除因精神疾病本身所致的一些情绪因素外，患者已具备自知力或部分自知力等。

2）明确精神病患者常见的心理问题：精神病患者康复期的心理问题主要集中在几个方面。①疾病心理问题：表现为明显的病耻感、担心能否复发、担心因服药而导致的智力减退、害怕长期的打针服药等；②住院心理问题：表现为感到孤独、对医院的封闭式管理不满、不被尊重感、出院前对医院的依恋心理等；③社会心理问题：表现为担心社会和家庭的接纳度、怀疑自身的社会交往能力、社会适应性低、无生存能力等。以上心理问题更多表现在情绪的非常态表现，如强烈的自卑、焦虑、抑郁，甚至一定程度的敌对等。

（3）精神病康复期心理干预治疗的应用性方法

1）认知模式的再塑：人的认知过程是心理行为的决定因素，个体的情绪和行为都与个体对环境的评价、认知因素有关。很多精神病康复期的患者都存在着或多或少的认知功能上的损害或认知观念上的偏离，会影响精神病患者的情绪和行为，不利于病情的康复。认知模式的再塑就是运用认知疗法的技术，修正或再塑精神病患者的认知模式，实现以理性思维代替非理性思维和行为的心理干预过程。它的主要着眼点是放在患者非功能性的认知问题上，试图通过改变患者对自己、对他人或对事的看法与态度来改变其所呈现的心理问题。事实上，改变精神病康复期患者的认知状况要比单纯的社会技能训练效果要好得多。

精神病康复期患者的认知模式再塑可以采用小组心理干预治疗和个体认知治疗的方法。①小组干预治疗是借助人本主义的交朋友小组的形式，利用集体的形式和氛围来改变个体的不良认知模式。小组成员由精神病康复期患者组成，他们心理认同度高，能够彼此理解，也易开展活动，主要的活动过程：将精神病康复期的患者集中起来，根据心理状况分成几组；每周 1~2 次，先做一定的放松训练，使患者对小组氛围和要求逐渐适应；由心理医师提供主题或患者自由选择主题，由心理医师有意识地引导小组成员，必要时再提供一些放松疗法；通过患者的语言交谈和以小组讨论的形式，让他们形成对某一事件、现象、观念的积极认知，内容可涉及战胜疾病的经验、康复中的积极体验、增强服药依从性、对未来生活的美好设计和准备、如何面对他人的异样目光、与他人沟通的心态和技巧、回归社会后的困难和战胜策略等。小组心理干预治疗要完成认知重建、心理应付、问题解决等心理干预治疗的认知环节，其中认知重建最为关键。小组干预治疗以形成积极的认知模式为终极目标。②个体认知治疗主要是针对个体开展的治疗活动，基本内容、模式和环节与小组干预治疗相近，虽缺乏患者间的共鸣，但更有针对性。

2）情绪调整训练：精神病康复期患者会产生面临着回归社会前的各种心理压力，由此易出现诸多的情绪障碍，情绪调整训练将是精神病康复期心理治疗的必要内容。

A. 利用声光治疗室进行情绪调整：声光治疗室是一个集声、光、花为一体的情绪调整训练室，声音主要以音乐为主,意在通过呼吸的调整、自主神经系统的放松,来缓解患者的紧张情绪,降低烦躁程度、平复焦虑状态。音乐的选择由医师根据患者实际情况给予恰当选择;光主要是根据音乐进行彩色光的变换,帮助患者进一步调整情绪、加强疗效;花主要是通过花的不同颜色和散发出的各种香味来促进患者对未来生活的美好憧憬和重新生活的信心。声光治疗室强调以外在环境来净化内心理环境,使患者体验美好的情绪状态,当其出现情绪异常时,主动提取美好情绪记忆来平复不良情绪,避免情绪的进一步恶化。

B. 利用行为主义疗法进行情绪训练:如放松疗法、脱敏疗法、情绪疏导疗法、转移法、适度宣泄法等,使患者面对情绪不稳时能够积极求助或者自助,避免情绪的失控。

3) 社会交往生存技能训练:这种治疗方法侧重行为的改变,主要目的是通过行为训练来提升精神病康复期患者的交往和生存技能,形成有效的交往生存能力。

A. 社会交往技能训练:可以采用团体心理训练法、心理剧等方法,借助体验式培训,通过真实情景演练,加强患者对群体关系的积极理解,寻找人际关系有效沟通与融合的技巧。并进一步尝试如何寻求支持,如何与他人交谈、与他人合作,最终掌握社会交往的常用策略并能有效应用,从而树立信心和勇气,敢于面对困境并能有效化解。

B. 社会独立生活技能模式(SILS):此模式分为多种生活技能模式,包括自我管理、物质滥用的管理、休闲娱乐管理、基本的对话技能等多个方面,每种模式学习的方法是相同的,只是学习内容有所不同,常通过介绍学习内容、录影演示所要学习的技术、角色扮演、资料的管理、结论的问题、现场练习及家庭作业等。这种心理治疗模式可以使患者的独立生活技能得到很大提高,如果将其运用到患者的社会生活中,其实用性将得到很大的提高。

4) 家庭心理干预治疗:家庭是精神病患者最重要的情感来源和精神支柱。更多的精神病患者病情稳定后都选择了回家,家庭的模式、氛围、态度对精神病患者的康复具有很大的影响,没有什么群体组织比家庭成员更重要。有研究表明,成功的家庭心理干预治疗可以降低情感表达(即缺乏交流、敌对性高、责备等),从而帮助患者更好地融入生活、回归社会。在精神病康复期,家庭成员应被看作是心理医师的同盟而不是治疗目标,心理医师应对家庭成员进行教育并通过其实现对精神病患者的心理干预治疗。

家庭心理干预治疗又称家庭疗法,是以家庭为对象而施行的心理治疗方法。家庭心理干预治疗分为短期和长期2种治疗模式,短期重在解决某一个或两个具体问题,长期重在解决一个家庭的心理环境。在针对精神病康复患者开展的家庭治疗中,体现的治疗目的要侧重于患者的康复。首先,心理医师要了解所谓"个人"与"家庭"之间的各种病理关系,掌握影响患者康复的主要因素,通过交流、扮演角色、建立联盟、达到认同等方式,协助家庭消除异常或病态的情况,改善家庭心理功能,实现对精神病康复期患者的全面心理保健。

5. 精神障碍康复原则 康复精神医学服务的主要对象包括各类精神病和精神障碍的残疾者,其中大部分是重性精神病患者,且主要是慢性精神病患者。精神障碍康复有3项基本原则。

(1) 功能训练:功能训练是指利用各种康复的方法和手段,对精神障碍患者进行各种功能活动,包括心理活动、躯体活动、语言交流、日常生活、职业活动和社会活动等方面能力的训练。

(2) 全面康复:全面康复是指康复的准则和方针,即使患者心理、生理和社会功能实现全面的、整体的康复。

(3) 回归社会:回归社会是精神障碍者康复的最终目标和方向。

6. 精神障碍康复训练措施

(1) 生活行为的康复训练:生活行为的康复训练是训练精神病患者逐步掌握生活技能。生活技能的水平方面,较低的是基本维持日常生活活动的能力,较高的是"文体娱乐活动"的能力,以至进行"社会交往"的能力。可分为以下三方面进行训练。

1) 日常生活活动训练:主要是针对病期较长的慢性衰退患者。这些患者往往行为退缩、情感淡漠、活动减少、生活懒散、仪表不整,甚至完全不能自理日常生活。具体措施可着重培训个人卫生、盥洗、饮食、衣着、排便等活动,坚持每日数次手把手地督促教导和训练,并可结合奖励刺激。除严重衰退者缺乏效果外,大多数患者在2~3周内即有明显改善。但这种训练必须持之以恒,因为一旦放松患者即可恢复原状。至于其他未出现衰退的患者,由于急性发病期过后尚残留某些精神障碍,也会影响日常生活活动,通常表现较为被动、懒散以及对事物缺乏情感关注等,则须进行督促和引导。

2)文娱体育活动训练:文娱体育活动训练着重于培养患者的社会活动能力,加强社会适应力、提高情趣和促进身心健康。文娱体育活动的内容应按患者的具体情况加以选择,除一般的游乐和观赏活动外,可逐渐增加带有提高学习和竞技性质的参与性内容,如歌咏、舞蹈、书画、乐器演奏、体操、球类比赛等;又如举行智力竞赛,音乐欣赏等。

3)社会交往技能训练:精神病患者的社会交往能力往往因脱离社会生活而削弱,慢性患者甚至会严重削弱以至丧失。而这项技能对参与社会生活起重要作用,应尽可能促进其恢复。目前对慢性精神病患者已逐渐采取社会交往技能训练,以改善患者对付应激情况的能力,提高社会适应能力及适当参与社会生活的能力。

(2)学习行为的训练:学习行为的训练是训练患者学会善于处理、应对各种实际问题的行为技能。训练的内容包括一般教育性活动和家庭生活技能两部分。

1)一般性教育活动:如卫生常识教育、科技知识教育等。以提高患者常识水平及培养其学习新事物和新知识的习惯,以免过分脱离社会现实。

2)家庭生活技能训练:在社区康复中,应训练精神病残疾者重新掌握家庭生活技能,包括家庭清洁卫生、家庭布置、物品采购、食物烹调、钱财管理及社交礼节等。

(3)工作行为的康复训练:工作行为训练指劳动作业与职业活动方面的技能训练。

1)简单劳动作业:又称"工疗",一般集体进行工种较简单易做的工作,如贴信封、糊纸袋、拆纱团、参加病房卫生工作、帮助开饭等。

2)工艺制作活动:内容包括各种编织如织毛衣、织网袋、编篮筐等;各种美术品如绘画、书法、摄影、雕刻等。

(谢欲晓)

第二节　恶性肿瘤

肿瘤康复指针对因肿瘤本身、转移、手术或放化疗导致局部或全身功能下降而进行的恢复性、支持性、预防性或姑息性康复治疗,以提高肿瘤患者生存质量。

【病因】

因肿瘤导致失能的病因有 3 种。

1. **原发性癌症造成的伤害**　如脑肿瘤、脊髓肿瘤、骨肿瘤等。这些功能储备不佳的受累器官,功能一旦受损,剩余的组织无法代偿其所失去的功能,患者在早期就会出现失能症状。这些患者前来求诊时,功能状态就已经有相当程度的下降。

2. **癌症转移所造成的功能丧失**　癌症多发的转移部位有中枢神经系统、四肢骨或脊柱椎体、肺及肝脏等。无论是脑转移还是骨转移,都会造成患者的机能损伤及功能下降。肺转移是否造成患者功能丧失,视肺转移的体积大小以及患者肺功能状况而定。

3. **肿瘤本身造成的失能**　肿瘤本身造成的失能则为系统性症状,包含了肿瘤伴生综合征及体质性症状。肿瘤伴生综合征最常见于小细胞肺癌、卵巢癌、乳腺癌、非小细胞肺癌及淋巴癌患者,它可以分成内分泌异常、皮肤黏膜异常、血液学异常以及神经系统异常等。大部分患者出现体质性症状时,通常已经是癌症末期。血液肿瘤的患者例外,常在疾病初期就表现为体质性症状。

【发病机制】

肿瘤患者的主要功能障碍可分为四大类,即肿瘤本身造成的失能、手术治疗造成的失能、放射治疗造成的失能以及化疗药物造成的失能。

1. **肿瘤和手术治疗造成的失能**　肿瘤本身和手术均能导致患者功能受损。所有的手术要达到最低的复发率,都会要求要切除掉一定的安全边界,且进行附近的淋巴结廓清术。由于淋巴结由皮下组织或肌膜之间的淋巴管互相连接,因此清除淋巴结时,连淋巴结所附着的结缔组织及附近的皮下组织都一并清除,在手术后可能就会遗留下无法弥补的失能。

2. 放射治疗所造成的副作用 分为急性副作用、续存性副作用及迟发性副作用。

(1)急性期副作用:在放射治疗期间,不只会造成癌细胞死亡,对放射治疗敏感的正常细胞也会同时死亡。常见的副作用如唾腺细胞的死亡导致口干、黏膜表面的细胞死亡导致黏膜破损发炎、皮肤红肿甚至溃疡等。这些在治疗期间发生的副作用称为急性副作用。

(2)永久性副作用:由于分化细胞的损害,以致无法完全修补组织而遗留下持续存在的伤害,称为永久性副作用。例如,当皮肤的基底细胞已经受到放射治疗的伤害时,则破损的皮肤可能无法修复,从而造成皮肤萎缩、血管暴露的现象。急性与迟发性副作用并没有明确的时间分界。

(3)迟发性副作用:当放射治疗结束后,患者逐渐从急性副作用中复原,此后发生的放射治疗副作用,称为迟发性副作用。

3. 化学治疗药物的副作用 分为急性可逆转型副作用及慢性不可逆转型副作用。

(1)急性可逆转型副作用:如恶心、呕吐、掉发、疲累、血细胞减少、出血倾向、肝肾功能异常等。因化学治疗药物剂量限制,通常出现急性期不良反应。

(2)慢性不可逆转型副作用:最常见的慢性期副作用包含心脏系统、神经系统、肺脏系统、肌肉骨骼系统副作用等。

【康复评估】

对肿瘤患者的康复筛查和评估管理工具,应具有系统性和临床实践性。

1. 一般评估 包括对患者症状、损伤程度、肢体功能进行评估分级。

2. 疼痛评估 视觉模拟评分法用于描述患者的疼痛情况。

3. 运动功能评估 包括徒手肌力、握力、关节活动范围、肢体围度、行走计时、定时步行、单脚平衡、纵式步行、改良的坐位体前驱、站坐转换时间等评估。

4. 生活质量评估 包括癌症患者功能评估量表(FACT)、欧洲联盟肿瘤患者生活质量评估量表(EORTCQ)、癌症康复评估系统(CARES)、癌症功能性评估(FLIC)、健康调查量表36(SF-36)等。

【康复治疗】

1. 康复介入时机 癌症患者的康复介入应在其残疾发生之前,而非残疾发生之后。

2. 康复目标 包括恢复性康复、支持性康复、预防性康复及姑息性康复治疗目标。

(1)恢复性康复目标:针对肿瘤病情控制良好的患者,康复治疗帮助恢复受损的功能,达到患病前功能状态,重返家庭和社会。

(2)支持性康复治疗目标:针对癌症进展期患者,提供适应性的自我照料设备,来弥补患者持续下降的功能性技巧,如教育住院患者或长期卧床的患者进行关节活动范围、床上活动训练,预防制动引起的副作用。

(3)预防性康复治疗的目标:对于治愈或处于缓解期的患者,达到最大程度的功能改善。

(4)姑息性康复治疗的目标:改善或维持疾病终末期患者的舒适度和功能。

3. 康复治疗分类 包括住院康复治疗及门诊康复治疗。

(1)住院康复治疗:针对功能障碍较重不便门诊康复的患者。合并低蛋白血症、血清肌酐升高、置放保留鼻饲管、膀胱导尿管等肿瘤患者常转为住院康复。

(2)门诊患者的康复治疗:主要针对肿瘤患者肌肉骨骼或软组织问题开展康复治疗,如淋巴水肿、挛缩、疼痛治疗及提高患者活动能力、自我护理能力等。

4. 康复治疗分期 肿瘤患者康复治疗分为5个期。

(1)第一期即诊断期:这一期的患者可能因为身体检查意外发现自己罹患癌症,但患者本身没有任何功能缺损;也有可能是患者因为疾病症状求诊而诊断出癌症,此时患者可能已经有部分的功能缺损,如脑癌或是原发性骨癌。

(2)第二期即观察期:此时期患者需要定期的回诊追踪观察,检查癌症是否有复发。在这个时期患者的病情相对平稳,但是可能会逐渐开始呈现化学治疗的慢性副作用,以及放射治疗的迟发性副作用。

(3) 第三期即复发期:若患者在追踪期间发现癌症复发,如复发范围仍可进行根除性治疗,患者通常会接受第二次的根除性治疗;如复发范围较大、出现远端转移或患者的身体状况已无法容许根除性治疗,则直接进入第四期。

(4) 第四期即妥协期:当肿瘤已经有局部严重扩散或出现远端转移,无法接受根除性治疗则进入妥协期。妥协期在肿瘤分期的系统(TNM system)中,通常已经属于末期,根据不同的癌症种类以及对治疗的反应,患者有可能迅速走向死亡。

(5) 第五期即安宁缓和期:当预期患者的寿命只剩下 6 个月或更短时间,则进入安宁缓和期。此时癌症无法被阻止地持续进展,患者与家属会感受到大势已去的焦虑与恐惧,患者失能非常严重且持续恶化,而且患者、家属及相关医疗人员都处于巨大的压力中,需要更多医疗专业的共同参与,来协助患者及家属走过这困难的时期。

【常见问题】

1. 疼痛和治疗

(1) 流行病学:60% 的肿瘤患者伴随有癌痛,25% ~ 30% 的患者存在严重疼痛。世界卫生组织(WHO)估计,癌症患者中有 25% 死于无法缓解的疼痛。85% ~ 95% 的患者经过综合性的全身治疗、药物及抗癌治疗后,疼痛可得到有效治疗。

(2) 病因:疼痛可能是由肿瘤直接浸润、化疗、周围神经病、神经丛病及术后疼痛引起,也可能跟上述因素无关。

(3) 治疗:WHO 提出的"三阶梯止痛"是经过验证的癌痛治疗的基石,旨在根据疼痛的强度进行相应治疗。

1) 药物治疗

A. 使用药物:常使用阿片类药物包括羟考酮、吗啡、氢吗啡酮和芬太尼等。应该避免使用哌替啶和右丙氧芬,因为这 2 种药物的毒性代谢产物可能导致癫痫和心搏骤停,尤其是出现脱水和肾衰竭的患者更应避免使用。肾衰竭患者适合使用美沙酮。

B. 给药途径:口服给药是主要的给药途径,阿片类药物可采用非胃肠道途径给药方式,包括透皮给药、硬膜外或鞘内给药等。

C. 给药程度:给药的程度取决于疼痛被控制之时的剂量或者在药物毒性作用预示来临之前的剂量,可根据短效制剂确定每日有效的剂量,然后将其转换成长效制剂。当患者出现爆发性、间歇性及偶发性疼痛(包括与康复治疗相关性疼痛)时,需要给予额外剂量止痛药。每次额外用药剂量,为患者的 4h 用量,或使用长期剂量的 25% ~ 50%,或者为每天吗啡用量的 5% ~ 10%。

D. 不良反应处理:应对患者提前进行有效的通便治疗。当某一类型的阿片药物出现药物耐受时,需要调整使用其他阿片类药物,以减少交叉耐药,避免盲目增加剂量而产生相应不良反应。

2) 非药物治疗

A. 物理因子治疗:冷冻治疗、生物反馈、直流电离子导入、经皮电神经刺激和局部按摩等理疗措施,都有良好的耐受性和安全性。经皮电神经刺激和按摩,不宜直接应用于肿瘤病灶区域。禁忌直接在肿瘤病灶区域进行超声等深部热疗。

B. 注射治疗:扳机点注射治疗对于治疗疼痛有效。

C. 介入疗法:包括神经阻滞、椎体成形术、椎管硬膜外麻醉(包括长期导管植入系统)、脊髓刺激及神经破坏疗法(神经根切断术、脊髓束切断术)等。

D. 辅助及替代医疗手段:针灸治疗等有助于减轻疼痛。

E. 其他治疗:上述治疗手段难以有效缓解疼痛时,可鼓励患者进行臆想疗法、分散训练、松弛技能、应付策略等心理治疗。

2. 运动功能下降和康复

(1) 运动功能下降:肿瘤患者可能出现心肺适应性下降、乏力等症状,神经损伤患者出现肢体瘫痰等。

（2）运动疗法干预机制：运动有利于提高机体免疫系统的功能，如增强自然杀伤细胞的活性、增强单核细胞的功能、提高循环白细胞的比例、缩短白细胞减少的持续时间等。运动对某些肿瘤的发生具有预防作用，尤其是结肠癌和乳腺癌。无论是男性还是女性患者，肥胖与死亡风险密切相关，运动疗法可改善肥胖，降低死亡风险。

（3）运动疗法内容：包括肌力训练、柔韧度训练、心肺耐力训练等。制订运动治疗目标时，应选择造成功能下降的因素优先处理。例如，针对神经系统损伤的患者，肌力训练是首要的，以提高其执行日常生活的能力；对于曾经接受过放射治疗的患者，柔韧度的运动治疗必须终身执行，要针对被照射过的肌肉进行牵拉运动。此外训练胸廓的活动度及呼吸训练，可减缓呼吸短促症状；上下肢大肌群的肌力训练，可以增加肌肉体积、改善代谢以及日常生活的行动能力，提升患者生活自理的信心。有氧运动推荐：成年人每周至少 5 天进行至少 30min（最好 45~60min）的中等体力活动，儿童和青少年要进行 60min 以上中等体力活动。

（4）运动疗法注意事项：①心肺耐力训练必须执行中高强度的运动，适合观察期的患者，以及部分妥协期有能力配合此强度治疗的患者。②妥协期的患者已有骨转移，不适合进行较为剧烈的运动，可改为执行无骨转移肢体的肌力及耐力训练。③缓和期的患者因为体质过于虚弱，无法进行心肺耐力运动，可进行肌力训练。如肌力训练都难以负荷时，可安排一般活动训练。

3. 乏力与恶病质的康复

（1）乏力的特点、评价和治疗

1）乏力特点：乏力是运动后一种正常的生理反应，但当乏力持续存在，并表现为日常活动时就会出现而且休息后无法缓解时，就是一种病态表现。绝大多数肿瘤患者在其疾病进程中都会出现肿瘤相关性乏力。肿瘤相关性乏力的发生率高，对生活质量及功能的影响大，也会造成沉重的护理负担。

2）乏力评价：临床医师可以使用 0~10 分的乏力简明评估量表进行筛查，患者自我评价 1~3 分为轻度乏力，4~6 分为中度乏力，7~9 分为重度乏力。在肿瘤初诊时就应进行乏力的筛查，并贯穿于整个治疗过程和长期随访。

3）乏力的治疗：建议对正在接受治疗的患者、随访患者和终末期患者进行乏力的治疗，包括宣传教育、一般策略、非药物治疗、药物治疗等。

A. 宣传教育：发现肿瘤相关性乏力的原因并对其自然发展过程和治疗进行教育，有利于早期干预，并减轻乏力程度。

B. 一般策略：逆转可逆性诱因，最大限度减轻肿瘤相关性乏力的影响和严重程度。

C. 非药物治疗：有氧运动、耐力训练、心理干预、营养、良好的睡眠支持治疗等。

D. 药物治疗：心理、睡眠等药物支持治疗。

（2）恶病质治疗：鼓励患者进行轻、中度运动训练。伴有严重恶病质的患者，康复训练应注重于能量的储备，而不是恢复功能的力量性训练。

4. 吞咽障碍和交流障碍

（1）病因：头颈部放疗造成放疗区域如颈部的皮肤疼痛，接着引起肌腱收缩，最后导致关节纤维化引起活动受限，导致吞咽障碍和交流障碍。部分头颈部手术会破坏患者咽部结构，也可以引起吞咽困难。

（2）药物和皮肤护理：使用己酮可可碱有助于改善软组织的微循环，从而保护软组织和帮助活动。放射性皮肤损伤的患者应使用温水和少量肥皂轻微洗拭受损伤的皮肤，避免日光照射，避免用力摩擦（如使用背带、皮带、高领）或化学刺激等；轻度皮肤损伤的患者，可以使用婴儿油或无乙醇局部制剂改善皮肤代谢；重度损伤的患者可能需要局部使用糖皮质激素或特定创伤制剂。在放疗持续期间，需要向患者反复强调皮肤护理。

（3）吞咽困难特点和康复治疗

1）特点：全喉切除术因手术使气道和食管完全分开，患者不会出现误吸。行半喉切除或喉上神经损伤后则可能出现吞咽障碍和误吸。对上部和中咽缩肌的放疗可以导致咽部和喉部异常抬升，而失去对气道的保护作用,发生吞咽功能紊乱及误吸。

2)吞咽困难评价:通过饮水实验、吞咽造影和食管测压等方法进行评价。

3)治疗和康复:手术所致的吞咽困难,可能是终身性的,需要长期胃肠营养。放疗引起食管纤维化,导致食管缩窄,从而引起吞咽困难,其治疗措施主要是食管的机械扩张。对于重度吞咽障碍的患者,治疗目标在于找出可逆转的负面因素,如咽喉痛造成吞咽困难、忧郁症状造成食欲不佳、不当的饮食调制的技巧、不佳的喂食技巧、错误的吞咽代偿方式、肌力不足等。若是这些负面因素都已排除,并且经过适当的训练吞咽能力依然不佳的,应考虑长期性管饲饮食。一般认为胃造瘘在长期使用过程中优于鼻胃管,但胃造瘘也有其相关并发症如造口附近的伤口感染、灌食渗液、肠胃不适、出血、胃管移位、胃管堵塞、胃穿孔、疼痛等。

(4)交流障碍:造成头颈部肿瘤患者交流障碍的原因包括构音障碍、发音障碍和失声。基本治疗原则是良好的眼神交流及口腔练习。

1)构音障碍:病因主要是手术切除或放疗纤维化引起舌功能障碍。治疗手段是尽早开始舌部运动或使用假体装置。

2)发音障碍:主要与放疗、肿瘤侵犯、手术或神经损伤累及声带有关。治疗方法主要是通过言语治疗师的训练。

3)失声:失声是肿瘤治疗最可怕的并发症之一,由全喉切除术所致。全喉切除术后患者的交流主要通过食管发声(压迫空气进出食管发声)、电子喉发声(一种手持设备作用于喉发声)或气管食管穿刺术(包括瓣膜植入利于发音,这项技术也被称为气管食管假体或气管食管造瘘)。气管食管穿刺术是全喉切除术后患者失声的较好治疗方法,尽管它的发音是嘶哑的,但是没有其他的方法比气管食管穿刺更接近正常发音。

5. 职业问题和康复

(1)肿瘤患者的职业康复问题:肿瘤生存者就业形势存在的问题,20%是由于残障无法工作,13%是因为癌症相关的症状不得不停止工作,尤其是患癌1年后。诊断为中枢神经系统肿瘤、头颈部恶性肿瘤或晚期恶性血液肿瘤的患者,长期就业形势明显受到影响。在儿童期肿瘤幸存者中,19.6%整体机体功能均明显受限,7.9%因为健康的问题不能去工作或学习。头部肿瘤和骨肿瘤患者的受影响程度更为显著。肿瘤生存者可能会因症状和医疗保险(包括支付能力)而中断工作。

(2)职业康复:癌症治疗后可以重返工作,67%癌症生存者可积极工作5~7年。肿瘤患者需要有间歇期的工作,能灵活调节工作的计划。需要相关癌症机构,提供就业物资和项目计划。

(潘 钰)

参 考 文 献

[1] 陆林,沈渔邨. 精神病学. 6版. 北京:人民卫生出版社,2018.

[2] HUANG Y Q, WANG Y, WANG H, et al. Prevalence of mental disorders in China: a cross-sectional epidemiological study. Lancet Psychiatry,2019,6(3):211-224.

第十四章 物理因子治疗

第一节 电 疗 法

一、直流电疗法

应用低电压直流电流作用于身体治疗疾病的方法,称为直流电疗法(direct current therapy)。直流电的电流方向是固定不变的。此疗法虽然在临床上较少单独使用,但却是直流电离子导入和低频电流疗法的基础。

（一）作用机制

人体体液中各种电解质离子在直流电作用下,分别向相反电极方向移动,使得体内离子分布、细胞膜通透性、体液 pH 等发生变化,从而促进局部小血管扩张、改善局部血液循环,以达到促进局部炎症消散、促进组织再生。

不同电流强度对神经系统、骨骼肌产生兴奋或抑制的作用,不仅可以治疗神经炎、神经痛、神经损伤、静脉血栓等疾病,还可加速骨折愈合、防止肌肉萎缩。

由于电渗的原因,阴极下水分子增多,可使瘢痕软化,松解粘连;阳极下组织脱水,可使皮肤干燥,利于水肿或渗出物的消散。

（二）临床应用

平稳直流常用于离子导入、电水浴及外科治疗等;断续直流主要用于电诊断,电睡眠和神经肌肉的电刺激等。

（三）操作方法

1. 直流电疗一般使用金属电极板加衬垫。治疗时先用温水浸湿衬垫,贴在皮肤上,将铅片电极放在衬垫上,导线连接主机。

2. 视治疗部位选择并置法、对置法等不同电极安置方法,目的是让电力线更好地通过病变部位起到治疗作用。

（四）适应证与禁忌证

1. **适应证** 静脉炎、骨折不愈合或延迟愈合等患者。

2. **禁忌证** 恶性肿瘤、湿疹等皮肤疾病、神经损伤导致肢体感觉异常的患者。

二、直流电离子导入疗法

直流电离子导入疗法(direct current iontophoresis)是指应用直流电将药物溶液中的药物离子通过皮肤、黏膜或伤口导入体内进行治疗的方法。

（一）作用机制

药物离子在直流电泳作用下,向相反极性方向移动并经过皮肤汗腺管口和毛孔被导入皮内,或经过黏膜上皮细胞间隙被导入黏膜组织,刺激皮内神经末梢,引起局部或远隔部位的治疗作用。当药物离子或分子进入血液时,可刺激血管壁的感受器,通过自主神经系统引起局部或广泛的反射作用。部分离子进入皮肤后较长时间停留在皮肤表层,形成"离子堆"。不同的药物作用效果不同。一般情况下,导入的药物为衬垫中药物总量的 2% ~ 10%。

（二）临床应用

直流电药物离子导入除药物作用外,同时有直流电的作用,两者互相加强,疗效比单纯的药物或直流电的疗效好。治疗作用因导入的药物种类、药物浓度、药物极性与通电时间的不同而异。

（三）操作方法

1. 应用金属电极板和衬垫进行治疗,电极的选择依据治疗部位而定。

2. 电流强度依据病变的部位、症状以及患者的耐受情况而定。一般成人为 $0.03 \sim 0.1 \mathrm{mA/cm^2}$,儿童为 $0.02 \sim 0.08 \mathrm{mA/cm^2}$。治疗时间 15~20min,每天或隔日 1 次,12~18 次为一疗程。

3. 可选择并置法、对置法等不同的电极安置方法以便使电力线更好地通过病变部位。

（四）适应证与禁忌证

1. **适应证**

（1）急慢性炎症,如神经炎、神经根炎、蛛网膜炎、慢性静脉炎、淋巴管炎、虹膜睫状体炎、中心性视网膜脉络炎、角膜炎、慢性胃炎、慢性前列腺炎等。

（2）神经损伤、自主神经功能紊乱、头痛、偏头痛、神经衰弱等。

（3）软组织特异性炎症、窦道等。

（4）缺血性溃疡、过敏性紫癜、荨麻疹等。

（5）原发性高血压、继发性高血压、冠状动脉供血不足、胃十二指肠溃疡等。

2. **禁忌证**　恶性肿瘤、湿疹等皮肤疾病、神经损伤等导致的肢体感觉异常。

三、经颅直流电疗法

经颅直流电刺激(transcranial direct current stimulation,tDCS)是一种非侵入性疗法,是利用恒定、低强度直流电调节大脑皮质神经元活动的神经调控技术。

（一）作用机制

1. 动物和临床研究发现,低强度的直流电的阴极靠近神经细胞胞体或树突时,静息电位阈值升高、神经元放电减少;而阳极则使静息电位阈值降低、神经元放电增加。

2. tDCS 的后效应是由于突触效能改变,与长时程增强(long-term potentiation,LTP)和长时程抑制(long-term depression,LTD)类似。

3. 大鼠实验中可以发现阳极 tDCS 刺激可以诱导与 N-甲基-D-天冬氨酸(N-methyl-D-aspartate,NMDA)受体有关的 LTP 产生,从而改变神经调节效能。

动脉自旋标记技术脑灌注成像(ASL)的结果显示阳极刺激时,诱导区域性脑血流增加,当刺激停止时,血流量恢复到基线水平;阴极刺激时诱导较小的血流增加,停止刺激后血流量与基线比较显著降低,持续到刺激后期。

4. tDCS 由放置于颅骨外的阴极和阳极 2 个表面电极片构成,阳极刺激是正性刺激,通常可以增加刺激脑区神经元的兴奋性,对大脑皮质起兴奋作用;阴极刺激是负性刺激,会降低刺激部位神经元的兴奋性,对大脑皮质起抑制作用。

（二）临床应用

tDCS 对于脑卒中后肢体运动障碍、认知障碍、失语症、阿尔茨海默病、帕金森病及脊髓神经网络兴奋性的改变都有不同的治疗作用。近年来的研究也发现,tDCS 对于纤维肌痛综合征、神经痛及下背痛等也有一定的治疗作用。

（三）操作方法

tDCS 由放置于颅骨外的阴极和阳极 2 个表面电极片及主机构成。电极的放置位置对于电流的空间分布及电流方向至关重要,并决定刺激的有效性。常用的刺激电极面积为 $20\sim35mm^2$,目的为尽量使刺激局限化、聚焦于需要治疗的部位。一般认为刺激持续时间跨度 $8\sim30min$,电流 $1.0\sim2.0mA$ 的直流电是安全有效的。此外,tDCS 治疗时电流强度应缓升缓降,避免造成患者不适。

(四)适应证和禁忌证

1. 适应证　脑损伤所致运动障碍、认知障碍、言语语言障碍、脊髓损伤、中枢性疼痛、失眠、抑郁症、物质依赖(尼古丁、可卡因、酒精)等。

2. 禁忌证　带有金属部件的植入器件者、生命体征不稳定者、局部有皮肤损伤者、颅内压增高患者、痛觉过敏患者、急性脑梗死患者、孕妇、癫痫患者。

四、神经肌肉电刺激疗法

应用低频脉冲电流刺激运动神经或肌肉引起肌肉收缩,用以治疗疾病的方法,称为神经肌肉电刺激疗法(neuromuscular electrical stimulation,NMES)。本文重点介绍痉挛肌电刺激疗法、经皮神经电刺激疗法、功能性电刺激疗法。

(一)痉挛肌电刺激疗法

中枢神经系统病损可引起肌肉痉挛性瘫痪,恰当地应用电刺激可使痉挛肌松弛,这种治疗方法称为痉挛肌电刺激疗法。

1. 作用机制　痉挛肌电刺激疗法的作用机制主要是利用刺激痉挛肌肌腱中的高尔基氏器引起的反射抑制和刺激其对抗肌的肌腹引起的交互抑制来达到使痉挛松弛的目的。

当电刺激作用于痉挛肌,使其进一步强烈收缩时,为避免收缩过于剧烈引起肌肉损伤,高尔基氏器被兴奋,冲动传入脊髓,经中间神经元传至相应前角细胞,使强烈收缩的肌肉受到反射性抑制,从而使痉挛肌在强电刺激后得到松弛。另一方法是刺激痉挛肌的拮抗肌,原理是交互抑制作用,因此可用刺激拮抗肌收缩的方法来使痉挛肌松弛。

2. 临床应用　痉挛肌电刺激疗法适用于中枢神经系统损伤后所致的肌张力异常增高的治疗。

3. 操作方法　治疗时采用 4 个小电极,一路 2 个电极置于痉挛肌两端肌腱处,另一路 2 个电极置于拮抗肌肌腹的两端,使电极紧贴皮肤,并用固定带固定稳妥。操作中频率的选择取决于治疗目的,低频脉冲电流($1\sim5Hz$)引起肌肉的单次收缩,且不易引起肌肉疲劳及不适感;$10\sim20Hz$ 的脉冲电流可引起肌肉的不完全性强直收缩;$40\sim60Hz$ 的脉冲电流可引起完全性强直收缩。由于强直性收缩的力量可比单收缩强 4 倍,所以较高频率的电刺激可用于锻炼正常肌肉,但易引起肌肉疲劳。常用的波形有 2 种:非对称性双向方波和对称性双向方波。

4. 适应证和禁忌证

(1)适应证:脑卒中后偏瘫、脑瘫、多发性硬化性瘫痪、脑外伤及脊髓损伤引起的痉挛性瘫痪、帕金森病等。

(2)禁忌证:肌萎缩侧索硬化症、血栓性静脉炎、治疗部位出血或急性炎症、孕妇等。

(二)经皮神经电刺激疗法

通过皮肤将特定的低频脉冲电流输入人体以治疗疼痛的电疗方法,称为经皮神经电刺激疗法(transcutaneous electrical nerve stimulation,TENS)。

1. 作用机制　TENS 是根据闸门控制学说而发展起来的,闸门控制学说认为中枢神经系统在接受伤害性刺激时,会根据当时中枢神经系统的功能状态作出主动应答,即或使疼痛加重,或使疼痛减轻。大脑的情绪活动通过下行抑制系统或下行易化系统来关闭或开放闸门,起到有力的调控作用。根据这一理论,TENS 所产生的感觉传入信号使脊髓后角的胶质细胞(SG)兴奋,增强了 SG 细胞对传入纤维末梢的抑制作用而关闭闸门,不再传递其他疼痛冲动的刺激信号,从而缓解疼痛。

2. 临床应用　TENS 在镇痛方面收到较好的效果,因而在临床上得到了广泛的应用。

3. 操作方法　采用对置法或并置法将衬垫及电极板安置在治疗部位,使电极紧贴皮肤,并固定。治疗时间一般 $20\sim30min$,频率 $100Hz$,波宽 $0.1ms$,逐渐调整强度到患者感觉适应。

4. 适应证和禁忌证

（1）适应证：各种急慢性疼痛，如各种神经痛、头痛、关节痛、术后伤口痛、分娩宫缩痛等。

（2）禁忌证：植入心脏起搏器的患者，颈动脉窦部位、眼睛。

（三）功能性电刺激疗法

应用电刺激作用于已丧失功能或部分丧失功能的肢体或肌肉，借低频脉冲电流的即时效应来重建肢体或肌肉的功能，称为功能性电刺激疗法（functional electrical stimulation，FES）。

1. 作用机制　当电刺激作用于周围神经时，兴奋经由神经传至肌肉，引起肌肉收缩，诱发丧失的功能。同时，电刺激信号及肌肉功能性收缩信号可沿传入神经传至脊髓及大脑，在脊髓节段和脊髓以上水平，促进功能性重组，建立再学习的过程。

2. 临床应用　临床上常应用FES来进行功能重建，代替或矫正肢体和器官已丧失的功能，因为FES在刺激神经肌肉的同时，也刺激传入神经，加上不断重复的运动模式信息传入中枢神经系统，在大脑皮质形成兴奋痕迹，从而能逐渐恢复原有的运动功能。

3. 操作方法　一般FES使用表面电极时，电流强度在0~100mA之间；使用肌肉内电极时，电流强度在0~20mA之间。

4. 适应证和禁忌证

（1）适应证：上运动神经元瘫痪、呼吸功能障碍、排尿功能障碍、特发性脊柱侧弯、肩关节半脱位等患者。

（2）禁忌证：植入心脏起搏器、肢体挛缩畸形、下运动神经元受损、严重认知障碍、癫痫、感觉缺失等患者及孕妇。

五、静电疗法

静电疗法是将静电场作用于机体以达到治疗目的的一种方法。静电疗法可以促进人体消除疲劳、调整机能状态，对某些中、老年慢性病具有良好的作用。临床常用50~60kV的高电位疗法和500V以下的低电位疗法。

（一）作用机制

1. 在高压静电场内，体内原有电荷平衡状态遭到破坏，发生静电感应和极化现象使体内电荷重新进行分布；空气离子流及臭氧连同一些药物离子在静电场内可经表皮或呼吸道进入体内，通过血液作用于全身。

2. 高压电场对人体的影响

（1）神经系统：降低大脑皮质和末梢感觉神经兴奋性，增加抑制过程，有轻度止痛效果。

（2）呼吸系统：改善肺功能。

（3）循环系统：对血压、心收缩力、心率均有调节作用。

（4）泌尿系统：增加尿液分泌和排出。

（5）血液系统：可提高氧合血红蛋白含量，对贫血患者造血功能有一定刺激作用。

（6）代谢系统：促进新陈代谢过程，可改善食欲。

（二）临床应用

静电疗法常用于消除疲劳、改善睡眠、减轻头痛、降低血压、改善肠道蠕动功能、镇痛等。

（三）操作方法

1. 治疗前　患者取下随身金属物品，如皮带、钥匙、眼镜、手表、发卡等；操作人员开机后先让其预热15~30s，然后再开始治疗。

2. 治疗中　患者保持安静，不得与其他病友、工作人员进行肢体接触；关闭机器前不得随意起身离开；操作人员在治疗中及关机30min内不得触摸电极及患者。

（四）适应证与禁忌证

（1）适应证：神经症如失眠、头痛、全身无力、食欲缺乏、多汗、心悸、气短等；高血压症、低血压、支气管哮喘、贫血、皮肤瘙痒等。

（2）禁忌证：同其他电疗法。

六、其他电疗法

（一）电兴奋疗法

电兴奋疗法是综合应用感应电和直流电来治疗疾病的一种方法。

1. 治疗作用与操作方法

（1）神经衰弱：刺激枕大神经、眶上神经、太阳穴、内外关穴等部位。

（2）胆道蛔虫：电极置于剑突下，右季肋下缘、锁骨中线、胆囊区、腓骨小头、右背部等。

（3）腰扭伤后的腰肌痉挛：电极置于腰椎旁两侧骶尾臀部或痉挛肌对应处。

（4）股外侧皮神经炎：电极置于股外侧皮神经支配区域。

治疗时间每次 5~8min，6~10 次一疗程。

2. 适应证与禁忌 同直流电和低频电疗法。第 3 腰椎以上的部分应避免电极横贯脊髓，应将电极放置于脊柱两旁。

（二）感应电疗法

应用感应线圈获得的低频交流电治疗疾病的方法，称为感应电疗法，包括固定法、移动法和滚动法。

1. 作用机制

（1）兴奋正常神经和肌肉。

（2）兴奋自主神经及感觉神经。

2. 适应证与禁忌证

（1）适应证：失用性肌萎缩、肌肉的运动再学习、软组织挛缩、皮肤感觉障碍、平滑肌松弛性疾病等。癔症时选择电流的强度以引起肌肉明显收缩为宜，并配合言语和动作暗示。

（2）禁忌证：化脓性感染、出血倾向、皮肤破损、严重心功能障碍等患者；植入心脏起搏器者；孕妇下腹部；瘢痕部位；感觉异常及感觉缺失者慎用。

（三）间动电疗法

间动电流是将频率为 50Hz 的正弦交流电经半波或全波整流后，叠加在直流电基础上形成的脉冲电流。间动电流经过整流和调制可产生 6 种常用波形：疏波（MF）、密波（DF）、疏密波（CP）、间升波（LP）、断续波（RS）和起伏波（MM）。以前 4 种波形最为常用。应用间动电流治疗疾病的方法称为间动电疗法。

1. 治疗机制与临床应用

（1）镇痛：间升波、疏密波、密波、疏波具有明显的镇痛作用。

（2）促进血液循环：密波作用于交感神经节或疏波作用于局部都可促进全身或局部血液循环。

（3）兴奋神经肌肉：应用断续波或起伏波作用于肌肉运动点可引起肌肉收缩。

2. 适应证与禁忌证

（1）适应证：各种急慢性疼痛、软组织扭挫伤、肌肉撕裂、肱骨外上髁炎、肩关节周围炎（简称肩周炎）、腰肌劳损、坐骨神经痛、三叉神经痛、肋间神经痛和枕神经痛、雷诺病、失用性肌萎缩等。

（2）禁忌证：恶性肿瘤患者、局部急性炎症患者、对电流不耐受者、植入心脏起搏器者。

七、中频电疗法

中频电疗法是采用频率为 1~100kHz 的电流治疗疾病的方法。中频电疗法具有阻抗明显降低、无电解作用、兴奋神经肌肉的作用特点，以及镇痛、改善局部血液循环、提高生物膜通透性的生物学效应。低中频电组合电流在通过人体组织时阻抗低、作用电流强、电极下不易发生电解，相较于低频电流患者更易于耐受较大电流和较长疗程治疗。

（一）等幅中频电疗法

应用频率 1 000~20 000Hz 的等幅正弦电流治疗疾病的方法称为等幅中频电疗法，也称音频电疗法。

目前广泛应用的电流频率范围为 4 000～8 000Hz。

1. **作用机制与临床应用**

（1）镇痛作用：等幅中频电疗镇痛作用明显，对腰背痛、血肿、带状疱疹、肩周炎等疼痛具有缓解作用。

（2）消炎消肿：对感染性、非感染性炎症，均有较好效果。

（3）调节局部血液循环：既可以收缩异常扩张的血管，又可以改善微循环障碍，对急性皮炎毛细血管扩张、血栓性静脉炎及闭塞性脉管炎有一定效果。

（4）松解粘连、软化瘢痕：等幅中频电疗可促进大面积瘢痕组织变软、变平、缩小，对小瘢痕效果有限。

（5）促进神经功能恢复。

2. **适应证与禁忌证**

（1）适应证：坐骨神经痛、骨关节炎、周围神经损伤、颈椎病、腰椎间盘突出症、狭窄性腱鞘炎、慢性喉炎、肩周炎、盆腔炎、附件炎、雷诺病、术后肠粘连等。

（2）禁忌证：恶性肿瘤、急性炎症、出血倾向、体内置有金属异物（心脏起搏器、金属内固定等）等患者；心前区、孕妇腰腹部；对电流不能耐受者。

（二）调制中频电疗法

应用调制中频电流治疗疾病的方法称为调制中频电疗法，又称脉冲中频电疗法。调制中频电流的低频调制波波形可分为正弦波、方波等，频率多为 1～150Hz。

1. **分类**

（1）连续调制波：调幅波连续出现。

（2）间歇调制波：调幅波与等幅波交替出现。

（3）断续调制波：调幅波断续出现。

（4）变频调制波：不同频率的调幅波交替出现。

2. **波形变化**

（1）半波：半波分为正半波和负半波，应用于神经肌肉电刺激疗法。

（2）调幅波：调幅波随调幅度增加而增大，低频占比增加，电刺激作用效果增强。

3. **作用机制与临床应用**

（1）镇痛：调幅度 50% 的 100Hz 的调制中频电疗法对疼痛的效果较好。

（2）加速血液循环：断续调制波和连续调制波促进血液循环的效果较好。

（3）改善淋巴回流：变频调制波和间歇调制波可促进淋巴回流。

（4）预防肌萎缩：间歇调制波可引起正常肌肉和失神经支配的肌肉收缩，可预防长期制动引起的肌肉萎缩。

（5）提高平滑肌张力：连续调制波、断续调制波可提高内脏平滑肌张力。

（6）炎症消散：改善慢性非化脓性炎症。

（7）自主神经调节：作用于颈交感神经节时，可改善脑部血液循环；作用于颈胸段可改善上肢血液循环；作用于腰段可改善下肢血液循环。

4. **适应证与禁忌证**

（1）适应证：肩周炎、腱鞘炎、骨关节病、肌纤维组织炎、血肿机化、周围神经病、面神经炎、注射后硬结、胃肠动力低下、失用性肌萎缩、慢性盆腔炎、弛缓性便秘、术后肠麻痹等。

（2）禁忌证：恶性肿瘤、急性炎症、出血倾向；体内置有金属异物（心脏起搏器、金属内固定等）者；心前区、孕妇腰腹部；对电流不能耐受者。

（三）干扰电疗法

干扰电疗法又称交叉电流疗法，两组输出频率分别为 4 000Hz 与（4 000±100）Hz（差频 0～100Hz）的中频正弦交流电通过 2 组电极交叉输入人体，在人体内交叉处形成干扰场。在干扰场内按照无线电学上的差拍原理"内生"产生 0~100Hz 的低频调制中频电流。应用这种"内生"电流治疗疾病的方法称为干扰电疗法。

1. 作用机制与临床应用　干扰电疗法具有一般中频电疗法的生物学效应。作用部位较深,作用范围较大。

（1）镇痛作用:抑制感觉神经,镇痛作用明显。

（2）对神经肌肉作用:兴奋运动神经和肌肉。

（3）对血液循环作用:促进血液循环,加速骨折愈合。

（4）作用于颈部和腰部的交感神经节:可分别调节上肢、下肢血管的功能。

（5）对内脏器官作用:提高平滑肌张力,改善内脏功能。

2. 适应证与禁忌证

（1）适应证:颈椎病、肩关节周围炎、关节炎、扭挫伤、肌纤维组织炎、坐骨神经痛、术后肠粘连、迟缓性便秘、尿潴留、压迫性张力性尿失禁、胃下垂、失用性肌萎缩、雷诺病、骨折迟缓愈合等。

（2）禁忌证:恶性肿瘤、急性炎症、出血倾向;体内置有金属异物(心脏起搏器、金属内固定等)者;心前区、孕妇腰腹部;对电流不能耐受者。

（四）音乐电疗法

通过声电转换将音乐信号放大、升压所产生的电流,称为音乐电流。音频的范围为 27~4 000Hz,转换后的音乐电流频率为 200~7 000Hz,电流特性是按音乐的节律和强度变化而呈不规则的正弦电流,即为音频电流。应用音频电流治疗疾病的方法称为音频电流疗法,实际是以低频电为主的低频调制中频电流。

1. 作用机制与临床应用

（1）消炎消肿作用。

（2）镇痛作用。

（3）松解粘连、促进瘢痕组织吸收。

（4）改善血液循环。

（5）调节血压。

（6）改善精神状态。

（7）降低肌张力。

2. 适应证与禁忌证

（1）适应证:扭伤、肠粘连、瘢痕疙瘩、类风湿关节炎、肌炎、神经损伤、神经痛、盆腔炎、甲状腺术后引起的声音嘶哑、带状疱疹、系统性红斑狼疮等。

（2）禁忌证:恶性肿瘤、急性炎症、出血倾向;体内置有金属异物(心脏起搏器、金属内固定等)者;心前区、孕妇腰腹部;对电流不能耐受者。

八、高频电疗法

应用振荡频率在 100 000Hz 以上的高频电磁波治疗疾病的方法,称为高频电疗法。高频电磁波根据频率、波长分为长波、中波、短波、超短波和微波。

（一）长波电疗法

运用频率 100 000~300 000Hz,波长 3 000~1 000m 的高频电磁波治疗疾病的方法,称为长波电疗法,长波电疗医用波长 2 000~1 000m。因其利用火花放电产生振荡电流又称共鸣火花电疗法或达松伐电疗法。

1. 作用机制

长波电流减幅脉冲的高频率振荡作用使体内有极分子和无极分子分别发生取向作用和极化现象,引起的转动或振动在组织内部产生热能,引起机体各种反应,是局部长波电流的主要治疗基础。

（1）作用于神经肌肉:由于局部长波电流的频率高、电流强度小,作用于机体时不会引起肌肉收缩,但可降低运动神经和肌肉兴奋性,起到镇痛、解除肌肉痉挛的作用。

（2）作用于感觉神经和运动神经:可阻断神经冲动的传导,起到镇痛、止痒的作用。

（3）作用于自主神经:可解除血管、肌肉的痉挛状态,改善局部营养;火花放电还可致细胞内蛋白质分解产物形成,具有脱敏作用。

（4）作用于皮肤或黏膜:可使局部毛细血管和小动脉先收缩后舒张,对血管运动产生作用,改善局部组织营养。

2. 临床应用

（1）技术参数:常用长波疗法频率为 187 500Hz,波长 1 600m 左右。

（2）常用电极:玻璃真空电极。

（3）电极种类:包括皮肤电极、头部用电极、咽喉部或四肢用电极、直肠电极、阴道电极。不同的部位选择不同形状的电极。

（4）常用方法:包括移动法与固定法。移动法用于治疗面积较大的部位,固定法用于体腔治疗。

（5）应用移动法时,患者取坐位或卧位,暴露患处,并涂抹少量润滑剂,将电极置于患处皮肤,开启电源,调节好电流的大小,使电极做缓慢而平稳地圆圈或直线滑动,以患者有微刺感为宜。

（6）治疗方案:每天或隔天 1 次,依患者年龄及耐受程度分为 3~10min/次、10~20min/次,疗程分为5~15 次一疗程、15~30 次一疗程。

3. 操作方法

（1）选择合适电极,75% 乙醇消毒后插入手柄,体腔治疗时应再涂润滑剂。

（2）治疗时患者须与地面绝缘,不可接触任何导体;患者与治疗师均不可接触导线。

（3）患者治疗部位如有金属异物应取下,如有汗液应擦干后方可进行治疗。

（4）治疗中如患者有不适症状或设备故障时,应立即将输出调至"0 位"停止治疗。

（5）治疗结束后,未关闭电流前不可自手柄中拔出电极。

（6）定期检测设备,连续使用不得超过机器额定时间。

（7）真空玻璃电极不可煮沸消毒,如进行浸泡消毒,金属部分不可浸入。

（8）治疗前须检查设备及导线有无破损,开关、调节器是否处于"0"位。

4. 适应证和禁忌证

（1）适应证:神经科、内科、外科、妇产科、儿科、皮肤科、五官科等有感染性炎症的疾病;神经症、瘙痒症、原发性肌营养不良、面肌抽搐等。

（2）禁忌证:化脓、出血或出血倾向、使用人工心脏起搏器等患者禁用。

（二）中波电疗法

中波电疗法是高频电疗之一,亦称透热疗法,指应用减幅或等幅的高电压、高频率电流进行治疗。电流频率 300~3 000kHz,波长 1 000~100m,医疗用波长 200~166m。

中波电疗法 19 世纪末至 20 世纪初曾普遍应用于临床,随着短波、超短波、微波等电疗法的相继问世,中波电疗法因操作复杂、容易烫伤患者等原因,已很少再应用。

（三）短波电疗法

应用高频电中的短波电流治疗疾病的方法,称为短波电疗法。短波是电流频率为 3 000~30 000kHz,波长 100~10m 的高频电磁波,医疗用波长 22.12m、11.06m。一般认为波长在 25~20m 时临床疗效最佳。短波电流作用于人体的方法有 3 种:电缆法、电容电场法和直接接触法。

1. 作用机制与临床应用

（1）短波电流的交变磁场在人体内产生感应电流,即涡流。涡流通过人体组织时,可在不引起浅表组织过热的情况下使深部组织温度升高,导致局部组织血管扩张、血液和淋巴循环加快、吞噬作用增强、新陈代谢加速。

（2）短波可降低感觉神经、运动神经、交感神经兴奋性,起到镇痛、解痉的作用。

（3）通过使局部组织充血,加速血液和淋巴循环,达到改善局部组织营养的作用。

（4）近年来应用广泛的脉冲短波电流,是利用高频电流的非热作用,使人体在体表无热的感觉下,组织深部产生明显生物效应,起到消炎、消肿、镇痛及改善神经传导、加速血液循环、促进伤口愈合的作用。

2. **操作方法**

（1）应用电容电场法治疗时电极的放置除传统的对置法（图 3-14-1）、并置法（图 3-14-2）、单极法（图 3-14-3）外,还有鞍极法（图 3-14-4）。

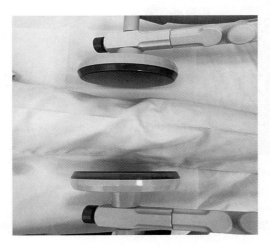

图 3-14-1　对置法

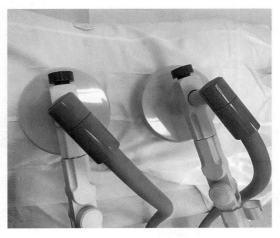

图 3-14-2　并置法

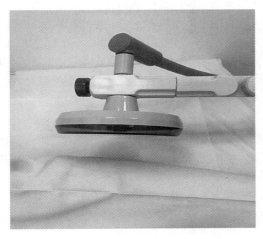

图 3-14-3　单极法

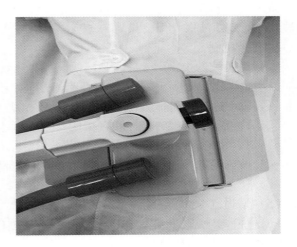

图 3-14-4　鞍极法

（2）治疗剂量:分为 3 级,即无热量、微热量、温热量。治疗时间以 6~15min 为宜。对于急性期、身体虚弱或高龄老人,应采用短时间、无热量的治疗剂量;慢性期应采用长时间、微热量或温热量的治疗剂量。

（3）操作步骤及注意事项:①治疗师为患者摆好体位,治疗可隔衣进行;②治疗床或椅应为木制,患者随身的金属物应全部取下;③检查仪器面板各输出旋钮均处于"0 位",接通电源后,调节输出旋钮至"预热"档;④确定治疗时间,遵照医嘱选择脉冲或连续输出方式;⑤治疗中,正常情况下患者可无热感或有温热感,如出现过热、针刺、烧灼等不适症状,应立即告知工作人员,不可自行取下电极;⑥对置法治疗时,两电极应保持等距;并置法时 2 个电极不可相互接触,应保持至少 1 个电极宽度的距离;⑦治疗中,导线不可交叉打卷,或覆盖于患者身体;⑧治疗时患者身体如有汗液,须擦干后再行治疗;⑨肢体相互接触的部分,应用厚度为 1~2cm 的衬垫隔开;骨突出部位不可直接放置电极,应予治疗衬垫隔开电极（图 3-14-5）;⑩治疗结束,输出旋钮调回"0 位",关闭电源,取下电极。

3. **适应证和禁忌证**

（1）适应证:短波电疗法应用甚广,以目前临床上常用的脉冲短波电疗来讲,广泛应用于各种感染和

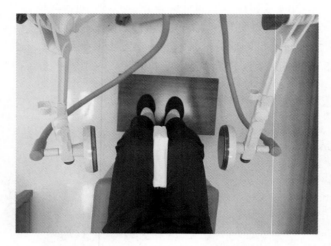

图 3-14-5　骨突出部位治疗时电极摆放

非感染性炎症、创伤、疼痛、水肿、血肿等。

（2）禁忌证：肿瘤、出血或有出血倾向、结核；女性经期；孕妇、婴幼儿、使用人工心脏起搏器或女性有避孕环等体内有金属者。

（四）超短波疗法

超短波是电流频率为 30~300MHz，波长 10~1m 的高频电磁波，运用超短波治疗疾病的方法，称为超短波疗法。超短波医疗用波长为 7.37m。

1. 作用机制

（1）超短波的生物学效应包括热效应和非热效应：当高频电场作用于机体时，机体吸收能量，转化成热能并产生生物学效应，称为热效应。当治疗剂量不足以导致组织温度升高，但仍产生了生物学效应，此为非热效应。热效应和非热效应都具有相应的治疗作用。

（2）降低感觉神经传导性和兴奋性，起到镇痛作用。

（3）调节自主神经系统兴奋性，调节血管舒张运动，调节血液循环。

（4）改善局部炎症组织的酸中毒，使炎症局部钙离子浓度增加、钾离子浓度减少，有助于炎性产物排出。

（5）增强巨噬细胞的吞噬作用。

（6）加速结缔组织和肉芽组织的生长，加速创伤修复愈合。

2. 操作方法　同短波疗法。

3. 适应证与禁忌证　同短波疗法。

（五）微波电疗法

微波是频率为 300~300 000MHz，波长为 1m~1mm 的高频电磁波。运用微波治疗疾病的方法称为微波电疗法。

微波依据波长不同进一步分为：

分米波：频率 300~3 000MHz，波长为 1m~10cm。

厘米波：频率 3 000~30 000MHz，波长为 10~1cm。

毫米波：频率 30 000~300 000MHz，波长为 10~1mm。

1. 作用机制与临床应用　微波亦可产生热效应和非热效应。人体电荷在较低强度微波作用下，重新排列成串，不产热但产生了生物学效应，称为非热效应；在较高强度微波作用下，人体内电负荷发生振动、旋转，产生了热和生物学效应，称为热效应。微波的临床应用如下。

（1）降低神经肌肉组织的兴奋性，起到镇痛的作用。

（2）微波的热作用主要被肌肉等含水组织吸收，有松弛肌肉痉挛的作用。

（3）微波对炎症的作用同其他高频电疗法。

（4）微波可增强胃肠吸收功能,调节肠道分泌与排空功能。

2. 操作方法　根据治疗部位的不同,可选择圆形、圆柱形、长形、矩形或马鞍形的辐射器。

（1）暴露治疗部位,摆放辐射器,辐射器须距离体表 1~5cm。

（2）接通电源,选择处方,调节输出,启动治疗。

（3）治疗时间为 15~30min,每天或隔天 1 次,5~15 次为一疗程。

（4）剂量分为 4 级:无热量、微热量、温热量、热量。

（5）治疗头面部区域时,须用特殊护目镜保护眼睛。

3. 适应证与禁忌证　同其他高频电疗法。须特别注意微波禁止照射眼睛、睾丸等含水丰富的组织。

九、振动疗法

使用合理频率与振幅的机械振荡作用于人体产生一系列生理生化的变化,以治疗或改善特定疾病或其产生的症状与功能障碍的疗法,称为振动疗法。

（1）频率和振幅:振动疗法需要人站在 25~70Hz 频率和 1~10mm 振幅的平台上。已证明 70Hz 以上的振动会发生肌肉损伤。而 25~45Hz 频率可改善肌肉力量和大小。

（2）身体位置:站立位会增强振动自腿而上穿过髋和脊椎的能力,而放松的姿势如膝盖弯曲,会降低振动向上移动的能力。

（3）振动方式:振动方式可以分为两大类。①垂直位移,即整个振动平台协同产生位移;②交替位移,即整个振动平台围绕中心支点进行振动。

1. 作用机制　虽振动治疗作用机制还未完全探明,但其机制大致包括:

（1）增加血液循环和淋巴液流动。

（2）刺激肌梭。

（3）增加骨生成。

2. 临床应用　虽然已表明高频率的全身振动会导致腰痛,但在低频振动（20Hz 以下）时,可有效减轻背痛。2019 年的随机对照试验表明,低频振动可通过减轻症状和改善关节本体感受来帮助非特异性下背痛患者。2018 年的一项 mate 分析显示,全身振动可以改善 65 岁以下绝经后女性腰椎和股骨颈的骨质密度。

2019 年的一篇文献评估了全身振动对小儿肿瘤科患者的益处。研究表明,以 12~30Hz 频率的全身振动可改善腿部肌肉群的平衡和肌肉力量。其得出结论,全身振动是一种可以抵消癌症儿童的功能障碍的治疗方法。Cochrane 回顾得出结论,没有充分的证据证明全身振动训练对神经退行性疾病或纤维肌痛患者的疾病相关问题有影响。

3. 适应证与禁忌证

（1）适应证:适用于肌骨疼痛、骨质疏松等。

（2）禁忌证:急性炎症、感染和/或发热、急性关节炎或关节病变、急性偏头痛;新鲜的手术伤口、骨折（在简单骨折后等待 6 周,在复合性骨折后等待 12 周或用植入物修复的骨折）、脊柱植入物;急性或慢性深静脉血栓;急性椎间盘相关问题,滑动性腰椎滑脱或骨折、骨密度（BMD）<70mg/cm^3 的严重骨质疏松;肌肉骨骼系统肿瘤;眩晕或姿位性头晕;急性心肌梗死;关节置手术后 6 个月内。

（陈丽霞）

第二节　光　疗　法

一、紫外线疗法

应用波长 400~180nm 的紫外线治疗疾病的方法,称为紫外线疗法。紫外线依波长分为长波紫外线（UVA,波长 400~320nm）、中波紫外线（UVB,波长<320~280nm）、短波紫外线（UVC,波长<280~180nm）。

（一）作用机制

紫外线最主要的生物学作用是光化学效应。以一定剂量的紫外线照射皮肤后,经过一定的时间,照射野皮肤呈现出边界清楚、均匀的充血反应,称紫外线红斑反应。其本质是一种光化学炎症。红斑反应具有局部效应和远隔效应。局部效应包括红斑引起皮肤色素沉着、促进表皮与肉芽组织生长、干扰 DNA 合成、促进蛋白质变性等作用;远隔效应包括促进体内活性维生素 D(1,25-二羟胆钙化醇)生成、调节免疫系统活性等作用。不同波长紫外线形成红斑反应的时间也不同,短波紫外线红斑出现得快,消失得也快;中长波紫外线红斑出现得慢,消退得也较慢。

中长波紫外线引起色素沉着作用较明显。短波紫外线杀菌作用明显,尤以波长 253.7nm 杀菌作用最强。短波紫外线穿透度为 0.01~0.1mm,仅达表皮浅层;中波及长波紫外线穿透度为>0.1~1.0mm,可达到表皮深层。

（二）临床应用

1. **长波紫外线** 多用于硬皮病、特应性皮炎、蕈样肉芽肿等多种 T 细胞介导的疾病。

2. **中长波紫外线** 多用于银屑病、玫瑰糠疹、斑秃、白癜风、带状疱疹等疾病。

3. **短波紫外线** 主要用于皮肤感染性疾病以及环境的灭菌、消毒。

（三）操作方法

紫外线通过照射局部引发皮肤红斑反应达到治疗效果。紫外线灯包括手持式、立式。临床上以生物剂量(MED)描述紫外线照射强度。

1. **紫外线生物剂量（MED）** 一个生物剂量是指紫外线在一定距离垂直照射下皮肤出现最弱红斑反应所需要的时间,单位为秒(s),反映机体对紫外线的敏感性。

2. **紫外线红斑量分级（5 级）**

（1）0 级红斑量(亚红斑量)照射剂量小于 1MED,照射后无肉眼可见的红斑反应发生。

（2）Ⅰ级红斑量(弱红斑量)照射剂量相当于 1~2MED,照射后 6~8h 出现可见的轻微红斑反应,24h 内消退,皮肤无脱屑。

（3）Ⅱ级红斑量(中红斑量)照射剂量相当于 3~5MDE,照射后 4~6h 出现明显红斑反应,伴皮肤水肿,2~3 天后消退,皮肤有斑片状脱屑和色素沉着。

（4）Ⅲ级红斑量(强红斑量)照射剂量相当于 6~10MED,照射后 2h 出现强红斑,2~3 周消退,皮肤大片状脱皮,色素沉着明显。

（5）Ⅳ级红斑量(超强红斑量)照射剂量为 20MED 以上,红斑反应剧烈、脱皮水疱形成。

3. **紫外线照射方法** 局部照射、全身照射。

4. **紫外线照射剂量的影响因素** 照射紫外线的种类、照射强度、照射的部位、年龄、病情、所用影响光敏的药物或食物、温热作用对红斑反应的影响等。

（四）适应证和禁忌证

1. **适应证** 毛囊炎、甲沟炎、疖肿、痈、丹毒、蜂窝织炎、伤口、窦道、口腔溃疡、压疮、烧伤创面、小儿肺炎、支气管炎、静脉炎、咽炎、扁桃体炎、外耳道炎、带状疱疹、多发神经炎、斑秃、银屑病、玫瑰糠疹、白癜风、硬皮病、佝偻病、软骨病等。

2. **禁忌证** 光敏患者(红斑狼疮、日光性皮炎、着色性干皮症、卟啉代谢障碍、非治疗需要内服外用光敏药或食物者)、急性传染病患者、急性肿瘤局部、重要脏器严重衰竭者。

二、可见光疗法

应用可见光治疗疾病的方法称为可见光疗法。可见光在光谱中位于红外线与紫外线之间,波长范围为 760~400nm。可见光由红、橙、黄、绿、蓝、靛、紫 7 种颜色组成,既有温热作用,又有光化学作用。在物理因子治疗中常用的可见光疗法包括红光疗法和蓝紫光疗法。

（一）作用机制与临床应用

可见光对组织的穿透能力以红光最强,穿透深度可在 10~15nm,是所有光波中唯一兼有光化学和热作用的波段,波长为 760~640nm。对红光区有最大吸收的是线粒体,所以可见光能增加细胞的新陈代谢,增加糖原含量,促进蛋白质合成,增强白细胞的吞噬作用,具有促进炎症吸收消散、镇痛、缓解肌肉痉挛与促进组织愈合的作用。

蓝紫光疗法主要以光化学作用为主。血液中的胆红素对 460~420nm 的蓝紫色吸收最强。胆红素在光与氧的作用下产生一系列光化学效应,转变为无毒的水溶性胆红素,使之易溶于粪便及尿液中排出体外,故蓝紫光常用于新生儿黄疸的治疗。

（二）适应证和禁忌证

1. 适应证　新生儿高胆红素血症、疼痛、肌肉痉挛、慢性炎症等。

2. 禁忌证　炎症急性期、出血倾向、高热、肿瘤所致的体质消耗;严重的免疫系统疾病如红斑狼疮、血管闭塞性脉管炎等。

3. 注意事项　照射部位接近眼或光线可涉及眼时,应用纱布遮盖双眼。

三、红外线疗法

应用电磁波谱中的红外线部分治疗疾病的方法,称为红外线疗法。

红外线为不可见光线,波长为 $0.76~400\mu m$。根据波长可将红外线分为近红外线($0.76~1.5\mu m$)和远红外线($>1.5~400\mu m$),其中近红外线穿透人体组织较深为 5~10mm,能直接作用到皮肤的血管、淋巴管、神经末梢及其他皮下组织。远红外线多被表层皮肤吸收,穿透组织深度<2mm。足够强度的红外线照射皮肤时可出现红外线红斑。大剂量红外线反复照射时,可产生褐色大理石样的色素沉着。

（一）作用机制

红外线治疗作用的基础主要是热效应。在红外线照射下组织温度升高、毛细血管扩张、血流加快、物质代谢增强、细胞活力及再生能力提高。

（二）临床应用

1. 改善血液循环,增加细胞的吞噬功能,消除肿胀,促进炎症消散。

2. 降低神经系统的兴奋性,有镇痛及促进周围神经功能恢复的作用。

3. 解除横纹肌和平滑肌痉挛。

（三）适应证与禁忌证

1. 适应证　慢性炎症、疼痛、肌肉痉挛、肌肉血肿、关节炎、软组织扭伤、压疮等。

2. 禁忌证　存在感觉障碍和血液循环障碍的部位慎用。其余同可见光。

（四）操作方法与注意事项

照射时,患者暴露皮肤,灯具与照射区之间距离一般为 30~60cm,垂直照射,每次 20~30min,1~2 次/d。治疗时患者不得移动体位以防止烫伤;注意保护眼,可用浸湿的纱布遮盖双眼。

四、激光疗法

原子吸收能量后从低能级跃迁到高能级,再从高能级回落到低能级时,释放的能量以光子形式放出,被诱导后所形成的光即为激光。按输出功率大小可分为高能量激光和低能量激光。

（一）作用机制

激光作用于人体后,主要产生热效应、压力效应、光化学效应及电磁效应,从而达到消炎、镇痛、促进组织再生,以及降低血压的作用。

（二）临床应用

激光的治疗效果取决于照射强度及作用时间。临床上,高能量激光的输出功率在瓦级以上,最常用的激光器为 CO_2 激光器、固体激光器等。激光对组织起到物理破坏作用,可用于外科的光刀切割等。近年来,以固体激光为代表的深层组织激光,能够快速直达深层受损组织,可缓解疼痛、改善局部血液循环,在治疗急慢性疼痛、神经病理性疼痛方面疗效显著。

低能量激光中最常用的是 He-Ne 激光器、半导体激光器,输出功率一般在 50mW 至数百毫瓦,是临床上较为常用的低能量激光,可促进组织再生、减少炎症部位组织液渗出、消除肿胀。

（三）适应证

1. 低能量激光

（1）皮肤科疾病：皮肤溃疡、带状疱疹、酒渣鼻、多形红斑、荨麻疹、斑秃、湿疹、神经性皮炎、白癜风、肥厚性瘢痕、银屑病等。

（2）外科疾病：疖、痈、蜂窝织炎、毛囊炎、丹毒、颈椎病、腰椎间盘突出症、肩关节周围炎、急慢性软组织损伤、急性乳腺炎、乳腺囊性增生症、外痔、肋软骨炎、跟骨骨刺、骨折、慢性前列腺炎等。

（3）内科疾病与小儿科疾病：支气管哮喘、高血压、关节炎、小儿遗尿症等。

（4）妇科疾病：外阴白色病变、外阴瘙痒症、贝赫切特综合征、慢性盆腔炎、痛经等。

（5）神经疾病：脑外伤后综合征、臂丛神经及其周围神经损伤、神经症、血管性头痛、面神经麻痹、神经痛等。

（6）口腔疾病：牙周膜炎、牙龈炎、冠周炎、复发性口腔溃疡、扁平苔藓、腺性唇炎、颞下颌关节炎、腮腺炎等。

（7）耳鼻喉疾病：外耳道炎症、外耳道湿疹、耳软骨膜炎、中耳炎、梅尼埃病、过敏性鼻炎、扁桃体炎、咽炎、慢性喉炎等。

（8）眼科疾病：睑缘炎、睑腺炎、假性近视等。

2. 高能量激光

（1）皮肤科疾病：疣、疣状痣、血管瘤、色素痣、老年斑、脂溢性角化、皮脂腺囊肿、皮肤恶性肿瘤、瘢痕等。

（2）外科疾病：食管癌、胃肠吻合术、胆囊手术、肛裂、肛瘘、包皮环切术、前列腺肥大、关节腔手术、颈椎病、急慢性腰痛以及急慢性关节损伤等。

（3）内科疾病：消化道溃疡、呼吸道阻塞等。

（4）妇科疾病：尿道内阜、阴道纵隔、宫颈炎、宫颈癌、尖锐湿疣等。

（四）操作方法与注意事项

1. 治疗时，应避免照射眼部，以及木板、纸等易燃物品。

2. 治疗时，应充分暴露治疗部位，同时避免对其他非治疗部位照射。

（陈丽霞）

第三节　超声波疗法

医用超声可分为诊断性超声和治疗性超声。对于康复医师来说，诊断性超声多用于肌肉、骨骼系统伤病的诊断及引导注射。本节主要介绍治疗性超声在康复中的运用。

医用超声最初是被用于治疗而非诊断。将超声波作用于人体，利用其生物物理特性治疗疾病的方法，叫超声波疗法（ultrasonic therapy）。20世纪20年代，Paul Langevin就认识到了高强度超声的破坏性作用。1929年Harvey发现超声可以激活坐骨神经并引发腓肠肌颤动。此后，超声的生物作用获得了越来越多的关注。20世纪40年代，有研究发现超声能够选择性地提高特定组织的温度。1939年R. Pohlman发表文章指出，超声波对人体组织有刺激代谢的作用，对组织的损害作用可通过减小剂量而得以消除，从而使超声波疗法得以迅速发展，并推动其走向临床。20世纪50年代以来，低频超声被广泛应用于肌腱炎、滑囊炎等疾病的物理治疗。同时，超声在其他领域的应用也得到快速发展。1950—1963年间，William Fry和Russell Meyers报道应用超声毁损丘脑腹中间核来治疗帕金森病；超声也被逐渐运用于抽脂术、骨不连、伤口愈合、手术组织切割和止血、白内障摘除术和子宫肌瘤消融术等领域。到了20世纪70年代，治疗性超声已普遍应用于物理治疗，且其在神经外科和癌症治疗方面的应用研究日益深入。

一、超声的物理特性

正常人的听觉范围从16~20 000Hz。频率大于20 000Hz的声波称为超声波（ultrasound，US），超出人耳听觉范围,因此得名。US是一种机械波,具有方向性好、穿透能力强等特点,易于获得较集中的声能,通过介质中质点的压缩和稀疏进行传播。治疗中常用的超声参数由以下几部分组成。

1. 速度 单位时间内超声波在介质中的传播距离,单位为米/秒(m/s)。超声波的速度取决于介质的弹性和密度,不同频率的声波在同一介质中的传播速度相同,但同一频率的声波在不同介质中的传播速度不同,一般为固体>液体>气体。

2. 频率 单位时间内超声波波动的次数,单位为赫兹(Hz)。治疗中使用的超声频率通常在0.5~5.0MHz之间。

3. 声压 声压是指介质质点在波动时往返偏离平衡位置而产生的正负压力。超声波在介质中传播时,介质点会在其平衡位置附近做往复运动,使介质的内部发生有节律的疏密变化。这种疏密变化形成的压力变化就是声压。

4. 声强(acoustic intensity,AI) 声强是指单位时间内垂直通过单位面积的声能。声强是超声波的剂量单位,用瓦/厘米^2(W/cm^2)表示。康复医学中超声的治疗剂量一般在0.1~2.5W/cm^2。

二、超声波的生理效应与作用机制

超声波在组织传播的过程中通常产生2种生理学效应,即非热效应和热效应。

(一)超声波的非热效应

超声波的非热效应包括机械效应和空化效应。这种非热效应可以使坚硬的结缔组织延长,松解粘连组织,常用于治疗瘢痕、挛缩等病症。

1. 机械效应 超声波是一种机械波,可通过辐射力对生物组织产生机械作用。研究表明,超声辐射力可振动生物组织并使其发生位移。超声可使人体组织细胞产生细微的容积变化,从而起到细胞微按摩(micro-massage)的作用。细胞按摩作用是超声波治疗疾病的最基本机制,可以改变组织细胞的体积、改变膜的通透性、促进代谢物质的交换、加强局部的血液循环、改善组织的营养状况。

2. 空化效应(cavitation) 空化效应由组织吸收声能触发,被定义为"超声振动在组织中形成的微小气泡"。空化效应分为惯性空化(瞬时空化)和非惯性空化(稳定性空化),效果截然不同。在治疗剂量下通常形成稳定性空化,在稳定性空化周围会出现局部的单向液体流动,这种非常微小的液体流动叫作声流(acoustic streaming)。稳定性空化和声流会使细胞通透性增加,并加速细胞生长过程,进而可以促进组织愈合。不稳定性空化是在超声循环的低压部分形成的气泡。这些气泡很快就会破裂,并释放出大量的能量,产生高温高压并引发血管破裂、血小板聚集和组织损害等多种生物效应。

(二)超声波的热效应

超声波被组织吸收后可以产生热,不同组织吸收声能的多少与其衰减系数有关。超声波在组织中的衰减系数随频率的增加而增加。在1MHz的频率下,衰减系数约为0.7dB/cm;而在2MHz时,衰减系数为1.4dB/cm。超声在特定材料中的衰减可用超声半价层(ultrasonic half-value thickness,HVT)来量化评价。超声半价层的定义为当超声在特定组织中传播时,强度衰减为原始值的50%时所传播的距离。通常认为1MHz超声的半价层为4cm,3MHz超声的半价层为2cm。超声频率越高,半价层越小,渗透越浅。此外,不同组织对超声的吸收能力不同,所以超声在不同组织中的穿透深度也不同(表3-14-1)。

表3-14-1 1MHz和3MHz的超声波在不同组织中的穿透深度

单位:mm

组织	超声频率	
	1MHz	3MHz
肌肉	9.0	3.0
脂肪	50.0	16.5
肌腱	6.2	2.0

超声波的热作用与超声剂量、频率及介质性质有关。超声的频率越高,声强越大,受作用组织产热越多。此外,超声波在不同组织的交界处产热较多,如皮下组织与肌肉组织的界面。同种剂量下,骨与结缔组织产热最多,脂肪与血液最少。超声波产生的热量有 79%～82% 经血液循环带走,18%～21% 热量由邻近组织的热传导散热,因此,治疗中一般不会引起局部组织的温度过高而发生烫伤。超声的热作用可以使局部组织的血液循环加快,提高细胞代谢率,降低肌肉紧张度,同时对神经有镇痛作用。超声的热作用还能增加胶原蛋白的弹性,并提高韧带、肌腱和关节囊等组织的延展性。

三、设备及技术

(一) 设备

一个典型的超声治疗仪包括声头、一套匹配电路、一个高频发电机和一个能量放大器。

1. **超声声头**　美国 FDA 要求提供声头的以下技术参数:操作频率、有效辐射区域(effective radiating area,ERA)、波束非均匀率(beam non-uniformity ratio,BNR)以及声头的类型(聚焦型、发散型等)。声头是一个能周期性地通过沿厚度方向振荡晶体来将电能转化为声能的压电晶体。在综合考虑聚焦、渗透、产热及针对临床应用的标准化后,大多数用于深部透热的治疗性超声频率(即压电晶体的频率)在 0.8～3MHz。低频超声渗透性更强,高频超声渗透较浅,但在表层的产热能力更强。有效辐射区域(ERA)是指声头表面上真正能够产生超声波的部分,以 cm^2 描述。BNR 是指声头表面最大空间密度与平均空间密度的比值。理想的 BNR 是 1∶1,但由于技术和工艺等原因,BNR 通常为 4∶1,最高不应超过 8∶1。BNR 越低,声头的输出能量越一致,引起组织过热的可能性就越小。

2. **输出形式**　输出形式可以分为连续超声波和脉冲超声波。脉冲超声中,超声波的传递是间歇性的,因此超声的热效应较小,超声作用以非热效应为主。占空比(duty cycle)是超声作用时间占总时间的比例。例如,占空比为 20% 表示在一个 10ms 的脉冲周期内有 2ms 的超声输出,8ms 的休息时间,之后再进行循环。占空比越小,产热越少。大多数超声治疗产品的占空比一般为 10%～50%,占空比是唯一需要用户选择的参数。其他参数还包括脉冲持续时间(tone-burst-duration,TBD)(超声作用时间)和脉冲重复频率(pulse repetition frequency,PRF)(每秒的脉冲数)等。连续超声在整个治疗期间不间断地传递超声波,作用均匀,热效应较明显。连续超声和部分脉冲超声的基本参数见表 3-14-2。

表 3-14-2　连续超声和脉冲超声的基本参数

模式	脉冲比	占空比
连续	不间断	100%
脉冲	1∶1	50%
	1∶2	33%
	1∶3	25%
	1∶4	20%
	1∶9	10%

3. **耦合剂**　在临床治疗中,常常需要在皮肤和声头间涂抹耦合剂以利超声传播,并减少声头与皮肤之间的声能损耗。耦合剂的声阻应该介于声头材料和皮肤之间,并使超声以最小的吸收、衰减或干扰进行传输。耦合介质包括水、各种油、乳霜和凝胶等。

(二) 剂量

1. **声强**　超声治疗剂量选择与强度相关,通常可分为低、中、高 3 等。治疗超声的输出形式及使用方法,都会影响超声剂量的选择(表 3-14-3)。在运用超声治疗前,须仔细评估患者情况、确定疾病分期,以选择合适的方法及治疗剂量。在疾病的急性期多采用小剂量脉冲超声进行治疗。

表 3-14-3　超声波常规疗法的声强

单位:W/cm²

强度	连续超声波		脉冲超声波	
	固定法	移动法	固定法	移动法
低	0.1～0.2	0.5～0.8	0.3～0.5	1.0～1.4
中	0.3～0.4	0.9～1.2	0.6～0.8	1.5～2.0
高	0.5～0.8	1.2～2.0	0.9～1.0	2.1～2.5

2. 治疗时间 超声的治疗时间需要根据波形和治疗方式来选择,一般情况下超声波的总治疗时间不超过 15min,多选用 5~10min。

3. 治疗频率 每天或隔天 1 次,根据病程不同,需要给予不同的治疗次数,一般将 6~10 次设为一个疗程。

（三）操作方法

1. 直接法 直接法是超声声头通过耦合剂直接作用于治疗部位,可分为移动法和固定法,其中移动法较为常用。在使用移动法治疗时,声头通常要在治疗区域均匀滑动,使声能在治疗部位均匀分布,通常用于较大面积的治疗。使用时尽量使声头紧密接触皮肤,最好不留空隙,骨突位置的空隙应用耦合剂填充。固定法是指声头在治疗部位固定不动地进行治疗,通常用于较小部位或痛点的治疗。

2. 间接法 间接法指声头以非直接或浸没的方式作用于治疗部位,多用于足踝部等不规则表面的治疗。将治疗部位置于盛满脱气水(degassed water)的容器中,在短距离(0.5~3.0cm)处握住超声探头并在不接触皮肤的情况下移动探头。应尽量使用脱气水,因为溶于水中的气泡可能在治疗过程中损耗超声能量,也可能产生不必要的空化效应。如果因为某些原因治疗部位不能浸于水中,可以使用超声凝胶垫或水囊代替。凝胶垫或水囊的两侧都应覆盖有凝胶,以保证更好的接触效果。

四、适应证、禁忌证和注意事项

（一）适应证

1. 软组织损伤 软组织挫伤、肱骨外上髁炎、腱鞘炎、韧带损伤、冻结肩、伤口愈合、瘢痕组织、肌肉劳损等。

2. 骨关节病 骨折、骨不连、腰椎间盘突出症、颞下颌关节功能紊乱、四肢慢性关节炎、关节软骨损伤、半月板损伤等。

3. 神经系统疾病 坐骨神经痛、幻肢痛、面神经炎、外周神经损伤等。

4. 泌尿系统疾病 膀胱炎、慢性盆腔炎、附件炎等。

（二）禁忌证

1. 妊娠的子宫对应体表、神经、脑、眼睛、生殖器官、儿童骨骺板、椎板切除术后的脊髓对应体表。

2. 心脏起搏器、聚乙烯的人工髋关节和乳房植入物附近。

3. 恶性肿瘤和癌前病变。

4. 在可兴奋的组织上,即心脏、颈动脉窦、星状神经节等。

5. 多发性血管硬化、严重动脉粥样硬化。

6. 活动性肺结核、出血倾向。

7. 感觉障碍(包括麻醉区域)和认知障碍者。

8. 皮肤破溃、皮疹、湿疹。

（三）注意事项

1. 声头不能空载。

2. 始终使用能产生治疗效果的最低强度进行治疗。

3. 采用移动法时,确保在整个治疗过程中移动声头。

4. 骨突处行超声治疗时要用耦合剂等填充声头与骨突之间的间隙。

五、循证医学研究

研究发现超声对于骨折、周围神经损伤以及韧带、软骨、椎间盘、肌肉、肌腱等组织有修复作用。

1. 骨折 2005 年美国 FDA 批准了低频脉冲超声(low-intensity pulsed ultrasound, LIPUS)用于新鲜骨折和骨不连的治疗。有研究表明 LIPUS 具有促进成骨细胞分化、改善骨组织灌注等积极作用。基于手舟骨延迟愈合的临床研究显示,LIPUS 可有效促进手舟骨骨折愈合,甚至可以作为一种手术替代方法来治疗骨折。机械刺激对骨骼的发育和维持非常重要,LIPUS 压力波产生的机械刺激可以通过基质细胞衍生因子-1/CXC 趋化因子受体 4 型（stromal cell-derived factor-1/C-X-C chemokine receptor type 4，SDF-1/CXCR4）通路调节间充质干细胞（mesenchymal stem cell，MSC）的迁移，从而促进骨折愈合。

2. 周围神经损伤　Vanessa 等人对坐骨神经损伤后的大鼠连续进行 10 天的超声治疗后发现，大鼠坐骨神经的外侧神经纤维密度明显增加，说明 LIPUS 可以促进外周神经的再生。施万细胞（Schwann cell）是周围神经系统修复中的重要细胞，可以清除坏死细胞，同时为神经元提供营养因子和生存空间。最近的研究表明 LIPUS 通过增强糖原合成酶激酶-3β（glycogen synthase kinase-3 beta，GSK-3β）/β 连环蛋白（β-catenin）信号通路来增加细胞周期素 D1（cyclin D1）的表达，以促进施万细胞的活性和增殖，这可能是 LIPUS 促进周围神经再生的机制之一。

3. 椎间盘　超声可以延缓椎间盘退变的进程。有研究表明，LIPUS 可以促进兔椎间盘细胞的增殖并诱导蛋白多糖（PG）的合成。Yuka Kobayashi 等人用 LIPUS 刺激人髓核细胞系（HNPSV-1），结果表明 LIPUS 能显著促进生长因子及其受体（BMP2、FGF7、TGFβR1、EGFRF1、VEGF）的基因表达和人髓核细胞蛋白多糖（PG）的产生，从而延缓椎间盘退变的进程。

4. 软骨　LIPUS 可通过促进成骨细胞和骨化软骨的分化和形成，使软骨和软骨内骨再生，修复软骨缺损。Naito 等人在大鼠骨关节炎（OA）模型的治疗中发现，LIPUS 可通过激活软骨细胞和诱导 Ⅱ 型胶原 mRNA 的表达，来增加关节软骨中 Ⅱ 型胶原的合成，起到保护软骨的作用。体外研究也表明 LIPUS 治疗促进了小鼠胚胎跖骨早期的软骨内骨化，这可能是提高成骨细胞和肥大软骨细胞的活性并促进其分化的结果。

5. 肌肉　肌肉损伤后虽保持一定再生能力，但愈合的速度非常缓慢。有研究对腓肠肌损伤的大鼠行脉冲超声治疗，研究表明，脉冲超声增加了肌肉谱系细胞（muscular lineage cells）的分化有利于组织再生。但另一方面，研究表明胶原纤维的沉积更多，可能意味着更差的功能表现。Aaron 等人用连续超声治疗肱二头肌损伤的患者后发现，连续超声可缓解肌肉疼痛并提高远端肌肉肌腱连接处的机械压力阈值（mechanical pressure threshold）。由于超声具有热效应，所以在高负荷运动前使用超声治疗可以增强肌肉延展性，提高运动表现，有效预防运动损伤的发生。

6. 肌腱和韧带　目前已经有大量的动物实验证实超声可以促进肌腱愈合。体外研究发现超声波可以刺激肌腱细胞的迁移、增殖和胶原合成，从而促进肌腱修复。增加成纤维细胞中胶原和一般蛋白的合成亦是超声波促进组织愈合的机制之一。研究人员也在临床试验中发现低频脉冲超声可以减轻跟腱炎患者的疼痛，并提高患者的运动功能。有学者在对足底筋膜炎患者的治疗中发现超声可明显缓解患者的疼痛，且缓解疼痛的效果优于冲击波。Sparrow 等人研究表明 LIPUS 治疗可以促进兔断裂韧带早期的恢复，降低再损伤的风险。亦有研究指出超声在 $0.03 \sim 2.0 \text{W/cm}^2$ 的强度下可有效促进大鼠内侧副韧带损伤的愈合。

并不是所有研究都支持超声在临床中的治疗效果。在运用超声治疗急性踝关节扭伤时，研究人员通过对急性踝扭伤患者超声与假超声组的比较发现，超声波治疗似乎并不能促进踝关节扭伤的恢复或减轻疼痛和肿胀，也不能提高患侧踝关节的功能。一项针对冻结肩超声治疗的双盲随机对照试验发现，假超声组和超声组患者在超声治疗后，肩关节活动度的改善并无明显差异，患者在运动训练中的表现也未得到提高。尽管超声在临床软组织损伤中被广泛应用，但目前发表的有关超声疗效的临床试验设计质量都不高，仍需设计高质量的研究来支持超声在临床中的应用。

（敖丽娟）

第四节　体外冲击波疗法

冲击波是一种能量强大的压力波，可由超音速飞机、闪电、爆炸或其他会造成压力快速变化的自然现象产生。在医学发展中，体外冲击波疗法（extracorporeal shock wave therapy，ESWT）应用于肾结石治疗的时间已经有近 40 年，第 1 例应用冲击波治疗肾结石患者的手术于 1980 年在慕尼黑进行，所使用的是一台 Domier HM1 碎石机。1983 年第 1 台商用冲击波碎石机 Domier HM3 上市。发展至今，体外冲击波碎石

(extracorporeal shock wave lithotripsy,ESWL)已成为肾结石治疗的金标准。在 20 世纪 80 年代初期,冲击波开始应用于骨组织不愈合(假关节)的治疗。而在 20 世纪 80 年代中后期,冲击波对组织和细胞产生的影响得到了明确的肯定,冲击波可促进肌肉、骨骼、肌腱、韧带以及其他软组织的愈合和再生。至此,冲击波开始运用于骨骼、肌肉系统疾病的干预和治疗。虽然体外冲击波疗法用来治疗各种肌肉骨骼损伤包括骨关节炎、背痛、应力性骨折、肌腱炎和韧带炎确切的作用机制还不清楚,但基本原理是当聚焦的、脉冲的、高能的波作用于受伤部位时,会导致血管新生和组织重塑。如今,体外冲击波疗法被应用于各种不同的疾病领域,包括整形外科、康复医学、皮肤病、外阴病及神经内科。近几年,ESWT 对软组织和局部脉管系统的影响使其也可临床应用于某些男科疾病如阴茎整形和勃起功能障碍。

一、物理特性

冲击波是"机械"波,波形特征为一开始是非常快速的高振幅正相位,在非常短的几微秒后,突然出现一个轻微的负相位,然后返回到基准值。医用冲击波是由电动液压式、电磁式和压电式发生器通过液体介质(水)或耦合剂而产生的声波脉冲,特征为:①峰值压力高,可达 100MPa 甚至更高;②压力升高速度(<10ns)快;③持续时间(<10ms)短;④频率范围宽。冲击波分为聚焦式冲击波和发散式冲击波,两者的基本物理特性有所差异。

（一）聚焦式冲击波

聚焦式冲击波(focused shockwave,FSW)的压力范围在 10~100MPa,脉冲持续时间为 0.2μs,作用形式为能量集中,穿透深度较大,可对细胞产生一定的效应。体外聚焦式冲击波曲线特征:压力从周围环境压力上升到 140MPa,产生的曲线斜率大约是 10ns,先是高压,后再是一个负压,负压值达到 10MPa。聚焦式冲击波所产生的能量密度最大点与脉冲声源有一定的距离,作用部位在皮肤表面以下几厘米处,可变化组织深度达 140mm。

1. 聚焦式冲击波的发生器有 3 种不同形式　电动液压式、电磁式和压电式(图 3-14-6)。

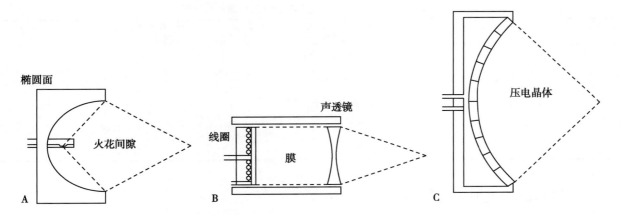

A. 电动液压发生器;B. 电磁式发生器;C. 压电式发生器。

图 3-14-6　聚焦式冲击波 3 种不同形式的发生器

（1）电动液压发生器:该装置的作用方式类似于汽车的火花塞,配有一个置于半球状反射器第一聚焦点上的电极,高电压可作用于电极以产生电火花。发射体内注满水,当高压电在水中放电时,会在电极极尖处产生高温高压,产生的火花加热并蒸发周围的水,通过液电效应和电极间的水喷雾器释放出冲击波。释放的冲击波向四周传播,随后经过一个椭球形金属反射镜的反射后聚焦到第二聚焦点。该装置的特点为焦距的轴向直径较大,且该焦距内的总能量较高,治疗时可调节焦距以确定作用于患者身体的靶部位。

（2）电磁式发生器:电磁式发生器由平板状线圈和绝缘传导膜组成。线圈所释放的高强度脉冲会产生高能量的脉冲磁场,并在对侧绝缘膜处继发产生另一个极性相反的第二磁场。随后,这种强磁场导致相邻的高导电膜被迅速推开,压缩周围的流体介质进而产生冲击波。冲击波可由声学透镜或反射体聚焦于一点上,操作过程中,往往使治疗区域与焦点重合。若要产生与电动液压式相同功率的冲击波,电磁式波源耗能更大。电磁式冲击波峰值压力的特点是呈阶梯样分布。其优点是聚焦点稳定,不易偏移。

(3)压电式发生器:压电式发生器的球状凹面装有大量(通常大于1 000个)压电晶体。当向晶体发射一个能量较强的脉冲时,晶体会在周围介质中收缩及膨胀,从而产生压力脉冲。压力脉冲的聚焦范围由表面的几何形状限定,晶体沿球体内部的几何排列使冲击波向中心自动聚焦。

2. **物理参数的定义**

(1)压力场(pressure field):冲击波所产生的压力叫压力场,单位为MPa,是时间和空间的参数。

(2)能流密度(energy flux density,EFD):能流密度的单位为mJ/mm^2,用以描述冲击波在垂直于传播方向上能量的"剂量"。高、低能量体外冲击波治疗的定义尚不统一,但有指南提出EFD在$0.08 \sim 0.28mJ/mm^2$时称为低能量体外冲击波;EFD在$>0.28 \sim 0.60mJ/mm^2$时称为中能量体外冲击波;EFD$>0.60mJ/mm^2$时称为高能量体外冲击波。也有习惯将EFD$<0.12mJ/mm^2$时称为低能量冲击波,EFD$>0.12mJ/mm^2$时称为高能量冲击波。

(3)能量(energy):能量是在整个区域中能流密度的积分。施加到组织的总能量由脉冲数乘以每个脉冲的能量表示。

(二)发散式冲击波

发散式冲击波(radial shock wave,RSW)已有效用于肌腱病的治疗。与传统聚焦冲击波相比,发散式冲击波疗法(radial shock wave therapy,RSWT)在治疗部位上没有聚焦点、范围较大、作用位置表浅。压力波以离心方式从探头端部发出,优点是有效治疗区域更大、不需要精确定位痛点。RSWT通过压缩空气加速管子内的抛射体,抛射体撞击探头,压力波从探头产生,机械能量向身体治疗部位传递。其峰值压力远远低于聚焦式冲击波。冲击波中的能量通过抛射体的不同加速度来控制。聚焦式与发散式冲击波的物理特性比较见表3-14-4。

表3-14-4 聚焦式与发散式冲击波的物理特性比较

物理特性	聚焦式	发散式
压力	$10 \sim 100MPa$	$0.1 \sim 1MPa$
脉冲持续时间	约$0.2\mu s$	$0.2 \sim 0.5ms$
作用形式	集中、聚焦	发散
穿透度	大,深	小,表浅
效应	细胞	组织

二、冲击波的生理效应和作用机制

1. **机械刺激** 一定剂量下,冲击波一般不会引起组织和细胞的机械破坏,但会对组织和细胞产生一定的生理效应,以增强组织和细胞功能水平及相关代谢。在细胞水平,已经证实冲击波可通过剪切应力诱导一些细胞骨架蛋白(肌动蛋白和微管蛋白)的形态改变。有动物实验表明,冲击波通过诱导转化生长因子-β1(transforming growth factor-β1,TGF-β1)基因表达和增加胰岛素样生长因子Ⅰ(insulin-like growth factor-Ⅰ,IGF-Ⅰ),来促进跟腱炎的修复。也有组织学表明,冲击波会减少肌腱细胞水肿、炎性细胞及炎症因子浸润的反应。

2. **组织再生** 冲击波治疗会降低病变肌腱中基质金属蛋白酶(matrix metalloproteinases,MMPs)和白细胞介素的水平,但会促进增殖细胞核抗原(proliferating cell nuclear antigen,PCNA)和TGF-β1基因表达,进而增加TGF-β1蛋白含量,促进胶原的合成。许多基础实验显示,冲击波可以诱导间充质干细胞的成骨分化,增加骨碱性磷酸酶活性,选择性地促进骨祖细胞的生长,从而促进假关节和骨延迟愈合的骨再生与重塑。

3. **局部血流量增加**　有研究表明,冲击波会刺激内皮型一氧化氮合酶(endothelial nitric oxide syn-thase,eNOS)、血管内皮生长因子(vessel endothelial growth factor,VEGF)等血管相关生长因子的合成,以诱导刺激部位产生新生血管,改善刺激部位的血液供应,更好地促进组织的再生与愈合。

4. **其他**　冲击波对钙化灶的效果可能与碎石术类似。有相关研究表明,ESWT 可以对钙化灶进行破坏。Cacchio 等人研究结果显示,ESWT 能有效消除钙化。也有研究表明,冲击波可能是通过"过度刺激"的途径来缓解疼痛,此刺激过程会增加 P 物质、前列腺素 E_2 等因子,从而达到减轻疼痛的效果。

三、治疗技术

目前尚未就治疗时长、冲击的脉冲数,以及到底是治疗痛点还是病变部位等问题达成统一。临床上使用较多的是中、低能量的冲击波。当使用冲击波治疗软组织损伤时,在中等剂量范围内设定最高的可耐受输出量是最佳选择。推荐的冲击波治疗处方:每次治疗 5~10min,在此期间,脉冲总次数为 2 000~3 000 次,共分 3~5 次治疗,治疗间隔 5~10 天。一般使用冲击波来探测病变部位的位置和深度,以确定冲击波治疗的位置。

四、适应证、禁忌证和注意事项

(一)适应证

1. 已批准的标准适应证

(1) 慢性肌腱病:肩部钙化性肌腱病、肱骨外上髁炎(网球肘)、大转子疼痛综合征、髌腱病、跟腱病、足底筋膜炎伴或不伴跟骨骨刺等。

(2) 骨病:骨愈合延迟、骨不连(假关节)、应力骨折、无关节紊乱的缺血性骨坏死、无关节紊乱的剥脱性骨软骨炎等。

(3) 皮肤病:延迟或无法愈合的伤口、皮肤溃疡、非圆环状的烧伤创面等。

2. 常见的临床经验性运用

(1) 肌腱病:无钙化的肩袖肌腱病、肱骨内上髁炎、鹅足炎、腓骨肌腱病、足踝肌腱病等。

(2) 骨病:骨髓水肿、胫骨粗隆炎、胫骨应力综合征等。

(3) 肌病:肌筋膜综合征、无断裂的肌肉扭伤。

(4) 皮肤病理:脂肪团(赘肉)。

3. 特殊适应证(专家适应证)

(1) 骨骼肌肉病理:骨性关节炎、掌腱膜挛缩(又称迪皮特朗挛缩)、足底纤维瘤病、桡骨茎突狭窄性腱鞘炎、扳机指。

(2) 神经病理:痉挛状态、多发性神经病、腕管综合征。

(3) 泌尿病理:盆腔慢性疼痛综合征(无菌性前列腺炎)、勃起功能障碍、纤维性海绵体炎。

(4) 淋巴病理:淋巴水肿。

4. 经验性适应证　心肌缺血、周围神经损伤、脊髓及脑病、皮肤钙质沉着症、牙周病、颌骨病变、复杂区域疼痛综合征、骨质疏松症等。

(二)禁忌证

1. 绝对禁忌证　肺部区域、心脏、胸椎、胸骨、眼睛、大脑、主要的血管、浅表的神经(尺神经、桡神经等)、开放性伤口/手术后伤口、植入的装置处(如心脏起搏器)、未成年人骨骺区等。

2. 相对禁忌证　生殖器、孕妇怀胎区域、凝血障碍、正在服用口服抗凝药、局部恶性肿瘤、感染、皮质类固醇注射后等。

(三)注意事项

1. 冲击波不能用于治疗内有空气组织(如肺)的区域;不能治疗靠近大神经、大血管、脊柱或头部周围的区域。

2. 避免刺激植入骨水泥的部位,以防引起假体的松动。

3. 尽量避免骨骺区的治疗。

五、循证医学研究

已有许多研究证实,冲击波对于足底筋膜炎、骨延迟愈合、肱骨外上髁炎、肩关节钙化性肌腱炎、髌腱病和跟腱病等疾病都有明显疗效。

1. **足底筋膜炎**   ESWT 作为一种新的治疗手段已被广泛运用于临床。美国 FDA 于 2000 年批准冲击波运用于足底筋膜炎的治疗。Chang 等人分析得出,ESWT 能有效减轻足底筋膜炎患者的疼痛,中等强度是冲击波治疗足底筋膜炎较为理想的剂量。Dedes 等人指出,发散式冲击波同样可减轻慢性足底筋膜炎疼痛,并且发散式冲击波治疗足底筋膜炎疼痛的疗效明显优于超声治疗。Lohrer 等人在研究聚焦式和发散式冲击波对足底筋膜炎影响的比较实验中,证明聚焦式冲击波对足筋膜炎的疗效比发散式冲击波更佳。Purcell 等人对 82 例慢性足底筋膜炎者研究指出,85% 以上的患者认可 ESWT 缓解疼痛的疗效。

2. **骨延迟愈合**   体外冲击波治疗能够促进骨组织重塑。有许多研究者报道了临床成功案例,将冲击波作为骨折、骨折不愈合、延迟愈合等疾病手术治疗的替代疗法,并获得了更好的短期临床疗效。在一个兔肌腱-骨延迟愈合模型的实验中,Lin Wang 等人研究证实,ESWT 促进了兔肌腱-骨愈合连接处的重建和纤维软骨的再生。Wang 等人研究显示,冲击波治疗可以促进假关节和骨愈合延迟的骨再生与重塑。

3. **肱骨外上髁炎**   美国 FDA 于 2002 年批准冲击波运用于治疗肱骨外上髁炎的治疗。在一项疗效观察实验中,Bayram 等人运用 ESWT 对 12 例肱骨外上髁炎患者进行治疗,并得出 ESWT 能有效减轻患者的疼痛、增强肘部的功能活动且明显提升患者的日常生活活动能力。Aydin 等人研究证实,ESWT 能有效减少肱骨外上髁炎患者的疼痛并提升患者的握力。在一项 meta 分析中,Yan 等人提出,ESWT 能减轻肱骨外上髁炎患者的疼痛,对改善患者的症状具有一定效果。

4. **肩关节钙化性肌腱炎**   有研究证明,选用中等能量的冲击波治疗肩关节钙化性肌腱炎,在减轻疼痛、消融钙化点、提高肩部功能方面有明显疗效,且治疗后疗效可保持 6 个月以上。Kuan-Ting Wu 等人证实,ESWT 对肩关节钙化性肌腱炎治疗效果明显,且运用高能量 ESWT 治疗 II、III 型钙化性肌腱炎的效果明显优于 I 型钙化和非钙化性肩关节肌腱炎。Christian 等研究证实,ESWT 对肩关节钙化性肌腱炎也有明显的疗效,能改善相关临床症状,且对疗效的支持证据程度达到四级水平。在一项随机对照试验中,Paolo 等人证实,ESWT 和肌内效贴联合治疗和单纯性 ESWT 治疗都有疗效,但 ESWT 和肌内效贴联合治疗比单纯性 ESWT 治疗的效果更好,且患者恢复时间更快。

5. **髌腱病**   EWST 已成为髌腱病的普遍疗法。Leeuwen 等人在文献系统性回顾中指出,ESWT 是治疗髌腱病的一种安全有效的方法,对患者缓解疼痛和改善功能有积极的作用。Liang Cheng 等人研究得出,ESWT 对于运动员髌腱病也有积极的疗效,能有效减轻疼痛,提高膝关节伸肌功能,且疗效上无性别差异。Furia 等人研究表明,运用单次低能量 ESWT 治疗 33 例慢性髌腱病,结果显示实验组在主观评分上比对照组要好,且疗效更佳。

6. **跟腱病**   ESWT 对跟腱病的影响也做了许多相关研究。ESWT 是一种安全、可行和有效的治疗跟腱病的方法。研究表明 ESWT 对跟腱病治疗的干预有积极和安全的效果。在一项前瞻性研究中,Saxena 等人研究表明,高、低能量的冲击波能够有效地运用于跟腱病的治疗。在另一项前瞻性研究中,Nacime 等人研究证实,ESWT 和离心负荷运动的联合治疗能够显著改善患者疼痛,并且认为联合治疗是跟腱病治疗的有效方法。Rompe 等人用 25 例需要进行离心负荷运动治疗的患者与 25 例需要进行重复性 ESWT 刺激的患者进行了对比,结果证实,重复性 ESWT 刺激明显比单纯做离心负荷运动治疗患者的疗效要好。

(敖丽娟)

第五节   磁   疗   法

磁疗法是利用磁场作用于人体穴位、患处或者全身,以治疗疾病的一种物理因子疗法。

磁通量指穿过某一面积磁感应线(用来形象地描述磁场方向和相对强弱而假象的线)的条数。设在磁感应强度为 B 的匀强磁场中,有一个面积为 S 且与磁场方向垂直的平面,磁感应强度 B 与面积 S 的乘积,简称磁通,符号"Φ",单位为韦伯(Wb)。穿过单位面积的磁通量为磁感应强度,计量单位为特斯拉(T)(旧用高斯 Gs,1T = 10 000Gs),毫特斯拉(mT)(1T = 1 000mT)。

（一）治疗原理

1. 调节体内生物磁场

（1）生物电流与生物磁场:一切生命现象,如神经传导、肌肉运动、大脑兴奋抑制等,都与机体中电子的传递或离子转移有关,即生物电流。根据磁电关系,电流可以产生磁场,人体内的生物电流就产生了体内的生物磁场。人体在疾病状态时体内生物电流发生改变,生物磁场也与正常生理情况下人体内的生物磁场不同。在病理状态下,应用外加磁场对体内的生物磁场进行调节,使体内生物磁场趋向正常,是磁场疗法的重要作用原理。

经颅磁刺激(transcranial magnetic stimulation,TMS)的作用原理是通过时变磁场诱发出感应电场,即法拉第磁效应。当一个快速的电流脉冲通过刺激线圈,产生强大的瞬间磁场(1~2T),该磁场几乎不衰减地通过头皮和颅骨,对大脑皮质功能区的神经组织产生环形感应电流,使神经细胞去极化。

（2）产生感应微电流:根据磁电关系,磁场可以产生感应电流。人体含有丰富的血管,血管中的血液含有水分及钾、钠、钙、镁等多种物质,血管是导体。当磁场作用于人体时,由于血管的舒缩运动和血流的流动,或由于磁场本身的运动,能够产生切割磁力线的作用,由此产生感应微电流。人体内形成的感应微电流对机体的生物电流产生影响,进而影响机体的功能,从而达到磁场对人体的治疗作用。如微电流可引起体内钾、钠、氯等离子分布与移动的变化,改变膜电位,改变细胞膜的通透性而产生相应的生物学效应;又如微电流可刺激神经末梢,调节神经功能。

2. 局部作用和神经体液的作用

（1）局部作用:在局部作用中,磁疗对穴位的作用效果尤为明显。大量研究表明磁场作用于人体穴位,可以出现类似针刺穴位的感觉。穴位有电磁特性,是人体电磁的最活跃点。对穴位的磁场疗法可以达到调节经络平衡的作用。

（2）神经作用:当磁场作用于人体时,可刺激人体的感受器,感觉传入沿神经传导通路直达脊髓和脑,通过神经反射影响局部直至整个机体。可在局部产生反射性的血管扩张、血流加快,对大脑皮质产生镇静作用。

（3）体液作用:磁场对体液的影响是使血管扩张、血流加快,各种致痛物质迅速被稀释和排出,使疼痛减轻和缓解。在磁场作用下,各种内分泌素和各种酶的含量和活性发生改变,通过这些改变可达到各种治疗效果。如脑垂体和丘脑下部中脑啡肽含量明显增高,通过体液循环起到镇痛效果。在磁场作用下,体液中钾、钙、钠、铁、铜、锌等离子也发生变化,从而达到治疗疾病的效果。

3. 细胞膜通透性的改变　人体的细胞膜具有重要的生理功能,细胞内外进行物质交换时,细胞膜内外需要正常的离子分布,细胞膜中含有大量的酶和神经递质受体。在磁场作用下,细胞膜的膜蛋白分子的取向出现重排现象,干扰了膜的特性与膜的功能,使细胞膜的通透性发生改变,引起生物学效应,达到治疗疾病的效果。

（二）生物学效应

1. 对心血管系统的影响　磁场可改善心脏功能和心肌的血液循环,不同极性的旋转磁场具有调整心率的作用。磁场可对抗乙酰胆碱起到降低心率的作用,亦可对抗阿托品起到加快心率的作用。磁场对血管功能具有双向调节作用,能够调整血管舒缩功能。

2. 对血液系统的影响　磁场可降低血液黏滞度,提高白细胞吞噬功能。根据磁场作用强度和时间的不同,对凝血系统产生不同的影响。高强度静磁场可使动物血液的凝固性升高,纤维蛋白活性增强;低强度磁场对凝血影响不大。强磁场长时间作用可显著减缓血流速度,可用于内部止血。

3. 对免疫功能的影响　磁场能提高正常机体细胞免疫与非特异性免疫功能的生物学效应,能显著提高 E 花环形成率、白细胞吞噬率和总补体(CH50)水平。

4. 对组织代谢的影响　生物电流(如心电、脑电、肌电及神经动作电位)在磁场的作用下,将引起相关组织器官的功能发生相应的变化;磁场对生物体内氧化与还原过程中的电子传递过程产生作用而影响生化过程;磁场可使尿中 K^+、Na^+ 含量增多;磁场可促进血中脂质的过氧化和氧化还原过程,降低血脂;磁场能够增强胃肠生物电作用,加快肠蠕动,促进吸收;磁场通过对人体金属离子和非金属离子等作用激活酶的活性,对人体产生影响;磁场提供胆碱酯酶、乳酸脱氢酶及同工酶、谷氨酸脱氢酶等的活性,抑制单胺氧化酶、组胺酶的催化反应;磁场还可影响细胞器的功能活性、生物膜通透性、内分泌功能以及微循环,从而引起组织代谢的复杂变化。

5. 对神经系统和内分泌系统的影响 神经系统和内分泌系统对磁场的作用最为敏感,而神经系统中又以下丘脑和大脑皮质最为敏感。磁场对神经系统主要是抑制作用,脑电图表现为大脑个别部位慢波和锤形波数目增加。磁场还可激活下丘脑-垂体-肾上腺系统,使其分泌物的合成和释放增加,皮质醇含量上升。除此之外,胰岛、甲状腺、性腺等都对磁场的作用有感受性。试验表明,交变磁场主要增加促肾上腺皮质激素在垂体和血液中的含量;也可以使血液中 11-羟皮质类固醇含量显著增加;还可以促进甲状腺素的分泌。

TMS 效应主要是产生运动诱发电位、调节皮质兴奋性、影响皮质的活动;此外,还可通过影响神经递质和受体(如多巴胺、5-羟色胺、谷氨酸等)、早期即刻基因表达、脑血流、代谢及内分泌等发挥作用。

6. 对皮肤的影响 恒磁场能够有效降低皮肤致敏的效果,能减轻致敏动物皮肤的变态反应;而脉冲式动磁场可使皮肤对化学刺激的敏感性增加,使皮肤对某些离子渗透性增强。

7. 对穴位经络的影响 穴位经络存在电活动,如穴位比周围区域有较高的电位、较低的电阻等。当某些脏腑的功能异常时,相应的经络穴位皮肤电位和电阻出现异常。磁场可通过影响经络的电磁活动过程而起功能调节作用。

8. 对骨代谢的影响 骨骼受机械压力后将机械能转化为电能,产生压力电位,从而影响骨量调节的现象,称为压电效应。此后,压电效应将电磁作用与成骨理念合理结合为脉冲电磁场,为治疗骨骼疾病提供了基本思路。研究者认为电磁作用和成骨机制的物理基础是由于压电效应和外加脉冲电磁场的作用引起骨折部位 Ca^{2+} 的移动,从而促进骨折愈合。

9. 对细菌的影响 磁场对大肠埃希菌、金黄色葡萄球菌、溶血性链球菌等细菌有杀灭作用。

(三)治疗作用

1. 镇痛作用 磁场的镇痛机制:①改善血液循环和组织营养,纠正贫血、缺氧、水肿及镇痛物质的聚集;②提高镇痛物质水解酶的活性,使缓激肽、组胺、5-羟色胺等镇痛物质水解或转化;③作用于穴位,可疏通经络、调和气血。研究表明,动磁场镇痛作用快,但维持时间短;静磁场镇痛作用慢,但维持时间长。

2. 消炎、消肿作用 磁场的消炎、消肿作用主要是对抗渗出以及轻度抑制炎症发展过程。其作用机制可能有以下 2 个方面:①促进血液循环,增强组织通透性,使炎症产物及时排出,水肿减轻;②提高酶(如组胺酶、缓激肽酶、乙酰胆碱酯酶等)的活性,降低致炎物质浓度,改善病理过程,提高机体的非特异性免疫能力而起到消散炎症的作用。

3. 镇静、催眠作用 表现在改善睡眠状态,延长睡眠时间,降低肌张力,缓解肌肉痉挛,其机制与中枢神经的抑制有关。

4. 降压作用 磁场可加强大脑皮质的抑制功能,调整中枢神经系统,调节血管舒缩机制;磁疗还可扩张外周血管,降低外周循环阻力,从而降低血压。

5. 止泻作用 止泻机制可能与酶的作用有关。在磁场作用下,ATP 酶活性增强,可使小肠的吸收功能加强;胆碱酯酶活性增强,使肠道分泌减少、蠕动减慢,有利于水分和其他营养物质在肠黏膜的吸收;磁场还有抗渗出的作用,有利于止泻;磁场的抗炎作用对于炎性腹泻有很好的治疗作用。

6. 促进骨折愈合作用 磁场可改善骨折部位的血液循环,改善局部营养和氧供,有利于骨组织细胞的再生;此外,磁场的微电流可促进软骨细胞生长和抑制破骨细胞活性功能。

7. 软化瘢痕作用 在磁场作用下,血液循环改善,渗出物吸收和消散加速,为减少瘢痕形成创造了条件;磁场作用下,成纤维细胞内水分和盐类物质增加,分泌功能障碍,细胞内溶酶体增加,促进细胞吞噬作用,阻止了瘢痕的形成。

8. **修复组织损伤作用**　磁场作用可使血管扩张、血流加速,血液循环改善,为损伤组织通过更多的营养物质和氧。

9. **对良性肿物的作用**　主要作用是使良性肿物缩小或消失。其作用机制包括:①异名磁极相吸产生的压力作用;②磁场可减少渗出,消炎消肿;③可使肿瘤内血管形成血栓,引起肿瘤血供中断。

10. **TMS 的治疗作用**　主要包括:①调整刺激区和相互作用脑区的脑代谢以及神经元兴奋性,从而改善脑卒中后运动功能;②显著改变认知功能的神经网络;③基于半球间竞争理论,通过 TMS 兴奋患侧或抑制健侧,调节相关神经元活动;④通过抑制皮质脊髓的过度活动改善肌张力障碍。

（四）临床应用

1. **磁疗适应证及禁忌证**

（1）适应证

1）骨科疾病:骨折、骨不连、骨质疏松、颈椎病、腰椎间盘突出症、肩周炎、骨关节炎、软组织损伤、肱骨外上髁炎、腱鞘囊肿、颞下颌关节紊乱综合征等。

2）内科疾病:高血压病、神经衰弱、神经性头痛、三叉神经痛、风湿性关节炎、类风湿关节炎、冠心病、肠炎、胃炎、慢性气管炎等。

3）其他疾病:静脉炎、血栓性脉管炎、静脉曲张、肋软骨炎、慢性皮肤溃疡、带状疱疹、臀部注射硬结、瘢痕、肌纤维组织炎、耳郭浆液性软骨膜炎、胆石症、前列腺炎、尿路结石、痛经、婴幼儿腹泻、血管瘤、术后疼痛等。

（2）禁忌证:置有心脏起搏器、局部金属异物、佩戴助听器;治疗部位结核;严重脏器功能减退及血液系统疾病;体质极度衰弱、高热;孕妇下腹部;磁过敏等。

2. **TMS 适应证及禁忌证**

（1）适应证:脑卒中及其继发功能障碍、脊髓损伤及其继发功能障碍、帕金森病、疼痛(中枢性疼痛、神经病理性疼痛、偏头痛等)、便秘、尿失禁、抑郁症、精神分裂症、孤独症、失眠、幻听、神经性耳鸣、多动症、戒毒、戒酒等。

（2）禁忌证:颅内有金属异物,有心脏起搏器、人工耳蜗植入;颅内压增高、癫痫病史及家族史等;孕妇、婴幼儿慎用。

3. **强度指标**　磁疗法的治疗剂量用磁感应强度描述,分为 4 级:低磁场(<50mT)、中磁场(50~<150mT)、高磁场(150~300mT)和强磁场(>300mT)。

4. **注意事项**

（1）勿使磁卡、手机、手表、录音磁带、录像带等接近磁片、磁头。

（2）定期检查永磁体的磁感应强度,强度减弱时应及时充磁。

（3）眼部、头面部、胸腹部、老人、幼儿、体弱者、高血压病患者宜用低磁场,不宜用高磁场治疗,不宜长时间治疗。

（五）治疗技术

1. **静磁场疗法**　利用恒定磁场治疗疾病的方法称为静磁场疗法。

（1）直接敷磁法:直接敷磁法是指将磁片直接敷贴于皮肤上的治疗方法。

1）用品:多采用直径 1~2cm、表面磁感应强度为 0.05~0.2T 的磁片。

2）操作方法:①单磁片法指应用 1 片磁片,将磁片的任一极贴在病患范围较小的部位或穴位上。②双磁片法指同时应用 2 片磁片。病患范围较大、较浅时将两磁片的同名极并置敷贴;病变范围较大、较深时则异名极并置敷贴;病变范围较小、较深时将两磁片的异名极相对敷贴于病患部位的上下、左右或前后。③多磁片法指同时应用多片(一般不超过 6 片)磁片敷贴于病患区,敷贴方法参照双磁片法,敷贴磁片的范围应超过病患区。

3）注意事项

A. 磁片不可互相撞击,以免破坏磁场、减弱磁场强度。

B. 磁片表面可以用 75% 乙醇消毒,不得用火烤或水煮,以免退磁。

C. 两片磁片磁感应强度相差较大时,在两磁片互相吸引的同时可能会发生强度小的磁片碎裂的后果。

D. 磁片敷贴后,每5~7天检查一次敷贴磁片局部的皮肤反应,如无不良反应,休息1~2天后可继续在原位敷磁。

E. 异名极相对敷贴于组织较薄处容易发生血管受压致缺血现象,应注意检查,并及时予以纠正。

F. 敷贴磁片处皮肤发生刺激、疼痛、出现水疱时应立即取下磁片,更换敷贴部位。皮肤过敏、破损处应改用间接敷磁法,先用消毒纱布覆盖破损处,再敷贴磁片。为避免发生皮肤刺激,敷贴磁片时可在磁片下垫干净纸巾、纱布、棉布。

G. 永磁片可反复使用多年,疗程结束后可妥善保存备用。

（2）间接敷磁法:间接敷磁法指磁片通过棉织物等材料间接作用于人体的治疗方法。

1）用品:将数片磁片缝制于衣服或物品上,成为特殊的磁疗用品,如磁疗乳罩、磁疗背心、磁疗腰带、磁疗腹带、磁疗护膝、磁疗鞋等。

2）操作方法:选用合适的磁疗用品,穿戴时使之紧贴皮肤,使磁片对应于病患部位或穴位。一般穿戴1~2周后休息1~2天再用。

3）注意事项:体位变动、穿脱动作易致磁片移位而不能与治疗部位相对应,应注意及时纠正。

（3）耳磁法:耳磁法指将磁场作用于耳穴的治疗方法。

1）用品:采用米粒大的圆形磁珠或小磁片,表面磁感应强度约1mT。

2）操作方法:将磁珠或磁片直接敷贴于耳郭穴位上,以胶布固定,可连续敷贴。

3）注意事项:异名极对置敷贴时对耳郭组织压力大,一般应贴2h后松开5min再贴,以免长时间压迫引起耳郭组织坏死。其他注意事项与直接敷磁法相同。

2. 动磁场疗法   利用动磁场治疗疾病的方法称为动磁场疗法。

（1）旋磁疗法:旋磁疗法是利用旋转的动磁场进行治疗的方法。

1）设备:采用旋磁治疗仪,治疗仪有2个治疗用磁头,每个磁头内有1个水平旋转的圆盘,盘上安装2~4片磁感应强度为0.1~0.2T的永磁体磁片,机内电动机启动后可带动磁片旋转而产生旋转的动磁场,磁感应强度减少为0.06~0.15T。磁片的表面极性相同者为同名极磁头,旋转时形成脉动磁场;磁片的表面极性不同者为异名极磁头,旋转时形成交变磁场。

2）操作方法:操作者或患者手持1或2个磁头,或用沙袋加压固定,使磁头紧贴于病患部或穴位的皮肤,接通电源即开始治疗,治疗时磁头下有振动感,治疗时间每次15~20min,1次/d,10~15次为一疗程。

3）注意事项

A. 用75%乙醇消毒磁头表面。

B. 治疗时可在磁头下垫以干净纱布或纸巾。眼部治疗时须多垫几层纱布或纸巾,以减弱磁疗的强度。

C. 治疗仪工作时如磁头内发生异常声响,可能为转盘或磁片脱落移位,应即关闭电源,停止治疗。

（2）电磁疗法:电磁疗法是利用电流通过线圈铁芯所产生的动磁场进行治疗的方法。

1）设备:采用电磁治疗仪,治疗仪所利用的电流种类不同,所产生的磁场类型亦不同,有低频交变磁场、脉动直流电磁场、脉冲磁场等。治疗仪有多个磁头,磁感应强度为0.01~0.1T、0.1~0.4T、0.4~0.8T、0.8~1.0T不等。

2）操作方法:将磁头置于治疗部位,治疗部位可以裸露,也可穿薄层衣服。接通电源后调节输出磁场的波形、脉冲频率与磁感应强度,治疗时间每次15~20min,1次/d,15~20次为一疗程。

3）注意事项:长时间通电时磁头发热,可在磁头外套以布套、隔薄层衣服或隔一定空气间隙进行治疗,以免发生烫伤。

3. 磁处理水疗法   利用经磁场处理过的水治疗疾病的方法,又名磁化水疗法。

（1）制备方法:制备磁化水有静态法、动态法。

（2）服用方法：每天 2 000~3 000ml，分次服用。加热磁化水应以初沸为度，不宜久煮。2~3 个月为一疗程，或更长。

4. TMS 疗法　TMS 疗法指利用脉冲磁场作用于中枢神经系统，改变皮质神经细胞的膜电位，使之产生感应电流，影响脑代谢和神经电活动的刺激技术。

（1）设备：使用经颅磁刺激器，可分为单脉冲刺激、双脉冲刺激和重复性脉冲刺激。刺激线圈有单线圈、双线圈（8 字形线圈）、风冷线圈、超小线圈、双锥形线圈等。

（2）治疗方法：连接线圈与磁刺激器，开机，选择磁刺激项目；患者取合适姿势，将线圈对准头部，选定磁刺激器频率，按下激发按钮；治疗结束后物品归位、关机。

（3）注意事项：常见的不良反应有头痛、头晕，但持续时间较短暂，可自行缓解。若持续时间较长或难以忍受，可对症处理。此外，线圈温度过高可致皮肤灼伤，治疗过程中要注意线圈温度。

（倪朝民）

第六节　温热疗法

温热疗法是以各种热源为介质，将热直接作用于机体，从而治疗疾病的一种方法。

（一）生物学效应

1. 对神经系统的影响　温热刺激可影响局部自主神经和躯体神经纤维的传导速度，还能影响脊髓的自主神经中枢甚至大脑皮质的功能，从而降低肌张力；温热刺激下，周围神经的痛阈升高，也可因肌张力降低而减轻因肌肉紧张所致的疼痛。

2. 对血液循环的影响

（1）改善组织营养：皮肤温热感受器的神经轴突受热刺激后，释放组胺、前列腺素等，使毛细血管扩张、血流加速；促进局部血液和淋巴循环，改善组织营养，加速组织再生。但血流增加可致受伤部位出血量增加，溃疡和血友病患者须慎用。

（2）促进水肿吸收：主要由于传热介质的压缩作用，可防止组织内淋巴液和血液的渗出，减轻表层组织肿胀，防止出血和促进渗出物吸收，有利于水肿消散。

（3）增强心功能：当身体表面大范围受到温热刺激时，外周血管扩张，除心、肾血管以外的内脏血管收缩，使心率增快、心脏功能增强、全身血液循环加速，且对血压无影响。

3. 对呼吸系统的影响　适当的温热可以加深呼吸，但持久而强烈的热刺激可引起呼吸浅快。

4. 对消化系统的影响　温热可以缓解胃肠平滑肌痉挛，增加胃黏膜血流量，促进胃肠蠕动，增加消化液分泌。

5. 对组织代谢和炎症的影响

（1）促进组织代谢：在一定的温度范围内，温度每升高 10℃，基础代谢率增加 2~3 倍。随着温度的增高，人体的能量代谢加快，能量消耗增加。

（2）影响炎症反应：热使组织温度升高、血管扩张、血流加快、毛细血管壁通透性增高，有利于代谢产物、炎症产物及致痛物质的排出，从而达到消肿、消炎、镇痛的作用。

（二）治疗作用

1. 石蜡疗法

（1）温热作用：蜡的温热作用可以减轻疼痛，缓解痉挛，加强血液循环，改善组织营养，促进炎症浸润吸收，加速组织修复，降低纤维组织的张力，增加其弹性。

（2）机械作用：石蜡具有良好的可塑性、柔韧性、黏滞性和延展性，因此蜡疗时蜡可紧贴皮肤。蜡冷却时体积缩小 10%~20%，对组织产生机械压迫作用，促进水肿消散。

（3）润滑作用：石蜡具有油性，可增加敷蜡部位皮肤的润滑性，软化瘢痕。

2. 湿热袋敷疗法　热带中的硅胶颗粒含有许多微孔，可吸收大量热和水分，并缓慢释放。其温热能使局部血管扩张，血流量增加，增强代谢，改善营养；使毛细血管通透性增高，促进渗出液的吸收，消除局部肿胀;降低感觉神经兴奋性,使痛阈升高,缓解疼痛;缓解肌肉痉挛;软化瘢痕。

（三）临床应用

1. 石蜡疗法

（1）适应证:软组织牵拉伤和扭挫伤恢复期;腱鞘炎、滑囊炎、腰背部肌筋膜炎、肩周炎;颈椎病、腰椎间盘突出症、慢性关节炎、外伤性关节疾病;术后或外伤后瘢痕增生、骨折或关节术后挛缩、肌痉挛;坐骨神经痛、周围神经损伤;神经炎、神经性皮炎等。

（2）禁忌证:皮肤对石蜡过敏、皮肤感觉障碍;高热、昏迷;急性化脓性炎症早期、厌氧菌感染、风湿性关节炎活动期、结核;孕妇腰腹部;恶性肿瘤、出血倾向者;心功能不全、肾功能衰竭;1 岁以下的婴儿。

2. 湿热袋敷疗法

（1）适应证:软组织牵拉伤和扭挫伤恢复期;肌纤维组织炎、肩周炎、慢性关节炎;关节挛缩僵硬、坐骨神经痛等。

（2）禁忌证:同石蜡疗法。

（四）治疗技术

1. 石蜡疗法

（1）石蜡的准备

1）石蜡的加热:采用间接加热法,用双层套锅隔水加热,或采用电热熔蜡槽,上层为蜡液,底层为水,在槽底以电热法加热。

2）石蜡的清洁:石蜡可以重复使用,反复或加温过度后易氧化变质,使蜡的热容量、导热性、可塑性和柔韧性下降。氧化变质的蜡和混入的汗、尘埃和皮屑易导致过敏性皮炎,因此经常要清洁。

A. 平时的清洁:石蜡使用后应先除去蜡块表面所附汗水、毛发、皮屑等杂物,方可放回蜡槽加热反复使用。

B. 定时的清洁:①定时加新蜡。石蜡使用一段时间后因混入杂质而变黄,并因蜡渣掉落导致蜡量减少,须酌情定时加入 10%～20% 的新蜡,以保持石蜡清洁质纯。②定时清除杂质。常用的方法有水洗沉淀法、过滤法、白陶土沉淀法、滑石粉沉淀法等。较简便常用的方法是水洗沉淀法,即将石蜡熔化后加入相当于石蜡量 1/3～1/2 的热水,搅拌混合后静置,石蜡上浮,水与杂质下沉,取出石蜡即可清除底部杂质,或从蜡槽底部将水与杂质排出。

（2）治疗操作

1）蜡饼法:将加热后完全熔化的蜡液倒入搪瓷盘或不锈钢盘内,蜡液厚约 2～3cm,冷却至石蜡初步凝结成块时（表面 45～50℃）,用小铲刀将蜡块取出,敷于患部,外包塑料布、棉垫保温。此法适用于躯干或肢体。

2）浸蜡法:将加热后完全熔化的蜡液冷却为 55～65℃ 时,患者手足浸入蜡液后立即提出,蜡液在手足浸入部分的表面冷却形成一薄层蜡膜,如此反复浸入、提出数次,直到蜡膜厚 0.5～1cm,成为手套或袜套样,然后再持续浸入蜡液中。此法适用于手足部。

3）刷蜡法:将加热后完全熔化的蜡液冷却为 55～65℃ 时,用排笔蘸蜡液后在病患部位均匀涂刷,使蜡液在皮肤表面冷却凝成一薄层蜡液,如此反复涂刷,直到蜡膜厚 0.5～1cm 时,外面再包一块热蜡饼,或继续将蜡涂刷到厚 2cm,然后用塑料布、棉垫包裹保温。此法适用于躯体、肢体或面部。

4）治疗参数:以上各种方法每次 30～40min,每天 1 次,15～30 次为一疗程。

（3）注意事项

1）切不可采用直接加热法熔蜡,以免引起石蜡变质、燃烧。

2）治疗时要保持治疗部位静止不动,以免蜡膜或蜡饼破裂而致蜡液由破口直接接触皮肤,因过热而引起烫伤。

3）面部用蜡应单独加热,与其他部位用蜡分别熔化。伤口用蜡使用后应弃去。

4）蜡袋法虽然简单易行,但蜡不能直接接触皮肤,只能发生温热作用,失去蜡疗的特有作用,不应提倡。

5）在瘢痕、感觉障碍、血液循环障碍部位治疗时应谨慎,蜡温度应稍低,避免过热。

6）少数患者对蜡疗过敏,接触的皮肤出现瘙痒和皮疹,停止蜡疗后过敏反应可消失。

2. 湿热袋敷疗法

（1）热带的准备:将热带悬挂于专用的恒温水箱(80℃)中加热 20~30min 备用。

（2）治疗操作:选用形状大小合适的热袋,拧出多余的热水。患者暴露治疗部位,铺数层干毛巾,再放上热袋,外盖毛毯保温,每次 20~30min,每天 1~2 次,10~15 次为一疗程。

（3）注意事项

1）热袋加热前应先检查布袋有无破口,以免加热后漏出硅胶引起烫伤。

2）检查恒温装置,注意热袋的温度。

3）治疗用的热袋应拧出多余的水分,不得滴水。

4）治疗时患者不应将体重压在热袋上。

5）皮肤与热袋之间的干毛巾至少 6 层,面积要大于热袋。

6）治疗 5min 后挪开热袋检查皮肤。

7）对于老年人、感觉障碍或血液循环障碍的患者,热袋温度应稍低。

（倪朝民）

第七节 冷疗法、水疗

一、冷疗法

利用比人体温度低的物理因子(冷水、冰等)刺激皮肤或黏膜以治疗疾病的一种物理治疗方法。冷疗温度通常在 0℃ 以上但低于体温,通过寒冷刺激引起机体发生一系列功能改变,来达到治疗疾病的目的。

（一）治疗作用

1. 对神经系统的作用 瞬时的寒冷刺激可使神经兴奋性升高;持续的冷作用主要使神经的兴奋性降低。

2. 对血液循环的作用

（1）对周围血管的作用:短时间的冷刺激后,受刺激部位的血液循环得到改善,出现反应性充血、皮肤发红、皮温升高;当较长时间(15~30min)冷疗后,皮肤冷却为 8~15℃ 时,血管的舒缩力消失,小静脉及毛细血管扩张,外周血流量明显减少,皮肤发绀变冷。由于冷刺激可以改变血管通透性、防止水肿和渗出,因此,对急性炎症性水肿、创伤性水肿及血肿的消退,有着良好的疗效。

（2）对心血管的作用:对心脏局部进行冷敷,可使迷走神经兴奋性增强、心率减慢、心排血量减少,从而引起血压下降。心肌炎、心内膜炎、早期冠状动脉供血不足的患者可以采用。

局部或全身冷疗可使外周血管收缩,引起血压升高;对血压正常者,血压升高不超过 10mmHg;对高血压患者,血压受影响较大,甚至会导致病情加重。因此,对高血压患者冷刺激治疗应慎重。

3. 对消化系统的作用 对腹部冷敷 4~18min,会引起胃及大部分胃肠道反射性活动增强,胃液及胃酸分泌增多;饮用冷水或使胃冷却时,胃血流量降低,胃酸、胃液分泌减少,胃的蠕动减少,胃排空时间延长;胃出血或上消化道出血时,可在病灶局部进行冷敷,使局部血管收缩而止血。

4. 对肌肉的作用 短时间的冷刺激,对肌肉组织有兴奋作用;长时间的冷刺激,可使肌梭传入纤维、α-运动神经元、γ-运动神经元的活动受到抑制,使骨骼肌的收缩期、舒张期及潜伏期延长,降低肌张力,降低肌肉的收缩力,因此可以缓解肌肉痉挛。

5. 对皮肤及组织代谢的作用 冷刺激可降低皮肤温度,温度降至冰点时,可出现皮肤骤然变白而发硬;温度继续降低,则可出现凝冻现象。短暂的皮肤凝冻后可恢复正常,严重的则发生水疱等损伤;冷刺激可使组织代谢率降低,耗氧量减少,炎性介质活动降低,代谢性酸中毒减轻。

6. 对炎症和免疫反应的影响 冷刺激对急性炎症有较好的治疗作用,但对亚急性期患者,可能造成局部组织的损害;局部冷疗可以降低炎性介质的活性,对类风湿关节炎、寒冷性荨麻疹患者有一定的治疗效果。

（二）临床应用

1. 适应证 高热、中暑、软组织急性扭挫伤早期、肌肉痉挛、关节炎急性期、骨关节术后肿痛、软组织感染早期、烧伤、烫伤、鼻出血、上消化道出血、偏头痛、神经痛等。

2. 禁忌证 动脉硬化、闭塞性脉管炎、雷诺病、红斑狼疮、高血压病、心功能不全、肺功能不全、肾功能不全、恶病质、冷过敏等。

3. 慎用 局部血液循环障碍、感觉障碍、认知障碍、言语障碍等。

（三）治疗技术

1. 冰水冷敷 将毛巾浸入冰水后拧出多余水分,敷于患部,每 2~3min 更换 1 次,每次冷敷可持续 15~20min。

2. 冰袋冷敷 将碎冰块放入橡胶囊中,或使用化学冰袋,敷于患部,或缓慢移动摩擦,持续 15~20min。

3. 冰块按摩 将冰块直接放在患部,反复往返移动按摩,每次 5~7min。

4. 冰水局部浸浴 将病患的手、肘或足浸入含碎冰的 4~10℃的冰水中,数秒钟后提出,擦干,做被动活动或主动活动,复温后再浸入;如此反复浸、提,30min 内浸入 3~5 次,以后逐渐延长浸入的时间,每次达 1min。

5. 冷吹风 应用冷空气治疗仪,治疗仪内液氮气化后产生冷气,通过吹风机或喷射器吹向患部,持续数分钟至 10min。此法适用于肢体。

6. 冷气雾喷射 将装有易气化的冷冻剂（一般多用氯乙烷）的喷雾器,在距体表 2cm 处向患部喷射 5~20s,间歇 0.5~1min 后再喷,反复数次,累计喷射时长共 3~5min,直至皮肤苍白为止。此法多用于肢体,禁用于头面部。

7. 冷疗机 冷疗机有不同大小的冷疗头,温度可调节。治疗时将冷疗头置于患部缓慢移动,每次 10~15min。

（四）注意事项

1. 治疗时注意掌握温度与时间,若患者出现明显冷痛或寒战、皮肤水肿苍白时即应中止治疗。

2. 防止因过冷而发生冰灼伤、冷冻伤,皮肤出现水疱、渗出,皮肤皮下组织坏死。

3. 冷疗时要注意保护冷疗区周围非治疗区的正常皮肤,防止受冻。

4. 冷气雾喷射禁用于头面部,以免造成眼、鼻、呼吸道的损伤。

5. 对冷过敏者接受冷刺激后皮肤出现瘙痒、潮红、水肿、荨麻疹等时应立即中止治疗。重者可出现心动过速、血压下降、虚脱等,应立即中止冷疗,平卧休息并注意保暖,可让患者喝热饮料。

二、水疗法

水疗法指以水为媒介,利用不同温度、压力和溶质含量的水,以不同方式作用于人体以预防和治疗疾病、提高康复效果的方法。水的物理特性主要包括导热性能好、溶解能力强、无毒性、物理性状可变、密度接近于人体等;不同水温的水可通过对流交换温度;黏滞性可作为水中训练的阻力来源;还具有静水压力、浮力和水流冲击作用。水的生理效应主要包括温度的刺激作用、机械效应、化学效应。

（一）治疗作用

1. 对皮肤的影响 通过水对皮肤血管系统的刺激,调节全身血液;不同温度的水刺激皮肤后,可出现不同的反应。冷刺激时皮肤苍白,血管收缩,局部缺血;热刺激时血管扩张,营养和代谢加强,可促进皮肤伤后和溃疡的愈合,软化瘢痕,改善皮肤功能等。

2. 对肌肉的影响 热刺激能使正常肌肉的疲劳感迅速缓解,还能缓解病理性肌肉痉挛。温热通过对疼痛的抑制来缓解疼痛引起的肌紧张和肌肉痉挛。短时间温热刺激可使胃肠道平滑肌作用增强;长时间作用则使蠕动减弱和肌张力下降,有缓解和消除痉挛的作用。

短时间冷刺激时则可提高肌肉应激能力,增加肌力,减少疲劳,尤其是伴有机械作用时更加明显;但长时间冷刺激则引起肌肉组织温度降低,肌肉发生僵直,造成运动困难。

3. 对循环系统的影响 可以增强血液中氧气含量、营养含量,降低毒素含量。结合适当的活动训练、营养摄取和解毒治疗,可以使效果更加明显。冷热水交替刺激可增加器官或躯体局部的血容量。

4. 对泌尿系统的影响 温热刺激能够引起肾脏血管扩张而增加利尿,冷刺激则使尿量减少。

5. 对汗腺分泌的影响 热水浴时使汗腺分泌增加,排出大量汗液,有害代谢产物及毒素也随之排出;且由于体液丧失,血液浓缩,组织内水分进入血管,可促进渗出物的吸收。当大量出汗时应适当补充盐水。

6. 对心血管系统的影响 心脏部位冷敷时,心搏次数减少,血管收缩力增强,血压升高;心脏部位热敷时,心搏次数增加,心肌张力适当增加,但温度超过39℃或作用时间延长时,心肌张力降低,甚至发生心脏扩大。全身冷水浴时,初期毛细血管收缩,心搏加快,血压上升;后期出现血管扩张,心搏变慢,血压降低,减轻心脏负担。

7. 对呼吸系统的影响 瞬间冷刺激使吸气加深,甚至有短暂的呼吸停止,温度越低,刺激越突然,呼吸停止地越快、越急剧。瞬时热刺激使呼吸节律变快变浅,长时间的温水浴可以使呼吸减慢。

8. 对新陈代谢的影响 体温升高和氧化过程加速的情况下,基础代谢率增高;机体组织温度降低时,基础代谢率则降低。冷水浴主要影响脂肪、气体代谢及血液循环,促进营养物质吸收;温水浴可降低代谢过程;但过度的热作用,如蒸汽浴或空气浴可能会使碳水化合物及蛋白质的燃烧加速,大量出汗,造成体内脱水并丧失部分矿物盐类。

9. 对神经系统的影响 适当的冷水浴能够兴奋神经;多次实施不感温水浴则可降低神经兴奋性,抑制大脑皮质功能,起到镇静催眠的作用;40℃以上的热水浴则使机体先兴奋,继而出现疲劳、软弱、嗜睡等反应。

（二）临床应用

1. 适应证

（1）内科疾病:高血压病、心脏疾患代偿期、胃肠功能紊乱、结肠功能紊乱、习惯性便秘、肥胖、风湿性关节炎等。

（2）神经科疾病:脊髓损伤、脑血管意外、帕金森病、肌营养不良、神经症、自主神经功能紊乱、神经痛、神经炎、周围神经损伤、雷诺病等。

（3）外科疾病:骨折、骨性关节炎、强直性脊柱炎、烧伤、瘢痕、痔、前列腺炎、闭塞性脉管炎等。

（4）皮科疾病:皮肤瘙痒症、脂溢性皮炎、荨麻疹、银屑病等。

2. 禁忌证 重症动脉硬化、心功能不全、肾功能衰竭、活动性肺结核、恶性肿瘤、恶病质、身体极度衰弱、各种出血倾向等。

（三）治疗技术

1. 浸浴 患者的全身或一部分浸入水中进行治疗的方法称为浸浴。

（1）全身淡水浴:在浴盆内注入2/3水量(200~250L)的淡水,患者半卧于浴盆中,使水平面达到乳头水平,头颈和上胸部在水面以上。

1）温水浴(水温37~38℃)与不感温水浴(水温34~36℃):每次10~15min或15~20min,每天1次,10~15次为一疗程,有较明显的镇静作用,适用于兴奋过程占优势的神经症、自主神经功能紊乱、痉挛性瘫痪、雷诺病等。

2）热水浴(水温39℃以上):每次5~10min,每天或隔天1次,10次为一疗程,有明显的发汗、镇痛作用,适用于多发性关节炎、多发性肌炎、痛风等。治疗时须用冷毛巾在额部进行冷敷,以防过热。

3）凉水浴(水温26~33℃)与冷水浴(水温26℃以下):每次3~5min,隔天1次,10次为一疗程,有提高神经兴奋性作用,适用于抑制过程占优势的神经症。

（2）全身药物浴:浸浴方法与全身淡水浴相同,但在浸浴的淡水中加入适量的药物。药物通过皮肤产生治疗作用,有的药物通过呼吸道吸入也产生治疗作用。

1）盐水浴：水温 38~40℃，在浴水中加入海盐 1~2kg，达到 1.0%~1.5% 的浓度，每次 10~15min，每天 1 次，10~15 次为一疗程，适用于多发性关节炎、肌炎、神经炎等。

2）松脂浴：水温 37~38℃，在浴水中加入松脂粉 50~75g（或松脂流浸膏 50~100g），水呈浅黄绿荧光色，空气中有松脂的芳香味，每次 10~15min，每天 1 次，10~15 次为一疗程，有镇静作用，如在睡前进行治疗，效果可能更好，适用于兴奋过程占优势的神经症，高血压病一期等。

3）苏打浴：水温 37~38℃，在浴水中加入碳酸氢钠 75~100g，每次 10~15min，每天 1 次，10~15 次为一疗程，有软化角质层的作用，适用于银屑病等皮肤角质层增厚的皮肤病、脂溢性皮炎等。

4）中药浴：在淡水中加入一定成分的中药煎剂滤液，具有一般淡水浴及中药的作用，用以治疗神经症、皮肤病、关节炎等。

（3）全身气泡浴

1）方法：通过空气压缩机向淡水浴浴盆底或四壁压入空气，形成气泡，使浴水中含有直径 0.2mm 以上大小不等的气泡。浴水一般采用 37~39℃ 温水。每次 10~20min，每天或隔天 1 次，15~20 次为一疗程。

2）气泡作用：气泡破裂所产生的机械力对体表起微细按摩作用；气泡附着于体表时因其导热性小于水而形成温差，有助于改善血液循环。

（4）其他：各种浸浴也可用于下半身（半身浴）、肢体（肢体浴）、会阴部（坐浴）。

2. 漩涡浴

（1）定义：在漩涡水中进行治疗的方法称为漩涡浴，亦称涡流浴。

（2）设备：漩涡浴槽中装有涡流发生器、充气装置与可旋转的喷水嘴，可使水发生漩涡与气泡。

（3）治疗作用：漩涡浴除具有温水浴的作用外，还有水流、气泡对人体的作用，水流对人体发生较强的机械刺激作用，治疗时患者可借助浮力做肢体运动。

（4）分类：漩涡浴有全身浴、上肢浴、下肢浴等不同治疗方式。

（5）治疗方法：浴水量达槽的 2/3 容量，一般采用 37~39℃ 温水。治疗时使喷水嘴对准患部，每次 10~20min，每天或隔天 1 次，15~20 次为一疗程。

3. 蝶形槽浴

（1）定义：应用蝶形槽进行水浴的方法称为蝶形槽浴，又称 8 字槽浴或哈伯特槽浴。

（2）设备：蝶形槽浴所采用的浴槽的横截面呈蝶形或 8 字形，可供患者上下肢伸展治疗，浴槽附有涡流发生器、气泡发生器、局部喷射装置、水循环过滤装置，并有运送患者出入槽的升降装置。

（3）治疗方法：治疗前浴槽内注入 2/3 水量的淡水，水温 38~42℃，可根据治疗需要加入氯化钠或抗感染药物。活动不便的患者躺在担架上，由升降装置送入槽内。治疗时患者半卧于水中，露出头颈胸部，除浸浴外还加用涡流、气泡、水流喷射等，治疗师在槽旁为患者做水下按摩，协助患者做水中运动，烧伤患者可在水中换药。每次治疗 10~20min，治疗完毕以升降装置将患者送出浴槽。每天或隔天 1 次，15~20 次为一疗程。

4. 水中运动

（1）定义：在水池中进行运动训练的方法称为水中运动。

（2）设备：水中运动池的一端较浅，另一端较深，池壁有扶手和台阶，池中设有治疗床（椅）、肋木、双杠等设备以及充气橡皮圈、软木块、泡沫塑料块等，水温 38~42℃。

（3）方法：患者在水中半卧或坐在治疗床/椅上，或抓住栏杆、扶手按浮力方向运动，或在水面上做水平面支托运动，或借助漂浮物做反方向的抗阻运动，或借助双杠、扶手做步行、平衡、协调训练等。因水有浮力，肢体在水中活动比在空气中方便。各种活动宜缓慢进行，由治疗师保护、指导，每次 5~30min 不等，每天或隔日 1 次，15~20 次为一疗程。

（四）注意事项

1. 水疗室应光线充足、通风良好、地面防滑，室温 22~23℃，相对湿度 75% 以下，应有保障水温的装置。

2. 水源清洁无污染。水池中的水应经常溢水，定时换水，循环过滤。浴器尤其是烧伤患者所用的浴器及浴衣、浴巾、拖鞋等用品使用后应及时清洗、消毒。定时对浴器做细菌学检查。

3. 患者进行水疗前应进行全身体格检查,排除禁忌证。水疗禁用于传染病、心功能不全、肝功能不全、肾功能不全、严重动脉硬化、恶性肿瘤、出血性疾病、发热、炎症感染、皮肤破溃、妊娠、月经期、大小便失禁、过度疲劳者。

4. 水疗不宜在饥饿、饱餐后 1h 内进行。水疗前应排空大小便。

5. 患者进行水疗过程中,医技人员应注意对患者尤其是体弱、活动不便、年老、年幼者进行保护,防止摔倒或淹溺。水疗室应有救护人员和必要的救护设备。

6. 进行水流喷射时,严禁喷射头面部、心前区、脊柱和生殖器部位。

7. 患者水疗结束后应注意保暖穿衣,休息 20～30min,适当喝水。如患者水疗后感觉精神爽朗轻快、皮肤微红热,是良性反应。如患者感觉精神抑郁、烦躁、发抖、头晕、心悸、皮肤苍白呈鸡皮样为不良反应,应立即平卧休息,测量心率、血压,注意观察,无不适后方能离去。

（倪朝民）

第八节　生物反馈疗法

生物反馈疗法(biofeedback therapy)是一种利用现代生理科学仪器,将人体内正常的或异常的生理活动信息有选择性地转换为可识别的视觉或听觉信号(如光、声、图像、曲线等),使患者经过一系列强化训练和治疗后,能够有意识地自我调节和控制自身体内的这些生理或病理信息,从而调节生理功能、消除病理状态、恢复身心健康的新型物理治疗方法。

人体通过信息反馈的调节作用来维持各种平衡调节机制,控制系统必须是一个闭合回路。人体内所有的调节形式,都是双向联系的回路。生物反馈疗法是控制反馈原理在人体的应用,是通过学习或训练来调整人体内环境、改善身体内部调节机制的一种治疗方法。

生物反馈的基本过程:①首先运用生物反馈治疗仪引出主体反应的某种特殊信息,并及时给予强化刺激;②然后反复训练患者,建立技术性条件反射,使其能自主控制主体反应;③最后患者在脱离反馈仪器的条件下自行训练,逐渐建立随意控制。

一、常见生物反馈技术

（一）肌电生物反馈

1. **肌电生物反馈**　肌电生物反馈是目前康复领域应用最为广泛的生物反馈技术,主要是通过采集肌电信号,并将肌电信号转换成声音、图形等方式反馈给训练者,用来提高肌力以及肌肉控制能力。对于肌力低下(徒手肌力测试 3 级及以下)或感觉缺陷的患者,反馈疗法最为有效。生物反馈的应用能增加肌肉的收缩、痉挛肌的主动抑制和减轻肌肉僵硬。

2. **分类**　肌电生物反馈疗法主要分为放松性肌电生物反馈疗法和强化性肌电生物反馈疗法。放松性肌电生物反馈疗法主要治疗局部持续紧张或痉挛的肌肉。强化性肌电生物反馈疗法的目的主要是通过强化训练使患者自主地提高病变肌肉的肌张力,增强肌肉的收缩功能,预防肌肉萎缩,恢复肌力。

3. **训练方法**　将生物反馈仪电极片贴在相应肌肉的肌腹处,仪器将采集到的表面肌电信号扩大并转换成声音和/或视觉表现形式,给患者提供其肌肉表现活动的有用信息。治疗师根据患者的肌肉信号制订相应训练方案,强调患者主动进行肌肉控制(收缩或放松)。患者达到一定的目标后,仪器再给予肌肉电刺激增强效果。随着患者的恢复,外界的反馈刺激须逐渐减少,以促进其内在反馈系统作用以及主动运动。

（二）神经生物反馈

1. **概念**　神经生物反馈(neurofeedback)通过探测相关脑区兴奋性(fMRI、EEG 等)采集相关信号,并对信号进行分析再转换成多媒体形式反馈给患者,患者再通过获得的信息调整或者控制脑电信号。在这样的反馈下,使患者更能针对性地进行功能训练。神经生物反馈可以用来改变或加速中枢系统损伤后大脑皮质的功能重塑过程,从而加快功能恢复。

2. 训练方法　特定的脑电仪器电极置于患者头部,电极记录一个或多个给定头皮位置的脑电活动或脑区兴奋程度,计算机向患者显示有关大脑活动的信息。大多数当前的神经反馈系统可以向医师和患者显示广泛的信息,如频率组成、特定频带内的活动幅度等。然后,操作性条件反射结合各种认知策略或功能性任务用来改变脑电活动的预期方向。

（三）盆底康复生物反馈

1. 盆底生物反馈　盆底生物反馈通过捕捉盆底横纹肌(括约肌)的肌电信号,得到肌肉的神经支配的信息,可间接反映肌肉的肌力信息;通过压力检测获得肌肉收缩力度和持续性的直接指标。此外,直肠压力检测可获得腹腔内真实压力,得到直肠容量、直肠感觉和肛肠功能长度等指标;通过训练来改善盆底功能。

2. 训练方法　将肌电电极贴在会阴处,压力感受器置于阴道或者直肠内,生物反馈仪监测到特定肌肉群的收缩信号(生物信号),并将信号以声音或图像的形式显示出来(可听或可视信号),信号传达给患者,并通过声音的高低或图像的变化使患者了解自己肌肉的功能(反馈),控制肌肉的收缩(强度和时间),信号也相应变化;患者可以按照视听信号的提示有意识地控制特定肌肉;治疗师设定训练方案,使电流达到一定阈值后,使用电极刺激特定肌肉群,达到肌肉被动收缩,从而改善收缩强度、持续程度和敏感度。

（四）平衡及步态训练生物反馈

1. 平衡及步态训练生物反馈　通过压力感受器、角度传感器、表面肌电感知患者重心的变化和偏移,关节角度变化及肌肉收缩变化,并将信号转换成多媒体信号或者视听等信号,使患者不断调整恢复至正常的平衡和步态功能。平衡及步态训练生物反馈通常需要大型设备,将患者的平衡、步态和各种运动表现以视频、声音、图片等方式同时或者延时反馈给患者,达到训练的目的。

2. 训练方法　使用特定的步态及平衡训练仪器,仪器将患者的重心、平衡位置、肌电信号和步态等通过电脑分析将信息反馈给患者,治疗师和患者再根据反馈调整训练并强化。

（五）吞咽生物反馈

1. 吞咽生物反馈　吞咽动作由口腔、颈部及咽喉等众多小肌肉共同完成,任何肌肉瘫痪都有可能造成吞咽障碍,吞咽肌的肌电信号可以在人体表面采集,通过生物反馈训练相应的吞咽肌肉可以改善吞咽功能。

2. 训练方法　①通过表面肌电图显示并记录肌肉活动情况,在吞咽过程中客观测量并辅以视听觉生物反馈,从而进行强化肌肉训练或者肌肉放松训练。②吞咽过程中通过表面肌电图产生的生物反馈和患者的努力,使目标肌肉群产生一定的动作,达到阈值之后电刺激激活目标肌肉群,这个过程就建立了以奖励为基础的生物反馈环。

（六）生物反馈在其他方面的应用

生物反馈治疗还适用于放松训练、抑郁、焦虑、失眠、神经症、应激障碍、强迫症等心理疾患;也适用于在学校心理咨询中心处理考试应激、情绪障碍、网络成瘾、社交障碍等心理问题;还适用于体育领域,如辅助运动员激活水平调节、心理素质训练、注意力维持训练等。此外,对高压力工作人群如警察、军人、飞行员、服刑人员等的身心健康维护方面也有应用。

二、注意事项

1. 禁忌证　不愿接受训练者、不能合作者;智力障碍者、精神分裂症急性发作期;感觉性失语或其他交流理解障碍的患者;严重心脏病患者、心肌梗死前期或发作期间、复杂的心律不齐伴血流动力学紊乱者;青光眼或治疗中出现眼压升高者;其他任何临床疾病的急性期。

2. 注意事项　治疗室保持安静、舒适,光线稍暗,将外界的干扰降到最低;治疗前向患者解释该疗法的原理、方法以及要求达到的目标,解除疑虑,获得患者的充分合作;治疗前要找到最合适的测试记录类别和电极放置部位。治疗后在皮肤上做好记号,以保证往后的治疗效果;治疗训练时要让患者注意力集中,密切配合治疗师的指导和仪器的提示;在训练过程中出现血压骤然升高、头痛、头晕、恶心、呕吐,应及时停止治疗;或治疗后出现失眠、幻觉等其他精神症状时应及时就诊。

（朱玉连）

第九节 牵 引 技 术

牵引是应用力学中作用力与反作用力的原理,通过徒手、器械或电动牵引装置,对身体某一部位或关节施加牵拉力,使关节面发生一定的分离,周围软组织得到适当的牵伸,从而达到复位、固定、减轻神经根压迫、纠正关节畸形的一种物理因子治疗方法。

（一）分类

根据牵引作用的部位分为脊柱牵引和四肢关节牵引,其中脊柱牵引又分为颈椎牵引和腰椎牵引;根据牵引的动力来源可分为手法牵引、机械牵引、电动牵引;根据牵引持续的时间可分为间歇牵引和持续牵引,根据牵引的体位可分为坐位牵引、卧位牵引和直立位牵引等。临床常用的牵引技术有颈椎牵引、腰椎牵引和四肢关节牵引。

（二）治疗作用

1. **增大关节间隙** 脊柱牵引可以增大脊柱的椎间隙,改变椎间盘突出物与周围组织的相互关系,减轻神经根受压。如颈椎牵引可增加椎骨间隙距离,扩大椎间孔,从而有利于消除水肿、减轻压迫症状;对腰椎神经根受压者,腰椎牵引可改变突出物与神经根的关系,从而缓解压迫症状;四肢牵引可以增大关节间隙,改善关节的活动范围。有研究证实,颈椎牵引的重量应以患者体重的 $1/10\sim1/15$ 为宜,当颈椎牵引的重量在 $6\sim7kg$ 时,椎间盘内部的压力减少约 70%;当颈椎牵引的重量达到 10kg 时,椎间盘内部几乎测不到压力。

2. **解除肌肉痉挛** 牵引可以缓解肌群挛缩或紧张,降低肌肉的紧张度,松解组织粘连,牵伸挛缩的关节囊和韧带。

3. **改善局部血液循环** 间歇性牵引通过肌肉等软组织间断性的紧张、放松,达到挤压血管、改善血液循环的目的,从而促进软组织损伤的修复、促进水肿的吸收和炎症的消退,并缓解疼痛。

4. **改善或恢复关节活动范围** 颈椎病、腰椎间盘突出症等脊柱疾患常可导致关节活动范围受限,通过牵引的上述作用,可以达到改善或恢复关节活动范围的目的。

5. **矫治关节畸形** 对于轻度的脊柱侧凸或四肢关节骨折且不能采用手术复位者,可通过牵引的力学作用以达到缓解复位和矫治畸形的目的。

（三）临床应用

1. **颈椎牵引**

（1）概念:颈椎牵引是通过牵引带沿颈椎纵轴方向施加拉力以对抗重力而产生的一系列的生理效应,以改善颈椎的生理功能,消除病理改变,达到治疗颈椎疾患的一种牵引技术。

（2）方法:颈椎常用的牵引方法有颈椎徒手牵引、颈椎重锤牵引、电动颈椎牵引和家庭牵引等。

（3）生理效应:增大颈椎椎间隙;牵伸挛缩组织,改善脊柱的正常生理功能;纠正椎间小关节的紊乱,恢复颈椎及脊柱的正常排序;扩大椎间孔,减轻神经根压迫症状。

2. **腰椎牵引**

（1）概念:腰椎牵引又称骨盆牵引,是用骨盆带固定腹部和骨盆,胸肋部反向牵引带固定于季肋部,利用牵引床和牵引装置沿腰段脊柱纵轴施加牵引力,以达到缓解神经根性疼痛的一种牵引技术。

（2）方法:腰椎常用的牵引方法有腰椎徒手牵引、骨盆重锤牵引、斜位自重牵引、电动骨盆牵引、三维多功能牵引等。

（3）生理效应:增大腰椎椎间隙,降低椎间盘内压;扩大椎管容积;增加后纵韧带张力,促进椎间盘还纳;预防、松解神经根粘连;解除肌肉痉挛;促进炎症消退;纠正腰椎小关节的紊乱;增加侧隐窝的面积。

3. **四肢关节牵引**

（1）概念:四肢关节功能牵引技术是将挛缩关节的近端肢体固定于特制的支架或四肢牵引装置,在远端肢体的远端按所需的方向施加重量进行牵引,从而达到牵伸关节或增大关节生理运动范围的一种牵引技术。

（2）方法:四肢关节常用的牵引方法有机械式关节训练器、电动式关节运动器、简易牵引架等。

（3）生理效应:放松痉挛的肌肉,保持肌肉的静息长度;利用牵引的重力,使挛缩和粘连的纤维产生更多的塑性延长,从而使病损关节恢复到正常或接近正常活动范围;治疗和预防肌肉、韧带、关节囊挛缩及粘连形成,恢复和保持关节正常活动范围。

（四）适应证

1. 脊柱牵引　适用于椎间盘突出症、脊柱小关节紊乱、颈背痛、腰背痛及腰腿痛等。

2. 四肢牵引　适用于四肢关节挛缩、四肢关节骨折且不能或不适宜手术复位的患者。

（五）禁忌证

1. 对有下列疾病的患者禁止使用牵引　恶性肿瘤、急性软组织损伤、先天性脊柱畸形、脊柱化脓性炎症、脊髓明显受压、严重的骨质疏松及伴有高血压或心血管疾病的患者。

2. 对有下列症状的患者不适宜实施颈椎牵引　类风湿关节炎或颈椎活动过度引发的颈椎韧带不稳、寰枢关节半脱位并伴有脊髓受压症状、急性"挥鞭样"损伤等;对椎基底动脉供血不足的患者也应慎重进行。

3. 对有下列症状的患者不适宜实施腰椎牵引　孕妇、女性月经期、有明显的马尾神经受压症状、急性胃十二指肠溃疡、腹主动脉血管瘤、慢性阻塞性肺疾病或其他引起呼吸困难的疾病等。

（朱玉连）

第十节　压力治疗

压力治疗(compression therapy)是指对人体体表施加适当的压力,以预防或抑制皮肤瘢痕增生、防治肢体肿胀为目的的一种物理因子治疗方法,被应用于多种疾病的预防和治疗。

从 1607 年 Fabricine 提出对瘢痕加压可促进手功能恢复;到 1835 年 Rayer 成功应用压力疗法治疗瘢痕疙瘩;再到 1971 年 Silverstein 及 Larson 发现压力衣及支架会减少瘢痕产生,压力衣的应用逐渐推广开来。进入 21 世纪,压力治疗广泛应用在偏瘫后手水肿、手外伤、烧伤康复及乳腺癌术后淋巴水肿等,且临床效用得到研究证实。

压力治疗的作用是预防和治疗增生性瘢痕,控制肢体水肿,促进肢体塑形,预防深静脉血栓,预防关节挛缩和畸形,预防下肢静脉曲张,促进下肢静脉溃疡康复;各类穿刺压迫止血,以及运动损伤辅助治疗。

一、绷带加压法

绷带加压法包括弹力绷带加压法、自粘绷带加压法、筒状绷带加压法、硅酮弹力绷带法等。

绷带加压法可以持续给肿胀的组织一个压力迫使潴留的淋巴液回流并防止新的肿胀出现,是一种非常有效的消除淋巴水肿肿胀的方法。

淋巴水肿患者肿胀的肢体出现持续的肿胀时,肢体的软组织由于持续地被牵拉就会逐渐失去弹性,就算将肿胀的液体全部排除干净肢体也不会自动回弹到原来的性状,这时就需要绷带加压法来维持肢体原来形状。

有骨突的部位压力最大,而骨突周围往往压不到,因此骨突部位需要放置海绵衬垫,以获得均匀压力。在静止状态下,绷带加压法只对表浅的淋巴管或血管产生压力;当肢体活动时,肌肉收缩以对抗绷带的压力,能够增加组织间隙的压力,并对深部的淋巴管和血管产生压力,加速淋巴与血液的充盈和排空。

1. 拉普拉斯定律（Laplace's law）　拉普拉斯定律指的是使用弹性绷带时在肢体内部生成的压力主要取决于绷带的张力或包扎的紧度、绷带层数以及肢体周径、绷带宽度。也就是说,包扎得越紧,特别是在下肢较细时,压力越大。所有这些因素都互有关联。

绷带缠绕应松紧适宜,压力大小均匀,近端压力不应高于远端。注意观察肢体血运情况,避免压力过大影响肢体血液循环。

2. 禁忌证　任何种类的急性感染、心源性水肿、恶性病变、肾功能衰竭、急性深静脉血、动脉疾病等。

3. 相对禁忌证　高血压、脑卒中、糖尿病、支气管哮喘等。

4. 作用原理

(1) 减少毛细血管渗出压(毛细血管静水压)。

(2) 增加和加速静脉和淋巴管的回流,减少静脉和淋巴液的反流。

(3) 增加静脉泵的功能。

(4) 促进回心血量。

(5) 巩固手法淋巴引流的治疗效果。

(6) 增加淋巴液回吸收的面积。

(7) 减少纤维化,软化组织,减小患肢肿胀体积。

二、压力衣加压治疗

压力衣加压法包括成品压力衣加压法、量身定做压力衣加压法、智能压力衣加压法。

压力衣加压法是指采用特定材质制作特定尺寸压力衣预防和治疗外周淋巴水肿、增生性瘢痕,预防深静脉血栓的压力治疗方法。

(一) 水肿压力衣加压治疗

对于早期淋巴水肿(水肿可自行消退的I期水肿),压力袜和压力手臂套是主要的治疗措施。对于中晚期的水肿,经过手法引流综合治疗,患肢体积显著减小,压力袜和压力手臂套是后续治疗和巩固治疗效果的必要措施,甚至终身采用的措施。远端的压力较近端高,有规律的外部压力递减变化有效地使血液保持脉动和循环的同时,使淋巴液不淤积、回流到静脉系统。选择压力袜和压力手臂套前先要测量患肢的周径,然后选择合适的压力袜和压力手臂套。

(二) 瘢痕压力衣加压治疗

1. 瘢痕压力治疗原则　早期应用、持之以恒、压力适中、防治并重。

2. 穿戴注意事项

(1) 对于伤口未愈合或皮肤破损有渗出的情况,在穿戴压力衣之前,应该使用敷料覆盖,避免弄脏压力衣。

(2) 为了避免瘢痕瘙痒和挠痒后引起皮肤破损等问题,穿戴压力衣之前可用油膏和止痒霜剂、洗剂擦洗。对于多数人而言,适当的压力可明显减轻瘢痕瘙痒。

(3) 穿戴压力衣期间偶尔会出现水疱,特别是新愈合或跨关节区域的伤口,可通过放置衬垫材料进行预防。如果发生了水疱,应保持干净并用非黏性无菌垫盖住。只有在破损后的伤口过大或感染时才停止使用,否则应持续穿戴压力衣。

(4) 在洗澡和涂润肤油时,可除去压力衣,但应在半小时内穿回。

(5) 每位患者配给2~3套压力衣,每天替换、清洗。

(6) 穿脱时避免过度拉紧压力衣。可先在手或脚上套一尼龙布套,再穿戴会比较容易。

3. 保养注意事项

(1) 压力衣应每天清洗以保证足够的压力。

(2) 清洗前最好浸泡1h,然后清洗。

(3) 压力衣应采用中性肥皂液于水中洗涤、漂净,轻轻挤去水分,禁过分拧绞或洗衣机洗涤。

(4) 晾干时压力衣应平放而不要挂起。

(5) 压力衣应于室温下自然风干,切勿用熨斗熨干或直接曝晒于日光下。

(6) 定期复诊,检查压力衣的压力与治疗效果,当压力衣变松时,应及时进行压力衣收紧处理或更换新的压力衣。

三、气压疗法

空气波压力治疗仪又称循环压力治疗仪、梯度压力治疗仪、四肢循环仪或压力抗栓泵。空气波压力治疗仪主要通过对多腔气囊有顺序地反复充放气,形成了对肢体和组织的循环压力,对肢体的远端到肢体的近端进行均匀有序的挤压,促进血液和淋巴的流动及改善微循环的作用,加速肢体组织液回流,有助于预防血栓的形成和肢体水肿,能够直接或间接治疗与血液淋巴循环相关的诸多疾病。

1. 治疗作用

（1）提高组织液静水压,促进静脉血和淋巴液回流。
（2）增加纤溶系统的活性。
（3）减轻或消除上、下肢体水肿。
（4）预防深静脉血栓。
（5）改善静脉功能不全。
（6）缓解肌肉疲劳、疼痛。
（7）促进麻痹不适肢体的康复。
（8）减轻糖尿病足、糖尿病末梢神经炎症状。

2. 适应证　淋巴回流障碍性水肿、复杂性区域性疼痛综合征、静脉功能不全、静脉曲张、糖尿病引发的末梢神经炎、长期卧床及老年患者的康复、截肢后残端肿胀、肢体痉挛等。

3. 禁忌证　未得到有效控制的肢体重度感染、近期形成的下肢深静脉血栓、大面积溃疡性皮疹、急性炎症性皮肤病、心功能不全(植入心脏起搏器者)、急性静脉血栓、深部血栓性静脉炎、肺水肿、丹毒、不稳定性高血压;有出血倾向者。

4. 注意事项

（1）治疗前检查设备是否完好,患者有无出血。
（2）每次治疗前检查患肢,若有尚未结痂的溃疡或压疮,应加以隔离保护后再进行治疗;若有出血伤口则应暂缓治疗。
（3）治疗过程中应注意观察患肢的肤色变化情况,并询问患者的感觉,根据情况及时调整治疗剂量。
（4）患者如果暴露肢体或部位,请注意穿一次性棉质隔离衣或护套,防止交叉感染。
（5）对于老年人或血管弹性差的患者,压力值首先从小开始,然后逐步增加直到耐受为止。
（6）插拔套筒上连接气管时,需一手固定套筒插口处,一手垂直插拔连接气管。
（7）套筒清洁方法为使用 75% 乙醇擦拭即可。
（8）套筒消毒方法为将套筒展开后使用紫外线照射 30min 即可。

（朱玉连）

参 考 文 献

[1] 沈嘉平,李海龙,刘晓峰,等. 干扰电疗法在康复治疗中的应用进展. 中华物理医学与康复杂志,2017,39(9):718-720.
[2] 潘小华,翟浩瀚,李浅峰,等. 不同物理康复疗法对颈肩腰腿痛的治疗效果. 中国医药科学,2017,7(5):165-168.
[3] 黄晓琳,燕铁斌. 康复医学. 6 版. 北京:人民卫生出版社,2018.
[4] 希福. BRADDOM'S 物理医学与康复医学. 5 版. 励建安,毕胜,黄晓琳,译. 北京:科学出版社,2018.
[5] 燕铁斌. 物理治疗学. 3 版. 北京:人民卫生出版社,2018.
[6] 中国康复医学会康复治疗专业委员会水疗学组. 水疗康复技术专家共识. 中国康复医学杂志,2019,34(7):756-760.
[7] 罗凯旋,冯湘君,陈茉弦,等. 低强度聚焦超声对神经调控作用研究进展. 中国现代医学杂志,2021,31(7):41-44.
[8] CHENG L,CHANG S,QIAN L,et al. Extracorporeal shock wave therapy for isokinetic muscle strength around the knee joint in athletes with patellar tendinopathy. J Sports Med Phys Fitness,2019,59(5):822-827.
[9] EBADI S,FOROGH B,FALLAH E,et al. Does ultrasound therapy add to the effects of exercise and mobilization in frozen shoulder? A pilot randomized double-blind clinical trial. J Bodyw Mov Ther,2017,21(4):781-787.
[10] ZHENG Y L,WANG X F,CHEN B L,et al. Effect of 12-week whole-body vibration exercise on lumbopelvic proprioception

and pain control in young adults with nonspecific low back pain. Medical Science Monitor,2019,25:443-452.

［11］ MARÍN-CASCALES E,ALCARAZ P E,RAMOS-CAMPO D J,et al. Whole-body vibration training and bone health in postmenopausal women:a systematic review and meta-analysis. Medicine,2018,97(34):e11918.

［12］ RUSTLER V,DÄGGELMANNN J,STRECKMAN F,et al. Whole-body vibration in children with disabilities demonstrates therapeutic potentials for pediatric cancer populations:a systematic review. Supportive Care Cancer,2019,27(2):395-406.

［13］ ABEL T J,Walch T,HOWARD M A 3rd. Russell Meyers(1905-1999):pioneer of functional and ultrasonic neurosurger. Journal neurosurgery,2016,125(6):1589-1595.

［14］ MEDINA-PORQUERES I,CANTERO-TELLEZ R. Class IV laser therapy for trapeziometacarpal joint osteoarthritis:study protocol for a randomized placebo-controlled trial. Physiother Res Int,2018,23(2):e1706.

［15］ DEDES V,TZIROGIANNIS K,POLIKANDRIOTI M,et al. Radial extra corporeal shockwave therapy versus ultrasound therapy in the treatment of plantar fasciitis. Acta Informatics Medical,2019,27(1):45-49.

［16］ PURCELL R L,SCHROEDER I G,KEELING L E,et al. Clinical outcomes after extracorporeal shock wave therapy for chronic plantar fasciitis in a predominantly active duty population. J Foot Ankle Surg,2018,57(4):654-657.

［17］ AYDIN A,ATIÇ R. Comparison of extracorporeal shock-wave therapy and wrist-extensor splint application in the treatment of lateral epicondylitis:a prospective randomized controlled study. Journal of Pain Research,2018,11:1459-1467.

［18］ YAN C,XIONG Y,CHEN L,et al. A comparative study of the efficacy of ultrasonics and extracorporeal shock wave in the treatment of tennis elbow:a meta-analysis of randomized controlled trials. Journal of Orthopaedic Surgery and Research,2019,14(1):248.

［19］ KRISHNA V,SAMMARTINO F,REZAI A. A review of the current therapies,challenges,and future directions of transcranial focused ultrasound technology:advances in diagnosis and treatment. JAMA Neurol,2018,75(2):246-254.

［20］ FRASSANITO P,CAVALIERI C,MAESTRI R,et al. Effectiveness of extracorporeal shock wave therapy and kinesio taping in calcific tendinopathy of the shoulder:a randomized controlled trial. Eur J Phys Rehabil Med,2018,54(3):333-340.

第十五章 运动治疗

第一节 关节活动训练

关节活动训练是维持及恢复因各种因素导致的关节活动功能障碍的运动治疗技术,包括徒手关节活动训练、器械关节活动训练和患者自我关节活动训练等。

关节活动存在 3 个轴向、3 个平面的运动。只能在 1 个平面运动的关节称"单轴关节",如指间关节、肱尺关节等;可在 2 个平面运动的关节称"双轴关节",如第 1 腕掌关节、桡腕关节等;可在 3 个平面运动的关节称"三轴关节",如肩关节、髋关节等。关节沿冠状轴、矢状面的运动为屈伸运动;沿矢状轴、冠状面的运动为展收运动;沿垂直轴、水平面的运动为旋转运动。关节活动的幅度常用关节活动度来表示,关节活动度(range of motion,ROM)指关节运动时所通过的运动弧或转动的角度。

通常关节的活动性与稳定性成反比,活动性大的关节稳定性差,反之稳定性好的关节活动性差。人类通过数百万年的进化,上肢的活动性明显高于下肢,下肢的稳定性普遍好于上肢。关节的活动性和稳定性与构成关节的 2 个关节面弧度差有关,弧度差越大,关节活动性越好;也同关节软组织的强弱有关,关节囊越薄、关节韧带和肌肉越松,关节的活动性越好。

一、关节活动对机体的影响

1. **对肌肉的影响**　关节活动训练有利于保持肌肉的弹性和延展性,维持肌肉功能。骨骼肌纤维直径与制动时间呈负相关,制动会使骨骼肌纤维素样变性、细胞凋亡。

2. **对肌腱及韧带的影响**　关节活动可以避免制动引起的肌腱弹性及刚度降低,避免韧带活性下降,从而出现关节挛缩畸形。

3. **对软骨及滑膜的影响**　关节活动训练对关节产生适当的应力,可刺激骨原细胞向软骨细胞分化,有利于透明软骨的形成,避免制动引起的软骨退化。还能避免关节滑膜呈淀粉样变性,继而发生纤维粘连,导致活动受限。

4. **对半月板的影响**　关节活动训练能促进半月板的血供显著增加,加速半月板修复。肢体制动 4 周可以使损伤后的半月板血流量增加减少。

5. **对骨骼的影响**　关节活动可以通过力学的挤压刺激,增强成骨细胞的活性;通过肌肉泵的作用,促进骨折区域的血液供应,加速骨折的愈合。运动也改善了骨骼的钙盐代谢,减缓骨矿含量的减少,预防骨质疏松。

6. **对循环的影响**　肌肉泵的作用可以促进静脉和淋巴液回流,消除组织水肿,也可以有效预防深静脉血栓的形成。

二、影响关节活动度的主要因素

（一）生理因素

1. 骨性限制 关节活动终末端受到骨与骨的接触限制,如肘关节伸展时尺骨鹰嘴与肱骨滑车接触限制。

2. 弹性限制 关节活动还受到关节周围软组织的限制,如膝关节伸展会受到前交叉韧带和侧副韧带的限制;髋、膝关节屈曲时受大腿前部及胸腹部软组织的接触限制;髋关节外展及内收受内收肌或外展肌肌张力的限制等。

3. 长度-张力关系的限制 多关节肌通常在其功能性收缩活动度的中间部分存在最理想的长度-张力关系。当髋关节伸展时做膝关节屈曲的动作,由于腘绳肌放松,在放松变短的位置收缩会出现力量不足、膝关节屈曲角度比屈髋状态时小,称为主动不足(active insufficiency),也是功能性收缩范围的终点。当膝关节伸展时,腘绳肌被拉长限制了髋关节的屈曲,称为被动不足(passive insufficiency)。

（二）病理因素

1. 疼痛 疼痛引起主动、被动关节活动不足,能产生疼痛的原因多而复杂。

2. 软组织变化 因各种原因引起的关节周围的软组织短缩、挛缩、痉挛、粘连、炎性渗出都会引起关节主动、被动活动受限。

3. 肌力下降 各种原因引起的肌力下降会限制关节活动,主要引起主动关节活动受影响,常出现被动运动范围大于主动运动范围。

4. 关节异物 关节内的异物、游离体会影响关节活动的范围。

三、关节活动训练的原则

1. 安全原则 训练应在患者舒适体位下进行,让患者处于放松状态;训练应在无痛或轻微疼痛、患者能耐受的范围内进行,避免使用暴力,以免发生组织损伤。

2. 依次原则 多关节需要训练时,应按照从远端向近端的顺序依次进行逐个关节训练或数个关节一起的训练。

3. 综合治疗原则 关节活动训练采取医院治疗和家庭训练相结合,各种治疗方法相配合的综合训练方案效果会更好。如训练前利用中药熏洗或者热疗增加组织塑形性,可以增加疗效。

四、关节活动训练的注意事项

1. 在完成功能评定后,确定适合患者的训练方式和方法。训练时要选择患者舒适的体位,必要时充分暴露治疗部位。

2. 注意患者的训练反应。训练时避免暴力动作、避免患者出现明显疼痛;训练中避免出现动作代偿;训练后如果关节疼痛及肿胀超过24h,说明治疗过度,应减轻治疗强度。

3. 患者出现关节过度松弛、急性炎症、出血倾向等情况时禁止进行关节活动训练。

五、关节活动训练的方法

（一）主动关节活动训练

主动关节活动训练是通过关节附近肌肉的主动收缩完成的关节活动,没有外部力量的干预,可分为徒手主动运动和使用器械主动运动。

1. 主动关节活动的作用

（1）保持肌肉的收缩性和生理弹性,有效防止肌肉萎缩。

（2）为关节骨骼及软组织提供良好的刺激,促进肌肉感觉对中枢系统的反馈。

（3）促进局部血液循环,防止血栓形成。

2. 操作方法

（1）根据功能评估结果选择适合患者的体位、运动部位和训练方向,可以采取组合运动,也可以采取单轴运动依次进行关节的活动。

（2）可以借助器械进行助动、主动训练。如利用水的浮力、棍棒的助力、滑轮的助力进行适当的训练。训练时助力逐渐减小，尽量发挥患者的主动运动能力。

（3）训练时动作宜平稳缓慢，尽可能达到最大幅度。

3. 适应证与禁忌证

（1）适应证：适用于有主动训练能力，但因制动、肌张力增高、肌力不足、神经支配障碍、活动不足等引起的软组织短缩、关节活动度障碍者。

（2）禁忌证：各种原因导致的关节不稳、无内固定的未愈合骨折、未复位的关节脱位等；关节急性炎症、有出血倾向、局部骨关节肿瘤等。

（二）被动关节活动训练

被动关节活动指由外力产生的关节运动，关节肌肉很少或没有自主收缩，外力可以是他人、自己另一侧肢体、器械设备等，可分为徒手被动活动训练和使用器械被动活动训练。

1. 徒手被动活动训练

（1）作用：①维持关节软组织的活动性，减少关节挛缩的影响；②保持肌肉的机械弹性；③促进局部血液循环，加速损伤愈合过程；④促进关节软骨的营养；⑤减少及抑制疼痛。

（2）操作方法：①选择患者舒适、放松的体位，确定运动的关节及运动顺序；②尽量固定运动关节的两端，避免代偿；③运动柔缓、平稳、有节律；④角度循序渐进，尽量在无痛范围中进行；⑤须抓握关节控制动作，充分支持骨折未完全愈合、过度松弛的区域；⑥每个方向重复动作 5~10 次，并结合治疗目标进行修正。

（3）适应证：因制动、肌张力增高、肌力不足、神经支配障碍、活动不足引起的软组织短缩导致的关节活动度障碍者；不能主动活动者，如完全卧床、昏迷等。

（4）禁忌证：各种原因导致的关节不稳、无内固定的未愈合骨折、未复位的关节脱位等；有出血倾向、局部骨关节肿瘤等。

2. 持续性被动关节运动训练（continuous passive motion，CPM）　CPM 是使用专业器械，进行持续的、缓慢的、被动的关节运动训练。CPM 通常用于术后的早期物理治疗。

（1）作用：①术后早期即使用 CPM 有利于关节周围组织的修复和伤口的愈合；②有助于促进组织内血液循环，消除肿胀，防止下肢深静脉血栓；③预防关节制动引起的关节、肌肉及韧带的营养障碍，关节粘连挛缩等；④缓解术后疼痛，促进关节滑液分泌。

（2）操作方法：①根据患者情况设置角速度，通常 45s 到 2min 为一个动作循环；②根据康复计划，逐步增加关节的运动弧度，一般从 20°~30°的小弧度开始；③在使用频率上并没有严格的规定，有术后 24h 连续使用的，也有每天使用时间 1~12h 不等的。有研究显示每天使用 4~8h 可产生关节顺应性及活动范围的最大效果。

（3）适应证：关节置换术后、骨折术后、关节松解术后、韧带修复术后、关节镜检查手术后、烧伤等。

（4）禁忌证：各种原因导致的关节不稳、无内固定的未愈合骨折、肌肉僵直、躁狂期、未复位的关节脱位等；术后即出现静脉血栓、有出血倾向、局部骨关节肿瘤等。

（祁　奇）

第二节　牵张训练

牵张训练是指运用外力牵拉短缩或挛缩的软组织，使软组织伸展和舒张的训练。牵张训练是治疗软组织短缩及关节活动障碍的常用治疗方法，牵张时需将肌肉保持在延长的位置并持续一定的时间。

一、牵张训练的基础

软组织主要有肌肉、肌腱、韧带、筋膜、滑膜、软骨盘、关节软骨、关节囊、皮肤等组织。这些软组织都具有弹性、延展性和可塑性。当软组织受到牵张时,随着牵张强度、时间、温度、速度的变化,会出现不同的软组织延展效果。

1. **肌梭与腱器官**　肌梭是感受肌肉长度变化的本体感受器,而腱器官是感受肌肉张力变化的本体感受器。当肌肉受到牵张时,首先兴奋肌梭而发动牵张反射,导致受牵拉的肌肉收缩;当牵张进一步加强时,兴奋腱器官,使牵张反射受到抑制,这样可避免牵拉的肌肉受到损伤。

(1) 肌梭:肌梭是骨骼肌中感受牵张刺激的梭形本体感受器。典型的肌梭直径约 1mm,长轴与骨骼肌纤维平行排列。肌梭囊内有 6~12 根梭内肌纤维,囊外的肌纤维称为梭外肌纤维。梭内肌纤维按其长短和核排列的方式分为核链纤维、核袋纤维 2 种。核链纤维的细胞核在肌纤维中段排列成链状纵行,肌纤维短,一般不伸出囊外,对静止持续的牵拉刺激较敏感;核袋纤维的细胞核堆积在肌纤维中段,膨大似袋状,肌纤维较长,以致有小部分伸出囊外,对快速牵拉刺激较敏感。肌梭内的感觉神经纤维有 2 种,一种是较粗的有髓神经纤维Ⅰa 类纤维,另一种是直径较细的Ⅱ类纤维。肌梭内的运动神经纤维来自脊髓前角的 γ 运动神经元,末梢分布于梭内肌纤维的两端。当梭内肌 γ 运动神经元兴奋时,收缩的梭内肌牵拉核袋纤维上的初级纤维,再通过Ⅰa 类纤维传入改变梭外肌 α 神经元的兴奋状态,调节肌肉收缩。

(2) 腱器官:腱器官大部分位于梭外肌的肌腱胶原纤维中,是感受骨骼肌张力变化的一种本体感受器。最早由 Golgi 发现,故又称高尔基腱器官。腱器官与梭外肌纤维成串联关系,当梭外肌纤维等长收缩时,传入腱器官的冲动频率增加,传入肌梭的冲动频率不变;当梭外肌纤维等张收缩时,传入腱器官的冲动频率不变,而传入肌梭的冲动频率减少;当肌肉被牵张时,传入肌梭和腱器官的冲动频率均增加。

2. **软组织的生物力学特性**　软组织属于弹性物质,具有拉伸、压缩、剪切、扭转、弯曲等 5 种形变的物理学特性。拉伸、压缩及剪切是最基本的形变和塑性形变,扭转和弯曲是由基本形变复合而成。软组织同时具有黏弹性材料的 3 个特点。

(1) 应力-应变曲线滞后:应力-应变曲线滞后是指物体做周期性加载和卸载,加载和卸载时的应力-应变曲线不重合的特性。卸载曲线的拉长比值(受载下的长度与原长度的比值)大于加载曲线,只有在卸载较多负荷的情况下才能恢复到原有载荷状态下的形变。

(2) 应力松弛:应力松弛是指软组织若应变保持一定,则应力随着时间的增加而下降的特性。软组织在负载后发生形变,如果继续维持加载状态,软组织内部达到一定的应力,随着时间的延长出现应力减小的过程称为应力松弛。

(3) 蠕变:蠕变是指在应力保持一定时,应变随着时间的增加而增大的特性。软组织在形同的应力下,随着时间的增加,软组织逐渐变长,这种形变与时间的关系曲线称为蠕变曲线。

二、牵张对机体的影响

1. **维持改善软组织的延展性**　牵张训练可以保持和增加皮肤、韧带、肌肉、肌腱、关节囊等软组织的延展性,防止关节活动受限、挛缩。

2. **调节肌肉张力**　牵张可以刺激肌梭、肌腱内的本体感受器,调节肌肉的张力。适当快速的牵拉肌肉可以提高肌肉的兴奋性,而缓慢、持续的牵张可以使肌肉被拉长后降低黏滞性,缓解痉挛。

3. **促进骨代谢**　牵张应变刺激可以促进成软骨细胞的分化,促进损伤软骨的修复。适宜的机械牵张力可以促进骨髓间充质干细胞增殖,并向成骨细胞分化。

4. **预防损伤**　运动前进行充分的牵张训练,可以增加关节的柔韧性和灵活性,降低剧烈运动引起的损伤风险。牵张还可以缓解运动后导致的肌紧张,使痉挛短缩的肌纤维拉长放松,排列趋向整齐,避免肌纤维僵化,防止神经肌肉接点部位过早的衰竭和疲劳,能够有效缓解发生在神经肌肉接点、细胞器、肌细胞膜等部位的疲劳,达到延缓肌肉疲劳的效果。

三、牵张训练的要素

1. **力学对线**　针对需要牵张靶肌肉的肌纤维走向,在起止点进行对位对线,确定牵张的方向、调整靶肌肉邻近关节的位置,以达到最佳的牵张效果。如股直肌牵张时,髋关节保持中立位是比较好的位置。

2. **固定点**　确定靶肌肉的一个附着点为固定点,向另一个附着点进行牵张。治疗师在给患者进行关节牵张时,通常采取关节近端固定,向远端牵张;患者自我牵张时,通常是远端固定进行牵张。

3. **牵张强度**　牵张的力度和速度是牵张训练中关键的变量,一般主张使用轻力度、低速度的牵张强度进行牵张。

4. **牵张时间**　通常牵张时间和牵张次数成反比,一次牵张的时间越短,需要重复的次数就越多。

5. **牵张方式**　临床上可以根据评估及治疗目的选择静态牵张、动态牵张、弹震式牵张、本体感受性神经肌肉促进牵伸等不同方法。

四、牵张训练的注意事项

1. **充分热身**　牵张训练常常是体育运动前的热身运动,牵张前需要进行充分的热身,从低强度、小范围、有节奏的运动开始。因为温度低的软组织更脆弱,容易撕裂损伤。

2. **有效固定**　在进行牵张训练时,一定要进行有效的固定,避免牵张力转移到不需要牵张(过度松弛)的肌肉及韧带。

3. **避免暴力**　不主张暴力的牵张训练,避免在牵张后出现剧烈酸痛,或出现组织损伤。

4. **个性原则**　不同年龄、不同生活习惯、不同疾病会引起不同的组织短缩及功能障碍,要充分评估患者的情况,制订个性化的牵张训练处方。

5. **综合干预**　牵张训练之前如果使用热疗可以增加软组织的塑形性,有促进牵张的效果;牵张训练后用冷疗作用于局部,可以减少渗出;此外在牵张训练中配合放松训练,常常能起到更好的效果。

6. **功能结合**　无论何种形式的牵张训练都要和日常功能活动相结合,使训练效果得到更好的维持。

五、牵张训练的分类

牵张训练的模式按照是否使用器械可以分为徒手牵张训练、自我牵张训练和器械牵张训练;按照主动程度可以分为主动牵张训练、被动牵张训练。具体的训练方式有静态牵张、动态牵张、弹震式牵张、本体感神经肌肉促进技术牵张等方法。

（一）静态牵张

静态牵张(static stretching)是指牵伸到软组织弹性阻力点,并持续一段时间的牵张方法。牵张的时间是根据患者障碍情况、治疗耐受性和治疗反应决定的。徒手、自我牵张维持 5s 至 5min 不等。静态渐进牵张指当在进行静态牵张后,短缩的软组织维持在延展状态做进一步加大角度的静态牵张。静态渐进牵张的方式可得到更好的效果。低负载持久牵张(low load prolonged stretching,LLPS)属于使用器械的静态牵张,即通过石膏、夹板、支具等装置将肢体缓慢牵张到适应角度,在避免出现过度抵抗、疼痛及损伤的前提下,可以每天持久佩戴 6~8h。

（二）动态牵张

动态牵张(dynamic stretching)是指通过缓慢地、有控制地活动肢体来增加关节活动范围,随着动态活动的重复,动作速度也逐渐增加,但始终在低速范围内的牵张方法。动态牵伸与弹震式牵张的高速动作不同,也没有反弹或弹震的动作,仅是有控制的活动肢体。

（三）弹震式牵张

弹震式牵张(ballistic stretching)是使用反弹式、弹震式动作与移动,且最终姿势不必保持固定的牵张方法。有研究证明高强度的快速牵张慢性挛缩致密结缔组织,效果并不比低强度的低速牵张有效,却更容易引起损伤。弹震式牵张通常用于运动员运动前的热身,推荐低强度快速的弹震式牵张程序。

（四）本体感神经肌肉促进技术牵张

本体感神经肌肉促进技术(proprioceptive neuromuscular facilitation,PNF)牵张是通过改变肢体关节活动度,使收缩的肌肉得到牵伸的一种技术。关节活动度最大化时,肌肉在牵伸时会处于放松状态。肌肉收缩和肌肉牵张相结合可以放松紧张的肌肉,增加关节的柔韧性。PNF 牵张训练适用于有正常神经支配及肌肉自主收缩的患者,不适于纤维化的挛缩。

六、牵张训练的程序

（一）准备

治疗师对患者进行评估后,共同制订训练目标和计划,选择高效率的牵张方案。训练开始前可在局部进行热疗或进行充分的热身运动,让患者取舒适的体位,解除限制性的衣物、绷带或夹板。

（二）实施

1. **徒手牵张**　要稳固地抓握患者的关节近端及远端,固定近端,移动远端;在牵张跨多关节肌肉时,先单关节牵张,再进行多关节牵张;使用缓慢、持久、低强度的牵张;牵张方向与肌肉收缩方向相反。

2. **器械牵张**　使用器械时,注意肢体与设备之间的固定,在骨突起部位注意保护,避免长时间卡压引起损伤;低负载持久牵张时,注意皮肤颜色的变化,防止捆扎过紧局部缺血;在去除石膏、夹板、器械后,多进行可活动范围内的功能性运动,保持疗效。

3. **PNF 牵张**　在进行收缩-放松、固定-放松训练时,慎用最大强度等长收缩,在重复最大强度等长收缩 3 次后,患者血压易出现明显上升。建议进行次最大强度等长收缩,每次维持 5~10s,并让患者始终维持正常的呼吸节律。

4. **结束**　牵张结束后可以采取冷疗以减少局部的渗出和疼痛,建议冷疗时让关节仍处于伸展位。在获得活动度的效果的同时一定要注意肌力的训练,并将日常功能性活动以及自我牵张的方法教给患者。牵张后的局部疼痛如果 24h 不能缓解,可能是因为牵张训练强度过大。

（三）适应证与禁忌证

1. **适应证**　由于挛缩、瘢痕、粘连等导致的关节活动范围障碍;影响日常生活及功能活动的短缩和挛缩;神经因素引起的肌肉痉挛;肌肉无力导致的拮抗肌紧张。

2. **禁忌证**　骨性关节活动障碍、不稳定的骨折、局部急性炎症和感染、神经修复术后早期（1 个月内）、严重骨质疏松、牵张时出现不明原因剧痛等。

（祁　奇）

第三节　肌力与肌肉耐力训练

肌肉表现是指肌肉做功（力×距离）的能力,是机体功能活动的重要组成部分。肌肉表现关键因素是肌力、爆发力及肌肉耐力。其中爆发力是指单位时间内肌肉做功（力×距离/时间）,也就是肌肉做功的速率。

一、肌力训练

广义层面,肌肉力量是肌肉收缩产生的力,肌力大小与肌肉收缩产生的张力总量直接相关。狭义层面,肌力是指肌肉对抗阻力产生的单次最大收缩力,也称绝对肌力。

肌肉由肌纤维组成,每根肌纤维由较小的肌原纤维组成,胶原纤维则由串联的肌节组成。肌节由肌动蛋白和肌球蛋白重叠的横桥构成。肌肉收缩时,肌动蛋白和肌球蛋白的肌丝同步滑动,同时肌肉变短。肌肉放松时,横桥滑开,同时肌肉恢复初长度。

（一）骨骼肌纤维的主要类型与特点

（1）慢缩型肌纤维（Ⅰ型）:Ⅰ型肌纤维具有慢收缩、低张力和耐疲劳的特点。

（2）快缩型肌纤维（Ⅱa 型）:Ⅱa 型肌纤维具有快收缩、耐疲劳和受训练类型影响的特点。

（3）快缩型肌纤维（Ⅱb 型）:Ⅱb 型肌纤维具有收缩快、力量大和易疲劳的特点。

（4）遗传影响和纤维类型分布:人体快缩型或慢缩型肌纤维的百分比都取决于基因。常规运动训练不能改变这个比例,具体的训练可以改变所有纤维类型的代谢特征,例如,高强度、无氧肌力训练可以诱发快缩型纤维的适应性变化。

（5）纤维类型的募集顺序：募集顺序基于活动的方式、所需的力量、运动模式和体位。慢肌纤维的运动单位具有最低的功能阈值，在更轻和更慢的活动（如低强度和长时间的耐力活动）中募集。快速的、大力量运动诱导更强、更高的快肌纤维的运动单位的激活。募集的先后顺序是慢肌纤维、快肌纤维Ⅱa型和快肌纤维Ⅱb型的运动单位。

（二）长度-张力关系

（1）随着肌肉沿着可及的ROM缩短或延长，肌肉产生的张力会发生变化。最大力量出现在ROM中间的某个点，在ROM的起始和末端力量较小。

（2）举高和放低的重量不能超过肌肉在ROM范围内最弱的力量。

（3）当肌肉被牵伸超过休息长度，因为小肌丝滑离和肌节延长，其横桥会出现机械性中断。牵伸放松可使肌肉恢复休息长度，长度与张力比例的改变称为弹性。

（4）肌肉放松后，逐渐恢复初长度，进入弹性范围受牵伸的肌肉就会收缩并产生力量或张力。

（三）适应性改变

1. 代谢改变

（1）肌肉收缩达到大约60%的力量水平时，肌肉内压力增大，肌肉的血流受阻，此时肌肉主要靠无氧代谢供养。

（2）肌力训练有一个短暂的激化时间，小肌群的训练比大肌群高强度运动（如步行、跑步、游泳）产生较少的心血管代谢当量。

（3）收缩和放松的节律性挤压动作可以提高肌肉的血流速度，主要通过有氧代谢提供能量。

2. 肌肉改变

（1）肌肉肥厚，通过6~8周的抗阻训练能引起肌肉体积的增长。

（2）单个肌肉纤维增粗，包含更多肌动蛋白和肌球蛋白，以及有更多更粗的肌原纤维；肌节增多，出现肌肉重塑。

（3）运动单位募集和放电同步性的提高强化了肌肉收缩和力量产生的效率。

（4）一般快肌纤维和慢肌纤维的运动单位的比值是50%。低强度的工作负荷可激活人体大部分肌肉。高适应性的Ⅱa型快肌纤维的肌力训练需要短时长（少于20次）、高强度的运动。

（5）当肢体制动时，肌肉因为缺少使用而导致体积和力量的丧失，最终出现失用性肌萎缩。

（6）肌肉的横断面与肌力大小高度相关。肌肉横截面积越大，力量越大。

3. 损伤和功能改变

（1）肌力训练能够改变体内肌肉量、骨量、脂肪量、蛋白质量等身体成分间的比例，有利于体重控制和保持，降低糖尿病风险，降低静息血压，提高免疫功能。

（2）改善功能和生活质量，包括改善平衡和协调功能、步态和功能转移能力、日常生活活动能力；提升运动表现，改善姿势及自我形象；增加幸福感。

（四）肌力训练的原则

1. 抗阻原则 阻力是增强肌力的重要因素，阻力可来源于肢体本身的重量、肌肉在移动过程中所克服的阻碍、外加的阻力等。在肌力训练中应采取高强度、大负荷的抗阻原则。

2. 过度负荷原则 要增加肌力，需要施加超过肌肉本身新陈代谢能力的负荷，挑战肌肉的极限能力，一旦肌肉产生适应，效果就会被固定。

3. 超量恢复原则 在负荷的刺激下，肌肉糖原消耗量随刺激强度增大而增加；在恢复期的阶段中，会出现被消耗的物质超过原来数量的恢复阶段，称为超量恢复；超量恢复的程度与消耗过程有关，在一定范围内，消耗越多，超量恢复效果越明显；在超量恢复阶段再次进行肌力训练，效果明显；如果在疲劳期进行再次肌力训练，容易引起肌肉损伤。

4. 特异性原则 代谢和生理系统的适应性改变是基于施加载荷的类型。具体的运动模式诱发具体的适应性改变，产生具体的训练效果。

5. 可逆性原则 不断地进行肌力训练是维持肌力的必要条件，停止训练会使肌肉募集下降和肌肉纤维萎缩。

（五）改善肌力的抗阻运动

抗阻运动通过肌群相对低重复的负重或控制重物，来提高肌力；通过低阻力、长时间的重复运动来提高肌肉耐力；提高相关的肌肉表现能力。

1. 徒手抗阻　一种由他人提供阻力的主动运动。徒手抗阻的优点：①适合在肌肉很微弱的早期进行运动；②操作者可以根据肌肉能力水平进行安全的抗阻运动；③可在关节活动范围的痛弧内做适当调整；④可以简化地改为对角线或功能性运动模式（如本体感神经肌肉促进技术）以及恰当的促进技术（如快速牵拉）。其缺点：①阻力大小不能量化；②在全关节活动度范围内很难维持同等阻力以及持续重复相同阻力；③阻力的大小受限于操作者和照护者的力量。

2. 器械抗阻　器械抗阻是一种使用设备和力学装置提供阻力的主动运动。其优点：①阻力大小可以量化，并可随着时间而提高；②阻力可大于操作者徒手施加的阻力。缺点：①不能简化地适应对角线或功能性运动模式；②如果需要小心控制或维持低强度的力量，那么这种方式可能不安全。

3. 抗阻运动的类型

（1）等长运动：等长运动是静态的，肌肉收缩时没有长度的改变。阻力是可调可变的，收缩应该维持至少 6s 才能获得肌肉的适应性改变。肌肉是在关节活动范围内的某一点得到训练，而不是需要超过肌肉整个长度。这种类型的抗阻运动会使血压升高，心血管疾病的患者要慎用。训练中要密切关注患者潜在的憋气动作（Valsalva 运动）。

1）徒手等长运动：患者取舒适体位，阻力施于肢体远端，避免训练中出现代偿运动；逐渐增加阻力，如在训练中出现疼痛、肌肉震颤或者代偿运动时，应及时降低阻力。每一运动重复 8~10 次，并适当休息，逐渐增加训练量，训练中给予适当的口令。

2）"tens"法则等长收缩运动：患者取舒适体位，治疗师选择适当的阻力器械，训练中每次等长收缩持续 10s、休息 10s、重复 10 次为一组训练，每次训练做 10 组。

3）短促等长运动：维持最大等长抗阻收缩 6s，然后放松，重复 20 次，每次间隔 20s，每天训练一次。

4）多点等长运动：借助治疗设备，在整个关节活动范围内，选取不同角度进行等长收缩训练（一般角度间隔为 20°~30°），适用于关节活动中有固定角度疼痛的患者，可以避开出现疼痛的角度进行肌力训练，通过生理溢流效应覆盖疼痛角度的肌力训练效应。

（2）等张运动：等张运动指关节运动对抗阻力负荷的训练，是最常见的训练方式。在等张收缩时，原则上肌肉的长度发生变化，张力保持不变。这种类型运动的速度是可变的。

1）向心性与离心性等张运动：如在收缩时肌肉长度缩短（肌肉起止点靠近），称为向心性等张运动；如在收缩时肌肉长度变长（肌肉起止点分离），称为离心性等张运动。最大离心运动比最大向心运动产生更大力量。肌力训练的特异性决定了向心训练提高向心肌力量，离心训练提高离心肌肉力量。离心收缩存在于多数功能活动，如抗重力蹲下、上下楼梯等。离心收缩在闭链功能活动期间作为吸收振动的来源。离心收缩的氧气消耗和能量储备都比同等负荷的向心收缩少。

2）全弧与短弧运动：在关节活动度全范围内进行的抗阻等张运动，也称全弧等张运动，如果只在部分活动范围内进行抗阻等张运动则称为短弧等张运动。

3）渐进抗阻法：渐进抗阻法又称德洛姆法（Delorme），估算出待训练肌群连续 10 次等张收缩所能承受的最大负荷量，简称为 10RM（10 repetition maximum）。10RM 为制订运动强度的基准量，训练分 3 组进行，即第 1 组运动强度取 10RM 的 1/2 量，重复 10 次；第 2 组运动强度取 10RM 的 3/4 量，重复 10 次；第 3 组运动强度取 10RM 量的全量，重复 10 次。每组间可休息 1min。1 周后复试 10RM 量，如肌力有所进步，可按照新的 10RM 量进行下一周的训练。

4）减退抗阻练习法：减退抗阻练习法又称牛津法（Oxford），与渐进抗阻训练法相反，10RM 为制订运动强度的基准量，每天的训练分 3 组进行，即第 1 组运动强度取 10RM 全量，重复 10 次；第 2 组运动强度取 10RM 的 3/4 量，重复 10 次；第 3 组运动强度取 10RM 的 1/2 量，重复 10 次。每组间可休息 1min。

5）短暂最大负荷训练：短暂最大负荷训练是一种等张和等长相结合的肌肉练习方法，即在最大负荷以下完成等张关节运动,并在完成时接着做等长运动收缩 5～10s,然后放松,重复 5 次,每次增加负荷 0.5kg。等长收缩不能维持 5～10s 者,则不加大负荷。

（3）等速运动:等速运动是指在特殊设备下进行运动,运动时的角速度恒定,阻力随着主动用力的变化而变化,在关节运动的各个角度都可以给到足够的阻力。在通过关节活动范围的时候产生的最大肌力称为峰值力矩,与角速度负相关,例如,角速度的提高会降低峰值力矩的产生。可利用等速设备进行向心和离心的抗阻运动,等速运动能在所有的关节活动范围内提供最大抗阻。

（4）血流限制性训练(blood flow restriction training,BFRT):血流限制性训练是指通过专用设备(如止血带和充气加压带)对训练部位进行暂时性血流阻断,并结合 20%～30% 单次最大收缩负荷 1RM 进行训练。有研究显示该训练可以让患者更轻松地完成训练,降低运动中损伤的风险,但仍需更多的研究证实其效果,阐明其机制。

（5）开链与闭链运动

1）开链运动:开链运动指运动时肢体近端固定而远端关节活动的、典型不负重的单关节运动。开链运动存在于远端肢体(手和足)的自由运动,如上臂举起或放下重物。只有在负重是禁忌证的时候,抗阻运动才选用开链运动。在等速测试中观察到,膝关节肌肉爆发力指标中到达峰力矩的时间,开链运动短于闭链运动,因此在强化肌力的训练中,肌肉爆发力的训练应选择开链训练。

2）闭链运动:闭链运动指肢体远端固定而近端关节活动的运动,是典型的多关节参与的负重运动。闭链运动存在于远端肢体固定的人体运动,如上楼梯或蹲下活动。闭链运动施负荷于肌肉、骨、关节,以及诸如韧带、肌腱和关节囊等非弹性软组织。闭链实际上是将开链的旋转运动转换成线性运动,因此在运动时不增加关节的剪切力,对关节有保护作用,更接近功能性康复。对于某些疾患如膝关节前交叉重建或松弛的关节,闭链运动提供了早期、安全、有效的康复手段。

二、肌肉耐力

肌肉耐力是指肌肉在负荷下能持续多久的能力。肌肉耐力训练通常应用相对低强度(即低至中等强度负荷,包括抗阻),进行持续反复的运动。

肌肉耐力的具体训练方法与肌力训练基本相同,可采用等张运动、等长运动和等速运动等方法,采取运动负荷较低、运动时间较长的运动方式。运动时要循序渐进,密切注意运动反应。

1. **等长收缩训练**　以 20%～30% 的最大肌肉收缩力量,做逐渐延长的等长收缩训练,至出现肌肉疲劳,每天 1 次,每周 3～5 次。

2. **等张收缩训练**　利用弹力带、沙袋等适宜的训练装置,以 50%～70% 的 10RM 负荷为训练量,每组 10～20 次,重复 3 组;每组间隔 30～90s,每天 1 次,每周 3～5 次。

三、注意事项

1. 经过一段时间的重复的动态或静态收缩,局部的肌肉疲劳是正常反应。疲劳是因为消耗储存的能源,氧化不充分出现乳酸堆积。典型表现是最大肌力下降、偶尔肌肉痉挛导致肌肉疼痛以及主动关节活动度下降。

2. 某些肌肉疲劳可能与明确的临床疾病有关。如多发性硬化症、心脏病、外周血管功能障碍和肺部疾病患者更容易疲劳且需要更长时间的休息。

3. 过度劳累或过度训练可引起暂时或永久性的肌力下降。正常人群的疲劳会引起不适感,所以不易发生过度训练和肌肉虚弱。下运动神经元疾病的患者参加高强度抗阻训练可导致肌力下降,如脊髓灰质炎后遗症、进行性肌营养不良等。运动强度、时间和进阶的缓慢推进可以避免出现过度劳累。

4. 骨质疏松患者常不能承受正常的压力或极度容易诱发病理性骨折。长期制动、卧床、不充分的肢体负重、营养或代谢障碍等因素都可能引起骨质疏松。

5. 无氧运动达到疲劳点后,可出现急性肌肉酸痛。血流降低和氧气减少(缺血)会引起暂时性的乳酸和钾离子的堆积。一段时间的低强度放松可以促进肌肉恢复供氧和减少酸痛。

6. 延迟性肌肉酸痛可发生于高强度运动或肌群过度用力 12~24h 之后,运动后的 24~48h 达到高峰。肌肉按压痛和僵硬可以持续 5~7 天。肌力牵伸或离心运动后通常更加严重。逐渐提高运动强度和时间可以减缓酸痛的程度。

四、禁忌证

1. **炎症**　抗阻训练可恶化血肿和诱发肌肉或关节的损伤。
2. **疼痛**　训练期间或训练 24h 后出现严重关节及肌肉的疼痛需要停止或减少运动。

五、运动处方示例

1. **渐进性抗阻训练**　不同负荷抗阻训练具体参数见表 3-15-1。

表 3-15-1　不同负荷抗阻训练具体参数

相对负荷	目的	1RM 的百分比/%	重复次数	组数/次	组间休息时间
轻	肌肉耐力	<70	12~20	1~3	20~30s
中	肌肉肥厚和力量	70~<80	8~12	1~6	30~120s
重	最大肌力	80~100	1~8	1~5 及以上	2~5min

（1）使用肌肉经过关节活动范围的具体次数的最大可重复重量或最大负荷量(例如,使用 10RM)作为基线。
（2）3 组 10 次,组间短暂休息 1~2min。
（3）进阶:开始运动使用 50% RM 重复 10 次,然后 75% RM 重复 10 次,最后 100% RM 重复 10 次。
2. **循环负重训练**
（1）全身训练的系列运动。
（2）每组运动的休息时间经常是 30~60s。
（3）可使用非负重或机械负重来进行训练。
3. **增强式训练**
（1）使用等张运动的牵伸-缩短的活动。
（2）速度、力量和功能性活动的整合。
（3）常适用于康复的后期,以获得高水平的运动表现。例如,让患者首先跳下一个平台,然后以较快的速度跳上平台,目的是提高直立跳的能力。
4. **短暂重复的等长运动**
（1）每天进行训练高达 20 次的维持 5~6s 的最大收缩。
（2）每次收缩后休息 20s,以预防血压的升高。
（3）6 周内获得肌力提高。

（祁　奇）

第四节　有 氧 训 练

有氧训练是指在氧气充分供应下的运动训练,训练过程中人体主要通过糖原、脂肪的有氧代谢提供能量。中等强度、大肌群、节律性、持续较长时间是有氧训练的运动特征。

一、基本概念

（一）最大耗氧量

最大耗氧量是指当身体达到最大运动量时,每分钟的最大耗氧量。最大耗氧量是身体利用氧能力的指标,通过大肌群的运动测算而来。VO_{2max} 是每千克体重每分钟可以使用氧的毫升数。体能越好,VO_{2max} 越高,可以达到的运动强度越大。

（二）心肌耗氧量

心肌耗氧量是指在单位时间内组织消耗的氧气量,也是指心肌在一定时间内所需要的氧气量,也称摄氧量。心肌耗氧量的多少主要取决于心肌张力、心肌收缩强度、心率及心脏后负荷等。健康人在进行最大运动量时,心肌耗氧和供氧可以维持平衡。当心肌耗氧大于供氧时,即导致心肌缺氧。

（三）耐力

耐力是指机体长时间活动抵抗疲劳的能力,包括肌肉耐力和心肺耐力。心肺耐力又称有氧耐力,是指机体在一段时间内进行大肌群运动的能力,如行走、跑步、游泳、骑车等。心肺耐力是机体持久工作的基础,被认为是健康体适能中最重要的要素。

二、适应性改变

机体的各个系统在一段时间的有氧训练下,会产生适应性改变,训练时间一般需要 10~12 周。适应性取决于机体改变的能力和训练的阈值,体适能差的人群改善的空间也较大。

（一）心血管系统

1. **心率** 长期的有氧训练能使安静心率降低,对特定运动强度适应的稳定心率降低,运动后可达到的最大心率较高,运动后心率恢复时间加快,心脏效能提高。

2. **每搏输出量与心排血量** 长期有氧训练能使左心室中隔和后壁肥大,心室的收缩力提高,心室收缩末期容积减小,心室内剩余血量减少,心脏的收缩性提高,舒张期充盈度增加引起弹性回缩力提高,心脏的射血分数提高。有氧训练还能使心脏每搏输出量增多,心排血量(心率与每搏输出量的乘积)增多。

3. **血压** 有氧训练可使收缩压升高且升高程度与运动强度的增加成正比,但舒张压的变化很小。长期节律性的有氧训练可增加机体对最大收缩压的反应,对收缩压和舒张压均有稳定作用。

4. **毛细血管** 有氧训练使毛细血管数量增加,毛细血管与肌纤维的比值增大,毛细血管开放增多,通过毛细血管进入肌肉的血流量增加。

5. **动静脉** 有氧训练能使静脉血管张力提高,静脉顺应性下降,静脉内的血液滞留减少,可供肌肉利用的动脉血量增加,血液重分配的效率提高。

6. **血量** 有氧训练能提高血浆容量,增加循环血量。一方面,运动使抗利尿激素和醛固酮释放增加,促进肾脏重吸收水分,使血容量增加;另一方面,运动使血浆蛋白的数量增加。

7. **红细胞** 有氧训练有利于血液红细胞有充分的携氧能力,以满足机体的运动需要。长期进行规律有氧训练的人血红蛋白总量和红细胞总数比一般人高。

（二）呼吸系统

有氧训练时体温上升、肾上腺素分泌增加、关节及肌肉中感受器的刺激增加,会使呼吸系统出现呼吸频率增加和潮气量增加。有氧训练还可以使肺泡的换气功能增强,血管-肺泡间膜发生的气体交换增加 10~20 倍,以保证组织氧气的供应,并促进二氧化碳的排出。

（三）其他系统

规律的有氧训练可以有效地动员脂肪储备,促进脂肪通过有氧氧化分解成水和 ATP,从而降低身体脂肪的比例。有氧训练还可以改善血液中脂质代谢,使胆固醇及甘油三酯的含量降低。有氧训练还能促进骨骼、肌肉的健康。

三、有氧训练的原则

1. **过度负荷原则** 过度负荷是指大于平时日常生活、工作的负荷强度,只有当运动负荷超过训练刺激的阈值后,才能出现训练效果。当机体对一定的负荷出现适应后,要逐渐增加训练强度,以产生新的适应。训练的反应通常控制在 60%~90% 最大心率(50%~85% 每分钟最大耗氧量)。

2. **特异性原则** 根据运动的类型不同,所产生的新陈代谢及生理系统的适应也会不同。有氧训练不具有无氧训练的功效,即使不同的有氧训练也不会有重叠性。

3. 可逆原则 有氧训练的积极效果是短暂并可逆的。如果停止训练2周,就可以测量到效果明显退步,几个月后就会全部丧失。卧床时间久的患者,就会产生严重的活动能力退化。

4. 循序渐进原则 有氧训练需要长期的坚持,可以从轻强度、短时间的训练逐渐增加。

四、有氧训练的方式

原则上大肌群的运动都可以进行有氧训练,根据个人的身体状况、训练目标、环境条件等因素可以选择不同的运动方式。

(一)步行

步行是最简单也是最容易实施的训练方式,不需要特别学习运动技巧,还能较好地控制运动量,适合体弱者或老年人。通过增加步行的速度可以有效地提高运动强度。美国疾病控制中心给出的快步走定义为至少达到4.8km/h速度的步行;也可通过"谈话测量"的方法来判断是否为快步走,即在行走的过程中可以与他人交谈,但无法唱歌,这种速度的行走就可以称为"快步走"。快步走运动量在散步和慢跑二者之间,快步走是中等运动强度的有氧运动,目标心率应为最大心率的55%~75%。

(二)跑步

跑步与走路的区别不仅是在速度上,走路时始终有一只脚是接触地面的,但跑步具有双脚同时离地腾空的时相。跑步运动既可以是冲刺跑类型的无氧运动,也可以是慢跑类型的有氧运动。对于体适能较好的人群,按照过度负荷原则,步行很难达到训练量,慢跑则是一种适宜且方便易得的运动方式。跑步训练需要循序渐进,室内跑步机慢跑和室外慢跑都是可以选择的方式。此外,患有膝关节骨性关节炎、跟腱炎、髋关节炎等疾病的患者,在进行慢跑训练时会引起症状的加重,建议选择其他的训练方式。

(三)游泳

游泳也是一种常见的有氧训练方式,可以利用水的浮力消除关节的纵向负荷,适合骨关节疾患的患者进行训练。不同的水温对人体的影响不同,当水温低于环境温度时,有利于身体的散热;当水温高于环境温度时,有利于缓解肢体痉挛。游泳运动需要有游泳池,对环境的要求比较高。游泳也是一项需要学习的运动技能,不同的游泳姿势也是不同的运动变量,如前交叉韧带重建术后的早期禁止蛙泳的泳姿训练。

(四)骑行

座椅支撑体重,下肢踩在踏板上的交替往复的骑行运动,有利于减轻膝关节的纵向负荷,下肢踏板圆周惯性运动可以帮助一部分下肢疼痛的患者完成训练。骑行分为室外和室内,室外骑行训练氧气充足、环境刺激多样,但有发生损伤和意外的风险,常见于专业运动员或骑车运动爱好者;室内功率车是常用的有氧训练设备,也更利于对运动强度、运动反应的监测。有腰痛的患者不建议进行长时间的骑行训练。

(五)其他

手摇功率车可以为脊髓损伤患者、妊娠糖尿病孕妇提供合适的有氧训练工具。四肢联动可以帮助肢体瘫痪的患者进行有氧训练。中国传统的拳操、健身操、体育舞蹈等都是很好的有氧训练方式,可根据训练目的、兴趣爱好、环境因素、个人情况进行适当的选择。

五、有氧训练的程序

美国心脏协会建议临床医师重视患者的有氧运动能力,可将其作为继心率、血压、呼吸、体温后的一种新的临床生命体征。每周进行75~100min的有氧运动并达到一定的强度,有利于维持心脏健康。

(一)训练目标

不同的训练目标决定不同的训练方案,例如,针对需要增加心肺能力、减少体脂率、或心肌梗死后的有氧能力恢复等不同目标的患者分别有不同的训练方案。制订方案前对没有测试禁忌证者最好先进行限制性心电运动测试,测量出其最大运动强度,再根据训练目标选择适当的靶心率(50%~85%最大运动强度)及运动总量。也可以用公式(220-年龄)×70%~80%作为靶心率计算的方法,但公式法缺乏精确性。

（二）运动处方

制订运动处方应遵循 FITT 原则:运动频率(frequency)、运动强度(intensity)、运动时间(time)、运动类型(type)。对有氧训练的安全性及患者可能出现症状的评估控制,遵循整体化、个性化、循序渐进等原则以制订合理的运动处方。

1. **运动强度**　运动强度指单位时间内的运动量,可用单位时间的运动负荷表示,如 5km/h 的速度;也可以用代谢当量、心率或主观用力评分等表示。有氧训练的目标强度为靶强度,常用的计算方法如下。①代谢当量(MET)法:服用血管活性药物的患者常用 MET 计算运动量,一般以 50%~80% MET 为靶强度;②主观用力评分(RPE):根据患者运动时的主观感受进行评估,并确定运动强度,适合社区及家庭训练;③心率法:一般采用 70%~85% 的最大心率作为靶心率,服用血管活性药物的患者要慎用此方法。

2. **时间**　除热身运动与整理运动以外,有氧训练达到靶心率的时间宜在 15~40min 之间。运动时间×运动强度=一次运动的总量,在总量不变的前提下运动时间与运动强度呈负相关。根据患者的情况以及医疗监测的条件,可以通过降低运动强度、增加运动时间来提供训练的安全性。

3. **运动频率**　每周至少要运动 3~5 次才能达到最佳效果,因为每周运动 1~2 次的效果低于每周运动 3~5 次,但每天运动与每周运动 5 次相比较,效果差异不大。对没有条件一次较长时间持续运动者,或是个体状况无法承受较大强度的运动者,可以采用"化整为零"的方式。

4. **运动方式**　根据环境限制、个体差异、训练目标选择合适的运动方式。大肌群、长时间的运动都可以合理选择,没有最好的方式,只有最合适个体的方式。

（三）操作过程

1. **热身运动**　热身运动的目的是在有氧训练前,提高肌肉、心肺等组织对有氧训练强度的适应和准备;避免肌肉、骨骼出现运动损伤;避免心肌缺血或心律不齐的发生。热身的方式要循序渐进,时间以 5~10min 为宜,可采取缓慢速度的牵张、体操、呼吸训练、重复动作等方法。

2. **有氧运动**　有氧运动是训练的核心部分,应将重点放在训练强度、训练频率及训练方式上,训练强度必须能刺激心每搏输出量增加、促进肌群间的血液循环和氧代谢。

3. **放松运动**　放松运动是指通过缓和的运动使机体逐步"冷却"到正常状态。放松运动可以维持运动时的静脉回流,避免血液聚集在肢体中;避免回心血量减少时,心脑供血不足;促进局部代谢产物吸收,减轻酸痛。放松运动可以采取牵张、低强度的重复动作。

六、有氧训练的注意事项

1. 开始训练前要进行充分的热身运动和放松运动,防止运动意外。

2. 选择合适的运动方式,运动前做好环境的评估。如室外运动前计划好路线、观察地面是否平整、空气质量优劣等。室内运动前要评估设备的安全性。

3. 注意运动监测,随着手机运动应用程序(application,简称 app)的普及和穿戴式运动设备的不断更新,运动监测变得越来越简单、便捷。

4. 运动装备的选择,不同运动需要不同装备,如选择一双好的跑鞋、一套排汗性能好的运动装等,让有氧运动越来越轻松、安全。

（祁　奇）

第五节　呼　吸　训　练

呼吸训练是以维持呼吸道通畅、提高呼吸肌功能、促进痰液引流排出以及提高肺和支气管组织血液代谢、改善气体交换为目的的训练。

一、基本概念

（一）氧气运输

血液中绝大部分氧气与血红蛋白（Hb）结合形成氧合血红蛋白，Hb 携氧的饱和度与局部组织的氧气压力呈 S 形曲线相关，称为氧合血红蛋白解离曲线。氧分压（PO_2）在 $100\sim60$mmHg（$13.3\sim8.0$kPa）区间时，PO_2 的变化对 Hb 氧饱和度影响不大，只要 PO_2 不低于 60mmHg（8.0kPa），Hb 氧饱和度仍能保持在 90% 以上，不致发生明显的低氧血症。当 PO_2 在 $<60\sim40$mmHg（$<8.0\sim5.3$kPa）范围内时 PO_2 稍有下降，Hb 氧饱和度下降较多，进而释放大量的 O_2 以满足机体对 O_2 的需要。当 PO_2 在 $<40\sim15$mmHg（$<5.3\sim2.0$kPa）时，Hb 氧饱和度下降明显，使 O_2 大量释放出来，以满足组织活动增强时的需要。pH 升高、2,3-二磷酸甘油酸（DPG）下降、温度下降、二氧化碳分压（PCO_2）下降等都影响曲线左移，反之则右移。

（二）通气/灌注比

通气是指外界气体进入肺部的过程，吸入气体的体积可以通过肺活量来计算。肺的灌注指肺循环时用于气体交换的血流。通气/灌注比（V_A/Q）就是气体与血流的比值。V_A/Q 最佳比值是 0.8，这时通气与血流（即 PO_2 和 PCO_2 的值）达到平衡。当这个比例失衡时，动脉血就不能维持正常的血气值。比值较低的区域（灌注超过通气）造成分流，而高比值处（通气大于灌注）造成无效腔。

（三）呼吸控制

呼吸中枢位于脑桥的上 1/3，维持着正常的呼吸模式，通过抑制长吸中枢或脊髓中的吸气中枢来平衡吸气与呼气。

1. 中枢化学感受器　中枢化学感受器位于脊髓上部腹侧面。氢离子（H^+）和碳酸氢根离子（HCO_3^-）不易通过血脑屏障，但二氧化碳（CO_2）弥散能轻易通过。增加动脉 PCO_2 可以增加中枢化学感受器的刺激，使通气幅度与速度增加。虽然外周化学感受器也能感知 PCO_2 增加通气，但中枢化学感受器对 PCO_2 的反应更为重要。

2. 外周化学感受器　外周化学感受器位于颈动脉体，通过增加通气来适应动脉 PCO_2 的增加，外周化学感受器对 PO_2 下降更为敏感，主要作用是通过增加通气来应对血氧不足。

二、运动对呼吸系统的影响

呼吸肌健康程度可影响机体整体的运动表现。呼吸肌训练主要通过增加呼吸肌耐力和持续时间来响应全身运动。运动对人体的积极影响是多系统、全方面的，既有运动后的即时影响，也有长期训练后的适应性改变。

（一）运动的即时效应

运动即时性代谢需求增加导致气道直径略有增加，可以有效增加潮气量、静息每分钟通气量（简称每分钟通气量）；增加局部通气、局部灌注量，能减少气流阻力、增加气流速度，从而提高呼吸力学的效率；还能增强黏膜纤毛的运输和气道清洁。体位变换可增加气道清洁能力，减少支气管分泌物的滞留，从而降低气道阻塞和气流阻力，有效改善因卧床导致的肺容量减少，以及功能残气量（FRC）、残气量（RV）和用力呼气量下降。

（二）呼吸系统的适应性改变

当运动维持一定的时间和强度后，随着运动刺激会导致中枢和外周发生适应性改变，在氧运输系统的每一环节都能更有效地促进氧输送以及细胞水平的氧摄取。在运动的长期刺激下，呼吸肌的力量和耐力都得到了增强，肺部血管形成增加，亚极量运动的每分钟通气量增加。

三、呼吸训练的方法

（一）体位摆放

术后患者、长期卧床患者、昏迷患者和 ICU 的患者等常常有体位摆放的需求，临床上应尽可能模拟正常的抗重力体位。体位摆放的操作并不复杂，体位之间也会进行变换，关键是了解不同体位的优缺点。

1. 直立位 直立位能使肺容积和肺容量达到最大化,但闭合容量会降低。功能残气量直立位比坐位高,并超过仰卧位达 50%。直立时,主气道的直径增加,垂直重力梯度最大,胸廓前后径距离最大,而心脏和肺脏压力最小。膈肌纤维缩短的位置会反射性地促进神经中枢驱动呼吸。

2. 仰卧位 仰卧位是卧床常用的体位,长时间的仰卧位会改变胸廓外形、膈的位置、胸腔内压、腹压和心脏功能,造成腹腔脏器移位。从而造成功能残气量减少、肺活量减少、呼气流速降低、依赖性肺区域增加、气道闭合增加,以及血流动力学改变。虽然仰卧位垂直重力梯度减小,胸膜内压力梯度降低,V_A/Q 达到一致,但弊远远大于利。除非是血流动力学不稳定需要仰卧位的患者,否则都应该尽量减少仰卧位的时间。

3. 侧卧位 侧卧位的功能残气量下降水平在直立位和仰卧位之间,侧卧位的动脉 PO_2 都要显著高于仰卧位,侧卧位可以让患者得到较大氧供。当患者一侧肺部有疾患时,健侧肺向下的侧卧位有利于动脉血气改善;当患侧肺靠下时,氧转运障碍加重。

4. 俯卧位 俯卧位不是一个常用体位,有研究表明俯卧位能增强动脉氧合作用,并减少心血管及肺功能障碍的患者的呼吸做功。俯卧位可增加动脉 PO_2、潮气量和动态肺顺应性。长时间的俯卧位常会引起压疮等并发症,半俯卧位可能是一种比较好的替代体位。

（二）气道廓清技术

气道廓清技术(airway clearance therapy,ACT)是指利用物理的方式作用于气流,帮助气管、支气管内的分泌物排出的技术。ACT 适用于囊性纤维化、支气管扩张、肺不张、呼吸肌无力、机械通气、哮喘等患者。

1. 体位引流 体位引流也称支气管引流,是指在特定体位上,通过重力促进分泌物从支气管中引流出来的治疗技术。可通过听诊或 X 线确定需引流的肺叶,为患者调整不同的体位(病变部位尽量在高处),以便在重力作用下发挥最佳引流效果。引流前雾化吸入扩张剂可以促进排出分泌物,每个位置需维持 5~10min。

2. 叩击 叩击是最常用的清除分泌物的传统技术。治疗师手指并拢,空心握杯状在治疗部位做有节律的叩击,叩击的节律可以保持在 100~480 次/min,可促进分泌物通过吸气或呼气而被清除。这种技术可在呼吸的吸气和呼气阶段同时进行。体位引流的同时使用叩击可增加效果,叩击也可与主动循环呼吸技术同时使用。

3. 振动 振动是指在所涉及的肺段处施以温和、高频的力,可以通过上肢的持续共同收缩传递产生的振动力,也可以使用机械振动设备施以振动力,从而促进分泌物从肺泡转运到细小支气管的治疗。目前多采用振动排痰机、振动背心等设备进行治疗,婴儿患者可以使用一个软布包裹的电动牙刷。

4. 主动循环呼吸技术（active cycle of breathing techniques，ACBT） ACBT 由呼吸控制、胸廓扩张运动和用力呼气技术这 3 个通气阶段的技术反复循环构成,使用交替节律或放松的呼吸控制、胸部扩张运动来影响分泌物,结合用力呼气技术促进分泌物排出。呼吸控制是指放松上胸部和肩部,进行轻柔的潮式呼吸;胸廓扩张阶段进行深吸气,同时可进行叩击或振动,帮助松动分泌物;用力呼气技术包括 1 个或 2 个呵气,像用呼气清洁眼镜的动作,也可以让患者用力呵气吹面前放的一张餐巾纸。

5. 呼气正压（positive expiratory pressure，PEP） 通过呼气正压设备,可产生一个作用力使气道在呼气期间开放,以达到呼气正压,使气道振荡,加快呼气流速从而达到松动并移除分泌物的作用。呼气正压治疗易于学习和掌握,适用于更广泛的患者群体。

（三）咳嗽训练

咳嗽不仅是疾病的症状,也是一种特殊的促进气道廓清的技术。一个有效咳嗽分为 4 个阶段:①需要吸入足够的空气,吸气量至少要达到肺活量的 60%;②关闭声门(声带),腹部和肋间的肌肉动员;③腹部和肋间的肌肉的主动收缩;④最后阶段是声门打开和用力呼出空气。

（四）通气模式训练

1. 缩唇呼吸 缩唇呼吸是慢性阻塞性肺疾病(COPD)患者呼吸困难时自发的呼吸对策。缩唇呼吸通过延长呼气时间,减少呼气末肺容积,呼吸周期延长。指导患者进行缩唇呼吸时,应让他们放松、缓慢、延长、有控制地呼气。

2. 腹式呼吸训练　腹式呼吸强调以膈肌呼吸为主,训练通过增加膈肌活动的范围提高肺的伸缩性,增加通气量,以降低呼吸频率,缓解呼吸困难。指导患者腹式呼吸时,放松全身肌肉,颈部固定,双手可以放于腹部上,指令吸气时闭嘴用鼻深吸气并使腹部尽力向上鼓起,呼气时缩回腹部略张口呼气,感觉腹部贴近后背,呼气末双手可以协助上腹向上、向后方用力加压,协助腹部回缩、膈肌上抬,呼气与吸气的比例为1:1。

（五）呼吸肌训练

呼吸肌训练的目的是提高吸气肌或呼气肌的收缩力、耐力及速度。

1. 吸气肌　以加强吸气肌耐力训练为重点,主要进行低强度重复收缩训练。患者使用含有吸气加压瓣阀的训练设备进行吸气肌训练,吸气时必须首先克服压力负荷,使吸气压力阀打开。

2. 呼气肌　爆发性的呼气练习和腹部肌肉的低强度收缩与咳嗽、Valsalva 动作相似。因此,呼气肌训练参数可以任意地选择高强度力量训练或中等强度耐力训练。呼气肌耐力训练可以在 15%~45% 最大呼气压（PEmax）强度下持续训练 30min。力量训练可以在 60% PEmax 强度做 15 个 Valsalva 动作。

四、呼吸训练的注意事项

1. 对患者的情况做全面、充分的评估,和医师、护士做充分的沟通,共同制订治疗目标和训练计划。
2. 训练时使患者避免情绪紧张,避免屏气及过度减慢呼吸频率,防止呼吸性酸中毒。
3. 多种方法可以配合使用,但要注意使用的先后顺序,例如,要在叩击后进行体位引流,以免分泌物进入更深的部位。
4. 呼吸训练常常需要 24h 管理,注意对患者与其家属的宣教。

（祁　奇）

第六节　平衡训练与协调训练

一、平衡训练

平衡功能是指人体无论处在何种位置,包括在静止状态、运动或受到外力作用时,身体重心偏离稳定位置,四肢及躯干通过反射性或随意性的运动自动地调整姿势并维持所需姿势的能力。平衡训练就是为维持和提高平衡能力而进行的有针对性的训练方法,适用于中枢性瘫痪（脑损伤或病变、脊髓损伤或病变）、其他神经疾患（外周神经损伤或病变）、前庭器官病变引起的平衡功能障碍、下肢术后或病变引起的平衡功能障碍。平衡反应可以通过训练获得,平衡功能控制要求完善的中枢神经系统和运动系统,包括以下几个方面:视觉、前庭觉、本体感觉、精细触觉,神经系统不同层面的整合,有效并能适应外界环境变化的肌张力、肌力与耐力,关节灵活性。

（一）生物力学与生理学因素

1. 支持面积　支持面积指人坐位时与接触面之间的面积,或站立时双足之间的距离和形成的面积。平衡训练时可选择支持面的宽、窄以及稳定、可动等。双足站立较单足站立的支持面宽;地板支持面稳定,平衡板或蹦床支持面可动。接触面的平整以及良好的接触均有利于平衡。

2. 平衡的条件　经过人体重心所作的垂线,必须落在支持面之上才能保持平衡。平衡功能的优劣,可用重心与支持面中心连线同经过支持面中心所做垂线的夹角进行评估,此夹角越小,平衡功能越好,反之则越差。

3. 稳定极限　稳定极限指在不失衡的条件下,重心在支撑点上方摆动时所容许的最大角度。其大小取决于支持面的大小和性质,通常支持面大、硬、平整时稳定极限大;支持面小、软、不平整时稳定极限小。

4. 摆动的频率　摆动的频率越低,平衡越好;摆动的频率越高,则容易失去平衡。

5. 体位　由比较稳定至不稳定的体位顺序,大致为前臂支撑俯卧位→前臂支撑俯卧跪位→前倾跪位

→跪坐位→半跪位→坐位→站立位(扶平衡杠站、独立站、单腿站等)。

6. **状态**　平衡训练包括静态训练和动态训练。静态平衡训练是在任一体位采用加负载的方法刺激姿势反射。动态平衡训练是在支撑面由大到小、重心由低到高的各种体位下,逐步施加外力完成的方法。

7. **训练移动方式**　移动方式分为自我移动和外在移动。自我移动的训练难度相对较低,但较外在移动的训练更具功能性。

8. **附加的运动模式**　附加的前后方、侧方等方向的摇摆可进一步增加平衡训练难度,其中包括上肢各种姿势(上肢外展、前屈、双手胸前交叉等)下的躯干旋转、头的姿势改变(旋转、侧屈)等。

9. **干扰因素**　平衡训练应考虑干扰力量的大小、速度、方向及作用位置等干扰因素。

10. **感官刺激的传入途径**　感官刺激有视觉、前庭觉、本体感受器、触觉等。不同的传入途径可改变平衡训练的难度,正常在睁眼时控制平衡以视觉与本体觉为主,反应灵敏;站于软泡沫上可使触觉和本体感受器的传入发生改变;而在闭眼时则需要依靠前庭觉,但反应不如躯体感觉、视觉灵敏。

11. **机体应对姿势变化的对策**

(1)踝对策:当人站在地毯上时,如突然向后拉地毯,则身体将有向前倾倒的倾向,此时站在地毯上的人会通过腓肠肌、腘绳肌和竖脊肌的收缩使身体向后以免失去平衡。此时头颈、躯干成为一个整体,以踝关节为轴心向后摆动,称为踝对策。

(2)髋对策:让受试者站在一根窄的横梁上,即支持面变小且不能全足底接触,此时若后移横梁,为维持平衡受试者将会伸直下肢,以髋关节为轴心,出现屈髋和躯干前倾,这种依靠髋活动的调节平衡机制称为髋对策。

(3)迈步对策:人站在地毯上时,如果向后拉地毯的幅度过大,站立者将向前扑倒时,此时已超越踝对策极限,只能主动迈出一步以免失去平衡,称为迈步对策。

(二)训练要点

1. **训练顺序**　从稳定支持面至不稳定支持面,逐步缩减人体支撑面积;由最稳定体位逐步进展到最不稳定体位,逐步提高身体重心,在保持稳定性的前提下逐步增加头颈和躯干运动;从静态平衡进展到动态平衡;从简单动作到复杂动作;从睁眼训练逐步过渡到闭眼训练。

2. **训练强度**　由于未应用更多的外在阻力和负荷,对此无特殊要求。

3. **训练时长**　通常由患者的疲劳程度所决定。若患者不能保持开始训练时的平衡水平则停止训练。

4. **训练频率**　训练频率应尽可能达到平衡反应可成为习惯性动作时为止。

(三)训练方法

1. **静态平衡训练**　依靠肌肉协调等长收缩维持平衡,从比较稳定的体位开始,逐步过渡至较不稳定体位。

2. **动态平衡训练**　有调整肌张力保持平衡、改变姿势或体位保持平衡2种训练方式。

3. **坐位平衡训练**　患者坐位,手置于身体两侧或大腿上。

(1)Ⅰ级平衡训练:Ⅰ级平衡训练指在不受外力和无身体动作的前提下保持独立坐位姿势的训练,患者通过协调躯干肌肉以保持身体直立。开始时需要有人在身旁保护,逐步过渡到无保护独立坐姿。

(2)Ⅱ级平衡训练:Ⅱ级平衡训练也称自动态平衡训练,指患者可以独立完成身体重心转移、躯干屈伸、左右侧屈及旋转运动,并保持坐位平衡的训练。可以采用拾取身体周围物体进行训练。

(3)Ⅲ级平衡训练:Ⅲ级平衡训练也称他动态平衡训练,指可以抵抗外力保持身体平衡的训练。患者在胸前双手抱肘,由治疗师施加外力破坏患者坐位的稳定,诱发头部及躯干向身体正中线的调整反应。

4. **立位平衡训练**

(1)Ⅰ级平衡训练:Ⅰ级平衡训练指在不受外力和无身体动作的前提下保持独立站立姿势的训练,患者用下肢支撑体重保持站立位,必要时治疗师可用双膝控制患者下肢,或使用支架帮助固定膝关节。开始时两足间距较大,以提高稳定性;在能够独立站立后逐步缩小两足间距,以减小支撑面,增加难度。

(2)Ⅱ级平衡训练:Ⅱ级平衡训练指者可以在站立姿势下,独立完成身体重心转移、躯干屈伸、左右侧屈及旋转运动,并保持平衡的训练。训练起始由治疗师双手固定患者髋部,协助完成重心转移和躯体活动,逐步过渡到由患者独立完成。

（3）Ⅲ级平衡训练:Ⅲ级平衡训练指在站立姿势下抵抗外力保持身体平衡的训练。患者可以采用平衡板、站立作业训练等。

5. 用设备的动态平衡训练

（1）平衡板上的训练:平行杠内保持站立姿势和双下肢重心的转移训练。平衡板置于平行杠内,患者与平行杠呈垂直位(即旋转90°)站立于平衡板上。患者与治疗师均立于平衡板上,治疗师双手调整患者的立位姿势,然后用双足缓慢地摇动平衡板破坏身体的平衡,诱发患者头部及躯干的调整反应。

（2）大球或滚桶上的训练:患者双手分开,与肩同宽,抓握体操棒,治疗人员与患者手重叠协助其握棒动作,并使腕关节保持背伸位。患侧下肢单腿站立,健侧足轻踏于大球球体,治疗师使大球产生前后滚动,患者下肢随之运动;或健侧下肢支撑体重,患足置于大球上,随大球的滚动而运动。健侧下肢支撑时,要防止患侧髋关节出现内收和骨盆向健侧偏移的代偿动作。

（3）提供视觉反馈的训练:让患者的双足分别踏在仪器的压力传感台上,仪器在屏幕上显示左右两侧立柱的高低,分别代表两侧的负重比例,有些设备还可以精确地测定人体的重心位置、移动的面积和形态,可以通过治疗师提示或患者自我调整自身的平衡。

6. 增加复杂性的训练 为增加难度,可在一般性平衡训练的基础上,遮挡患者视线,或在训练中增加上下肢和躯干的扭动,或让患者在软的或移动的支持面上训练。

（四）注意事项

1. 平衡训练前,要求患者学会放松,减少紧张或恐惧心理,注意患者心理状态的调整,若存在肌肉痉挛问题,应先设法缓解。

2. 加强安全措施。应选择与患者平衡功能水平相当的训练,一般初始时应选择相对较低水平的训练,逐渐从简单向复杂过渡。

3. 平衡训练首先应保持头和躯干的稳定。

4. 前庭功能缺失的患者常不能采用髋对策,本体感觉障碍的患者往往不能采取踝对策进行训练。

5. 动态平衡训练时,他人施加的外力不应过强,不能超过患者可调节的力量。

6. 若训练中发生头晕、头痛或恶心等不适症状时,应减少运动量或暂停训练。

二、协调训练

协调训练是指帮助患者恢复平稳、准确、高效的运动能力的锻炼方法,即利用残存部分的感觉系统以及利用视、听、触觉来促进随意运动的控制能力。协调训练主要用于深部感觉障碍、小脑性、前庭迷路性和大脑性运动失调、震颤性麻痹等因不随意运动所致的一系列协调运动障碍的康复治疗。其本质在于集中注意力,进行反复正确的练习。

（一）训练种类

1. 上肢协调性训练。

2. 下肢协调性训练。

3. 躯干协调性训练。

（二）训练要点

1. 均从卧位训练开始,待熟练后再变换为坐位、站立位、步行和增加负荷的步行中进行训练。

2. 从简单的单侧动作开始,逐步过渡到比较复杂的动作;从最初的简单运动,即上肢、下肢和头部单一轴心方向的运动,然后逐渐过渡到多轴心方向的运动;复杂的动作包括双侧上肢(或下肢)同时动作、上下肢同时动作、上下肢交替动作以至两侧肢体做互不相关的动作,如一侧上肢前举,对侧侧举;一侧上肢做画圈动作,对侧做敲击动作等。

3. 先做大范围、快速的动作,熟练掌握后再做小范围、缓慢动作训练。

4. 上肢和手的协调训练应从动作的正确性、反应速度快慢、动作节律性等方面进行;下肢协调训练主要采用下肢各方向的运动和各种正确的行走步态训练。

5. 先睁眼后闭眼训练。

6. 两侧轻重不等的患者,先从轻侧开始;两侧残疾程度相同的患者,原则上先从右侧开始。

7. 每一动作重复 3~4 次,练习完成后要有与训练等同的休息时间。

(万　里　何星飞)

第七节　放松训练

放松训练是通过整合一定的意念来减轻肌肉等组织过度紧张的运动,从而达到精神放松和肌肉放松,缓解肌肉痉挛、缓解疼痛、降低身体和心理应激、调节自主神经、改善睡眠,进一步治疗因精神及躯体的过度应激所致的各种病症。患者需要学习如何放松紧张的肌肉,从而打破恶性循环。组织过度的张力来源于单一固定的姿势或者长时间的肌肉收缩。肌肉或韧带的异常短缩或拉伸被称为姿势压力综合征。如果习惯化的代偿姿势导致疼痛的出现,则称为姿势适应综合征。对于长期肌肉紧张的感知觉训练也是放松训练的一部分,帮助患者最终达到放松、改善组织循环和维持柔韧性的目的。

一、具体方法

1. **渐进放松法**　患者取舒适的坐位或卧位,着宽松衣服,去除眼镜,全身放松,肢体对称;闭上眼睛,注意呼吸,于呼气时放松,并默念"放松";逐渐将注意力集中于身体的不同部位,并逐渐放松全身的肌肉,一般从头开始,然后由颈至肩、臂、手、躯干、臀、腿和足;在患者呼气时可以重复单字、短语或声音以帮助患者排除杂念,或集中注意力于某一颜色、场地或物体(如烛光),也可以默念从 10 至 1,反复进行。在治疗结束时让患者缓慢睁开眼睛,休息数分钟,然后缓慢起身。

2. **对比法**　对比法即训练肌肉进行强力收缩后,再使该肌肉产生松弛。通常先使患者反复练习肌肉收缩和松弛,以熟悉肌肉控制的方式。训练一般从远端肌群开始,然后至近端肌群。训练地点选择安静的环境,患者松解衣物,去除皮带、手表、眼镜等,取坐或卧位。先闭眼安静休息 3~4min。训练从一侧肢体开始,再至对侧。训练动作如用力握拳、放松;用力屈或伸肘、放松;用力外展或外旋肩关节、放松;以后整个上肢一起用力、再放松。下肢和躯干也同此。此时最好同时配合深呼吸,即用力时吸气,放松时呼气。对有高血压患者则在用力时呼气,放松时吸气。

3. **交替法**　拮抗肌可因主缩肌的紧张产生相应的负诱导而出现抑制松弛。患者坐位或卧位,收缩某些肌群,使得互为拮抗且原先较为紧张的肌群松弛。这种方式不是以放松的方法而是以收缩拮抗肌的方法促使原先紧张的肌群放松。其程序与对比法相反,是从近端至远端。

4. **暗示法**　暗示法指通过心理暗示的方式,使患者身心得到放松的训练。训练时需要房间温度适中、通风良好、光线柔和。治疗师用平静、催眠似的语调,要求患者思想轮流集中于身体某一部位。如要使某一肢体放松,先要想到它"很重",并重复数次,直至该部位显示松弛,此时即令患者抬起该肢体,但患者已无法移动它并感觉它在漂浮一样,即已达到松弛的目的。治疗时患者往往进入催眠状态。

5. **引导想象法**　引导想象法是指导患者专注于全身的放松,想象自己平静和放松的状态。患者专注于让全身的肌肉释放,让紧张感消失;患者专注于放松的环境或者令人愉悦的图像,从而达到促进放松。例如,患者想象自己正在温和的阳光下躺在热带沙滩。

6. **自由摆动法**　自由摆动法指让患者上肢或下肢置于下垂位,利用重力进行放松摆动的训练方法。在肢体远端可以施加 0.5~1kg 重量以增强重力。本法适用于肩关节和膝关节的放松。

7. **节律性旋转法**　节律性旋转法是指让患者肢体或躯干缓慢的、被动的、旋转性的活动,可以非常有效地减轻肌紧张和痉挛状态。例如,让患者屈膝双足平放于垫上或者下肢置放于球上,左右轻柔活动双侧膝关节能够帮助到下肢高张力的患者。

8. **前庭刺激法**　结合运用轻柔的摇摆技巧,也可增强放松技术的效果。例如,对于腹绞痛的婴儿运用轻柔的摇摆技巧。

9. **生物反馈法**　生物反馈法指利用生物反馈仪将身体无法感觉到的生理活动转变成声、光或数字信号,使患者可以客观地了解肌肉松弛和紧张时生理功能的变化,从而逐渐控制自己的生理反应,包括使身体放松。最常用的放松性生物反馈方式是肌电反馈。先嘱患者安静坐好,在肌紧张部位置放表面电极,要求患者注意肌电声音的变化,从而掌握逐渐使自己的肌肉松弛的方法。

10. 气功　气功是我国特有的民间锻炼方式,对于放松有独到的作用。气功的基本锻炼方法和要领:调身——调整体态,放松自然;调息——调整呼吸使之柔和匀畅,以横隔呼吸为主;调心——调整神经、精神状态以诱导入静。放松训练常采用松静功,即取卧位或坐位,呼吸采用自然呼吸法,把意念集中在身体的某一部分,若有若无地想着它,以排除杂念。可沿着身体各部位依次进行冥想,如从头、颈、肩、臂、手、胸、腹、背、腰、大腿、小腿至足。与此同时,相应地使该部位的肌肉放松,如此反复。吸气时意念静,呼气时放松相应部位肌肉,以至完全放松。完全放松以后可意守丹田穴或膻中穴、命门穴、涌泉穴等。

11. 放松体操　放松体操多用于明显紧张而又无法放松者,可在卧位、站位和坐位各种姿势下进行,要求配合呼吸,吸气时收缩肌群,呼气时放松还原。

二、压力管理与生活调适

1. 将生活中的压力源进行仔细地鉴别和评估(如生活事件量表),对于制订合适的减压计划十分关键。压力管理技巧包括认知干预和躯体策略。

2. 生活方式调整能够减少高压状态或高压事件出现的频率。这对于保障充足睡眠、活动和营养至关重要。

3. 增强应对技能,确保患者保持控制力和决策能力。

4. 最大化社会支持系统的有效运用。

三、注意事项

1. 不能忽略环境对于个体的影响,要将患者置于低压环境或者舒适体位。

2. 不能忽略压力因素对患者的影响,要仔细地评估压力源和整合压力管理技巧。

3. 在使用渐进性放松训练的时候,在身体不同的部分不能过渡太快。例如,从身体远端往近端渐进放松时,整合慢而深的呼吸方式和收缩放松策略。

4. 结合感知觉的有效训练,要让患者感知到肌肉的紧张,不能错以为紧张感是正常的、不需要放松干预的。

(万　里　何星飞)

第八节　转移训练

转移训练指提高患者体位转换能力的锻炼方法,包括辅助转移和独立转移。

一、具体方法

转移训练具体方法包括床上转移、卧—坐转移、坐—站转移、床—轮椅转移、轮椅—椅转移、轮椅—卫生洁具转移、轮椅—浴缸转移、轮椅—地面转移、轮椅坐位—平行杆内站立转移、轮椅—持双拐站立转移及卧位-持双拐站立转移等。本节主要介绍床上转移、卧—坐转移、坐—站转移和床—轮椅转移。

1. 床上转移

(1) 仰卧转向侧卧

1) 偏瘫患者:从仰卧转向侧卧位训练,需要关注的运动基本成分包括颈部旋转和屈曲、髋和膝屈曲、肩关节屈曲和肩带前伸、躯干旋转。训练时让患者先用健腿插在患腿下方,托起患腿,再用健手握住患手,先上举到患侧,然后突然摆动向健侧,利用惯性将躯体翻向侧方,同时用健腿托在患腿下方,帮助患腿完成转移。

2) 脊髓损伤患者:不能坐起的患者可以将两手交叉上举,先举向转移的相反方向,然后突然向转移的方向摆动,使躯干产生侧向翻转。

（2）侧向转移

1）偏瘫患者:患者先用健腿插在患腿下方,接着托起患腿移向床上身体的健侧,再移动臀部,最后依靠健侧上肢将上身转移到该侧。

2）脊髓损伤患者:患者先坐起,然后用手将下肢移向一侧,再用手撑床面,将臀部移动到该侧。

2. 卧—坐转移

（1）偏瘫患者:患者需要辅助,从侧卧到床边坐起训练时,患者向上侧屈颈,治疗师将一只手放在其肩下斜向上用力,另一只手向下推其骨盆,完成坐起。运动基本成分包括颈侧屈,患者侧卧位,治疗师帮助其从枕头上抬起头并缓慢下落到枕头上,逐渐过渡到不需要帮助;患者如自我完成,先转成健侧卧位,用健侧下肢带动患侧下肢至床边,然后用健侧上肢支撑使上身抬起,再调整到坐位。

（2）脊髓损伤患者:患者先侧身,用一侧肘将上身撑离床面,然后转换成用双肘支撑床面,再逐渐过渡到双手支撑床面直至坐位;从坐位到卧位的转移过程正好相反。

3. 坐—站转移

（1）偏瘫患者:患者先将脚跟移动到膝关节重力线的后方,上身前倾,两手交叉握紧,手臂伸直向下,然后将手臂突然上举,利用手臂上举的惯性和股四头肌收缩,完成站立动作。

（2）脊髓损伤患者:要练习使用矫形器坐起站立,患者先用双手支撑椅子站起,膝关节向后伸,锁定膝关节,保持站立稳定。用髋-膝-踝-足或膝-踝-足矫形器者,锁定膝关节后,可以在平行杆内或扶持助行器时进行步行训练。

4. 床—轮椅转移

（1）偏瘫患者:轮椅靠近床边,制动双轮,与床的长轴成30°~45°,将两脚踏板竖起,并将靠近床的扶手向后翻转,双足着地,健侧足在患侧后方,将臀部移动至轮椅坐垫前缘,健侧手支撑轮椅不靠近床边的扶手,患侧手支撑在床上,靠健侧上下肢将身体重心抬高,将臀部移动到床上。

（2）脊髓损伤患者:可以采用以下4种方式进行转移。

1）枢轴转移:轮椅靠近床边,制动双轮,与床的长轴成30°~45°,患者将双侧脚踏板竖起,双足着地,将臀部移动至轮椅坐垫前缘,一手支撑轮椅不靠近床边的扶手,另一手支撑在床上,将臀部摆动到床上。轮椅的侧板能够拆卸或向后翻转,对患者的转移有很大帮助。该方法适用于下胸段及腰段脊髓损伤患者。

2）垂直转移:上床时将轮椅正面推向床边,制动双轮,用手将瘫痪的下肢逐一移到床面上,向外打开轮椅脚踏板,再将轮椅向前进一步推进,充分靠近床沿可缩短移动距离,然后用手撑轮椅扶手,逐步推动臀部和腿移动到床上,完成转移。下床时采用相反的方式,即将臀部移到床边,背对轮椅,再用手撑床面逐渐移动向轮椅。该方法适用于转移目标与轮椅座位高度接近时。

3）水平转移:在轮椅与床水平位置,制动双轮,患者用手托住臀部使之前移至接近坐垫前缘,躯干充分前屈,将一侧扶手拆卸,然后双上肢将双下肢提至床上且呈交叉状态,双上肢逐步将身体撑离坐垫至床面。该方法适用于高位脊髓损伤患者。

4）辅助转移:辅助转移指患者需要器械帮助,以及部分或全部需要他人帮助,才能够完成转移动作。

四肢瘫痪患者在上肢肌力不足、难以支撑躯体并挪动转移时,可以采用滑板（牢固的塑料板或木板）垫在臀下,从滑板上将躯体滑动到转移位置上;如果患者上肢屈肘肌力3~4级,但手腕无力时不能通过滑板完成转移,则可以用手搂住辅助者的头颈或背部,身体前倾,辅助者头置于患者一侧腋下,两手托住患者臀部,同时用双膝关节固定患者的双膝,使用屈膝至伸膝过程股四头肌收缩的力量将患者臀部提离床面,然后在原地沿垂直轴转动,直至将患者臀部对准转移位置,再缓慢放置。

二、注意事项

1. 根据患者的肌力情况和关节控制能力,选择适宜的转移方式。

2. 有脊柱内固定或骨折未愈合时,转移过程中不宜产生显著的脊柱扭转力。

3. 严重骨质疏松患者辅助转移时要慎重对待,避免发生病理性骨折。

4. 辅助转移操作者尽量采用缩短运动阻力臂、分解动作、鼓励患者参与等方式,减少对辅助者腰部的应力,避免发生肌肉、韧带和关节损伤。

(万　里　何星飞)

第九节　站立与步行训练

站立与步行训练指患者为准备完成步行练习进行的系列训练,以提高患者站立、步行等体位的适应能力。

一、步行前的训练

1. **肌力与关节活动度训练**　患者下床活动接受步行训练前,首先要对上肢、躯干、下肢的肌肉力量及关节活动范围进行评定,治疗师根据功能状况指导其进行相应的训练。对于需要借助于助行器或拐杖行走的患者,应重点训练上肢伸肘、伸腕及肩周肌群,下肢伸髋肌、髋外展肌和伸膝肌群;下肢截肢患者,应指导其进行残端肌群和腹部肌肉力量的训练,避免出现残端挛缩畸形和躯干稳定性下降;偏瘫患者应以离心控制训练为主,避免痉挛肌向心收缩,从而诱发并加重肌痉挛。

2. **起立床训练**　长期卧床或脊髓损伤患者,为预防其产生直立性低血压,可利用起立床逐步调整至直立的状态。训练中,治疗师应监测患者的脉搏,如脉搏加快,提示患者对目前的倾斜角度不适应。在患者能够耐受身体直立时,才可以考虑开始步行训练。

3. **站立训练**　站立训练开始前患者要先完成站立平衡训练。在患者达到Ⅱ～Ⅲ级平衡后,再进行身体重心转移训练、原地向前后和两侧移步的训练。开始以健腿支撑,患腿进行重心转移和移动训练。然后以患腿支撑,健腿进行上述训练。

（1）训练髋关节对线:①患者仰卧位,患腿置于床边,患足踩地,练习小范围的髋伸展;②患者站立位,双足负重,髋伸展。

（2）防止膝关节屈曲:为防止膝关节屈曲可使用膝部支具。

（3）引发股四头肌收缩:①患者坐位,伸展膝关节,练习收缩股四头肌使髌骨活动,并尽可能坚持一定长的时间,然后放松;②患者坐位,治疗师用手托住患膝使其伸展,然后将手移开,嘱患者尽可能避免患腿落到地上或在治疗师的指示下让其慢慢落下。

（4）重心转移时调整姿势:①患者站立位,双足分开10cm左右,嘱患者看天花板,要注意髋、踝前移;②患者站立位,嘱患者转头和躯干并向后看,然后回到中立位,再从另一侧向后看;③患者站立位,手分别伸向前方、侧方及后方从桌子上取物品;④患者站立位,患侧下肢负重,嘱患者用健腿向前迈一步,然后回到中立位,再向后退一步;⑤患者靠墙站立,双足跟距墙约10cm,双手相握并向前伸,将髋部离开墙,治疗师握住患者的双手并给予助力或阻力来指导运动,在重心前后转移的过程中,寻找激发踝背屈的位置并在此位置诱发患者的主动运动。

（5）增加难度的训练方法:①让患者分别向前、向侧方、向下伸手去抓抛来的球及跨步接球;②让患者用单手或双手从地上拾起大小不同的物体;③让患者用健腿或患腿向不同方向(前、后、左、右)迈步,并练习跨过物体等。

（6）日常生活中的练习:①要给患者以书面指导,以便其监督自己的练习;②应注意患者的站姿及患腿负重情况,可以练习靠桌子站或用肢体负重监测器以确保患腿负重;③练习站立时,要与站起和坐下训练结合起来。

4. **平行杠内训练**　平行杠结构稳固,扶手的高度和平行杠的宽窄度均可调整,可以给患者一种安全感,因此很适合患者进行站立训练、平衡训练及负重训练等。

站立训练从维持较短时间开始,视患者体能状况改善而逐渐延长站立时间。平衡训练是患者通过训练实践重新找回身体保持稳定的重心位置。当患者的下肢足以承受身体的重量时,即可准备负重训练。

负重是肢体承受身体重量的受力状态,负重程度分为:①零负重。患肢不承受身体的重量,呈完全不受力状态。②部分负重。患肢仅承受身体部分的重量,呈部分受力状态。③完全负重。肢体能承受身体全部重量,为步行训练的最佳功能状态。

5. 减重训练　用悬吊带将患者悬吊,使患者处于选择性减重的状态,下肢肌力不足 3 级的脊髓损伤患者,可选择性佩戴下肢矫形器。患者将患足置于活动平板上,选择合适的运动速度进行训练。

二、步行训练基本方法

1. 平行杠内步行训练　训练的基本内容:①四点步。一侧手向前伸出扶杠,对侧下肢向前迈步,对侧手向前扶杠,同侧下肢向前迈步,交替进行。本法适用于严重瘫痪或双下肢瘫痪的患者。②三点步。先将身体前倾,双手向前扶杠,患肢向前,然后健侧下肢跟上。本法适用于偏瘫和单侧下肢功能障碍的患者。③两点步。一侧手和对侧下肢同时向前,然后同侧下肢和对侧手跟上。对双下肢瘫痪的患者,采用双手向前,然后双下肢同时向前的方式。双下肢向前落点和双手支撑点在同一平面内称为迈至步,比较安全;双下肢向前落点在双手支撑点前面称为迈过步,速度较快。

2. 使用助行器的步行训练　助行器是框架式的行走自助具,稳定性较好,移动携带方便,是使用拐杖或手杖前的常用训练用具,适用于早期的步行训练。对于行动迟缓的老年人或有平衡功能障碍的患者,助行器可作为永久性的依靠。但助行器仅适宜在平地使用。助行器辅助行走的操作方法:患者用双手分别握住两侧的扶手,提起助行器使之向前移动后,迈出健侧下肢,再移动患侧下肢跟进,如此反复前进。如是双下肢瘫痪的患者,同样先用双手将助行器提起使之向前移动,再将双足撑离地面,双下肢向前摆动。如上肢力量较弱不足以将双足撑离地面,可在光滑平整的地面上拖步前进。

3. 步行前拄拐训练　训练包括持拐向前后伸出、双拐分别向斜前方伸出、持拐身体重心的垂直移动、单脚抬起前后摆动及骨盆的上举练习等。

4. 拄拐步行训练　训练包括单拐和双拐,单拐又包括腋杖、上臂拐、前臂拐、四脚拐及手杖等。常见拐杖及助行器的特点详见表 3-15-2。

表 3-15-2　常见拐杖和助行器的特点

名称	用途	适应证	优点	缺点
手杖	增加步行稳定性 增加安全性	下肢支撑能力超过 95% 体重,可独立步行,但稳定度不够	轻便、灵活	拐杖远端接触面较小,稳定性较差
四脚拐	增加步行稳定性 支撑部分体重	下肢支撑能力超过 80%~95% 体重,不用拐难以步行	稳定性较好,不易滑动	灵活性较差,不平坦的地面使用困难
肘拐	支撑部分体重 增加步行稳定性	两下肢支撑能力超过 80%~95% 体重,不用拐难以步行,腕关节控制能力欠佳	腕关节负荷较小,站立时拐可以套在手上进行手的活动	灵活性较差,拐杖远端接触面较小,稳定性较差
腋杖	支撑体重 增加步行稳定性	两下肢支撑能力超过 50%~80% 体重;或一侧下肢支撑力正常,另一侧可以没有支撑力,进行触地式步行	稳定性较好,可以用于不平坦的地面	灵活性差,腕关节肌力不足者不适用。光滑的地面稳定性欠佳
助行器	支撑体重 增加步行稳定性	同腋杖	稳定性最好,可用于光滑的地面	灵活性最差,腕关节肌力不足者不适用。不平坦的地面稳定性欠佳

拐杖的稳定性不及平行杠,需经过适当的训练才能安全有效地使用。拐杖高度的正确调节方法如下。①腋杖:患者仰卧位,双足穿进行步行训练时的常穿鞋,双足分开与肩同宽,在双足底放置贴有白纸的平板。在两侧第 5 足趾前外侧 15cm 处用记号笔标记,作为拐杖支点的位置,然后调节拐杖长度使腋托位于腋下 5cm 处为合适。握把高度为腕关节稍背伸,测量肘关节屈曲 30° 为合适。②前臂拐及手杖:仅需

确定支点的位置和握把的高度,方法同腋杖的测量。对单下肢功能障碍的患者,持拐通常为健侧手,先将拐和患侧下肢同时向前,再迈健侧下肢。使用拐杖的主要训练有以下几种方式。

(1)交替拖地步行:将左拐向前方伸出,再伸右拐,双足同时拖地向前移动至拐脚附近。

(2)同时拖地步行:双拐同时向前方伸出,两脚拖地移动至拐脚附近。

(3)迈至步:双侧拐杖同时向前方伸出,患者身体重心前移,利用上肢支撑力使双足离地,下肢同时摆动,双足在拐脚附近着地。此种步行方式移动速度较快,采用此种步行方式可减少腰部及髋部肌群的用力。此法适用于双下肢完全瘫痪而使下肢无法交替移动的患者。

(4)迈过步:双侧拐同时向前方伸出,患者支撑把手,使身体重心前移,利用上肢支撑力使双足离地,下肢向前摆动,双足在拐杖着地点前方的位置着地。开始训练时容易出现膝关节屈曲,躯干前屈而跌倒,应注意保护患者。此种步行方式是挂拐步行中最快速的移动方式,适用于路面宽阔、行人较少的场合,通常适用于双下肢完全瘫痪、上肢肌力强的患者。

(5)四点步:每次仅移动1个点,始终保持4个点在地面,即右足→左拐→左足→右拐,如此反复进行。此种步行方式是一种稳定性好、安全而缓慢的步行方式,适用于骨盆上提肌肌力较好的双下肢运动障碍者。

(6)两点步:一侧拐杖与对侧足同时伸出为第一着地点,然后另一侧拐杖与相对的另一侧足再向前伸出作为第二着地点。此步行方式适用于一侧下肢疼痛需要借助于拐杖减轻其负重,以减少疼痛的刺激;或是在掌握四点步行后练习。此步行方式与正常步态基本接近、步行速度较快。

(7)三点步:双拐同时伸出落地,患侧下肢跟上,健侧下肢待三点支撑后再向前迈出。此步行方式适用于一侧下肢功能正常,能够负重,另一侧不能负重的患者,如一侧下肢骨折、脊髓灰质炎后一侧下肢麻痹等患者。此步态是一种快速移动、稳定性良好的步态。

(8)手杖三点步:患者使用手杖时先伸出手杖,再迈患侧足,最后迈健侧足的步行方式为三点步行。此种步行方式因迈健侧足时有手杖和患足两点起支撑作用,因此稳定性较好,除一些下肢运动障碍的患者常采用外,大部分偏瘫患者习惯采用此种步态。根据患者的基本情况,练习时按健侧足步幅的大小,又可分为前型、后型和并列型3种。

(9)手杖二点步:手杖和患足同时伸出并支撑体重,再迈出健足。手杖与患足作为一点,健侧足作为一点,交替支撑体重,称为两点步行。此种步行速度快,有较好的实用价值,当患者具有一定的平衡功能或是较好地掌握三点步行后,可进行两点步行练习。

5. 脊髓损伤患者从轮椅坐位至持双拐站立的训练 患者将配有下肢矫形器的双下肢交叉,双手撑起身体后旋转,呈双手撑轮椅扶手站立位,一手撑在扶手上一手拿拐杖,另一手接着拿拐杖,呈持双拐站立位。

6. 脊髓损伤患者使用双拐从卧位至站立位的训练 患者身体仰卧位,将双拐放置于身体前部两侧,拐杖支点朝向前方,双手支撑起身体,一手撑地,另一手拿起拐杖撑地,撑地手逐步过渡至持拐支撑,双手持拐躯干伸直完成站立动作。

7. 独立步行训练 患者站立平衡达到Ⅲ级且经过步行训练后,下肢支撑能力达到100%体重,并且达到基本的支撑相要求,即可进行独立步行训练,训练步骤为先分解动作,后综合训练,最后加大行走距离、提高行走速度和增加地面的复杂度。

三、注意事项

1. 步行训练时,要为患者提供安全、无障碍的环境。患者裤长不可及地,以防绊倒。穿着合适的鞋及袜,鞋带须系牢,不可赤足训练。

2. 步行训练要做到有的放矢,疼痛步态的主要矛盾通常为局部组织炎症,所以应首先注重消炎镇痛治疗;中枢瘫痪步态应注意解除肌肉痉挛,纠正肌肉失平衡,训练中枢神经控制能力;外周瘫痪步态应强调关节固定和肌力训练;关节挛缩者应努力进行关节活动训练。

3. 患者开始训练时需要治疗师帮助,或使用双杠、拐杖、助行器等。部分下肢支撑能力不足或活动控制能力不足的患者需要永久性地应用矫形器或辅助步行器具,不可片面强调独立步行。

4. 借助于辅助具行走时,要选择适当的行走辅助具和步态,并为患者选择高度合适的助行器及拐杖。

5. 使用腋拐时,患者不可将双臂架在拐杖的腋托上,以防臂丛神经麻痹而造成不必要的损伤。

6. 步行障碍患者步行训练时的能量消耗显著高于正常步行,因此在训练时要注意患者的全身耐力。

7. 有心血管疾病的患者,要特别注意训练时的心血管反应;脊髓损伤患者要关注其直立性低血压问题。

8. 步行训练过程必须循序渐进,首先是站立平衡训练,然后是步行动作的分解训练,最后才进行实际步行训练。

（万　里　何星飞）

第十节　Bobath 技术

Bobath 技术（Bobath technique）是由英国的物理治疗师 Berta Bobath 和她的丈夫神经学家 Karel Bobath 在 20 世纪 40 年代共同创立的治疗中枢神经系统损伤引起的运动功能障碍的康复治疗技术,目的是抑制异常的肌张力和异常的运动模式,学习正常的运动。它最初源于 Bobath 夫妇的临床经验以及当时的运动发育控制理论模型,历经多年发展,今天已经形成以"运动控制和运动学习"理论模型为指导的新 Bobath 概念。

一、传统 Bobath 技术的理论基础

1. 灵活地运用运动发育控制理论　通常情况下,Bobath 技术治疗过程遵循人体发育的基本规律。但对脑损伤儿童,某些体位下一些原始反射容易引起异常运动模式强化,这时就要有所取舍,不要刻板运用。对成人脑损伤患者,如果是运动或认知功能障碍严重者,则可跳过某些发育阶段（如翻身、坐起）,从相对容易操作的如坐位或站立位训练开始。

2. 强调运动感觉的学习　运动是人类固有的特性,而运动的感觉则可以通过后天不断学习获得。正常的感觉反馈有利于患者重新学会正常的运动。因此,通过不同的感觉刺激,让患者感受到正常运动时的感觉,并在训练时寻找并掌握这些感觉是非常重要的。

3. 重视技巧性动作的掌握　技巧性动作以姿势控制、调正反应、平衡反应和其他保护性反应为基础。基本技巧包括中线对称、直立反应、躯干旋转等。

4. 重视整体治疗　Bobath 强调把患者作为一个整体而不仅仅是瘫痪肢体来治疗,鼓励患者积极主动参与治疗,体会和掌握运动时的感觉而不是动作本身。

二、传统 Bobath 技术的基本技术

传统 Bobath 技术的基本技术:①控制关键点,如近端关键点、远端关键点、中部关键点;②反射性抑制;③调正反应;④平衡反应;⑤感觉刺激,如加压或负重、放置及保持、轻推等。其中控制关键点与反射性抑制是 Bobath 技术的核心。

三、现代 Bobath 概念

1991 年 Bobath 技术的创始人 Bobath 夫妇辞世后,很多医师和治疗师都以自己学习到的知识为基础,吸收最新的神经生理学、生物力学、运动学、心理学、脑科学与神经系统恢复等理论,加上与其他治疗方法融合,不断丰富和发展这一技术和理念,并付诸临床治疗与实践,逐渐形成了现代 Bobath 技术。

1. 最新定义　1995 年国际 Bobath 指导者培训协会（International Bobath Instructors Training Association,IBITA）定义的新 Bobath 概念:针对有中枢神经系统损伤导致姿势张力、运动功能障碍者进行评定与治疗问题的解决方法。治疗目标是通过促进改变姿势控制和选择性运动,从而最大限度地引出运动功能。这一定义的确立标志着现代 Bobath 技术的诞生。

2. **新 Bobath 技术理论核心** 2008 年玛格丽特·梅斯将新 Bobath 理论的核心总结为以下 5 点：①Bobath 技术主要作为中枢神经系统功能障碍所导致的脑瘫和脑卒中患者的治疗方法；②修正不规则的协调运动模式，控制不必要的动作与运动，但是绝不能因此而牺牲患者参与个人日常生活的权利；③促进日常生活动作所需的正常且适宜的肌肉活动，减少异常的不规律状态所导致的影响，控制痉挛产生的过度肌紧张，患者配合治疗师积极地参与治疗；④治疗不仅需要考虑运动方面的问题，也要考虑到患者的感觉、知觉及环境适应程度，需要多角度、多方位的治疗；⑤治疗也是一种管理，所有的治疗都应有助于日常生活（24h 管理）。以上 5 项原则作为整体性治疗方针，一直密不可分地被应用于实践当中。此外，新 Bobath 技术重视前馈与反馈的应用，更加重视临床推理。

3. **新 Bobath 概念与 ICF** 新 Bobath 概念和 ICF 都强调人生所有阶段功能的整体性。残疾是个体健康状况、自身因素和环境因素复杂联系的结果，ICF 与 Bobath 概念是有机结合的。身体结构、功能层面对应神经损伤患者肌力、相应神经支配、运动模式的改变；活动对应神经损伤患者平衡能力、转移能力和步行能力下降，日常生活活动受限；参与对应神经损伤患者选择、主动性参加个人、家庭与社会活动能力受限。

（李　奎）

第十一节　Brunnstrom 技术

瑞典物理治疗师 Signe Brunnstrom 在广泛复习文献资料的基础上，结合临床观察和应用，创立了一套治疗脑损伤后运动障碍的方法，并于 1970 年编著成《偏瘫的运动疗法》，这种方法后来被称为 Brunnstrom 技术（Brunnstrom technique）。Brunnstrom 技术适用于脑梗死、脑出血、脑外伤等各种脑损伤后所致的偏瘫。Brunnstrom 认为，脑损伤后大脑皮质失去了对正常运动的控制能力，重新出现了人体在发育初期才具有的运动模式，即原始反射；如果能够适当地利用这些反射的特点，在恢复早期，利用共同运动等模式来引导患者主动活动，让患者感觉自己仍有活动能力，从而可调动患者主动参与的积极性；在恢复后期，通过训练抑制主动活动中不必要的成分，使患者的主动运动由共同运动过渡到分离运动，最终达到独立活动的能力。

一、基本理论

Brunnstrom 认为联合反应和共同运动是脑损伤后运动功能正常恢复过程中的一部分，应予以利用而不是加以抑制。在患者无随意运动时，应充分利用本体感觉和体外皮肤刺激诱发共同运动，以及利用联合反应引起患侧的肌肉收缩；而当已确立了某种程度的共同运动后，则用各种方法抑制共同运动成分，使其分离为较单一的动作，最后去分别训练。此外，意识和感觉在恢复中也起着重要作用，偏瘫实际为感觉运动障碍，在运动功能恢复中必须强调让患者意识集中，充分利用触觉、本体觉和视听觉的反馈，主动参与到运动中。

1. **原始反射** 原始反射是人体在发育初期才具有的特殊运动模式，包括：①同侧屈伸反射；②交叉伸展反射；③屈曲回缩反射；④伤害性屈曲反射；⑤张力性颈反射（对称性或不对称性）；⑥张力性迷路反射（静态或动态）；⑦张力性腰反射；⑧正支持反射；⑨负支持反射；⑩抓握反射。

2. **共同运动** 当让偏瘫患者活动患侧上肢或下肢的某一个关节时，患者不能做该关节单独的运动，而是表现为相邻的关节甚至整个肢体都出现一种不可控制的运动，并形成特有的活动模式，并且在用力时表现得特别明显，这种运动模式称为共同运动。共同运动在上肢和下肢均可表现为屈曲模式或伸展模式。

3. **联合反应** 脑损伤后偏瘫患者做健肢全力抗阻收缩时，会诱发患肢发生非随意运动或反射性肌张力增高，称为联合反应，有痉挛存在时更易发生。

4. **分离运动** 人体正常的运动基本是省力的、高效的，全身的各个关节可以根据功能分别活动，叫作分离运动。

二、Brunnstrom 分期评定

Brunnstrom 根据肌张力的变化和运动功能情况将偏瘫肢体功能的恢复过程分为 6 个阶段来评定,每一阶段的特点见表 3-15-3。

表 3-15-3　Brunnstrom 肢体功能恢复分期及特点

分期	运动特点	上肢	手	下肢
I	无随意运动	无任何运动	无任何运动	无任何运动
II	引出联合反应、共同运动	仅出现协同运动模式	仅有极细微的屈曲	仅有极少的随意运动
III	随意出现的共同运动	可随意发起屈曲或伸展共同运动	可有钩状抓握,但不能伸指	可有髋、膝、踝的共同屈曲或共同伸展
IV	共同运动模式打破,开始出现分离运动	出现脱离协同运动的活动:肩 0°、肘屈 90°的条件下,前臂可旋前、旋后;肘伸直情况下,肩可前屈 90°;手臂可触及腰骶部	能侧捏和松开拇指,手指有半随意的小范围伸展	在坐位上,可屈膝 90°以上,足可向后滑动。足跟不离地的情况下踝可背屈
V	肌张力逐渐恢复,有分离精细运动	出现相对独立于协同运动的活动:肩前屈 30°~90°时,前臂可旋前旋后;肘伸直时肩可外展 90°;肘伸直,前臂中立位,上肢可举过头	可做球状和圆柱状抓握,手指同时伸展,但不能单独伸展	健腿站,患腿可先屈膝,后伸髋;伸膝下,踝可背屈
VI	运动接近正常水平	运动协调近于正常,手指指鼻无明显辨距不良,但速度比健侧慢(≤5s)	所有抓握均能完成,但速度和准确性比健侧差	在站立位可使髋外展到抬起该侧骨盆所能达到的范围;坐位下伸直膝可内外旋下肢,合并足内外翻

三、临床应用

Brunnstrom 强调在早期利用姿势反射、联合反应、共同运动引导患者出现运动反应,然后再从中分离出正常运动的成分,最终逐渐脱离异常运动模式而恢复正常的功能性运动模式。原则上,治疗时先准确评估患者处于 Brunnstrom 分期中哪一期(或介于哪两期之间)非常重要,这一期或下一期上肢、手及下肢的功能表现都可作为很好的治疗目标,然后再围绕所制订的治疗目标,综合运用感觉运动训练方法进行训练,最终达到随意完成各种功能活动的目的。训练过后,患者可能会出现疲劳现象,治疗师要掌握好运动强度,同时注意休息时体位的摆放,特别是痉挛期抗痉挛体位的摆放。

1. I~II期　通过快速牵拉、轻扣、轻推、健侧肢体抗阻等方式,结合视觉反馈,诱发患侧肢体的共同运动或联合反应。

2. III期　抑制患侧肢体过高的肌张力,通过促进技术学会随意控制屈、伸共同运动,促进伸肘,诱发伸腕,并与日常生活活动结合起来。

3. IV期　通过放置、保持等方法促进上、下肢共同运动的随意运动,前臂有旋转运动,手指有一定范围的屈、伸抓握动作,并与日常生活活动相结合,部分脱离共同运动。

4. V~VI期　进一步脱离肢体共同运动,增强手部精细功能和身体的协调能力,增强灵活性和耐力,进而恢复肢体的独立运动能力。

(李　奎)

第十二节　本体感神经肌肉促进技术

本体感神经肌肉促进技术(proprioceptive neuromuscular facilitation,PNF)即 PNF 技术,是指通过刺激位于关节及其周围组织的本体感受器,诱发神经肌肉反应,调节神经肌肉的兴奋性,从而达到改善运动控制、肌力、协调和耐力,最终改善功能的治疗技术。它主要基于人体在正常和自然状态下肢体或躯干以对角线的螺旋状的方式进行运动。该技术由美国内科医师和神经生理学家 Herman Kabat 在 20 世纪 40 年代创立,最初主要用于治疗脊髓灰质炎和多发性硬化引起的继发性瘫痪,目前广泛应用于神经系统与运动系统疾患,如脑外伤、脑卒中、脊髓损伤、帕金森病、骨关节创伤等。

一、基本观点

PNF 技术是基于正常运动和运动发育模式创立的,有 2 个主要基本观点:①在正常运动活动中,大脑熟悉的是整个运动而不是单块肌肉收缩,因此作为 PNF 动作模式,要求多关节、多肌群的参与,主要表现为对角线与螺旋运动,动作越自然越好;②抗阻运动能增强肌力,故对角线与螺旋运动中适当增加阻力比无阻力收缩更能增强收缩效果。

二、神经生理学原理

1. **后续效应**　后续效应指一个刺激的作用持续到该刺激停止之后。如果刺激的强度和时程增加,延续作用也增加。在持续静力收缩之后,力量增加的感觉就是延续作用的结果。

2. **时间总和**　发生在一段(短时)时间内连续的阈下刺激组合(总和)引起兴奋。

3. **空间总和**　同时作用于身体不同区域的弱刺激互相加强(总和)以引起兴奋。时间总和与空间总和的组合可以获得更大的活动。

4. **扩散**　扩散是一种反应的传播和强度的增加,产生于刺激的数量或强度增加时。该反应既可以是兴奋性的也可以是抑制性的。

5. **连续诱导**　主动肌兴奋性的增加发生于拮抗肌的刺激(收缩)之后。涉及拮抗肌反转的技术就是使用这种特性。

6. **交互抑制**　肌肉收缩的同时伴随着对拮抗肌的抑制。交互抑制是协调运动必要的成分,放松技术就是使用这种特性。

三、治疗原则

1. **强调患者的潜能**　每一个体都有尚未开发的潜能,这是 PNF 技术的基础。PNF 技术是一种积极的主动训练,在治疗中强调发挥患者的能力和挖掘体内的潜能。

2. **强调运动的顺序和反馈**　正常的运动发育是按照由头向足或由近端向远端的顺利发展。因此,当严重残疾存在时,应注意患者头、颈部的位置,并借助于视觉、听觉和前庭感觉器来促进肢体远端的运动。正常运动的发育有一个顺序,但并非每一个过程都必须经过,其间可以有跳跃,儿童也并非在熟练地掌握了一种活动能力后才开始学习另一个更复杂的动作。因此,治疗中虽然首先要考虑到正常的整体模式,但如果一种技能的学习不能达到预计的结果,可以尝试学习另外一种。

3. **强调早期运动**　早期的动作以反射活动占优势,成熟的运动可以通过姿势反射来维持或增强。早期动作的特征是一种节律性的、可逆转的、自发性的屈伸运动,因此,在治疗中要注意到这两个方向的动作。运动取决于屈伸肌的交互性收缩,维持姿势需要不断调整平衡,而相互拮抗的反射、肌肉和关节运动则影响着动作或姿势。

4. **强调动作的学习**　PNF 技术主张利用身体强壮的部位来影响微弱的部位,治疗中的多种感觉输入会促进患者对动作的学习和掌握。

5. **需要患者最佳的反应**　PNF 技术需要患者最佳的运动反应,并重复这种最佳反应。反复刺激和重复动作可以促进和巩固动作的学习,发展肌力和耐力。患者一旦学会了某种技能即使其成为生活中的一部分,可以自动使用这一动作,并根据需要进行调整。没有时间积累,任何动作的学习都不可能完成。

6. 使用有目的的活动 PNF 技术是作为治疗目标最理想的功能训练。当把促进技术应用于生活自理训练时,其目的是改善功能活动,而这种改善仅仅依靠指导和练习很难达到,还需要通过徒手接触和促进预期反应等技术来修正错误。

7. 循序渐进 PNF 技术是一种连续性的主动活动,需按程序逐步增加强度。

四、基本运动模式

PNF 技术中最常用是对角线模式(diagonal,D),这是一种在多数功能活动中都能见到的粗大运动。身体每一个主要部位都有 2 种对角线运动模式(D1、D2)。PNF 技术的基本运动模式包括:①上肢模式 D1 屈、D1 伸,D2 屈、D2 伸;②下肢模式 D1 屈、D1 伸,D2 屈、D2 伸;③头颈模式;④肩胛模式;⑤骨盆模式等。四肢可以进行单侧组合或双侧组合。

五、基本技术

(一)基本程序

1. 体位 给患者选择合适的治疗体位,治疗师根据患者所处体位选择自己方便操作的体位。

2. 手法接触 治疗师的手以蚓状肌抓握,摆放于患者运动相反的方向。

3. 模式 选择所需的功能性对角螺旋运动。

4. 牵伸 治疗师在每个动作的开始给予主动肌快速的牵伸至最长位置,以促进收缩和降低肌肉疲劳。

5. 牵引和挤压 治疗师利用对躯干和四肢的拉长(拉长肌肉,分离关节面)来诱发牵张反射,利用对躯干和四肢关节负重(压缩)来激活关节感受器。

6. 最佳阻力 患者运动过程中,治疗师给予适宜的最大阻力。

7. 身体力学 治疗师的身体和手的力线引导和控制运动方向或稳定。

8. 时序 运动的先后顺序,促进正常顺序及通过"强调顺序"增加肌肉收缩。

9. 言语(指令) 使用简明的词语和适当的音量指导患者运动。

10. 视觉刺激 有效地使用视觉反馈引导运动方向。

11. 扩散和强化 治疗师通过对较强肌肉的抗阻,把强化效应传递到较弱肌肉。

(二)基本技术

1. 节律性起始 先帮助患者被动、缓慢、有节律地活动肢体数次,并让患者感受运动的感觉,再让患者参与运动。

2. 等张组合 治疗师令患者在整个活动范围内做主动抗阻运动(向心收缩),在关节活动末端,令患者停留并保持在这一位置(稳定性等长收缩),当达到稳定后令患者继续抗阻,并缓慢地向起始位运动(离心收缩)。

3. 动态反转 治疗师在患者运动的一个方向施加阻力,至理想活动范围的末端时,远端手迅速转换方向,诱导患者向相反的方向运动,不伴有动作的停顿或放松。

4. 节律性稳定 令患者肢体保持在某一位置不动,治疗师交替地给患者主动肌与拮抗肌施加阻力。

5. 反复牵伸 治疗师在患者肢体运动的起始位或全范围给予主动肌反复、快速的牵伸,并在牵伸的同时发出活动指令,诱导牵张反射。

6. 收缩-放松 活动受限关节抗阻等张收缩,随后放松,患者主动将受限的肢体运动至新增加的关节活动范围,反复多次。直接方法为使受限制的肌群收缩;间接方法为使限制肌群的拮抗肌收缩("拮抗肌抑制")。

7. 保持-放松 治疗师先被动或令患者主动把受限的肢体放置在被动关节活动范围的末端,接着对受限制肌群(间接方法)或其拮抗肌(直接方法)等长抗阻并维持约10s,然后放松,并将受限的肢体运动至新增加的关节活动范围。

六、临床应用

PNF 技术适用于神经系统与运动系统疾病的康复治疗,应用时必须遵循其基本原则,考虑清楚需要选择什么技术和模式、在何种体位下操作、是直接治疗还是间接治疗等问题;要求患者集中注意力、积极主动配合治疗;注意观察患者的治疗反应,掌握好治疗强度,防止疲劳。以下针对常见疾病存在的问题如何选择合适的技术进行简单介绍。

（一）偏瘫

偏瘫患者常见的运动功能障碍包括痉挛、肌力下降、移动能力下降、平衡/协调功能降低、步态异常等。针对偏瘫所致的运动功能障碍,可以做如下选择。

1. **降低痉挛**　选择保持-放松、反复牵伸(痉挛肌的拮抗肌)等技术。

2. **增加肌力、耐力**　选择增强与扩散、等张组合、拮抗肌动态反转等技术。

3. **提高平衡功能**　选择节律性稳定等技术。

4. **减少代偿,改善协调功能**　选择节律性起动、拮抗肌动态反转等技术。

（二）脊髓损伤

脊髓损伤患者常见的运动功能障碍包括痉挛、四肢肌力下降、躯干控制能力下降、深感觉障碍、移动能力下降、平衡功能降低、机体耐力下降等。针对脊髓损伤所致的运动功能障碍,可以做如下选择。

1. **降低痉挛**　选择保持-放松、拮抗肌的反复牵伸等技术。

2. **增加肌力、耐力**　选择扩散和强化、等张组合、拮抗肌动态反转等技术。

3. **改善躯干控制能力,提高平衡功能**　选择节律性稳定等技术。

（三）肩关节功能障碍

肩关节功能障碍问题主要表现为疼痛、关节活动度受限、肌力及耐力下降、本体感觉减退等,影响患者的上肢功能及生活质量。针对肩关节功能障碍,根据患者的康复目标,将 PNF 技术加入整个治疗计划中。

1. **减轻疼痛,增加被动关节活动度**　选择保持-放松、收缩-放松等技术。

2. **增加肌力、主动关节活动度及耐力**　选择反复牵伸、等张组合、拮抗肌动态反转等技术。

3. **增加肩关节的稳定性、协调性**　选择节律性稳定、节律性起动、拮抗肌动态反转等技术。

（四）膝关节功能障碍

常见的膝关节功能障碍问题包括疼痛、关节活动度受限、肌力及耐力下降、本体感觉减退、关节稳定性下降等。针对膝关节功能障碍,可以根据患者的康复目标,选择合适的 PNF 技术进行治疗。

1. **减轻疼痛,增加被动关节活动度**　选择保持-放松、收缩-放松等技术。

2. **增加肌力、主动关节活动度及耐力**　选择反复牵伸、等张组合、拮抗肌动态反转等技术。

3. **增加本体感觉输入,提高膝关节的稳定性**　选择节律性稳定、拮抗肌的动态反转等技术。

（李　奎）

第十三节　Rood 技术

Rood 技术(Rood technique)又称多种感觉刺激技术,是 20 世纪 50 年代由美国一名具有物理治疗和作业治疗双重资质的治疗师 Margaret Rood 提出并创立的。Rood 的主要治疗理念是应用外感受性感觉刺激使机体产生运动性和稳定性。Rood 技术的最大特点是强调选用不同的有控制的感觉刺激,按照个体的发育顺序,促进或抑制人体运动性反应,诱发出有目的的较高级的运动模式。Rood 技术适用于中枢神经系统疾病患者,如儿童脑瘫、成人偏瘫及任何有运动控制障碍的患者。

一、基本理论

（一）利用多种感觉刺激产生所需运动

人体感觉刺激是通过浅感觉传导通路与本体感觉传导通路发生作用的。Rood 技术强调进行感觉刺激应遵循以下几点。

1. 感觉刺激要适当　适当的感觉刺激是保持正常肌张力的基本条件,不同的感觉输入可以反射性诱发不同的肌肉反应,正确的感觉输入是产生正确运动反应的必要条件,而适当的感觉刺激可以诱发所需的肌肉反应。人体感觉性运动控制是发育的基础,是根据个体的发育水平由低级感觉性运动控制逐渐发展到高级感觉性运动控制。所以,治疗师对患者进行治疗时应选择正确的刺激手法,循序渐进地达到脊髓以上中枢对这些运动反应的控制能力。

2. 完成动作要有目的　在日常生活中,当人体完成某一动作时,是大脑皮质的高级中枢发出指令,通过对动作的目的反应诱导皮质下中枢,使人体的主动肌、拮抗肌、协同肌协调收缩完成。因此,治疗师在训练患者时应选择适当的刺激方式作用于治疗部位,通过选择性地强化肢体主动肌的收缩或拮抗肌的抑制,使肢体产生有目的伸展或屈曲等动作。

3. 反复强化感觉运动反应　任何有目的的运动反应仅仅通过有限次数的练习很难让患者掌握,而重复学习有助于大脑对所学动作的记忆。因此,正确的感觉运动反应也需要不断反复强化。

（二）根据人体发育规律促进运动控制

Rood 认为人体运动控制能力的发育局部一般是按照先屈曲、后伸展,先内收、后外展,先尺侧偏斜、后桡侧偏斜,最后旋转的顺序发展;整体一般是按照仰卧位屈曲→转体→俯卧位伸展→颈肌协同收缩→俯卧位屈肘支撑→手膝位支撑→站立→行走这样的顺序发展。肢体近远端活动技巧的学习顺序一般是近端固定、远端活动→远端固定、近端活动→近端固定、远端活动。在治疗过程中,治疗师应根据发育的观点以及患者实际情况,按照发育的顺序从低级阶段过渡到高级阶段进行治疗。Rood 将人体运动控制发育水平分为 4 个阶段。

1. 关节的重复运动　关节的重复运动表现为主动肌收缩与拮抗肌抑制的反复动作,在学习的初期往往是一种无目的的活动,如新生儿四肢的活动。

2. 关节周围肌肉的协调收缩　功能性活动需要关节周围肌肉的协调收缩,任何不协调都会影响功能的正常发挥。此阶段表现为肢体近端固定、远端活动,是改善远端关节功能的基础。

3. 远端固定、近端活动　远端固定、近端活动即通常所讲的闭链运动。例如,婴儿在未学会爬行以前,先手脚触地,躯干做前后摆动。

4. 技巧动作　技巧性运动需要肢体固定近端,活动远端部位。如行走、爬行、手的使用等。

（三）运动控制模式的应用

Rood 根据人体发育规律总结出仰卧位屈曲回缩模式(屈曲逃避反射)、转体和滚动模式(翻身)、俯卧位伸展模式(腹部支撑)、颈肌协同收缩模式、俯卧位屈肘支撑模式、膝手支撑模式、站立和行走 8 种运动模式,可以针对性地选择应用。

二、治疗原则

通常按人体发育顺序,应用 Rood 技术需遵循以下原则:①刺激由近端开始向远端发展;②先利用外感受器刺激,后利用本体感受器刺激;③从头部开始向尾部结束;④先进行双侧运动,过渡到单侧运动,最后旋转运动;⑤从诱发反射运动开始过渡到随意运动;⑥先诱导早期的粗大运动,逐渐发展至精细运动。

三、治疗技术与机制

（一）经皮促进技术

经皮促进技术是指对皮肤外感受器(痛、温、触觉)给予刺激的方法。利用冰、毛刷等对皮肤感受器进行刺激,产生的神经冲动经脊神经后根外侧(细纤维部分)传入脊髓,在后角胶状质区更换神经元后,再发出纤维在中央管前交叉至对侧,分别经脊髓丘脑侧束(痛、温觉)和脊髓丘脑前束(轻触觉)上行到丘脑,引起与刺激相适应的反射活动。神经冲动最后到达大脑皮质一定区域并发生作用。

（二）本体感受性促进技术

本体感受性促进技术是指通过刺激人体肌梭、肌腱、关节内本体感受器来达到促进肌肉收缩、稳定关节的技术。

1. **肌肉牵拉**　快速牵拉肌肉可以兴奋被牵拉肌肉的 α 和 γ 运动神经元,通过肌梭运动反射引起肌肉收缩;缓慢牵拉肌肉则引起高尔基腱器兴奋,抑制被牵拉肌肉的 α 和 γ 运动神经元,解除拮抗肌所受的抑制。

2. **轻叩**　轻叩皮肤可刺激低阈值的 α 神经纤维,引起皮肤表层运动肌的交替收缩,低阈值的纤维易于兴奋,通过易化梭外肌运动系统引出快速、短暂的应答。轻叩肌腱或肌腹可以产生与快速牵拉相同的效应。

3. **挤压**　用力挤压关节可刺激高阈值感受器,引起关节周围的肌肉收缩,使关节间隙变窄;挤压肌腹可引起与牵拉肌梭相同的牵张反应。

4. **振动**　振动刺激可以解除皮肤过敏,使肌群发生整体的紧张程度变化。刺激一般作用于肌腹,起到促进该肌收缩和抑制拮抗肌的作用,选择合适的振动频率很关键。

四、感觉刺激促进与抑制方法

不同方式的感觉刺激引起肌肉产生收缩效应是不同的,常用的感觉刺激促进/抑制方法见表 3-15-4。

表 3-15-4　常用感觉刺激的促进/抑制方法

感觉刺激	促进方法	抑制方法
触觉	快速刷擦或触摸	缓慢触摸
温度觉	冷刺激	温、热敷
叩击	快速叩击	缓慢叩击加轻压
牵拉	快速牵拉	持续缓慢牵拉
挤压	快速关节挤压	持续挤压
听觉	节奏强、高频率的音乐	舒缓的音乐
视觉	光线强、色彩艳	光线及色彩暗淡

五、临床应用

Rood 技术的应用要根据患者的实际情况进行选择,按照人体运动控制能力的发育顺序进行治疗。对肌张力低下的患者可采用快速刷擦、叩击、快速冰刺激、振动刺激、固定远端活动近端、整体运动等促进的方法;对肌张力过高的患者则采用持续缓慢牵拉、轻刷法、正确的负重与抗痉挛体位、反复运动等抑制的方法。

六、注意事项

1. 体力明显低下的患者感觉刺激有进一步抑制作用,应禁忌进行。

2. 进行冰刺激和刷擦的促进作用仅在治疗即刻和结束后 45~60s 内有效。

3. 冰刺激对内脏作用强,作用消退慢。在左肩部周围进行冰刺激时,要检查心脏功能;C_4 支配区进行冰刺激时有可能引起一过性呼吸停止,应引起特别注意。

4. 在耳部皮肤、前额 1/3 刷擦时可引起不良反应发生,如耳后部刷擦可使血压下降,须谨慎。

5. 持续头低位可抑制心脏、呼吸功能。

6. 诱发觉醒和语言时，要避免用冰刺激痉挛的手。

7. 有时刷擦可使幼小儿童触觉消失或因刷擦引起不良反应，均应避免使用；由于嗅觉的发育需要在出生 6 个月以后完成，所以嗅觉的诱发放在最后。

8. 任何刺激及刺激后产生的活动都应强调与日常生活活动相结合，反复应用，强化功能。

9. 治疗过程中注意观察患者反应，让其适当休息，避免疲劳。

（李　奎）

第十四节　运动再学习技术

运动再学习（motor relearning programme，MRP）技术又称 Carr-Shepherd 技术，是由澳大利亚物理治疗师 J. H. Carr 和 R. B. Shepherd 教授根据多年的临床研究并与其他神经发育疗法相比较而总结出来的，20 世纪 80 年代主要在澳洲应用，90 年代后在其他国家逐步推广应用。

MRP 技术是一种以生物力学、运动科学、神经科学、行为学等为理论基础，以任务或功能为导向，在强调患者主观参与和认知重要性的前提下，按照科学的运动学习方法对中枢神经系统损伤后的患者进行再教育以恢复其运动功能的运动疗法。MRP 技术主要应用于偏瘫或任何其他运动控制障碍疾病，如脑卒中、脑外伤、脑瘫等。

一、原理

1. **以多学科知识为理论基础**　MRP 技术把中枢神经系统损伤后运动功能的恢复视为一种再学习或再训练的过程，以神经生理学、运动科学、生物力学、行为科学等为理论基础。

2. **以脑损伤后的可塑性和功能重组为理论依据**　根据现代脑损伤后功能恢复的研究理论，MRP 技术将脑的可塑性和功能重组学说融入其中，认为实现功能重组的主要条件是需要进行针对性的练习活动，练习得越多，功能重组就越有效，特别是早期练习有关的运动。而缺少练习则可能产生继发性神经萎缩或形成不正常的神经突触。

3. **限制不必要的肌肉活动**　脑损伤后当肌肉功能自发恢复时，大多会产生一些不必要动作（如共同运动模式），并可通过用力而强化。MRP 技术强调充分动员瘫痪肢体肌肉的运动单位，减少不必要的肌肉活动，要求按照运动发生的先后顺序对完成运动的肌肉进行训练，并在训练中避免过度用力，以免兴奋在中枢神经系统内扩散，出现异常的病理模式。

4. **重视反馈对运动的控制**　MRP 技术主张通过多种反馈（视、听、触、体位、手的引导）来强化训练效果，充分利用反馈在运动控制中的作用。

二、具体内容

针对脑损伤后的 MRP 技术由 7 部分内容组成，包含了日常生活中的基本运动功能：①上肢功能；②口面部功能；③从仰卧到床边坐起；④坐位平衡；⑤站起和坐下；⑥站立平衡；⑦步行。

三、训练步骤

1. **分析作业**　分析作业指描述正常的活动成分并通过对作业的观察来分析缺失的基本成分和异常表现。

2. **练习缺失的成分**　针对患者缺失的运动成分，通过简洁的解释、指令，反复多次的练习并配合语言、视觉反馈及手法导引，重新恢复其已经缺失的运动功能。

3. **练习作业**　设定符合日常生活中不同难度的作业练习，把所掌握的运动成分与正常的运动结合起来，通过反复评定，不断纠正异常现象，使其逐渐正常化。

4. **训练的转移**　创造良好的学习环境，安排和坚持练习，通过自我监督、亲属和有关人员的参与等，让患者在病房、家庭等真实的生活环境中练习已经掌握的运动功能，使其不断熟练。

四、训练要点

MRP 技术训练要点:①目标明确,难度合理,及时调整,逐步增加复杂性;②任务导向性训练要与实际功能密切相关;③闭合性与开放性训练环境相结合;④分解与整体训练相结合;⑤指令明确简练;⑥按技能学习过程设计方案,即通过认知期和联想(或过渡)期,达到自发期;⑦避免误用性训练;⑧患者及其家属积极参与;⑨训练具有计划性和持续性,患者应学会自我监测。

五、注意事项

MRP 技术应注意以下事项:①应使患者及其家属了解运动再学习技术的理念和主要方法,以获得他们的积极配合;②在患者病情稳定后应立即开始,避免给肌肉有学习错误活动的机会;③患者要积极主动参与,注意力要集中;④应充分了解使用运动再学习技术不仅仅是为了增加肌力,更重要的是增加对运动的控制能力,完成功能性活动;⑤要练习与日常生活功能相联系的特殊作业,模仿真正的生活条件;⑥要学习的不是某种运动模式,而是有现实意义的日常工作能力;⑦练习要有正确的顺序,训练中要充分利用视、听和言语等反馈;⑧学习和训练要循序渐进,制订的目标要符合患者的实际状况,要多给予鼓励,不要让患者丧失信心;⑨随着训练的进展,注意及时调整目标,正确处理患者的疲劳问题。

六、相关进展

Carr 等学者根据近年临床研究的进展认为,神经系统、肌肉和其他软组织的适应性改变与适应性运动行为很可能是构成一些临床体征的基础,早期康复训练的目的是训练患者在功能性运动活动中学习运动控制及发展力量和耐力。其主要原则:①强化训练,包括诱发肌肉主动活动、提高肌肉协同控制能力、增强与功能有关的肌力和耐力;②保持软组织的长度和柔韧性,包括良肢位摆放、合理应用支具和电疗等;③预防失用性肌萎缩和不良的适应性运动行为;④控制肌肉痉挛,严重者可采用肉毒毒素注射。

在我国,MRP 技术的有效性在康复医学领域是公认的,将 MRP 和促进技术相结合其协同作用更明显。许多研究者更是将 MRP 和其他诸如针灸、中药治疗联合用于患者的康复,也有明显的协同作用。MRP 技术与运动想象、任务导向性训练、经颅磁刺激、经颅直流电刺激等方法相结合,重复性强化训练效果更好。

MRP 严格遵循运动发生的先后顺序,在训练过程中有针对性地对作业活动缺失的运动成分进行训练,同时维持低水平用力,避免兴奋在中枢神经系统中的扩散,这是脑卒中后康复治疗的新方向。

（李　奎）

第十五节　强制性运动疗法

强制性运动疗法(constraint-induced movement therapy,CIMT)又称强制性治疗或强制疗法,是以中枢神经系统可塑性及脑功能重组理论为基础,并结合日常生活活动训练发展起来的一种新型的康复治疗技术。CIMT 通过限制健肢运动,克服患肢习得性失用(learning non-use),同时集中对患侧进行大量、重复的练习和日常生活相关的活动训练,并逐渐增加难度以达到恢复其功能的目标。临床研究显示,CIMT 能够改善脑及其他损伤患者的肢体功能和日常生活活动能力。

一、机制

在脑卒中等神经系统疾病早期,患者常常使用患侧上肢不成功,并会因此受到惩罚(如拿不住杯子而烫手等),这一结果会进一步抑制(负性反馈)患者继续使用患侧肢体;而当使用健手来处理日常活动时,常能获得完全或部分成功,达到既定的目的,从而强化了(正性反馈)健侧肢体的使用。随着疾病的自然恢复和康复进程,患者受损肢体的运动功能会逐渐好转,但患肢因长期限制性使用的影响,难以主动或有目的地去使用该侧肢体。这种"习得性失用"的长期存在,掩盖了患肢潜在参与运动活动的能力。CIMT

技术通过强制装置限制健侧上肢的使用,帮助患者在日常生活训练中重复学习使用患肢,从而克服习得性失用,进而使大脑不同的脑区激活并进行功能重组,诱导神经"可塑性"的发生,最终使躯体感觉和运动功能得到相应改善,促进患者日常生活活动能力的提高。

二、应用标准

1. 基本标准
(1) 穿戴强制性装置后要有足够的平衡和保持安全能力。
(2) 患侧手腕能主动背伸至少 20°,除拇指外至少有其他两指背伸 10°。
(3) 无严重的感觉和认知功能障碍。

2. 最低标准
(1) 安全性保障。
(2) 腕背伸 10°,拇指外展 10°,至少其他两指背伸 10°。

3. 排除标准
(1) 严重的关节活动受限。
(2) 严重的平衡及行走问题,所有时间需要辅助用具。
(3) 严重的认知问题。
(4) 过度痉挛。
(5) 严重的不可控制的医疗问题。
(6) 不愿意 14 天穿戴限制用具在 90% 以上时间。

三、CIMT 技术

CIMT 不是单一的治疗技术,而是一系列的行为学技术和康复治疗技术相结合的系统化治疗技术,主要包含限制技术、塑形技术和行为技术。

1. 限制技术(restraining) 顾名思义,限制技术就是通过一些设置或装置,限制患者使用患侧上肢完成日常生活活动。经典的限制装置是"上肢吊带"或"手夹板"等,但随着治疗过程中要求的不同,限制装置也出现了不同的改良。

2. 塑形技术(shaping) 塑形技术来自早期的条件反射技术,基本原理是患者不需要花费很大的气力就可以得到一些小进步。经反复练习,逐渐扩大"战果",最终逐渐"塑造"一个新的动作(功能)。在治疗中应用塑形技术,强调任务-导向性治疗为主,通过集中训练来循序渐进恢复患者的患侧上肢的运动功能以及日常生活活动能力。治疗项目应略高于患者运动功能,使患者需要努力投入才能完成这些项目,这些治疗项目要求患者集中精神反复进行。整个治疗中须向患者及时反馈功能情况,并不断鼓励患者完成训练。

3. 行为技术(behavior technique) 行为技术包括行为合同、家庭日记、家庭作业和治疗记录单等,是 CIMT 的主要监督方式,目的是使患者在家庭环境中增加患侧上肢的使用频率,提高患侧上肢的使用能力。

四、CIMT 方案

CIMT 方案内容主要包括三部分,即限制健肢的使用、强化训练患侧上肢和日常生活任务训练。

1. 限制健手的使用 在患者 90% 的清醒时间,强制用手夹板或手套限制健肢的使用,仅在洗浴、上厕所、睡觉及可能影响平衡和安全的活动时才解除强制。

2. 强化训练患侧上肢 应用塑形任务,每天强化训练患侧上肢 6h,每周 5 天,连续 2 周。

3. 日常生活任务训练 在日常生活活动期间,鼓励患者进行实际的功能任务练习,如使用患手摆放餐具、吃饭、收拾桌子、拨打电话等。训练中治疗师为每一位患者制订一个家庭训练计划,并根据行为状况记录完成情况。

五、CIMT 与改良的 CIMT

尽管 CIMT 疗效是肯定的,但是其训练强度很大,容易使人产生疲劳,而脑卒中后的患者往往年龄较大,这种训练强度对他们来说并不一定适宜,因此在临床应用中仍有不少患者及治疗师不愿意采用 CIMT。并且 CIMT 主要强调了患者患侧上肢的单独运动,忽视了双上肢的协同作用。从而有研究者进一步提出了改良强制性运动疗法(modified constraint-induced movement therapy,mCIMT)的概念,改良强制性运动疗法是在 CIMT 基础上根据患者的情况和耐受能力进行调整。mCIMT 只选择适合患者的 2~3 个塑形动作,每次 2h,每周 3 次,患肢限制 3d/周,连续训练 10 周。除此之外的其他训练内容如进食、梳妆、洗漱、如厕、穿衣等都在日常生活中进行。

六、注意事项

1. CIMT 并不适用于所有脑卒中患者,应根据技术应用标准选择患者。
2. 多数患者的依从性比较差,安全性需要充分的保障。
3. CIMT 实施前,须向家属详细介绍该技术方法,并取得家属的配合。
4. 在 CIMT 实施阶段,部分患者容易出现不良情绪,需要不断鼓励、支持患者树立信心,并将患肢功能的改善通过训练强度和难度的提高,正向反馈给患者本人。

七、CIMT 与临床指南推荐

1. 2011 年中国脑卒中康复治疗指南推荐
(1) 符合强制性运动疗法基本标准的亚急性期和慢性期脑卒中患者,推荐使用标准的强制性运动疗法治疗,每天 6h,每周训练 5 天,连续 2 周(Ⅰ级推荐,A 级证据)。
(2) 符合强制性运动疗法最低标准的亚急性期和慢性期脑卒中患者,可使用标准的强制性运动疗法或改良的强制性运动疗法治疗方案。两种方案主要在强制训练持续时间和限制健手使用时间方面有差异(Ⅱ级推荐,B 级证据)。
2. 2016 年美国心脏协会(American Heart Association)/美国卒中协会(American Stroke Association)成人脑卒中康复治疗指南推荐　对于上肢活动的训练,包括日常生活活动能力、工具性日常生活活动能力以及本体感觉等,可考虑对符合条件的卒中患者应用 CIMT 或 mCIMT 治疗(Ⅱa 级推荐,A 级证据)。
3. 中国脑性瘫痪康复指南(2015)第六部分推荐　强制性诱导疗法可提高偏瘫型脑瘫患儿的上肢功能(推荐强度 B 级)。

（刘　浩）

第十六节　神经调控技术

神经调控技术是指利用电刺激或化学手段对中枢神经、周围神经和自主神经系统发挥兴奋或抑制等调节作用,从而改善患者症状、提高生活质量的科学、医疗及生物工程技术,其中以非侵入性脑刺激技术中的重复经颅磁刺激和经颅直流电技术最具代表性。

一、重复经颅磁刺激

经颅磁刺激(TMS)是一种非侵入性的、无痛的、安全的神经调控技术。其主要利用高强度的电流在短时间内流经刺激线圈后产生磁场,该磁场无衰减地穿过头皮、颅骨等组织后在大脑皮质局部内产生与线圈内电流方向相反的持续约 100μs 的微小感应电流。此感应电流能够改变神经细胞的膜电位,引起局部大脑神经细胞去极化,并产生一系列生理生化反应,从而产生调节神经组织兴奋性的作用。在同一部位重复给予一定强度、频率及间歇组合模式的磁刺激,可对大脑皮质的兴奋性产生积累效应,称为重复经颅磁刺激(rTMS)。

1. **作用机制**　不同频率的 rTMS,对运动皮质的调节作用是不同的,高频率的 rTMS(刺激频率≥5Hz)使大脑皮质兴奋性增加,而低频率的 rTMS(刺激频率≤1Hz)则起到降低大脑皮质兴奋性的作用。rTMS 对大脑皮质神经细胞兴奋性的调节作用被认为主要是基于其对大脑皮质神经细胞突触的可塑性的影响,即突触传递功能的类长时程增强(long term potentiation,LTP)和长时程抑制(long term depression,LTD)样兴奋性改变,分别被建议用来解释高频和低频 rTMS 对大脑皮质神经细胞兴奋性双向调节作用。

2. **rTMS 的刺激模式**

(1) 常规 rTMS:常规 rTMS 是指按照固定频率连续发放多个脉冲的刺激模式,通常用于临床治疗和暂时性兴奋或抑制特定大脑皮质功能区域。具体频率参数设置依治疗或研究目的而定,高频刺激兴奋大脑皮质功能,低频刺激抑制大脑皮质功能。

(2) 模式化爆发刺激:模式化爆发刺激是将一种固定频率脉冲嵌套在另一种固定频率脉冲中的刺激模式,常用模式化爆发刺激有 θ 爆发刺激(theta burst stimulation,TBS)。TBS 是将一丛连续 3 个固定频率为 50Hz 的脉冲嵌套在另一固定频率为 5Hz 脉冲中的刺激模式。TBS 序列分为连续性 TBS(continuous TBS,cTBS)和间歇性 TBS(intermittent TBS,iTBS)。

1) cTBS:连续 200 丛,无间歇,共 600 个脉冲,用时 40s,起抑制皮质功能的作用。

2) iTBS:刺激 2s,间隔 8s,重复 20 次,600 个脉冲,用时 190s,起兴奋皮质功能的作用。

3. **适应证和禁忌证**

(1) 适应证:①运动功能障碍,如脑卒中、脊髓损伤、帕金森病、运动神经元病、肌张力障碍等;②精神心理障碍,如抑郁症、狂躁症、焦虑障碍、精神分裂症、创伤后应激障碍、儿童孤独症、物质依赖等;③其他,如失语症、偏侧忽略症、认知障碍、吞咽障碍、癫痫、神经病理性疼痛、偏头痛等。

(2) 禁忌证:①体内有植入性电磁元件的患者,如有心脏起搏器者、有药泵或耳蜗植入物者;②头颅内或外置有金属异物(钛除外);③高频强刺激有引发惊厥的风险,对于有癫痫病史、癫痫家族史的患者禁止使用高频强刺激。

4. **rTMS 的刺激参数**

(1) 线圈:8 字形线圈(figure-of-8 coil)在线圈中间联合处磁感强度最大,因此聚焦性较好,但刺激面积和强度相对较小,一般用于要求定位比较严格的功能区刺激;圆形线圈(round coil)聚焦作用不如 8 字形线圈,但刺激面积较大,同等输出刺激作用较强,多用于刺激外周神经;双锥形线圈(double cone coil)由2 个电流方向相反的圆形线圈大约呈 90°连接在一起,聚焦性不如 8 字形线圈,但局部刺激强度高,适合于刺激支配下肢或盆底肌的运动皮质;但因其形状,不适合刺激颞叶、额叶等。

(2) 刺激强度:通常以对神经的刺激作用作为个体化的刺激强度,以静息运动阈值(resting motor threshold,rMT)的百分比来表示。rMT 是指在靶肌肉放松的情况下,刺激相应的初级运动皮质(primary motor cortex,M1)区,能够在连续 10 次刺激中引出 5 次以上的运动诱发电位(motor evoked potential,MEP)的波幅超过 0.05mV 的最小刺激强度。临床上,常用的刺激强度为 80%~120% rMT。

(3) 频率(Hz):脉冲序列中,每秒输出的脉冲数。

(4) 序列时程(s):每个脉冲序列刺激持续的时间。

(5) 序列间歇(s):每 2 个连续的脉冲序列间的间隔时间。

(6) 序列数(个):整个刺激方案中所包含的序列数。

以上各个刺激参数相互作用、互为影响,共同决定了 rTMS 的单次剂量以及治疗安全性。rTMS 常规刺激多参数组合的安全范围见表 3-15-5、表 3-15-6。

表 3-15-5　刺激频率、刺激强度、序列时程、序列间歇等多参数组合安全范围

序列间歇/ms	刺激强度 rMT/%			
	100	105	110	120
5 000	安全	安全	安全	资料不足
1 000	不安全	不安全	不安全	不安全
250	不安全	不安全	不安全	不安全

表 3-15-6　刺激频率、序列时程等参数组合安全范围

频率/Hz	刺激强度 rMT/%							
	100		110		120		130	
	时程/s	脉冲	时程/s	脉冲	时程/s	脉冲	时程/s	脉冲
1	>270	>270	>270	>270	>180	>180	50	50
5	10	50	10	50	10	50	10	50
10	5	50	5	50	3.2	32	2.2	22
20	1.5	30	1.2	24	0.8	16	0.4	8
25	1	25	0.7	17	0.3	7	0.2	5

注:资料来源于 2009 年 TMS 安全指南;">"表示测试过的安全范围最大值。

5. 注意事项

（1）治疗之前应对患者进行安全筛查,排除禁忌证,并签订知情同意书;了解患者既往病史及当下情况,如既往是否有脑部损伤或疾病,目前是否服用会影响皮质兴奋性的药物,是否存在物质依赖等。

（2）首次治疗之前应测试患者 rMT,以确定恰当的刺激强度。

（3）治疗过程中给患者戴耳塞,预防听觉受累。

（4）出现头痛恶心等副作用时,可减少刺激量和治疗时间;万一诱发癫痫,应立即停止治疗,及时处理。

（5）对于特殊人群,如儿童和孕妇等需特殊考虑。如儿童皮质兴奋性高于成人,但 rMT 却相对较高,刺激强度需酌情调整。此外,幼儿 18 个月前头颅囟门未闭合,不适合应用 rTMS;儿童外耳道小,更应注意听力保护。孕妇接受 rTMS 时,刺激线圈应远离腰腹部;孕妇作为操作者时,应与刺激线圈保持 0.7m 以上的距离。

6. rTMS 常用的临床方案及指南推荐　欧洲专家于 2019 年发布了针对 2014 年 rTMS 治疗循证指南的更新版本。这些指南推荐内容常作为临床制订治疗方案的重要参考,具体 A/B 级证据推荐内容如下。

（1）A 级证据(明确疗效):①高频(high frequency,HF)rTMS 刺激疼痛对侧 M1 治疗神经病理性疼痛;②HF-rTMS 刺激左侧背外侧前额叶皮质(dorsolateral prefrontal cortex,DLPFC),使用 8 字形或 h 线圈治疗抑郁症;③低频(low frequency,LF)rTMS 刺激健侧 M1 治疗脑卒中亚急性期手运动功能障碍。

（2）B 级证据(很可能有效):①HF-rTMS 刺激左侧 M1 或 DLPFC 分别用于改善纤维肌痛症患者的生活质量或疼痛;②HF-rTMS 刺激双侧 M1 区和左侧 DLPFC 分别用于帕金森病患者的运动障碍和抑郁;③HF-rTMS 刺激患侧 M1 区治疗脑卒中亚急性期运动功能障碍;④iTBS 刺激下肢运动皮质治疗多发性硬化症下肢痉挛;⑤HF-rTMS 刺激右侧 DLPFC 治疗创伤后应激障碍;⑥LF-rTMS 刺激右额下回治疗慢性脑卒中非流利失语症;⑦LF-rTMS 刺激右侧 DLPFC 联合 HF-rTMS 刺激左侧 DLPFC 或 cTBS 刺激右侧 DLPFC 联合 iTBS 刺激左侧 DLPFC,以及单独 LF-rTMS 刺激右侧 DLPFC 治疗抑郁症。

二、经颅直流电刺激

经颅直流电刺激(tDCS))也是一种非侵入性的神经调控技术,利用刺激器恒定输出 12mA 的低强度

直流电,置于颅骨表面的阴、阳两极形成电流环路作用于大脑皮质,可以调节皮质神经元的兴奋性,进而改善相应的运动功能和认知行为。

1. 作用机制　tDCS 对皮质兴奋性调节的基本机制是依据刺激的极性不同引起静息膜电位超极化或者去极化的改变。阳极刺激通常使大脑皮质的兴奋性增强,阴极刺激则降低大脑皮质的兴奋性。这主要是源于 tDCS 对神经元静息膜电位的阈下调节,诱导了参与突触可塑性形成的 N-甲基-D-天冬氨酸(N-methyl-D-aspartate,NMDA)受体功能发生极性-依赖性修饰,产生神经重塑,使得刺激时皮质兴奋性增加或降低,刺激后作用可持续 1h,但其确切机制目前尚未完全明确。

2. 适应证与禁忌证

(1) 适应证:①神经系统疾病,如脑卒中、脊髓损伤、阿尔茨海默病、帕金森病等疾病后所致运动功能障碍、认知障碍、言语吞咽障碍、意识障碍、肌张力障碍、单侧忽略等;②精神心理疾病,如抑郁症、失眠、焦虑、精神分裂、孤独症、物质依赖、耳鸣等;③疼痛,如神经病理性疼痛、纤维肌痛、下背痛、偏头痛等。

(2) 禁忌证:①使用植入型电子装置如心脏起搏器的患者,或治疗区域有金属部件植入器件的患者;②进行去颅骨减压手术后未进行颅骨修补的患者;③大面积脑梗死或脑出血急性期的患者;④刺激区域有痛觉过敏、损伤或炎症的患者。

3. tDCS 的临床刺激参数

(1) 刺激方式:临床常用的刺激方式主要为阳极刺激和阴极刺激。

(2) 刺激部位:刺激电极通常放置于 M1 区、左侧 DLPFC 区、初级视觉皮质、Broca 区、Wernick 区、唇舌区、小脑、枕叶、颞顶皮质等,参考电极常放置于对侧眶额叶、肩上或颅外其他部位。

(3) 电流强度:微弱直流电,常为 $1 \sim 2mA$,电极通常 $25 \sim 35cm^2$,能流密度一般在 $0.029 \sim 0.083mA/cm^2$ 范围之内。

(4) 刺激时间:单次刺激时间多数在 $5 \sim 40min$ 之间,临床常用 20min。

4. 注意事项

(1) 电极放置位置务必要准确测量,并将电极片放置在阳极和阴极相应的位置。

(2) 电极衬布需要用生理盐水充分湿润,必要时使用耦合剂。

(3) 治疗过程中需注重患者的主观感受,个别患者可能出现电极板下轻微的麻感和痒感,存留时间较短。

5. tDCS 常用临床方案及指南推荐　国际临床神经生理学联盟于 2016 年公布的 tDCS 治疗循证指南,其中相对较高等级的推荐内容常作为临床制订治疗方案的重要参考,具体如下。

(1) B 级证据(很可能有效):①阳极 tDCS 刺激左侧 M1 区(阴极于右侧眶额叶)用于改善纤维肌痛;②阳极 tDCS 刺激左侧 DLPFC 区(阴极于右侧眶额叶)用于非药物抵抗性的抑郁症;③阳极 tDCS 刺激右侧 DLPFC 区(阴极于左侧 DLPFC 区)用于成瘾。

(2) C 级证据(可能有效):阳极 tDCS 刺激左侧或疼痛部位对侧的 M1 区(阴极于右侧眶额叶)用于改善脊髓损伤所继发的慢性下肢神经病理性疼痛。

三、其他神经调控技术

其他神经调控技术,如脑深部电刺激术(deep brain stimulation,DBS)、脊髓电刺激术(spinal cord stimulation、SCS)和迷走神经刺激术(vagus nerve stimulation,VNS)都属于植入性神经调控技术。DBS 主要应用于帕金森病、肌张力障碍、抽动秽语综合征等运动功能障碍的治疗。刺激靶点主要集中于中脑、丘脑和下丘脑的 DBS 可用于治疗意识障碍。SCS 通过在脊髓硬膜外间隙植入电极传递电刺激,阻断疼痛信号传递至大脑皮质的脊髓通路,目前主要运用于治疗慢性顽固性疼痛;此外,SCS 可增加脑血流量和神经递质浓度以及脑干网状结构激活程度,可用于改善意识障碍。VNS 对于长期用药物治疗不能控制或不适合手术切除颅内病灶的难治性癫痫是一种有效的治疗措施。近年研究发现,VNS 可以通过激活丘脑、后扣带回/楔前叶、默认模式网络(default mode network,DMN)等意识,觉醒关键脑区来改善意识障碍患者的意识水平。

(刘　浩)

第十七节 减重训练

减重训练(body weight support treadmill training,BWSTT)是利用悬吊装置或减重设置不同程度地减少身体体重对下肢的负荷的训练方式,从而有利于支撑能力或肌力不足的患者早期进行各种步行训练。

一、理论基础

中枢模式发生器(central pattern generator,CPG)特指位于脊髓腰骶运动区能自动产生稳定振荡,有序激活伸屈肌群进行交替收缩,激发肢体节律运动的神经环路单元。BWSTT属于强制性运动训练,能有效地激活运动皮质和脊髓节律性运动中枢CPG。研究证实BWSTT可以增加神经元细胞膜表面兴奋性神经递质的囊泡数量,明显增加突触的形成数量,促进中枢神经的代偿、重组和功能的恢复。此外,BWSTT过程中下肢的负重可以促进下肢伸肌群的活动,有利于促进感觉反馈对步行动作的调节作用。

二、减重步行训练设备

1. **标准减重步行训练系统** 减重步行训练系统由两部分组成,即减重装置和电动活动平板。减重装置(电动)主要包括固定支撑架、减重控制台、电动升降杆和减重吊带。减重控制台控制电动升降杆的升降,随着升降杆的升高,患者被逐渐向上吊起,下肢负重减少,减少的重量可以在减重控制台显示出来。治疗师可以按需要从下肢0(完全负重)至100%(完全不负重)来调整下肢减重程度。通常,初始的减重重量多采用身体重量的30%~40%。活动平板(电动)用于减重患者的步行训练,平板运行时间、速度和坡度可以根据需要进行调节,一般初始速度设定为0.1~0.5m/s,每次步行训练时长为30~40min。治疗师根据患者的功能情况,逐步减少间歇次数和时间,增加平板速度。

2. **简易减重步行训练装置** 简易减重步行训练装置由铰链和滑轮作为动力系统,悬吊装置是借助一个过头的钢架,通过减重吊带作用于患者来提供减重和保护。减重重量可由放置在减重架上的仪表显示,需要通过治疗师摇动手柄将患者拉起来调节减重重量,训练过程由治疗师推行或患者本人主动行走完成。

3. **减重步行训练机器人** 随着康复医学和电子工程技术的发展,最新的训练系统将机器人技术应用在减重步行训练系统中,利用机器人代替治疗师,辅助患者自动完成减重步行训练。减重步行训练机器人,常称为下肢康复机器人,由外骨骼式下肢步态矫正驱动装置、智能减重系统、医用跑台和视觉反馈系统组成。智能减重系统主要由固定支架提供支撑和稳定,通过电机驱动,悬吊患者胸部绑带支撑部分体重。医用跑台的主要作用是与外骨骼式下肢步态矫正驱动装置协调运动,为患者提供正常生理模式的步态训练,同时也可为患者提供部分体重支持。减重步行训练机器人不仅减轻了治疗师的工作强度,而且步行训练参数重复性好,时相指标可以准确设定,能够有效加快康复进程并提高疗效。

三、减重步行训练的适应范围

1. 中枢神经系统疾病,如脑卒中、脑外伤、脑瘫、脊髓损伤等引起的肢体瘫痪,以及外周神经损伤引起的下肢无力等。

2. 骨关节疾病和运动创伤恢复期的下肢负重训练和步行训练等。

3. 假肢、矫形器穿戴前后的下肢步态训练。

4. 年老、体弱、久病卧床患者早期小运动量、安全性有氧步行训练。

5. 体重过重、有严重关节退行性病变患者的有氧步行训练等。

四、注意事项

1. 减重重量要控制适当,以患者减去重量后正好双下肢能支撑身体为度,避免患者完全依赖减重吊带。

2. 固定减重带时要注意左右平衡,每次减重前均要将减重机"校零"。

3. 患者可能有感觉障碍,固定减重带时要注意松紧合适,易摩擦的部位要加衬垫,以保护皮肤,防止擦伤。

4. 久病卧床的患者在开始接受减重训练之前,要先进行血管舒缩功能训练,防止出现直立性低血压。

5. 进行减重平板有氧训练的患者要注意训练中血压、心率的变化,眩晕、心衰、血压波动大的患者训练要慎重,或停止训练。

6. 减重平板训练时,平板的速度要适当,避免突然加速、减速或停止。

五、减重步行训练与临床指南推荐

1. 2011 年中国脑卒中康复治疗指南推荐

(1) 推荐减重步行训练用于脑卒中 3 个月后有轻到中度步行障碍的患者,可以作为传统康复治疗的一个辅助方法(Ⅰ级推荐,A 级证据)。

(2) 脑卒中早期病情稳定、轻到中度步行障碍的患者在严密监护下可以试用减重步行训练作为传统治疗的一个辅助方法(Ⅱ级推荐,B 级证据)。

2. 2016 年美国心脏协会(American Heart Association)/美国卒中协会(American Stroke Association)成人脑卒中康复治疗指南推荐

(1) 利用活动平板训练(有或无减重)或平地步行训练结合传统康复治疗来改善步行功能的恢复是合理的(Ⅱb 级推荐,A 级证据)。

(2) 可考虑利用机器人辅助运动训练结合传统康复疗法来改善卒中后运动功能和移动性(Ⅱb 级推荐,A 级证据)。

(3) 卒中后早期行走不能或行走能力低下的患者可考虑在减重下进行器械辅助步行(Ⅱb 级推荐,A 级证据)。

3. 中国脑性瘫痪康复指南(2015)第六部分推荐

(1) 减重步态训练可改善脑瘫儿童功能性步态(推荐强度 A 级)。

(2) 根据需求可佩戴矫形鞋进行减重步态训练(推荐强度 B 级)。

(刘　浩)

参　考　文　献

[1] 张瑞青,邹任玲.上肢协调功能障碍康复技术研究进展.生物医学工程研究,2019,38(4):492-496.

[2] 张乐,李静,张锋.协调训练对中小学学生足球技术的影响研究.体育科技,2018,39(6):130-131.

[3] 杜明洋.敏捷梯脚步灵敏协调训练对 10~11 岁少儿运控球能力的影响研究.北京:北京体育大学,2019.

[4] 曾明,王月丽,崔尧,等.水中平衡训练对脑梗死患者平衡功能影响.中国康复医学杂志,2019,34(7):789-793.

[5] 刘雷.平衡训练对增加力量和肌肉平衡的影响.当代体育科技,2019,9(15):51-52.

[6] 吴娟,江文宇,张延玲,等.音乐放松疗法联合经颅直流电刺激对脑卒中患者不良情绪与肢体运动的影响.国际精神病学杂志,2019,46(6):1059-1062.

[7] 陈华,圣文.音乐放松治疗联合呼吸训练对神经衰弱患者 MRI 检查前心理压力和配合度的影响.中国健康心理学杂志,2019,27(1):113-117.

[8] 刘丽.呼吸放松训练对负性思维的作用.苏州:苏州大学,2018.

[9] 陈述保,王三保.运动疲劳的身体放松训练及恢复研究.西部皮革,2018,40(18):112-113.

[10] 吴晗,史铁英,李艳娇,等.乳腺癌患者放松训练干预的研究进展.护理学杂志,2018,33(20):106-109.

[11] 冯重睿,郭永亮,刘梦娇,等.动态重心转移训练对小脑梗塞型共济失调的疗效观察.按摩与康复医学,2019,10(15):4-5.

[12] 黄杰,谢凌锋,肖锋,等.动态人体重心监测下坐—站转移训练对脑卒中偏瘫患者平衡功能的影响.中国康复,2016,31(5):339-341.

[13] 曹红十.基于减重步行训练集束化方案对脊髓损伤患者运动功能康复影响的研究.长春:吉林大学,2019.

[14] 石芝喜,刘明俭,蔡朋,等.下肢步行机器人用于 C-D 级脊髓损伤患者步行训练的疗效研究.中国康复医学杂志,2018,

33(1):96-98.

[15] 刘惠林,胡昔权. 神经疾患康复治疗技术. 北京:人民卫生出版社,2019.

[16] 阿德勒,贝克斯,巴克. 实用 PNF 治疗:本体感觉神经肌肉促进技术图解指南. 4 版. 刘钦刚,译. 北京:华夏出版社,2018.

[17] 潘志超,徐秀林,肖阳. 下肢康复机器人研究进展. 中国康复理论与实践,2016,22(6):680-683.

[18] 李晓捷,庞伟,孙奇峰,等. 中国脑性瘫痪康复指南(2015):第六部分. 中国康复医学杂志,2015,30(12):130-138.

[19] WINSTEIN C J,STEIN J,ARENA R,et al. Guidelines for adult stroke rehabilitation and recovery:a guideline for healthcare professionals from the American Heart Association/American Stroke Association. Stroke,2016,47(6):e98-e169.

[20] BISWAS A,OH P I,FAULKNER G E,et al. Sedentary time and its association with risk for disease incidence,mortality,and hospitalization in adults:a systematic review and meta-analysis. Ann Intern Med,2015,162(2):123-132.

[21] STUBBS E B,FISHER M A,MILLER C M,et al. Randomized controlled trial of physical exercise in diabetic veterans with length-dependent distal symmetric polyneuropathy. Front Neurosci,2019,13:51.

[22] GILLETT J G,LICHTWARK G A,BOYD R N,et al. The effect of combined functional anaerobic and strength training on treadmill gait kinematics and kinetics in ambulatory young adults with cerebral palsy. Gait & Posture,2019,70:323-329.

[23] PUA Y H,HO J Y,CHAN S A,et al. Associations of isokinetic and isotonic knee strength with knee function and activity level after anterior cruciate ligament reconstruction:a prospective cohort study. Knee,2017,24(5):1067-1074.

[24] KATOH D,TANIKAWA H,HIRANO S,et al. The effect of using Gait Exercise Assist Robot(GEAR)on gait pattern in stroke patients:a cross-sectional pilot study. Topics in Stroke Rehabilitation,2020,27(3):1-7.

[25] MATTERN-BAXTER K,LOOPER J,ZHOU C,et al. Low-intensity vs high-intensity home-based treadmill training and walking attainment in young children with spastic diplegic cerebral palsy. Archives of physical medicine and rehabilitation,2020,101(2):204-212.

[26] KUPTNIRATSAIKUL V,KOVINDHA A,SUETHANAPORNKUL S,et al. Motor recovery of stroke patients after rehabilitation:one-year follow-up study. International Journal of Neuroscience,2017,127(1):37-43.

第十六章 手法治疗

第一节 关节松动术

关节松动术是治疗师使用自身或仪器设备的力作用于人体关节,从而治疗疾病的技术。

Geoffrey Douglas Maitland 是关节松动术的主要贡献者和推广者。Maitland 对关节松动术的定义为用被动运动来评估和治疗运动功能障碍。关节松动术不但有一套高效的临床治疗体系,而且包含一套规范化的评估体系。Maitland 概念的灵魂是操作者发展自身的评估和治疗概念;操作者坚持不断学习生物力学相关的基础理论知识。

Maitland 概念是持续发展的理念或技术,需要操作者不断发展、延伸和完善;操作者要做最仔细的评估、再评估和治疗。其核心要求是通过临床推理,系统化地评估病因和疗效。

一、关节松动术的应用

在关节松动术的应用方面,需要明确关节位置和关节运动。

1. 关节位置

(1) 紧缩位(close-packed position):关节活动度最小的关节位置。

(2) 松弛位(open-packed position):关节活动度最大的关节位置。

(3) 紧缩位和松弛位的判断:依据关节一致性(congruency)和囊韧带复合体(capsuloligamentous complex,CLC)的延展程度。关节一致性指的是关节内两关节面的贴合程度。一般而言,贴合程度越高,关节越闭锁;贴合程度越低,关节越松弛。CLC 的延展程度是指关节囊和韧带的总体紧张度。一般而言,CLC逐渐被延长展开,使得囊和韧带产生抵抗而变得越紧张,因为囊和韧带是关节运动的限制因素,所以关节变得越闭锁。相反地,若 CLC 的紧张度低,则关节变得越松弛。

(4) 操作预体位(pre-positioning):操作预体位是治疗师为了更好地实施关节松动术而摆放的患者体位。关节松动术的预体位设计需要充分考虑关节的紧缩位和松弛位。

2. 关节运动

(1) 外周关节的运动:一般用滚动、滑动和转动来描述外周关节的运动。凹凸定律是滑动附属运动的特定描述。在运动时,凸面关节的滑动方向与自体运动的方向是相反的,凹面关节的滑动方向与自体运动的方向是相同的。

(2) 脊柱关节的运动:一般用节段运动来描述 1 个椎体的运动,用多节段运动来描述 3 个及以上椎体的运动。大多数脊柱的运动是多节段运动,一般而言,屈曲时,脊柱前缘挤压,后缘分离;伸展时,脊柱前缘分离,后缘挤压;侧屈时,同侧缘挤压,对侧缘分离。旋转时,同侧椎间孔变小,对侧椎间孔变大。

(3) 关节生理运动:关节在其生理范围内所进行的运动,可主动或被动完成。

（4）关节附属运动：关节在其生理范围之外、解剖范围之内所进行的运动，只能通过被动或外力完成。

二、关节松动术的实践

（一）关节松动术的原则

1. 评估原则

（1）总原则：评估过程中治疗师需要了解全关节活动范围的疼痛、末端疼痛、隐形疼痛和症状激惹水平；要关注症状程度（severity）、激惹性（irritability）、疼痛性质（nature）和阶段（stage）。决定激惹性的因素包括诱发症状的活动量、症状程度和恢复至疼痛基线的所需时间。

（2）主观评估的原则

1）内容：①紊乱的类型和性质；②症状的区域；③症状的行为；④现病史；⑤既往史；⑥特殊问题。

2）结果分析：治疗师通过主观的评估资料来判断患者是否适合进行客观评估和关节松动术。不适合进行关节松动术的患者一般包括不具有力学因素引起的症状和功能障碍、急需临床医学介入的症状和体征、生命体征不稳定等。若适合，则依据主观评估资料作出临床假设。

（3）客观评估的原则

1）目的：①验证临床假设；②确定诱发疾病的解剖结构；③找出诱发症状的前置因素。

2）内容：①特殊检查，包括神经学检查、椎基底动脉检查、颈椎象限检查等；②主动生理运动测试；③被动生理运动测试；④被动附属运动测试；⑤被动的综合的生理和附属运动测试；⑥以上测试的变形。

3）异常的关节末端感觉：松弛、痉挛、阻滞、发条感和泥泞感等。

（4）记录的原则：关节松动术具有一套规范化的诊疗方案，诊疗期间的每个步骤都必须做文书记录，记录内容包括主观评估和客观评估的结果、分析结果、治疗方案、病程记录和阶段性总结等。

2. 治疗原则

（1）总原则：与其他手法治疗技术不同的是，关节松动术不是强调规范化的治疗技术动作，而是强调检查和评估技能的发展。

（2）手法治疗的基本要求：①技术动作是非固定模式，因人而异；②技术动作是基于治疗师的运动感知能力；③先从关节中立位开始治疗，这样可能是最好的；④操作者施力应使用自身的核心力量，而不是肢体的末端力量；⑤用力尽量最轻；⑥一般使用2~3次/s的振动。

（3）手法治疗处方参数：振动/持续牵伸、关节位置、力量、幅度、节律、频率和时间等。

（4）手法治疗分级：手法治疗的分级（图3-16-1）是基于关节活动范围和所受阻力。将关节活动范围大概可分为4个小范围：初始、初始-中点、中点-终末和终末范围。关节的最小阻力一般出现在中点，最大阻力出现在终末点。基于被动运动的手法治疗分级如下：①Ⅰ级是小振幅、初始范围内的运动；②Ⅱ级是大振幅、初始-中点范围内的运动，该范围无僵硬和肌肉痉挛；③Ⅲ级是大振幅、中点-终末范围内的运动，该范围出现僵硬和肌肉痉挛；④Ⅳ级是小振幅、终末范围内的运动，该范围抵抗僵硬和肌肉痉挛。

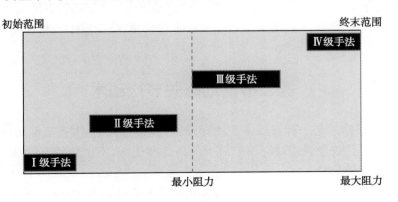

图 3-16-1　关节松动术的手法分级

（5）基于关节运动的手法治疗类型:滚动、滑动、牵拉、分离和挤压等。

（二）关节松动术的推理

1. **临床推理**   临床推理是治疗师的基本技能之一,是通过与患者密切合作进行主观和客观评估,致力于了解真实的临床问题从而进行循证治疗的一种思维过程。

2. **临床假设**   临床假设是结合主观评估和解剖、生理、病理、生物力学或运动学等作出的初步判断。假设的种类包括活动和参与层面所表现出的能力/限制、社会心理学、疼痛种类、症状的来源、症状的诱发因素、病理学、身体功能和结构的损伤、客观评估和治疗的注意事项和禁忌证、治疗/管理的选择和进阶、预后等。

3. **过程**   首先根据理论知识和临床资料作出临床假设,然后使用客观评估甚至治疗来验证临床假设,最终作出物理诊断。此过程要求治疗师持续不断地思考疼痛的来源和运动与症状的关系。

（三）关节松动术的临床应用

最高效的关节松动术是基于全面准确的主客观评估和手法治疗处方,手法处方内容包括类型、分级、方向、节律、频率和时间等。

1. **手法类型的选择**   关节松动术的手法类型多种多样,主要包括由滚动和滑动构成的生理运动和附属运动,以及挤压和分离。生理和附属运动可变形为综合的生理运动、综合的附属运动,或者综合的生理和附属运动。临床实践中,症状性质影响着手法类型的选择(表 3-16-1),除此之外,功能障碍也会影响手法类型的选择。

表 3-16-1   根据症状性质手法类型的选择

症状	手法类型
末端关节活动范围的症状	末端的生理和/或附属运动
全关节活动范围的症状	全范围的生理和/或附属运动
长期疼痛	采取生理运动的中立位,实施附属运动
负重时的轻微疼痛	伴随挤压的生理和/或附属运动
伴随疼痛的关节周围僵硬	先将僵硬的关节延展至可诱发疼痛的程度,再实施生理和/或附属运动

2. **手法分级的选择**   对于受限在初始关节活动范围的疼痛,使用Ⅰ级手法;然后逐渐过渡到Ⅱ级手法,避免诱发远端的放射性疼痛;对于诱发功能障碍的僵硬,使用大振幅的Ⅲ级手法或小振幅的Ⅳ级手法;大振幅的Ⅲ级手法可以缓解全关节活动范围的疼痛,而小振幅的Ⅳ级手法可以治疗终末关节活动范围的疼痛。

3. **手法节律的选择**   关节松动的节律包括固定节律、慢节律和断续节律。其中固定节律运用于僵硬的关节,慢节律运用于疼痛的关节,而断续节律运用于紧张和痉挛的关节。

4. **时间和频率的选择**   首次治疗应该在短时间内完成,因为治疗部位可能出现了评估的治疗效应。每个关节一般治疗 2~3 次,每次 30s;若关节松动术加重症状,则减少治疗时间和频率;若关节松动术长期无效,则停止治疗。

第二节   动态关节松动术

Mulligan 动态关节松动术是一种高效手法治疗技术,其特点包括:①若正确选择治疗手法,治疗后立刻见效;②治疗过程舒适且效果维持时间长。由于具备这些优势,不但能够在临床上很大程度节省治疗师的体力,同时易被患者接受。

Mulligan 概念(NAGS、SNAGS、MWM 和 PRP)是由新西兰顶级物理治疗师、手法治疗先驱 Brian Mulligan 创立的一种动态关节松动术。Brian 在他 40 多年的临床生涯当中创立了这种自己独特的概念。不同于其他关节松动术只单纯针对关节做松动,Mulligan 手法除了松动并调整关节位置外,可同时达到软组织松弛的效果。Brian 认为这种手法主要用于矫正由于关节错位所造成的疼痛。

一、动态关节松动术的常用技术

1. **小关节面松动术（natural apophyseal glides，NAGS）**　沿着所选定脊椎的治疗平面,使之往上、往前滑动,滑动的范围达到中等幅度或活动末端,强度以不引起患者的疼痛为原则。NAGS 适用于增加脊柱的活动度,解除僵硬和减轻疼痛,尤其是多节段、多方向有问题,以及患者不适合俯卧的情况。它既可以作为激惹性试验,也可缓解治疗后酸痛。

2. **合并动态关节松动术（mobilization with movement，MWM）**　当患者在做肢体动作的时候,维持相邻关节面的关节表面复位,可纠正因外伤或肌肉失衡而导致的关节错位。MWM 应当以直角或平行方向应用于活动受限的关节面,并接近关节线。

3. **动态小关节面松动术（sustained natural apophyseal glides，SNAGS）**　当患者进行脊椎的活动时维持小面关节的滑动,在特定的关节节段或方向应用效果更佳。治疗过程中需要患者主动配合,并且不能产生疼痛。SNAGS 是 MWM 的一种。

（1）自主动态关节松动术(self SNAGS)：即教导患者自己用 SNAGS 治疗自身。当治疗师为患者进行关节松动术治疗后,为了维持效果,可指导患者进行居家运动。教导前,应当给患者介绍脊柱的结构、自身的病情、治疗方法和步骤、治疗目的等,患者可利用毛巾或治疗带协助完成。

（2）针对头痛的关节松动术(headache SNGS)：如果患者的头痛是由于上颈段引起（颈源性头痛）,应该用关节松动术或上颈段牵引来治疗头痛。其中一个方法是固定枕骨,治疗师徒手操作将 C_2 椎体往腹侧滑动。

（3）动态脊柱关节松动术配合手臂动作(spinal mobilization with arm movement)：利用脊柱的动态关节松动术配合四肢的动作,来治疗四肢的关节疼痛。

二、动态关节松动术的实践

（一）治疗假设及目标

动态关节松动术的理论基础是关节错位,指身体关节轻微错位、创伤或者不良姿势可导致关节传入信号的异常,引起周围肌肉保护性痉挛,从而出现活动疼痛和受限。因此,动态关节松动术的治疗目标是恢复正常的关节滑动和传入关节的讯号,应用被动关节松动术合并主动动作,促进无痛活动使得周围肌肉正常化。

（二）临床应用

临床上操作动态关节松动术需要遵循以下 PILL 原则和 CROCKS 策略,不符合操作原则可导致治疗无效。因此,若患者治疗无改善,可能是操作不当,也可能是动态关节松动术不适用,可选择应用其他治疗手段。

1. PILL 原则

（1）P(pain free)：无痛,即应用动态关节时患者没有疼痛或者疼痛减轻,治疗后也不产生疼痛。

（2）I(instant change)：即时效果,即在治疗后关节疼痛或者活动受限的情况必须立即得到改善。

（3）LL(long lasting)：长效,即治疗后效果必须持久,病情不复发或者复发少。

如果动态关节松动术无法达到 PILL 原则,则不要使用此治疗手法。

2. CROCKS 治疗策略

（1）C(contraindications)：禁忌,如果患者存在手法治疗的禁忌证,则不能应用动态关节松动术。这些禁忌包括骨折、恶性肿瘤、严重的骨质疏松、有出血倾向的部位和各类感染性疾病等。

（2）R(repetitions)：重复,手法治疗的重复次数及组数应根据身体不同部位及干预的阶段来确定,一般来说四肢关节重复的次数比脊柱多（表 3-16-2）,急性发病重复次数较少。

表 3-16-2　动态关节松动术频次建议

身体区域	干预阶段	重复次数/次	治疗组数/组
脊柱	首次治疗	3	1
	后续治疗	6~10	3~5
四肢关节	首次治疗	6	3
	后续治疗	6~10	3~5

（3）O（overpressure）：加压，即在动态关节松动治疗的活动末端，由患者或者治疗师辅助施加压力，以增加治疗的效果。

（4）C（co-operation）：合作，即治疗师应当与患者沟通以确保其明白整个过程，保证患者不产生症状，同时让患者配合手法治疗操作。

（5）K（knowledge）：知识，即治疗师应当懂得体格检查和临床推理，告知患者真正的病因。

（6）S（sustain and sense）：维持和感觉，即当患者主动运动的时候治疗师必须维持关节的被动滑动，并跟随患者的关节活动做调整，直到整个治疗过程结束。

（王于领）

参 考 文 献

［1］CHRISTOPHER H W. Orthopedic manual physical therapy：from art to evidence. Philadelphia PA：F. A. Davis Company，2015.

［2］OLSON，KENNETH A. Manual physical therapy of the spine. 2nd. St. Louis：Elsevier，2014.

［3］MULLIGAN B R. Manual therapy：NAGS，SNAGS，MWMS，etc. 6th. Wellington：Plane View Services，2010.

［4］VICENZINO B，HING W A，Rivett D，et al. Mobilization with movement：the art and the science. Sydney：Elsevier，2011.

第十七章 心理治疗

康复心理治疗是在医患良好治疗关系基础上，由经过专业训练的治疗师运用康复心理学的有关理论和技术，对需要康复的患者进行心理帮助、恢复或重建其受损心理功能的过程。

一、原则

1. 躯体与心理治疗相结合原则 患者躯体的病痛是产生心理问题的主要原因之一，在进行心理治疗的过程中，心理治疗师要积极向患者反馈临床疾病的治疗进展，关心患者由躯体疾病导致的心理问题，注意建立良好的心理治疗关系。只有与躯体治疗有机结合，才能达到心理康复的最佳效果。

2. 以患者为中心的原则 患者是心理治疗的主体，心理治疗师对其表现出来的异常情绪和行为要无条件接纳，让其充分表达与释放；在治疗过程中充分调动患者的主动参与热情，使其积极进行自我体验与心理修复，最终获得适合自己的心理应对策略，恢复和重建其受损的心理功能。

3. 选用方法的针对性原则 因每个人的性格、文化、经验、认知方式及价值观等有所不同，所患心理疾病的程度存在差异，心理治疗师在选用心理治疗的方法时要因人而异，如对暗示性差、警觉性高的患者多采用解释疏导的方法，对年龄大、自卑心强的患者多采用精神支持或当事者中心疗法。只有针对患者个体差异选用相应的方法，才能发挥心理治疗的效果。

4. 注意隐私的保密性原则 对患者的隐私保密，不仅是心理治疗师职业素质的要求，同时也是对患者进行有效心理治疗的需要。心理治疗师在最初与患者进行接触时，一定要向其说明心理治疗的保密原则，为心理会谈创造一个良好的安全氛围。患者也只有在一个安全的环境中，才能将内心的压抑、冲突和感受充分释放，使康复心理治疗向更积极的方向发展。

二、康复心理治疗过程

1. 建立关系及发现问题阶段 建立良好的治疗关系是治疗过程的开始，良好的关系能够使患者对治疗师产生足够的信任，愿意接受心理帮助。但关系的建立只是患者开始寻求各种选择和变化的必要条件，而不是充分条件，治疗师还要关注患者及其家人的报告，利用观察、访谈和量表评估等方法，确定患者的心理健康水平及主要心理问题。

2. 评估问题及分析解释阶段 心理治疗师在明确患者的主要心理问题后，需要进一步与患者探讨形成心理问题的主要原因，以及问题的关键；帮助患者了解自己和自己的问题，评估问题能使患者更全面、深入地了解究竟发生了什么事情，究竟是什么导致自己出现心理问题。评估中所获得的信息对于制订治疗方案非常重要，而且也有利于减轻患者的心理阻抗，调动其积极参与治疗的主动性，容易使治疗的效果立竿见影。

3. 选择方法及治疗干预阶段 在确立良好关系、发现问题原因、制订治疗目标的基础上，便可以实施心理治疗了,但心理治疗师需要依据患者个人心理特点及心理障碍的严重程度选择治疗方法。治疗方法种类较多,包括认知疗法、行为疗法、合理情绪疗法及精神分析疗法等,各种方法可以综合灵活运用。治疗的核心目标是改善患者的消极情绪,促进其对疾病的正确认知,学会心理的应对技巧,早日回归正常的家庭生活及日常的社会活动。

4. 总结效果及终止治疗阶段　此阶段心理治疗师主要是帮助患者重新回顾治疗要点,检查治疗目标实现的情况,指出他在治疗中已取得的成绩和进步以及还需要注意的问题;提出进一步改进的建议或当病情反复时的处理对策,鼓励患者在日常生活中运用已学到的应对技巧独立处理各种问题,积极面对未来的心理挑战,最后结束此次心理治疗。

三、康复常见的心理问题

康复过程中常见的心理问题以焦虑、抑郁为主,除此以外还有认知、行为及人格等方面的障碍。

1. 焦虑　焦虑是康复患者经常面临的心理问题,由于受到疾病预后不良及可能导致的功能障碍或生命安全威胁,患者容易产生不祥预感和紧张不安,有的甚至表现出恐惧和愤怒。特别是当处于脑卒中、脊髓损伤、肿瘤等疾病的渐进性恶化阶段时,疾病转归不确定时或治疗前景不乐观时,患者的焦虑表现更为突出。

2. 抑郁　在康复过程中,患者产生抑郁的情况很常见。抑郁是一种持久的心境低落状态,多伴有焦虑、躯体不适和睡眠障碍,并常伴发多种躯体不适。抑郁在慢性疼痛、活动受限及不能自理的患者中普遍存在。抑郁除了加重患者情感和身体的痛苦,还会延缓康复的进程,降低机体功能的恢复。抑郁常导致脑卒中患者的高病死率,还与心脏病、癌症及外伤截肢等疾病的不良预后有关,可见抑郁既是一个常见的情绪问题,也是一个严重的医学问题。

3. 认知损伤　由于受到脑损伤等疾病本身的影响及重大疾病的心理打击,康复患者常常出现认知损伤及认知偏差,严重的会出现认知障碍,表现为领悟能力下降、注意范围受限、记忆能力减退及信息处理能力不足等。这些问题直接关系患者康复计划的制订及实施,特别是对患有脑卒中、脑肿瘤及阿尔茨海默病的患者要特别关注。

4. 行为异常　在疾病转归及康复过程中,患者因治疗信心不足容易变得敏感多疑,常诉说有胸痛、腹痛、头痛等各种不适;有的患者担心自己患病严重,重复进行各种检查,尽管结果显示正常,但疑虑也不会消除;还有的患者因为脑部损伤及情感问题,出现违拗偏执、被动服从、强迫否认等异常行为。

5. 人格障碍　人格是否健康直接影响康复进程,存在人格障碍的患者容易导致医患关系紧张及对康复治疗缺乏配合。反社会性人格的患者敌对性、攻击性强;强迫性人格的患者自我要求苛刻;有的患者稍不如意就火冒三丈;有的患者因一点小事就耿耿于怀;还有的患者刻板固执、变化无常,存在这些问题的患者康复效果会受到影响。人格方面的问题可能是疾病导致的结果,也可能是患病之前就存在的,在心理康复过程中对此要区别对待。

四、康复常见心理问题的治疗方法

(一)认知行为治疗

认知行为治疗(cognitive-behavioral therapy,CBT)是基于贝克认知疗法发展而来,主要通过改变求助者不合理的自动化思维和认知,从而消除不良情绪和行为的一种心理疗法,目的和原则是充分调动求助者的内在潜能进行自我调节。

其理论依据为贝克所提出的情绪障碍认知理论,他认为"适应不良的情绪和行为,都源于适应不良的认知",即认知是情感和行为的中介,情感障碍和行为障碍与不合理的认知有关,要想改变不良的情绪和行为就必须先改变不合理的认知。

贝克认知疗法的基础假设从"自动化思维"的概念切入,认为人的情绪或行为问题都是由各种歪曲认知引发的自动化思维引起的,自动化思维介于外部刺激事件与个体对事件的情绪反应之间。常见的自动化思维有以下几种。

1. **主观推断**　没有现实依据便做出最糟糕的甚至灾难化的结论。
2. **选择性概括**　仅根据对某个事物某一方面细节的了解就形成结论,以偏概全。
3. **过度概括**　将偶然事件得出的极端结论不恰当地运用于所有情境。
4. **夸大和缩小**　忽略实际而过分夸大或缩小对某一事物的感知。
5. **个性化**　在没有现实依据的情况下将外部事件强行与自己相联系。
6. **贴标签和错贴标签**　根据某一个缺点或过往的错误定义一个人的本质和全部。
7. **极端思维**　用全或无、非黑即白的两极思维认知事物。

认知行为治疗因其真诚温暖与温和引导的治疗风格而被广泛使用,适用于认知和思维正常且有完整自知的个体。但认知行为治疗强调在治疗过程中,求助者需要与治疗师共同努力来识别、观察、监督自己的认知偏差与消极自动思维。因此,此疗法不适用于文化水平较低者、年龄较小的儿童与年纪较大的老者、处于精神障碍发病期的个体等。

认知行为治疗最主要用来治疗情绪抑郁求助者,尤其对于单相抑郁症的成年求助者疗效更好。该疗法适用范围广,适用病症还包括一般性的焦虑异常、惊恐障碍、恐怖性强迫症、社交性恐怖症、自杀行为、边缘人格异常、神经性厌食、性功能障碍、偏头痛、酒精中毒、情绪激怒和慢性疼痛等。

认知行为治疗的工作程序包括建立关系、确定目标、确定问题、检验表层错误观念、纠正核心错误观念、进一步改变认知、固新观念。

（二）合理情绪疗法

合理情绪疗法(rational emotive therapy,RET)是由美国心理学家埃利斯于 20 世纪 50 年代创立。其理论认为引起人们情绪困扰的并不是外界发生的事件,而是人们对事件的态度、看法、评价等认知内容,因此要改变情绪困扰不是致力于改变外界事件,而是应该改变认知,通过改变认知,进而改变情绪。埃利斯认为外界事件为 A(activating event),人们的认知为 B(belief),情绪和行为反应为 C(consequence),因此其核心理论又称情绪 ABC 理论。

依据情绪 ABC 理论,分析日常生活中的一些具体情况,我们不难发现人的不合理观念常常具有以下3 个特征:绝对化的要求、过分概括的评价、糟糕至极的结果。

常见的不合理信念有以下几点。

1. 自己应比别人强,自我价值过高。
2. 人应该得到生活中所有对自己重要的人的喜爱和赞许。
3. 有价值的人应在各方面都比别人强。
4. 任何事物都应按自己的意愿发展,否则会很糟糕。
5. 一个人应该担心随时可能发生灾祸。
6. 情绪由外界控制,自己无能为力。
7. 已经定下的事是无法改变的。
8. 一个人碰到的种种问题,总应该都有一个正确、完满的答案,如果一个人无法找到它,便是不能容忍的事。
9. 对不好的人应该给予严厉的惩罚和制裁。
10. 逃避挑战与责任可能要比正视它们容易得多。

合理情绪疗法是一种偏重认知取向的方法,因此它对那些年纪较轻、智力和文化水平较高、领悟力较强的求助者更有效。但这也同时意味着对于那些在治疗中拒绝做出改变自己信念努力的,或过分偏执以及领悟困难的求助者,此疗法可能难以奏效。此外,合理情绪疗法对于自闭症、急性精神分裂症等病症的人,所能提供的帮助也是有限的,特别不适用于精神分裂症重症发病期间的患者,因为他们通常不能忍受一次完整的会谈,但适用于严重病症患者身体功能、心理功能、社会功能的恢复阶段。

治疗包括四步。

第一步,治疗师向来访者指出其思维方式、信念是不合理的,帮他们搞清楚他们为什么会这样,讲清楚不合理的信念与他们的情绪困扰之间的关系。治疗师可以直接或间接地向来访者介绍 ABC 理论的基本原理。

第二步，治疗师向来访者指出他们的情绪困扰之所以延续至今，不是由于早年生活的影响，而是由于现在他们自身所存在的不合理信念所导致的。对于这一点，他们自己应当负责任。

第三步，治疗师通过以与不合理信念辩论的方法为主的治疗技术，帮助来访者认清其信念中不合理的部分，进而放弃这些不合理的信念，帮助来访者产生某种认知层次的改变。这是治疗中最重要的一环。

第四步，治疗师不仅要帮助来访者认清并放弃某些特定的不合理信念，而且要从改变他们常见的不合理信念入手，帮助他们学会以合理的思维方式代替不合理的思维方式，以避免他们重做不合理信念的牺牲品。

这4个步骤完成后，不合理信念及由此而引起的情绪困扰乃至障碍即将消除，来访者将会以较为合理的思维方式代替不合理的思维方式，从而较少受到不合理的信念的困扰。

（三）行为疗法

行为疗法是一组以行为主义理论为基础，纠正不良行为或者塑造期望行为的一组技术疗法，主要包括系统脱敏疗法、冲击疗法、代币法、放松法、眼动脱敏与再加工疗法和生物反馈疗法等。

行为疗法的有效性来自大量实验数据的证明，且该疗法操作性强，目前被广泛应用。行为主义治疗师们不关注来访者的脑中是如何想的、如何加工信息的，他们关注的重点是个体表现出来的行为和结果。行为疗法的关注点在于个体的行为所带来的困扰和麻烦，行为主义治疗师着眼于帮助来访者改正不良适应行为，塑造合适的行为方式；帮助来访者更好地适应生活环境，调节来访者的情绪。行为疗法适用范围很广泛，如恐惧症、强迫症、焦虑症、恋物癖、异装癖、儿童品行障碍、多动症、高血压、行为适应不良等。

系统脱敏疗法是常用的行为治疗方法之一，此法由精神病学家沃尔普首先发明应用。系统脱敏疗法是让患者暴露于导致心情紧张、焦虑或者恐惧的情境中，同时参与对抗不良情绪的行为和训练之中（肌肉渐进式放松），逐步消除其对特定事物和情景的不良情绪。系统脱敏疗法是逐步开展、渐进性的，情境和事物的暴露程度由弱到强、由浅及深，并结合放松训练，逐步达到消除不良情绪的目的。

系统脱敏疗法一般用于治疗各类焦虑症、恐怖症、强迫症和适应不良性行为；帮助戒毒人员戒毒；缓解手术患者术前的不良情绪等。治疗一般包括三步。

第一步，治疗师教授来访者对抗不良情绪的行为训练方式——渐进性肌肉放松。在系统脱敏疗法中最常用到的对抗不良情绪的行为训练方式是肌肉渐进式放松，此外还有呼吸放松法和引导想象放松法等。

第二步，与来访者共同建立一张不良情绪事件严重等级表。这是一张列有能够引起来访者不良情绪事件的表格，并对引起不良情绪的事件进行严重程度的划分，由轻至重对特定事件进行排列。当确立好事件的顺序过后，用主观不适感觉单位（subjective units of discomfort，SUD）对事件进行评分。

第三步，当来访者学会了肌肉渐进性放松或者其他对抗不良情绪的行为，并且建立起了不良情绪事件严重等级表过后，接下来就可以进行系统脱敏治疗。首先治疗师指导来访者放松肌肉，然后治疗师从严重等级最低的事件向来访者进行描述，让来访者想象事件场景。当来访者感到不良情绪出现时示意治疗师（抬手示意即可），此时治疗师指导来访者"停止场景想象，并放松"，直至来访者可以完全放松下来。一般情况下，每一个事件或者场景来访者都会重复经历数次，直至来访者报告在经历或者想象该场景时肌肉没有紧张或者没有焦虑、恐怖等不良情绪的发生，就可以进行下一个更严重场景的暴露或想象，直到来访者将所有等级的事件都完成脱敏训练。

此外，系统脱敏疗法还有许多发展变式，包括现实脱敏法、团体系统脱敏、应对型脱敏等。研究表明系统脱敏疗法的治疗结果一般较好，当来访者对目标或者情景不再产生不良情绪，该治疗就达到了效果。

（四）森田疗法

森田疗法最早由日本东京慈惠会医科大学森田正马教授于1919年创立。森田疗法的基本理论是根据适应个体和疾病的五大特征建立的，包括：①疑病素质，即过分担心自身患病的精神倾向，可表现为过度自省、完美主义、夸张倾向、过分敏感、小心谨慎和精神内向等，这是焦虑障碍发生的基础；②生的欲望和死的恐怖：强调一种强迫身心状态完备，不允许丝毫身心异常，希望生的欲望达到完美境界，因而对死的恐惧也被进一步放大;③精神交互作用与自身不安的心理有关:由于注意和感觉的交互强化作用,被主动注意的感觉得到了加强和固着,因此不断再被注意和感知,长此以往就形成了固定的症状;④精神拮抗作用:人的心理活动往往是成对出现的,一种心理活动的产生往往伴随着另一种与之对立的想法,非人为因素可控制。一旦现实和希望之间出现落差,欲望与控制之间就会出现对立和拮抗,形成心理冲突。

基于以上病症形成的内在因素,森田疗法的核心理论和治疗原则就是"顺其自然,为所当为"。森田疗法适用人群主要包括意识清醒、有自制力和定向力,能够准确理解自己言行、流畅书写文字和顺利表达情绪的人群,尤其是有一定程度的自省心,努力想解除痛苦状态的群体。森田疗法不适合仅有症状却没有强烈的求治动机的患者。

森田疗法适用于焦虑障碍和心境障碍的治疗,如广泛性焦虑、疑病症、恐怖症(社交恐怖、惊恐发作等)、强迫症,甚至抑郁症的治疗。此外,随着时代在不断继承和发展,治疗适应证已从焦虑障碍扩大到精神障碍、人格障碍、酒精药物成瘾等,目前也能够用于正常人的生活适应和生活质量损害问题中,如对失眠症、易激惹、记忆力减退、耳鸣眩晕等身心症状的治疗。

森田疗法可广泛用于身体康复、心理康复及社会功能康复的各个阶段。最初,门诊治疗仅为不能负担住院治疗的患者开设,主要通过医师与患者一对一的交谈,在医师了解患者现实生活情况后与其建立共情和诊疗关系。医师主要工作为言语指导和日记批注,并在充分了解患者就医意愿和治疗配合基础上,考虑是否让患者进行住院治疗。通常把住院治疗作为"标准式"的森田疗法。

在医院环境下,治疗师可密切关注患者并提供最佳指导,在治疗师和患者的共同努力下,达到治愈疾病回归正常生活的目标。

住院治疗的4个阶段及主要工作内容如下。

1. **第一阶段** 绝对卧床期。保持每名患者身处安静环境,禁止会谈、读书、抽烟及其他所有社会交往和休闲娱乐活动,除日常起居作息外保持绝对卧床和安静,不进行安慰。到达无聊期后,可进入第二阶段。

2. **第二阶段** 轻工作期。规定患者夜间保持卧床7~8h,除此以外不得再卧床,白天可安排轻微劳动或活动,以室外为佳。禁止请假出院、看书,同时不允许过多交谈。根据个性化原则制订方案,从第3天开始逐渐放松工作量限制,同时要求患者每晚记录治疗日记。

3. **第三阶段** 重作业期。本阶段与轻工作期界限并不十分清晰,与轻工作期一样,只让患者努力工作,但劳动强度和作业量均会增加。这一时期允许患者读书,同时每晚继续记录治疗日记。主要引导患者体验劳动后的喜悦感,将精神力量引向外界,通过专注力训练使其放弃过分追求完美,顺其自然。

4. **第四阶段** 生活训练期。这一阶段是患者出院前的准备期,可视情况允许患者白天回到工作生活的地方,但晚上要求回到病房坚持记录治疗日记。

(五)以人为中心疗法

以人为中心疗法是20世纪美国人本主义心理学家罗杰斯创立的,是人本主义心理治疗中最有影响的一种心理治疗方法。以人为中心疗法最主要的特点是强调治疗关系,罗杰斯认为良好的治疗关系是心理治疗的基本条件。

对于以人为中心疗法的发展可以分为4个阶段。

第一阶段在20世纪40年代,以罗杰斯的《咨询和心理治疗》一书的出版为标志,他提出"非指导性治疗"。

第二阶段在20世纪50年代,以《来访者中心疗法》一书的出版为标志。在这一阶段中,罗杰斯强调来访者主观世界的重要性。

第三阶段在20世纪60年代,以罗杰斯的《成为一个人》一书的出版为标志。这一阶段取向的重点放在"成为一个忠于自我的人"。

第四阶段在20世纪70—80年代,由于罗杰斯的影响日益扩大,他的理论也改变为"以人为中心取向"。

以人为中心疗法的基本理论包括以下几点。

1. 人性论

（1）人有自我实现的倾向：罗杰斯认为，人天生就有一种基本的动机性的驱动力，称为"实现倾向"。这种实现倾向是人类有机体的一个中心能源，控制着人的生命活动，不但维持着人的有机体，而且还不断地增长与发展。

（2）人拥有有机体的评价过程：有机体的评价过程是罗杰斯理论中的一个独特的概念。罗杰斯假定有机体自身拥有一种评价经验的能力，称之为"机体智慧"，表现就是"有机体评价过程"。在有机体的评价过程中，经验总是被准确地接受，较少歪曲，且能把个体的经验与自我实现有机地协调配合，使人不断地迈向自我实现。

（3）人是可以信任的：他相信每个人都是理性的、能够自立和自我负责的，每个人都有积极的人生趋向，因此人可以不断地成长与发展，迈向自我实现；人都是有建设性和社会性的，是值得信任的、可以合作的，且这些好的特性是与生俱来的；而那些不好的特性，如欺骗、憎恨、残忍等，都是人对其成长的不利环境防御的结果；人的负面情绪，如愤怒、失望、悲痛、敌视等，是由于人在爱与被爱、安全感、归属感等基本需要不能得到满足、遭受挫折而产生的。

2. 自我理论

（1）经验：经验的概念来源于现象场。现象场是指人的主观世界，不强调外部客观世界是什么样的，而强调一个人的主观内部世界是如何观察、如何感受外部世界的。对于同一时刻的外部世界，不同的人感受是不一样的，这就是每个人独特的现象场。

在以人为中心治疗理论中，罗杰斯所使用的经验概念是指，来访者在某一时刻所具有的主观精神世界，其中既包括有意识的心理内容，也包括那些还没有意识到的心理内容；包括个体的认知和情感事件，它们能够被个体知觉到，或者具有被知觉的能力。经验被个体体验、知觉的状况对一个人自我的形成与发展，以及对一个人心理适应的情况都具有重要的影响。

（2）自我概念：自我概念不同于自我，自我是指求助者的真实本体，而自我概念主要是指来访者如何看待自己，是对自己总体的知觉和认识，是自我知觉和自我评价的统一体。自我概念包括对自己身份的界定、对自我能力的认识、对自己的人际关系及自己与环境关系的认识等。

在以人为中心理论中，自我概念并不总是与一个人自己经验或机体真实的自我相一致的。自我概念是通过个体与环境的相互作用，尤其是个人与生活中的重要他人相互作用而形成。自我概念由大量的自我经验和体验堆积而成，人的行为由他的自我概念决定，例如，人的自我概念决定了他接受与处理经验的方式与态度。

（3）价值的条件化：人都存在着 2 种价值评价过程。一种是人先天具有的有机体的评价过程，另一种就是价值的条件化过程。

价值条件化建立在他人评价的基础上，而非建立在个体自身的有机体的评价基础之上。个体在生命早期就存在着对于来自他人的积极评价的需要，即关怀和尊重的需要。当一个人的行为得到别人好评、被别人赞赏时，这种需要得到满足，人会感到自尊。然而，这种需要的满足常常取决于别人，也就是得到别人的积极评价是有条件的，得符合他们的价值观标准，这种有条件的满足常常与自身的体验相矛盾。

（六）正念疗法

正念（mindfulness）是指有意识地对当下发生的任何事投以不带任何评判的关注。1979 年美国麻省理工学院卡巴金博士提出"正念疗法"的团体训练课程。

正念的基本态度是：

1. 不对自己的情绪、想法、病痛等身心现象作价值判断（non-judging），只是纯粹地觉察它们。

2. 对自己当下的各种身心状况保持耐心（patience），有耐性地与它们和平共处。

3. 初学者之心（beginner's mind），愿意以赤子之心面对每一个身心事件。

4. 信任（trust）自己、相信自己的智慧与能力。

5. 不努力（non-striving）强求想要的（治疗）目的，只是无为地（non-doing）觉察当下发生的一切身心现象。

6. 接受(acceptance)现状,愿意如实地观照当下自己的身心现象。

7. 放下(letting go)种种好、恶,只是分分秒秒地觉察当下发生的身心事件。

正念疗法的主要技术包括身体扫描、正念呼吸、正念瑜伽和三分钟呼吸空间。研究发现正念对缓解抑郁、焦虑症状,防止抑郁复发,提高个体的有效情绪调节能力、维持情绪稳定性,增强主观幸福感,以及提高生活质量等具有重要作用。此外,该方法应用于慢性疾病(癌症、慢性疼痛、失眠等)的辅助治疗时也取得了较好的效果。正念对抑郁症的疗愈机制是通过有效改变抑郁症患者的感知觉敏感性和注意力、记忆能力以及情绪状态、情绪调节能力等心理机制及其他脑功能变化实现的。

（朱　霞　黄　鹏）

参 考 文 献

[1] 贝克.认知疗法:基础与应用.2版.张怡,孙凌,王辰怡,等译.北京:中国轻工业出版社,2013.

[2] 中国就业培训指导中心,中国心理卫生协会.心理治疗师国家职业资格培训教程.北京:中国劳动社会保障出版社,2012.

[3] 胡佩诚,赵旭东.心理治疗.3版.北京:人民卫生出版社,2018.

[4] 孙越异,张宁.中国认知行为治疗发展存在的问题与对未来的思考.中华行为医学与脑科学杂志,2018,27(2):97-101.

[5] 弗兰克,罗森塔尔,卡普兰.康复心理学手册.2版.朱霞,李云波,孙丛燕,译.南京:东南大学出版社,2014.

第十八章 作业治疗

第一节 基本哲学理念与模式

（一）作业治疗基本哲学理念

从形而上学、认识论及价值论 3 个领域来看待作业治疗，可以提供一个架构来全面了解作业治疗的哲学基础。

1. 作业治疗将人视为主动的个体，作业是个体健康的关键因素。

2. 作业治疗以人道主义为基础，确认作业治疗的核心价值与态度。

3. 合理正确地使用作业活动不仅能促进病患的康复，也能帮助个人达到现代全面健康的要求。

（二）作业治疗模式

模式是一种在思考和实践中完善与改进的方法，通过它治疗师可以分析患者及其治疗过程，经历并完成作业活动的内在场景、制订计划、解决问题等。

作业治疗学中最常见的 5 种模式如下。

1. **人、环境、作业（PEO）模式** 描述了随着时间的推移人们在特定环境中从事作业时发生的动态交互关系。环境、作业和人相互之间都有赋能作用和限制作用。作业表现是人、环境与作业活动之间的动态关系的结果，这一动态关系贯穿人的一生。

2. **人、环境、作业与表现（PEOP）模式** 认为作业表现不仅取决于活动、任务或角色，还取决于个人或服务对象的特征，并最终确定健康和生活质量。其中，活动是指可观察到的行为；任务指具有共同目标的活动的组合；作业是有目标导向的、有意义的，通常随着时间的推移而延续。

3. **加拿大作业表现（CMOP）模式** 具有社会性特点，个体被认为是环境中的一部分；作业表现是个体、环境和作业活动之间相互依赖和交互作用产生的结果；展现了个体、环境和作业活动之间的关联。

4. **人类作业模式（MOHO）模式** 将人的内在特征和外部环境联系在一起，成为一个动态的整体。作业活动可对人的内在特征、动机和表现产生影响。

5. **河流（KAWA）模式** 用"河流"隐喻人的生命旅程，描述人的一生不同阶段所遭遇的多样性且具有时序性事情。

（三）适应证与禁忌证

1. **适应证** 一切可适用作业治疗模式分析的个人与团体。

2. **禁忌证** 暂无。

（四）操作方法与步骤

1. 现状分析、发现服务对象的作业表现问题。

2. 根据模式中的要素来分析评估，探讨并确定影响作业表现的因素。

3. 查看各要素之间的联系,交互作用。

4. 制订以服务对象为中心的干预计划。

5. 评估干预计划。

6. 实施干预措施及改善作业表现的策略。

7. 评价干预效果。

（五）注意事项

选择最恰当的模式来指导临床思路,决定康复目标和干预策略。做好个案记录,回顾思考,鼓励反思,对后续模式的理解和临床运用有积极的作用。

（六）临床参数应用

各模式内容不同,在下表中将各模式的要素予以罗列,供读者快速记忆并比较学习,具体见表3-18-1。

表 3-18-1　各作业治疗模式组成要素

治疗模式		组成要素
PEO	人	情感、认知、身体、精神
	环境	文化、制度、物质、社会
	作业需求	情感、认知、身体
PEOP	人（内在因素）	生理因素、认知因素、神经行为因素、心理、情感和精神因素
	环境（外在因素）	建筑环境与技术因素、自然环境因素、文化与价值观因素、社会支持因素、社会经济因素
	作业	能力、动作、任务、作业活动、社会和职业角色
	作业表现	
CMOP	个体	精神、躯体、认知、情感
	作业活动	自理活动、生产性活动及休闲娱乐活动
	环境	物理性环境、文化性环境及制度性环境
MOHO	人	意志力次系统、习惯性次系统及履行能力次系统/心理-大脑-身体次系统
	环境	物理环境、社会环境、文化环境、经济环境、政治环境
	作业活动	作业参与、作业表现、作业技能
	作业	作业认同感、作业能力、作业适应
KAWA	河流（生命本身与生命能量）	个体的生活状态和整体日常活动
	河床（环境因素）	家居环境、社会环境、文化环境、虚拟环境
	岩石（阻碍因素）	生命中的障碍与挑战
	浮木（支持因素）	个性特性,如性格、价值观、信念、态度、技巧、技能、经验以及社会资产

（胡　军）

第二节　作业治疗临床推理与临床决策

临床推理（clinical reasoning）是一种思维方式和过程,是专业推理的一种,包括诸如了解、感知、理解、辩解、运用规则、选择、概念化、评估和判断等一系列的心理行为。而推理,则是指以联系或逻辑的方式去思考、解决问题。作业治疗的临床推理是作业治疗师有系统性地收集资料并进行分析的一个思维过程。在推理过程中,作业治疗师把患者放在一个处于其生活的环境和文化氛围中的整体来看待,而不只是一个有身心疾病的个体。作业治疗的临床推理是体现和贯彻以顾客为中心这一理念,制订个性化的评估和治疗计划所不可缺少的。而这一过程体现了作业治疗师的专业知识及技能,不仅仅用于对患者治疗的临床决策过程,也用于教学、发展现有和建立新的作业治疗服务、科室的管理、向上级部门争取资源等方面。作业治疗的临床推理贯穿于整个作业治疗程序所有的步骤当中。因此,临床推理和临床决策能力是高级职称作业治疗师的必备技能。

一、分类

1. **叙事性推理(narrative reasoning)**　指作业治疗师在收集患者资料和对患者进行访谈或问诊时,着重了解其作业活动史,并根据所收集到的资料对患者的人生经历进行总结,从而了解生活中哪些角色对患者患病或发生意外之前、现在和将来的意义和重要性,以及为完成这些角色所必须或想要从事的作业活动是什么,意义何在;目前由于疾病或功能障碍所带来的困难是什么,这些困难如何影响患者所要从事的作业活动。这更多是从作业表现这个层面去理解患者在该层次上所遇到的困难及其对作业表现乃至所要扮演的角色所带来的影响,从而找到患者的作业需求,为下一步的作业治疗目标的设定打下基础。

2. **互动性推理(interactive reasoning)**　着重了解患者对疾病或残疾的主观体验;患者对自身疾病或残疾的认识程度;他觉得自己的主要问题是什么,对治疗的主观感觉如何,喜欢和不喜欢什么,以及他的主观意愿是什么;在目前的情形下,患者所表现出来的个性特征以及与人交往的方式是什么。在充分了解患者这几方面的特性后,治疗师与患者面对面接触时可以有针对性地采取相应的互动交流方式和策略,从而真正做到知己知彼,以加强与患者之间沟通的有效性,进而建立良好互信的医患关系,提高患者的依从性。

3. **程序性推理(procedural reasoning)**　指基于患者所经历的疾病和残疾,着重找出作业治疗方面的问题,从而决定用哪些活动来纠正或改善患者在功能表现方面的问题,也就是制订作业治疗方案。这包括通过了解患者的诊断和治疗经过,以确定与患者病情有关的安全问题和治疗禁忌,避免和预防评估与治疗过程中意外的发生;选择用于评估与治疗的作业治疗模式和参考架构。在评估过后,基于对患者病史、作业史的了解,以及对一系列的相关评估结果的分析,列出患者作业表现层次所存在的问题及其原因(包括作业构成层次和作业情景层次),让患者和家属参与到治疗目标和计划的制订,以达成共识。

高级职称的治疗师,应该能按部就班地运用程序性推理,在有系统地收集到的资料和线索中寻找出对患者所存在的问题的解释和存在的规律,以此作为选择最合适的治疗媒介的根据。而经验不足的治疗师则更多的是去寻求他们认为的正确答案,而忽略了造成问题的多种因素和多种的可能性。

4. **伦理道德上的推理(ethical reasoning)**　指作业治疗师在其诊疗行为当中要考虑多方面的伦理道德层面上的因素,以平衡各方面的权利义务和利益上的矛盾冲突,类似于常说的医德医风和专业道德操守,以便作出最佳的临床决策。

5. **应用性推理(pragmatic reasoning)**　注重于考虑可用于评估和治疗的设备、设施和治疗师所掌握的技能水平、经验和环境因素对治疗计划的实施和治疗方法的选择所带来的影响。如在评估和治疗方面可获得的评估工具及可供治疗用的设备、空间等方面的物理资源以及如何合理支配;治疗师用于治疗患者、完成医疗文书、参加学术会议、指导和带教学生方面的时间分配;治疗师所在的机构对作业治疗的重视和支持程度,是否有足够的机会和氛围让治疗师在技术层面上有不断提高和成长的机制;患者治疗费用的支付方式、可用于治疗的时间及其对制订治疗目标和治疗计划的影响;患者参与治疗和对出院的动机、对参与治疗活动的积极性和配合程度;患者家庭、社会网络及社区的可用资源对患者的支持程度等。

6. **条件性推理(conditional reasoning)**　注重于随着患者本身的条件或所处的情景的转变,治疗目标和计划也要相应地作出持续性的调整,使得即使患者在出院后,功能表现也都能有一个持续性提升的过程。因此,治疗师应了解患者及家属在疾病或意外发生之前和之后的全部经历和体验;他们所生活的社会和自然环境如何;现有的疾病或残疾对他们来说意味着什么。从而推断出改变这些体验的具体可行的方法,而在构建这些具体方案的过程中,应尽量让患者和家属全程参与。

二、临床决策

作业治疗师每天都要做出许多不同的决定，所面临的临床情况可以是小至对个体不会产生太大影响的简单的选择；或者是错综复杂，对个体会带来重大而长远影响的决策。大多数情况下，临床的决策过程与临床推理密不可分，是一种习惯性的且不可见的思维过程。对于高级职称的作业治疗师，高层次的临床决断技能体现在治疗师可以有意识地经过周全的深思熟虑而作出决断的能力，以反映其在临床实践中既有责任感和原则性的同时又不失灵活性。以下是经一些专家学者总结出来的临床决断的原则性步骤，可以体现作业治疗师在进行临床决断时处理信息的思路。

1. **步骤一对临床情况的了解**　治疗师在接到医师的治疗申请单时，应该通过前文所述的叙事性推理去厘清目前所面临的情况，如患者是谁，医师的医嘱或治疗申请的要求和范围是什么，患者的作业需求和面临的问题是什么，还有其他的与患者临床状况相关联的人要去了解的吗等。

2. **步骤二确定与临床情况相关的规则**　这一步骤与前文所述的伦理道德上的推理和互动性推理密切相关，除要确定与医院或机构、医疗行政部门的规定和医保政策、国家的法律法规和专业道德上的相关规则之外，还应考虑到作业治疗中以顾客为中心的理念、患者的权利和义务、相互尊重的医患关系、合作与沟通、主管问责制和诚信、公开、透明等原则。

3. **步骤三确定与临床决策相关的可用资源**　该步骤主要是找出与循证实践相关的资源，如相关治疗的临床指南、专家共识、专业界限、利益冲突等，以防止滥用职权；有法律效力的评估结果与文档的书写与保存；治疗师对相关的法律法规、标准和指南的制定意图是否清楚；所选择的治疗方法是否有相关的研究和文献支持；治疗师的个人专长以及同事和上级中是否有该领域的专家可以咨询；治疗师对患者及其他利益相关者最关注的问题是否清楚；对决策产生影响的信息是否还有遗漏的；等等。此步骤与上文提到的程序性推理、应用性推理和伦理道德上的推理密切相关。

4. **步骤四找出可能的治疗方案**　列出一系列针对目前各方面的临床状况的既合理又现实的处置方案。一般情况下，建议列出至少2套方案，以便将来需要时作为备用方案。

5. **步骤五确定最佳治疗方案并实施**　选择1个或1套治疗师认为最好的处置方案，考虑清楚如何实施才能得到最佳效果，并付诸实施。本步骤以及上一步骤更多地涉及程序性推理和应用性推理的应用。

6. **步骤六对决策的验证与调整**　在方案实施的过程中，治疗师应使用反思式的思维模式，如对自己所选择的最佳方案治疗效果感觉如何；这一决策对相关的人员产生了什么影响，是否朝着预期的目标前进或达到了预期的效果；如果从头再来，是否会有相同的决策，还是会有不同的做法；在实施的过程中是否对方案进行了调整或将要进行调整，还有什么需要补充的。这一步骤中，会更多地运用条件性推理的方式。

上述的临床推理和临床决策理论框架与步骤都是为了增进和体现医患之间相互尊重和信任这一价值观。当然，这些都要在复杂的临床状况中加以识别和灵活运用才能体现出其价值所在。影响临床决策的因素很多，包括职业道德、行业标准、临床指南、相关法律法规、政策和治疗师的能力，以及患者和家属的需求等。保持对关键原则的深入理解既可以帮助治疗师理清思路和决策流程，也是确保医患达成共识和达到预期目标的重要保证之一。

作业治疗所涉及的临床科目和范围很广，但都遵循着同一个作业治疗程序。在执行作业治疗程序的过程中要运用到多种思维技巧和临床推理，方能作出正确而全面的临床决断。对于高级职称的作业治疗师来说，正确地进行分析和反思是关键。其中对作业活动的分析又是关键中的关键，这方面的内容将会在下一节中叙述。这里想补充的是，与前文关于条件性推理的内容中所提到的环境因素有关的环境分析。环境分析是指识别环境的物理性、系统有机关联性、人类因素、社会因素和文化因素等组成部分，及其对人类行为（作业活动）和反应的影响的过程。而反思则是一个主动见证自我体验的过程，是治疗师尝试分别从自己和患者两方面的角度去理解患者从事活动时所带来的主观体验而使用的一种手段。正是这种不断地对自我临床推理和决策表现的专业上的反思，使得治疗师对所面临的不断变化的临床状况有一个更全面和清醒的理解，从而迅速地找到主要问题所在，并和患者及家属一起作出全面、正确、个性化的临床决策。作业治疗的艺术性就体现在我们能够找到问题,并善于去选择和熟练地运用不同的临床推理类型,在此基础上形成临床决断,并应情况的变化而做出及时的调整。

(林国徽)

第三节 作业活动分析及临床应用

从传统的观念上讲,作业活动分析是指:在正常的情况下,把一项活动分成身体、认知和情感等不同的组成部分,从而去确定个体要执行该项活动时所需的各方面的能力。在分析的基础上,治疗师再结合具体患者的能力,去判断患者能否完成该项活动;在患者执行该项活动时进行观察,找出有困难或错漏之处,从而判断应该如何去调整该项活动以更适合患者的能力;又或者该项活动对患者具有哪些治疗特性,以提高患者的能力从而满足患者的作业需求。

一、基本概念

1. **作业活动** 作业活动是由能力、知识和态度所构成;人们有目的性地运用其时间、精力、兴趣和专注力去从事的活动;作业活动是人类的主要活动,包括认真的、富有成效的、好玩的、创造性的和欢乐的行为;人类所参与的大量的具有文化和对个人有意义的,在我们的文化词汇中有命名的活动。由此可见,作业活动是人类从事的一切活动,是人类的本能和属性。

2. **有目的的活动** 有目的的活动是指人对环境的操控与互动;是个人主动参与的任务或经历;朝着预期或期望的最终结果,运用思维和体能去做的过程;拥有特定的如促进功能、达到效果、提升能力等目标而自发的行动;包括从单一动作或行动到适应性的生活技能等范围广泛的活动。所有需要精神和身体参与的活动都是有目的的活动,参与有目的的活动需要并引发个人的身体、认知和情感系统之间的协调。

3. **作业表现** 作业表现是指在特定的环境中可以被他人观察到的活动,如粗大或精细活动的模式、讲话及与之相关的发声、眼球的运动、面部的表情、各种自主控制的姿势,以及由此而产生的自主运动等。当然,有些作业表现也可以是隐蔽的,如思维活动。

作业治疗领域中对活动的特点有以下共识:①活动需要个体的主动参与;②在参与活动期间,个体与周围的环境产生互动;③活动唤起个体的各种功能;④活动具有个人意义;⑤也是与作业治疗最密切相关的一点,就是作业治疗中所使用的活动都应该有其具体的目的,应兼备个人意义和治疗价值,两者缺一不可。

而对于作业治疗师而言,在选择治疗活动时要从 2 个方面去考虑,一方面是活动本身对患者有多大的意义以及有多少治疗价值;另一方面是用什么方式去引导患者主动参与到治疗活动中去。

二、作业活动分析方法

作业治疗师的主要任务是使患者能够完成他/她需要做、想要做或期望去做的作业活动,也就是他们的作业目标。如何教会患者去完成一项作业活动呢? 要达到这一目的,就必须对正常情况下如何去完成一项作业活动进行解构和分析,找到一种最正确的或者说最好的方法去完成一项作业活动。然而,这种理想状态下的作业活动分析往往是抽离了患者的个人因素对活动表现的影响。同时,现实生活中这种最好或最有效的方法是否存在,是否可以有一种规范的方法去适合所有的患者。业界就这些重要的问题进行了长期的探索与讨论。生物力学和人体运动学方面的研究表明,不同肌群的协同收缩可以完成同一个动作;而经验和常识也告诉我们,人们在完成日常生活活动时,很少是按部就班地一个步骤接一个步骤地去完成的。因此,从 20 世纪 90 年代末开始,很多资深的学者和治疗师提出,应该放弃传统的自下而上的作业活动分析方法,即从作业构成部分着手去进行活动分析;而采取更切合现实生活的自上而下的活动分析方法,即把分析的重点放在对作业表现的观察上,如个体是怎样完成一项作业活动的,为什么在完成活动的某些方面会导致个体觉得有困难或不满等。这样一来,作业活动分析就成为了解患者实际作业表现的一种方法。这要求治疗师具有敏锐的观察力,去发现患者作为一个躯体、认知与情感的整体,在执行一项活动时与环境之间互动的表现。而这种对作业表现的活动分析就成为发现问题,从而有针对性地制订干预方案的关键步骤。这种在决策过程中有一定的灵活变通能力,也是体现高级职称的作业治疗师所应该具备的高级技能所在。

1. 动态的作业表现分析　基于人-环境-作业模式,活动分析把整个作业活动表现看成是人、作业活动与环境之间的一个动态的互动过程,从而形成了每个人独特的作业表现。为了便于分析,在对患者进行活动分析时,可以把任何活动分为不同的任务单元,不同的任务单元再分为各个具体的任务,各个具体的任务再分为更细小的具体动作。例如,把梳洗活动分为梳头、洗脸、刷牙等任务单元;而在梳头的任务单元中再细分为伸手拿梳子、抓住梳子、把梳子举到头上、梳理头发等具体的任务;而伸手拿梳子的具体任务再可以分为更细小的具体动作,以此类推,就可以在不同的层面上对患者的活动表现进行观察分析而又不必进入到具体的作业构成层次。

2. 执行者的先决条件分析　作业表现的首要条件是执行者能够在其自身的能力和其所要进行的作业活动,以及所处环境的要求和帮助之间取得平衡。这种平衡状态不只是在完成整个活动的层面上,而是涉及组成活动的任务单元、具体任务和具体的动作等各个层面。要达到最佳的作业表现,要具备两方面的先决条件,分别是执行者的动机和对具体任务的理解。

（1）执行者的动机:尽管大量的作业治疗文献都认为,作业活动是人类的基本需求,亦是人类的根本属性。但个人的经验也告诉我们,不是所有人对所有的作业活动都有良好的动机。因此,个人要启动一项作业活动,就必须具备最起码的动机,无论动机是内源性或是外源性的。有关运动学习的研究文献也表明,个人对任务的动机会影响其技能的获得、执行任务的表现和对任务的持久性。同样,动机也会影响个人对现有技巧的理解、部署和加强,并影响在任务变得极具挑战性时继续的意愿。更深入的研究也显示,有目的的活动或对个体有意义的活动,会增加个人的动机,从而增强其运动学习的能力和改善运动表现。

（2）对任务的理解:作业表现的另一个先决条件是患者对所要执行的任务的基本要求的理解。有研究表明,对任务的了解是形成执行策略不可或缺的重要部分。有儿童作业表现方面的研究显示,提供对作业活动的理解,能改善儿童的作业表现。

（3）作业活动分析的实施:如前所述,自上而下的作业活动分析是对患者执行一项活动或任务时进行实时的观察,这种分析的目的是找出患者在执行活动中出现的错漏之处,从而尝试找出解决的方法并进行测试。这就要求治疗师能够运用自身掌握的作业治疗的基础理论、临床推理技巧和对任务情况的了解去找出执行过程中的有效和无效之处,重点是关注人、作业、环境之间的互动。这一过程是高度个性化的作业活动分析。而当这种自上而下的分析方法不奏效时,才会进入到作业构成的层次去尝试找出根源,以避免本章节开始时提到的单一化的弊端。当治疗师发现患者在作业活动分析中的某一个层次出现错漏,由于各个层次的活动或任务都是相关联的,治疗师应该顺着问题溯源和临床决策流程进行顺藤摸瓜,对各个层次的任务都进行评估观察,找出所有相关联的错漏。

三、作业活动分析的临床应用

1. 第一步执行者先决条件评估　首先,治疗师通过问诊或观察,对患者的先决条件进行评估,以确定患者对作业活动是否有良好的动机。如果能确定患者至少在一定程度上有执行作业活动的动机,接下来就是通过问诊去确定患者对要执行的整体任务的了解水平,这对确定患者是否对任务有足够的理解从而去启动任务非常重要。没有这些信息,治疗师是无法进行下一步的活动分析的。

2. 第二步作业表现观察分析　在对患者执行作业活动先决条件评估的基础上,对患者实时的作业表现分析就可以开始了。在这个阶段,在确保安全的情况下,患者执行作业活动,治疗师负责观察。治疗师找出患者在执行作业活动时所表现出的有困难之处,并使用决策流程,按顺序确定这些困难的来源。把患者的能力与环境和作业活动需求进行比较,以确定作业表现中的错误或困难的潜在根源以及可能的解决途径。一旦确定了所有困难的来源,治疗师就可以开始制订干预方案和措施。而高级职称的作业治疗师,应该应用各种作业治疗的基础理论和模式,去主导整个活动分析过程。

随着作业治疗专业的发展,业界更关注的是作业表现,这种自上而下的作业活动分析方法,目的在于使患者能够获得从事他们想要、需要或期望要去执行的作业活动的技能。该方法把重点放在人、作业与环境的互动以达到最佳作业表现的产出上,具有高度的个性化。作业分析更强调每个任务单元的表现都基于另一个任务单元之上,同时要考虑患者本身以及从事该项作业活动的实际环境。这些都会对作业活动的成功完成产生影响。

（林国徽）

第四节 知 觉 训 练

知觉训练指根据评价结果,仔细、全面观察分析患者行为特点,并结合其具体需求等确定针对性的训练计划,主要包括改善知觉的训练和功能适应性的训练。通常对于早期患者以改善功能的训练为主;对于后期或重症患者则以功能代偿和适应性训练为主,并重视对患者和家属宣教。在临床上各种知觉障碍有时混杂存在并相互影响,要选出主要功能缺陷并进行针对性的、不同方式的训练。

一、单侧忽略

（一）改善忽略的训练

1. 视觉搜索训练 视觉搜索训练为目前常用的方法,如划销作业、计算机扫描作业等。训练要由易到难;搜索目标由少到多;搜索速度由慢到快;训练环境由简单到复杂,并逐渐泛化到日常生活。

2. 感觉刺激 感觉刺激指在日常生活中尽量给予忽略侧各种感觉刺激。近年来,视动刺激（optokinetic stimulation,OKS）、颈部肌肉振动（neck-muscle vibration,NMV））、前庭热（电）刺激（caloric vestibular stimulation,CVS）技术等应用于临床并被证实对改善忽略症状有效。一般认为重复给予 OKS 可持久改善忽略症状;NMV 在删除试验、阅读训练、触觉探索任务及日常生活活动能力等方面可获得更好的效果。

3. 棱镜适应技术 已有研究发现应用棱镜适应技术对单侧忽略者躯体感觉缺失、纸笔测试及姿势控制等方面有显著改善效果。

4. 躯干旋转训练 有研究认为通过躯干旋转可以瞬时重组自我参照系,有效改善患者的运动功能及日常活动能力。

5. 病灶同侧单眼遮蔽 在保证安全的情况下,覆盖病灶同侧单眼进行各种活动,可提高对患侧物体的注意。

6. 肢体运动训练 研究结果提示患侧肢体运动可明显改善向忽略侧的视觉扫描;在忽略侧空间使用警觉装置诱导患侧肢体主动活动可明显改善删除测试及完成 ADL。

7. 基本动作训练 练习翻身、床上及床边坐位、转移、驱动轮椅、站立以及步行等基本动作,必要时可使用姿势镜,既能强化肌力、改善平衡、提高患者训练兴趣,还有利于基本动作的形成,对纠正忽略产生积极影响。

8. 现代化新技术应用 研究显示,经颅磁刺激（TMS）、经颅直流电刺激（tDCS）、上肢康复机器人（upper limb rehabilitation robot）、电子生物反馈疗法（electronic biofeedback therapy,EBFT）、振动治疗（vibration therapy,VT）、强制性运动疗法（CIMT）、经皮神经电刺激疗法（TENS）等新技术与作业治疗结合可提高疗效。

（二）功能适应性训练

1. 功能代偿 指导家属在日常生活中反复提醒或使用姿势镜以引起患者对忽略侧的注意;重度偏瘫忽略者在进行站立、步行练习时应用腰带保护以防跌倒。

2. 环境调整 把所需的物品放在能注意到的空间范围内;改变房间内物品的摆放位置以避免碰撞。把忽略侧轮椅的车闸柄、脚托等做上标记以免使用时发生危险;为避免漏读,在忽略侧书页的一端放上颜色鲜艳的规尺或做标记等。

二、失认症

（一）视觉失认

1. 改善功能的训练　视觉辨别训练,如让物体失认者识别常用物品、必需品;让形状失认者辨别各种图形,进行拼图练习;让颜色失认者命名和辨别色卡的颜色,在物体轮廓图上涂进正确的颜色或与颜色板配对。让面貌失认者辨认其熟悉的名人、公众人物或家人、挚友等的照片,或辨识照片或录像中的人物并与名字进行匹配;或识别不同场景照片中熟悉的人或指定人物;或把不同年龄段的照片按年龄顺序进行排列;也可以通过感觉-运动训练来促进患者对物体的认识,如进行刷牙训练来促进对"牙刷"的辨识。

2. 功能适应性训练　指导患者用视觉外的正常感觉来代偿受损的视觉整合功能;在物品上贴标签帮助辨认。

（二）触觉失认

1. 改善功能的训练　对患侧肢体交替进行触觉、压力刺激;用触觉辨识不同质地的材料等。

2. 功能适应性训练　利用视觉或健手帮助患肢进行感知;使患者了解日常生活中的潜在危险,如在厨房贴上提示牌以避免损伤。

（三）听觉失认

1. 改善功能的训练　如练习辨别发声体;练习"声音"与"词汇"间的联系;练习辨认声音。

2. 功能适应性训练　指导利用其他感官进行代偿,如给门铃附加闪灯等。

三、失用症

（一）运动性失用

1. 改善功能的训练　如 ADL 活动前先给肢体以本体感觉、触觉、运动觉刺激,在初期训练中给予患者暗示、提醒或手把手教,症状改善后逐步减少暗示、提醒等并加入复杂的动作指令。

2. 功能适应性训练　尽量减少口头指令。

（二）意念运动性失用

1. 改善功能的训练　在治疗前及治疗中给患肢以触觉、本体感觉和运动觉刺激;尽量不用语言提示纠正动作笨拙和动作异常,而应手把手帮助患者完成正确的动作;动作改善后逐渐减少辅助量。训练前让患者先想象动作或观看演示,再进行练习。

2. 功能适应性训练　尽量使活动在无意识的水平上整体地出现;尽可能在相应的时间、地点和场景进行 ADL 训练。

（三）意念性失用

1. 改善功能的训练　如练习故事图片排序,并逐渐增加图片的数量和故事情节的复杂性。练习包含系列动作的日常活动,必要时把活动分解,可以给予患者提醒或用手帮助,使之逐步完成整套系列动作;描述活动步骤或进行视觉或触觉提示;技能改善困难者可集中练习某个单项技能。

2. 功能适应性训练　选择动作简单、步骤少的活动;必要时选用操作简单、步骤少的自助器具。

（四）结构性失用

1. 改善功能的训练　如临摹、绘制、搭建图形或立体结构;在复制作业中加入本体感觉或运动性刺激;练习做饭、摆餐具等日常生活活动。

2. 功能适应性训练　对难以完成的活动步骤提供辅助;也可先练习完成部分活动,逐渐过渡到完成全部;做标记或提供模板提高活动效率。

（五）穿衣失用

1. 改善功能的训练　穿衣前用手感觉衣服的质地、重量等,必要时给予患者暗示、提醒或手把手教,或让患者反复练习一套固定的穿衣方法。

2. 功能适应性训练　指导根据商标或做标记区分衣服的不同部位。

四、躯体构图障碍

（一）左右分辨障碍

1. 改善功能的训练　在患者注视下固定给一侧肢体以触觉和本体感觉刺激；反复练习包含"左""右"指令的活动等。

2. 功能适应性训练　佩戴标志物（如手表）或贴标记；在日常生活中避免使用带有"左"和"右"的口令，可以指点或提示。

（二）躯体失认

1. 改善功能的训练　强化对身体各部分及其相互间关系的认识；给予患肢触觉及运动刺激，帮助患者重建正常的姿势体位及运动模式；按指令说出指定身体部位的名称；练习人体拼图等。

2. 功能适应性训练　在日常生活中给予暗示或提示。

（三）手指失认

1. 改善功能的训练　增加手指皮肤触觉和压力觉输入；辨认手指；练习与手指功能相关的功能活动，如用勺子进食等。

2. 功能适应性训练　手指失认一般不影响手的实用性，严重者可影响手指的灵巧度，此时应提供相应的代偿方法。

五、视觉辨别功能障碍

（一）图形-背景分辨困难

1. 改善功能的训练　进行物品辨识训练并逐渐增加难度；对于日常生活中的具体困难指导患者进行相应的 ADL 练习。

2. 功能适应性训练　养成视觉搜索的习惯；环境布置简明有序，物品尽可能分类摆放，必要时贴标签；楼梯边缘、轮椅手闸用鲜艳的胶带标示；纽扣与衣服不同底色等。

（二）空间定位障碍

1. 改善功能的训练　进行空间定位训练、触觉-运动觉输入训练、跨越身体中线的练习；进行整理橱柜等 ADL 训练。

2. 功能适应性训练　家庭和工作环境应简洁，物体尽量固定位置，必要时贴标签等。环境调整是补偿空间定位障碍最有效的方法。

（三）空间关系障碍

1. 改善功能的训练　如复制作业、自身空间位置训练、物体定位训练等。

2. 功能适应性训练　物品位置固定摆放，抽屉、柜橱等贴标签等。

（四）地形定向障碍

1. 改善功能的训练　反复练习地点定向、路线描述、在地图上确定位置等，不能完成时可给予患者暗示或提示，能够完成后逐渐减少提示。

2. 功能适应性训练　在经常活动的环境中用图片、文字、物品等标出路线，避免迷路；独自外出时随身携带写有姓名、住址、联系电话的卡片。

（五）物体恒常性识别障碍

1. 改善功能的训练　进行物体辨识训练；结构匹配训练；物品分类训练及相应的 ADL 训练等。

2. 功能适应性训练　将日常用品固定放置在易识别的常规位置；对识别物品困难者可在物品上做标记，贴标签注明。

（六）距离与深度辨认障碍

1. 改善功能的训练　反复练习辨认距离和深度、本体感觉练习、练习上下楼梯等。

2. 功能适应性训练　指导触觉代偿；调整生活环境；进行安全教育，使患者认识并限制其进行在日常生活中可能存在的危险活动。

（闫彦宁）

第五节 认 知 训 练

认知是指认识活动或认知过程,属于高级脑功能活动。认知功能主要涉及记忆、注意、思维、推理、智力等,是人类高级神经活动中最为重要的过程。因各种原因造成上述认知功能中的一项或多项障碍,并影响个体的日常生活和社会能力,称为认知障碍。临床上以注意力障碍和记忆障碍最为常见。认知功能训练就是针对认知功能障碍进行训练,并改善或治愈上述障碍的方法。

一、适应证与禁忌证

1. **适应证** 由脑部器质性病变所导致的认知功能障碍、由精神疾病引起的认知功能障碍、由自然年龄老化引起的认知功能障碍、儿科相关疾病导致的认知功能障碍等。

2. **禁忌证** 未存在认知功能障碍者。

二、设备与用具

笔、纸、尺子、照片、图片、实物、日常生活用品、扑克、短篇文章、拼板、电话、录音机、计算机及计算机辅助训练系统。

三、操作方法与步骤

操作前准备包括了解患者的疾病史、个人史、生活环境及认知情况;选择安静的房间,备好用具;对患者和家属说明训练的目的、内容及要求。

1. **记忆障碍训练** 改善或纠正因患者对特定信息失去识记、保持和再现的能力,而不能记住或回忆信息或技能。

(1) 改善记忆力的训练:①图像法;②层叠法;③联想法;④故事法;⑤现场法;⑥倒叙法;⑦关键词法;⑧数字分段记忆法;⑨PQRST练习法等。

(2) 代偿性策略:使用道具或改造环境的方法来提高记忆表现,主要用到的道具有日历本、日记本、备忘录、日程表、清单、标签、明显的标志,或者采用一些相关的环境改造方法。

2. **注意障碍训练** 改善或纠正因患者不能将心理活动指向符合当前活动所需要的特定刺激,同时忽略或抑制无关刺激。

(1) 信息处理训练:①兴趣法;②示范法;③奖赏法;④电话交谈。

(2) 分类注意训练:①重点性注意;②连续性注意;③选择性注意;④交替性注意;⑤分别性注意。

四、注意事项

1. **记忆障碍训练注意事项**

(1) 训练患者把相关或必要的信息分类并记入笔记本。

(2) 严重记忆障碍者使用的记事本要放在固定位置,养成随身携带,并经常、定时查阅的习惯。

(3) 有条件的患者可使用电子记事本。

(4) 使家属了解训练情况,指导家属在家中或社区中给予患者必要的帮助。

2. **注意障碍训练注意事项**

(1) 预先准备好训练用品,尽量减少患者视野范围内杂乱及不必要的物品。

(2) 注意患者的主动性,每次给予口令、建议、提供信息或改变活动时应确信患者已经注意到或让其复述指令。

(3) 注意训练环境,要从安静的环境开始,逐渐过渡到接近正常和正常环境。

(4) 训练应由易到难,并记录训练情况。

(5) 在治疗中可加入短暂的休息,重新开始时先复习。

（6）教会患者主动观察周围环境，识别引起注意力不集中的因素并主动排除。

（7）与患者及家属共同制订目标。让家属了解照顾技巧，并在非治疗时间督促和纠正患者的行为。

（8）治疗师应帮助患者了解自身障碍，注意正面引导，提高患者自信心和训练欲望。

五、临床参数应用

认知训练在临床上已经有了一定的应用，并取得了不错的疗效，以下将从认知训练在临床疾病治疗中的治疗参数和证据水平进行阐述，具体见表 3-18-2。

表 3-18-2　认知训练在临床疾病治疗中的治疗参数和证据水平

疾病	治疗参数	证据水平
脑卒中	定向、知觉、视运动组织、思维运作、注意等某方面的损害，进行认知训练，每天 1 次，每次 30~40min，每周 6 次。4 周为 1 个疗程，共 3 个疗程，均由治疗师进行"一对一"方式训练	Ⅱ级
颅脑外伤	定向、知觉、视运动组织、思维运作、注意等某方面的损害，进行强化认知训练，每天 2 次，每次 30min，每周 5 次。4 周为 1 个疗程，共 3 个疗程，"一对一"方式训练	Ⅱ级
阿尔茨海默病	辨认照片、做算术题、讲故事、记训练日记；虚拟现实情景互动技术、认知训练等；嘱患者跟随显示器的动作需求提示进行身体动作等 患者需要进行瞬时感知、理解、记忆、辨别、行动等训练。项目每天 2 次，每次 15min，每周 6 天，连续 6 个月	Ⅱ级
精神分裂症	注意训练：应用持续性操作测验软件（continuous performance test，CPT）进行训练。训练时间为 2 个月，每周 3 次，每次 15min 记忆训练：包括汉字、图像、空间记忆，均为电脑程序。训练时间为 2 个月，每周 3 次，每次 15min 执行功能训练：采用智力游戏的方式，治疗师讲解游戏任务要领和方法，由简单到复杂地进行操作和训练，记录每次患者完成的时间。训练时间为 2 个月，每周 3 次，每次 15min。	Ⅱ级
注意缺陷多动障碍	注意力（辨认树叶方向）、视知觉（图形匹配）、记忆力（记忆矩阵）3 项认知功能训练。每项训练每次持续 5min，共约 15min，1 次/d，每周 5 次，训练周期为 12 周，共进行 60 次训练，每项累计训练时间约 5h	Ⅳ级

（胡　军）

第六节　感觉统合训练

感觉统合（sensory integration，SI）理论是由美国南加州大学的作业治疗师和教育心理学专家 A. Jean Ayres 博士在 20 世纪 60 年代末提出的。在工作中，她发现一部分有学习困难的孩子不能像其他孩子一样专注于老师布置的活动，且动作笨拙、不协调，并时常出现一些怪异的行为。而这些孩子所存在的问题用过去传统的知觉运动理论不能恰当地进行解释。于是，她尝试突破性地用一套新的理论体系去解释有学习困难和行为问题的孩子大脑的功能与行为之间的关系。在她长期的临床观察、实践和研究中，她认为，感觉信息处理上的困难是造成孩子上述行为问题和学习困难的重要因素。同时，她尝试去发展出一套系统的评估方法，去找出孩子感觉运动和学习困难上的具体失能的机制和模式，从而可以制订有针对性的治疗和训练方案及策略，以帮助这些孩子克服困难。

A. Jean Ayres 博士在 1989 年把感觉统合定义为：感觉统合是整理来自身体和环境的感觉信息的神经学过程，使得身体能够在环境中得到有效的利用。来自不同感觉器官的空间和时相上的感觉输入信息在中枢神经系统中被解释、联系和整合。感觉统合是信息处理的过程，大脑必须对这些感觉信息以灵活、不断变化的方式进行选择、放大、抑制、比较和联系，也就是大脑必须整合它们才能加以利用。随着时间的推移,A. Jean Ayres 博士的这套 SI 理论得到了不断的完善和发展,成为作业治疗常用的一套理论参考架构,当然也是作为高级职称的作业治疗师所必须要掌握的一门技巧。

一、适应性行为

在 A. Jean Ayres 博士的感觉统合理论中,感觉信息系统包括前庭觉、本体感觉、触觉、听觉、味觉、嗅觉和视觉等 7 种感觉,大脑对这些感觉输入信息进行分析和整合后,就会发出一个更为复杂的行为指令,使得身体产生行为和学习,这就是所谓的适应性反应或适应性行为。例如,前庭觉和本体感觉系统使得孩子能发展出肌张力,拥有保持姿势和平衡的能力;加上视觉系统,使得眼球的运动与头和身体的运动得以协调,使视觉和运动相得益彰;加上触觉,使得孩子有身体的意识、左右侧身体协调和发展感觉运动技巧,进一步发展出手眼协调、视知觉技巧;加上听觉系统,为孩子的言语和语言能力发展提供基础。所有的这些技巧综合起来,为孩子参与有目的性的活动提供了必要的基础,使孩子能有稳定的情绪、足够的专注力去参与适当水平的学习活动,也就是感觉统合的最终产物——适应性行为。

二、感觉信息处理

随着感觉统合理论的推广以及相关研究的进展,人们把感觉统合与神经生理学联系在一起,因为后者所阐述的感觉信息处理与运动控制是密切相关的,而感觉统合中对感觉的理解也是感觉信息处理过程的一部分。因而,为了区别于 A. Jean Ayres 博士原有的感觉统合理论,有学者把现代的感觉统合理论称为感觉信息处理。

三、感觉系统及感觉统合失调

A. Jean Ayres 博士认为人类的学习行为融入了准确的感觉统合,学习有赖于正常的个体从环境中获得感觉信息的能力。当成熟的感觉统合功能与环境发生互动时,感觉统合就自然地发生了。

但是,在某种情形下,当个体的感觉信息处理、整合能力出现问题,感觉信息不能按应有的方式进行处理时,就会出现错误的感知,因而导致行为的计划和产生出现问题,进而影响概念的形成和/或运动的学习。

四、各感觉统合失调及其类型

1. 感觉调节失调　感觉调节指的是中枢神经系统对外界和内部传入的兴奋或抑制的感觉刺激,在细胞层面对神经活动进行的调整,以达到一个适当的平衡状态,从而能因应环境的需求而作出适当的反应,也就是前文提到的适应性反应或适应性行为。

而能否对周围的环境作出适当的反应,与中枢神经系统能否调整到一个对感觉刺激适当的警觉状态有着密切的关系。警觉状态包括了清醒程度与警惕程度,亦是指对环境和自我的意识。在清醒和警惕的状态下,人对自我和所处的环境的感知能力,能对刺激在行动上作出适当的反应。清醒程度取决于在脑干部位的网状激动系统的活跃程度,活跃程度又有赖于来自感觉系统或大脑皮质的刺激。它是通过接收来自各个主要感觉系统的感觉刺激,然后直接或通过丘脑核间接地投射到大脑皮质来调节和维持大脑皮质的警觉程度。这是中枢神经系统的一种神经调节技能,当陌生的刺激或刺激物出现,会提升网状激动系统对大脑皮质的激活,警觉度会提高。反之,移除感觉输入,就会降低网状激动系统的活跃程度,清醒程度会逐渐降低。

有学者指出,在中等程度的警觉水平下,会产生理想的与环境互动的适应性行为。当感觉调节功能出现异常时,个体不能把警觉状态调整到适当的水平,不能对感觉刺激作出适当的反应,这就是感觉调节失调。警觉度过高,对感觉刺激反应过敏,会导致焦虑不安、行为紊乱,甚至是负面的反应,在行为上表现出上述的感觉防御现象。反之就是感觉迟钝或导致感觉寻求。感觉调节失调是最常见的感觉统合失调类型,下面就不同感觉系统的调节失调进行描述。

(1)本体感觉系统调节失调:本体感觉感受器位于肌肉和关节周围的软组织内,用于感知肌肉收缩和伸展时的张力、关节的位置以及活动时肢体的活动方向和速度等。本体感觉调节失调表现分为3个类型。

1）本体感觉过敏：孩子对本体感觉的刺激反应过度时，经常表现出焦虑不安，对本体感觉刺激处于激惹状态。具体表现为不愿意移动或不能移动，常避免攀爬的活动，当把孩子放在负重的体位或活动其关节时，孩子会哭闹。

2）本体感觉迟钝或区辨障碍：对本体感觉刺激反应不足，表现出功能性的肌张力低下、握力低下、运动时缓慢且笨拙；时常伴随有对触觉的反应也出现迟钝；肢体紧张或僵硬，经常弄坏玩具等。

区辨障碍的孩子会表现出在没有视觉的帮助下难以保持平衡，常表现为体态松垮和软弱的状态，核心稳定性差，坐和站位时难以保持正确的姿势；在抛接物品时难以准确判断时间和距离之间的关系而导致经常失手；在日常活动中力度的使用掌握不当，不能用适当的力度去完成书写、画画等精细的活动；静态和动态平衡差，容易疲劳。

3）寻求本体感觉刺激：孩子会表现出有意识地撞击、抓刮、跳跃、跌倒或从椅子上摔下等的行为；有很多自我刺激行为，如撞头、用力拍手等。这类型的孩子往往表现得过度活跃，整天坐立不安，移动很快且笨拙，时有攻击性行为；喜欢有嚼劲和硬的食物，咬自己的手指甚至咬别人；时常会与其他感觉系统的调节障碍一同出现，而试图通过寻求大量的本体感觉刺激来对其他感觉系统进行调节。

在感觉统合理论体系中，把本体感觉看作为中枢神经系统警觉程度的一个调节器，同时也是对来自身体的感觉信息的主要管理者。因而，本体感觉刺激是感觉统合练习中的重要组成部分。本体感觉获得是感觉统合治疗项目中的一个关键因素，因为对本体感觉的处理能力会影响中枢神经系统的警觉程度，特别是那些正经历过度受刺激的孩子，本体感觉能使其平静下来和管理好自己。作为高级职称的作业治疗师，对本体感觉的理解与掌握是感觉统合训练应用的关键。

（2）触觉系统调节失调：皮肤是人体最大的感觉器官，因此，皮肤的触觉成为人类最基本、影响最广泛的感觉系统。感觉统合理论认为，触觉系统在行为方面起到最重要的决定性作用。触觉系统调节失调可分为以下几个类型。

1）触觉防御：对触觉异常敏感或反应过度，常因为触觉问题的困扰而影响孩子参与日常生活活动，如因为对某些类型的衣服或某些质地的物品感到困扰，导致孩子经常处于激惹状态，并忙于应付或避免各种触碰，从而导致情绪不稳定、不能专注、不愿意与人近距离接触等，进而影响孩子的学习和对工具的使用、与同伴之间的接触，甚至导致书写困难等。

2）触觉迟钝和区辨障碍：对触觉刺激反应不足的孩子，不易察觉被触摸或准确指出被触摸的部位。孩子常会表现出对脏、湿、冷、热都不在意，不会留意到自己在流口水或脸上沾满了食物；有些孩子甚至对疼痛没有反应，如对跌倒、撞得淤青甚至割伤等都没有察觉。有触觉区辨障碍的孩子会在没有视觉参与的情况下，难分辨手里拿到的是什么物品或难以完成精细的活动，在不触碰到物品的情况下难以完成空间的动作操控。

3）寻求触觉刺激：孩子常会沉迷于捏抓、挠刮等动作，不断触摸物品寻求触觉或振动觉，往往会对人表现过分热情，常以一种令人困扰的方式去触摸别人。

触觉防御与传入感觉冲动的脊髓丘脑束对神经冲动的传递和中枢神经系统对传入信息的理解有关。脑神经学研究表明，脊髓丘脑束的前外侧束（传递肢体的触觉、痛觉和温度觉）会投射到大脑与警觉度有关的脑干网状结构、与情绪有关的边缘系统和自主神经调节中枢下丘脑。因而，有上述触觉防御问题的孩子常常有情绪不安、处于高警觉度的激惹状态的表现就不难理解了。其所表现出的行为问题应该是与这些系统和区域之间的连接有着密切的关联。而近期的学者更认为，触觉防御的行为问题不仅仅是由对触觉的调节障碍所导致，同时也与行为抑制系统的障碍使得孩子不能产生适应性的行为反应有关。

触觉迟钝的孩子常会伴有触觉区辨障碍的表现，有些孩子可能同时对痛觉和温度觉也表现得不敏感。这也是为什么把触觉迟钝和触觉区辨障碍归为一个类型的原因所在。

（3）前庭觉系统调节失调：前庭感受器位于内耳，能感受到旋转变速和直线变速的刺激，还能自动感受头部、身体及重力三者之间的关系，用以调整和维持肌张力及姿势，引出平衡反应。许多学者认为，大脑对前庭觉和本体感觉的综合处理,为主动运动提供了感知信息,同时促进体像和姿势反射的发育,特别是与伸肌相关的姿势反射的形成,同时有建立重力安全感和稳定情绪等作用。

感觉统合理论认为,前庭觉系统是感觉信息的另一个主要管理者,前庭觉系统针对环境的要求,把身体的运动与眼睛协调起来,使大脑能明确运动过程中身体在空间所处的位置,同时提供稳定的视野,有助于心理和情绪上的安全感。前庭觉系统调节失调包括 3 种类型。

1）前庭觉防御:对前庭觉刺激反应过敏,患儿会表现为逃避跳跃、滑行、摆动和攀爬等运动。而重力不安全感是前庭觉防御的一种表现,孩子在双脚离地、重力关系改变和物品向其靠近时会变得焦虑不安,因而对日常生活活动产生恐惧感,特别是对那些需要头部离开垂直方位的运动。患儿在移动时会显得小心翼翼且动作缓慢。有文献指出,重力不安全感是由于前庭觉系统障碍特别是对重力的感觉处理失调所致。更有研究结果显示,有重力不安全感的患儿往往会合并有本体感觉的处理能力差和空间视知觉的障碍。他们常常会用本体感觉去弥补前庭觉和视觉上的过度敏感。

2）前庭觉迟钝和区辨障碍:孩子对运动的感觉反应过低,对移动表现麻木,很少表示对运动的喜欢或不喜欢。

3）寻求前庭觉刺激:孩子会表现得好动,不能安静地坐下来,整天热衷于扭动、旋转等大量的运动,甚至为了寻求某种前庭觉的刺激而罔顾安全,常会做出一些危险的举动。

在感觉统合理论和实施感觉统合训练时,很难把本体感觉、前庭觉和触觉截然分开,它们成为感觉统合理论中的三大主干感觉。在感觉统合训练的活动中,正如 A. Jean Ayres 博士常提到的:"当不太能确定时就用本体感觉"。与前庭觉比较而言,本体感觉更倾向用于对运动反应过度的孩子进行调节;而相对于触觉系统而言,本体感觉的调节效应可能有助于减低对触觉的过度反应,并把警觉度维持在一个最佳的水平。也就是说,本体感觉对由前庭觉和触觉过敏所引起的过度反应有调节作用。这三者的关系对初级职称的治疗师来说往往是难以理清楚的。

（4）视觉系统调节失调:视觉就是从我们所看到的可视环境中去发现看到了什么和在哪里的一个信息处理过程,也就是一个对物品的视觉感知和空间定位的过程。感觉统合理论认为,学习的过程需要视知觉技能的参与,而视知觉的形成则需要对视觉信息中物体的性质和空间方位等信息进行整合。

在空间中进行日常活动时,视网膜中心视野中的视觉成像是在不断地变化的,为了使得活动能够进行下去,需要有一定的空间认知能力,其中最关键的是与视觉有关的空间恒定性。这种恒定性使人在活动时眼球也随之运动但视觉却可以维持相对的稳定性,从而有助于活动的进行。要保持视觉上的空间恒定性,就需要视觉系统的中心视野、头部和身体运动方面的相互协调。另一个重要的空间认知能力是地点定向或俗称方向感,简单的如在熟悉的环境下从一个地方到另一个地方、看懂路标、画画、拼图或搭积木游戏等,都需要地点定向能力,而这除了需要视觉系统参与,也牵涉到前庭觉系统和本体感觉系统以及其他大脑区域的共同参与和解读。视觉系统调节紊乱可分为以下几个类型。

1）视觉防御:孩子会对明亮鲜艳的颜色、有图案的物品或视觉杂乱的环境感到困扰,会躲避较强烈的光线等。

2）视觉迟钝和区辨障碍:视觉迟钝的孩子在课堂或游戏活动中常常会忽略视觉方面的提示,错过环境中的一些地标性的视觉线索,即使在熟悉的环境中也会迷路,甚至置身于忙乱的环境中也没有留意到周围发生的事情;视觉区辨障碍的孩子会表现出一定程度上的读写困难,他们难以在书页上找到要找的内容或进行阅读,难以完成抄写,难以用眼睛跟踪正在移动的物品,难以完成拼图或搭积木游戏等。

3）寻求视觉刺激:这种孩子会过分地喜欢看图像快速变换的电视、计算机或电影画面,喜欢看闪烁的亮光和旋转的物品等。

（5）听觉系统调节失调:一方面,大部分的听觉信息经外耳道进入内耳,信息会先传入脑干,在脑干不同的神经核中进行过滤,辨认声音的模式、频率的变化等,计算两耳传入的声音之间的差距,从而去确定声源的位置。同时,这些外界声音的声调和空间定位信息会与来自身体的体像信息整合,使得人即使在移动的过程中都能确定声音来源的定位。另一方面,听觉神经与动眼神经中枢也有连接,使得听觉与眼球的活动也联系起来。因此,大脑对听觉信息进行整合,产生声音的定向,并从生理和动作方面为身体所采取的行动做好准备。

当环境嘈杂时,大脑会有选择性地把所专注的声音从背景中强化出来,在此基础上可以发展出听觉背景辨别技巧。这种阀门效应,使得我们能够集中注意力去选择性地专注和分辨出我们感兴趣的听觉信息。就类似于我们能够在非常嘈杂的环境中可以继续两个人之间的对话一样。听觉系统调节障碍可分为以下几个类型。

1) 听觉防御:孩子容易受到环境中一些声音的困扰,如吸尘器、搅拌机、警车或救护车的警号等,甚至是电冰箱启动之类平常人都不会太留意到的声音,都会对孩子造成困扰;孩子会拒绝到餐厅、购物中心、游乐场、菜市场等较嘈杂的公共场所。

2) 听觉迟钝和区辨障碍:孩子常常会对别人呼唤其名字时无反应,或对突如其来的较大的声音无反应,常常会忽略别人第一次给出的指令,要重复几遍才会留意到。平常表现是个安静和被动的孩子,在活动中较少与人交往。

3) 寻求听觉刺激:孩子喜欢把电视机、收音机等的声量调得很大,喜欢大声讲话和叫喊,且讲话时难以停下来让别人说,经常会乐于制造噪声。

(6) 味觉和嗅觉系统调节失调:嗅觉和味觉系统的调节障碍有以下 3 种类型。

1) 味觉和嗅觉防御:这类孩子会对某些气味特别敏感,常常因为气味而避免去一些场所,如因为餐厅里的油烟味而不愿意进去就餐;有些会因某些食物的特色气味、家居清洁或个人卫生用品的气味而感到困扰,如常常因为清洁剂中的柠檬味而觉得困扰和心烦。而味觉方面,孩子会不吃加了香料或盐的食物,不吃块状或糊状的、软的食物等。个别孩子为避免其他气味,会拒绝吃除米饭以外的食物。有资料显示,有味觉和嗅觉过度敏感的孩子往往伴有触觉防御方面的表现。

2) 味觉和嗅觉迟钝和区辨障碍:孩子会对一些强烈的气味甚至有害的气味都留意不到,能忍受常人所不能忍受的辛辣食物等。有些孩子甚至在饿的时候都不会去找食物充饥。

3) 味觉和嗅觉寻求:这类孩子对某些气味会有异于常人的喜好,如有些孩子会热衷于闻别人穿过的鞋和袜子;有些孩子会只吃某些有强烈气味的食物,或经常去嗅别人或物品,或玩耍过程中经常会去嗅玩具或物品;有些孩子会表现出寻求口腔刺激的行为,经常把物品放到嘴里,如舔、吸吮、咬不能吃的物品;或者有些孩子会特别偏好一些爽脆的、硬的或有嚼劲的食物等。

2. 感觉统合障碍基础上的运动障碍 因感觉统合障碍而导致运动障碍的孩子,往往会表现出肌张力的异常、平衡能力差、姿势控制能力弱、协调性差等,从而导致动作笨拙、运动模式不成熟等。

由于对来自前庭觉、本体感觉、视觉和触觉等感觉系统的感觉输入的处理出现偏差,在运动过程中,孩子的大脑会接收到来自身体的不适当或不准确的感觉信息。这些贫乏、不准确或变异的信息,使得大脑对运动空间中的身体不能形成稳定、全面和准确的体像,因而孩子会在运动控制和运动学习方面出现问题。这里要阐述的运动是指计划和执行有目的性的动作的能力。Ayres 博士认为,体像是运动计划所需的概念性的基础,体像的建立需要对输入的感觉信息进行处理和整合。因此,从感觉统合的角度去看运动方面的问题,治疗师会非常专注于孩子对感觉信息的处理和整合的能力。即使是细微的姿势调整都需要对输入的感觉信息进行处理。有感觉统合障碍的孩子可能会表现出对姿势调整的不顺畅和反应迟缓;有前庭觉和本体感觉处理障碍的孩子,大多会表现出肌张力偏低,难以在俯卧位做出或保持抗重力的伸展姿势。孩子难以在进行日常的功能性活动时去自动地调整躯干的体位以满足肢体的活动需求。

3. 神经解剖学上的运动障碍 有学者对动作笨拙的孩子与正常的儿童进行脑 CT 扫描的对照研究时发现动作笨拙的孩子中有 39% 显示有影像学上的异常,而这一数据在正常对照组的孩子中只有 9%。这些异常的影像包括有脑室扩大、外周皮质萎缩和某些脑区域的突出等。同时,在动作笨拙的孩子的脑 CT 影像中,基本上找不到具体的左侧大脑半球受损的影像学证据。因此,难以作出具体的神经解剖部位与动作笨拙相关联的结论,不能用单一的神经解剖部位去解释这些孩子的运动障碍。从而引证一些学者提出的,运动取决于大脑皮质和皮质下结构的综合功能性网络系统。

综上所述,感觉统合理论认为正常的感觉系统和适当的信息处理,是孩子的行为、动作、互动和学习的基础。

五、感觉统合失调的评估

感觉统合失调的评估是包括病史的收集、实施具体的评估、临床观察和对评估结果进行分析等步骤，从而确定影响孩子功能技巧、行为及参加的具体感觉运动因素等一系列的过程。

1. 病史收集　治疗师应询问家长或照顾者关于孩子的一般情况和他们认为最困扰的问题是什么；了解孩子的出生史、发育史和相关的病史等；如果孩子之前接受过相关的训练，还应了解如言语治疗师、心理治疗师、物理治疗师、老师等各方面所能提供的信息和资料。同时在第一次接触孩子的时候要注意观察孩子的行为举止，以及他们与家人或照顾者之间的交流互动和情感关系。

2. 选择适当的评估工具进行评估　关于感觉失调的评估无论是种类和流派都很多，对评估者的资质要求也不同。高级职称的作业治疗师应能够根据初步收集到的孩子的资料，适当地去选择与感觉信息处理和运动相关的评估工具，并适当地对孩子进行全面综合的评估，以获取是否有感觉统合方面的因素和具体是哪些感觉统合因素，以及在何种程度上影响了孩子功能性技巧的获得（学习方面的困难）和异常行为方面的数据。

3. 临床观察与评估结果分析　实施评估之后的关键是对评估结果进行分析，治疗师根据前文所述的不同的感觉系统失调所导致功能障碍的表现模式，结合评估所得的数据和观察到的结果，构建出感觉统合失调是如何影响孩子功能技巧和行为的定性的假设和解释，特别是那些与多系统相关联的感觉统合和行为，从而确定孩子的强项及所面临的主要问题和挑战。在此基础上，才能制订出个性化的感觉统合训练方案，并付诸实施。

六、感觉统合训练及其原则

1. 感觉统合训练的目的和作用　A. Jean Ayres 博士指出：感觉统合治疗的目的是自我实现，是包括孩子的内在动力、对技巧的信任、满足、掌控感和自我导向的一个螺旋式上升的过程。治疗师的角色是根据孩子的需求和喜好布置好环境，在结构化的范围内给孩子在探索性的活动中创造一定的自由度，并引导孩子与治疗环境进行互动。当遇到最适合的环境时，孩子的探索热情就会被点燃，这时给予难度恰当的挑战，激发孩子尝试的动机，鼓励孩子去突破现有的能力水平并达成目标，从而创造成功感而不导致失败和挫折。这一点是高级职称治疗师应该具有的技能。对孩子而言，治疗师也是治疗环境的一部分，治疗师与孩子之间的互动有赖于与孩子之间的心灵相通。这种心灵相通需要一个调适的过程，亦是一种同盟关系的建立，一种能量的相会。就如我们总是在寻求与别人分享我们的经历和体验一样。现代的科学证明这种心灵相通是有化学物质基础和影像学基础的，当身体感受到这一心灵相通的过程时，会在神经系统中反应性地释放 5-羟色胺，而这种神经递质在心灵相通最旺盛的时候会达到高峰，这反映人正处于平静和幸福的状态。PET 扫描可以看到，在强烈的心灵相通感和共享体验时，大脑的额叶变得非常活跃。

感觉统合训练以游戏的形式让孩子参与，让儿童在玩游戏的过程中得到训练，进而丰富儿童的感觉刺激。这种感觉统合训练活动有别于一般性游戏，是治疗师根据对孩子感知觉和动作发展系统性地评估和观察，并在对评估和观察的结果进行全面比对和分析的基础上，通过精心选择、调配器材，以游戏的方式让孩子在游戏中进行的一系列大脑对感觉信息处理能力的强化训练，使大脑能将训练中接受的各种感觉信息进行综合处理和整合，从而作出正确决策，使身体机体能得到有效的运用，就是前文说的适应性行为。这些训练可以提高孩子的专注力、自我控制能力、组织能力、概念与推理能力等，从而克服目前的困难，使得孩子能进行学习和得到全面的发展。

2. 感觉统合的适用范围　感觉统合训练可适用于经过系统的感觉统合评估确定是由感觉统合失调所导致的，有以下表现的儿童。

（1）视觉、听觉、前庭觉及本体感觉某一或某几个方面存在异常。

（2）经常出现类似的异常行为，或有自伤行为，或频发的自我刺激行为。

（3）完成动作有困难。

（4）喜欢独处，与同伴一起游戏或沟通存在困难。

（5）害怕别人触摸或者喜欢别人触摸。

（6）喜欢爬高，旋转不觉得眩晕；害怕爬高或者害怕眩晕。

（7）语言发育迟缓、姿势别扭、动作不协调。

（8）注意力存在缺陷，多动或冲动，并因此呈现出学习困难的问题。

3. 感觉统合训练的应用原则　如前所述，感觉统合理论中不同的感觉系统是相互关联的，其中一个系统发生改变和调整会影响另一个领域。因此感觉统合训练是一个动态的过程，并不需要一个特定的程式化的次序，而感觉统合工具和器械的使用更是会因为不同的用法而对不同的感觉系统产生不同的作用和效应。高级职称的作业治疗师应能根据训练方案和孩子的兴趣，去灵活地应用和组合不同的感觉统合器材。训练中更强调的是整个过程的流畅、互动，并在过程中考虑到家长和环境的因素，要动态地观察和评估训练活动的效果，从而调整训练活动和引导整个治疗过程。以下是一些重要的应用原则。

（1）恰当的难度挑战原则：治疗师应根据孩子的技能技巧水平、兴趣和能力去设计活动的难度，难度稍超出孩子现有的技能，使得活动既不太难又不太容易。治疗过程中治疗师观察孩子的反应，根据孩子的耐受程度每次逐渐增加适当的难度，当孩子表现出厌倦、挫败、苦恼或焦虑时，治疗师可以调整活动的形式，并通过示范、使用言语或非言语的调整建议去改变对技巧的要求；又或者通过增减设备或物件、改变治疗环境的布局去进行调整。

（2）与孩子建立合作关系原则：在治疗过程中让孩子成为一个主动的合作者，治疗师尽量不要单独地为孩子预选确定好活动，而是为孩子的适应性反应提供架构和支持，尽量让孩子掌握主动权。在改变活动时，治疗师应跟随孩子的意向和兴趣，同时也鼓励孩子去寻找自己的意向。合作是一个进行性的过程，包括与孩子共同商讨去调整彼此的主意和意向。合作可以是言语或非言语的，鼓励孩子做自我决定，使孩子对活动产生自己的想法很重要，这种内驱力能使孩子去诠释自身的感觉并作出反应。治疗师应把帮助减到最少，以达到最佳的治疗效果和持续的适应性反应。

（3）营造游戏的氛围-建立治疗情景原则：治疗中要注意保持孩子的积极性，促进练习去发展游戏技巧和鼓励游戏中的参与，从而促进适应性反应的发生；营造游戏氛围是一种方法而不是具体的游戏或活动，使得治疗看上去更像是游戏；治疗师应注重培养孩子的内驱力和活动中的快乐体验，结果是孩子想参与到治疗中去，因为他们知道无论治疗活动有多难，都会是好玩的，使得孩子能坚持并达到必须有的主动参与。Ayres博士认为，游戏能促进孩子的内驱力、生长和发育。

（4）确保成功原则：训练过程中给孩子提供正面和适当的感觉运动反馈，在活动中促进他们的探索和参与，从而有助于发展体像、运动、自尊和自信，同时有助于行为的自我调节；治疗师应确保孩子在对感觉、运动、认知或社交的问题上得到成功的体验；训练过程中治疗师应暗中调整活动的难度，使得孩子在部分或全部活动中获得成功，特别是对感觉的反应、姿势的控制、动作的计划或构思方面。尽量让孩子感受到能参与到感觉统合训练中就是一种奖赏，使得孩子有动力去继续克服感觉-运动上的困难。

（5）建立治疗同盟原则：治疗师应该在一开始就与孩子建立信任感和情感上的安全感，通过这种关系使得孩子能与治疗师互动式地商议增加活动的难度，而不是治疗师主导或指令式的指导训练，使得孩子愿意去尝试新的活动并在游戏中乐意接受难度挑战；治疗师应尊重孩子的情绪和情感反应，并对孩子作出正面的反馈。为了建立同盟关系，对于那些反应过敏的孩子，治疗师不要强加感觉刺激、活动或身体接触，而是要留意孩子的表情和身体语言。

孩子们感觉统合能力的发展是不平衡的，每个人感觉统合失调严重程度不一样，失调的类型也不同，因此感觉统合训练的内容应根据每个孩子的特点进行编排，设计的活动应具有一定的针对性，这样才能改善他们的感觉统合能力，促进其大脑的发育。因此，根据孩子的年龄和失调的特点进行感觉统合训练显得十分重要。

（林国徽）

第七节　压力治疗

压力治疗（pressure therapy or compression therapy）又称加压疗法，是指通过对人体体表施加适当的压力,以预防或抑制瘢痕增生,防治肢体肿胀的治疗方法。该疗法是经循证医学证实的防治增生性瘢痕最为有效的方法之一,常用于控制瘢痕增生、防治水肿、促进截肢残端塑形、防治下肢静脉曲张和预防深静脉血栓等。

一、分类

常用的压力治疗方法包括绷带加压法和压力衣加压法,一般在使用压力衣加压前,先使用绷带进行加压治疗。对于特殊部位如面部,常应用压力面罩加压法。在工作中常须配合压力垫和支架等附件共同使用以保证加压效果。

1. **绷带加压法**　绷带加压法指通过使用绷带进行加压的方法,根据使用材料和方法的不同,绷带加压法包括弹力绷带加压法、自粘绷带加压法、筒状绷带加压法、硅酮弹力绷带法等方法。

2. **压力衣加压法**　通过制作压力服饰进行加压的方法,包括成品压力衣加压法、量身定做压力衣加压法、智能压力衣加压法等。

3. **压力面罩加压法**　由于头面部形状不规则,眼睛周围、口周、鼻周等部位难以加压力,绷带无法使用,压力衣(压力头套)对眼周、口周加压效果不佳,近年出现通过压力面罩加压的方法,包括3D打印压力面罩加压法、透明压力面罩加压法、低温热塑板材压力面罩加压法等。

4. **贴布加压法**　贴布加压法指使用运动贴布进行加压的治疗方法,主要用于局部小范围的瘢痕。

二、压力治疗的作用

1. **抑制瘢痕增生**　压力治疗可有效预防和治疗增生性瘢痕,是防治增生性瘢痕的首选常规治疗方法。

2. **减轻水肿**　压力治疗可促进血液和淋巴回流,减轻肢体肿胀。

3. **促进肢体塑形**　压力治疗可促进截肢残端塑形,利于假肢的装配和使用。

4. **预防关节挛缩和畸形**　通过控制瘢痕增生可预防和治疗因增生性瘢痕所致的挛缩和畸形。

5. **防治深静脉血栓**　压力治疗可预防长期卧床者的下肢深静脉血栓形成,在下肢深静脉血栓稳定期也可通过压力治疗减轻下肢肿胀。

6. **防治下肢静脉曲张**　可预防从事久坐或久站人群下肢静脉曲张的发生,对已发生的下肢静脉曲张有抑制进展、改善症状的作用。

7. **其他作用**　近年国外研究发现压力治疗还具有促进踝部骨折恢复、提高短跑运动员成绩等作用,具体还待进一步研究证实。

三、压力治疗的作用机制

压力治疗缓解肢体肿胀主要是通过施加机械压力,促进血液或组织液回流,减轻水肿;而用于治疗瘢痕的机制尚不清楚,目前较为普遍的观点包括以下几个。

1. **压力导致组织缺氧**　此观点认为压力治疗对瘢痕治疗作用的关键在于通过持续加压使局部的毛细血管受压萎缩、数量减少、内皮细胞破碎等,从而造成瘢痕组织局部的缺血、缺氧,抑制成纤维细胞的增殖和促使其变形坏死,降低胶原蛋白的生成,使瘢痕变薄,软化。

2. **加压促进前列腺素 E_2 的释放和调节细胞活动**　有学者认为,施加机械压力可促进前列腺素 E_2 的释放,促进瘢痕组织中胶原蛋白酶的表达,从而降解过度合成的胶原蛋白。也有研究指出,机械压力可调节白细胞介素-1β 和肿瘤坏死因子-α 这2种致纤维化细胞因子的活动,从而抑制增生性瘢痕细胞活动。

3. **压力影响细胞代谢**　压力可抑制成纤维细胞和肌成纤维细胞的合成,促进胶原蛋白的降解。机械压力可以抑制瘢痕真皮层的成纤维细胞和肌成纤维细胞的增殖,并通过细胞凋亡机制引发肌成纤维细胞的减少和消失,最终可以减少增生性瘢痕中胶原蛋白的合成与降解的失衡。

四、压力治疗的实施

（一）压力治疗流程

压力治疗应用流程包括全面评估、确定加压方法、实施压力治疗、随访和疗效评估等步骤。

1. 全面评估 全面评估包括全面了解患者疾病或受伤情况、肢体肿胀情况、瘢痕情况及肢体功能情况，如果是下肢静脉血栓后应用还须了解血栓稳定情况等。

2. 确定加压方法 通过病史及评估，结合患者具体情况决定是否进行压力治疗、如何进行压力治疗，并进行压力治疗量的选择。

3. 实施压力治疗 通过合适的方法，制作或购买压力衣，制作压力面罩，使用绷带加压等。交付使用前须教会患者正确的使用和保养方法。

4. 随访和疗效评估 定期跟踪随访压力治疗实施情况及治疗效果，及时调整压力衣或重新配置压力衣；更换新的绷带以保证压力治疗效果；定期评估治疗效果及决定何时停止压力治疗。

（二）压力治疗的实施方法

1. 加压方法的选择 绷带加压法主要在早期和短时间使用，自粘绷带加压常用于儿童肢体和成人手足部水肿或瘢痕的治疗；弹力绷带加压用于成人四肢及躯干瘢痕或水肿；筒状绷带加压法主要用于四肢较小面积瘢痕的加压和暂时性加压。如需要长期使用（如增生性瘢痕、乳腺癌术后淋巴性水肿、下肢静脉曲张等）则一般用压力衣加压法。有条件单位尽量选择量身定制的压力衣加压（包括智能压力衣）；面部加压常用压力面罩加压法，有条件的首选3D打印压力面罩或透明压力面罩，不具备制作技术或患者经济不允许情况下可考虑制作低温热塑材料压力面罩加压，但注意一定要选无孔的材料。指蹼处瘢痕或躯体小面积瘢痕可使用运动贴布加压。

2. 附件的应用 在进行压力治疗时往往需要配合使用一些附件以保证加压效果，同时尽量减少压力治疗的不良反应。

（1）压力垫：置于压力衣与肢体间，用于增加或减小曲度，改变局部压力；或是填平凹陷部分，使压力均匀作用于体表，常用的材料有海绵、泡沫、塑性胶、合成树脂、合成橡胶、热塑板等。

（2）支架：配合压力衣使用，用于保护鼻部、前额、双颊、耳郭、鼻孔、掌弓等易受损伤或易变形的部位，常用材料为低温热塑材料。

（3）橡筋带：加于压力衣外部，对压力衣不能提供压力的部位（如指蹼、腋窝、会阴部等）施加压力，一般由橡皮筋（带）制成。

3. 治疗量的选择 压力治疗的有效压力范围为 $10 \sim 40\text{mmHg}$，最好压力范围为 $24 \sim 25\text{mmHg}$，接近皮肤微血管末端的压力。若压力过大，皮肤会因缺血而导致溃疡。四肢压力可大一些，但躯干压力过大会抑制肺扩张，影响呼吸；头面部压力过大会使人有头晕脑胀、不舒服的感觉。

压力的大小可使用专门的压力测定系统进行测量及监控，但由于价格高和使用不便，主要用于科研。临床上常通过计算缩率来评估压力的大小。缩率为实测尺寸与所需尺寸之差与所需尺寸的比值，以 L_1 代表实际测得的长度，以 L 代表裁剪时所采用的长度，以 ΔL 代表要缩减去的部分（即 $\Delta L = L_1 - L$），以 n% 代表缩率，三者之间的关系式：$n\% = \Delta L / L$ 或 $L = L_1 / (1 + n\%)$。如腿套中某一点测得周径为 33.0cm，拟采用缩率为 10% 的压力，则压力布的尺寸为 $L = L_1 / (1 + n\%) = 33.0 / (1 + 10\%) = 30\text{cm}$，而腿套一般由 2 片组成，则每片尺寸为 15cm。常用缩率的选择见表 3-18-3。

表 3-18-3 缩率的选择与临床应用

采用的缩率	产生的实际压力	适用范围
0~5%	非常低的压力	适用于婴儿
>5%~10%	低压力	适用于儿童
>15%~20%	中等压力	适用于成人
15%（双层）	高压力	适用于活跃、增生的瘢痕

4. 压力治疗时间的确定

（1）开始加压时间：对于外伤或术后肿胀，压力治疗可在临床处理后即刻进行；预防性加压治疗在确保安全情况下越早越好。对于瘢痕，压力治疗应在烧伤创面愈合后尚未形成瘢痕之前就开始。一般10天内愈合的烧伤创面无须压力治疗；10~21天愈合的烧伤创面应预防性加压；21天以上愈合的烧伤创面必须预防性加压；已削痂植皮的深Ⅱ度、Ⅲ度烧伤应预防性加压包扎。

（2）每日压力治疗时间：针对不同情况治疗时间不同，如站立或行走增多时由于血液回流障碍导致的下肢肿胀，可在早晨起床下地前开始压力治疗，晚上睡觉前解除压力；针对增生性瘢痕，每日穿戴时间需在23h以上，每次解除压力时间不超过半小时。

（3）持续加压力时间：压力治疗需长期应用，对于肢体肿胀可使用至肿胀消退，即解除压力后不再出现肿胀时为止；而用于肢体残端塑形时要用至塑形满意或不能进一步塑形为止；对于增生性瘢痕，从创面基本愈合开始，持续加压至瘢痕成熟，一般需1~2年甚至3~4年。

（三）压力治疗适应证与禁忌证

1. 适应证

（1）增生性瘢痕：适用于各种原因所致的增生性瘢痕，包括外科手术后的瘢痕和烧伤后的增生性瘢痕的治疗和预防。

（2）水肿：适用于多种原因所致的肢体水肿，如偏瘫肢体的肿胀、淋巴回流障碍的肢体肿胀、下肢静脉曲张性水肿、手术后的下肢肿胀等。

（3）截肢：用于截肢残端塑形，可防止残端肥大皮瓣对假肢应用造成影响。

（4）下肢深静脉血栓：预防长期卧床导致的下肢深静脉血栓形成，也用于治疗稳定的深静脉血栓所导致的肢体肿胀。

（5）下肢静脉曲张：用于治疗下肢静脉曲张或久坐、久站工作者下肢静脉曲张的预防。

2. 禁忌证

（1）治疗部位有感染性创面：此时加压不利于创面的愈合，甚至会导致感染扩散。

（2）脉管炎急性发作：因加压加重了局部缺血使症状加重，甚至造成坏死。

（3）不稳定的下肢深静脉血栓：加压有使血栓脱落的危险，脱落栓子可能导致肺栓塞或脑栓塞，造成严重后果。

（4）心源性肢体水肿：加压力可能导致回心血量增加，加重心脏负荷。

（四）压力治疗注意事项

1. 须配合其他治疗方法　压力治疗须配合瘢痕按摩、关节活动度训练、牵伸、主动运动等治疗，不能因压力治疗而影响活动。

2. 早期使用　不管是水肿还是瘢痕，早期使用效果更好。

3. 压力大小适中　压力过大容易导致缺血甚至坏死，过低起不到治疗效果。

4. 定期检查　定期检查压力大小及评估治疗效果，及时调整至所需压力范围。

5. 正确使用　使用压力衣时注意正确穿脱、清洁、保养方法，如压力衣应每日清洗以保证足够的压力。

6. 绷带更换　使用绷带加压时须注意每4~6h更换一次。

7. 覆盖范围　压力衣及压力垫要覆盖足够的范围，如压力衣要至少超过瘢痕5cm，压力垫要超过瘢痕5mm。

五、压力治疗应用中存在的问题和不足

1. 关于压力治疗的机制和效果　如前所述，目前压力治疗的机制还不完全清楚，需进一步研究。压力治疗虽为烧伤增生性瘢痕首选的常规治疗方法，临床治疗效果也得到部分研究的支持，但从循证医学

角度来看,压力治疗的效果还没有得到充分研究证实,已有的研究大多样本量少,缺少大样本多中心的研究,需要更多高质量研究。

2. 关于压力的选择　对于最为有效的压力治疗量,目前还没有一致的研究结果。给予多大的压力才能达到最佳结果? 不同阶段不同程度的瘢痕压力如何确定? 这些问题还没有一致的结论,临床上大多还是凭个人经验实施。

3. 压力大小的控制　即便明确了有效的压力治疗量,但如何达到并维持有效剂量是临床上需关注的问题。目前临床上主要通过缩率和治疗师的手感以及加压后瘢痕的反应进行确定。虽有可较准确测量设备,但由于价格和操作问题多用于研究,需在今后探索更为科学的压力监测和控制办法。

4. 有关绷带加压问题　绷带加压法由于需每天反复缠绕,难以控制好合适的压力,需要进行动态观察和调整,如需长期使用时建议选择压力相对稳定的压力衣加压方法。

5. 关于材料问题　市场上的压力衣布料有多种,弹性、韧性、耐久性也各不相同,目前还没有专门针对压力治疗的材料标准,只能由治疗师根据临床经验判断布料的"好坏",需通过科学的研究制订用于压力治疗的布料的标准。

6. 压力垫和支架的应用问题　目前国内临床上应用还不够,很多机构只提供压力衣而没有压力垫及支架方面的服务和指导,需在临床上加强。

7. 关于不良反应　需在临床上关注水疱、过敏、水肿等可能出现的不良反应,特别需要关注儿童和青少年使用压力衣的情况,避免影响他们胸廓、下颌等部位生长发育,出现类似"桶状胸""鸟面"情况。也需要避免患者对压力衣产生心理上的依赖,导致瘢痕已成熟却还不能脱离压力衣。

(李奎成)

第八节　日常生活活动训练

日常生活活动(activities of daily living,ADL)是指每个人每天都要进行的活动,是个人自我照顾及生活独立程度的重要指标。ADL 可分为两大类:基础性日常生活活动和工具性日常生活活动。基础性日常生活活动(basic activities of daily living,BADL),也称个人日常生活活动(personal activities of daily living,PADL),即通常所说的自理活动,是指人们为了保持健康和幸福每天需要进行的日常任务和活动,是以照顾自己身体为目的的活动,这些活动是人们在社会中生存的基础。工具性日常生活活动(instrumental activities of daily living,IADL)是指人们在家庭和社区环境中维持日常生活所必需的一系列复杂的活动,与 BADL 相比较,需要有更加复杂的与环境之间的交互。由于每个人的价值观及做事方式会受到个体及文化等因素影响,因此,每个人的工具性日常生活活动的项目差异性较大,是作业治疗师必须面临的挑战。BADL 和 IADL 的主要项目可见表 3-18-4。

表 3-18-4　日常生活活动分类及主要项目

分类	项目	分类	项目
基础性日常生活活动(BADL)	进食 个人卫生 穿脱衣服 洗澡 如厕 大小便控制 功能性移动(如床上活动、转移、室内行走) 性行为 个人物品管理(如助听器、矫形器、假肢等)	工具性日常生活活动(IADL)	健康管理及健康维持 金钱管理 购物 社区移动(如搭乘交通工具、驾驶车辆) 照顾他人或宠物 养育孩子 社交沟通(如使用电话) 家中清洁与维护 准备餐点及清理 宗教信仰仪式 紧急事件处理

一、ADL 训练的重要性

进行 ADL 训练,一方面能够减少患者对照顾者的依赖性,增加其独立程度;另一方面也可通过 ADL 训练提高身体的功能,如肢体的协调性、认知功能等,在一定程度上还能够提升个体的自尊心及自我成就感。只要患者的病情稳定,治疗师就应鼓励患者主动参与到 ADL 训练中。

任何疾病的恢复都有所谓的治疗黄金期,但并不代表功能可以完全恢复。如果损伤不严重,运动、感知等各方面的功能可以得到恢复,可能不需要进行特别的指导如何从事 ADL;但如果损伤比较严重或患者希望尽早生活独立,可以让患者直接参与对其有意义的 ADL,这样会产生更加积极的治疗意义。

二、以作业为目的的治疗理念

对于无法完全恢复身体功能的患者而言,进行 ADL 训练时,采用以作业为目的的治疗理念是必要的,直接对 ADL 进行干预,从而让患者恢复从事有意义的 ADL 的能力。

1. **理念诠释** 以作业为目的的治疗理念是通过直接训练作业活动,让患者可以学习完成角色所需要的日常生活活动。主要采用的介入途径为调适性介入,并以矫治性介入途径为辅。调适性介入首先注重 ADL 的作业表现,而缺损的身体功能、基本技能也会随之改善;而矫治性介入主要是通过提升缺损的身体功能和基本技能,来进一步改善 ADL 的作业表现。调适性介入通常采用的是代偿性的策略,具体的方法:①调整活动本身,使用辅助器具(如魔术贴取代鞋带便于穿脱鞋子);②改变做事的方式,通过代偿的方法进行日常活动(如偏瘫患者用单手技术完成穿脱衣服);③调适环境(如卫生间安装扶手提高如厕的安全性)。

2. **ADL 训练的目标** ADL 训练的目标可以体现在日常活动表现的程度和质量上,包括独立性、安全性及合理性。

(1)独立性:独立性是作业治疗介入最关注的日常活动表现的要素,为了促进患者 ADL 的独立性,首先需要对其层次有一个认识,一般包括完全独立、有条件的独立、监督、最小量帮助、中等量帮助、大量帮助、完全依赖等。

(2)安全性:安全性可以体现人-作业-环境三者之间互动关系的质量。ADL 表现的安全性与独立性是两个不可分割的要素。在进行 ADL 训练时,不能够只追求一项活动完成的独立程度,同时需要关注该活动完成的安全性。

(3)合理性:合理性是指为了符合有意义的目标,还需要关注的其他要素,尤其是当患者能够独立地、安全地完成某项活动,但又对整个过程或者是某些步骤并不感到满意时。这些要素包括:①活动过程中或活动后是否感到疼痛;②活动完成后的疲劳程度;③活动完成时所需要的时间;④是否符合社会的标准;⑤患者的满意度;⑥是否产生异常的任务行为等。

三、ADL 训练的原则

在进行 ADL 训练的过程中,需要遵循一定的原则,以获得较好的训练效果。

1. **早期介入** 促进 ADL 的干预方法应该在早期康复阶段进行,无须等到肢体功能或认知功能恢复到一定程度后才开始。

2. **尊重个体的独特性** 治疗师在进行 ADL 训练之前应当通过与患者的面谈,获悉患者的作业需求,这样才能充分调动患者参与治疗的积极性,体现以患者为中心的治疗。

3. **从简单到复杂** ADL 训练应当从由简单任务构成的活动开始,逐步过渡到由复杂任务构成的活动。建议 BADL 训练顺序如下:进食→个人卫生→转移→如厕→脱衣服→穿衣服→洗澡。这个顺序是基于自我照顾活动独立性的正常发育过程。在进行某项 ADL 训练时,也可逐渐增加该日常活动的需求,以增加训练的难度,如把为自己准备晚餐,增加难度到为全家人准备晚餐。也可以按照日常活动完成的独立性来逐渐增加训练的难度,例如,从完全依赖到辅助,再到监督,最后到完全独立。

4. **发挥个体的主观能动性** 在 ADL 训练过程中,除了依据实际评估的结果,治疗师与患者及其家属之间应当有积极的互动,协助患者明确认识自我角色,共同制订及调整治疗目标和计划,以引导患者顺利参与治疗过程。

5. 建立有效的学习环境　首先环境必须是安全的、可及性的,其次训练时应尽量让患者能在真实或接近真实的环境(如模拟的 ADL 训练室)中进行。训练的时间可以与患者平时的作息时间相吻合。此外,应鼓励患者在多种情景中进行练习,例如练习穿脱短袖和长袖上衣,可分别在治疗室内及在病房内训练,以促进患者将所学习的技能应用在不同的环境中。

6. 重复训练,养成习惯　反复练习 ADL 的某个步骤或整个过程是非常有必要的,直到患者能够将所学习的技能自如地应用到平时的日常生活活动及真实环境中并养成习惯,才是 ADL 训练的终点。

四、临床应用

1. 不同功能障碍的 ADL 干预方法　不同功能障碍所引起的 ADL 障碍的干预方法不同。作业治疗师可先应用活动分析法将每一项 ADL 分为若干步骤,分析患者在具体步骤所遇到的问题,再应用不同的调适性介入方法进行干预。

活动分析是解决问题的一种策略,是将每一项 ADL 分解成若干个"大小"相当的步骤,每一个步骤都可被观察及度量,然后根据先后的逻辑性列出活动项目以便做评估时使用,再根据评估的结果进行针对性的训练,随后再组合成一个完成的活动,并在生活实践中加以应用。

不同功能障碍的 ADL 干预方法具体可见表 3-18-5。

表 3-18-5　不同功能障碍的 ADL 干预方法

功能障碍	ADL 干预方法
肌肉力量不足	使用轻质物品、器具及工具;利用地心引力;提供外在支持;使用辅具或改变做事方式以替代缺失的功能;使用电动工具及器具;适当应用杠杆原理及摩擦力;利用双手代替单手的动作
主动或被动关节活动受限	使用长柄器具或工具,以增加够及空间范围或降低弯腰角度;加粗、加大手柄以代偿抓握角度不够的问题;常用物品放置在容易拿取的位置;类风湿关节炎或其他退行性疾病患者多使用关节保护原则做事
动作协调障碍	能量节约技术及工作简化;固定使用中的物体;固定近端肢体,以降低活动难度;使用可提供稳定性的辅具;使用较重的器具或工具;改装以替代缺失的精细动作技巧
无法使用单侧肢体	使用辅具以取代缺失的功能;改变做事方式,练习使用单手取代双手执行的活动(单手操作技术);使用辅具将双手操作的活动改为单手即可进行;利手交换练习
认知或知觉障碍	养成新习惯;利用辅具替代缺失的功能;应用其他代偿策略

2. ADL 训练的具体开展形式　ADL 训练可以一对一进行,也可以小组形式进行。治疗师常以一对一形式,选择活动中的一个步骤来促进患者基本功能的恢复;或以小组活动的形式,利用整个活动的过程来促进人际互动和生活意志的重建。在临床中作业治疗师着重于生活功能层面的治疗有助于增加患者的独立性以及提升生活质量。循证医学支持的 ADL 训练的具体形式:①以服务对象为中心的 ADL 训练;②虚拟现实 ADL 训练;③居家 ADL 训练;④重复性任务导向训练;⑤认知策略训练;⑥生活方式重整;⑦功能性活动干预。

(蔡素芳)

第九节　矫　形　器

矫形器是用于四肢、躯干等部位,通过力的作用以保护、稳定肢体,预防、矫正畸形,治疗骨骼、关节、肌肉和神经疾患及功能代偿的体外装置。

一、分类

矫形器的分类有多种方法,包括以治疗部位、治疗目的、有无动力、制作材料等进行分类,国际国内残疾人辅助器具分类标准主要是根据治疗部位进行分类。

1. **按治疗部位分类** 分为脊柱矫形器、上肢矫形器、下肢矫形器。

2. **按治疗目的分类** 分为固定矫形器、保护矫形器、抗痉挛矫形器、预防与矫正畸形矫形器、牵伸矫形器、免荷矫形器等。

3. **按有无动力分类** 分为静态矫形器、动态矫形器等。静态矫形器又可分为一般静态矫形器、序列性静态矫形器、渐进性静态矫形器;动态矫形器又可分为限制关节活动的动态矫形器、代偿肌肉功能的动态矫形器。

4. **按制作材料分类** 分为塑料矫形器、金属矫形器、皮革矫形器、布类矫形器、木质矫形器等。

二、作用

1. **稳定与支持** 通过矫形器限制异常运动,维持骨、关节和脊柱的稳定性,并且有利于早期功能训练及下肢承重能力的重建。

2. **固定与保护** 通过矫形器对病变肢体的固定,保持肢体、关节的正常对线关系;防止肢体再次受损;促进炎症和水肿吸收,促进组织愈合,减轻疼痛。

3. **预防与矫正畸形** 通过矫形器三点力的作用原理,矫正肢体已出现的畸形、预防潜在畸形的发生和发展。

4. **代偿功能** 通过外在动力装置(如橡皮筋、弹簧等),代偿失去的肌肉功能,使肢体可完成功能性活动,并可促进神经恢复。

5. **免负荷作用** 通过矫形器的压力传导与支撑,能部分或全部免除肢体或躯干的承重,促进组织修复。

6. **抑制痉挛** 通过矫形器持续牵伸,抑制肌肉痉挛。

7. **功能训练** 通过矫形器提供的阻力,进行肌力训练;通过矫形器协助功能训练,如手指截指后所做的临时性义指,协助进行手部抓握及对指练习。

三、适应证

1. **神经系统疾病与损伤** 脑损伤、脊髓损伤、周围神经损伤等。

2. **骨关节系统疾病与损伤** 骨折、关节炎、关节损伤、关节置换术后、截肢/指、断肢再植术后等。

3. **皮肤、肌肉、肌腱损伤** 皮肤外伤、烧伤、肌肉损伤、肌腱损伤等。

4. **儿童疾病与损伤** 小儿脑瘫、烧伤、书写障碍、先天畸形等。

四、低温热塑矫形器

作业治疗师主要使用低温热塑性材料来设计与制作矫形器。作业治疗师在矫形器服务中的角色包括从临床和功能的角度出发,评估患者对矫形器的需求;选择最合适的矫形器;制作矫形器;评估矫形器是否适当;教育患者及其照护者了解矫形器的目的、保养及使用;必要时提供相关的功能性训练方法。

1. **制作工具与材料** 制作工具包括恒温水箱、热风枪、缝纫机、剪刀、画图工具、金属配件制作工具等;材料包括低温热塑板材、魔术贴、衬垫、橡筋带、铝条、钢丝、螺丝、铆钉等。

2. **应用原则** 包括一般原则、设计原则、制作原则。

(1)一般原则:注重与康复团队成员间的沟通;制作前详细了解患者病史、功能状况等;做好患者宣教,与患者沟通矫形器相关信息,如作用、种类、穿戴要求、穿戴时间、价格等;定期随访,必要时予以调整。

(2)设计原则:通用设计原则;个体化原则;力求简单;遵循人体解剖和生物力学特点;方便穿戴;外形美观。

（3）制作原则：选择适当的材料与工具；注意保护皮肤与创面；注意保护重要部位及易受压部位；注意清洁与卫生；制作前牵伸挛缩的关节和痉挛的肌肉；制作时需要考虑肌肉形态会随肢体的运动而变化；充分考虑矫形器的力学作用，提高机械效率。

3. 制作流程

（1）制作前准备：了解患者病史与诊断，进行功能检查与评估；根据治疗目的和患者的需求，形成矫形器处方；对矫形器进行科学的设计。

（2）制作：包括画纸样、试纸样、剪取板材、加热板材、塑形、修整及边缘处理、加装固定带及附件、试穿等。

（3）宣教：教会患者穿脱矫形器的方法；穿戴的时间；穿上矫形器进行一些功能性活动训练的方法；清洁和保养的方法。

（4）随访：通常需在制作后第2天、1周、2周进行随访。对需长期使用矫形器的患者，可3个月或半年随访一次，以了解矫形器使用效果及患者病情变化情况，必要时应对矫形器做修改调整。

五、临床应用

为了给患者选择与设计最合适的矫形器，作业治疗师需要考虑以下几个问题：①患者存在的主要问题是什么？②矫形器使用的适应证和目的是什么？③矫形器将如何影响患者的问题和整体的功能？④矫形器带来的好处有哪些？⑤矫形器会带来哪些限制？

矫形器应用得当，会发挥不可替代的作用。但如果选择不当，可能达不到预期的效果，甚至适得其反。矫形器选择时具体的考量因素及解决策略举例详见表3-18-6。

表3-18-6　矫形器的选择

考量因素	解决策略举例
开始使用矫形器的时间	总原则：视病情和需要确定，尽早使用 固定和保护类矫形器，第1周甚至当天即可使用 脊髓损伤可早期使用功能位矫形器 抗痉挛矫形器在出现痉挛后使用
选择动态还是静态矫形器	总原则：一般保护或固定使用静态矫形器，代偿肌肉功能使用动态矫形器 常常是静态与动态矫形器联合使用，白天使用动态矫形器以扩大关节活动范围、减轻粘连、改善功能性活动，夜间使用静态矫形器维持治疗效果
固定范围	总原则：在安全的前提下尽可能减小固定范围 骨折的骨科固定原则虽是跨关节固定，但如果是稳定的中段骨折可不跨关节固定
白天还是夜间应用矫形器	总原则：促进功能性活动选择日用矫形器，用于固定或保护晚间使用；制动者须全天使用
关节多轴向活动受限时	总原则：白天首选功能性活动方向，通常制作1个或多个矫形器交替使用 肘关节屈伸活动受限时，白天使用渐进静态矫形器，重点在屈肘，进行功能性活动；夜间应用静态矫形器，重点在伸直
低温热塑材料的规格选择	厚度的选择：手指1.6mm；手部1.6mm、2.0mm或2.4mm；腕手2.4mm或3.2mm；肩部3.2mm；躯干或下肢3.2mm或4mm 网眼的选择：腕肘以上选网眼较稀疏的，手部选网眼稍密的，面部选无孔的

（蔡素芳）

第十节　辅　助　技　术

辅助技术（assistive technology，AT）是指用来帮助残疾人、老年人等功能受限人群进行功能代偿以促进其独立生活并发挥他们潜力的技术、服务和系统的总称。其内涵包括3个方面：①技术，硬件（器具）、软件(方法);②服务,适配服务和供应服务;③系统,包括研发、生产、供应、服务和管理。辅助技术可概括为辅助器具和辅助技术服务2个方面。

1. **辅助器具（assistive technology device，ATD）**　我国2004年所发布的国家标准《残疾人辅助器具分类和术语》中对残疾人辅助器具的定义是"残疾人使用的,特别生产的或一般有效的,防止、补偿、减轻、抵消残损、残疾或残障的任何产品、器械、设备或技术系统"。在2001年世界卫生大会通过的《国际功能、残疾和健康分类》(ICF)中,将辅助产品技术定义为"改善残疾人功能状况而采用适配的或专门设计的任何产品、器具、设备或技术"。

2. **辅助技术服务（assistive technology service，ATS）**　是指任何协助个体在选择、取得及使用辅助器具过程中的服务。其内容包括需求评定、经费取得、设计、定做、修改、维护、维修、训练及技术支持等。

一、分类

1. 辅助器具分类

（1）按使用人群分类:分为视力残疾辅助器具、听力残疾辅助器具、言语残疾辅助器具、智力残疾辅助器具、精神残疾辅助器具、肢体残疾辅助器具、多重残疾辅助器具、老年人辅助器具等。

（2）按使用环境分类:分为生活用辅助器具、移乘用辅助器具、通信用辅助器具、教育用辅助器具、就业用辅助器具、文体用辅助器具、宗教用辅助器具、公共建筑用辅助器具、私人建筑用辅助器具等。

（3）按辅助器具的使用功能分类:分为用于个人医疗的辅助器具、技能训练辅助器具、矫形器和假肢、个人生活自理和防护辅助器具、个人移动辅助器具、家务管理辅助器具、家庭和其他场所使用的家具及其适配件、通信辅助器具、产品和物品管理辅助器具、用于环境改善的辅助器具、休闲娱乐辅助器具等。

2. 辅助技术服务分类

（1）对功能障碍者的辅助技术服务需求评定。

（2）辅助器具的获取包括购买、租用或其他途径。

（3）与辅助器具使用有关的服务,如选择、设计、安装、定做、调整、申请、维护、修理、替换等。

（4）整合医疗、介入或服务的辅助器具资源。

（5）为使用者提供辅助器具使用的训练或技术协助,如对身心障碍者家属的训练或技术协助。

（6）为相关专业人员提供辅助器具使用的训练或技术协助。

二、辅助技术作用

1. 代偿和补偿丧失的功能。
2. 提供保护和支持。
3. 提高运动功能,减少并发症。
4. 提高生活自理能力。
5. 提高学习和交流能力。
6. 节约体能。
7. 增加就业机会,减轻社会负担。
8. 改善心理状态。
9. 节约资源。
10. 提高生活质量。

三、应用原则

1. **通用原则**　在有市售产品的情况下,首选市售的通用设计辅助器具。基本原则包括公平、简单实用、安全、节省体能等。

2. **个体化原则**　需要考虑使用者的个人情况,对市售的辅助器具进行修改,或者进行必要时量身定制。基本原则包括功能导向、合身、弹性使用等。

四、应用程序

辅助器具的选配必须经过专业人员严格评定、使用前后训练、必要的环境调适、安全指导和随访。

1. **确定服务对象** 包括确定服务对象想要达到的目标、判断辅助技术是否可以满足服务对象的需求。

2. **辅助技术评定** 患者功能障碍不同,所需要使用的辅助器具不同;不同的辅助器具对使用者的功能要求也不尽相同。辅助技术评定包括身体功能评定、辅助器具评定、环境评定等。

3. **确定辅助技术方案** 决定辅助器具是借用、试用、租借还是直接购买;决定直接应用市售辅助器具,还是改良市售辅助器具,或量身定制需要的辅助器具;出具辅助器具处方。

4. **提供服务** 包括选配前训练、制作或选购、辅助器具使用训练、居家环境调适等。

5. **再评定** 了解是否达到预期的功能、使用者能否正常使用、有无安全方面的问题、是否需要进行修改等。

6. **随访** 定期以客观方式评定辅助器具的效果,需要时提供维护、升级或维修服务,避免辅助器具弃用等。

五、注意事项

1. 从使用者的需求出发。
2. 确保安全,避免不必要的伤害。
3. 注重使用者的能力以及潜能的发挥。
4. 寻求最简单而有效的方法进行干预。
5. 采用阶梯化的辅助器具介入原则。

六、临床应用

主要介绍日常生活活动辅助器具和助行器的临床应用。矫形器及轮椅的应用可参见相应章节。

1. **日常生活活动辅助器具** 临床常见的日常生活活动辅助器具的适用范围可见表 3-18-7。随着 3D 打印技术的发展,3D 打印技术也逐步应用在康复辅助器具领域中,以提高服务的有效性。

表 3-18-7 常见的日常生活辅具及使用范围

日常生活	辅助器具	适用范围
进食	弹簧筷子	适用于手指屈肌肌力存在而伸肌无力或力弱不能释放筷子的患者
	加粗手柄餐具	适用于抓握功能不佳或手屈曲受限的患者
	加长手柄勺子	适用于肩、肘关节活动受限者
	弯柄勺子	适用于手关节僵硬、变形;前臂和腕关节活动受限;取食或送食困难者
	C 形夹、万能袖套	适用于手指抓握功能差且不能握住勺柄的患者
	C 形握把杯(单耳、双耳)	适用于握力不足、单手的稳定性和协调性差的患者
	带吸管夹及吸管的杯子	适用于上肢协调性较差的患者
	防洒碗	适用于手功能不佳者或单手操作者
	带碟档的碟	适用于手功能不佳者或单手操作者
	自动喂食器	适用于双侧手功能严重障碍而无法使用手或上肢进食者
穿衣	穿衣钩	适用于手粗大功能尚可而肩、肘关节活动度受限者;坐位平衡较差且不能弯腰或旋转者;肢体协调障碍者

日常生活	辅助器具	适用范围
	系扣钩	适用于手精细功能欠佳的患者
	拉链环	适用于手指捏持功能较差的患者
	穿袜器	适用于不能弯腰者;手指精细功能不佳者;肢体协调障碍者
	鞋拔	适用于不能弯腰者;手指无力者;穿戴踝-足矫形器者
如厕	马桶加高的坐垫	适用于髋关节和膝关节屈曲困难者;下蹲和站起困难者
	坐便器	适用于体力低下、下肢无力或关节活动受限以及平衡功能不佳者
	轮椅式便池	适用于体力低下、下肢无力以及平衡功能不佳者
	扶手	适用于平衡功能不佳或下肢无力者
洗浴	U 形擦背刷	适用于上肢关节活动受限的患者,刷擦难以刷到的后背部
	长柄刷	适用于关节活动受限和弯腰困难者,帮助对手难以达到的身体部位的清洗
	双环毛巾	适用于双手抓握功能差的患者
	洗澡椅	适用于下肢功能较差,不能站立的患者
	防滑垫	适用于平衡功能不佳者
个人卫生	有底座的指甲剪	适用于不能完成对掌或对掌力量弱的患者,使用腕或掌部按压指甲剪
	C 形夹、万能袖套	适用于手指抓握功能差且不能握住梳子、剃须刀、牙刷的患者
	带负压吸盘的毛刷	适用于单手操作者,清洗指甲缝和假牙等
阅读	立书器	适用于上肢功能受限或需良好阅读视线的颈椎病患者
	翻页器	适用于手指对指功能不佳者,依靠腕关节控制翻动书页
书写	握笔器	适用于手指不能对掌或力弱的患者
	用乒乓球加粗的笔	适用于指尖捏力弱或没有对指功能的患者
使用电脑	敲键棒	适用于手指灵活性欠佳或手指无力者
	改良键盘	适用于腕部劳损患者
	改良鼠标	适用于手功能障碍者
通信交流	带 C 形夹的电话	适用于抓握困难者
	沟通板	适用于严重认知功能障碍或言语障碍者
文娱类	纸牌固定架	适用于手握力差,不能持扑克牌的患者

2. **助行器**　辅助人体支撑体重、保持平衡和行走的器具称为助行器,根据结构和功能,可将其分为杖类助行器和助行架。杖类助行器包括手杖、肘杖、前臂支撑拐、腋杖等;助行架包括标准型助行架、轮式助行架、交互式助行架、助行台等。

（1）适应证:助行器适用于偏瘫、下肢肌力减退、平衡障碍、下肢骨与关节病变、双髋用石膏固定或其他方法制动者、单侧下肢截肢或佩戴假肢者、老年人、偏盲或全盲等伤残者。

（2）测量

1）手杖的测量:患者站立时大转子的高度即为手杖的长度及手柄的位置,适用于可直立的患者;对于直立困难者,可在仰卧位下测量。患者仰卧位,双手放在身旁,测量自尺骨茎突到足跟的距离,再加

2.5cm,即为手杖高度。

2）腋杖的测量：简单的方法是用身长减去41cm即为腋杖的长度。患者站立时大转子的高度为手柄的位置。

3）肘杖的测量：与手杖测量方法相同。

4）助行架的测量：与手杖测量方法相同。

（3）使用：不同助行器的使用方法不同，一种助行器也有不同的使用方法，以应对不同功能障碍者的需求。不同助行器的不同使用方法，及其适用范围可见表3-18-8。

表3-18-8   不同助行器的使用方法、特点及适用范围

助行器	使用方法	特点及适用范围
手杖	三点步：手杖→患侧足→健侧足	稳定性好，偏瘫患者常使用
	两点步：手杖、患侧足→健侧足	步行速度快，实用性强。适用于偏瘫程度较轻、平衡功能好的患者以及恢复后期的患者
腋杖	摆至步：双侧腋杖→摆动身体→双足同时拖地向前，到达腋杖落地点附近	稳定性好，实用性强，但速度较慢。适用于道路不平、人多、拥挤的场合
	摆过步：双侧腋杖→摆动身体→双足同时拖地向前，到达腋杖着地点前方	步幅较大、速度快。适用于路面宽阔、行人较少的场合
	四点步：左侧腋杖→右足→右侧腋杖→左足	步速较慢、稳定性好、步态接近正常步行。适用于骨盆上提肌肌力较好的双下肢运动功能障碍者
	三点步：双侧腋杖→患侧足→健侧足	步速较快、稳定性良好。适用于一侧下肢功能障碍，且患侧不能负重的患者
	两点步：一侧腋杖，对侧足→另一侧腋杖，另一侧足	稳定性不如四点步，但步速比四点步快，步行环境与摆过步相同
肘杖	四点步：一侧肘杖→对侧下肢→对侧肘杖→另一侧下肢	适用于恢复早期的患者
	两点步：一侧肘杖及其对侧下肢→另一侧肘杖及其对侧下肢	适用于恢复后期的患者
前臂支撑拐	四点步：一侧前臂支撑拐→对侧下肢→对侧前臂支撑拐→另一侧下肢	适用于恢复早期的患者
标准型助行架	基本步态：助行架→一侧下肢→另一侧下肢	适用于老年人、平衡功能差者、双下肢力量减弱者
	免负荷步态：助行架→负重下肢	适用于一侧下肢完全无法负重者
	部分负重步态：助行架、部分负重下肢→健侧下肢	适用于一侧下肢疼痛、无法完全负重的患者
	摆至步：助行架→摆动身体→双足同时迈至前移后的助行架双后足连线处	适用于双下肢功能障碍，且上肢功能较好者
	四点步：助行架一侧→对侧下肢→助行架对侧→另一侧下肢	适用于恢复早期的患者
	两点步：助行架一侧及对侧下肢→助行架另一侧及对侧下肢	适用于恢复后期的患者

（蔡素芳）

第十一节　轮椅的选择与使用

轮椅是为行走或移动困难者提供轮式移动和坐姿支撑的一种辅具。世界卫生组织提倡的为用户提供适合的轮椅应能够满足如下条件：符合用户需求和环境条件；提供合理的安装和体位支撑功能；安全、耐用；购买方便、价格合理、维修简单、可持续性使用（特别是在广大农村地区）。轮椅可按驱动方式分为他人驱动轮椅、自我手动轮椅和电动轮椅；也可按适用对象分为四肢瘫轮椅、截瘫轮椅、偏瘫轮椅、竞技轮椅和截肢轮椅等。

一、轮椅评估

轮椅评估是指作业治疗师根据使用者具体的年龄、疾病、身体尺寸、移动能力、健康状态、损伤程度、生活方式、生活环境、经济条件等开具的个性化的轮椅处方。开具轮椅处方前要详细了解使用者的运动功能、认知功能、感觉功能，以及对轮椅的认知和态度及个人意愿等。然后对使用者的身体尺寸进行测量，最后由作业治疗师、使用者家属、使用者本人共同决定轮椅的类型/种类、规格、价格，以及对某些零部件或是配件的特殊要求（特别是坐垫、防倾倒杆等）。轮椅评估的内容通常包括以下内容。

1. **轮椅选择**　不能自己驱动轮椅的高颈段脊髓损伤者、脑血管意外患者、较严重的慢性阻塞性肺疾病患者等人士可以建议适配电动轮椅或是他人驱动的手动轮椅，其他人士从保证运动耐量和心肺功能的角度都建议使用手动轮椅。

2. **座椅的高度**　使用者坐在测量椅上屈膝90°，双足跟着地，测量腘窝到足底的距离，该距离为座椅的高度，一般为40~45cm。若座位太高使用者转移时双脚不能着地不仅会影响转移的完成，还会增加安全风险，同时也影响轮椅的可通过性，导致进入桌面或是灶台等受限。若座位太低会加大使用者坐骨结节和大腿后侧肌腱的负重，增加压疮的风险。

3. **座椅的宽度**　使用者坐在测量椅上屈膝90°，双足跟着地，测量臀部最宽处的距离，两侧各加上两指宽（共5cm）为座椅的宽度。座位太宽，则稳定性较差，影响使用；太窄会增加转移的难度，也会增加不安全因素。

4. **座椅的深度**　使用者坐在测量椅上屈膝90°，双足跟着地，测量臀部最后凸起处到小腿腓肠肌的水平距离，然后减去4指宽（共5cm）的距离为座椅的深度。座椅太深，容易把使用者腘窝处的皮肤磨破并影响下肢血液循环；太浅，使用者坐骨结节的压力会增大，容易造成压疮。

5. **扶手的选择**　使用者坐在测量椅上，上臂中立位屈肘90°，测量肘关节下缘与轮椅坐垫的距离，然后加上2.5cm为扶手高度。如果使用者已确定要额外使用坐垫，那么坐垫的高度也应该考虑进去。对于脊髓损伤人士使用的轮椅扶手建议选用可拆卸型，降低转移的难度。

6. **靠背高度**　使用者坐在测量椅上，测量坐垫到肩胛下角略微下一点的距离作为低靠背轮椅的靠背高度，避免驱动轮椅时使用者肩胛下角在轮椅靠背上反复摩擦造成损伤。高靠背轮椅则为使用者枕部到坐垫的距离作为靠背高度，使用者枕部能得到很好的支撑。

7. **脚托的高度**　使用者坐在测量椅上，把脚放在脚托上要能把大腿远端后侧抬离椅面两指高（2.5cm）为宜。脚托过低，容易形成使用者腘绳肌肌腱处的压疮；脚托太高，容易形成使用者坐骨结节处的压疮。但与地面的距离不应低于5cm，否则影响通过性。

8. **配件的选择**　①坐垫：压力分布测试仪的测试结果显示，能有效均匀分布压力的坐垫依次为充气坐垫、硅胶坐垫（凝脂坐垫）、高压泡沫、普通棉垫。在实际使用过程中推荐硅胶坐垫，因为充气坐垫价格昂贵、厚度较厚且稳定性较差。高颈段损伤、不能完成自我减压的使用者建议一定适配坐垫。②防倾倒杆：日常通勤需要通过斜坡的使用者都建议加装防倾倒杆。③安全带：端坐位平衡较差的使用者建议加装安全带。④加粗的驱动轮：对手抓握能力较差的使用者，可以使用加粗的驱动轮或是通过缠绕弹力带或是加装皮套的方式加粗驱动轮。

轮椅处方参数示意图见图3-18-1，轮椅及座椅评定见表3-18-9。

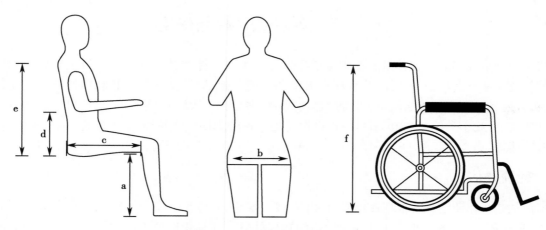

图 3-18-1　轮椅处方参数示意图

注：a. 座椅高度；b. 座椅宽度；c. 座椅深度；d. 扶手高度；e. 靠背高度；f. 轮椅全高。

表 3-18-9　轮椅及座椅评定

姓名_____　　性别/年龄_____　　床号_____　　住院号_____

诊断_____　　主治医师_____

1. 患者身体各部位尺寸	A. 手肘高度_____	
	B. 肩胛骨高度_____	
	C. 后背高度_____	
	D. 座椅深度（右）_____	G
	E. 座椅深度（左）_____	H
	F. 腿长_____	
	G. 肩膀宽度_____	I
	H. 胸宽_____	J
	I. 胯宽_____	
	J. 双膝之间宽度_____	

2. 座位需要	
座椅表面	◇ 大小：宽度_____深度_____厚度_____
	◇ 实心底座　　　◇ 实心夹层　　　◇ 可单独卸下
	◇ 直线的　　　◇ 贴合弧度　　　◇ 剪裁出来的
	◇ 泡沫　　　◇ 泡沫-凝胶　　　◇ 充气
后背靠座	◇ 实心夹层
	◇ 贴合弧度
	◇ 特殊躯干辅助系统_____
其他辅助系统	◇ 头部保护_____
	◇ 手臂支撑_____
	◇ 安全带_____
	◇ 其他_____

续表

3. 轮椅底盘	
轮椅种类	◇ 手动 标准/轻重量/极轻不可折叠/背靠可以放倒/原地倾斜 ◇ 人辅助 ◇ 电动 短时间使用/中度使用/经常使用 控制方法＿＿＿＿＿＿＿＿＿＿＿＿＿＿＿＿＿ 其他需要＿＿＿＿＿＿＿＿＿＿＿＿＿＿＿＿＿
轮椅架	◇ 大小:宽度＿＿＿＿　深度＿＿＿＿　高度＿＿＿＿ ◇ 左右折叠　　◇ 背靠折叠　　◇ 不可折叠
后轮	◇ 大小＿＿＿＿＿＿＿＿＿＿ ◇ 实心　　　　　　　◇ 充气 ◇ 带轮条　　　　　◇ 镁合金 ◇ 其他要求＿＿＿＿＿＿＿＿＿＿＿＿＿＿＿＿
手轮圈	◇ 标准　　　　　　　◇ 包裹了塑料 ◇ 投影:6°/8°/10°/12°(垂直/倾斜) ◇ 其他要求＿＿＿＿＿＿＿＿＿＿＿＿＿＿＿＿
小前轮	◇ 大小＿＿＿＿＿＿＿＿＿＿ ◇ 实心　　　　　　　◇ 充气 ◇ 其他要求＿＿＿＿＿＿＿＿＿＿＿＿＿＿＿＿
扶手	◇ 固定　　　　　　　◇ 可拆卸 ◇ 全长　　　　　　　◇ 半长 ◇ 单点　　　　　　　◇ 双点 ◇ 高度＿＿＿＿＿＿＿＿＿ ◇ 其他要求＿＿＿＿＿＿＿＿＿＿＿＿＿＿＿＿
脚托	◇ 固定　　　　　　　◇ 可拆卸 ◇ 1 片　　　　　　　◇ 2 片 ◇ 悬挂角度:60°/70°/90°/V 型/可抬高 ◇ 其他要求＿＿＿＿＿＿＿＿＿＿＿＿＿＿＿＿
零件	◇ 防翘防翻车　　　　◇ 加长的刹车把 ◇ 其他要求＿＿＿＿＿＿＿＿＿＿＿＿＿＿＿＿
4. 建议/其他	

二、轮椅训练技术

轮椅是常见的辅助移动工具,是步行功能减退或者丧失者,或是为了减少活动能耗者常见的代步工具。为了让使用者最大限度地代偿功能、提高独立性、扩大活动范围,只要具备必要的认知功能和身体技能,均应学习把轮椅作为一种交通工具,掌握一些必要的轮椅操作技术。特别是下肢截肢者、偏瘫、四肢瘫或截瘫的人士,轮椅的使用对提高日常生活独立性有着十分重要的作用。轮椅使用的过程中还应该掌握一定的安全使用技巧、避免出现意外事故或不必要的损伤。如需由他人推动轮椅时,照顾者也应掌握一些技巧,以保证乘坐者的安全。

轮椅使用的坐姿要求:使用轮椅的过程中建议使用者一定要坐直,避免出现髋关节屈曲角度过多的大于 90°的坐姿。特别是脊髓损伤、骶尾部感觉不好的人士,尤其要避免坐姿不良造成骶尾部压力过大出现压疮。

（一）驱动训练

1. 平地驱动轮椅　不同功能障碍的人士可以选用下列相应的驱动方式。

（1）双上肢功能完好的人士：①驱动时。驱动轮椅时先将车闸松开，身体向后坐直，眼看前方，双手握住驱动轮。②驱动期。双上肢后伸，稍屈肘，双手握紧手轮的后半部分，上身前倾的同时双上肢向前推动驱动轮并用力伸直肘关节。③放松期。当肘关节完全伸展后松开手轮，上肢自然放松并空握驱动轮。上述动作重复进行，即可完成向前驱动轮椅的过程。

（2）部分颈段脊髓损伤、丧失了伸肘功能但保留了屈肘功能的人士：①驱动时。驱动轮椅时先将车闸松开，身体向后坐直，眼看前方，双手使用虎口卡住驱动轮的能卡住的最后方。②驱动期。双上肢后伸，肘关节伸直，双手虎口卡握住能触及的最后下部分，通过肩关节前屈、屈肘关节把轮椅向前驱动。③放松期。当肩关节充分前屈、肘关节充分屈曲后，肩关节后伸、肘关节通过重力伸直回到初始位置。上述动作重复进行，即可完成向前驱动轮椅的过程。所有 C_5 及以下的脊髓损伤人士均有潜力手动驱动轮椅。

（3）一侧功能障碍人士（如偏瘫等）：单侧驱动轮椅价格昂贵，操作难度大。也可以使用普通轮椅，利用健侧的上下肢来驱动轮椅。方法：先将健侧脚托抬起使健足着地，健手握住手轮向前推动轮椅，健足向前踏出，健侧的手足配合控制前进的速度和方向。

为了提高轮椅的行驶速度和安全性，使用者应注意在轮椅上的姿势，强化躯干、上肢和手指运动协调以及端坐位平衡；安全相关的配件的选用（安全带、防倾倒杆等）；掌握好驱动期和放松期。无论在轮椅前进还是后退的行驶中，均可以通过控制驱动完成方向转换。如用一只手固定一侧手轮，另一只手驱动对侧手轮，便可以以固定的车轮为轴使轮椅转向固定驱动轮的方向；两侧手轮分别向相反方向驱动（即一侧向前，一侧向后），便可使轮椅在固定位置快速转向 180°。

使用电动轮椅，特别是使用颏部控制、气动控制、声音控制等特殊控制方式者还应进行专门的驱动轮椅训练，并认真思考可能存在的安全风险。

2. 平衡点与大轮平衡技术　大轮平衡技术是指通过控制驱动轮，把转向轮抬起并悬空保持平衡的一种技巧。要使用轮椅在社区通行，除掌握在平地驱动轮椅等简单技巧外，还要学会使用轮椅上下坡路、越过减速带、街沿、障碍物或在不平整的路面行驶等，而大轮平衡技术是完成这些操作的基础。即使轮椅使用者手的握力弱或伴有平衡功能障碍不能把转向轮抬得较高或抬起后只能维持很短的时间，该训练也会给乘坐者带来很大的方便。大轮平衡技术对使用者本人的躯体功能和认知能力水平具有一定的要求，训练前应仔细考量其是否具备相应的能力，否则可能会出现安全风险。

大轮平衡技术分为准备、启动、保持平衡 3 个阶段。①准备动作：头稍后仰，上身挺直两臂后伸，肘微屈，手抓紧手轮，拇指放在轮胎上；②启动：先将手轮轻轻向后拉，随后快速向前推，转向轮离地；③保持平衡：调整身体和手轮以维持平衡，即当轮椅前倾时上身后仰，同时向前推手轮；当轮椅后仰时上身前倾，同时向后拉手轮。使转向轮抬离地面，而轮椅能被稳定地控制住。

进行大轮平衡训练时先把使用者置于平衡位置，练习向前驱动时轮椅向后倾；向后驱动时轮椅向直立位运动，直到在监护下能维持驱动轮平衡并最终掌握这一技巧。训练时后面要有人保护，以免轮椅向后翻倒造成危险。训练时还应同时训练患者正确的摔倒方式，轮椅向后倾倒时因为有扶手的支撑一般背部不会直接撞击地面，所以只要在向后倾倒时保证头部向前屈曲，后脑勺不直接撞击地面一般不会出现较严重的后果。

3. 独自驱动轮椅上下台阶　当轮椅使用者掌握大轮平衡技术后即可开始该项练习。方法：使轮椅面对台阶并离开数厘米远；利用大轮平衡技术抬起转向轮并置于台阶上；前轮倒退到台阶边缘，将双手置于手轮的适当位置；用力向前推动轮椅到台阶上。下台阶时先将轮椅倒退到台阶边缘；在控制下转动驱动轮下降，最后使转向轮落下。在刚开始训练时必须有治疗人员监护。使用者运用该技术可以在社区完成上下马路镶边石、越过障碍物等。

4. 独自驱动轮椅上下坡道 训练时使用者须掌握两手同时用力推或拉,控制好速度,学会使用 Z 字形的走法,学会灵活地使用车闸,以便失控时缓慢稳当地把轮椅刹住。并且使用者对坡道的坡度、长度和自己的体力都应该有所考量,在日常通勤途中如果有不可避免的坡道,在使用者能独立驱动轮椅上下坡道前应有人陪同训练,以保护其安全,直到确认使用者可以独立完成。

5. 推轮椅上下台阶 推轮椅上台阶或马路镶边石有 2 种方法。一种方法是使用者面向台阶,用脚踩下倾倒杆使轮椅向后倾斜,把转向轮放在台阶上,继续向前推动使驱动轮靠近台阶,再上抬驱动轮即可;另一种方法是使用者把轮椅背向台阶,推轮椅者抬起转向轮,将轮椅推到台阶下,双手同时用力上提即可。推轮椅下台阶或马路镶边石也有 2 种方法:一种方法是使用者面朝前方,先使轮椅后倾,然后边向后拉动轮椅边使驱动轮缓慢落到地面,再慢慢放下转向轮;另一种方法是使用者面朝后,即推轮椅者自己先下台阶,把轮椅移到台阶边缘,使驱动轮缓慢倾斜从台阶上落下,再抬起转向轮向后移动,使转向轮落到地面,然后转过方向前进。

6. 推轮椅上下坡道 在推轮椅上坡时一定要朝前方直行;下坡时最好让乘坐者面朝后,并控制好大轮的速度,特别是在比较陡的坡道上时。若坡道的斜度较小,也可让使用者面朝前。

（二）轮椅减压训练

减压训练的目的是预防压疮的出现。久坐轮椅者的坐骨结节、骶尾部、腘绳肌肌腱等处的压力很大,容易出现压疮。乘坐轮椅者要掌握减压技术并养成减压习惯。作业治疗师要根据使用者的功能状态,指导使用者进行有效的减压训练。一般情况下应该每 30min 减压一次,或根据坐垫、体重等情况适当调节时间。减压训练方法主要有以下几种方式。

1. 双上肢伸肘功能较好的患者可以通过双手直接支撑于扶手抬起臀部减压。

2. 通过一侧手肘勾住轮椅手柄身体向一侧倾斜的方式减压对侧臀部压力,然后反向进行。

3. 在保证轮椅没有向前倾倒风险的情况下,可以通过前倾身体减少骶尾部压力。但是这种方法实际过程中较少使用。

（三）转移训练

1. 床-椅间的独立转移 截瘫、偏瘫、双下肢截肢人士大多数都能独立完成轮椅与床之间的独立转移。例如截瘫人士,通常可采用从侧面、正面完成转移的方法。

（1）从侧面转移:扶手不能打开的情况下,使轮椅-床成 45°夹角,扶手能够打开的情况下,使轮椅-床可成 0°夹角,这样可以减少转移难度,增加安全性。偏瘫人士健侧靠近床边,刹住刹车,把脚平放于地面,使用健侧上肢和下肢支撑,抬起臀部向床移动;截瘫或是截肢人士,双手一手撑扶手一手撑床先向前移动臀部,然后逐渐向床上移动。注意要把臀部抬离椅面或是床面,避免压疮出现;反向移动亦可采用同样方法。

（2）从正面转移:轮椅面对床成 90°,先把下肢(截瘫人士)抱到床上并帮助伸直,再把轮椅推靠近床,然后身体前倾手撑扶手向前移动,转移到床上。反向时,先移动至长坐位姿势,然后双手支撑移动臀部靠近轮椅,一步步移动至轮椅上。这种方法适用于坐位平衡较差,侧方转移跌倒风险很高的脊髓损伤人士。如果使用者完成上述动作有困难,作业治疗师或者家属可在适当的时候给予一定的帮助。使用者(截瘫人士或是双下肢截肢人士)在进行转移训练之前可适当加大双上肢力量训练。

2. 其他转移训练 其他的转移训练均可以参照床-椅之间的转移训练进行。轮椅-地之间的转移可在日常的训练中根据使用者的具体情况训练。

（杨永红）

第十二节 无障碍环境

无障碍环境指的是一个既可通行无阻而又易于接近的理想环境,包括了物理环境的无障碍、自然环境的无障碍、信息和交流的无障碍等。

一、无障碍环境基本内容

（一）适应证与禁忌证

1. **适应证**　任何因身体、心理或精神障碍造成在环境中有不同程度受限的个体或团体。

2. **禁忌证**　任何不需要无障碍环境改造的个体或团体。

（二）设备与用具

常见的辅助器具有拐杖（单拐、四脚拐、腋拐等）、轮椅（普通轮椅、高靠背轮椅、运动轮椅等）、助行器（四角、双轮、四轮）、ADL 辅具（加粗手柄的勺子、穿衣钩、长柄鞋拔、穿袜器）、智能家居辅具（电子语音铃、远程控制设施等）、视觉辅具（放大器、电子放大阅读屏等）、听觉辅具（助听器）等。

（三）操作方法与步骤

在作业治疗学领域根据改造的程度和需求，可将无障碍环境改造的实践分成 4 类。

1. **辅助器具**　主要是为患者的自理提供有效和重要的帮助，以减少患者对他人的依赖。

2. **环境物理结构的改造**　包括非房屋结构的改造和房屋结构的改造。

3. **物件的改造**　目的是使物件更实用、易于使用或更易于拿取。

4. **作业活动的调整**　也是环境改造的重要内容，治疗师可以从以下几方面考虑。

（1）简化作业活动。

（2）预定活动流程。

（3）调节活动结果。

（4）节省体力训练。

（5）注重活动协作。

（四）注意事项

1. 要对环境和患者的功能状况进行详尽的评估。

2. 要根据患者的能力水平和治疗目标对环境干预进行设定。根据目标设定的目的不同，环境可以略低于患者目前水平，或稍高于目前水平。

3. 如果治疗目标是提高患者对自己作业活动的满足感和成就感、增强自信以减少患者的焦虑，环境对患者的要求应略低于患者目前的技巧和能力水平。

4. 如果治疗目标是通过环境提高患者能力，环境对患者的要求要稍微超越患者目前的能力水平，使其能力在不断的实践中得到提高。

二、临床参数应用

随着无障碍环境在学科中的发展，目前已经有明确的研究数据表明了居家环境改造的基本要求。

居家环境改造的基本要求与可实施的改造方案包括提供熟悉而稳定的环境，提高环境质量与氛围；保证安全且无障碍的环境；增强环境线索；提供生活提示；创设促进沟通与社会参与的环境；设置便于照护的环境。

另外，不同程度功能障碍患者的居家改造需求不同，与健康群体相比，因病功能受限的患者群体更依赖于居家环境改造。

（胡　军）

第十三节　职业康复

职业康复（vocational rehabilitation，VR）是作业治疗的重要内容，是传统的三大作业治疗领域（日常生活活动、生产性活动、娱乐休闲活动）中重要干预内容之一，在全面康复中发挥重要作用，在提高康复对象生活满意度、自信心和经济独立等方面意义重大。

一、基本概念和内容

1. 职业康复定义　职业康复没有一个统一的定义,不同国家或地区具体定义不同,但据其内涵可理解为:职业康复是指通过系统的职业能力评估、职业训练、就业指导和工作安置等过程,提高病、伤、残者的职业能力,帮助他们获得并健康地保持工作,促进他们平等参与或重新参与社会生活。

职业康复的英文表达主要有 vocational rehabilitation(VR)、work rehabilitation(WR)和 occupational rehabilitation(OR)等,大多时候三者可以互换,但内涵上略有不同,其中 VR 范围更广,因此也最为常用。有关职业、工作、职业康复的细微区别见表 3-18-10。

表 3-18-10　职业、工作、职业康复的概念及区别

名词	概念及区别
职业	职业(vocation)是指从业人员为获取主要生活来源所从事的社会工作类别,是劳动者参与社会经济活动的直接体现;通常更强调从业者的贡献,强调潜能 职业(occupation)强调谋生的手段,或与职业相关,并不一定是从业者最能充分发挥潜能的工作
工作	工作(work)通常指人们日常生活和工作中从事的体力或脑力劳动,也可以指做工 工作(job)是指个人创造价值的、进行有目的性、制造性的活动,并通过这些活动获取报酬。基本目的是获取报酬而用于支持生活、家庭、教育或娱乐等方面的开支
职业康复	VR 多指残疾人职业康复,强调的是职业技能上的培训和个人教育上的学习。康复对象有可能从来没有就业,或伤残情况严重,不能从事原来工作。就业途径包括庇护性就业、支持性就业和竞争性就业。VR 应用范围更广,可以看作是职业康复的总称 WR 强调的是通过个人身体和精神上的努力而从事某一份可以赚取收入的工作或活动。多用于工伤康复,主要就业途径是在公开的、竞争性的劳动就业市场上就业 OR 多指工伤职业康复。重视早期职业康复的介入和受伤工人的早期复工计划。它更加强调以工伤工人为核心的工伤管理的过程,比较偏向于心理和管理层面的职业康复过程

2. 职业康复的作用　系统的职业康复可以强化躯体功能;改善心理功能和生活满意度;培养良好的工作行为;提高就业或再就业的能力;获得并保持工作,实现经济上的独立;维持职业健康与安全,预防职业伤害;最终促进社会参与和提高生活质量。

3. 职业康复的工作内容　职业康复的工作内容可概括为职业评定、职业训练、职业培训、职业指导、工作安置和职业安全与健康维持等方面。

(1) 职业评定:职业评定指系统评定康复对象的工作能力及特定工作的要求,并进行匹配的过程,内容包括职业访谈、功能性能力评估、工作分析、工作模拟评估、就业意愿评估、职业性向评估等。

(2) 职业训练:职业训练指针对康复对象进行职业相关训练,以提高其工作能力,内容包括工作重整、工作模拟、工作能力强化和现场工作强化训练等。

(3) 职业培训:职业培训指针对没有工作经历者或因伤病而不能重返原工作岗位的康复对象,通过培训使他们掌握新的职业技能,从而促进就业或重新就业,如计算机培训、销售培训、文员培训、家政培训等。

(4) 职业指导:职业指导指对康复对象进行职业相关的咨询与指导,内容包括建立职业康复档案、提供劳动市场信息、提出就业建议、工作环境改造指导、职业健康指导、跟踪服务等内容。

(5) 工作安置:工作安置指协助康复后的伤残者重返工作或再就业,进行岗位安置的职业康复服务。工作安置的内容包括复工安置和再就业安置等。

(6) 职业安全与健康维持:职业安全与健康维持指利用人体工效学处理、体力操作处理及工作压力管理等,找出并消除工作中受伤的风险因素,保持健康安全的工作。

4. 职业康复工作流程　职业康复的过程包括职业访谈、职业能力评估、职业康复方案制订、职业干预、工作安置和职业健康与安全等过程,一般流程如图 3-18-2。

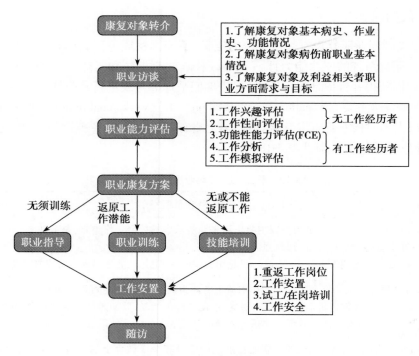

图 3-18-2   职业康复流程图

二、职业评定

职业评定是职业康复的重要步骤和内容,是了解康复对象的工作能力及特定工作对工人能力要求并匹配的过程。针对残疾人职业评定的内容主要包括身体功能评定、心理行为评定、职业性向评估、职业适应性评定等。针对有工作经历的因生病或外伤导致的功能障碍者,职业评估的内容主要为功能性能力评估、工作分析、工作模拟评估等。

（一）功能性能力评估

功能性能力评估(functional capacity evaluation,FCE)是对受伤工人的身体体能和功能进行系统的评估以确认其目前的体能状况和功能缺陷的过程。功能性能力评估的内容包括躯体功能评估、智能评估、社会心理评估、工作行为评估等内容。

1. **体能评估**   指通过评估活动能力、力量、感觉、手功能、手眼协调、静态及动态任务过程中心肺功能及肌肉耐力水平等项目,从而了解康复对象的整体体能状况,以便制订合适的职业康复目标。较为常用的基本体能包括 28 项,即坐、站、步行、卧、提、携、推、拉、攀爬、平衡、弯腰、跪、蹲、爬行、伸手拿取、操作、手指、触觉、说话、听力、味/嗅觉、近距离视力、中距离视力、远近距离视力、深度知觉、视力焦点调节、颜色分辨、视域。目前已有系统化评估设备开发和应用,较有代表性的是 EvalTech 功能测试系统。

2. **智能评估**   智能评估包括注意力、记忆力、判断能力、思维能力、组织能力、学习能力、执行任务能力、交流能力、解决问题能力测试等,从而评估出康复对象工作上的智能,对于脑部受损的康复者尤其重要。常用韦氏智力测验,以智商表示被评定者智力发展水平,以智力剖面图表示被评定者智力结构上的特点。

3. **社会心理评估**   社会心理评估主要是对评估对象的就业意向和处理社会问题的能力进行评估。常采用心理测量的方法,如利用残疾人就业意向调查表、残疾人就业动机调查表等。

4. **工作行为评估**   工作行为评估是指利用不同的方法,客观地测试及反映评估对象在工作上的行为表现,也可评估其工作意向及工作上所需的精神状态。评估内容包括工作动力、自觉性、守时性、计划性、仪表、自信心、服从管理能力、接受批评能力、创造力、承受压力能力、行为-反应一致性等。

（二）工作分析

工作分析（job analysis）是通过逐步分解指定的工作任务，系统分析具体工作内容、要求、强度、工具等，来收集工作职位信息的方法。工作分析可以找出组成一份工作的各种细节以及包含的相关知识、技巧和工人完成工作任务所需的能力。通过工作分析，可以根据工人身体功能、工作范畴、机器/工具、物料和产品、工人的才智和性格特征之间的关系，系统地分析一份工作，并进行工作要求与工人能力的配对。常用工作分析方法包括加拿大 GULHEMP 工作分析系统、美国的 DOT 系统（dictionary of occupation titles, DOT）、O*NET 在线工作分析系统、被评估对象的描述或现场工作分析等。

（三）工作模拟评估

工作模拟评估是指根据工作任务所涉及的身体活动，尽量设计和模仿现实工作中实际的工作任务进行评估，从而判断评估对象能否重返工作岗位及是否存在再受伤风险，以指导职业康复服务。常用工作模拟评估包括器械模拟评估、Valpar 工作模拟样本评估和模拟工作场所评估等。

1. 器械模拟评估　该类工作模拟训练器可利用多种工具配件来模拟大部分工作所需要的基本动作，并可根据实际工作需要采用不同的阻力进行评估。常用的器械包括应用 BTE 工作模拟器（baltimore therapeutic equipment work simulator, BTE）、Lido 工作模拟平台等。

2. Valpar 工作模拟样本评估　Valpar 工作模拟样本（Valpar component work samples, VCWS）包含 20 多种不同设备，可以独立使用或设备间配合使用。该系统可以评估一个人的工作能力是否达到相应工作的要求。该工作模拟样本可结合职业分类大典使用，是最为常用的工作模拟评估系统。在 21 个工作样本中，最为常用的是 Valpar 1、Valpar 9 及 Valpar 19。

3. 模拟工作场所评估　利用特别设计的不同的工作场所，如建筑工、木工、清洁工等不同工人的工作场所，从实际或近似真实的工作环境中，评估工人的工作潜能或应付一般工作要求的能力表现。进行该类评估时，可以在评估前先对患者伤病前工作环境进行现场探访，向其雇主或同事了解该工作的详细的工作任务，并实地了解其工作环境，便于设计更真实的工作场所进行评估。

（四）职业兴趣评估

多用于评估残疾人的职业兴趣和职业发展方向，以帮助他们找出自己的兴趣及未来较适合从事的工作类型。最为常用的是霍兰德职业兴趣量表。根据兴趣的不同，可分为研究型（I）、艺术型（A）、社会型（S）、企业型（E）、传统型（C）、现实型（R）6 个维度，每个人的性格都是这 6 个维度的不同程度组合。应用霍兰德职业兴趣测试量表后找出被测试者得分最高的类型，对照相应的职业索引，找出被测试者适合从事的职业类别。例如，被测试者为艺术型（A），则其可能适合的工作包括室内装饰、图书管理、摄影、音乐教师、作家、演员、记者、诗人、作曲家、编剧、雕刻家、漫画家等。

（五）工作现场评估

工作现场评估是指通过在现场进行工作评估来决定康复对象在伤病发生后能否重返工作岗位，是否需要进行工作调整，有无再受伤的风险，工作环境是否符合要求，是否需要进行工序、工具或环境的改良等。通常工作现场评估的内容包括工作的必要功能要求，工人功能上有利的地方及有限制的地方，以及工作场所的环境。

三、职业训练

（一）工作能力强化训练

工作能力强化（work hardening）是指通过循序渐进的具有模拟性或真实性的工作活动来逐渐加强康复对象在心理、生理及情感上的忍受程度，继而提升他们的工作耐力、生产力及就业能力。工作能力强化的内容包括工作体能训练和工作行为训练等。

1. 工作体能训练　工作体能训练主要集中于强度、耐力、灵活性、神经肌肉的技巧和有氧工作能力的训练，目的是使康复对象的体力得到恢复和功能与工作要求相适应。工作体能训练可以通过针对性的治疗活动来增强康复对象躯体功能相关的力量、柔软度及心肺功能等能力，从而提升整体工作耐力，协助其适应完成日常工作所需的工作耐力要求。针对常见的 28 种身体能力需求，在职业康复训练中几种常用的体能耐力训练包括步行耐力训练、上下楼梯耐力训练、提举能力训练、运送重物训练、维持蹲姿训练、维持跪姿训练、上肢的工作耐力训练等。

2. 工作行为训练   工作行为训练重在关注康复对象在整个康复过程中的参与性以及他们自助策略、职业康复计划和行动、自我效能的发展。常用于慢性疼痛或长时间不复工的康复对象中,这类康复对象常常表现出活动显著减少,不良的节律运动模式,不良的人体生物力学或是由于心理或认知上的原因造成的功能损害。

工作行为项目包括工作原动力、仪表、出勤率、守时、对工序的注意力、自信心、对管理的反应、对建设性批评的接受力、人际关系、生产力、个体对心理压力和挫折的承受能力等方面。训练的主要目的是集中发展及培养康复对象在工作中应有的态度及行为。在工作行为训练中也会教康复对象一些有效的工作习惯,例如,在工作中应用人体工效学原理、工作模式及程序的简化。训练内容包括疼痛处理、压力处理;提高工人工作原动力、自信心;强化工人对管理的反应、对建设性批评的接受力;改善人际关系;提高个体对心理压力和挫折的承受能力。

(二)工作模拟训练

工作模拟训练是指通过对特定工作的整体过程或部分关键步骤或操作进行模拟,以提高康复对象对具体工作的胜任能力。其目的在于提高康复对象对工作要求、工作表现和工作行为的持久性,依据康复对象之前或以后的工作环境和需求来对他们进行训练。工作模拟训练可以模拟工作环境,包括场地、家具、器材、工具、材料等;模拟真实的工作活动、工作方法与程序;模拟在熟悉的工作环境及工作活动中进行训练,参与者的依从性会更高。

模拟工作站是特别设计的工作场所,利用实际或模拟的环境,来提高康复对象的工作潜能及能力,使其能够面对一般工作上的要求。工作站包括适合于大部分工作基本要求或操作的一般工作站(如提举及转移工作站、提举及运送工作站、组装工作站等)及特定工作的行业工作站(如建筑工作站、电工工作站、金工工作站、厨师工作站等)。

四、职业培训

职业培训主要是帮助残疾人或不能重新回到原来工作或相关工作的康复对象学习新的职业技能,促进其就业或重新就业。职业培训内容包括基础文化培训、专业技能培训、职业道德培训等。职业培训强调培训的针对性和实用性,侧重实用技能的培养。特别是在康复机构中,更多的是针对职业技能培训,包括一般性技能培训和专业技能培训。

1. 一般性技能培训   一般性技能培训在实际应用中极为广泛。相对于专业技能,一般性技能并没有具体专业技术上的要求,适用于不同教育水平的康复对象。在转换工作或再就业方面对康复对象具有很大的帮助。一般性技能培训可开展的项目有计算机技能培训及其衍生出的计算机实用技能培训、手工艺技能培训等。

2. 专业技能培训   专业技能培训是指按照职业技能标准和职业要求,对具有劳动能力的康复对象进行从事特定工作所必须的专业知识、实际操作技能和职业道德、职业纪律方面的培训,以使他们成功就业或再就业。专业技能培训的目标在于把康复对象培养训练成为具有一定文化知识和技术技能素质的合格的劳动者;把具备一定职业经历的康复对象训练成适应新职业岗位需要的劳动者,以适应转换职业的需要。

专业技能培训包括传统专业技能(如车工、焊工、维修工、木工、装饰装修工等)培训和新兴专业技能(如物业管理师、公共营养师、公关员、健康管理师等)培训。

五、工作安置

工作安置(job placement)是指帮助康复对象获取职位或将其安排到合适岗位的过程。工作安置包括求职技能培训、直接就业、工作调整、支持就业、辅助就业等一系列的服务。

1. 求职技能培训   求职技能培训包括求职简历的准备、书写和投寄、职位信息的获取、求职面试技巧培训等。

2. **直接就业**　根据康复对象的职业能力、需求、雇主的安排,协助康复对象返回原单位或到新的工作单位从事原先的工作或新的工作。

3. **工作调整**　工作调整指康复对象不能像其他人员一样完全胜任某一岗位的工作,但可通过工作流程、工作环境、工具设备或辅助器具等方面进行调整,或是弹性工时、工友间任务调整等,以使其能胜任这一工作的过程。

4. **支持性就业**　通过特殊政策或特定网络的支持,将康复对象,特别是残疾人安置在普通就业环境中与健全人一起工作,并在工作中得到持续支持的就业方式。

5. **辅助性就业**　有就业意愿但难以进入竞争性劳动力市场的智力、精神和重度肢体残疾人从事生产劳动的一种集中就业形式。在劳动时间、劳动强度、劳动报酬、劳动协议签订方面相对普通劳动者较为灵活。

六、职业安全与健康

职业康复不仅是要帮助康复对象获得一份工作,还要帮助他们安全地维持这份工作,防止职业性伤害。因而职业安全与健康也是职业康复要考虑的问题。职业安全与健康服务的主要目的是让伤残者在工作环境中学习如何安全高效工作,在工作中提高和维持最佳的躯体、心理和社会状态,预防因工作或工作环境而导致的损害。人体工效学风险因素的管理和体力处理操作的技术是职业健康重点关注的问题。

（一）工伤预防

工伤预防是指事先防范职业伤亡事故以及职业病的发生,减少事故及职业病的隐患,改善和创造有利于健康的、安全的生产环境和工作条件,保护劳动者在生产、工作环境中的安全和健康。

1. **工伤预防流程**　工伤预防基本流程:①首先预见及找出潜在的健康危害因素;②然后进行工伤风险评估;③针对性地设立控制措施;④定期检查和落实措施。

2. **工伤控制措施**　主要应用行政措施和工程措施来预防工伤的发生。

（1）行政控制措施:①购买工伤保险,保障职工的合法权益;②安全培训;③定期体检;④工作调配:减少高风险工作时间,给员工足够的时间休息;⑤完善安全设施;⑥健康教育;⑦预防接种等。

（2）工程控制措施:①替换有害工具、设备和材料;②隔离,如出现工伤风险或紧急情况时将有危害的机器或工序隔离,或将工作人员进行隔离;③改变工序,如使用自动化设备,减少手工操作;④清除污染源,如使用通风系统,局部抽气等;⑤个人防护,如使用安全带、头盔、手套、口罩、工作服、防护眼镜等。

（二）人体工效学风险管理

人体工效学风险因素指与工作有关并造成肌肉与骨骼疾患增加的一系列风险因素,包括重复性动作、阻力/机械性压力、不熟练或静力性的姿势、振动及工作组织性/压力因素。良好的人体工效学风险管理可以减少、消除和控制人体工效学的风险因素,减少损害的发生。

人体工效学风险的管理控制策略包括:①工程学控制,如用人体工程学或人体工效学的要求设计改善劳动工具、手柄、机器设备、工作站、工作模式或者工作场所的其他部分;②行政干预或控制:指在工作活动和团队协作方面的管理制度的实施,如定时休息、限制超时工作和定期轮岗等;③个人防护:一般的保护措施和装备的使用,如防毒面罩、耳塞、防震器、防护眼镜、化学围裙、安全鞋等。

（三）体力处理操作的风险管理

很多伤害是由于体力处理不当造成的,如扭伤、拉伤、砸伤等,需要特别防范。应该制订风险管理策略,在合理的、切实可行范围内消除危险因素,或将危害减至最低,避免工人从事有危险的体力处理操作。常用的体力处理操作风险管理措施包括改变物品的重量和形状;重新安排工作程序;更改工作的方法;更改工作地点的布局;使用合适的工具;装置的保养和工作地点的管理等。体力处理操作训练重点是良好的提举操作技巧训练、推/拉操作技巧训练等。

七、职业康复研究与实践中的问题

职业康复是全面康复的重要内容之一,对康复对象的自信心的建立、经济上的独立等都有重要作用。

研究显示,重新就业的残疾人较没有就业的同一群体生活质量明显增高;证据表明,职业康复也提升了残疾人的独立生活能力。然而由于各种原因,国内职业康复工作开展得还不太普及,需要康复工作者特别是高级职称康复工作者的大力推动。

（一）职业康复研究与实践现状

目前,国内职业康复开展得还不太普及,大多集中在工伤康复机构和残疾人康复机构。大多数综合医院的康复科和康复医院没有系统开展职业康复服务。职业康复面临的困难主要包括:

1. **政策层面**　缺乏具体的可操作的政策性支持,虽然国家在职业康复方面颁布了一些政策和规定,但操作层面上还需要更多、更具体、可操作的规定。例如,除部分省份工伤保险对职业康复进行了较大的支持外,很多省份只有一项职业康复内容纳入了医疗保险支付范畴,甚至还有些省份没有实施将职业康复纳入医保。

2. **技术层面**　由于实践的不足,职业康复技术方面缺乏技术标准和规范。

3. **人才方面**　职业康复专业人才严重缺乏。

4. **观念层面**　受传统观念影响,很多功能障碍者乃至康复专业人员都是重视肢体功能的康复而对职业康复关注不足,参与积极性与主动性也不足。

5. **现实层面**　综合医院住院时间短,主要侧重于急性、亚急性和重症患者康复,重点集中于医疗康复;社区及基层机构职业康复人才和技术缺乏,因而难以开展职业康复。

6. **研究层面**　职业康复相关研究数量较少,更缺乏高质量研究。

（二）职业康复工作发展和努力方向

随着人们健康意识和独立性的提高,职业康复一定是未来需要重点发展的内容和方向,但也要意识到这是一项系统工程,需要多领域的共同努力,可从以下层面去思考。

1. 首先,从理念上重视职业康复,特别是康复工作者要不遗余力地推广职业康复理念和独立生活理念。

2. 体系上的推动,特别需要人力资源、卫生、民政、残联等系统资源整合,建立适合我国实际的可实施和推广的职业康复体系。

3. 从政策层面的推动,推动职业康复相关政策和标准的出台。

4. 人才上推动,如高校康复专业教育中增加职业康复比重,甚至进行职业康复研究生的培养。

5. 研究和技术层面的推动,需要不断研究和创新,提高职业康复科研和实践能力。

（李奎成）

第十四节　精神科作业治疗

作业治疗起源于精神科,早在 200 年前,法国 Pinel 医师在治疗精神病患者时,坚持以人道精神对待患者,解开他们的锁链,听患者说他们生病之前的故事,为他们争取做事的机会,思考如何让他们在生活中再次发挥自身的能力,把生活运用成治疗,这拉开了作业治疗的序幕。精神科的作业治疗是作业治疗的重要组成部分。中国大约有 1 600 万重型精神障碍的患者,全球范围内抑郁症的患者大约有 3.5 亿。精神疾病的负担已占到疾病总负担的 20% 左右。所以提高精神障碍患者的医疗服务质量已是刻不容缓的任务,作业治疗在精神障碍医疗服务团队中扮演着十分重要的角色。精神科作业治疗开展的地点包括在综合医院精神科、精神疾病专科医院、中途宿舍、庇护工场、长期护理院、精神健康社区照护中心、社区等。

一、精神障碍患者的作业治疗干预方式

1. **团体治疗**　团体活动的开展流程严格遵循 Marilyn 的小组活动七部流程执行,包括介绍、活动、分享、处理、反馈、应用及总结。团体活动可以提供包括社交技能训练、疾病知识教育、文化知识及乐观生活

态度普及、压力管理、情绪管理、放松训练、主动被动休闲娱乐(打牌、折纸、听音乐、看电视等)、代币治疗、艺术交际活动、缅怀治疗、现实导向训练、健身操训练、体能训练、八段锦训练等内容。

2. **个体治疗**　基于人类作业模式和作业表现模式对个案的日常生活活动能力、生产性活动能力、休闲娱乐活动能力等从意志、习惯、表现能力和环境方面进行分析、评估和治疗。严格按照作业治疗的干预流程进行处理,包括面谈、评估、制订治疗目标与治疗计划、实施治疗方案、再评估、决定康复去向等。个体治疗可以针对性地训练患者的自理能力、独立生活技巧、工作技巧、社交技巧等,还可以帮助他们提高体能、培养兴趣等。

3. **辅助就业服务**　根据患者功能水平,针对性地开展诸如手工制作、泥人制作、面点制作、计算机使用训练、保洁、模拟收银员等职前训练。

二、精神科作业治疗开展的具体内容

(一)疾病认知教育

对发表于1966—2003年期间的前瞻性随访研究的系统评价发现,通过合理的药物治疗、物理治疗、作业治疗和社会心理干预,精神障碍患者预后良好者占42%,一般者占35%,不良者占27%。所以通过治疗大部分患者是可以回归到一个相对比较满意的社会生活中去。

1. **目的**　帮助家属和患者了解疾病的性质、症状、发生、发展情况;教育家属理解患者的病情和处境;解除患者家属的负罪感;识别可能的复发的先兆症状。

2. **方法**

(1)家庭教育:教育家属理解患者的某些言行与疾病的关系。

(2)团体治疗:通过集体游戏和活动,增强患者的人际交流,增加他们的体能训练,帮助他们进行自我释放。

(3)个案访谈:帮助患者理解疾病、控制症状等。

(4)认知行为教育:改善患者不良认知从而改善患者适应不良的行为。

(二)高情感表达教育

情感表达指家庭成员间通过面部表情、语言声调表情和身体姿态表情等方式向他人表达自己的情感特征与情绪变化。当家庭成员之间的期望和使命感超过现实所需,期望和使命感就可能被扭曲,对家庭中部分成员过度指责、过多干涉、过度保护、过度关心、过高期望、过度保护,就造成了高情感表达。

1. **目的**　减少家庭成员间的高情感表达;创造相互理解、相互尊重、健康和谐的家庭关系;减轻青少年儿童在心理成长关键期的精神心理压力。

2. **方法**

(1)家庭教育:亲子游戏和互动,增进相互理解和尊重,体会家庭成员之间的爱。

(2)团体治疗:高情感表达的解释和教育等。

(3)个案访谈:帮助成员辨识自己是否有高情感表达的行为,并帮助其设计改变的方法。

(4)认知行为教育。

(三)药物管理

1. **目的**

(1)预防复发:抗精神疾病药物的使用是控制症状和预防复发的核心。

(2)掌握副作用和不良反应的应对策略:了解正在使用中的药物的副作用、不良反应等。

(3)了解在某些特殊情况下,药物使用的原则。

(4)了解使用药物过程中的注意事项。

2. **方法**

(1)药物使用的种类和计量严格遵医嘱,不能自行加减量甚至停药;每日服药时间尽可能相同,避免漏服;漏服时尽快补服,与下次服药时间接近时可不补服,切勿使用双倍剂量;应有监督机制。

（2）需要服用其他药物时,咨询医师。

（3）使用药物盒等管理日常需要服用的药物。

（4）家属在患者服药过程中的监督和促使患者服药的策略的使用。

（5）药物副作用的应对策略（表3-18-11）。

表 3-18-11　常见的药物副作用应对策略

常见的药物副作用	应对策略
疲倦,嗜睡	禁止开车或是从事其他有危险的活动,适度运动会有帮助,白天喝咖啡可提神
肥胖	控制饮食,制订体重管理训练计划表、增加运动量
食欲增加	通过使用无糖或是低糖代餐控制饥饿感、增加热量消耗
口干	多次喝少量水,保持口腔湿润,陈皮梅等有生津作用
皮肤对光敏感	避免在烈日下暴晒,尽可能穿长袖衣服
瞳孔放大	在烈日下戴太阳镜
起床时头晕	避免突然站立,预防跌倒,起床时先坐 1min 再站起

（四）压力管理

压力是一种主观的感受,是指面对某些事件或环境时在心理上的紧迫感或紧张感;压力的大小既取决于压力事件的大小,又取决于个人身心承受压力的强弱程度。

1. **目的**

（1）改变对不同压力源的认知:正性压力（适度压力）可以产生动力、凝聚力、增加自信心、丰富精神生活、提高解决问题的能力等;负性压力（过度压力）可以产生消极感受和状态,导致焦虑、紧张、疲劳、感情压抑、兴趣减少、工作效率下降、同事关系差、家庭关系恶化等。不管时间长短,到最后就会觉得压力越来越沉重而无法承担。

（2）识别可能遇到的压力源:常见的压力来源通常包括以下方面,人际关系（社交困难、朋友不理解）;家庭矛盾（婆媳、兄妹、财产、遗产等）;激烈竞争（求学、就业、升职等）;经济问题（房贷、车贷、个人收入不稳定等）;情感问题（分手、早恋、婚姻问题等）。

（3）查找在压力性事件发生时可以向其寻求帮助的资源。

2. **方法**

（1）演练:假设自己可能遇到的压力源,针对不同的压力源寻找不同的支持支援并做好应对计划。例如,假如我遇到了什么事,我可能会出现什么样的反应,我可能寻求怎样的帮助。

（2）健康的生活模式:在压力较多的情况下,增加运动量和运动强度;参加一些娱乐休闲活动治疗小组,如沙画、折纸、厨艺表演、歌唱表演等。

（3）学会压力管理的实用技巧:如丹田呼吸、渐进性肌肉放松疗法、冥想、瑜伽、参加压力管理小组等。

（4）建立良好的人际关系。

（5）喜怒哀乐常与他人分享。

（6）改变思考方式,情绪无分对与错。

（7）认知行为疗法。

（五）体重管理

1. **目的**

（1）控制药物副作用带来的体重增加:某些药物的使用会使服用者食欲亢进、代谢紊乱、体重增加,体重管理可以减少和改善这些不良反应,控制体重。如常见精神科药物致体重增加风险见表3-18-12。

表 3-18-12 常见精神科药物致体重增加风险表

常见精神科药物	体重增加风险	常见精神科药物	体重增加风险
氯氮平	++++	喹硫平	++
奥氮平	++++	齐拉西酮	+
利培酮	+++	阿立哌唑	+

注:"+"越多表示风险越大。

（2）控制某些临床症状带来的体重增加:部分精神障碍患者会出现以"懒"为特征的临床症状,运动量减少致使体重增加。

（3）控制体重增加后的继发问题:体重增加后继而可导致骨关节系统、心血管系统等出现相应的问题。

2. 方法

（1）患者和家属教育:告知他们体重管理的必要性和重要性。

（2）体重管理的策略:根据运动量计算每日的能量摄入(执行难度一般较大)。

（3）定时监控体重,定时定量饮食和运动:根据体重变化情况决定是否增减饮食和运动;努力保持体重在相对正常的范围内。

（4）定时进行运动训练:包括院内每天定时的晨练和下午操等,以及院外的详细运动训练计划,如每天的晨跑、夜跑或社区的广场舞等。

（5）健身房的体能训练等。

（六）日常生活活动能力训练

以病房或是模拟家居的日常生活活动训练室作为环境依托,训练患者自理能力和独立生活能力。

1. 目的 促进患者在日常生活中的独立能力。

2. 方法 团体治疗和/或个体治疗,包括洗漱、吃饭、穿衣、叠被子、洗衣服、打扫卫生、上厕所、烹饪食物等各项自理能力和家务活动。在日常生活活动训练的过程中,应尽可能地采用真实的环境同时避免不安全事件的发生。

（七）社交技巧训练

社交技巧训练是在行为矫正法或行为治疗的理论基础上发展起来的。训练提供给患者一种以学习为基础、可以发展有效人际交流能力的方法。这里主要介绍基础社交能力训练。社交技巧训练通常以小组训练的方式呈现,应注意不同功能障碍的患者搭配进行。

1. 目的 改善患者的社交技能水平,促进其回归家庭和社会。

2. 方法

（1）仪容仪表整理、礼仪训练:仪容仪表是一个人精神风貌及内在素质的外在表现。就个人的整体形象而言,容貌是整个仪表的一个至关重要的环节。它反映一个人的精神面貌、朝气和活力,是传达给接触对象感官最直接、最生动的第一信息。仪容要求包括以下几点。①衣服:干净、整洁;②头发:勤于梳洗,长短适中,发型得体,美化自然;③面容:勤于剃须、干净、清爽;④身体:无异味。

礼仪有助于塑造良好的个人形象、促进人们的社会交往、改善人们的人际关系,还有助于提高自身修养,教会患者学习使用"您好""谢谢""对不起""没关系"等礼貌用语,学习使用握手等礼仪性动作,学会微笑及控制情绪。

（2）新建人际关系:注意仪容仪表、言行举止,避免额外的小动作;说话要诚恳,可以稍微提一些自身的缺点,尝试去发现共同点(如工作、爱好等);拉近与新朋友的距离尽量不要问别人的隐私,不要刨根问底;耐心听别人说话,要懂得夸赞别人。

（3）维持人际关系:时常联系、学会倾听、坦诚相待,要明白付出不一定会得到回报;有矛盾要真诚地当面解释清楚,避免误会;还可运用非语言交流方式。

（八）职业训练

1. 目的 促进就业;帮助精神障碍患者回归社会,实现其人生价值;减轻社会和家庭负担。

2. **方法** 精神障碍患者的职业康复通常需要分成不同阶层来完成。

（1）第一阶层："日间康复中心"阶层，通常设立在专科医院内，主要面向离院前、社区康复适应不良的严重精神障碍残疾者，定期开展沙盘、戏剧等团体心理干预，提供模拟超市、美厨天地、书吧、艺术表达等适应性康复项目。

（2）第二阶层："社区康复中心"阶层，设立在试点的社区康复机构中，面向完成至少 1~2 个周期康复训练的严重精神障碍残疾者，提供康复模块干预（健康服务项目、社交娱乐项目、就业辅导项目、教育支持项目、同伴支持项目、政策救助帮扶等康复模块）、建立专业康复小组和非专业康复小组，实施技能训练、团体干预、健康宣教、公益倡导、危机干预、康复引介、资源链接等支持性和兴趣类职业康复培训。

（3）第三阶层："职业康复实训基地"阶层，设立在经过资质评估合格的企业和/或公益组织内，面向完成 1~2 个周期社区康复中心系列培训的严重精神障碍残疾者，利用现有街道和镇一级的社区资源，提供咖啡制作、洗车、图书管理等社会化模拟职业岗位培训。

（4）第四阶层："支持性/辅助性就业点训练"阶层，设立在社区职业培训和就业场所，面向完成职业康复实训基地至少 1~2 个周期康复训练，并经过专业评估的严重精神障碍残疾者，提供支持性/辅助性就业训练，如进入社会企业和公益组织的见习、实习和半就业岗位，接受职业实务和沟通技巧培训等。

（杨永红）

参 考 文 献

［1］胡军. 作业治疗学. 北京：人民卫生出版社，2019.

［2］窦祖林. 作业治疗学. 3 版. 北京：人民卫生出版社，2018.

［3］吴军，唐丹，李曾慧平. 烧伤康复治疗学. 北京：人民卫生出版社，2015.

［4］李奎成，闫彦宁. 作业治疗. 北京：电子工业出版社，2019.

［5］赵正权. 低温热塑矫形器实用技术. 北京：人民卫生出版社，2017.

［6］郑宏，鞠康. 严重精神障碍残疾者"医院-社区一体化"职业康复规范化建设研究. 中国全科医学，2018，21（35）：4328-4333.

［7］马亮. 作业疗法在精神疾病康复治疗中的应用效果评价. 基层医学论坛，2018，22（14）：1930-1931.

［8］冯杏. 作业疗法在精神疾病康复治疗中的应用研究. 护理实践与研究，2016，13（15）：14-16.

［9］黄惠莉. 作业疗法在精神疾病康复治疗中的应用. 按摩与康复医学，2019，10（14）：15-16.

［10］COLE M，CREEK J. Global perspectives in professional reasoning. Thorofare：Slack，2016.

［11］PENDLETON H M，SCHULTZ-KROHN W. Pedretti's occupational therapy：practice skills for physical dysfunction. 8th. St. Louis：Mosby，2017.

［12］SCHAAF R C，MAILLOUX Z. Clinician's guide for implementing ayres sensory integration：promoting participation for children with autism. Bethesda：AOTA Press，2015.

［13］OLIVER M. Assistive technology in polytrauma rehabilitation. Phys Med Rehabil Clin N Am，2019，30（1）：217-259.

［14］TORO-HERNÁNDEZ M L，KANKIPATI P，GOLDBERG M，et al. Appropriate assistive technology for developing countries. Phys Med Rehabil Clin N Am，2019，30（4）：847-865.

［15］WALTER R F，JOEL A D，BRUCE M G，et al. Delisa's physical medicine and rehabilitation：principles and practice. 6th. Philadelphia：Lippincott Williams & Wilkins，2019.

第十九章 言语治疗

第一节 失 语 症

失语症(aphasia)是指因脑部器质性损伤而使原已习得的语言功能丧失或受损的一种语言障碍综合征,表现为听、说、读、写等某一方面或几个方面的功能障碍。如果因先天或幼年疾病使语言未能获得建立,就无所谓丧失,他们的语言功能虽有障碍,但不能称为失语症。由意识障碍如昏迷、谵妄、朦胧等状态,以及精神症状如缄默、违拗等和智力减退所导致的语言障碍也不属于失语症。周围感觉及运动器官的障碍如视听觉严重障碍、肢体运动障碍、构音器官麻痹所导致的听语及阅读困难、书写困难及语音问题均不属于失语症范畴。此外,失语症也不包括知觉、学习和记忆障碍,除非它们特别侵犯了语言符号。脑血管病是失语症最常见的原因,约 1/3 脑血管病患者伴有失语症;其次是颅脑外伤,也可由脑肿瘤、脑炎等引起。

一、影响失语症康复的因素

所有的失语症患者均有提高其沟通交流能力的可能,许多因素会影响其自发恢复及与康复相关的提高,有损伤及医疗救治因素、康复治疗因素、个人因素、社会因素等。

1. **损伤及医疗救治因素**　包括脑卒中或其他神经源性病因的发病后的时间、病灶周围未受损组织数量、血压调节情况、血糖调节情况、认知功能的损害程度等。

2. **康复治疗因素**　主要包括好的失语症治疗环境及设备、专业的临床失语症学家及语言治疗师的介入、介入时间、介入质量、介入类型和频率、患者对整体康复计划的接受程度等。

3. **个人因素**　包括患者的年龄、发病前健康状况、心态及情绪、酒精及其他物质滥用史、发病后营养及水电解质平衡、发病前认知水平、发病前学习技能、教育背景、职业背景、对自身缺陷的认识、独立生活或者独立生活背景、接受特定的认知语言任务的可激励性、应对技能自尊、职业和业余爱好目标、挫败感的忍受能力等。

4. **社会因素**　包括家庭支持、工作及生活区的人员态度、社会心理支持、与其接触的社会人员接受整体康复计划的程度、家庭及社会的期望等。

二、治疗目标制订

治疗目标以促进患者功能康复、促进患者生活参与度为本,因此为患者制订治疗目标时应体现出功能康复的目标。这需要治疗师积极同患者交流,了解他们的需求,共同制订出具有实际意义和可操作的功能性目标。为患者制订的目标可分为长期目标和短期目标,表述目标所用的语言要具体化、可操作化、可测量化。目标制订过程中以及目标制订完成后可以用对象-行为-条件-标准(audience, behavior, condition,degree,ABCD)原则进行检验,即所制订的目标是否包括治疗对象、治疗过程中可观测的行为、治疗任务所用的刺激条件、要求治疗对象所达到的标准等。

一套被广泛应用的制订目标的原则是 SMART(specific,measurable,action-oriented,realistic,time-bound)目标制订法,即检验所制订的目标对于患者而言是否具体明确、患者的进度是否可衡量、目标任务是否可付诸行动、目标是否切实可行、目标是否有明确的时间期限等。这一目标制订方法与 ABCD 原则是一致的。如长期目标可表述为"经过 14 周的治疗,90% 以上的时间里能够理解听觉呈现的信息,以便顺畅地参与他爱好的视听活动"。具体的短期目标则表述为"在 50min 的语言治疗程序中,能完整复述由治疗师朗读的短篇故事并回答理解性问题,正确率能在 80% 以上,治疗师可以提供中等程度的提示"。

三、治疗处方制订

失语症的治疗处方应包含语言治疗方式、训练重点、训练项目、训练方法、训练频次、训练时间及注意事项等。制订失语症治疗处方时可参考以下方面:针对重点、口语优先、满足生活、辅以读写、适合兴趣、控制情绪、鼓励反馈、积极环境、示范暗示、由易到难、家庭巩固、多种代偿。同时须注意:①全面评估、重点突出、目标明确、简便易行。②在口语、书面语等多方面受损的情况下,治疗重点和目标应首先放在口语的康复训练上。③口语训练同时辅以相同内容的朗读和书写,可以强化疗效。④治疗所用语言素材要适合患者文化水平、生活习惯和个人兴趣,做到先易后难、循序渐进。⑤掌握治疗节奏。患者情绪低落时,应缩短治疗时间,更换治疗方式,或者间断治疗;当患者取得进步时,应予以鼓励,坚定其信心;出现差错时,应及时用适当方式反馈给患者,并进行纠正。⑥选择适宜的交流环境,激发患者言语交流的欲望和积极性。

四、治疗模式

失语症主要有 2 种基本的治疗模式:基于障碍的治疗模式和基于社会参与的治疗模式。

1. 基于障碍的治疗模式　该模式是一种传统的、基于心理语言学的直接治疗模式,是指言语语言康复师针对言语语言障碍症状提供一对一的治疗,治疗是为了促进特定功能的恢复或者功能代偿,或者二者兼而有之。例如,针对 Wernicke 失语症患者,通过语音和视觉信息整合输入,激发患者产生出原已保存的语义;针对非流畅性失语患者,旋律语调疗法可以促进患者言语流畅度和产出量。而且近年来基于障碍的康复方法也越来越借助语言加工经典模型来制订。

目前国内基本都是采用基于障碍的直接治疗模式。尽管直接治疗方法各式各样、种类繁多,但是基本治疗原则是通用的。采用直接治疗时,治疗师可以帮助患者使用全通道沟通策略。全通道沟通策略是指当患者言语表达有困难时,鼓励患者通过多种非言语途径进行表达,如书写、画画、表情、手势、身体语言等。治疗师在治疗过程中应注意以下基本原则:①根据患者的基线水平给予提示,给患者足够多的时间反应;②提问时每次只问一个问题;③为患者给予提示时尽量采用语义线索提示,例如"你喝水时用什么?";避免使用语音线索提示,例如"这个词的声母是 b";④制订治疗方案时要对治疗的难度和强度予以界定,并注意监控患者语言功能的变化。临床上症状完全相同的患者,致病因素可能完全不同。例如,1 例卒中患者与 1 例脑损伤患者均患有失语症,但是二者受伤前的文化水平、教育背景完全不同,这时康复师不能拘泥于某一种特定治疗方法简单执行治疗步骤,对所有患者进行一刀切式的治疗,而应考虑患者的基线水平,在治疗过程中采用不同难度的材料和不同程度的提示。

2. 基于社会生活参与的治疗模式　该模式是一种间接的治疗模式。语言治疗师以患者及其家属为中心,以促进患者功能康复、重返社区生活为目标,重视患者所处社会环境因素对其康复结果的影响,以及个体因素和环境因素之间的互动,全面考虑影响治疗过程的社会心理文化因素。随着 ICF 模型在康复领域的广泛应用,基于障碍的直接治疗模式也逐渐转向同基于社会生活参与的间接治疗模式相结合。

五、治疗方法

1. 语言康复训练　失语症康复训练方法分 2 类,一类以改善语言功能为目的,常用的有 Schuell 刺激疗法、阻断去除法、基于心理语言学的训练方法、强制诱导治疗法、旋律语调治疗法等;另一类以改善日常生活交流能力为目的,如交流效果促进法、功能性交际治疗法、非语言交流方式的代偿等。在临床失语症训练中,选择方法时需要考虑到患者的情况,如失语症的分类、严重程度、病程和相关障碍、交流环境等。针对特定患者,可能需要采用多种方法,也可能现有方法中没有哪一种是完全适合的。

（1）Schuell 刺激疗法:Schuell 刺激疗法是对受损的语言符号系统应用强的、控制下的听觉刺激,最大限度地促进失语症患者的语言重建和恢复。该方法是多种失语症治疗技术的基础。Schuell 认为,失语症并不是丢失了语言,而是难以通达语言。

1）原则:Schuell 刺激疗法的原则,可以归纳为以下 6 条（表 3-19-1）。

表 3-19-1　Schuell 刺激疗法的原则

刺激原则	说明
利用强的听觉刺激	强刺激是刺激疗法的基础,因为听觉模式在语言过程中居于首位,而且听觉模式的障碍在失语症中也很突出
适当的语言刺激	采用的刺激必须能输入大脑,因此,要根据失语症的类型和程度,选用适当的控制下的刺激,难度上要使患者感到有一定难度但尚能完成为宜
多途径的语言刺激	多途径输入,如给予听刺激的同时给予视、触、嗅等刺激（如实物）,可以相互促进效果
反复利用感觉刺激	一次刺激得不到正确反应时,反复刺激可能可以提高其反应
刺激应引出反应	此项刺激应引出一个反应。这是评估刺激是否恰当的唯一方法,它能提供重要的反馈而使治疗师能调整下一步的刺激
强化正确反应及修正刺激	当患者对刺激反应正确时,要鼓励和肯定（正强化）。得不到正确反应的原因多是刺激方式不当或不充分,要修正刺激

2）治疗形式:由治疗者根据患者的失语类型、严重程度、主要缺陷等情况,以治疗前选择好的刺激（靶刺激）10~30 个组成一个作业,治疗过程由治疗者的刺激（stimulus,S）、患者的反应（response,R）和治疗者对患者反应的反馈（feedback,FB）构成 S-R-FB 链,具体的进程见表 3-19-2。

表 3-19-2　Schuell 刺激疗法的进程

患者对治疗刺激的反应	治疗者的反应	治疗的发展
达到目的	鼓励或奖励	进入下一步
达不到目的	1. 再刺激 2. 给提示 3. 对正确和错误部分给予反馈 4. 再刺激	成功则进入下一步;不成功则放弃这种刺激,更换新的刺激再进行

（2）阻滞去除法:阻滞去除法是由 Weigl 和 Bierwisch 于 1970 年提出的,主张失语症患者基本保留了语言能力,但语言的运用能力存在障碍,通过训练可使患者重新获得语言运用能力。去阻滞是在刺激受损的功能区之前,先刺激受损相对较轻的功能区,这种促进性“引导”可在长期记忆区激起兴奋的自动扩散,使受损相对较重的部分易于发生反应。一般与 Schuell 刺激疗法结合使用,可将未受阻断的语言形式作为“前刺激”,引出有语义关联的另一语言形式的正确反应,而使“阻断”去除。例如,Wernicke 失语患者的听理解损伤较重,训练时可先刺激阅读中枢,即通过“看”来去除“听”受到的阻滞。治疗方法示例见表 3-19-3。

表 3-19-3　阻滞去除法治疗方法举例

患者的残存功能状况	治疗者的预刺激	治疗者的靶刺激	患者应有的反应
听理解优于阅读理解	说苹果、钥匙、刀(听)	出示有钥匙的画(阅读)	指向钥匙
阅读理解优于听理解	出示有苹果、钥匙和刀的画(阅读)	出示有钥匙的画,问这是什么(听)	说钥匙
听理解优于阅读理解	说"这是苹果"(听)	出示有苹果的画(阅读),问这是什么	说苹果

（3）基于心理语言学的训练方法:在过去的 30 年里,对失语症特征的分析已经从语言任务的描述转换到对语言认知加工损害的确定。通过对语言认知理论的不断发展与完善、认知神经心理学(cognitive neuropsychology,CNP)个案研究技术和功能影像技术、神经电生理技术的发展,国际上对失语症的认识已经远远超出了经典的分类,对语言功能的诊断已经不是模糊分类(如感觉性失语、运动性失语等),而是功能模块化。通过使用 CNP 方法发展起来的语言加工模型,为我们提供了检查语言加工过程中哪个或哪些模块受损的逻辑思维方法,即假设检验法。该方法认为人的语言以模块化处理的方式组织,而且语言加工模型是由多个模块组成的,每个模块有各自的功能,不仅存储信息而且不同的语言信息通过不同的通路进行加工,脑损伤可以选择性地破坏一些模块,而其他模块不受影响。通过检查可以确定失语症患者的正常模块和功能受损模块,治疗师对受损模块进行处理,包括恰当地再存储或补偿,从而改善失语症患者的言语功能。这种方法解释了失语症临床症状产生的原因,有助于制订更具有针对性的语言治疗计划。因此,假设检验法被学者们认为在测量语言损伤方面是最有效、最有临床价值的方法。

例如认知神经心理学的图画命名主要涉及了 4 个水平,即语义系统、语音输出词典、语音输出缓冲和言语运动计划。失语症患者可以在其中一个或几个水平出现损害。语义系统分为概念语义和词汇语义。概念语义是指每个事物存在着的语义表征,是由一套相关信息组成的。如"狗"的相关信息包括有"四条腿"、身上有"皮毛"、是"小宠物"、会"叫""吃肉"等。词汇语义是指概念已经被词汇化,如"狗"。在词-图匹配或命名测验时,如果只有一部分信息可利用,如没有"叫""吃肉"的信息,或概念语义与词汇语义的连接不强,则"兔子"或"猫"可能被激活。通过一些测验可以用来评价词汇语义。一种方法是给患者呈现一张图画,要求他判断一个语义相关词是否可以作为这张图的正确名称。听觉词-图匹配和视觉词-图匹配测验应用了这个原则,测验中含有语义干扰项,词汇语义缺陷会在测验中表现出来。由于涉及图画,因此词-图匹配测验必须使用高表象词。另一种方法可以通过使用表象性控制的词要求患者判断两个词的意义是否相同来确定。同义词中具体词和抽象词判断涉及了高表象词和低表象词,可以更好地检验是否存在语义缺陷。

（4）强制诱导治疗法(constraint-induced aphasia therapy,CIAT):这是一种系统的、强迫使用言语进行交流的模式。CIAT 的关键点是减少那些没有参与言语活动的大脑激活行为(无效行为),同时增加言语任务的练习。无效行为包括指点、姿势、手势、拟声、绘画、使用言语发声装置和书写等。CIAT 原则:①集中强度,每天训练 3h,每周训练 5 天,连续 2 周;②交流塑形:2~3 人小组实施不同难度水平的语言交流游戏;③限制代偿,即非言语的交流策略;④行为相关:治疗关注与日常行为相关的活动。CIAT 训练方法为基于言语交流游戏,道具采用物体图片、日常生活照片或单词,多以单个物体名词为主。每位患者的任务是从自己的卡片中选择一张卡片,然后向其他人进行言语描述。其他人可以拿出相同的卡片作答,如果他没有这张卡片,需要拒绝询问者的要求。如果他没有听懂询问者索要的是什么卡片,可以提出再听一遍。每一个患者都需要在游戏中尽可能多地选中卡片。

（5）旋律语调治疗法(melodic intonation therapy,MIT):MIT 主要通过旋律音调唱歌的方式,将歌词过渡转换成口语表达,从而促使失语患者正常的语音输出。目前已被认为是治疗非流利性失语的一种有效治疗方法,适用对象:①口语表达严重受限,仅能以刻板式的杂乱说话;②口头模仿能力差;③相对保留言语理解能力;④有合适的记忆广度和情绪稳定的患者。

治疗步骤主要分为四步。①第一阶段:治疗师低声哼吟有声调的短语,患者用健侧手或脚拍打节奏。②第二阶段:在第一阶段的基础上患者跟随治疗师哼吟短语,同时继续拍打节奏;当患者熟练掌握后,治疗师唱出之前所哼吟的短语,紧接着患者重复歌唱治疗师的内容。③第三阶段:在第二阶段的基础上,患者重复歌唱治疗师所唱短语前须间隔一段时间,目的主要是提高患者提取词汇的能力,从而促进语言表达。④第四阶段:增加句子长度,通过说唱的方式争取过渡到正常的口语表达。

(6)交流效果促进法(promoting aphasics communication effectiveness,PACE):该法利用接近实用交流的对话结构,在语言治疗师与患者之间双向交互传递信息,使患者尽量调动自己的残存能力,以获得实用化的交流技能。该法是目前国际上得到公认的促进实用交流的常用训练方法之一。

治疗原则:①治疗师和患者在信息传递中地位平等,两者都既是信息传递者,又是信息接收者。②治疗师和患者每次都要交换新信息。③患者可以自由选择他们愿意使用的任何交流方式,包括词汇、手势、绘画、书写和其他交流方式等。④治疗师根据患者在信息交流中的成功与否进行反馈。训练方法:将一叠图片正面向下扣置于桌上,治疗师与患者交替摸取不让对方看见自己手中图片的内容;然后运用各种表达方式(如呼名、描述语、手势语、指物、绘画等信息)传递给对方;接收者通过重复确认、猜测、反复质问等方式进行适当反馈,治疗师可根据患者的能力提供适当的示范。交流效果促进法评分见表3-19-4。

表3-19-4　交流效果促进法评分

内容	评分
首次尝试即将信息传递成功	5
首次尝试信息未能令接受者理解,再次传递即成功	4
通过语言治疗师的多次询问,或借助手势、书写等代偿手段将信息传递成功	3
通过语言治疗师的多次询问等方法,可将不完整的信息传递出来	2
虽经多次努力,但信息传递仍完全错误	1
不能传递信息	0
评估不能	U

(7)功能性交际治疗法(functional communication therapy,FCP):该方法侧重于日常的交往活动和信息交流,目的是将患者由封闭式治疗室逐渐转移到室外或社会环境中去,并充分利用各种沟通形式和任何未受损的能力(如书写、姿势、口语等)来加强沟通效果。在实施这种治疗时,治疗师关注重点不是语言信息的准确性,而是患者传达信息的方法及准确性。治疗策略包括避免交流中断的各种补偿策略,以及交流中断时的修复策略。

(8)非语言交流方式的代偿:对于重度失语症患者的口语及书面语障碍,严重影响了语言交流活动,使得他们不得不将非语言交流方式作为最主要的代偿手段。但应注意的是,较多失语患者的非语言功能也同样受到不同程度的损害,代偿手段的获得并非易事。

1)手势语的训练:手势语不单指手的动作,还应包括有头及四肢的动作。对于经过训练已经无望恢复实用性口语能力的失语症患者,可考虑进行手势语的训练。训练可以从常用手势(点头、摇头表示是或不是,指物表示等)入手,强化手势的应用;然后治疗师示范手势语令患者模仿;再进行图与物的对应练习;进而让患者用手势语对提问进行应答,以求手势语的确立。

2)交流板/交流册的训练:适用于用口语及书面表达进行实用交流很困难的患者,且患者应有文字及图画的认识能力。训练内容包括日常生活用品与动作的图画,也可以由一些照片或从刊物上剪裁的照片组成。应根据患者的需要与不同的交流环境设计交流板。对有阅读能力的患者,可以在交流板上补充一些文字。

3)画图训练:此方法对重度语言障碍而保留一定的绘画能力的患者可能有效。训练前,可以先画人体的器官、主要部位、漫画理解等对患者情况进行检查。训练中,应鼓励患者并用其他的传递手段,如图画加手势、加单字词的口语、加文字等。

4)辅助沟通技术(augmentative and alternative communication,AAC):ACC包括图片、图片交换系统、

交流板、一些简单的发音装置及高科技的微型电子计算机控制设备等。AAC 不仅是一种交流替代工具，还是一种语言恢复促进工具，国外有大量的研究表明使用 AAC 可以促进患者语言能力的恢复。当然，AAC 的成功应用也涉及一整套复杂的评估及训练技术，在临床应用中需要谨慎使用。

2. 计算机辅助治疗　由于失语症的康复治疗需要较长时间，其恢复通常需要半年至几年时间。传统的长时间一对一训练，相对缺乏趣味性。计算机辅助汉语失语症的治疗可充分利用图像、声音及动画有机结合，并具有信息量大、形式多样、画面富有吸引力等特点，相对一对一的言语治疗，可使患者更加专注地投入言语康复训练过程中。同时，言语治疗师可根据计算机康复系统自带的各种语言功能亚项康复训练模块，结合患者语言能力受损程度及残存能力，选择相应的治疗项目，进行个体化治疗。同时，部分计算机辅助失语症治疗系统还设置有治疗师自由设置康复训练任务的接口，可根据患者语言、文化程度、兴趣爱好等特点，自行设置适合患者的个体化治疗方案。

3. 非侵入性脑刺激技术

（1）重复经颅磁刺激（rTMS）：rTMS 主要是通过线圈内的强电流产生的时变磁场，透过颅骨作用于下面的大脑皮质产生感应电流，从而引起一系列生理、生化和脑代谢改变，包括动作电位的产生，长时程增强、长时程抑制等变化。低频（≤1Hz）的 rTMS 可以降低神经细胞兴奋性，抑制皮质活动；高频（常>3Hz）rTMS 则使神经细胞去极化，提高神经细胞兴奋性，增强皮质活动。因此，rTMS 可以通过低频或高频双向调控脑皮质的兴奋性，促使受损后脑网络的重塑和功能重组，从而促进功能提高。

（2）经颅直流电刺激（tDCS）：tDCS 是利用放置在头皮上的正极（阳极）和负极（阴极）2 个电极片产生的直流电透过颅骨影响大脑皮质活动。尽管微弱电流不能直接引起大脑皮质神经元产生动作电位，但可以调整神经元静息膜电位的变化。tDCS 正极提高其下部大脑皮质的静息膜电位，产生去极化，可增加皮质兴奋性；负极降低对应的大脑皮质的静息膜电位，产生超极化，抑制皮质兴奋性。从而 tDCS 可以通过选择正极或负极刺激靶区以达到促进或抑制皮质兴奋性的双向作用。因为 tDCS 不引起大脑皮质直接"放电"（产生动作电位），相对于 rTMS 来说更加安全、副作用少，同时刺激面积大、操作简单，可以与语言训练同步，因此在失语症的治疗中具有其独特的优势。

4. 药物治疗　有关失语症药物治疗主要包括多巴胺类、胆碱类、脑保护性药物等。但大部分药物用于治疗失语症疗效尚存争议。有随机、双盲、安慰剂对照研究显示脑保护剂吡拉西坦对失语症言语功能恢复有辅助作用，其机制可能与增加言语产生脑区血流量有关。近年来，随着认知障碍治疗新药的面世，如胆碱能药物多奈哌齐、N-甲基-D-天冬氨酸受体抑制剂美金刚等药物，可有效改善不同程度的认知障碍，且临床研究观察到认知障碍患者的语言功能作为认知功能的重要方面亦获得改善。

5. 传统康复治疗　近年来越来越多有关传统康复治疗手段如针灸治疗应用于失语症的临床研究，显示有一定的临床疗效。

总之，近十余年来除了高、中、低水平辅助沟通系统技术的蓬勃发展和广泛应用，康复治疗还涌现了大量新技术。例如：①监控言语产生、嗓音参数的生物反馈技术；②利用互联网和远程图像传输的远程治疗实践；③基于计算机的语言训练方案；④经颅磁刺激及经颅直流电刺激在语言康复、认知康复中的应用；⑤机器人模拟交流；⑥虚拟现实在语言障碍患者功能康复中的应用。尽管这些技术尚未全面得到大样本随机对照临床实验证据的支持，但是已有越来越多的个案研究或小样本研究报道了这些技术在不同语言障碍群体中的应用和积极结果。治疗师同样可以依据循证医学实践的原则，在治疗过程中审慎选择使用新技术、新治疗方法，合理阐释应用新技术的治疗结果，这样同时也能为新技术应用提供临床证据。

（陈卓铭）

第二节　构音障碍

构音障碍（dysarthria）是指构音器官的运动异常或协调运动异常或未能理解、掌握构音音位所需的特定运动，而导致在发出有意义言语声音过程中出现声韵调异常等构音清晰度下降的现象。构音障碍是造成言语清晰度和可懂性下降的主要原因，主要表现包括口部运动功能异常（下颌运动障碍、唇运动障碍、舌运动障碍等)、韵母音位构音异常(韵母鼻音化、韵母中位化、韵母遗漏、韵母替代等)、声母音位构音异常(声母遗漏、声母歪曲、声母替代等)和声调异常(一声调、二声调、三声调和四声调之间的发音混淆等),不包括由于失语症、儿童语言发育迟缓、听力障碍所致的发音障碍。

构音障碍最常见的病因是脑血管意外、颅脑外伤、脑肿瘤、脑瘫、肌萎缩性侧索硬化、重症肌无力、小脑损伤、帕金森病、多发性硬化症等神经及运动系统疾病。

一、构音障碍的分类及言语症状

1. 运动性构音障碍 又称中枢性构音障碍,是指由于参与构音的器官(肺、声带、软腭、舌、下颌、口唇等)的肌肉系统或神经系统的疾病所致的运动功能障碍,即言语肌肉麻痹、收缩力减弱和运动不协调所致的言语障碍。运动性构音障碍根据神经解剖和言语声学特点分为6种类型(表3-19-5)。

表3-19-5　不同类型运动性构音障碍的病因、性质和言语表现

构音障碍分类	病因	运动障碍的性质	言语表现
痉挛型 (中枢性运动障碍)	脑血管病、假性延髓麻痹、脑瘫、脑外伤、脑肿瘤、多发性硬化	自主运动出现异常模式,伴有其他异常运动;肌张力增强,反射亢进,无肌萎缩或失用性萎缩,病理反射阳性	说话费力,音拖长,不自然中断,音量、音调急剧变化,粗糙音、费力音、元音和辅音歪曲,鼻音过重
迟缓型 (周围性构音障碍)	脑神经麻痹、延髓麻痹、肌肉本身障碍、进行性肌营养不良、外伤、感染、循环障碍、代谢和变性性疾病	肌肉运动障碍,肌力低下,肌张力降低,腱反射降低,肌萎缩	不适宜的停顿,气息音,辅音错误,鼻音减弱
失调型 (小脑系统障碍)	肿瘤、多发性硬化、酒精中毒、外伤	运动不协调(力、范围、方向、时机),肌张力低下,运动速度减慢,震颤	元音辅音歪曲较轻,主要以韵律失调为主,声音的高低强弱呆板震颤,初始发音困难,声音大,重音和语调异常,发音中断明显
运动过强型 (锥体外系障碍)	舞蹈症、肌阵挛、手足徐动	异常的不随意运动	构音器官的不随意运动破坏了有目的的运动而造成元音和辅音的歪曲,失重音,不适宜的停顿,费力音,发音强弱急剧变化,鼻音过重
运动过弱型 (锥体外系障碍)	帕金森病	运动范围和速度受限,僵硬	由于运动范围和速度受限。发音为单一音量,单一音调,重音减少,有呼吸音或失声现象
混合型 (运动系统多重障碍)	肝豆状核变性、多发性硬化、肌萎缩性侧索硬化症	多种运动障碍的混合或合并	各种症状的混合

2. 器质性构音障碍 器质性构音障碍指由于先天和后天原因构音器官形态结构异常导致功能异常而出现的构音障碍。造成构音器官形态异常的原因:①先天性唇腭裂;②先天性面裂;③巨舌症;④齿裂咬合异常;⑤外伤致构音器官形态及功能异常;⑥神经疾患致构音器官麻痹;⑦先天性腭咽闭合不全。

器质性构音障碍的代表是腭裂,主要的言语症状为声门爆破音、喉摩擦音、咽喉爆破音、腭化构音、侧化构音、鼻腔构音等。

3. 功能性构音障碍 功能性构音障碍指构音器官无形态异常和运动功能异常,听力在正常水平,语言发育已达4岁水平,构音错误已呈固定状态。功能性构音障碍原因目前尚未清楚,一般认为是幼儿在学习发音的过程中因某些原因学会了错误的构音动作,且已养成习惯,可能与语言的听觉分辨、语音分辨能力、认知因素有关。临床多见于儿童,特别是学龄前儿童,大多病例可通过构音训练可以完全治愈。

常见的构音错误:①"g"发成"d"、"k"发成"t",如"哥哥"说成"的的";②"zh"发成"z"、"ch"发成"c"、"sh"发成"s",如"知"说成"滋"、"吃"说成"次"、"是"说成"四";③相当数量的音发成"l";④非鼻音发成了鼻音,如"pɑ"发成"nɑ"。

二、构音障碍的评定

（一）主观评估技术

主观评估主要由有经验的言语治疗师通过听及观察来判断患者是否存在构音障碍及其严重程度,通过言语主观知觉评估和言语清晰度来进行分级。

1. **描记法**　通过录音机将语音样本收录在磁带,由检查者根据眼看、耳听判断分析。此方法简单易行,但主观性大。

2. **可理解度分析法**　检查者给予患者特定的标准化词语、语句、对话的任务,根据任务完成的可理解度进行测验,并对其清晰度进行分析。此方法主观性较大,目前较少使用。

3. **音标法**　检查者用国际音标标注构音障碍患者的语音,从而可明确判断患者构音障碍的类型,使检查更精确。

（二）标准量表评估技术

1. **改良 Frenchay 构音障碍评定法**　该法是河北省人民医院康复中心根据 Frenchay 构音障碍评定法改编的汉语版构音障碍评价法。该法通过量表,从反射、呼吸、唇、颌、软腭、喉、舌、言语 8 大项和 29 细项进行评价。每个分测验都设定 5 个级别的评分标准,用于评价构音器官运动障碍的严重程度,且可反映患者的障碍类型。该法易于发现患者功能受损情况,为临床动态观察病情变化、诊断分型和疗效判断提供客观依据,对治疗及预后有指导作用。

（1）反射性检查:咳嗽反射、吞咽反射、流涎。

（2）呼吸功能检查:观察静止和说话状态时的呼吸情况。

（3）唇功能检查:唇在静止状态、外展、闭合、交替运动及说话运动时的运动情况。

（4）下颌功能检查:颌在静止和说话时的运动情况。

（5）软腭功能检查:观察并询问进食情况,观察发"啊"音时软腭抬高运动及说话时鼻漏气和鼻共鸣情况。

（6）喉功能检查:喉持续发声时间、音高、音量调节以及说话时音质、音量、音高情况。

（7）舌功能检查:静止状态时的舌体大小、是否有皱缩、震颤、舌伸出速度以及交替运动速度。

（8）言语检查:读字、读句、会话以及言语速度的情况。

2. **中国康复研究中心构音障碍评定法**　此法是国内较广泛应用的评价方法,不仅能检查出患者是否患有运动性构音障碍及其程度,也可用于器质性构音障碍和功能性构音障碍的评定。此法能对各类型构音障碍进行诊断,判断构音障碍的类型,找出错误的构音及错误构音的特点,对构音障碍的训练有明确的指导作用。

（1）构音器官评定:对构音器官的形态及粗大运动检查来确定构音器官是否存在器质异常和运动异常,包括呼吸、喉、面部、口、硬腭、舌、下颌、反射等。

（2）构音评定:以普通话为标准音结合构音类似运动（会话、单词检查、音节复述检查、文章水平检查和构音等）对患者各个言语水平及其异常的运动障碍进行系统评价。观察音量音调变化,是否有气息声、粗糙声、鼻音化、清晰度、震颤、韵律、呼吸运动等的异常,从错音、错音条件、错误方式、发声方法、错法（错误是否一贯性）、被刺激性、构音类似运动、错误类型将其构音障碍归纳分析。

（三）客观定量声学水平评估技术

近年计算机语音技术与标准化量表的结合成为大家青睐的技术,通过听检查、视检查、语音检查、口语表达四部分,提供主客观相结合的构音功能评估,筛查出构音障碍、失语、智能障碍和听觉障碍等,并可分离出运动性构音障碍和器质性构音障碍。构音障碍的定量评估,是通过言语声学分析对构音器官的运动能力及各构音器官相互之间的协调运动能力进行定量测量,分析构音异常的原因,为订制构音异常的治疗方案提供依据,也可用于检测治疗效果,及时调整方案。评估内容包括:①言语呼吸功能的定量评估;②嗓音功能的定量评估;③共鸣功能的定量评估;④鼻腔共鸣能力的定量评估;⑤构音功能的定量评估。各项评估均有各自的分析报告,提示的客观的语音数据可供临床分析,能分析出患者下颌距、舌距、舌域距、口腔轮替运动速率、平均语速、语音平均能量、最大和最小语音能量、浊音起始时间、音征长度、走势、送气时间比率、清浊音比率、言语流利性、语音类型、构音清晰度、口语表达语音正确率等语音学参数及相关的舌位图,能检查出是否存在错误发音、鼻音是否过高、下颌的下拉是否受限、下颌是否有不随意运动等。

定量化的客观评估还包括采用精密仪器设备对构音器官和构音功能进行检查评估,能更精确显示构音器官的生理和病理状态。如光纤维腭咽喉内镜检查法、鼻流量测定、唇二维运动学分析法、喉肌电图、喉动态扫描仪、电子腭位图、电声门图、舌压力传感器、舌运动扫描器、气体动力学、声学语音分析图软件及语谱图、轮廓声谱图等。

三、构音障碍的康复治疗

(一)治疗原则

1. 根据构音器官评定结果,针对言语表现进行有针对性、有目的构音障碍训练。根据患者的病史以及构音障碍的严重程度、损伤部位、范围和性质,制订详细而周密的训练计划,并能及时调整训练内容和方法。

2. 按照构音器官的评定顺序和结果选择治疗部位的顺序,一般按照呼吸调节、喉部、腭、舌体、舌尖、唇、下颌运动逐个进行训练。构音训练以评定所发现的部位作为出发点,多个部位的运动障碍时从利于言语产生来选择训练的部位。训练遵循循序渐进、由易到难,由简单到复杂的原则。

3. 制订训练计划时难度要适中,内容要尽可能适合患者的生活、年龄、认知水平等;有趣味性,能吸引患者的注意力。

4. 早期介入,尽早进行适宜的训练,越早介入,预后越好。

(二)家庭参与

培训和指导家庭成员,使其参与到康复治疗中,以巩固患者在治疗师那里所纠正的语音。在整个训练的阶段里,家庭训练可以帮助患者逐步养成自我发现、自我纠正错误音的习惯。

(三)适应证

适用于由于肌肉麻痹、肌张力异常及协调障碍为主要表现的发声、发音、共鸣、韵律等异常的构音障碍。

(四)康复治疗方法

构音障碍的治疗目的是改善患者的构音器官的运动功能,促使其清楚说话。治疗一般按呼吸、喉、腭和腭咽区、舌体、舌尖、唇、下颌运动的顺序开展。

1. **放松训练**　适用于肌张力较高的患者。痉挛型构音障碍与运动过强型构音障碍患者常伴有咽喉肌群紧张,并且肢体肌张力也增高,通过放松肢体的肌紧张可以使咽喉肌也相应地放松,帮助构音改善的同时调整患者的情绪。通过抑制与构音密切相关的异常反射姿势,达到降低言语肌的紧张性的目的。可先从头、颈、肩等大运动开始训练逐渐向下颌、口唇、舌等精细运动过渡。训练时患者取放松体位,闭目,精力集中于放松的部位,可设计一些运动使患者先紧张肌肉,然后再放松,并且体会紧张后的松弛感,例如双肩上耸,保持3s,然后放松,重复3次放松肩关节。

2. **体位调整**

(1)体位:患者尽可能取端坐位,挺胸、收腹、下颌微收。

(2)头位:进行性头位的变化控制训练,包括抬头和低头变换、左右转头变换、左右侧头变换等,治疗师对患者头位与下颌位置进行维持,随患者运动而逐渐增加阻力,提高患者运动的幅度和力量。

3. **呼吸控制训练**　呼吸气流的量和呼吸气流的控制是正确发声的基础,呼气的适当控制不仅是正确发声的关键,还是语调、重音、节奏的重要先决条件,因此建立规则的、控制的呼吸能力是发声、发音动作和韵律练习的基础。重度构音障碍患者往往呼吸功能很差,呼气相短而弱,很难在声门下和口腔形成压力,呼吸应被视为其首要训练项目。

(1) 吸气辅助训练:治疗师站于患者身后,将双手置于患者腋下,随患者吸气动作开始双手向后上抬举,使患者胸廓容积增加,提高吸气量。

(2) 呼气辅助训练:治疗师将手掌放于患者上腹正中,随呼吸运动时腹部的活动而活动。当患者进行呼气时,手掌逐渐向后上推挤其上腹部,使其腹肌反应性收缩,同时使膈肌上抬;当患者呼气快结束时,逐渐用力推挤并保持 3s,延长呼气末时间。

(3) 呼气力量训练:治疗师双手置于患者两肋部第 12 肋骨水平,当患者呼气时双手掌向中线推挤胸廓,增加呼气力量。

(4) 连续呼吸训练:治疗师通过节拍来要求患者主动控制呼吸的节奏,练习快吸气—屏气—慢呼气的动作,治疗师可通过放置于患者胸廓上的双手来感知患者呼吸节奏和频率。

(5) 辅助呼吸训练:利用吸管进行舌正中呼气的训练;利用吹气球进行呼气保持训练;利用吹蜡烛进行吹气力量的训练。

4. 构音器官运动训练　减少肌肉无力的局限性,提高发声肌肉的运动范围和力量。

(1) 下颌运动训练

1) 患者尽可能大地张嘴,使下颌下降,然后再闭口。缓慢重复 5 次,休息,以后加快速度但须保持上下颌最大的运动范围。

2) 患者下颌前伸,缓慢从一侧向另一侧移动,重复 5 次,休息。

3) 利用下颌反射帮助下颌的上抬,治疗师把左手放在患者的颌下,右手持叩诊锤轻敲下颌,左手随反射的出现用力协助下颌的上抬,逐步使双唇闭合。

(2) 舌、唇运动训练

1) 训练患者双唇尽量前突(发"u"音的位置),然后尽量向后缩回(发"i"音的位置),重复 5 次,休息,逐渐增加交替运动的速度,保持最大的运动范围。

2) 训练患者双唇紧闭,夹住压舌板,治疗师可向外拉压舌板,患者闭唇防止压舌板被拉出,增加唇闭合力量。

3) 患者鼓腮数秒,然后突然用嘴呼气,有助于发爆破音;也可在患者鼓腮时用手指挤压双颊。

4) 训练患者将舌向外伸出,然后缩回,向上向后卷起,重复 5 次后休息,逐渐增加运动次数。治疗师可将压舌板置于患者唇前,由患者伸舌触压舌板或用压舌板抵抗舌的伸出,增强伸舌力量;舌尖紧贴下齿,舌面抬起至硬腭,重复 5 次休息,逐渐增加运动次数;舌尖伸出,由一侧口角向另一侧口角移动;舌尖沿上下齿做环形"清扫"动作。

(3) 软腭抬高训练:构音障碍患者常因软腭运动无力或软腭的运动不协调造成共鸣异常和鼻音过重,为提高其软腭运动能力,可采取以下方法。

1) 患者用力叹气促进软腭抬高。

2) "推撑疗法",即患者两手掌相对推,同时发出"啊"音,随着一组肌肉的突然收缩,使其他肌肉趋向收缩,从而增加腭肌的功能。

3) 重复发爆破音与开元音"pa""da";重复发摩擦音与闭元音"si""shu";重复发鼻音与元音"ma""ni"。

4) 发音时将镜子、手指或纸巾放在患者鼻孔下观察是否有漏气。

5) 利用压舌板或冰棉棒在患者软腭游离缘中份将软腭向后上方做推挤动作。

5. 构音运动训练　在构音器官运动训练基础上,进一步进行构音运动治疗,包括单一运动模式和转换运动模式。单一运动模式治疗旨在提高构音过程中下颌、唇、舌位置的准确性,对应着单韵母的构音运动训练。汉语中的复韵母均由 2 个或 3 个单韵母组成,转换运动模式治疗是针对复韵母的构音治疗,旨在提高 2 种构音运动模式之间的过渡能力和切换能力,提高复韵母的构音清晰度。

(1) 下颌构音运动治疗:下颌构音运动主要体现为下颌韵母的构音运动,包括下颌上位运动、下颌下位运动、下颌半开位运动和下颌转换运动的单音节词、双音节词和三音节词,通过重读训练达到建立相应构音运动的目的,提高构音运动的灵活性和协调性,是一种重要且有效的方法。先训练下颌下位运动、上位运动,然后训练半开位运动,最后训练上下转化运动,同时应遵循单音节词→双音节词→三音节词的顺序。

（2）唇构音运动治疗:唇构音运动主要体现为唇韵母的构音运动和唇声母的构音运动。治疗主要通过设计圆唇运动、展唇运动、圆展唇交替运动、唇闭合运动和唇齿接触运动的单音节词、双音节词和三音节词,让患者通过重读训练形式来反复练习,达到建立相应的构音运动目的。先训练圆唇运动、展唇运动、圆展唇交替运动,然后训练唇闭合运动和唇齿接触运动,最后进行唇闭合运动、唇齿接触运动与各种唇形韵母相结合运动的训练,同时遵循单音节词→双音节词→三音节词的顺序。

（3）舌构音运动治疗:舌构音运动包括舌韵母构音运动和舌声母构音运动,训练主要通过设计舌前位构音运动、舌后位构音运动、舌前后转换构音运动、各种舌声母构音运动模式的单音节词、双音节词和三音节词重读。

6. 构音语音训练　构音障碍的临床表现分为韵母音位构音异常和声母音位构音异常,语音训练的目的是让患者掌握韵母音位和声母音位的正确构音。训练先从韵母开始,然后到声母;声母训练要先从双唇音开始,最后发较难的音（软腭音、齿音、舌齿音等）。训练按单音节→单词→句子→短文的顺序进行。

（1）持续发声训练:患者在深吸气后屏气,然后按照最长时间进行"a"声的发音,发声过程中不能进行换气。患者发声时治疗师可以将手掌置于患者中上腹,患者发声末期时继续加力增加腹压,延长患者发声时间。

（2）音量变化训练:要求患者在发声过程中控制音量的变化,治疗师可以利用挤压胸廓的方式进行辅助。

（3）针对错音训练:治疗师找出目标音的发生构音类似动作,纠正患者的错误动作,引导患者完成正确的构音类似运动。

（4）减慢言语速度:利用节拍器控制速度,也可由治疗师轻拍桌子,患者根据节律进行训练,由慢开始逐渐变快,患者随着节拍器发音可以明显增加言语清晰度。

（5）克服费力音的训练:用打哈欠的方式诱导发音,让患者处于一种很放松的打哈欠状态发声,或随着"喝"的音发音,放松声带的过分内收。

（6）克服鼻音化训练:可采用引导气流通过口腔的方法,如吹蜡烛、喇叭、哨子来集中和引导气流,也可采用"推撑"法发"啊"音和"卡"音提高软腭功能。

（7）韵律训练:利用电子琴等乐器让患者随音的变化训练音调和音量,利用节拍器设定不同的节律和速度,患者随节奏发音纠正节律。

（8）可视化音量训练:利用电脑语音工作站的音量训练项目进行可视化音量训练。

（五）注意事项

1. 训练应在安静环境中进行,排除对患者声音和视觉的干扰,使患者能够集中注意力进行训练。

2. 呼吸训练时需要注意呼气和吸气时间的比例。平静呼吸时,两者基本为1:1的比例;长呼气训练时,呼气时间要是吸气时间的2倍及以上,达到2:1或3:1的比例进行。连续深吸气训练不宜超过5次,须注意患者的呼吸能力,避免过度换气。

3. 徒手训练时注意不要过于对抗患者的异常姿势和异常肌张力。

4. 运动训练的要求是需要一定的运动频率和运动幅度,因此训练中需要对每组训练动作进行适度重复,运动的量视患者的耐受能力而做出动态调整,运动的幅度参照关节活动度而定,一般以不引起患者肌紧张和疼痛作为条件。

5. 进行舌体牵拉时注意保护患者舌系带不被损伤;舌体进行刺激时注意不超过舌中后1/3的位置,以免引起患者咽反射等不适感。

6. 连续冷刺激不超过10min,避免局部组织冻伤。

7. 下颌运动训练时注意保护下颌关节,连续运动时注意下颌关节的运动状态,禁止粗暴牵拉下颌引起下颌关节半脱位或脱位。

(周惠嫦)

第三节 吞 咽 障 碍

随着人们生活水平的提高,人们的健康意识及生活质量需求也明显提高,对于吞咽障患者而言,对吞咽康复的需求日益增加。

一、基本内容

1. **吞咽障碍的治疗手段** 吞咽障碍的治疗是多方位的,在积极治疗原发病的同时,须采取综合全面的康复措施。康复手段包括:①营养管理,如留置鼻饲管、间歇插管、胃造瘘术等肠内营养途径,也可根据患者的病情需要选择肠外营养途径;②促进吞咽功能恢复技术,包括口腔感觉训练技术、口腔运动训练技术、气道保护方法、低频电刺激疗法、表面肌电生物反馈训练、导管球囊扩张术、吞咽说话瓣膜技术、神经调节技术、针刺治疗等;③代偿性方法,包括食物调整、吞咽姿势的调整、进食工具的调整、环境改造等;④外科手术治疗,包括改善误吸的手术、改善吞咽的手术、胃/空肠造瘘等。

2. **治疗的目的** 使患者能够安全摄取足够的营养,避免误吸、营养不良、脱水等不良后果,最大限度地恢复患者经口进食的功能,让患者重拾进食的愉悦。

3. **治疗原则** ①优先处理主要问题原则:根据评定结果,须考虑优先解决的问题以利于治疗效果最大化;②根据吞咽评定的结果分析受损阶段的结构与吞咽产生的关系,决定治疗从哪一阶段哪一部位开始和先后的顺序;③自主与辅助治疗的选择;④选择适当的治疗方法和强度。

4. **治疗流程** 首先是筛查,如果怀疑有吞咽障碍患者须做临床评价;确定有吞咽障碍者应做进一步仪器检查,以得到更准确、更客观的诊断,从而制订更详细、针对性的治疗方案。

5. **治疗的管理** ①治疗时间的管理:建议每天至少应保证训练 0.5~1h,婴幼儿可以是 20min,每天 1 次;成人患者可在体力允许的情况下,循序渐进地增加为 2~3 次。②治疗场所管理:病情许可时可以在床边进行训练,可以借助轮椅活动的患者可到治疗室进行训练。训练空间国际推荐面积为 5m²;环境的通风、采光要好;室内避免过多的视觉刺激;配备普通的灯光、水、电、冰箱、空气消毒机等设备;配备可调角度的治疗床、负压吸痰和吸氧系统、指脉氧监测仪、训练仪器和训练桌椅等。③治疗管理形式及宣教:治疗形式原则上采用一对一的训练为主。还要对陪护人或家属进行病情告知及风险相关宣教指导。④预防交叉感染管理:预防各种传染病,要做好分泌物的处理;在治疗前嘱家属为患者清洁口腔;训练用具需专人专用,使用前后清洁消毒等处理;环境管理,治疗区安装相应的空气消毒机或紫外线灯等消毒工具,每天定时进行消毒;对于感染严重或多重耐药菌感染的患者,尽量安排在单独的治疗间,并在其治疗前后对所在治疗间进行消毒处理,以防交叉感染。

二、治疗方法介绍

吞咽障碍的治疗是恢复或提高患者的吞咽功能,使患者能够安全有效地进食,改善他们的身体营养状况,改善他们因不能经口进食所产生的心理恐惧与抑郁,增加他们进食的安全性并减少食物误吸。

(一)营养管理

营养是吞咽障碍患者首先需要解决的问题。患者若无相关禁忌证,推荐使用肠内营养;对于肠内营养不能满足其需求或有禁忌证的患者,可选择部分或全肠道外营养。中国吞咽障碍评估与治疗专家共识(2017 年版)中相关内容包括:①营养给予方式。应根据患者营养的主客观评估指标及功能状况选择经口进食或经鼻胃管注食,也可间歇经口胃管或食管喂食。留置鼻胃管超过 4 周的患者,建议给予胃造瘘术,通过胃管实施直接胃或空肠喂养。②营养给予的量。营养的供给根据患者活动和消耗情况提供相应的热量;建议成立营养管理小组,并有专业营养师参与。

（二）促进吞咽功能恢复技术

促进吞咽功能恢复技术方法旨在通过改善患者生理功能来提高吞咽的安全性和有效性。例如，提高患者吞咽器官的感觉以及促进吞咽肌肉收缩力量、速率和协调能力，以达到最大程度恢复安全有效的进食功能。

1. **口腔感觉训练技术**　在患者开始吞咽前给予各种感觉刺激，使其能够触发吞咽的方法称感觉促进疗法（sensory facilitation therapy），即口腔感觉刺激技术。此方法适用于吞咽失用、食物感觉失认、口腔期吞咽启动延迟、口腔感觉降低或咽期吞咽启动延迟的患者。在施行口腔感觉刺激治疗之前均应对患者进行口腔清洁，口腔感觉刺激技术的操作具体方法如下。①温度刺激技术：包括冷刺激、瞬时感受器电位（transient receptor potential，TRP）刺激、通道温度感受器刺激等；②嗅觉刺激技术；③味觉刺激；④口腔浅感觉刺激：包括温度觉刺激治疗、口腔清洁或口腔护理、痛觉刺激、触-压觉刺激和气脉冲感觉刺激训练等；⑤口腔深感觉刺激技术：包括改良振动棒深感觉训练、舌压抗阻反馈训练、舌肌的主动牵拉和抗阻训练、改善下颌运动方法及本体感神经肌肉促进技术等；⑥K点刺激；⑦深部咽肌神经刺激疗法（deep pharyngeal neuromuscular stimulation，DPNS）；⑧口腔感觉刺激综合训练等。

操作时需要注意的是，在口腔感觉刺激前后均要检查患者口腔黏膜有无溃疡、损伤、肿胀等情况；刺激过程中要时刻观察患者的反应；应避免患者之间混用刺激用具。临床应用中，口腔感觉刺激治疗多建议采用感觉综合刺激训练，而不建议仅用单一的感觉刺激进行治疗。应用感觉刺激治疗时，则需要根据患者的实际吞咽能力评估情况、意识情况、认知状态、吞咽器官的运动能力、呼吸状态等进行综合判定。对有误咽风险、低意识状态、重度认知障碍、痴呆或不能执行口头指令的患者常用嗅觉刺激技术；对咽反射消失或吞咽启动延迟的患者，特别是口腔分泌物大量潴留且无处理能力的患者可采用气脉冲感觉刺激；对重度假性延髓麻痹导致吞咽反射消失或减退，以及张口困难致食物不能送入口中的患者可采用K点刺激。

2. **口腔运动训练技术**　口腔运动训练技术是指治疗师运用手法对患者口部（下颌、颊、唇、舌、软腭等）进行运动促进训练。该技术常与口腔感觉刺激技术并用，可促进患者口腔的感知觉和运动功能正常化，进而建立正常运动模式。训练内容主要分为言语性口腔运动训练与非言语性口腔运动训练，适用于各种原因引起的或因下颌关节、咀嚼肌群、颊部、唇、舌、腭咽闭合等运动控制、力量及协调能力下降所致的吞咽障碍的患者。但对于因关节、肌肉出现损伤或疼痛，或因局部皮肤、黏膜破损、溃疡，或过度疲劳、身体不适的患者不建议应用此项技术。

口腔运动训练技术的操作方法：①唇部运动训练技术，包括口唇闭合训练、咂唇、示齿（展唇）训练、唇前凸运动、唇内收、唇控制力及灵活性训练；②下颌运动训练技术，包括下颌开闭、下颌控制力及稳定性训练；③颊部运动训练技术，包括颊肌力量训练、颊肌灵活性及协调性训练；④舌运动训练技术，包括舌被动、主动、抗阻、灵活性训练，发音轮替运动练习及舌与各吞咽器官的协调性训练；⑤软腭运动训练技术，包括软腭被动训练、推撑、引导气流训练、提高腭咽闭合力量训练及发音练习；⑥口腔联合运动模式及分离训练等。应用时应从功能的整体性出发，通过训练改善局部器官功能以及相互之间的协调性。同时应遵循运动训练的原则，如运动范围、次数、时间、强度等应循序渐进增加，以达到改善吞咽功能的作用。近年来，由美国言语及语言病理学家Sara Rosenfeld Johnson创立的SRJ口肌训练法（Sara Rosenfeld Johnson's oral motor exercises），常用于治疗各种原因引起的进食、吞咽障碍、口部感觉运动障碍、构音障碍、流畅障碍等。随着社会科技与智能化的发展趋势，可将口腔的运动以及各种吞咽相关运动训练制作成可视化、趣味化的产品，如口腔器官运动操控的游戏、手机app等应运而生。

3. **气道保护手法训练**　气道保护手法训练为自主控制特定神经肌肉的时间与力量，以改变咽部功能，减少误吸及让食物安全进入食管。此法适用于能够配合、可遵从指令的患者；对于认知障碍、有严重的语言障碍者或容易疲劳者则不适用。气道保护手法训练包括：①门德尔松吞咽法。为了增加喉部上抬的幅度与时间而设计，并借此增加环咽肌开放时间与直径的一种呼吸道保护治疗方法。适用于环咽肌完全不开放或不完全开放者、喉部上抬幅度不足及吞咽不协调者。②声门上吞咽法。是在吞咽前及吞咽时通过呼吸道关闭，防止食物及液体误吸；吞咽后立即咳嗽，清除残留在声带处食物的一项呼吸道保护技术。适用于吞咽启动延迟及声门关闭功能下降者。③超声门上吞咽法。让患者在吞咽前或吞咽时,将杓状软骨向前倾至会厌软骨底部,并让假声带紧密闭合,使呼吸道入口主动关闭。此法适用于呼吸道入口闭合不足的患者,特别适合喉声门上切除术的患者。④用力吞咽法。也称作强力吞咽法,主要是让患者在咽期吞咽时增加舌根向后的运动,同时应用多次干咽,使少量残留在咽喉的食物可被清除干净。此法适用于舌根部后送不足的患者。⑤Shaker训练。即头抬高训练,也称等长/等张吞咽训练。目的是增强食管上括约肌开放的肌肉力量以及开放的前后径,减少下咽腔食团内的压力,加强舌部肌肉以及甲状软骨等吞咽相关肌肉的力量。此法适用于环咽肌完全不开放或开放不完全者、喉部上抬不足的患者。⑥舌-喉复合体运动训练技术。舌-喉复合体向上向前运动是治疗核心,强化舌肌上抬肌力,增加吞咽时舌骨上抬前移幅度,增强舌控制、协调能力及舌运送食团的能力。训练方法包括舌压抗阻反馈训练、吸吸管训练、发假音训练、门德尔松吞咽法等。适用于因脑干病变、脑外伤、鼻咽癌放疗后、舌癌术后等疾病导致舌部肌肉力量及协调不足者。

4. 外周性电刺激治疗　外周性电刺激是将电流作用于外周靶组织,通过增强神经肌肉兴奋性、激活相关感觉通路或两者结合的机制来改善吞咽功能。临床上可刺激三叉神经、面神经、舌咽神经、迷走神经及其所支配的肌肉,改善吞咽相关肌群的力量。根据电流频率可分为:①低频电刺激,具有兴奋神经肌肉组织、镇痛和促进局部血液循环的作用,包括神经肌肉电刺激疗法、电肌肉刺激疗法以及感应电疗法。②中频电刺激,是频率介于1~100kHz之间的电刺激。中频电流对自主神经、内脏功能的调节作用较佳,能大剂量刺激肌肉收缩而不引起疼痛,适合吞咽的小肌群如舌骨上肌群刺激。③高频电疗法,波长为3 000m~1mm的高频电流或其所形成的电场、磁场或电磁场治疗疾病的方法。外周电刺激的生物力学基础:①刺激吞咽肌群收缩;②有助于改善喉上抬幅度或延迟;③直接刺激腺体或间接通过肌肉收缩刺激腺体分泌唾液;④改善呼吸模式,缓解呼吸肌疲劳。临床上常应用于上运动神经元损伤、下运动神经元损伤、上下运动神经元损伤、遗传性疾病、自身免疫疾病、器质性病变等。临床常用的仪器有Vitalstim吞咽治疗仪、Vocastim吞咽治疗仪、感应电刺激等,使用仪器治疗能够改善患者喉舌前移距离、喉舌前移速度和喉上抬幅度。

5. 表面肌电生物反馈训练　肌电触发生物反馈训练是以生物反馈、认知学习理论、运动再学习疗法为理论基础,通过反复的训练重新建立患者新的大脑指挥功能,增强肌肉力量,提高吞咽功能。训练包括生物反馈疗法、肌电触发生物反馈技术、神经肌肉电刺激技术等。适应于运动和协调性降低导致的神经性吞咽障碍患者,结合吞咽手法训练,可以加强患者中枢神经与吞咽肌群的联系,使者大脑中枢逐渐恢复对吞咽肌肉的自主控制。但对于意识障碍者、认知功能障碍者,学习能力较差、无法配合主动吞咽的患者以及贴电极处的皮肤有伤口出血者不适用。临床上常用的仪器有表面肌电生物反馈仪,操作时将2块主电极分别放置于患者舌骨上缘、舌骨与下颌连线中点,参考电极置于以两电极连线为底边的等边三角形顶点,再测试阈值,应用主动训练模式结合吞咽手法治疗可间接训练患者咽缩肌的力量,以提升吞咽功能。常用的吞咽手法训练有唾液吞咽训练、用力吞咽训练、门德尔松训练、声门上吞咽训练等。

6. 食管球囊扩张术　此法是用适当号数球囊导管经鼻孔或口腔插入食管,确定球囊进入食管并完全穿过环咽肌后,在导管球囊内分级注水,持续扩张环咽肌,恢复其功能。按扩张的人群分为儿童、成人导管球囊扩张;按导管通过的途径可分为经鼻或经口导管球囊扩张;按应用的手法可分为主动或被动导管球囊扩张。适用于下列患者:①神经系统疾病导致的环咽肌功能障碍患者;②头颈部放射治疗导致环咽肌纤维化形成的狭窄者;③头颈癌症术后瘢痕增生导致食管狭窄者。下列情况患者不适合应用:①鼻腔、口腔或咽部黏膜不完整或充血严重、出血者;②头颈部癌症复发者;③食管急性炎症期;④未得到有效控制的高血压或心肺功能严重不全、病情未稳定者禁用。操作流程为检查球囊导管的完整性→清洁口腔或鼻腔→插管→确认球囊导管在环咽肌下方→球囊内注水→做标记→测基数→逐级扩张。应用时须注意:①扩张前须经吞咽造影检查确诊环咽肌失功能障碍;②必要时进行喉内镜检查确定舌、软腭、咽、喉无进行性器质性病变及水肿;③扩张时不可强制拉出,球囊内注水容积不超过10ml,避免球囊过大牵拉导致食管到入口出血或水肿。有大量文献报道,球囊扩张术在临床应用疗效甚佳,但操作者必须经过专业培训,且需要规范操作,避免误用、滥用。

7. 吞咽说话瓣膜技术　吞咽说话瓣膜(swallowing-speaking-valve)是一种单向通气阀,安放在气管切开患者的气管外套管口处,用于改善吞咽和说话功能。适用于下列患者:①清醒、有警觉、有恢复语言交流愿望的患者;②需要吞咽治疗的患者;③不能耐受用塞子堵住气管套管开口的患者,目的是为拔除气管套管创造条件,恢复吞咽与说话功能。下列患者禁用:①无意识、昏睡者,严重行为障碍者;②病情不稳定,肺功能差患者;③严重的气管狭窄或水肿者;④任何有套管之上的气道阻塞的患者;⑤持续大量黏稠分泌物且不易咳出者;⑥泡沫制作的气管套管气囊,因无法放气而导致危险的患者;⑦全喉切除术或喉气管离断术后的患者;⑧气管套管周围没有足够的空间,如肉芽增生或水肿的患者;⑨气囊放气后不能维持足够通气量的患者。操作时,首先评估患者是否适合佩戴说话瓣膜,再按佩戴说话瓣膜流程进行下列操作:物品准备→体位摆放→吸痰→抽空气囊→戴说话瓣膜→发声训练、监测→拆除说话瓣膜→充气囊、测压→清理物品。须注意是在佩戴过程中严格执行佩戴操作流程,特别需要提醒的是应在佩戴前抽空气囊,拆除说话瓣膜后再充气囊。佩戴时长根据患者评估的结果而定。大量文献报道,气管切开患者使用说话瓣膜可重新获得吞咽后上气道的保护性呼气,从而有利于驱除误入气管的液体或食物残渣;还可有效减少分泌物、提高动脉血氧浓度以及改善嗅觉功能。说话瓣膜的使用也有助于患者撤除呼吸机。

8. 神经调控技术　非侵入性脑刺激(non-invasive brain stimulation,NIBS)是近年来发展比较快的新技术,可活化神经轴突,引发神经皮质重建及大脑皮质网络突触的连接,使大脑皮质神经重建,也称神经调控技术。包括经颅磁刺激(TMS)与经颅直流电刺激(tDCS)2种方法,分别需要tDCS设备、rTMS设备。

(1)经颅磁刺激:TMS是一种利用时变磁场作用于大脑皮质产生感应电流而改变皮质神经细胞的动作电位,从而影响脑内代谢和神经电活动的非侵入性脑刺激技术,是新发展的神经电生理技术。操作时应按照中央前回的躯体定位图来确定刺激部位。禁止对装配有心脏起搏器或电子输液装置等金属对磁场敏感的设备的患者施行此法。适用于脑卒中后吞咽障碍患者,但应用TMS治疗脑卒中后吞咽障碍还处于探索阶段,仍需不断研究。

(2)经颅直流电刺激:tDCS是一种通过阳性和阴性电极在头皮特定位点施加微弱电流(1~2mA)以调节大脑皮质兴奋性的非侵袭性技术。操作时根据患者评估结果选择治疗部位及治疗处方,将正极置于刺激的皮质区域的颅骨上方,负极放在对侧肩上。适用于脑卒中后吞咽障碍患者,常与传统吞咽训练相结合以改善脑卒中后吞咽障碍。

9. 针刺治疗　电针除常规的中医穴位作用之外,还有低频电刺激作用。国内大量的文献报道其疗效,证据等级为:基于经验推荐使用。针灸作为中国传统治疗方法,在吞咽障碍中应用广泛,但也应强调辨证施治。

(三)代偿性方法

代偿性方法指应用一定的方式代偿口咽功能,改善食团摄入,但不会改变潜在的吞咽生理的治疗技术。

1. 食物调整　为吞咽障碍患者制作食物不仅要考虑吞咽障碍患者的特殊需求,还要在考虑安全有效的同时兼顾食物营养的平衡和丰富性。《中国吞咽障碍膳食营养管理专家共识》(2019版)中将推荐液体分为:1级微稠型、2级中稠型、3级高稠型;将推荐固体分为:4级细泥型、5级细馅型、6级软食型。这六级食物都是可用于吞咽训练的专用食物。

2. 吞咽姿势的调整　吞咽姿势的调整也称姿势治疗,是令患者采取一定的体位或者头部姿势,通过改变食物经过的通路或方向来减轻吞咽障碍的症状。包括躯干姿势和头部姿势治疗。适用于所有有吞咽障碍的患者。①躯干姿势治疗:包括自然坐位、半坐卧位、侧卧位。②头部姿势治疗:包括低头姿势、仰头姿势、转头姿势、侧头姿势。实施时应注意,如无禁忌证,应尽早选取坐位;严重反流者或留置胃管患者,宜采用半坐卧位,且进食后保持原体位30min;夜间反流者提倡在夜间将床头抬高,以降低误吸或反流的风险。③反复发生唾液误吸的患者宜采用侧卧位。

3. 进食工具的调整　进食工具的选择应以充分考虑工具的安全、方便、适用为准。根据评估结果,儿童可选择适合的奶瓶、奶嘴、硅胶勺子、可按压的杯子、大头吸管等喂食工具;成人则选择缺口杯子、长柄勺子、可控制的吸管、宽口盘子、防滑垫等工具。

4. 环境改造　环境的调节如减少干扰、降低噪声、增强照明、促进社交互动等,都可以改善进食体验。医务人员应学会行为干预治疗,辨别哪种行为策略能改良饮食过程并告知小组其他人员,其中包括进食前中后的情境策略、言语提示、书面提示和标志、身体提示、视觉提示等。

（四）外科手术治疗

对于经康复治疗无效或代偿无效的严重的吞咽障碍及误吸可以采取外科手术治疗,包括:①改善误吸,重建气道保护手术,如气管切开术+带气囊套管置入、声带内移手术、喉关闭术、喉气管离断。②改善吞咽的手术:环咽肌切断/除术、喉悬吊术、鼻咽关闭术。③其他手术:胃/空肠造瘘适用于各种原因经口摄食障碍,但胃肠功能正常,需要长期管饲的病例;胃癌等胃肠手术后患者,宜选用颈部食管造瘘术替代胃肠造瘘术;唾液腺导管结扎术适用于肉毒毒素注射治疗无效、唾液吞咽困难造成严重误吸的病例,尤其是长期植物状态的患者。

（万桂芳）

参 考 文 献

［1］陈卓铭. 言语治疗. 北京:电子工业出版社,2019.

［2］黄昭鸣,朱群怡,卢红云. 言语治疗学. 上海:华东师范大学出版社,2017.

［3］郭萌,李胜利. 运动性构音障碍患者腭咽闭合功能评价及治疗. 中国康复理论与实践,2017,7(19),601-603.

［4］窦祖林. 吞咽障碍评估与治疗. 北京:电子工业出版社,2019.

［5］万桂芳,窦祖林. 吞咽障碍康复技术. 北京:电子工业出版社,2019.

［6］中国吞咽障碍康复评估与治疗专家共识组. 中国吞咽障碍评估与治疗专家共识(2017年版). 中华物理医学与康复杂志,2017,39(12):881-892.

［7］中国吞咽障碍膳食营养管理专家共识组. 吞咽障碍膳食营养管理中国专家共识(2019版). 中华物理医学与康复杂志,2019,12(41),881-888.

［8］FLOWERS H L,SKORETZ S A,SILVER F L,et al. Poststroke aphasia frequency,recovery,and outcomes:a systematic review and meta-analysis. Arch Phys Med Rehabil,2016,97(12):2188-2201. DOI:10. 1016/j. apmr. 2016. 03. 006.

［9］HALLOWELL B. Aphasia and other acquired neurogenic language disorders:a guide for clinical excellence. San Diego:Plural Publishing,2017.

［10］PURDY S C,WANIGASEKARA I,CAÑETE O M,et al. Aphasia and auditory processing after stroke through an International Classification of Functioning,Disability and Health lens. Semin Hear,2016,37(3):233-246. DOI:10. 1055/s-0036-1584408.

［11］SAXENA S,HILLIS A E. An update on medications and noninvasive brain stimulation to augment language rehabilitation in post-stroke aphasia. Expert Rev Neurother,2017,17(11):1091-1107. DOI:10. 1080/14737175. 2017. 1373020.

［12］EL HACHIOUI H,VISCH-BRINK E G,DE LAU L M,et al. Screening tests for aphasia in patients with stroke:a systematic review. Journal of Neurology,2017,264(2):211-220. DOI:10. 1007/s00415-016-8170-8.

［13］STEELE C M,ALSANEI W A,AYANIKALATH S,et al. The influence of food texture and liquid consistency modification on swallowing physiology and function:a systematic review. Dysphagia,2015,30(1):2-26.

第二十章 康复工程

康复工程是现代生物医学工程的一个重要分支,是利用现代工程技术,对功能障碍者或残疾人进行测量和评估,然后按照代偿或/和适应的原则,设计和生产出能减轻他们的功能障碍残疾和改善他们独立生活能力的产品的现代工程学技术。其主要包括假肢、矫形器、助行器和自助具的生产、装配和应用。

第一节 假 肢

假肢(prosthesis)是用于弥补截肢者肢体的缺损和代偿其失去的肢体功能而制造、装配的人工肢体。假肢的制作、装配和使用是一个系统的康复工程,需要康复医师、假肢制作技师、物理治疗师、作业治疗师、心理治疗师和截肢患者共同参与。

康复医师负责残肢的评定、康复方案、假肢处方和假肢适配性检查。假肢制作师负责假肢的制作和假肢的维修工作,以及假肢制作新技术、新工艺的开展。物理治疗师、作业治疗师和心理治疗师负责残肢的评定、残肢的塑形、肌力训练、假肢使用训练和心理治疗等。截肢者本人是假肢的使用者,截肢者良好的心理状态、良好的残肢条件、积极主动参与残肢和假肢使用的训练是取得假肢最好装配效果的关键。

一、基本内容

(一)假肢的结构

假肢的基本结构包括接受腔、功能性部件、连接部件、悬吊装置和外套。

1. **接受腔** 接受腔是假肢与残肢之间的腔体部件,主要作用是容纳残肢、传递残肢与假肢间的作用力、承担体重、控制假肢运动和悬吊假肢等。接受腔包括硬接受腔和软接受腔。硬接受腔多由强化塑料材料制成,主要用于支撑使用者体重;软接受腔由硅橡胶、塑料泡沫、皮革等制成,放入残肢与硬接受腔之间,以利于分散残肢的受力,使使用者穿戴更舒适。

2. **功能性部件** 功能性部件包括关节、手头或假脚。上肢假肢主要包括假手、腕关节和肘关节;下肢假肢包括髋关节、膝关节和假脚。

3. **连接部件** 连接部件包括各种连接管、连接头和上肢假肢的臂筒等结构,多由金属材料、木材或塑料制成,用于连接假肢各部件。

4. **悬吊装置** 现代假肢由于接受腔制作技术的发展和全面接触型吸着式接受腔的广泛应用,相当多的假肢采用接受腔本身悬吊或用硅胶锁具式接受腔悬吊,少数短残肢的假肢和传统假肢仍需要用大腿围帮或腰带等悬吊。

5. **外套** 外套包括美容手皮、海绵外套和人工超皮等。海绵外套包在假肢关节和连接件的外表面,通过打磨塑形,形成与健侧肢体相似的肢体外形。

（二）假肢的分类

1. 按截肢部位分

（1）上肢假肢：根据具体的截肢部位可分出多种（表3-20-1）。

（2）下肢假肢：根据具体的截肢部位可分出多种（表3-20-1）。

表3-20-1　各截肢部位的假肢

截肢部位		上/下肢假肢	截肢部位		上/下肢假肢
上肢截肢	肩胛带离断	肩离断假肢	下肢截肢	半骨盆切除	半骨盆假肢
	肩关节离断	肩离断假肢		髋关节离断	髋离断假肢
	上臂截肢	上臂假肢		大腿截肢	大腿假肢
	肘关节离断	肘离断假肢		膝关节离断	膝离断假肢
	前臂截肢	前臂假肢		小腿截肢	小腿假肢
	腕关节离断	腕关节假肢		踝关节离断	赛姆（Syme）假肢
	经掌骨截肢	掌骨截肢假手		跖骨截肢	半足假肢
	截指	假手指			

2. 按结构分

（1）壳式假肢：亦称外骨骼式假肢。由制成人体肢体形状的壳体承担假肢外力。特点是结构简单、重量轻，但表面为硬壳，易损伤衣裤。

（2）骨骼式假肢：亦称内骨骼式假肢。特点是假肢的中间为类似骨骼的管状结构，外包海绵物；最外层覆盖肤色袜套或人造皮，外观好看；穿着中不易损伤衣裤等。现代假肢多采用此种结构。

3. 按安装时间分

（1）临时假肢：用临时接受腔和假肢的一些基本部件装配而成的简易假肢。它结构简单、制作容易、价格便宜，用于截肢后早期使用。临时假肢的主要优点是有利于患者早期下床和负重训练，促进残肢定型，并可对接受腔及时修整，缩短了康复的时间。

（2）正式假肢：为正常长期使用需要而制作的完整假肢。

4. 按假肢的主要用途分

（1）装饰性假肢：如装饰性假手。

（2）功能性假肢：既有假肢外形又能代偿部分肢体功能的假肢。

（3）作业性假肢：一般没有假肢外形，主要用于代偿肢体的功能。多用于辅助截肢者完成某些特定工作的需要。

（4）运动假肢：专门为截肢者参加各种运动而设计制作的假肢。

（三）上肢截肢

1. 上臂假肢　①适用于上臂截肢的患者。②分为装饰性上臂假肢、索控式上臂假肢、混合性上臂假肢和肌电式上臂假肢。③这类假肢采用包肩的全接触式接受腔，通过背带悬吊于肩胛带上。肩关节连接假肢上臂，上臂通过肘关节与前臂相连，并由腕关节与假手相连。

2. 肘离断假肢　①适用于肘关节离断和上臂长残肢的患者。②分为装饰性肘离断假肢、索控式肘离断假肢、混合性肘离断假肢和肌电式肘离断假肢。③这类假肢采用达腋下的全接触式接受腔，借助髁部残肢末端的膨大部分悬吊假肢。通过肘关节与前臂相连，并由腕关节与假手相连。

3. 前臂假肢　①适用于前臂截肢的患者。②分为装饰性前臂假肢、索控式前臂假肢和肌电式前臂假肢。③这类假肢采用包肘全接触式接受腔，借助髁部残肢末端的膨大部分悬吊假肢。由于残肢有很好的杠杆力量，假肢装配后，容易获得比较满意的功能。④前臂单自由度（手的开合）和二自由度（手的开合和前臂旋前旋后）肌电假肢是目前最常装配的前臂假肢。⑤在前臂假肢残肢长度超过前臂长度的80%，可保留 70% 的前臂旋前旋后功能,装配假肢时不需要腕的旋转装置。

4. 腕离断假肢 ①适用于腕关节离断患者。②分为装饰性腕离断假肢、索控式腕离断假肢和肌电式腕离断假肢。③这类假肢采用达肘下的全接触式接受腔,通过残肢远端的膨大部分悬吊假肢。

（四）下肢假肢

1. 大腿假肢 ①适用于膝关节以上、髋关节以下大腿截肢者。②骨骼式大腿假肢是目前比较先进的下肢假肢,按仿生学原理研制,不需要任何悬吊和固定装置,借接受腔紧紧吸在残肢上,患者穿上它行走时步态优美。骨骼式大腿假肢外形逼真、穿戴舒适、维修方便,可随时调整步态和进行动、静态对线;但安装这种假肢对残肢要求较高,残肢外表应为圆柱形,肌肉丰满,残端表面要有足以覆盖截骨端的筋膜瓣,患者的髋关节功能良好,残端表皮瘢痕较少。③带锁的膝关节大腿假肢稳定可靠,适合于老年人,但行走时膝关节强直,姿态不美。④带有伸膝机构的膝关节虽然步态优美,但这种假肢无自锁机构,稳定性较差。⑤四连杆膝关节、气压膝关节、液压膝关节和智能膝关节等具有更高仿生功能的膝关节,使大腿假肢功能更加良好。

2. 膝关节离断假肢 ①适用于膝关节离断术后、大腿残肢过长、小腿残肢过短、膝关节没有活动能力者。②目前国际上比较流行骨骼式膝离断假肢,采用四连杆膝关节,外形较好,有良好的承重、悬吊及控制旋转的功能。

3. 小腿假肢 ①适用于膝关节以下、踝关节以上各部位截肢的患者,且残肢无并发症,有良好的杠杆力量。②小腿的功能发挥与截肢部位密切相关,一般在小腿中 1/3 处截肢最为理想,这一部位的截肢从力学观点看,既有足够的杠杆力量,又有良好的血液循环,能对假肢进行有效的控制。③目前较先进的小腿假肢主要为髌韧带承重假肢,包括环带式（PTB）、包膝式（PTES）、楔子式（KBM）、双耳式（PTK）以及其他新型假肢。它们的共同特点是以髌韧带承重为主,不需要悬吊和固定装置;重量轻、穿脱方便、外形美观;残肢不易萎缩,行走时步态优美等。

（五）假肢处方

假肢处方是假肢安装的重要一环,康复医师在书写假肢处方前,应同截肢康复组对截肢者进行评定,根据评定结果书写假肢处方。假肢处方的主要内容包括截肢者的一般情况,截肢的原因、时间、部位,残肢的情况,假肢名称,接受腔要求,主要功能部件和注意事项等内容。

二、假肢装配评估

（一）残肢的评估

残肢的条件将在一定程度上决定假肢的装配方式,同时也会直接影响假肢装配和穿戴假肢后的代偿功能,所以对残肢进行系统的评定尤为重要。

1. 残肢外形 圆柱状的残肢最为理想,应避免出现圆锥形残肢,以便使残肢更好地与接受腔全面接触,承重均匀,适合穿戴。

2. 残肢畸形 由于截肢后残肢较长时间处于不正确的体位、创面和移植皮片的挛缩,以及瘢痕增生产生的挛缩都有可能导致残肢出现关节畸形,如大腿和膝前烧伤后瘢痕增生导致膝关节伸直位畸形,截肢后长期坐轮椅导致髋关节或者膝关节的屈曲挛缩畸形等,都会影响假肢接受腔的适配及假肢的对线,造成假肢功能和外观上的缺陷。严重的关节畸形,需要先康复治疗或手术松解后才能装配假肢。

3. 残肢皮肤和软组织状况 残肢皮肤如果有大面积瘢痕,会导致表面凹凸不平、耐压能力差,受接受腔的摩擦压迫很容易破溃形成溃疡。这样的情况下,患者将需要一个硅胶内衬套来分散软组织所受的压力。此外,还须检查残肢皮肤有无溃疡、窦道;残端皮肤有无松弛、肿胀、皱褶;残肢感觉有无异常、皮肤的血液循环和神经营养状况等。

4. 残肢长度 残肢长度影响假肢的控制能力、悬吊能力、稳定性和代偿功能。长残肢患者可选用活动性高的假肢;短残肢患者需要选择稳定性高的假肢。

5. 关节活动范围 上肢截肢应检查肩、肘关节的活动范围;下肢截肢应重点检查髋、膝等关节的活动范围。关节活动受限会影响假肢的使用,严重的关节活动受限,需通过康复治疗或手术治疗改善关节活动度后,才能装配假肢。

6. **肌力检查**　肌力大小对假肢发挥功能极为重要。肌力检查包括残肢和健肢、躯干的肌力,尤其要检查残肢肌力。肩和肘部肌力减弱,会影响假肢的穿戴和对假手的控制。残肢肌电信号弱,会影响肌电假肢的装配和使用。大腿截肢后要重点检查髋关节周围肌肉的肌力,如臀大肌、臀中肌、髂腰肌等。小腿截肢后还要检查股四头肌和腘绳肌的肌力,这些肌肉肌力弱会影响患者对下肢假肢的控制和使用,导致明显的异常步态。

7. **残肢痛和幻肢痛**　残肢痛和幻肢痛是所有截肢患者早期的一大困扰,需要检查分析引起的原因、部位、程度、发作的时间和可能的诱因。残肢痛的原因较多,如残肢有无神经纤维瘤、有无骨刺和瘢痕增生、有无血液循环障碍等,这些均可引起残端痛,造成假肢穿戴困难。

此外,健侧肢体的损伤程度对假肢的使用有着重要的作用,因此需要评定健侧肢体的肌力、关节有无畸形、活动度范围和损伤情况。一侧肢体截肢,另一侧肢体有功能障碍、关节活动受限均会影响假肢的使用。在装配假肢之前,还需要对患者的整体状况进行评定,来判断患者是否合适装配假肢以及装配何种类型的假肢。全身状况评定包括截肢部位、截肢时间、身体和心理的状态等,以及是否患有其他系统的疾病和其他肢体的状况。

（二）假肢的评估

1. 上肢假肢的评定

（1）接受腔适合程度的评定:例如肘上假肢,接受腔的深度要适合。

（2）悬吊能力的评定:包括悬吊带是否采用8字形悬带;腋窝环、前方支撑带、侧悬带和操控索装接带4个组成部分是否正确。

（3）对线的评定:主要是肘关节旋转盘的装接位置及角度。

2. 下肢假肢的评定

（1）接受腔适合程度的评定:需要评定接受腔的松紧度、残肢与接受腔是否能全面接触,残肢是否全面负重,重点负重的部分是否合适、是否有压迫和疼痛等。

（2）悬吊能力的评定:主要取决于残肢长度及接受腔的适应程度。如果悬吊能力差,行走时假肢会出现上下窜动,影响其代偿功能。

（3）对线的评定:工作台对线是指从股骨头中心到膝关节中心再到踝关节中心与地面垂直的一条直线。

（4）假肢长度评定:一般小腿假肢要求两侧肢体等长,而大腿假肢可比健侧略短1cm。

（5）小腿假肢步态评定:①膝关节过屈。若是小腿假肢从足跟着地到站立中期之间出现膝关节过度屈曲,可能的原因有足背过度背屈或接受腔过度前倾、接受腔安装过度向前等;若是小腿假肢从站立中期到脚尖离地期之间出现膝关节过度屈曲,可能的原因有接受腔相对于假肢过于偏前、足部过度背屈或接受腔过度前倾等。②膝关节过伸。小腿假肢从站立中期到脚尖离地期之间出现膝关节过伸,可能的原因有接受腔相对于假脚过于偏后、足部过度跖屈或接受腔过度后倾等。

（6）大腿假肢步态评定:①侧倾步态。假肢于站立期时身体向假肢侧倾斜,原因主要有假肢长度过短、对线时足部相对于接受腔过于靠外、接受腔外侧壁或内侧壁不合适,引起股内侧部疼痛等。②外展步态。假脚着地时,假肢侧的足在行进时明显外移和身体侧倾,原因主要有假肢过长、假肢接受腔内壁过高或外侧壁内压力不足等。③画弧步态。假肢在迈步期时出现向外侧画圆弧的动作,原因主要有假肢过长、假肢的膝关节屈曲不良等。④腰椎前凸。假肢处于站立期时出现明显生理性腰椎前凸,原因主要有接受腔后侧壁形状不良、接受腔的前侧壁支撑不良、坐骨承重不充分、接受腔的前后径过大等。⑤扭动。假脚离地时,足尖向内侧或外侧扭动,原因主要有膝轴过度内旋或外旋、接受腔过紧等。

三、假肢使用训练

（一）上肢假肢训练

1. 穿脱训练

（1）前臂假肢:肌电控制前臂假肢的穿脱比较简单,患者将残肢直接穿入或脱出接受腔即可,有时可能需要用短袜来引导残肢进入接受腔。索控式前臂假肢应先将 8 字背带及悬吊带套入肩肘部,再将残肢穿入接受腔。脱假肢时先脱 8 字背带,再将残肢从接受腔中脱出。

（2）单侧上臂假肢:穿脱方法与前臂假肢相同。穿戴上假肢后须固定好绕过健侧腋下的胸部带套。

2. 控制训练

（1）索控式假肢的训练:①前臂假肢。主要包括假肢前臂屈曲、假手的开手和腕关节的旋转训练。②上臂假肢。在前臂假肢的基础上,增加了控制屈肘和锁肘的训练。③肩离断假肢。主要是通过肩胛带的活动来操控假肢。

（2）肌电控制假肢的训练:肌电控制假肢由于不需要通过控制索操控假肢,训练的内容和方式与索控式假肢明显不同。训练内容包括基础肌电信号的训练、视觉反馈训练和假手功能训练等。

3. 使用训练 上肢假肢的使用训练分为基本动作训练和技巧性动作的训练。基本动作训练包括接近、抓住和放松物体,基本动作训练是实际使用训练的基础。进行使用训练时,应从日常生活中所必须做的事情做起,再逐步过渡到某些力所能及的职业性技能的训练。

（二）下肢假肢训练

1. 穿脱训练 先在残肢和接受腔壁间涂上滑石粉,然后套上残肢袜套,注意不要有皱褶。有内衬套的假肢应先穿上内衬套,再将残肢穿进假肢接受腔内。吸着式假肢在穿戴时,先用布带或丝带绕在残肢上,一端伸出阀门口外,边拉残肢带,边将残肢伸入接受腔,然后压上通气阀门。有悬吊和固定装置的大腿假肢在穿戴时,要先束紧腰带,然后将吊带的松紧调整到适当拉紧的位置,随后患者先走几步,再逐步调整到合适位置。

2. 起坐和站立训练 患者站起时,假肢在前,健肢在后,双手压大腿下部,以健侧支撑体重站起。患者坐下时,假肢靠近椅子,身体外旋 45°以健侧支撑,假肢侧的手扶着椅子屈膝坐下。

3. 平衡训练 患者站立于平行杠内,手扶双杠反复练习重心转移,体重由健侧移至假肢侧,再移回健侧,交替移动,要求肩胛与骨盆平行移动,患者体会假肢承重的感觉和利用假肢支撑体重的控制方法。

4. 步行训练 开始最好在平行杠内进行。先进行健肢站立、假肢迈步练习,而后过渡到假肢站立、健肢迈步练习。

（1）假肢迈步训练:假肢后退一步,使假肢承重;患者在假足尖接触地面的状态下将体重移向健肢;迈出假肢,使其跟部落在健肢脚尖前面。

（2）健肢迈步训练:健肢后退一步,完全承重;患者将体重移向假肢,腰挺直迈出健肢,尽量使迈步距离大些;提起假肢跟部,使脚尖部位承重,弯曲假肢膝关节。

（3）交替迈步训练:患者先在平行杠内进行交替迈步训练,待训练熟练后在平行杠外练习;也可借助手杖(健侧手使用)进行训练。当截肢者步行能力改善后,可训练侧方及向后方行走、不同路面的行走、上楼(健肢先上)、下楼(假肢先下),上斜坡(健肢长跨步,假肢短跨步)、下斜坡(与上斜坡方法相反),摔倒与从地面起立、从地面拾物、跨越障碍物训练等。

四、截肢者常见并发症及其处理

（一）残肢皮肤破溃、感染

截肢术后由于残肢血液循环差、瘢痕增生、表面凹凸不平,以及假肢接受腔的摩擦和受压、残端皮肤张力过大等原因,很容易引起残肢皮肤破溃、感染和形成窦道。

1. 原因 引起残肢皮肤破溃的原因包括两方面的因素,残肢自身的因素和假肢的因素。①残肢自身的因素:残肢条件差,尤其是瘢痕增生明显的残肢,瘢痕表面凹凸不平,耐磨能力差,也很容易破溃;②假肢的原因:假肢接受腔不适配、残肢窜动、局部受压过大等,均容易引起皮肤损伤和感染。

2. 处理方法 处理方法包括加强创面换药、进行紫外线或超短波等物理治疗,抑制瘢痕增生。对经久不愈的窦道须进行手术扩创。对残肢瘢痕可使用硅凝胶套,避免和减少皮肤瘢痕受压或摩擦。对接受腔不适配,需要修整或更换接受腔。

（二）关节挛缩畸形

1. 原因   烧伤后由于瘢痕增生挛缩,容易出现残肢关节的挛缩畸形。若截肢后关节长期置于不正确的体位,没有做合理的固定,没有尽早进行关节的被动活动和主动活动,更容易导致关节的挛缩畸形,影响假肢的装配和使用。

2. 处理方法   截肢术后预防关节挛缩最有效的方法是术后将残肢关节置于功能位,并尽早开展关节的被动和主动活动,以维持关节的活动范围。如已发生关节挛缩,应进行关节松动术,拉伸挛缩关节,改善关节活动范围。严重的关节挛缩畸形须行关节松解手术,术后再行康复治疗。

（三）皮肤过敏

1. 原因   ①残肢自身的因素:残肢条件差,尤其是烧伤后残肢皮肤汗腺、皮脂腺受损,皮肤功能不良,残肢没有经常清洗或者残肢排出的汗液等使接受腔潮湿,导致细菌和真菌繁殖生长;②假肢的原因:接受腔是由树脂和玻纤等化工材料所制成,部分患者在残肢密切接触这些材料时,可能出现皮肤过敏、瘙痒及红疹。穿戴假肢后,由于残肢萎缩,皮肤松弛形成褶皱,褶皱处容易因为潮湿及血供障碍等原因出现湿疹样改变。

2. 处理方法   ①注意残肢卫生,保持残肢皮肤干燥。②每天用温水清洗残肢,在皮肤表面应用护肤用品;应使用吸水性较强的纯棉类残肢袜,并每天清洗残肢袜;接受腔和内衬套也应该每天清洗晾干,以保持清洁卫生。③一旦发生皮肤过敏等症状,应暂时停止穿戴假肢,必要时需在医师的指导下进行治疗,防止因病情延误造成不良后果。

（四）残肢痛

1. 原因   ①残肢自身的因素:截肢时神经干被截断,神经纤维在继续生长的趋势中遇到阻碍,残端膨大形成神经瘤,神经瘤在穿戴假肢时受到接受腔的挤压就会引起疼痛。残肢的骨端过长或由于骨刺产生压迫残端皮肤,造成血液循环不良,也可引起疼痛。②假肢的原因:假肢接受腔不合适,如与残肢的接触不全面、悬吊不良、底端出现负压时,容易造成残肢皮肤肿胀,血液回流受阻,继而出现炎症,引起残肢痛。

2. 处理方法   ①截肢术后及时进行残肢的物理治疗,如蜡疗、电疗等,可达到消炎镇痛、软化瘢痕、消除粘连的作用;②对于神经瘤较大、残端骨突压迫皮肤等原因造成的残肢痛影响假肢的穿戴,且保守治疗无效时,可考虑手术治疗;③对于接受腔不适配引起的疼痛,应修整接受腔,缓解残肢疼痛。

（五）幻肢痛

截肢术后,几乎所有患者都有缺失肢体依然存在的幻觉,这种现象称为幻肢觉。幻肢觉的持续时间在 6 个月到 2 年。5%~10% 的截肢患者会出现幻肢痛,多数为闪电样刺痛,少数为灼烧样痛。

1. 原因   幻肢痛的机制尚不十分清楚,目前大多数人认为幻肢痛是运动知觉、视觉和触觉等都牵涉在内的一种心理学、生理学上的异常现象。

2. 处理方法   幻肢痛的治疗方法较多,主要有以下几类。①心理治疗:利用催眠、松弛、合理情绪疗法等。②物理治疗:包括石蜡疗法、红外线疗法、超声波疗法、经皮神经电刺激疗法、低中频脉冲电疗法等。③针灸疗法:常用头针、耳针和体针进行治疗。④药物治疗:包括使用中枢性镇静药和镇痛药。中枢性镇静药主要为三环类抗抑郁药,如阿米替林、丙米嗪和卡马西平等。⑤术后早期残肢弹力绷带包扎和尽早穿戴假肢有助于促进幻肢痛的消失,而且越早穿戴假肢,幻肢痛消失也越快。

五、假肢的维护

1. 大腿假肢   大腿接受腔主要是由丙烯酸树脂制成,透气性差。在使用过程中,尤其是在夏天,容易因残肢出汗弄脏接受腔,发出异味。因此应经常清洗残肢和接受腔,保持残肢和接受腔的干燥。当残肢萎缩,接受腔变大时,可先增加残肢袜或内衬垫。必要时应更换接受腔。

2. 小腿假肢   小腿内接受腔多用聚乙烯泡沫制成,可以用温水清洗,但水温不要太高,水温太高会造成内接受腔变形。小腿假肢的残肢袜套应多备用一些,每天清洗更换,最好用吸汗能力较好的棉织的残肢袜。

3. 日常护理   假肢的日常保养非常重要。假肢的大部分零部件是由金属制造的,使用中必然会出现磨损。当金属关节不灵活或有响声时,要及时清洗加油或更换新轴。截肢者不要随意换穿与制作假肢时设计的鞋跟高度不同的鞋,这样会造成假肢对线的不合适。如鞋跟高度更换后,应对假肢重新进行对线调整。

第二节 矫 形 器

矫形器(orthosis)是装配于人体外部,通过力的作用,以预防和矫正畸形、补偿功能、辅助治疗骨关节及神经肌肉的器械总称。其中,用于躯干和下肢的也称支具,用于上肢的也称夹板。

一、基本内容

(一)基本作用

1. 固定和保护作用 通过对病变肢体的固定和保护,促进炎症、水肿吸收,保持肢体、关节的正常对线关系,从而促进病变愈合。

2. 稳定和支持作用 通过限制关节的异常活动范围,稳定关节,减轻疼痛或恢复其承重功能。

3. 预防和矫正畸形 通过三点力作用原理矫正肢体已出现的畸形,预防潜在畸形的发生和发展。

4. 代偿和助动作用 通过矫形器的外力源装置,如橡皮筋、弹簧等,代偿已瘫痪肌肉的功能,对肌力较弱者予以助力,使其维持正常运动。

(二)矫形器的分类

1. 按治疗部位 可分为上肢矫形器、下肢矫形器和脊柱矫形器。

2. 按治疗目的 可分为固定性矫形器、活动性矫形器和免负荷式矫形器。

3. 按主要制作材料 可分为石膏矫形器、塑料矫形器和金属矫形器等。

(三)命名

1972 年美国科学院假肢矫形器教育委员会提出了矫形器的统一命名方案。该方案按矫形器安装部位的英文缩写命名,即将矫形器作用于人体相关各关节英文名称的第一个字母连在一起,再取矫形器英文名称的第一个字母,构成矫形器的名称。1992 年国际标准组织将上述方案确认为国际标准,并在各国推广普及(表3-20-2)。

表 3-20-2 矫形器的命名

中文名称	英文缩写	英文全文
颈椎矫形器	CO	cervical orthosis
颈胸矫形器	CTO	cervico-thoracic orthosis
胸矫形器	TO	thoracic orthosis
胸腰骶椎矫形器	TLSO	thoraco-lumbo-sacral orthosis
腰骶椎矫形器	LSO	lumbo-sacral orthosis
手矫形器	HO	hand orthosis
腕矫形器	WO	wrist orthosis
腕手矫形器	WHO	wrist-hand orthosis
肘矫形器	EO	elbow orthosis
肘腕矫形器	EWO	elbow-wrist orthosis
肩矫形器	SO	shoulder orthosis
足矫形器	FO	foot orthosis
踝足矫形器	AFO	ankle-foot orthosis
膝矫形器	KO	knee orthosis
膝踝足矫形器	KAFO	knee-ankle-foot orthosis
髋膝踝足矫形器	HKAFO	hip-knee-ankle-foot orthosis

二、常用矫形器的应用

（一）上肢矫形器

上肢矫形器主要用于保持不稳定的肢体于功能位,提供牵引力以防止挛缩,预防或矫正肢体畸形,补偿失去的肌力,帮助无力的肢体运动等。按其功能分为固定性(静止性)和功能性(可动性)两大类。前者没有运动装置,用于固定、支持、制动。后者有运动装置,可允许机体活动,或能控制、帮助肢体运动,促进运动功能的恢复。

1. **手矫形器** ①分类:手矫形器分为手指固定性矫形器、手指活动性矫形器和对掌矫形器。②组成:由低温热塑板材或铝合金、皮革制成,可辅以弹簧圈和橡皮筋等。③作用:用于限制、固定或辅助手指活动,预防或矫正手部受伤后的畸形。

（1）手指固定性矫形器:利用三点力原理,将指间关节固定于抗挛缩体位;多用低温热塑板材制作;用于预防手指的畸形。

（2）手指活动性矫形器:利用弹簧和橡皮筋的外力作用于指间关节,帮助手指的屈曲或伸展。如弹簧式指间关节助伸矫形器、指间关节助屈矫形器等,用于改善手指关节的活动范围。

（3）对掌矫形器:用于保持拇指与示指和中指的对掌位,限制腕关节的背伸及内收,防止虎口挛缩畸形。腕关节能控制时采用短对掌矫形器,腕关节不能控制时采用长对掌矫形器。适用于预防或矫正烧伤虎口挛缩畸形等。

2. **腕手矫形器** ①分类:腕手矫形器分为腕手固定性矫形器和腕手活动性矫形器。②组成:由低温热塑板材或铝合金、皮革等制成,可辅以支条、弹簧圈和橡皮筋。

（1）腕手固定性矫形器:用于固定和维持腕手关节于一定的功能位。如烧伤后的最大伸展位矫形器;桡神经损伤后使用腕伸展矫形器;尺神经损伤后使用莫伯格(Moberg)矫形器;脑卒中后防止手腕部屈曲挛缩的手腕部抗痉挛矫形器等。

（2）腕手活动性矫形器:最大特点是利用外力帮助因制动导致的肌无力、肌萎缩的手指活动等,提高腕手部的屈伸能力,预防或矫正关节挛缩。

3. **肘矫形器** ①分类:分为固定性肘矫形器和活动性肘矫形器。②组成:通常由热塑板材、金属支条等制作,包括上臂托、前臂托和环带等。用于限制、保护和代偿肘关节屈伸功能。

（1）固定性肘矫形器:将肘关节固定在一定的体位,用于保护肘关节,限制肘关节的活动,矫正关节畸形。适用于肘部的固定。对于合并有腕关节、手功能障碍的患者,可以将肘矫形器向下延长,制成肘腕矫形器或肘腕手矫形器。

（2）活动性肘矫形器:通常用双侧金属支条和肘关节铰链制成,必要时增加弹簧。适用于肘关节挛缩、关节不稳、肌力低下及肘关节术后等。

4. **肩矫形器** 主要为肩外展矫形器,通常由热塑板材和轻金属制成,包括腋下三角支撑架、胸腰板、腰带、上臂托、前臂托和斜肩带等。固定肩关节于外展45°～80°、前屈15°～30°、内旋15°、屈肘90°、伸腕30°的功能位,适用于肩关节骨折及术后、臂丛神经损伤、腋神经麻痹和急性肩周炎;上肢重度肌无力或全臂丛神经麻痹可使用功能性上肢矫形器。

（二）下肢矫形器

下肢矫形器的主要目的是保护和稳定下肢骨骼与关节,限制关节运动;减轻或完全免除下肢的承重负荷,改善下肢的运动功能和步态;促进病变愈合,预防和矫正畸形,减轻疼痛等。

1. **踝足矫形器** 踝足矫形器可分为塑料踝足矫形器、金属踝足矫形器和免荷式踝足矫形器。塑料踝足矫形器最为常用,包括低温板材踝足矫形器和高温板材踝足矫形器。①低温板材踝足矫形器:由低温热塑板材在肢体上塑形制作而成,适用于无须全部负重时的临时性固定。②高温板材踝足矫形器:由高温聚丙烯热塑板材在阳模上模塑而成。该类踝足矫形器的特点为强度高、韧性好,使用轻便,通常可穿入鞋内使用等。一般用于马蹄足、马蹄内翻足、足下垂和胫骨骨折不连接等疾病。

2. **膝矫形器** 膝矫形器由低温板材或高温板材聚丙烯热塑板材模塑而成,用弹性胶带或布带固定在腿上,将膝关节固定在一定的角度,限制膝关节的运动。膝矫形器适用于膝关节伸展不良、膝过伸、关节不稳、肌肉无力、股四头肌麻痹等的患者。膝矫形器可分为带锁和不带锁2种。带锁膝矫形器用于膝关节无支配能力或控制能力弱的患者,不带锁膝矫形器用于膝关节有支配能力或控制能力强的患者。

3. 膝踝足矫形器　膝踝足矫形器在踝足矫形器的基础上,增加了膝关节铰链、大腿支条和半月箍。膝关节铰链分为带锁膝铰链和不带锁膝铰链。适用于膝关节变形、下肢肌肉无力、下肢骨折、关节及韧带损伤、截瘫和脑瘫等。如脊髓灰质炎后遗症、膝内外翻等使用的膝踝足矫形器,用于截瘫患者双下肢的膝踝足矫形器。

4. 截瘫行走器　截瘫行走器适用于脊髓损伤后的截瘫患者,以帮助截瘫患者站立和行走。使用者在行走时须使用行走器或肘拐来支撑身体,当摆动一侧下肢离地时,因该腿的髋关节中心高于身体重心,继而由于重力和惯性的影响,被动产生一个向前的钟摆式运动,使患者达到向前行走的目的。

（三）脊柱矫形器

脊柱矫形器的作用主要为限制脊柱的运动,辅助稳定病变关节,减少椎体承重,减轻局部疼痛,促进病变的愈合,矫正和防止畸形发展。临床上广泛用于颈部烧伤、颈腰部扭伤、颈腰椎椎间盘突出症、脊椎骨折、脊柱手术前后和脊柱关节炎等疾病。

1. 颈椎矫形器　俗称颈托,可限制颈部活动、减轻颈椎承重和椎体压迫、保持颈椎良好的对线、减轻疼痛,有利于病变愈合。适用于$C_{1~5}$范围内的轻度压缩性骨折和颈椎术后、颈椎病、颈部疼痛,以及其他需要固定的颈部疾病如斜颈等患者。

2. 胸腰椎矫形器　胸腰椎矫形器由高温热塑板材经加温软化后在石膏阳型上塑形而成,用于胸腰椎的固定、保护和支撑,辅助治疗胸椎和腰椎的骨折、结核、类风湿脊柱炎等疾病。如胸腰椎术后使用的热塑板材矫形器。

3. 脊柱侧凸矫形器　脊柱侧凸矫形器由高温热塑板材经加温软化后在石膏阳型上塑形而成,用于矫正脊椎侧弯。包括密尔沃基矫形器、波士顿矫形器、色努矫形器等。密尔沃基矫形器需要增加颈圈、颈托和金属支条,适用于脊椎侧凸的矫正,尤其是对青少年特发性侧凸有较好的疗效。

4. 腰围　腰围由布料或软皮革制成腰束,内加金属支条以增加强度。腰围适用于腰肌劳损及轻度椎间盘突出症等患者。它可以限制腰椎活动、减轻椎体承重和压迫、减轻疼痛、防止腰肌挛缩,有助于症状好转。

三、矫形器临床制作流程

在制作和使用矫形器前,需要经过临床检查、制订矫形器处方、穿戴矫形器前后的训练、调整和维修等过程。

1. 处方前检查　最好以康复治疗组的形式进行,检查内容包括患者的一般情况、病史、体格检查、拟制作或穿戴矫形器的部位、关节活动范围和肌力情况、是否使用过矫形器和使用情况等。

2. 矫形器处方　矫形器处方是康复治疗组的重要任务,应当根据总体治疗方案的需要制订。在康复治疗组对患者进行检查评定后,由康复医师根据患者的评定结果、治疗目的、矫形器的结构原理和适应证开出矫形器处方,由矫形器制作技师承担制作任务。矫形器处方应要求明确、切实可行,要将患者的一般情况、临床诊断、存在的功能障碍、配戴目的和要求、矫形器种类、所用材料、配戴部位、作用力分布、使用时间等书写清楚。

3. 矫形器装配前的治疗　应根据患者检查评定情况,制订康复治疗方案,主要进行增强肌力、扩大关节活动范围和增强肌肉协调能力的训练,以消除肢体水肿,为穿戴矫形器创造条件。

4. 矫形器制作　由矫形器制作技师按矫形器处方进行测量、绘图、制作石膏阴模、阳模,制成半成品后试穿。

5. 初检　矫形器在正式使用前要进行试穿,即初检,以了解矫形器是否达到处方要求、对线是否正确、动力装置是否可靠、穿戴是否舒适等,并进行相应的调整。

6. 矫形器的使用训练　初检合格的矫形器可以交付给治疗师对患者进行适应性使用训练,训练时间的长短、训练的方法和强度取决于患者的情况。要让患者学会如何穿上和脱下矫形器、如何穿上矫形器进行功能活动等。经过一段时间的使用训练后,由康复治疗师通过各种临床的客观检查、评估,认为矫形器满意后再安排完成产品,交付终检。

7. 终检　由康复治疗组(包括康复医师、治疗师、矫形器师等)进一步检查矫形器的装配是否符合生物力学原理、是否达到预期的治疗目的和效果,患者穿戴是否舒适等,这一过程称为终检。只有终检合格的矫形器才能交付患者正式使用。

8. 随访　由于患者病情和矫形器的情况都可能会发生变化,对需要长期使用矫形器的患者必须定期随访。间隔时间视具体情况而定,如 1 个月、3 个月、6 个月或 1 年一次,以了解矫形器使用效果和病情的变化,必要时进行修改和调整。

第三节　助　行　器

助行器(walking aids)又称步行辅助器,是辅助人体支撑体重、保持平衡和行走的工具。它主要依靠增加上肢支撑的面积来提高辅助步行的效果,是神经、骨关节系统疾病患者完成室内行走、社区内步行的辅助代步工具。下肢功能障碍患者最常见、最直接的后果是步行障碍,因此常需要借助各种步行辅助器具的支撑来实现步行功能。

助行器的主要作用是在步行中辅助保持身体平衡、减少肢体承重、缓解疼痛、改善步态和提高步行能力。其中各类手杖、拐杖属于单臂操作的助行器,这类产品小巧、轻便,但是支撑面积小、稳定性差;各种助行架、助行台属于双臂操作的助行器,这类器具支撑面积大、稳定性好,但比较笨重。患者可以根据病情的需要来进行选择。

（一）手杖

手杖为单侧手扶持以助行走的工具,在助行器中最为常见,但它所能提供的稳定性和支撑力也最差。

1. 手杖的分类

（1）单足手杖:单足手杖与地面仅有一个接触点,优点在于轻巧且适合上下楼梯。适用于握力好、上肢支撑力强的患者,如偏瘫患者的健侧、老年人等。对于上肢支撑力强但平衡功能较差的患者则不适用。

（2）三足手杖:三足手杖由于 3 个足呈品字形,底面积较大,能提供比单足手杖更好的支撑与稳定性。适用于平衡能力稍欠佳而用单足手杖不安全的患者,以及在不平的路面上行走。

（3）四足手杖:四足手杖由于有四足,所以更为稳定,对于脑损伤的偏瘫患者在刚开始进行步行训练时,可以提供较好的稳定性。但是在不平的路面上行走时,容易造成摇晃不稳的现象。

2. 手杖长度的选择　让患者穿上鞋或下肢矫形器站立,肘关节屈曲约 30°,腕关节背伸,小趾前外侧 15cm 处至背伸手掌面的距离即为手杖的长度。

3. 手杖的使用方法　在使用手杖的过程中,患者肘关节屈曲约 30°,两肩保持水平。手杖应持于健侧手,行走时手杖与患侧下肢一起向前迈进。上下楼梯时,则应当遵守健侧先上、患侧先下的原则。

（二）拐杖

拐杖主要用于步行时需要较多的承重和较强的推动力的患者,即主要用于下肢病变的患者,如脊髓损伤、脊髓灰质炎、截肢、骨折或骨科术后的患者。一般所需的支撑力大于 25% 体重时,就不适合使用手杖而须改用拐杖。

1. 拐杖的分类

（1）腋拐:适用于任何原因导致步行不稳,且手杖无法提供足够的稳定性的患者。腋拐的优点在于外侧稳定,可以上下楼梯,但笨重、外观不佳,且易产生腋下压迫。

（2）前臂杖:适用于握力差、前臂力较弱但又不必用腋杖者。其优点为轻便、美观,而且用拐手仍可自由应用。

（3）平台杖:又称类风湿杖,用固定带,可将前臂固定在平台式前臂托上。适用于类风湿关节炎手关节损害严重的患者。

2. 拐杖长度的选择

（1）腋拐的长度：①确定腋杖长度的最简单方法是身长减去 41cm 的长度，即为腋杖的长度。②站立时大转子的高度即为把手的位置，也是手杖的长度及把手的位置。③测定时患者应穿常穿的鞋站立。④若患者的下肢或上肢有短缩畸形时，可让患者穿上鞋或下肢矫形器仰卧，将腋杖轻轻贴近腋窝。在小趾前外侧 15cm 处与足底平齐处即为腋杖最适当的长度，肘关节屈曲 150°，腕关节背伸时的掌面处即为把手部位。

（2）前臂杖的长度：肘关节下 2.5cm 处量至第 5 脚趾外 15cm 处的长度，即为把手的位置，前臂套在前臂的中段位置。

3. 拐杖的使用方法 以截瘫患者为例，介绍腋杖的使用方法。根据腋杖和脚移动的顺序不同，分为以下几种。①交替拖地步行：方法是伸出左腋杖→伸出右腋杖→两足同时拖地向前，到达腋杖附近。②同时拖地步行：又称摆至步，即同时伸出两支腋杖→两足同时拖地向前，到达腋杖附近。③四点步行：方法为伸出左腋杖→迈出右脚→伸出右腋杖→迈出左脚。④三点步行：方法是先将肌力较差的一侧脚和两侧腋杖同时伸出→再将对侧足（肌力较好的一侧脚或健足）伸出。⑤两点步行：方法是一侧腋杖和对侧足同时伸出→余下的腋杖和足再同时伸出。⑥摆过步：方法与摆至步相似，但双足不拖地，而是在空中摆向前，故步幅较大、速度快，但患者的躯干和上肢控制力必须较好，否则容易跌倒。

需要注意的是，腋杖在使用时，着力点是在把手处，而不是靠腋下平台支撑。腋下不能直接支撑在腋下平台处，而是夹在腋下 5cm 的肋骨处，这样才能维持身体直立，且不会压迫腋下神经造成伤害。

（三）助行架

助行架是一种三边形（前面和左右两侧）的金属框架，一般用铝合金材料制成，自身很轻，可将患者保护在其中。在所有助行器中，助行架支撑面积大，稳定性最好，可支持体重便于站立或步行，但是移动不易，行走速度最慢。多用于身体较虚弱，平衡较差的患者。

1. 助行架的分类

（1）固定型：常用来减轻一侧下肢的负荷，如下肢损伤或骨折不允许负重时等，此时双手提起两侧扶手同时向前放于地面代替一足，然后健腿迈上。

（2）交替型：体积较小，无脚轮，可调节高度。适用于站立位平衡差，下肢肌力差的患者或老年人。其优点是上厕所很方便。

（3）带轮型：用于上肢肌力差，单侧或整个提起步行器有困难者，此时前轮着地，提起步行器后脚向前推即可。

（4）前臂支撑型：此助行架有 4 个轮，移动容易；且不用手握操纵，而是将前臂平放于垫圈上前进。此车适用于步行不稳的老年人，但使用时要注意身体保持与地面垂直，否则易滑倒。

（5）腋窝支持型：用两腋窝支持体重步行，有 4 个脚轮，体积最大。用于上肢肌力差者。

（6）单侧步行器：很稳定，适用于偏瘫患者或用四脚手杖仍不满意的患者，缺点是比四脚手杖重。

2. 助行架的选择 助行架的高度与手杖类似，扶手的高度须让患者在站立时可以将肘关节屈曲 20°~30°。

3. 助行架的使用

（1）固定型与带轮型：类似拐杖的三点式走法，先推助行架向前，再移动患肢，然后移动健肢。

（2）交替型：可选用两点式走法，对侧的手和脚同时迈出；或是四点式走法，健侧手先出，再跨出患侧脚，接着患侧手出去，健侧脚迈进。

第四节 自 助 具

自助具（self aids）是指为了提高功能障碍者的自身能力，使其能较省力、省时地完成一些原来无法完成的日常生活活动，以增加其生活独立性的辅助器具。

一、作用与选择

1. **作用** 自助具主要与上肢功能和日常生活活动有关。自助具的使用不仅是一种积极的治疗手段，而且还有助于树立患者重返社会的信心。自助具主要有以下作用：①代偿肢体已丧失的功能以完成功能性活动；②代偿关节活动范围使活动简便、省时省力，便于单手活动以克服需要双手操作的困难；③代偿视、听功能，增强视觉和听觉能力；④增加物体或器皿的稳定性以便于使用；⑤在各种不同的体位对患者的身体予以支持；⑥帮助患者进行信息交流及社会交往等。

2. **选择** 以实用、可靠和经济为原则，最好是市场有售的用具，易清洗、易保存、易维修、安全可靠。如无市售品可由矫形器师或者作业治疗师进行制作。

3. **制作自助具时应遵循的原则**

（1）应能达到其使用目的，并能改善患者的自理生活能力。

（2）简便、易制作、易学。

（3）美观、坚固、耐用、易清洁、使用方便。

（4）应有可调性，以满足患者的需要。

二、种类与应用

自助具的种类很多，从日常的日用器皿到复杂的电动装置等。根据不同的用途主要可以分为：①衣着类自助具；②梳洗修饰类自助具；③饮食类自助具；④洗澡类自助具；⑤厕所用具；⑥转移辅助类自助具；⑦书写辅助类自助具。

1. **衣着类自助具**

（1）穿衣类：①穿衣棍。用木棒制成，一端装上倒钩，另一端装上胶塞。使外衣、T恤衫易于脱离肩部，适于上肢关节活动受限者使用。②尼龙搭扣。可以代替T恤衫、外衣的纽扣，方便手指不灵活者穿衣。③系扣钩。适合于手功能障碍者使用。④拉锁环。为穿入拉锁拉舌孔内的大环，以便拉动拉锁。

（2）穿裤自助具：将裤腰挂在一圈环外的几个钩上，圈的开口向后，以便退出，将双下肢放入裤子后，拉动带子提上裤子。

（3）穿鞋袜类：①穿袜用具。用1张硬壳纸或软胶及2条绳带制成，也可购买。适合大腿关节不灵活或不能举臂者使用。②穿鞋用具。鞋拔适用于弯腰不方便者使用。③弹性鞋带。穿鞋时能松开和收紧，不必经常松紧鞋带。

2. **梳洗修饰类自助具**

（1）长柄头梳、长柄牙刷：在梳子或牙刷上绑上木条作手柄即可。适合上肢关节活动受限者使用。

（2）指甲刷：底部粘上2个吸盘，便能固定在台上，适合单手活动者使用。

3. **饮食类自助具**

（1）餐具：①防漏碟边。将防漏的碟边放于碟上，食物不会漏出，适合单手操作者使用。②免握餐具。只须套在手掌中使用，适合手指不能握物者使用。③加大手柄餐具。可捆上海绵或套上加粗手柄，适合手抓握力量不够者使用。

（2）杯及吸管固定器：①双耳杯。适合单手稳定和协调性较差患者使用。②吸管固定器。将固定器置于杯沿，角度可随意调整，适合协调能力较差的患者使用。

（3）轮椅夹杯及台面：轮椅夹杯是指夹在轮椅扶手上的杯，方便需要推动轮椅的人使用。轮椅台面是固定在轮椅扶手上，便于瘫痪患者在轮椅上进食、书写等活动。

4. **洗澡类自助具**

（1）双环毛巾：将毛巾两端加上双环，适合双手抓握功能较差的患者使用。

（2）长臂洗澡刷：适合上肢关节活动受限者。

（3）肥皂手套：适于手抓握功能较差的患者使用。

（4）防滑地胶：置于湿滑的地方可防止摔倒。

（5）洗澡椅：垫了海绵的椅，提供舒适的座位，并可疏水，高度可调整。

5.厕所用具

（1）轮椅式便池：座位铺有软垫，下方有便盆，需如厕时可移开座位上的木板，座位下的便盆即可使用。

（2）加高坐厕板：使大腿关节屈伸有困难者易于坐下和起立。坐板可直接安放在厕所上，易于清洁。

6.转移辅助类自助具

（1）扶手：可安在厕所、走廊、楼梯旁，便于行动不便者扶持。

（2）绳梯：可安在床头便于瘫痪患者起床使用。

（3）帆布扶手装置：可安在床上，瘫痪患者起床抓握使用。

（4）转移滑板：可放在轮椅与床之间、浴缸内，协助瘫痪患者转移时使用。

（5）轮椅：现代轮椅重量轻，容易折叠和打开，便于交通和旅行，手控能力好，电动轮椅除可用手控外，还可通过轻微的头部运动、声音、吸吮及吸气作用来控制。某些手动和电动轮椅可直立。

7.书写辅助类自助具

（1）加粗笔：可用橡皮圈绑上笔杆，或卷上泡沫胶，或在笔杆上穿上1块乳胶，或穿上练习用的高尔夫球，或穿上小横杆，或用弹性布条固定，或用黏土成形固定柄，即可加粗。可方便握持有困难的患者使用。

（2）免握笔：将笔套在附于自动粘贴带上的小带中，再绑于手掌上。可帮助手指肌力弱者使用。

（3）电子交流辅助设备：例如指式取屏幕，即随便指一下可被传感器翻译，身体很小的移动就可在屏幕上选择一个字或一个字母。小型手提式计算机内有印字机和声音输出，键盘也可根据患者的需要进行调节。

（武继祥　李　磊）

参 考 文 献

[1]赵正全,武继祥.康复治疗师临床工作指南矫形器与假肢治疗技术.北京:人民卫生出版社,2019.

[2]喻洪流.假肢学.北京:人民卫生出版社,2020.

[3]刘夕东.康复工程学(第2版).北京:人民卫生出版社,2018.

[4]王荣光.辅助器具适配教程.沈阳:辽宁人民出版社,2016.

[5]JOSEPH B,WEBSTER,DOUGLAS P. Murphy. Atlas of orthoses and assistive devices(5th edition). Philadelphia:Mosby Elsevier,2018.

[6]KEVIN K CHUI,MILAGROS JORGE,SHENG-CHE YEN,et al. Orthotice and Prosthetics in Rehabilitation(4th Edition). St. Louis:Elsevier,2019.

第二十一章　我国传统疗法

第一节　中医康复学的基础理论

中医康复学(science of rehabilitation of traditional chinese medicine)是指在中医学理论指导下,针对残疾者及老年病、各种急慢性病而导致的功能障碍者,采用各种中医康复方法,最大限度地减轻功能障碍、提高生活质量并使之重返社会的学科。

一、中医康复学治疗原则

中医康复学在治疗原则上既不同于现代康复学,也与中医临床学有区别。其是在中医学基本理论指导下,针对功能障碍采取的治疗措施,具体原则如下。

1. **整体康复**　中医认为人体是由脏腑、经络、肢体等组织器官所构成,任何一种组织器官都不是孤立存在的。脏腑之间、经络之间、脏腑经络与肢体之间都存在着生理功能或结构上的多种联系,这就使人体各部分形成一个完整统一的有机体,以维持正常而协调的生理活动。其特点是以五脏为中心,配合六腑,联系五体、五官、九窍等组织器官。肢体、官窍局部的功能障碍常与人体其他部位甚至全身的脏腑功能状态有关,因此在康复过程中,对局部的功能障碍也应从整体出发,采取全面的康复措施。

2. **辨证康复**　中医治疗疾病方法的选择与应用,离不开辨证论治。在中医康复学中,这些方法多数同样适用于功能障碍的改善,因此辨证是康复的前提和依据。在中医康复临床过程中,辨证包含对内在生理功能障碍的辨识,而生理功能障碍的改善与外在形体及行为障碍的改善有因果关系。因此,通过辨证论治改善造成各种功能障碍的内在原因,体现了中医学"治病求本"和"整体康复"的原则。这是中医康复学的又一特色。

3. **功能康复**　康复学以功能障碍为作用对象,因此功能康复是其主要治疗目的。中医康复认为"形神合一"是功能康复的基本原则。中医认为神是生命活动的主宰,形神合一构成了人的生命。功能康复即是训练"神"对"形"的支配作用。如导引、运动训练、气功等方法,即是形与神俱的康复方法。如偏瘫患者运动功能的丧失,就是神对肢体的主宰作用的丧失。中医康复强调主动运动训练的重要性,与现代康复学的运动再学习的指导思想完全相同。

4. **综合康复**　中医学在漫长的发展过程中,经过历代医家的发展和完善,由简单到复杂,创造了多种多样的治疗和养生康复的方法。各种方法均具有不同的治疗范围和优势。将这些办法综合起来,发挥各自的优势,以取得好的疗效是中医学的特色之一。

中医康复学虽然是一门新兴的学科,但是随着我国经济、文化、卫生事业的不断发展,必将成为我国康复医疗的一个特色,与其他临床各学科、疗养医学及理疗学更密切地结合,从而更有利于残疾预防知识的普及和预防工作认识水平的提高。

二、中医康复学的主要内容

中医康复学的内容主要分为中医康复学的基础理论、研究对象及治疗方法。

1. 基础理论　中医康复学以阴阳五行、气血精津液、藏象、经络等为基础,基本理论仍然是中医整体观念和辨证论治。由于中医康复医疗的对象主要是具有身心功能障碍者,包括病残者、伤残者和各种急慢性病患者以及年老体弱者等,所以中医康复学理论基础还应包括伤病致残的机制研究、功能障碍评价和分类研究、功能恢复和代偿研究,以及康复医疗应遵循的基本原则等。

2. 研究对象　中医康复学的适用对象是常见的病残诸证,主要包括以下4类人群。

（1）残疾者:残疾者是中医康复学治疗的主要群体,包括肢体残疾、听力语言残疾、视力残疾、精神残疾、智力残疾、脏器残疾等患者。

（2）慢性病患者:慢性病主要指以心脑血管疾病(高血压、冠心病、脑卒中等)、糖尿病、恶性肿瘤、慢性阻塞性肺疾病(慢性支气管炎、肺气肿等)、精神异常和精神病等为代表的一组疾病,具有病程长、病因复杂、健康损害和社会危害严重等特点。这类患者病程进展缓慢,且大多会反复发作,造成脑、心、肾等重要脏器的损害,易造成伤残,影响劳动能力和生活质量;并且这类疾病医疗费用昂贵,增加了社会和家庭的经济负担。对于这类患者既要控制原发病,又要防止和矫正原发病带来的功能障碍,还要预防原发病的再次发作。

（3）急性伤病患者:急性伤病患者发病突然、症状各异,其中部分伤病可导致人体功能障碍,如脑卒中可导致半身不遂、脊髓损伤可导致截瘫等。对于这类患者如果尽早介入康复治疗,可以使其肢体功能恢复较好。人体各部分的功能障碍可以通过综合协调地应用各种措施得到改善或重建。因此,康复治疗应在患者生命体征稳定后尽早开始,不应局限在功能障碍出现之后,而应在此之前就采取一定的措施,以防止病残的发生。在急性伤病患者中不管是功能障碍已经发生的或是尚未发生的,只要存在着导致功能障碍的可能性,就是康复医学的对象。

（4）年老体弱者:老年人的机体脏器与器官功能会逐渐衰退,严重影响他们的生活质量。中医康复措施具有延缓衰老,提高年老体弱者各组织器官的活力,改善其功能状态的作用。

3. 治疗方法　在历代医家的努力下,中医康复方法不断得到补充,其中包括运动疗法、传统体育疗法、针灸疗法、推拿疗法、药物治疗、精神疗法、饮食疗法、沐浴疗法、娱乐疗法等。运动疗法是康复治疗的核心手段,主要解决的问题是运动功能障碍,恢复运动功能;传统体育疗法能促进肢体运动功能的恢复和改善精神状态;针灸推拿能疏通经络、调整脏腑、宣行气血、扶正祛邪从而治疗疾病,促进患者身心的康复;药物治疗遵循中医辨证论治的指导原则,做到辨证施药;精神疗法内外兼修、形神同治,主要用于情志病变的康复;饮食疗法利用食物自身的四气、五味、归经及升降浮沉等特性进行辨证施食和辨病施食。这些方法都是在中医学理论指导下,经过数千年临床实践总结出来的,是中医康复治疗的基本手段,与现代康复方法相比,独具特色,为临床常见的病残诸症选择和确定最佳康复方案提供了保证。

三、中医康复学的特点

1. 整体康复与辨证康复相结合　中医康复学注重患者整体的康复,会尽最大努力帮助患者从内至外全面地恢复健康。中医认为五脏、经络、肢体等都是一个整体。因此,中医康复学在为患者进行健康恢复时会从整体出发,从内在的调理到外在的愈合,形神、形气都要兼顾,同时强调五脏之间的相互关联。在这样整体全面康复的作用下,让患者无论是从精神状态还是疾病的预后效果上都达到令人可喜的进步。辨证康复也是中医学中常用的一种帮助患者恢复身体健康的方法,讲究个体差异,运用常用的中医诊治手段——望闻问切,以辩证唯物主义的观点结合临床表征,研究患者疾病发生的规律;医师会从全局出发,辨证地看待患者的问题,注重患者所受疾病内因的发展,帮助患者进行阴阳调理,弥补被疾病破坏的阴阳平衡。

2. 预防康复与临床康复相结合　中医在强调临床康复的同时,也讲究预防性康复。早在《黄帝内经》时代就强调未病先防,即在疾病发生之前,做好各种预防工作,以防止疾病的发生。正如《素问·四气调神大论》中指出"春发陈,夏蕃秀,秋容平,冬闭藏""春夏养阳,秋冬养阴"等,强调了应摄生保养于患病之先而且保养应注意饮食起居、精神调摄、身体锻炼等方面。近年来,人们已越来越清楚地感受到预防在康复医学中的重要地位,认识到预防是更为主动、经济、有效的医疗服务。只要伤病得到预防和控制,就可能大大减轻致残的程度;即使残疾一旦发生,也有利于阻止残疾转化为残障。按照现代三级预防结构学说,临床康复相当于残疾的第二、三级预防。所以从某种意义上讲,伤病、残疾的预防是预防康复和临床康复的结合体,并在中医康复的整个过程中得到体现。

3. **形体康复与精神康复相结合**　在中医康复学看来,人体错综复杂的一切伤病,均可视作是形神失调的结果。其不得康复,不外乎是伤形及神,或伤神及形,或形神皆伤。因此,康复医疗离不开形、神的调理,以恢复被破坏了的形神关系。只有形体和精神协调平和,才能令人祛除疾病,恢复健康。在中医康复方法上,十分重视形神之间的相互作用,故既有一套所谓"养形"的形体康复方法,又有一套所谓"调神"的精神康复方法,并在临床中结合应用,以达到"形与神俱,而尽终其天年"。如卒中患者大多存在心理障碍,表现为担心丧失生活和工作能力,恐惧死亡等焦虑、抑郁的精神状态,对患者的形体康复极为不利;而形体的损伤(如偏瘫、全身疲乏症状等)又可加重其不良的精神状态。故对患者的康复治疗,须养形、调神相配合,既针对形体损伤采用药物、饮食、针灸、推拿、气功、太极拳等多种养形之法;又针对心理功能障碍而施予说理开导法、色彩疗法、音乐疗法及书画疗法等诸调神之法;并力求以形体健康减轻精神负担,又以精神和谐放松促进形体恢复,从而使患者的形体和精神相互协调而渐趋康复。

4. **自然康复与自疗康复相结合**　自然康复是指通过自然因素的影响,促进人体身心康复的方法。自然因素很多,包括自然之物与自然环境,如日光、空气、泉水、花草、高山、岩洞、森林等。自疗康复是指患者不仅仅是单方面接受医师的康复服务,而且还应在医师的指导下,积极主动地开展自我保健和锻炼,主动康复,以和医师共同完成康复医疗的全过程。中医康复学认为,康复既存在于大自然之中,又存在于人体自身,故开展康复医疗不仅要尽量利用自然界赋予的客观条件,而且还要全力调动人体自身的主观能动性;只有主、客观并重,才能保证康复医疗的顺利实施。

5. **内治康复与外治康复相结合**　内治康复包括饮食、药物内服等,外治康复则包括针灸、推拿、气功、传统体育、药物外用等。而对于伤残、慢性病、老年病等大多病情复杂、康复要求较高的疾病则多采取内外并用,综合调治的对策。《诸病源候论》中还专门记载众多导引、按摩法式,可用于多种慢性病的康复。即使在内治康复中,药物和食物也常常结合使用。药物具有康复作用强、见效快的特点,但康复对象大多病程较长,服药过久实难坚持;而饮食具有与日常生活相融合、可以结合患者考虑色香味形等因素、易被患者接受且可持之以恒的长处。故药食合用,不仅能起到药疗补食疗之功能不足、食疗助药疗之效的协同作用,而且还能减少长期服药的麻烦、缩短康复所需时间。总之,中医康复将内治、外治等量齐观、结合运用,以求达到最佳的康复效果。

第二节　中医康复方法与技术

一、推拿治疗

推拿治疗(tuina)是以中医基础理论尤其是中医脏腑、经络、腧穴理论等为指导,同时结合现代医学的解剖学、生理学及生物力学等相关理论,凭借中西医结合的临床与实验研究方法来研究推拿疗法在伤、内、外、妇、儿等科的病症治疗,以及其在预防、养生、保健中的应用的一种疗法。

推拿治疗的内容是在中医经络腧穴理论指导下选取操作部位。《黄帝内经》指出:"经脉者,所以能决死生,处百病,调虚实,不可不通也。"所以,通过运用一定的推拿手法作用于人体经络腧穴,可以疏通经络、调和阴阳气血、转变人体机能,达到身心平衡的作用。推拿治疗疾病的范围主要是以伤科疾病(主要指运动系统之软组织疾病)为主,同时对部分内、外、妇、儿科疾病也具有卓著的治疗效果。此外,推拿对于疾病的预防和养生保健也具有肯定的作用,古代医家在这方面积累了丰富的经验。

推拿的手法有很多,如㨰法、揉法、摩法、擦法、推法、搓法、抹法、抖法、振法、按法、点法、捏法、拿法、踩跷法、拍法、敲击法、摇法、背法、扳法、拔伸法等。临床上一般将其归类为放松手法、复位手法和强壮手法三大类。治疗过程先做揉法、揉法、点按法、摇法等手法放松肌肉;再做拔伸、按压、背法、扳法等复位手法,调整小关节紊乱,让关节、肌腱恢复正常的位置;最后做摩擦、拍打、叩击等强壮手法,强壮肌肉韧带,巩固关节。

推拿的治疗作用是通过手法作用于人体体表特定部位后,一方面其用力的直接作用发挥了活血化瘀、理筋整复、矫正畸形、纠正人体骨关节与软组织解剖位置错位等局部治疗作用;另一方面,手法动态力的波动信号可通过经穴→经脉→脏腑的传导通道,激发起人体阴阳、五行与经络系统的平衡、生克与补泻的整体动态调控作用,反射性地影响营卫、气血、津液、脑髓、脏腑以及精神、情志等生理活动和病理状态,从而起到平衡阴阳,调整经络、气血与脏腑功能等全身性的调治作用。

推拿治疗的注意事项为,推拿医师在临床上能否恰到好处地运用手法技术是一个非常重要的问题。因为人有男女老少之别,病有虚实久留之分,治疗部位有大小深浅等不同,所以选用何种手法、施术的部位或穴位、手法力量的大小、操作时间的长短等,都要贯彻辨证论治的精神,因病变个体和时间、地点的不同而灵活运用,充分发挥手法的治疗作用。一般说来,手法的操作要求主要包括明确诊断、辨证施治、补虚泻实和因人、因病、因时、因地制宜等几个方面。

二、艾灸疗法

艾灸疗法(moxibustion)是用艾叶作为主要材料,在人体的腧穴或病变部位进行热灼和熏烤,通过其药物作用及热刺激来激发人体经气的活动以调整人体紊乱的生理生化功能,从而实现温通气血、疏经通络、扶正祛邪、预防疾病、治疗疾病等目的的一种手段。艾灸可以作为针刺和医药的补充,在针药达不到效果的时候,利用艾灸可起到良好的治疗作用。中医学认为,灸法是在腧穴处作用,利用经络传输来调整身体内部器官作用的外疗方法。

（一）作用原理

1. 局部温热刺激效应　借助灸火的温热及药物作用,通过经络传导,使局部皮肤充血、毛细血管扩张,从而使局部的皮肤组织代谢能力加强,增强血液循环与淋巴循环,缓解和消除痉挛,促进炎症、粘连、渗出物、血肿等病理产物的消散和吸收;还可引起大脑皮质抑制作用的扩散,降低神经系统的兴奋性,发挥镇静止痛作用;此外,温热作用还能促进药物的吸收。

2. 辐射效应　艾叶在燃烧时可以产生的温度在$548\sim890℃$,且艾叶在燃烧过程中除产生温热外,还有红外辐射。施灸时的红外辐射既能增加血液流动、减少水肿,又可以促进身体代谢、活化欠能的生病单元,从而改善身体的抗毒能力和提高神经功能,增强身体免疫力。

3. 药化效应　艾的成分复杂,直接灸时其燃烧的生成物会吸附在皮肤表皮上,并伴随着热量从皮肤渗入,达到治疗的效果,因此可用于治疗多种慢性病。研究表明,间接灸时艾绒及间隔药物(如姜、蒜等)的药物作用,在隔物灸中也同样起着重要的作用。

4. 经络调节作用　经络是一个多层次、多功能的调控系统。在穴位上施灸时,由于艾火的温热刺激,通过腧穴、经络传导,起到温通气血、扶正祛邪的作用。

灸法历史悠久,单纯的艾灸出现最早,随后衍化出多种灸法,一般可分为艾灸和非艾灸两大类。艾灸类有艾炷灸、艾条灸和温针灸等;非艾灸类有灯火灸、药物灸、电热灸等临床较为常用的灸法。

（二）注意事项

1. 艾灸前　与受灸者充分沟通很重要;注意施灸时的周围环境,需安静、温度适宜、空气流动适宜,但不要感觉到风动;受灸者不可过饥、过饱,或神色慌张、匆匆忙忙。

2. 艾灸中　在艾灸过程中须防烫伤,一旦患者出现灼热感须进行调整,如换艾炷或将热源抬高。艾灸时患者须静心平躺。施灸顺序为先上后下、先头身后四肢、先背(阳)后腹(阴)、先阳经后阴经。在施灸过程中,若患者出现腹泻,则须调整所灸的穴位;若患者出现口干、咽干等,可降低艾灸频数,同时检查艾灸顺序是否正确。

3. 艾灸后　忌生冷辛辣,忌烟酒;清淡饮食,以易消化有营养为主;忌施灸部位直对风扇或空调吹;忌立即洗浴和熏蒸；可适当饮温水，但水温不可过低。

三、拔罐疗法

拔罐疗法（cupping therapy），又称吸筒疗法、火罐气等，古代称为"角法"，是指用燃火、抽气等方法使罐内的气压低于大气压，并使罐吸附于病痛部位、经穴处的体表，以治疗疾病的方法。

（一）作用原理

1. **负压作用**　火罐负压吸拔时皮肤表面溢出大量气泡，促进局部组织的气体交换，同时负压使局部毛细血管通透性改变，毛细血管破裂产生瘀血。

2. **温热作用**　温热刺激能使血管扩张，促进以局部为主的血液循环，加强新陈代谢，使机体的废物、毒素加速排出，同时可增强局部组织的耐受性和机体的抵抗力。

3. **调节作用**　温热作用通过皮肤及血管感受器的反射途径传到中枢神经系统，发生反射性兴奋，调节大脑皮质的兴奋与抑制过程，使之趋于平衡；同时加强大脑皮质对身体各部分的调节功能。

（二）分类

1. **竹罐**　竹罐由竹管制成，直径一般在 3~5cm，长度 6~8cm 或 8~10cm，形状两端稍小、中间稍大。

2. **陶罐**　陶罐是由陶土烧制而成，口底稍小、腔大如鼓的罐具。

3. **玻璃罐**　玻璃罐由耐热质硬的透明玻璃制成，口平腔大，大小规格多样，是目前最常用的罐具之一。

4. **塑料抽气罐**　塑料抽气罐由透明塑料制成，上置活塞抽气。

5. **多功能罐**　多功能罐指配置有其他治疗作用的现代新型罐具。如灸罐是在罐内架设艾灸，灸后排气拔罐；刺血罐是在罐顶中央安置刺血器；电热罐是在罐内安有电热元件；还有用弹性橡胶罐等。

（三）操作要点

1. **火罐法**　火罐法是指借火力燃烧排出罐内空气形成负压，将罐吸附于体表的吸拔法。

（1）闪火法：用镊子或止血钳夹住 75% 乙醇的棉球或手持闪火器点燃，在罐内绕 1~3 圈后，立刻将火退出，并迅速将罐扣于施术部位。

（2）投火法：将纸拆成宽条状，点燃后投入罐内，在纸条熄灭前，迅速将罐扣于施术部位，注意纸条放入罐内时未燃的一端朝向罐口，可避免烫伤皮肤。

（3）贴棉法：将直径约 2cm 的薄棉片蘸少量 75% 乙醇后贴于罐体内壁下 1/3 处，用火将 75% 乙醇棉片点燃后迅速将罐扣于施术部位。

（4）架火法：即用不易燃烧、不易传热的物体，如瓶盖（直径小于罐口）等置于施术部位，并在其上放置 75% 乙醇棉球，点燃后迅速将罐扣下。

2. **水罐法**　水罐法指拔罐时用水热排出罐内空气的方法，一般选用竹罐放入水中或药液中煮沸，使用时用镊子夹罐底（罐口朝下），迅速用凉毛巾捂住罐口片刻，吸去罐内的水液，使罐口温度降低但保持罐内热气，将罐扣于施术部位。

3. **抽气法**　抽气法指将抽气罐紧扣在施术部位上，通过活塞抽出罐内空气，使罐内产生负压的方法。

（四）起罐的操作要点

一手握住罐体腰底部稍倾斜，另一手拇指或示指按住罐口边缘的皮肤，使罐口与皮肤之间形成空隙，当空气进入罐内，则罐自动脱落。水罐起罐时，应防止水（药）液漏出，若吸拔部位呈水平面，应先将拔罐部位调整为侧面后再起罐。

（五）适应证

拔罐疗法适应证较广，临床可应用于内、外、妇、儿等各科病症，多用于风湿痛、腰背肢体痛、胃痛、头痛、高血压、感冒、咳嗽、目赤肿痛、毒蛇咬伤以及丹毒、红丝疔等。

（六）禁忌证

1. 急重症、慢性全身虚弱性疾病及接触性传染病者。

2. 严重心脏病、心力衰竭者。

3. 血小板减少性紫癜、白血病及血友病等出血性疾病者。

4. 急性外伤性骨折、瘰疬、严重水肿者。

5. 精神分裂症、抽搐、高度神经质及不合作者。

6. 皮肤高度过敏、传染性皮肤病,以及皮肤肿瘤(肿块)部、皮肤溃烂部及疝气处。

7. 精神紧张、疲劳、饮酒后,以及过饥、过饱、烦渴时禁用。

8. 妊娠女性的腹部、腰骶部禁用。

9. 乳房部、前后阴部、心尖区、体表大动脉搏动部及静脉曲张部,以及眼、耳、口、鼻等五官孔窍部禁用。

四、刮痧疗法

刮痧疗法(scraping)是指应用光滑的硬物器具或手指、金属针具、瓷匙、古钱、玉石片等,蘸上食油、凡士林、白酒或清水等,在人体表面特定部位反复进行刮、挤、揪、捏、刺等物理刺激,造成皮肤表面瘀血点、瘀血斑或点状出血。刮痧疗法通过刺激体表皮肤及经络,改善人体气血流通状态,从而预防疾病及促进机体康复。

（一）作用原理

1. 调整阴阳 刮痧通过刺激体表的经络穴位,改善和调整脏腑功能,从而促进机体的阴阳平衡。

2. 疏通经络 刮痧通过工具和力的作用,起到温煦经络且疏散瘀滞的作用,从而疏通经络、畅达气血。

3. 活血止痛 刮痧改善刮拭组织周围的血液循环,增加组织血流量,提高局部组织痛阈,从而起到活血止痛、祛瘀生新的作用。

（二）分类

根据刮拭方法的不同,刮痧疗法主要分为刮痧法、撮痧法和拍痧法。

1. 刮痧法 患者取舒适体位,充分暴露被刮部位,用刮痧板或其他工具(光滑的硬币、瓷碗、药匙等),蘸取油性介质(如刮痧油、香油或中药提取浓缩液等)或水,在体表特定部位按一定顺序反复刮拭的治疗方法。本法是最常用的一种刮痧方法。

2. 撮痧法 又称扯痧法,在患者的一定部位以大拇指与示指(或示指与中指)用力提扯患者的皮肤,使扯痧部位表皮出现紫红色或暗红色的痧点,以达到治疗疾病的方法,称为扯痧疗法。如用手指挤压皮肤出痧则成为挤痧法。

3. 拍痧法 拍痧法指用虚掌拍打或用刮痧板拍打患者身体某部位,使之出痧的方法,一般拍痧的部位多为痛痒、胀麻的部位。此法民间常用。

（三）操作方法及要点

1. 刮痧的操作方法

（1）工具选择:边缘光滑的物品均可作为刮痧工具,如铜钱、硬币、嫩竹板、小汤匙等。目前临床最常用的刮痧板多由水牛角或砭石制成,多为长方形。

（2）介质的选择:常用刮痧介质的种类很多,实际操作时,可针对具体的病症辨证选择或根据部位的需求选择。如受术者气滞血瘀之象明显时,可配合具有活血化瘀、行气通络功效的介质,以增强疗效;如刮拭面部,可选择能杀菌消炎、性质柔和、渗透性好、易于清洗的介质作为润滑剂为宜。

（3）施术宣教工作:在治疗开始前,可嘱受术者休息数分钟,以缓解紧张情绪或疲劳,充分放松身体,以利于操作。对于初诊者,还应介绍刮痧疗法的一般常识,包括可能出现的不良反应,术后皮肤的护理或饮食禁忌等。

（4）消毒工作:消毒工作包括四方面的内容,即治疗室内环境消毒、刮痧板消毒、术者手部消毒、施术部位消毒。

2. 刮痧的操作要点

（1）暴露患者需要刮治的部位,必要时清洁皮肤,在皮肤上涂一层润滑剂,如水、刮痧油、凡士林或食用油等均可。

（2）刮痧最常用的手法是施术者手持刮痧用具，蘸油性介质或清水后，从上向下、从内向外刮拭，手法由轻到重，以患者耐受为度。刮痧板与皮肤一般保持在45°~90°之间进行刮拭。

（3）患者取舒适体位，腰背部刮痧一般取俯卧位，肩部一般取坐位。刮拭顺序：一般先刮颈项部，再刮脊柱两侧，然后再刮胸腹及四肢部位；面部应循轮匝肌走向；颈项部注意避开颈动脉窦；胸腹部乳头禁刮。刮拭后多出现暗红、紫红或青紫、青黑色出血点，即为痧斑。

（四）适应证

刮痧疗法的适应证较为广泛，临床应用于内、外、妇、儿等各科病症，如内科病症、骨科及外科病症、妇科病症、儿科病症、五官科病症、其他各科病症等。

（五）禁忌证

1. 危重病，如急性传染病、卒中等。

2. 心脏病出现心力衰竭、肾功能衰竭者，肝硬化腹水，全身重度水肿者。

3. 白血病、血小板减少、紫癜及血友病等出血性疾病。

4. 饱食后或饥饿时，以及对刮痧恐惧者。

5. 凡刮治部位皮肤有溃烂、破损、炎症者。

6. 孕妇的腹部、腰骶部，女性的乳头等部位。

五、针刺疗法

针刺疗法（acupuncture therapy）是以中医理论为指导，经络腧穴理论为基础，通过刺激经络、腧穴，调节人体经气的虚实、阴阳的平衡、脏腑的机能，运用针刺防治疾病的一种方法。此疗法具有适应证广、操作方便、疗效明显、经济安全等优点。本节主要介绍毫针疗法。

（一）作用原理

1. **疏通经络**　针刺通过刺激经络、腧穴，使人体经络通畅，气血运行正常，从而恢复正常的生理功能。

2. **扶正祛邪**　通过针刺扶正祛邪，从而调节疾病的发生发展及转归的过程，这一过程促进人体自身的修复功能。

3. **调和阴阳**　针刺调和阴阳的作用是通过经络特性、经穴配伍和针刺手法共同作用来实现机体从阴阳失衡的状态向阴阳平衡的状态转化。

国内外学者对于针刺的作用机制开展了半个多世纪的研究和探索，形成了不同的理论和假说，主要包括局部机械传导理论、闸门控制理论、神经-体液理论、"神经-内分泌-免疫"网络理论、形态奇异性理论和神经节段理论等，但至今尚未有一种理论或假说能够完全解释针刺治疗的作用机制。因此，针刺的原理目前被认为很有可能是多种生理过程的综合，内在机制仍需进一步研究探索。

（二）分类

针刺疗法一般分为毫针刺法、三棱针法、皮肤针法、电针法、皮内针法、火针法、头针法、穴位注射法、割治法、埋线法等疗法。

（三）常用针刺疗法的操作要点

1. **选择体位**　为了使患者在治疗中较为舒适而又便于留针，针刺时应选择适当的体位。临床常用的有仰靠坐位、俯伏坐位、仰卧位、俯卧位、侧卧位等。

2. **消毒**　包括针具消毒、腧穴部位的消毒和医者手指的消毒。针具消毒可用高压蒸汽灭菌或75%乙醇浸泡30min；腧穴部位可用75%乙醇棉球擦拭消毒，或先用2.5%碘酊棉球擦拭后再用75%乙醇棉球擦拭消毒；医者手指应先用肥皂水洗净，再用75%乙醇棉球擦拭即可。

3. **持针法**　持针的姿势，状如执持毛笔，故称为执毛笔式持针法。根据用指的多少，一般又分为二指持针法和多指持针法。

4. **进针法**　在针刺时，一般用右手持针操作称"刺手"，左手爪切按压所刺部位或辅助针身称"押手"。具体方法有指切进针法、夹持进针法、舒张进针法、提捏进针法等。

5. **针刺的角度、方向和深度**　在针刺过程中，掌握正确的针刺角度、方向和深度，是增强针感、提高疗效、防止意外事故发生的重要环节。

（1）角度：角度是根据腧穴所在位置和医者针刺时所要达到的目的相结合而决定的，一般有直刺、斜刺和平刺3种。

（2）方向：一般根据经脉循行方向、腧穴分布部位和所要求达到的组织结构等情况而定。

（3）深度：针刺深度与体质、年龄、病情和部位等因素有关。

6. 行针法 行针又称运针，是指将针刺入腧穴后，为了使之得气，调节针感以及进行补泻而实施的各种针刺手法。

（1）提插法：提插法是将针刺入腧穴的一定深度后，使针在穴内进行上、下、进、退的操作方法。

（2）捻转法：捻转法是将针刺入腧穴的一定深度后，以右手拇指和中、示二指持住针柄，进行一前一后的来回旋转捻动的操作方法。

7. 针刺手法 针刺手法是提高疗效的主要手段。临床常用的针刺补泻手法主要有以下几种。

（1）捻转补泻：针下得气后，捻转角度小，用力轻，频率慢，操作时间短者为补法；捻转角度大，用力重，频率快，操作时间长者为泻法。

（2）提插补泻：针下得气后，先浅后深，重插轻提，提插幅度小，频率慢，操作时间短者为补法；先深后浅，轻插重提，提插幅度大，频率快，操作时间长者为泻法。

（3）疾徐补泻：进针时徐徐刺入，少捻转，疾速出针者为补法；进针时疾速刺入，多捻转，徐徐出针者为泻法。

（4）迎随补泻：进针时针尖随着经脉循行去的方向刺入为补法；针尖迎着经脉循行来的方向刺入为泻法。

（5）呼吸补泻：患者呼气时进针，吸气时出针为补法；吸气时进针，呼气时出针为泻法。

（6）开阖补泻：出针后迅速揉按针孔为补法；出针时摇大针孔而不立即揉按为泻法。

（7）平补平泻：也称为单式手法，进针得气后均匀地提插、捻转后即可出针。

以上各种手法，临床上可以相互配合应用。

（四）适应证

针刺疗法的适应证十分广泛，除临床应用于内、外、妇、儿等各科病症外，还是康复疗法中最主要、最常用的一种治疗手段，主要用于慢性病、老年病及各种疾病后遗症的康复治疗。

（五）禁忌证

1. 患者在过度饥渴、暴饮暴食、醉酒及精神过度紧张时，禁止针刺。

2. 患有严重过敏性、感染性皮肤病，以及出血性疾病（如血小板减少性紫癜、血友病等）者禁用。

3. 对于破伤风、癫痫发作期、躁狂型精神分裂症发作期等患者，针刺时不宜留针。

六、中药热敷疗法

中药热敷疗法（Chinese medicine fomentation）是采用药物和适当的辅料经过加热处理后，敷于患部或腧穴的一种方法。其主要作用是"透热"，即通过热兼之药物所产生的共同治病因素由经入脏，输布全身以达到调节经脉、平衡阴阳的目的，加强温经通络、活血祛瘀、散寒止痛的作用。

（一）分类

中药热敷疗法根据其制材方式不同，可分为药包热敷、药饼热敷、药末热敷、药液热敷、药渣热敷等。

（二）操作方法

1. 温熨法 又称干热敷。即将所用药物研成粗末，放入锅内炒热或隔水蒸热后，装入布袋中。取药袋趁热熨摩特定部位或患部，可用于痛证、寒证。使用时要注意药温适度，防止烫伤皮肤。

2. 外洗法 将药物加清水煎煮沸腾后，待药温适宜时用手或毛巾浸透后擦洗全身或局部。本法具有温经散寒、活血化瘀的作用。

3. 浸渍法 又称湿热敷。浸，即将患部直接浸泡在药液中，一般20~30min为宜。渍，即将毛巾浸入药液后稍拧干，趁热敷于患处，以加强疗效。

（三）适应证

1. 骨科或脑卒中患者的肢体关节活动不利、痉挛僵硬等。

2. 风湿类疾病。

3. 痛症。

4. 皮肤类疾病。

5. 内科疾病、慢性肠炎等。

6. 妇科疾病。

7. **五官科疾病**　近视、远视、泪囊炎、过敏性鼻炎、鼻窦炎等。

（四）常用的药物

1. **活血化瘀类**　当归、乳香、没药等。

2. **祛风除湿类**　独活、威灵仙、防己等。

3. **散寒止痛类**　桂枝、麻黄、生姜等。

4. **行气通经类**　木香、香附、沉香等。

附

熏 蒸 疗 法

（一）作用原理及适应证

熏蒸疗法（fumigation therapy）是利用药物加水煮沸后产生的蒸汽熏蒸患处，通过热疗、药疗的双重作用而取效。热疗能疏松腠理，开发汗孔，活血通经，松弛痉挛的肌筋；药疗能对症治疗，两者配合使用可以发挥散寒除湿、发汗祛风、温经通络、镇痛止痒的作用，适用于脑卒中患者关节痉挛僵硬、运动系统疾病、慢性风湿类疾病、皮肤类疾病、痛症、局部血液循环障碍及内科普通疾病等。

（二）分类

1. 全身熏蒸法

（1）室内熏蒸法：在密闭治疗室或者治疗舱中进行，将药物加热煮沸，蒸发气体。患者裸露或坐或卧，室温从 30~35℃，渐增为 39~42℃。熏蒸 15~30min，熏蒸后安静卧床休息，隔天治疗 1 次，5~10 次为一疗程。

（2）简易熏蒸法：将加热煮沸的中药煎剂倾入较大容器内，容器上置木板，患者裸坐其上，用被单圈住全身，仅露头面进行熏蒸。

2. 局部熏蒸法　将加热煮沸的中药煎剂倾入适当大小的容器中，使药液占容器体积的 1/2 左右，患处置于容器中，距离药液一定距离，以感觉皮肤温热舒适为宜；也可以在容器上覆盖毛巾，不使热气外透，进行熏蒸。

（三）注意事项

1. 冬季熏蒸时应注意保暖和避免吹风。

2. 熏蒸时患者应注意与药液保持一定的距离，以感觉皮肤舒适为宜，避免被蒸气烫伤。

3. 熏蒸前不宜过饱、过饥。

4. 全身熏蒸时间不宜过长，不宜超过 20min。熏蒸过程中，如患者发生恶心、呕吐、胸闷、气促、头晕、心跳加快及不适时，应立即停止熏蒸，让患者在通风处卧床休息，并给予对症处理。

5. 熏蒸时若发现患者皮肤过敏，应立即停止熏蒸，并给予对症处理。

6. 对于应用熏蒸疗法无效或病情加重者，应停止熏蒸治疗，改用其他治疗方法。

7. 急性炎症、肺源性心脏病、恶性高血压不能控制者及孕妇等禁全身熏蒸。

8. 凡年老体弱、儿童、病情较重较急者，熏蒸时要有专人陪护，避免烫伤和着凉，或发生意外受伤。

七、情志疗法

情志疗法（emotional therapy）是中医传统康复疗法之一，又称精神康复法，古称"意疗""心疗"。情志疗法是指康复工作者在整体观念的指导下，通过制订康复计划，运用语言、表情、姿势、行为等手段，影响心身功能障碍患者的感受、认识、情绪和行为等,改善其异常情志反应,消除致病的情志因素,达到形神调和,促使患者心身功能康复的一类方法。

（一）作用原理

1. 改善异常情志反应 当躯体遭遇功能障碍时,患者会产生相应的精神情绪改变。这种改变一方面会提示患者功能障碍所导致的后果;另一方面不良情绪在体内的蓄积又会妨碍疾病的康复,甚至加重病情,导致新的功能障碍。因此,改善异常情志反应,不仅能够促进原有功能障碍的康复,而且能够预防出现新的功能障碍,是情志疗法的重要作用之一。

2. 消除致病精神因素 情志疗法通过制订具体可行的康复计划,运用语言、表情、姿势、行为等手段,累积对机体的良性刺激,提高患者的心理风险抵御能力,来消除致病的精神因素。

（二）适应证

1. 情志相胜法 情志相胜法是中医独特的情志康复方法,是根据《黄帝内经》的五脏情志相胜理论,即悲胜怒,恐胜喜,怒胜思,喜胜忧,思胜恐,有目的地通过语言或非语言的多种手段,激起患者的某些情志活动,以达到纠正其异常的情志活动,减轻和消除某些躯体症状,或促使某些情志病证痊愈的目的。

2. 说理开导法 说理开导法指通过劝说、指导、安慰、保证等手段来疏泄情感,主要适用于焦虑、紧张、恐惧等心理障碍的患者,可以为其提供精神支持的一种方法。

3. 移精变气法 移精变气法是我国古代一种祝由形式的情志疗法。《素问·移精变气论》曰:"古之治病,唯其移精变气,可祝由而已"。王冰注曰:"移谓移易,变谓变改,皆使邪不伤正,精神复强而内守也。"

4. 暗示疗法 《素问·调经论》指出:"刺微奈何? 岐伯曰:按摩勿释,出针视之,曰我将深之,适人必革,精气自伏,邪气散乱,无所休息,气泄腠理,真气乃相得。"这是暗示疗法的较早记载。按性质分,有积极暗示和消极暗示;按施行者言分,有自我暗示和他暗示。而在临床实践中,他暗示占据主要地位,包括医师之情和旁人之情。

5. 娱乐疗法 娱乐疗法是将心身功能康复置于人的正常活动中,充分利用人体的自我康复能力达到形神调和目的的治疗方法。主要适用于与心理因素有关的疾病,如高血压、冠心病、卒中等。

（三）注意事项

1. 选择正确的情志疗法 选择正确的情志疗法是进行精神康复的首要前提。整体观念是选择正确方法的指导思想,而辨证论治是选择正确的情志疗法的有力保证。

2. 注重建立良好的医患关系 良好的医患关系是进行情志康复成功与否的关键。因此,要建立良好的医患关系,有利于情志疗法的开展。

八、饮食疗法

饮食疗法(diet therapy)是在中医理论指导下,有目的地选择有关饮食,或将食物与药物配合制成药膳,来治疗或扶助治疗疾病,以助患者康复的治疗方法。

（一）作用原理

饮食疗法作用的基本原理是"药食同源"。饮食疗法的作用取决于食物本身的性味、归经、升降浮沉等特性。其作用大致归纳为以下几方面。

1. 滋养作用 中医学认为饮食的滋养是人类维持生命的基础。人体最重要的物质基础是精、气、神,统称为"人体之三宝"。此三宝乃生命之所系,都离不开饮食的滋养,故《养老奉亲书》曰:"主身者神,养气者精,益精者气,资气者食。食者生民之天,活人之本也。"

2. 调整作用 中医学认为人体要达到"阴平阳秘"的正常生理状态,必须保持机体阴阳协调平衡,这是养生最重要的法则。《素问·至真要大论》曰:"谨察阴阳所在而调之,以平为期"。对于因阴阳失调所导致的病理状态,可以利用饮食的性味来进行调整。

3. 防衰作用 饮食养生是防衰益寿的重要环节。《养老奉亲书》曰:"高年之人,真气耗竭,五脏衰弱,全仰饮食以资气血"。临床实践发现,肺、脾、肾三脏功能亏损,会加速人体衰老。

4. 抗病作用 饮食的调配能增加人体的抗病能力。《黄帝内经素问》曰:"正气存内,邪不可干"。中医提倡在日常生活中注意发挥某些食物的特异作用,直接用于某些疾病的预防。

（二）治疗原则

1. 平衡阴阳,协调整体 对于康复患者而言,需要补偏救弊,损有余而补不足,恢复整体阴阳的动态平衡。因此,饮食疗法必须围绕调整阴阳、协调整体平衡而合理配置膳食。

2. 协调脏腑,注重脾肾 脏腑功能失调则会产生疾病。因此饮食疗法要注重协调脏腑之间、整体与局部之间的关系,恢复机体的生理平衡。

3. 辨证辨病,相互结合 辨证施食与辨病施食相结合,是中医饮食疗法的基本原则之一。

4. 三因治宜。

（三）药膳方剂的临床分类

1. 保健类药膳 适用于无病但体质虚弱之人或亚健康群体,以及为了某种特殊目的的健康人。

2. 治疗类药膳 适用于疾病的治疗或辅助治疗。

3. 康复类药膳 适用于各种疾病的病后康复。

（四）代表性的食养食疗方

1. 保健类食养食疗方

（1）减肥类:常以茯苓、荷叶、泽泻等利水药与冬瓜、赤小豆、萝卜、海带、黄瓜、薏苡仁、山楂等利水消脂的食物相配,具有减肥、降脂的作用。适用于单纯性肥胖症。如荷叶粥、茯苓饼等。

（2）明目类:常选用枸杞子、决明子、何首乌、人参等药物与桂圆、绿茶、鸡猪羊肝等补血养肝食品相配,具有养肝、明目的作用。适用于视力减退、两目干涩、视物不清等症。如菊楂决明饮、酱醋羊肝、银杞明目汤等。

（3）抗疲劳类:常用人参、党参、黄芪、杜仲、鹿茸等益气壮阳药与牛肉、羊肉、菌类、鸽子肉、豆类等食物相配,具有补气、壮阳、增力作用。适用于动辄乏力或易于疲劳的体虚等症。如附片羊肉汤、肉桂肥鸽、双鞭壮阳汤等。

（4）健脑益智类:常以枸杞子、益智仁、柏子仁、茯神、何首乌等健脑药与核桃仁、龙眼、芝麻、莲子、百合等健脑养心食物相配,具有益智填髓、补脑强心的作用。适用于儿童生长发育期、脑力劳动者或记忆力衰退的早衰症。如核桃仁粥、猪脑木耳汤、甘麦大枣汤等。

2. 治疗类食养食疗方

（1）祛痰止咳类:常以雪梨、萝卜、蜂蜜、橘、猪肺等有润肺化痰作用的食物组成,具有化痰、止咳、平喘作用。适用于咳喘、痰饮等痰急气喘症。如止咳梨膏糖、蜂蜜萝卜粥、橘红糕、杏仁猪肺粥等。

（2）养心安神类:常以猪心,龙眼肉、百合,大枣、小麦等补心血的食物为主或与朱砂、柏子仁等安神药相配,具有养心、安神、镇静的作用。适用于失眠多梦、心悸怔忡等。如小麦粥、百合粥、玉竹猪心等。

（3）活血化瘀类:常以红糖、桃仁、酒等活血食品为主或与川芎、红花、益母草等活血化瘀药相配,具有活血化瘀、养血理血的作用。适用于瘀滞腹痛、胸痛、痹痛、痛经等。如桃仁粥、丹参酒、益母草煮鸡蛋、红枣黑木耳汤等。

（4）消食导滞类:常以山楂、鸡内金、萝卜、鸭肫、鸡肫等化积消食功能的食品为主组成,具有消积化滞、开胃健脾的作用。适用于食欲不振、消化不良等。如萝卜饼、山楂肉干、白术猪肚粥等。

3. 康复类食养食疗方

（1）慢性支气管炎:症见干咳少痰,潮热盗汗,属肺肾阴虚者,选用百合甜杏粥、雪梨炖燕窝;症见咳嗽痰黄,咽痛口渴,属肺热痰郁者,选用罗汉果茶、枇杷叶粥;症见咳声低微,动辄喘甚,腰酸肢冷,属肺肾阳虚者,选用山药补骨脂炖紫河车、灵芝肉饼;症见咳嗽声重,痰白量多,属痰湿壅肺者,选用橘红糕、薏米杏仁粥。

（2）慢性胃炎:症见胃脘疼痛,并有烧灼感,饥不欲食,大便干结,属胃阴不足者,可选用玉竹梗水粥、石斛粥;症见胃脘部隐痛,纳呆神疲,食后酸胀,属脾胃虚弱者,可选用参芪鹅肉汤、肥鸽糯米粥。

（3）慢性肾炎:症见全身水肿,纳差形寒,小便不利,属脾阳虚者,可选用黄芪粥、参苓粥;症见面浮肢肿,畏寒肢冷,入夜尿多,头晕乏力,属脾肾阳虚者,选用肉苁蓉羊肾羹、杜仲腰花;症见两目干涩,眩晕耳鸣,五心烦热,属肝肾阴虚者,选用地黄甜鸡、冰糖燕窝汤;症见午后低热,口燥咽干,少气乏力,属气阴两虚者,选用墨鱼肉粥、洋参鱼肚。

(4)慢性肝炎:症见肢体困倦,口淡无味,大便溏薄,属脾胃虚弱者,选用鲤鱼赤豆汤金橘山药粟米粥;症见胁肋隐痛,心烦多梦,口干咽燥,属肝肾阴虚者,选用银耳枸杞汤、龟肉粥;症见食少便溏,畏寒喜暖,下肢水肿,属脾胃阳虚者,可选用羊肾粥、姜桂牛肉汤。此外,慢性肝炎恢复期宜用芹菜红枣汤、醋泡梨。

(5)慢性肠炎:症见大便溏薄,水谷不化,稍进油腻则腹泻,属脾气虚者,选用茯苓人参饼、黄芪山药莲子粥;症见黎明前腹痛,形寒肢冷,肠鸣腹泻,属肾阳虚者,选用韭姜奶、四神腰花;症见嗳气少食,胸胁胀闷,每因情绪变化而腹泻,属脾虚肝郁者,选用芡实山药糊、三花防风茶。

(6)骨质疏松症:症见筋脉拘急,眩晕耳鸣,爪甲枯脆,属肝肾阴虚者,选用桑葚牛骨汤、枸杞子羊肾粥;症见腰膝酸软,全身乏力或自发性骨折,属脾肾阳虚者,选用参枣骨脂汤、羊脊骨粥。

(7)消化性溃疡症:见神疲乏力,胃脘部疼痛,得食稍减,属脾胃气虚者,可选用茯苓山药糕、黄芪粥;症见胃脘部隐隐作痛,喜温喜按,手足欠温,属脾胃虚寒者,可选用干姜粥、羊肉汤;症见胃脘部隐隐灼痛,口渴,便干,属胃阴亏虚者,可选用百合莲子糯米粥、洋参瘦肉粥;伴有出血者,可选用海参螵蛸散。

(五)注意事项

1. 防止误食。

2. **疾病的饮食禁忌** 中医饮食疗法很重视食物的禁忌,特别是在发生疾病时就应结合病情对食物有所选择。

3. 饮食要温度适中,不可过热或过凉,尤其夏天饮食不可贪凉,注意保护脾胃功能。

4. 合理搭配饮食,荤素各半,果蔬与水谷相间,避免饮食偏嗜。

5. 饮食有节,不可贪多,且要定时进食,保持规律。

九、传统运动疗法

我国传统运动疗法(traditional Chinese exercise)遵循中医基础理论且以其为指导思想,并结合整体思想观念,调整人体内阴阳、气血之间的水平使其达到平衡状态,从而提高机体抵御外邪的能力,达到防治疾病的目的。我国传统运动源远流长,强调"天人合一",八段锦、太极拳等运动具有保健性、趣味性、方便性、经济性等特点,动作平稳和缓,不会加重心脏负担,较现代医学运动康复有不可替代的优势。近年来有越来越多的传统疗法应用于康复治疗中并且取得很好的结果。我国传统运动疗法主要包括易筋经、太极拳、八段锦、五禽戏等。

1. **易筋经** 易筋经是动功功法的一种。该功法重视姿势呼吸与意念的锻炼,按人体任督脉之运行进行练习锻炼,气脉流注合度,无迟钝偏倚现象,是针灸医师作为行气布气的基础训练功法,也是老、弱、病、残者的康复手段。易筋经最主要的特点是结合了人体的呼吸吐纳、形体锻炼和情志调节,特别是在增强锻炼者肌肉力量、提高其平衡功能方面,易筋经的锻炼可发挥明显的作用。

2. **太极拳** 太极拳是综合了历代各家拳法,结合古代的导引术和吐纳术,并吸取传统的中医理论而形成的内外兼练、柔和、缓慢、轻灵的拳术,重视形、神、意、气的整体锻炼。太极拳通过四肢身体运动在拳势的导引下达到内气运动,内气运转强化,经络通畅,从而达到强身健体、防治疾病和促进身心健康的目的。太极拳作为一种全身肌肉收缩与放松交替的动力性运动,以"一动无不动"的全身性活动改善患者的肢体血供,向中枢神经系统输入大量的信息增加大脑皮质的活动,改善脑部血供,促进脑侧支循环的建立,促进神经系统功能再造,从而形成新的大脑通路,对于功能障碍后的康复具有良好的预后作用。此外,太极拳在治疗脑卒中患者的运动功能,尤其是平衡功能及步态上起到了突出的作用。

3. **八段锦** 八段锦属于古代导引法,由八节动作组成,是一种将呼吸和身体运动相结合的健身方法。八段锦之名最早出现在宋代,后来出现不同流派和不同练法,并在清末形成较完整套路。20世纪末,国家体育总局以传统八段锦为基础编创了健身气功八段锦,包括八式:两手托天理三焦,左右开弓似射雕,调理脾胃须单举,五劳七伤往后瞧,摇头摆尾去心火,两手攀足固肾腰,攒拳怒目增气力,背后七颠百病消。近年来八段锦运动逐渐成为一种临床疾病的辅助康复方法,可以不同程度地改善患者的心理和生理状态。八段锦的康复治疗作用主要体现在有利于运动功能中平衡功能的恢复,并且对功能障碍患者的日常生活能力有一定影响;经过连续 2 周的训练后认知功能障碍患者的执行能力、注意力、记忆力、反应速度等认知功能有明显改善。

4. 五禽戏 五禽戏是中医康复方法中传统体育疗法的一种,属于康复方法中的主动疗法。在康复治疗中,主动治疗占有重要而不可替代的作用。所以五禽戏从东汉流传至今仍经久不衰,是有其魅力所在的。五禽戏是我国东汉医学家华佗在其所处的历史背景下,在导引术发展的基础上,通过总结前人的理论和自身实践经验,模仿虎、鹿、熊、猿、鸟五种动物的代表性动作及其神态,在中医脏腑、经络和气血等理论的指导下,整理总结而成的一种体育健身疗法。"五"是一个约数,并非一个确切的数字;"禽"指食兽,古代泛指动物;"戏"在古代是指歌舞杂技之类的活动,在此指特殊的运动方式,由此得名"五禽戏"。五禽戏在康复治疗中的作用及临床疗效主要体现在以下几方面。首先,习练五禽戏可放松心情,使患者保持乐观积极向上的生活态度,改善患者的抑郁、焦虑、紧张、恐惧等不良情绪,对患者的身心健康有益。其次,通过锻炼五禽戏,可增强患者免疫系统、内分泌系统等多系统的功能,从而强壮身体、增强体质、增强抗病能力。再次,通过练习五禽戏,可增加人与人之间接触的机会,减少功能障碍患者抑郁及有关身心疾病的发生率。

总之,我国传统运动疗法在中医康复中的作用越来越重要,在练习其各个功法时我们要遵循运动疗法的原则进行,例如运动量要逐渐加大,以微汗出、不太累为度。此外,运动后食欲可能增加,此刻要坚持饮食康复的原则。

(冯晓东)

参 考 文 献

[1] 陈立典.传统康复方法学[M].3 版.北京:人民卫生出版社,2018.
[2] 房敏.推拿学[M].4 版.北京:中国中医药出版社,2016.
[3] 张俐.中医正骨学[M].北京:中国中医药出版社,2016.
[4] 石学敏.针灸学[M].2 版.北京:中国中医药出版社,2017.

附录一 高级卫生专业技术资格考试大纲

（康复医学专业 副高级）

一、专业知识

（一）本专业知识

1. 熟练掌握康复医学专业的基础理论，掌握国际功能、残疾和健康分类；熟悉残疾流行病学与预防和社区康复的相关理论。

2. 掌握人体各系统解剖、生理、病理、病理生理学、运动学、医学统计学等医学专业基础理论。了解微生物和免疫学、人体发育学、人体工程学等基础理论。

3. 掌握包括医用物理基础、康复评定、物理治疗学、作业治疗学、言语治疗学等康复治疗学的基础理论。熟悉心理治疗学、康复医学工程学的基础理论知识。了解中国传统康复疗法。

4. 了解教育康复、职业康复和社会康复的基本内容。

（二）相关专业知识

1. 熟悉与康复医学相关的医学影像诊断学、临床检验学及药理学理论知识。

2. 熟悉与康复医学相关的神经病学、骨科学、运动医学、内科学、外科学、妇产科、儿科、老年病学及其他专科疾病的基础理论知识。

二、学科新进展

1. 熟悉康复医学专业国内外现状及发展趋势，不断吸收新理论、新知识、新技术。

2. 了解康复医学相关学科近年来的进展。

三、专业实践能力

1. 熟练掌握康复医学专业多发病、常见病的病因、发病机制、诊断与鉴别诊断、康复评定、康复目标、流程和康复治疗方案的制定。熟悉本专业疑难病症和涉及其他学科的疾病的诊断、鉴别诊断、评定、康复目标、康复流程和康复治疗方案的制定。熟练掌握组织和协调康复治疗小组成员对患者进行全面康复的技能。

2. 熟练掌握疼痛、痉挛、挛缩、压疮、骨质疏松、膀胱和直肠控制障碍等常见并发症和功能障碍的诊断、康复评定、临床处理和康复治疗。

3. 掌握肌力评定、肌张力评定、关节活动范围评定、步态分析、平衡与协调功能评定、感觉功能评定、疼痛评定、心肺运动试验、日常生活活动能力评定、独立生活能力评定、生存质量评定、言语与吞咽功能评定、心理功能评定以及认知功能评定等康复医学评定的理论、内容和技术。

4. 熟悉肌电图、神经传导速度、神经反射和诱发电位及低频电诊断等电生理检查和评定的基本理论，并能结合临床对检查和评定报告进行正确分析和判断。

5. 熟悉物理治疗、作业治疗、言语与吞咽治疗、心理治疗、中国传统康复治疗、康复工程等康复治疗技术。

附本专业病种

常见病

1. 脑卒中
2. 颅脑损伤
3. 脊髓损伤
4. 儿童脑性瘫痪
5. 周围神经病损
6. 持续性植物状态
7. 骨关节损伤

8. 骨性关节炎

9. 原发性纤维肌痛综合征

10. 颈椎病

11. 下腰痛

12. 四肢常见非特异性疼痛综合征

13. 运动创伤

14. 手外伤

15. 人工关节置换术后

16. 截肢

17. 骨质疏松

18. 强直性脊柱炎

19. 类风湿性关节炎

20. 冠心病

21. 高血压

22. 慢性阻塞性肺疾病

23. 慢性支气管炎

24. 糖尿病

25. 外科急性感染

26. 周围血管和淋巴疾病

27. 烧伤

28. 精神病

29. 儿童精神发育迟滞

30. 儿童孤独症

31. 老年痴呆

少见病或罕见病

32. 肌病

33. 帕金森病

34. 脊髓灰质炎后遗症

35. 多发性硬化症

36. 进行性肌营养不良症

37. 脊柱侧凸

38. 慢性充血性心力衰竭

39. 哮喘

40. 聋儿听力语言障碍

41. 低视力障碍

42. 耳鼻咽喉科疾病

43. 皮肤科疾病

44. 恶性肿瘤

附录二 高级卫生专业技术资格考试大纲

（康复医学专业 正高级）

一、专业理论知识

（一）本专业知识

1. 熟练掌握康复医学专业的基础理论，掌握国际功能、残疾和健康分类；熟悉残疾流行病学与预防和社区康复的相关理论。

2. 掌握人体各系统解剖、生理、病理、病理生理学、运动学、医学统计学等医学专业基础理论。了解微生物和免疫学、人体发育学、人体工程学等基础理论。

3. 掌握包括医用物理基础、康复评定、物理治疗学、作业治疗学、言语治疗学等康复治疗学的基础理论。熟悉心理治疗学、康复医学工程学的基础理论知识。了解中国传统康复疗法。

4. 了解教育康复、职业康复和社会康复的基本内容。

（二）相关专业知识

1. 熟悉与康复医学相关的医学影像诊断学、临床检验学及药理学理论知识。

2. 熟悉与康复医学相关的神经病学、骨科学、运动医学、内科学、外科学、妇产科、儿科、老年病学及其他专科疾病的基础理论知识。

二、学科新进展

1. 掌握康复医学专业国内外现状及发展趋势，不断吸收新理论、新知识、新技术。

2. 跟踪康复医学相关学科近年来的进展。

三、专业实践能力

1. 熟练掌握康复医学专业多发病、常见病的病因、发病机制、诊断与鉴别诊断、康复评定、康复

目标、流程和康复治疗方案的制定。掌握本专业疑难病症和少见或罕见病症的诊断、鉴别诊断、评定、康复目标、康复流程和康复治疗方案的制定。熟练掌握组织和协调康复治疗小组成员对患者进行全面康复的技能。

2. 熟练掌握疼痛、痉挛、挛缩、压疮、骨质疏松、膀胱和直肠控制障碍等常见并发症和功能障碍的诊断、康复评定、临床处理和康复治疗。

3. 掌握肌力评定、肌张力评定、关节活动范围评定、步态分析、平衡与协调功能评定、感觉功能评定、疼痛评定、心肺运动试验、日常生活活动能力评定、独立生活能力评定、生存质量评定、言语与吞咽功能评定、心理功能评定以及认知功能评定等康复医学评定的理论、内容和技术。

4. 熟悉肌电图、神经传导速度、神经反射和诱发电位及低频电诊断等电生理检查和评定的基本理论，并能结合临床对检查和评定报告进行正确分析和判断。

5. 熟悉物理治疗、作业治疗、言语与吞咽治疗、心理治疗、中国传统康复治疗、康复工程等康复治疗技术。

附本专业病种

常见病

1. 脑卒中
2. 颅脑损伤
3. 脊髓损伤
4. 儿童脑性瘫痪
5. 周围神经病损
6. 持续性植物状态
7. 骨关节损伤

8. 骨性关节炎

9. 原发性纤维肌痛综合征

10. 颈椎病

11. 下腰痛

12. 四肢常见非特异性疼痛综合征

13. 运动创伤

14. 手外伤

15. 人工关节置换术后

16. 截肢

17. 骨质疏松

18. 强直性脊柱炎

19. 类风湿性关节炎

20. 冠心病

21. 高血压

22. 慢性阻塞性肺疾病

23. 慢性支气管炎

24. 糖尿病

25. 外科急性感染

26. 周围血管和淋巴疾病

27. 烧伤

28. 精神病

29. 儿童精神发育迟滞

30. 儿童孤独症

31. 老年痴呆

少见病

32. 肌病

33. 帕金森病

34. 脊髓灰质炎后遗症

35. 多发性硬化症

36. 进行性肌营养不良症

37. 脊柱侧凸

38. 慢性充血性心力衰竭

39. 哮喘

40. 聋儿听力语言障碍

41. 低视力障碍

42. 耳鼻咽喉科疾病

43. 皮肤科疾病

44. 恶性肿瘤

附录三　高级卫生专业技术资格考试大纲

（康复医学治疗技术专业　副高级）

一、专业知识

（一）本专业知识

1. 较熟练掌握康复医学专业的基础理论,包括运动解剖、生理病理学、医用物理学、物理治疗学(含运动疗法学)、作业治疗学、言语治疗学、康复评定学等;熟悉残疾流行病学和社区康复的相关理论。

2. 掌握人体发育学、人体工程学等基础理论。

3. 掌握心理治疗学、康复医学工程学的基础理论。

4. 了解教育康复、职业康复和社会康复的基本内容。

（二）相关专业知识

1. 掌握与康复医学相关的神经病学、骨科学、运动医学、内科学、外科学、妇产科、儿科、老年病学及其他专科疾病的基础理论知识。

2. 了解与康复医学相关的医学影像诊断学、电生理诊断学、临床检验学等基础理论知识。

二、学科新进展

1. 掌握康复医学专业国内外现状及发展趋势,不断吸收新理论、新知识、新技术。

2. 了解康复医学相关学科近年来的进展。

三、专业实践能力

1. 熟练掌握本专业评定的操作规程和注意事项,能够确切制定康复目标和康复治疗方案。

2. 熟练掌握肌力评定、肌张力评定、关节活动范围评定、步态分析、平衡与协调功能评定、感觉功能评定、疼痛评定、心肺运动试验、日常生活活动能力评定等专业理论、内容和技术。

3. 掌握物理治疗、作业治疗、言语与吞咽治疗、心理治疗、康复工程等康复治疗技术。

4. 掌握本专业疑难病症的治疗和评定的操作常规、禁忌证和注意事项,有较丰富的治疗经验。

5. 了解疼痛、痉挛、挛缩、压疮、骨质疏松、膀胱和直肠控制障碍等常见并发症和功能障碍的康复评定、临床处理和康复治疗。

附本专业病种

常见病

1. 脑卒中
2. 颅脑损伤
3. 脊髓损伤
4. 儿童脑性瘫痪
5. 周围神经病损
6. 持续性植物状态
7. 骨关节损伤
8. 骨性关节炎
9. 原发性纤维肌痛综合征
10. 颈椎病
11. 下腰痛
12. 四肢常见非特异性疼痛综合征
13. 运动创伤
14. 手外伤
15. 人工关节置换术后
16. 截肢
17. 骨质疏松
18. 强直性脊柱炎
19. 类风湿性关节炎
20. 冠心病

21. 高血压
22. 慢性阻塞性肺疾病
23. 慢性支气管炎
24. 糖尿病
25. 外科急性感染
26. 周围血管和淋巴疾病
27. 烧伤
28. 精神病
29. 儿童精神发育迟滞
30. 儿童孤独症
31. 老年痴呆

少见病或罕见病

32. 肌病

33. 帕金森病
34. 脊髓灰质炎后遗症
35. 多发性硬化症
36. 进行性肌营养不良症
37. 脊柱侧凸
38. 慢性充血性心力衰竭
39. 哮喘
40. 聋儿听力语言障碍
41. 低视力障碍
42. 耳鼻咽喉科疾病
43. 皮肤科疾病
44. 恶性肿瘤

附录四 高级卫生专业技术资格考试大纲

（康复医学治疗技术专业　正高级）

一、专业知识

（一）本专业知识

1. 熟练掌握康复医学专业的基础理论，包括运动解剖、生理病理学、医用物理学、物理治疗学（含运动疗法学）、作业治疗学、言语治疗学、康复评定学等；熟悉残疾流行病学和社区康复的相关理论。

2. 掌握人体发育学、人体工程学等基础理论。

3. 掌握心理治疗学、康复医学工程学的基础理论。

4. 了解教育康复、职业康复和社会康复的基本内容。

（二）相关专业知识

1. 掌握与康复医学相关的神经病学、骨科学、运动医学、内科学、外科学、妇产科、儿科、老年病学及其他专科疾病的基础理论知识。

2. 熟悉与康复医学相关的医学影像诊断学、电生理诊断学、临床检验学等基础理论知识。

二、学科新进展

1. 熟悉本专业国内外现状及发展趋势，不断吸收新理论、新知识、新技术，如运动疗法、作业疗法等研究进展，并用于医疗实践和科学研究。

2. 跟踪康复医学相关学科近年来的进展。

三、专业实践能力

1. 熟练掌握本专业评定的操作规程和注意事项，能够确切制定康复目标和康复治疗方案。

2. 熟练掌握肌力评定、肌张力评定、关节活动范围评定、步态分析、平衡与协调功能评定、感觉功能评定、疼痛评定、心肺运动试验、日常生活活动能力评定等专业理论、内容和技术。

3. 熟练掌握物理治疗、作业治疗、言语与吞咽治疗、心理治疗、康复工程等康复治疗技术。

4. 熟练掌握本专业疑难病症的治疗和评定的操作常规、禁忌证和注意事项，有较丰富的治疗经验。

5. 熟练掌握疼痛、痉挛、挛缩、压疮、骨质疏松、膀胱和直肠控制障碍等常见并发症和功能障碍的诊断、康复评定、临床处理和康复治疗。

附本专业病种

常见病

1. 脑卒中
2. 颅脑损伤
3. 脊髓损伤
4. 儿童脑性瘫痪
5. 周围神经病损
6. 持续性植物状态
7. 骨关节损伤
8. 骨性关节炎
9. 原发性纤维肌痛综合征
10. 颈椎病
11. 下腰痛
12. 四肢常见非特异性疼痛综合征
13. 运动创伤
14. 手外伤
15. 人工关节置换术后
16. 截肢
17. 骨质疏松
18. 强直性脊柱炎
19. 类风湿性关节炎
20. 冠心病

21. 高血压
22. 慢性阻塞性肺疾病
23. 慢性支气管炎
24. 糖尿病
25. 外科急性感染
26. 周围血管和淋巴疾病
27. 烧伤
28. 精神病
29. 儿童精神发育迟滞
30. 儿童孤独症
31. 老年痴呆

少见病

32. 肌病

33. 帕金森病
34. 脊髓灰质炎后遗症
35. 多发性硬化症
36. 进行性肌营养不良症
37. 脊柱侧凸
38. 慢性充血性心力衰竭
39. 哮喘
40. 聋儿听力语言障碍
41. 低视力障碍
42. 耳鼻咽喉科疾病
43. 皮肤科疾病
44. 恶性肿瘤

中英文名词对照索引